DAS ELEKTROKARDIOGRAMM

THEORIE UND KLINIK

VON

DR. MED. HANS SCHAEFER

O. PROFESSOR UND DIREKTOR
DES PHYSIOLOGISCHEN INSTITUTS DER UNIVERSITÄT HEIDELBERG
BISLANG DIREKTOR DES W.G. KERCKHOFF-INSTITUTS
FÜR HERZFORSCHUNG IN DER MAX-PLANCK-GESELLSCHAFT
BAD NAUHEIM

MIT 349 ABBILDUNGEN

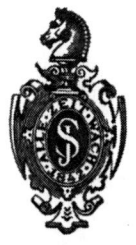

SPRINGER-VERLAG

BERLIN · GÖTTINGEN · HEIDELBERG

1951

ISBN-13: 978-3-642-48463-6   e-ISBN-13: 978-3-642-86045-4
DOI: 10.1007/978-3-642-86045-4

Vorwort.

Der Verfasser legt dies Buch mit bangem Herzen der Öffentlichkeit vor: es enthält allzuviel Ungewohntes, als daß man seinen Inhalt allzu leicht hinnehmen könnte; es ist zu schwer verständlich geworden, um sich die Herzen der Kliniker rasch zu erobern. Es müßte durchgearbeitet werden, ehe es das bewirken könnte, was es will: eine bessere Diagnostik. Es wird hier der Versuch gemacht, das physikalisch fundierte Wissen der Gegenwart von den elektrophysiologischen Prozessen auf alle Gebiete des EKG anzuwenden. Wir sind hierbei bis zu einer exakten Theorie aller Ableitungen, insbesondere auch der Brustwandableitungen, vorgestoßen. Es kann keinen Streit mehr über die Frage des Partialabgriffs geben; das EKG ist weitgehend berechenbar gemacht, bis auf die unberechenbaren Fehler, welche die Inhomogenitäten des Brustkorbs mit seinen variablen Leitfähigkeiten verursachen. So enthält dies Buch eigentlich eine große Zahl von Originalarbeiten, die auch sonst nicht mehr eigens erscheinen werden: es ist nicht allzuviel in ihm abgeschrieben worden. Ich hoffe, daß diese Tatsache auch von denjenigen meiner Kritiker anerkannt wird, welche sonst gewichtige (und vielleicht auch berechtigte) Gegengründe vorbringen werden. Natürlich ist einiges an unserer Darstellung noch Hypothese, so die hämodynamische Beeinflußbarkeit von T. Aber alle Hypothesen sind im Wenn und Aber soweit zu Ende gedacht, wie der Verstand des Verfassers es ermöglichte.

Ein jeder Verstand hat seine Grenzen; vor allem aber die Belesenheit eines Menschen. So war dies Werk nur möglich, weil der größere Teil der uferlosen Literatur unbeachtet blieb. Dabei ist sicher viel Wertvolles übergangen worden; hier muß der Verfasser um Verzeihung bitten. Er kann sich nur mit dem etwas anmaßenden Hinweis darauf entschuldigen, daß ein großer Teil der EKG-Literatur ihm tatsächlich wertlos erscheint. So war unser Bestreben, aus dem Schrifttum das herauszuheben, was zur Ergänzung des eigenen Standpunktes dienlich war. Dies Werk kann trotz seines Umfangs dem hervorragenden Buch LEPESCHKINS, das nicht nur universell, sondern auch kritisch ist, keine Konkurrenz machen.

Dies Werk lebt (wie jeder weiß, der die Arbeiten des Verfassers kennt) aus den experimentellen Ergebnissen einer rund 10jährigen Forschungsarbeit über diesen Gegenstand. Seit 1940 ist vorwiegend am *Kerckhoff-Institut* in Bad Nauheim, zuletzt auch am Physiologischen Institut der Medizinischen Akademie *Gießen* und am Physiologischen Institut *Heidelberg*, die 2 Jahre lang zugleich meiner Leitung unterstanden, sehr vieles gearbeitet worden, was hier zum erstenmal vorgelegt wird. Es war unser Bestreben, das so schimmernde, von Hypothesen und halbexakten Vorstellungen so überreiche Gebiet mit dem kritischen Licht eines elektrophysiologischen Experiments oder einer statistischen Untersuchung zu erhellen. Der Weg ging über eine Versöhnung der Dipoltheorie mit der Membrantheorie zu einer Theorie des Potentialabgriffs, die darin gipfelt, daß nun das Potential einer einzelnen Faser in exakten Werten für jede Ableitung berechenbar geworden ist (S. 453).

Dem vorliegenden Werk liegt einige Erfahrung auch in der eigenen Beurteilung
krankhafter EKG zugrunde. Diese Einführung in die Klinik verdanke ich einer
dreijährigen Zeit als Leiter einer Herzabteilung an Reservelazaretten im letzten
Kriege. Insbesondere bin ich Herrn Obermedizinalrat Dr. Kurz, dem Leiter
der Versorgungskuranstalt in Bad Nauheim und meinem damaligen Chefarzt,
zu größtem Dank verpflichtet. Er hat eigentlich die Fundamente dieses Werkes
durch seine klinische Anleitung gelegt; er hat den weitaus größten Teil der EKG,
die diesem Werk zugrunde liegen, zur Verfügung gestellt. Dieser Sammlung
haben wir 2400 Kurven entnommen und in Gemeinschaft mit Frl. Dozentin Dr.
M. P. Geppert, der Leiterin der Statistischen Abteilung des Kerckhoff-Instituts, statistisch an Hand der sorgfältig geführten Krankenblätter ausgewertet.
Das Resultat dieser gründlichen Arbeit konnte erst zum Teil hier verwertet
werden; zahlreiche Probleme harren noch der Bearbeitung.

Es ist die Meinung des Verfassers, daß die EKG-Diagnostik des praktischen
Arztes eine gefährliche Form der Pseudodiagnostik angenommen hat. Hiergegen
ist nur dadurch anzukommen, daß man den faktischen Inhalt einer EKG-Kurve
aus der empirischen Deutung in das gesicherte wissenschaftliche Erkennen überführt. Dies Ziel läßt sich wohl nach Meinung des Verfassers erst dann erreichen,
wenn die hier vorgelegten Prinzipien der EKG-Deutung Allgemeingut aller Ärzte
geworden sind. Dieses Werk sagt fast in jedem Kapitel Neues, wie ich hoffe.
So ist das für uns alle noch zu bewältigende Maß an Arbeit sehr groß. Für den
Theoretiker bleiben dabei noch so manche Fragen über die fundamentalen Ereignisse am Herzen experimentell zu lösen!

Um eine Orientierung auch für den Vielbeschäftigten zu erleichtern, sind fast
jedem Kapitel zusammenfassende Lehrsätze angefügt. Wo sie fehlen, enthält
der Text in der Regel solche Sätze durch *Kursivdruck* hervorgehoben. In ihnen
wird man neben dem bekannten und gesicherten Wissen das wesentlich Neue
leichter erkennen. Ich habe zum Schluß meinen Mitarbeitern zu danken, die
durch wissenschaftliche und technische Hilfe zum Gelingen des Werkes beitrugen:
den Ärzten Dr. Böckh, Dörner, Gladewitz, Göpfert und Trautwein, den
technischen Hilfskräften Frl. Demel, Hannibal, Hensay und Stuertz. Den
größten Anteil aller Dankesschuld aber schulden Autor und Leser dem Verleger,
Dr. Ferdinand Springer. Er hat mir freie Hand gelassen, in Umfang, Stoffaus-
wahl und Abbildungen. So ist das Wagnis möglich geworden: der großen Zahl
von Lehrbüchern des EKG ein neues hinzuzufügen. Dies neue Buch hofft freilich
trotzdem, seinen Platz zu erringen. Dazu verhilft ihm vielleicht am ehesten seine
vorzügliche Ausstattung durch den Verlag und der ungewöhnliche Reichtum an
EKG-Beispielen, worin es fast alle anderen deutschen Bücher übertrifft. Möge
man seine Unvollkommenheiten verzeihen und sein Bemühen anerkennen, aus
der Empirie des EKG soweit wie möglich eine Wissenschaft zu machen!

Bad Nauheim, Neujahr 1951.

Hans Schaefer.

Inhaltsverzeichnis.

Theorie und Klinik des Elektrokardiogramms.

Es läßt sich nicht leugnen, daß das Elektrokardiogramm (EKG) sowohl zu den klinisch bedeutsamsten als auch den theoretisch schwierigsten Kapiteln der normalen und pathologischen Physiologie des Menschen gehört. Denn einerseits lesen wir aus ihm zahlreiche Störungen der Herzfunktion mit einer durch keine andere Methode erreichten Sicherheit ab. Andererseits ist das Zustandekommen elektrischer Spannungen in Geweben und ihre Ableitung nach außen ein so komplizierter Vorgang, daß zu seiner Erklärung besondere Kenntnisse der Physik und Elektrophysiologie gehören, welche sich bei der Spezialisierung aller Wissenschaften nur mehr sehr wenige Menschen verschaffen können. Es ist also die natürliche Folge dieses Sachverhaltes, daß Lehrbücher entweder vom theoretischen oder vom klinischen Standpunkt geschrieben werden, wobei dem jeweils anderen Standpunkt nur in begrenztem Maß Rechnung getragen werden kann.

Die Absicht dieses Werkes ist es, Theorie und Klinik etwas mehr als es bislang der Fall war miteinander in Einklang zu bringen. Wir möchten dabei insbesondere eine wenn auch nicht allzu lange klinische Erfahrung mit den großen Zusammenhängen der Elektrophysiologie verschmelzen. Es soll daher eine möglichst exakte physikalische Analyse des EKG versucht werden; daneben aber wollen wir das Herz unter allgemeinen Gesichtspunkten betrachten. Es ist ja ein Muskel, und für seine Tätigkeit gelten die gleichen Gesetze wie für die Skeletmuskulatur. Von ihr aber kennen wir eine Reihe von Erscheinungen, welche nur auf das Herz übertragen werden müssen, um einige spezielle Hypothesen durch allgemeingültige Erklärungen verbreiteter Phänomene zu ersetzen. Man denke z. B. an die Extrasystolie, die Theorie der Leitungsstörungen, den Zusammenhang mechanischer und elektrischer Ereignisse usf.

Unser Vorhaben ist also: aus der physikalischen und elektrophysiologischen Theorie zu einer Analyse des EKG zu gelangen, welche möglichst spezielle und unbewiesene Annahmen vermeidet und, soweit es der heutige Stand unserer Kenntnisse ermöglicht, auf einer sicheren Grundlage aufbaut. Wir werden bemüht sein, bei der immer sehr vieldeutigen Analyse einer EKG-Kurve alle Möglichkeiten zu bedenken und vorsichtig zu sein, Wissen und Glauben möglichst scharf gegeneinander abgrenzend und allen Überweitungen unseres Gegenstandes entgegentretend.

I. Die Theorie des Aktionspotentials.

1. Die Entstehung bioelektrischer Spannungen.

Das EKG ist eine elektrische Spannung, die zwischen verschiedenen Punkten des Körpers herrscht. Werden solche Punkte verschiedener Spannung durch einen Leiter miteinander verbunden, so fließt der Strom i, der von der Spannung E und dem überbrückenden Widerstand W nach dem OHMschen Gesetz abhängt: $i = E/W$.

Da der ganze Körper leitend ist und fast alle seine Punkte durch die Herztätigkeit Spannungen gegeneinander aufweisen, fließen überall in ihm Ströme. Wir sprechen daher mit dem gleichen Recht von *Aktionsspannungen* und *Aktionsströmen.*

Die Entstehung elektrischer Spannungen erfolgt natürlich im Herzen. Die Spannungen bilden sich also ohne Metalle aus. Zu ihrer Entstehung gibt es zur Zeit *nur eine allseits durchdachte* Erklärungsmöglichkeit: das Auftreten sog. *Diffusionspotentiale.* Solche Potentiale entstehen, wenn zwei Lösungen mit verschiedenem Ionengehalt aneinander grenzen, so daß die Ionen sich von der einen Lösung in die andere

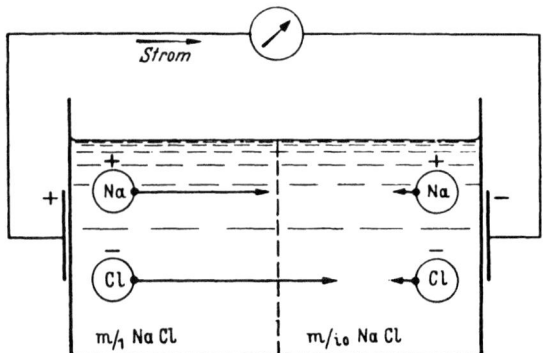

Abb. 1. *Schematische Darstellung der Entstehung eines Diffusionspotentiales.* Zwei Kochsalzlösungen von verschiedener Konzentration (linke Seite m/1 NaCl und rechte Seite m/10 NaCl) sind durch eine poröse Scheidewand getrennt. — Durch die Pfeile sind die jeweiligen Produkte aus Konzentration und relativer Beweglichkeit der Ionen symbolisiert. — Das Cl-Anion ist von den konzentrierten Ionen das beweglichste, wandert den andern voraus, die positiven Na-Ionen zurücklassend. Daher wird die rechte Seite negativ.

hinein bewegen können. Hebt man ihre Beweglichkeit auf, indem man z. B. die beiden verschiedenen Lösungen durch eine absolut ionendichte Membran trennt, so verschwinden sofort alle elektrischen Spannungen.

Der Mechanismus dieser Spannungen ist in Abb. 1 symbolisiert. Sie entstehen *nur* dann, wenn ein Ion auf Grund seiner größeren Beweglichkeit oder seiner höheren Konzentration *ohne Begleitung* eines entgegengesetzt geladenen Ions von einer Seite einer Lösung in eine andere übertritt. Das ist unter folgenden Bedingungen und nur unter diesen der Fall: 1. Anionen und Kationen wandern verschieden schnell (haben verschiedene Beweglichkeiten, denen zufolge die BROWNsche Molekularbewegung das eine Ion rascher vom Ort höherer Konzentration in die verdünnte Lösung treibt als das andere). Zum Beispiel hat Na nur $^2/_3$ der Beweglichkeit des Cl. Sind also zwei verschieden konzentrierte Lösungen des gleichen Salzes gegeneinander so abgegrenzt, daß die Ionen sich ungehindert über die Grenze durch Diffusion bewegen können, so entsteht ein

Potential, da das schnellere Ion derjenigen Seite, in die es *allein* einwandert, also der verdünnteren, seine Ladung aufdrückt. Die Spannung E berechnet sich zu

$$E = \frac{u - v}{u + v} \cdot 0{,}058 \log \frac{C_1}{C_2},$$

wenn u und v die relativen Beweglichkeiten von Kat- und Anion, C_1 und C_2 die beiden Konzentrationen links und rechts sind. Im Beispiel der Abb. 1 wäre also $E = \frac{1}{5} \cdot 0{,}058 \text{ V} = 11{,}3 \text{ mV}$ (*„Konzentrations-Diffusionspotentiale"*).

2. Es grenzen zwei Lösungen verschiedener Salze aneinander, die zwar gleiche molare Konzentration haben, deren Anion oder Kation oder deren beide Ionen aber verschiedene Beweglichkeiten besitzen. Die Formeln sind dann zwar komplizierter, doch ist der Mechanismus der gleiche. Das schnellere und konzentriertere Ion drückt der anderen Seite, in die es allein hineindiffundiert, sein Vorzeichen auf (*„chemische Diffusionspotentiale"*).

Andere als solche Diffusionspotentiale gibt es im lebenden Organismus wahrscheinlich nicht. Insbesondere ist es nicht denkbar, daß durch Stoffwechselvorgänge an einem Punkte der Zelle eine Neubildung freier einseitiger Ladungen entstünde. Entstünde sie tatsächlich, so ergäbe sie keine elektrische Spannung, denn diese entsteht immer nur durch eine *Differenz* des elektrischen Zustandes zwischen zwei und nur zwei Seiten. Ein Ladungspunkt, der allseits von ladungsfreiem Raum umgeben ist, erzeugt eine Spannung nur, wenn man direkt von ihm gegen seine Umgebung ableitet. Das aber ist bei keiner Zelle möglich. Abweichende Ansichten der Literatur[1] sind irrig.

In allen lebenden Zellen findet sich nun in der Tat im Innern eine andere Konzentration von Ionen als im Außenmedium. Speziell beim Skelet- und Herzmuskel ist die Konzentration der Kaliumionen innen etwa 10mal höher als außen, im Blut.

Die Gründe, warum einerseits diese merkwürdige Anreicherung zustande kommt, warum sie andererseits gerade die beobachteten Potentiale liefert, werden von den Theoretikern sehr verschieden angegeben. Man nahm bislang meist an, daß Kalium von einem Zellstoffwechsel, vielleicht im Austausch gegen dabei gebildete H-Ionen, ins Innere geholt wird (s. unten), daß aber die Zellmembran die Eigenschaft der *Semipermeabilität* besitze: sie sei für Anionen praktisch undurchlässig. Dadurch würde in unserer obigen Gleichung $v = 0$ und das Potential nähme für K innen: K außen $= 10:1$ die Größe $E = 58$ mV an. Das ist in der Tat der Wert, den wir ungefähr als Grenzwert im Tierexperiment, auch beim Warmblüter, finden. Sehr gute Messungen an Einzelfasern des spezifischen Herzmuskelgewebes haben Potentiale von 60—82 mV ergeben, mit der Technik der Abb. 8 a[2]. Die Ergebnisse am ganzen Muskel ergeben wegen der unvermeidlichen Kurzschlüsse niedrigere Werte (ROTHSCHUH[3]).

Es gibt jedoch auch eine andere, und wie mir scheint experimentell gut gestützte Theorie, die neuerdings von BOYLE und CONWAY[4] sehr genau geprüft und ausgearbeitet wurde: die Donnan-Potentiale. Es führt zu weit, diese nicht gerade elementar einfache Theorie hier abzuleiten. Ihr Grundgedanke ist, daß Kalium im Muskelinnern durch schwer oder praktisch nicht bewegliche Anionen, vorwiegend wohl organische Anionen, gebunden wird. Es entfällt dabei die Annahme einer Anionenimpermeabilität der Membran, während dafür das Natrium als praktisch indiffusibel angenommen wird, und es entsteht nach der Theorie ein Potential, bei dem — eben wegen der Schwerbeweglichkeit dieser Ionen — die Wanderungsgeschwindigkeit der Anionen v in der obigen Gleichung ebenfalls gleich Null wird. Die Theorie führt also im Fall normaler Muskeln zum gleichen Resultat. (Überlegen ist sie

[1] WENDT, L.: Die Muskelzelle. Leipzig 1946.

[2] CORABOEUF u. WEIDMANN: C. r. Soc. Biol. Paris 143, 1329, 1360 (1949). — WOODBURY, WOODBURY u. HECHT: Circulation 1, 264 (1950).

[3] ROTHSCHUH: Pflügers Arch. 251, 262 (1949).

[4] BOYLE, P. J., u. E. J. CONWAY: J. of Physiol. 100, 1 (1941).

unter extremeren experimentellen Bedingungen.) Sie hat aber den großen Vorzug, die elektromotorischen Effekte durch Bindungskräfte organischer Ionen zu erklären, und es gehört wenig Phantasie dazu, sich vorzustellen, daß Eiweißmoleküle, insbesondere das *contractile Myosin*, dabei eine große Rolle spielen.

Abb. 2 versucht das alte Schema der Membranspannung durch Semipermeabilität zu erläutern, das immerhin anschaulicher ist und im übrigen auch weitgehend mit dem neuen in den praktischen Schlußfolgerungen übereinstimmt. In jedem Fall ist nämlich das entstehende Potential ein chemisches Diffusionspotential, entstanden durch die hohe Beweglichkeit der K-Ionen, denen gegenüber die Na-Ionen wegen ihrer Hydratation oder Unbeweglichkeit keinen Beitrag zum Potential leisten. Die innen in der Überzahl vorhandenen K-Ionen suchen

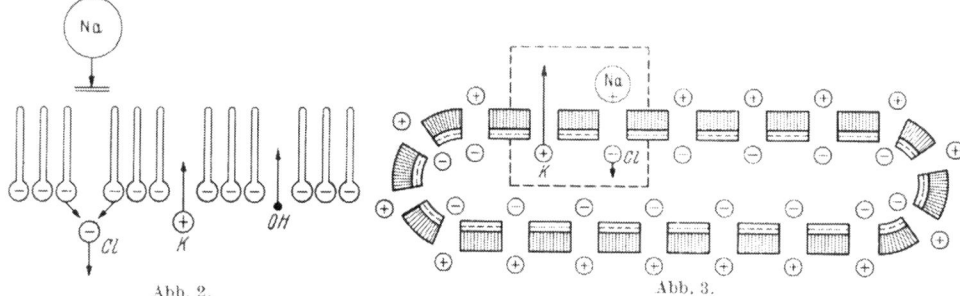

Abb. 2.   Abb. 3.

Abb. 2. *Schematische (und stark hypothetische) Struktur einer Zellmembran.* Die Membran, von der nur ein kleines Stück dargestellt ist, besteht aus einer Lage langer Moleküle (sog. Fadenmoleküle), die wie die Streichhölzer in der Schachtel nebeneinander liegen. Die Köpfe der Moleküle, die der Innenseite zugewandt sind, tragen eine ganz bestimmte (hier negative) Ladung, weil hier ein Kation abdissoziiert ist. Die Moleküle sind also an dieser Seite gleichsam selbst Riesenanionen. Die Spalten zwischen den Molekülen sind mit H_2O gefüllt; sie sind groß genug, um K, zu klein um Na durchtreten zu lassen. Cl wird, obgleich der Größe nach klein genug, durch die Ladung der Membranmoleküle abgestoßen, so daß es nicht in die Poren eintreten kann. Man beachte, daß die *Ladung der Membranmoleküle selbst* nichts zu tun hat mit dem *Membranpotential.* Letzteres entsteht nur durch die Salzionen, deren Wanderung durch die Membranladung nur beeinflußt wird. OH-Ionen sind so klein und beweglich, daß sie vermutlich deswegen und trotz ihrer zur Membran gleichsinnigen Ladung durchwandern.

Abb. 3. *Schema der Membranspannung einer Muskelzelle.* Die nach Abb. 2 gebaute Membran ist etwas vereinfacht gezeichnet, indem nur noch die Lücken zwischen den Molekülen wiedergegeben sind. Durch die Wandladung (die nicht mit der Membranspannung zu verwechseln ist) stößt sie alle Anionen (z. B. Cl) ab. Von den Kationen können nur die K-Ionen wegen ihrer Kleinheit durch die Poren hindurchtreten. Die Na-Ionen von außen können *nicht* als Ersatz für sie ins Zellinnere. Also bleiben die zu den K-Ionen gehörigen Anionen (Cl, Phosphat) allein innen zurück. Wegen der elektrostatischen Anziehung können sich K- und Cl-Ionen nicht beliebig trennen; beide lagern sich also zu beiden Seiten der Membran *(elektrische Doppelschicht).* Diese Ionenwolken haben natürlich gegeneinander eine elektrische Spannung: die Außenfläche ist gegen die Innenfläche positiv. Falls Na und Cl beide überhaupt nicht durchgelassen werden und K innen 10mal konzentrierter ist als außen, beträgt die Spannung 58 mV. Beim Herzen liegen diese Verhältnisse auch quantitativ annähernd vor. In dem gestrichelt umrahmten Bezirk ist das Verhalten der Ionen während der Diffusionsbewegung dargestellt, analog Abb. 2; der Rest der Abbildung zeigt den Endzustand, im Gleichgewicht zwischen Diffusion und elektrostatischen Kräften.

nach außen zu diffundieren, werden durch die unbeweglichen Anionen zwar elektrostatisch gebunden, erzeugen aber dadurch eine elektrische Spannung, welche der Außenseite der Zelle die positive Ladung dieser Ionen erteilt: die Ionen sammeln sich dann an der Außenfläche der Membran an. (Weiter können sie sich nicht entfernen wegen der elektrostatischen Bindung an ihre Anionen.) Abb. 3 schematisiert diesen endgültigen Zustand, der also in seiner Größe (Spannung) sicherlich — so oder so — an das K-Bindungsvermögen organischer Kolloide, an ihren Stoffwechsel oder ihre Ionisation, gebunden ist. Wir wollen Potentiale, die durch Ionenschichten längs einer Zellmembran als Diffusions- oder Donnan-Potentiale entstehen, *Membranpotentiale* bezeichnen.

Zusammenfassung: Bioelektrische Spannungen entstehen durch Diffusion dann, wenn zwei verschieden konzentrierte oder zusammengesetzte Salzlösungen aneinander grenzen und ineinander diffundieren. Das konzentriertere schnellere Ion drückt dabei der dünneren Lösung sein Vorzeichen auf. In der Zelle ist die Diffusion der Anionen durch die Eigenschaften der Zellmembran oder chemische Bindung diffundibler Kaliumionen an unbewegliche organische Ionen verändert. Die im Innern sehr hoch konzentrierten Kaliumionen diffundieren nach außen und laden die Zellaußenfläche positiv gegen das Zellinnere (Membranpotentiale). Allein durch Stoffwechselprozesse entstehen keine Potentiale, obgleich bestehende Potentiale durch sie verändert werden.

2. Ruhespannung. Verletzungsspannung.

a) Die Entstehung einer Verletzungsspannung.

Von einer intakten Zelle sind, obgleich ihre Oberfläche positive Ladung trägt, elektrische Spannungen nicht ableitbar. Der Beweis ist physikalisch

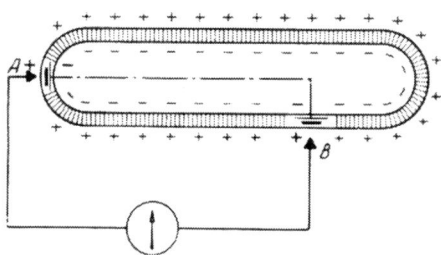

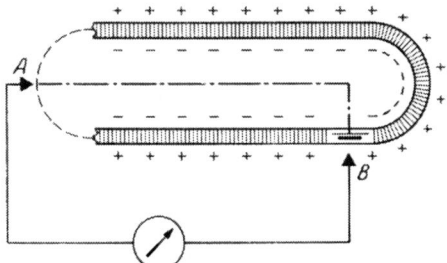

Abb. 4. An der Stelle der beiden Pfeile werden 2 Elektroden an eine *intakte Zelle* angelegt. Es fließt kein Strom: Beide Punkte der Zelloberfläche haben gleich große positive Ladungen und gegeneinander keine Spannung. Denkt man sich durch das Zellinnere einen beliebigen Stromweg (gestrichelt) geschlossen, so findet sich jetzt im ganzen Stromkreis zwischen Zelle, Meßinstrument und Elektroden an 2 Stellen eine Spannung: bei *A* und *B*. Beides sind die Membranspannungen von rund 58 mV. Sie sind bei *A* und *B* gleich groß, doch sind sie im Stromkreis entgegengerichtet gepolt; ihre Wirkung auf den Stromkreis hebt sich auf. (Sie sind durch das Symbol für eine elektromotorische Kraft angedeutet.) An der Stelle ihres Sitzes ist die Membran der Deutlichkeit halber nicht schraffiert.

Abb. 5. Dasselbe Schema der Abb. 4, jedoch ist die Zellmembran bei *A* zerstört, das dort früher vorhandene Membranpotential ist fortgefallen. In dem Stromkreis *A*-*B*-Meßinstrument-*A* ist jetzt nur noch bei *B* eine Spannung von rund 58 mV, welche mit ihrem vollen Betrage gemessen würde, falls bei *A* jetzt gar keine Spannung mehr sitzt. Tatsächlich grenzen aber bei *A* immer noch K-reicher Zellsaft und K-arme Lymphe aneinander. Doch sind diese Potentiale einer freien Diffusion nur etwa $1/100$ von denen der Membranspannung. Wir nennen eine Spannung, die nach diesem Schema gemessen wird, *Verletzungsspannung* oder *Demarkationspotential*.

leicht einzusehen. Abb. 4 zeigt eine der vielen Möglichkeiten, Elektroden an eine intakte Zelle anzulegen. Wie man aber auch die Elektroden anlegen mag, es kann, solange die Zellmembran *an allen Teilen gleiche Struktur* aufweist, keine Spannung *ableitbar* sein.

Anders, wenn ein Teil der Zellmembran zerstört wird und eine Elektrode dem zerstörten Bezirk, einer dem intakten aufliegt (Abb. 5). Im zerstörten Bezirk fällt das Membranpotential ganz oder zum großen Teil fort. Es bleibt nur das Potential an der anderen Elektrode übrig, die *Verletzungsspannung.*

Verletzungsspannung ist die Membranspannung einer Membranstelle, welche durch Verletzung (Ausschaltung) einer zweiten Ableitestelle der Zellmembran meßbar gemacht ist.

Der Schluß, daß es sich bei einer nach Abb. 5 gemessenen Spannung um die wahre Membranspannung handle, ist nicht ganz richtig. Es würde nämlich voraussetzen, daß bei A (Abb. 5) überhaupt kein Potential mehr besteht. Nun ist es einerseits sehr schwer, eine Membran so stark zu zerstören, daß sie vollständig ihre Membraneigenschaften verliert. Dazu müßte man sie chirurgisch entfernen. Ein solcher Fall liegt intra vitam nur selten vor, z. B. bei *Schußverletzungen* des Herzens. Zweitens ist aber auch in diesem extremen Fall bei A noch das Potential der freien Diffusion übrig, das durch die Verschiedenheit der Elektrolyte innen und außen zustande kommt und nach Abb. 1 erklärt. Die Formel, nach der ein solches Potential sich errechnen läßt, ist in unserem Fall relativ kompliziert und hier nicht wesentlich. Da KCl innen etwa m/10, außen m/100, Na umgekehrt konzentriert ist[1], beträgt die Spannung dieses „*chemischen Diffusionspotentials*" nur rund 0,2 mV und ist damit gegenüber dem Potential bei B tatsächlich zu vernachlässigen[2]. Drittens würde auch dann, wenn bei A kein Potential mehr vorhanden wäre, das bei B befindliche Potential nur mit einem Bruchteil ableitbar sein, der sich durch die relativen Widerstände von Zellinnerem und Außenfläche bestimmt. Hierüber vgl. im Zusammenhang S. 24 und Abb. 16.

Ist also die Membran bei A nicht vollständig entfernt oder bildet sie sich allmählich, nach einer mechanischen oder sonstigen Verletzung, wieder neu, so wird die registrierbare Verletzungsspannung kleiner als die Membranspannung bei B sein und sich, wenn A sich allmählich regenerieren sollte, schließlich wieder ganz zurückbilden. Was endlich noch an registrierbaren Potentialen zwischen A und B, nach fast vollständiger Regeneration bei A, zurückbleibt, sind möglicherweise überdauernde Verschiedenheiten der Membranspannungen von A und B. Diese Verschiedenheiten würden durch unterschiedliche Strukturierung der Membran bei A und B oder lokale Unterschiede der Ionenkonzentration bei A und B bedingt sein. Beides führt zu lokal verschiedenen Membranspannungen E_A und E_B. Deren Differenz wirkt sich wie eine *echte* Spannung ($E_R = E_A - E_B$) aus. E_R nennen wir *Ruhespannung* (Abb. 4).

Die Nutzanwendung für das EKG ist folgende: intra vitam entstehen Verletzungen einer Membran am leichtesten durch umschriebene Ischämien, z. B. beim Coronarinfarkt. Falls durch einen solchen Infarkt ein Teil *ein und derselben Muskelfaser* abstirbt, ein anderer Teil normal durchblutet bleibt, fällt im ersten Teil (Analog A, Abb. 5) die Membranspannung fort, im zweiten nicht. Heilt nun bei A die Faser und ihre Membran durch Narbenbildung aus, so entsteht wieder ein neues Membranpotential; es bildet sich wieder der Zustand der Abb. 4 aus.

Nur solange ein Infarkt an derselben Faser verletzte (absterbende) und normale Teile entstehen läßt, ist eine Verletzungsspannung zwischen dem infarzierten Bezirk und seiner Nachbarschaft ableitbar. Mit Wiederherstellung der alten oder Bildung neuer Zellgrenzen (Narben) verschwindet diese Verletzungsspannung wieder (Abb. 6).

Es ist also offensichtlich nicht notwendig, daß sich die *alten* Zellgrenzen wieder herstellen. Bildet sich z. B. um den Stumpf des gesunden Teils der Muskelfaser eine neue Membran, so ist ebenfalls jede Verletzungsspannung aufgehoben (Abb. 6). Der infarzierte Teil wirkt nunmehr genau so wie inaktives Bindegewebe.

Allerdings ist folgendes zu beachten: Die Heilung regeneriert die Membran bei A' nicht plötzlich, sondern allmählich. Das Potential bei A' wächst also von der Größe eines reinen chemischen Diffusionspotentials zu der eines Membranpotentials normaler Spannung an.

---

[1] m/10 heißt: Die Lösung hat $^1/_{10}$ der Konzentration einer „molaren Lösung". Eine molare Lösung hat das Molekulargewicht, in Gramm, je Liter. Bei NaCl ist das 58,5 g/Liter.

[2] Berechnet nach der Gleichung HENDERSONS. Vgl. SCHAEFER: Elektrophysiologie. Bd. 1, S. 231.

In dem Maß wie diese lokale Spannung bei A' wächst, sinkt die meßbare Spannung im Kreis, da A' sich nun allmählich B entgegenstellt. Also: *Das Verschwinden der Verletzungsspannung ist ein direkter Ausdruck des Fortschreitens der Membran- und Narbenbildung zwischen infarziertem und gesundem Bezirk.*

b) Ruhespannung und Stoffwechsel.

Wir wollen noch einmal kurz den Mechanismus besprechen, durch welchen das Kalium im Innern der Muskelfaser angereichert wird. Denn durch Diffusion aus dem Blut kann eine solche Anreicherung nicht zustande kommen, da diese Anreicherung ja gegen das Diffusionsgefälle erfolgt. Auch muß der Reichtum an Kali ständig gegen drohende und tatsächlich eingetretene Verluste verteidigt werden, denn jede Membran hat Lecks, durch die ein gewisser Kalistrom durchtritt und dem Zellinnern verlorengeht; vor allem aber treten solche Verluste, wie wir sehen werden, in der Erregungsphase auf. Diese Verluste an Kalium, die

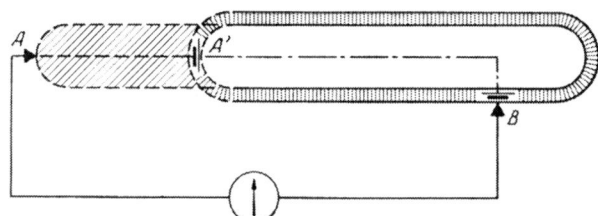

Abb. 6. *Rückbildung der Verletzungsspannung eines infarzierten Faserstücks durch Narbenbildung* und Bildung eines gesunden Membranüberzuges über das normale Ende der Faser. Der linke schraffierte Teil der Faser ist der ischämischen Nekrotisierung zum Opfer gefallen. Anfänglich also besteht bei A kein Potential; das Potential bei B liegt allein im Ableitekreis: Verletzungsspannung wie in Abb. 5. Im Lauf der Zeit aber bildet sich bei A' an der Grenze der normalen Faser und des infarzierten Bezirks eine neue Membran aus, durch Heilung. Diese Membran erzeugt wieder ein Membranpotential bei A'. Die gleiche Elektrodenanordnung registriert nun keinen Strom mehr, und jede andere Elektrodenanordnung ebensowenig, weil in jedem beliebigen Ableitekreis immer 2 Membranpotentiale (analog A' und B) gegeneinander stehen und sich gegenseitig aufheben. Der infarzierte Bezirk ist durch die Narbe bei A' elektrisch inaktiviert.

durch Diffusion vollständig erklärbar sind, müssen durch einen Prozeß, der *gegen* die Diffusion läuft, also Arbeit aufwendet, ersetzt werden.

Die geltende Theorie fußt stark auf Anschauungen der HÖBERschen Schule[1]. Der Vorgang ist etwa so zu denken: Jeder Muskelstoffwechsel, der sich ja im Zellinnern abspielt, erzeugt bekanntlich in *letzter* Instanz einen Überschuß von H-Ionen, durch Bildung von Milchsäure. [Die voraufgehende Alkalisierung durch Zerfall der Kreatin-Phosphorsäure (KPS) in das stark basische Kreatin und die schwache Phosphorsäure wird durch Resynthese der KPS rasch wieder rückgängig gemacht und kann außer Betracht bleiben.] Auf die Dauer wird der Muskel durch seinen Ruhe- und Arbeitsstoffwechsel H-Ionen freisetzen. Die H-Ionen aber sind die kleinsten und beweglichsten Ionen, die wir kennen. Da sie im Blut stets weniger konzentriert sind als in der atmenden Zelle, wandern sie ihrem Diffusionsgefälle entsprechend aus der Zelle ins Blut. Ihre Anionen aber sind meist schwer beweglich, permeieren schlecht durch die engen Poren der Membran, falls sie sich überhaupt (nach der Donnan-Theorie) aus ihrem organischen Gefüge, ihren Zellstrukturen, frei machen können. Nun muß die Elektroneutralität erhalten bleiben: wenn das Kation nicht von dem dicken Anion begleitet werden kann, muß es zum Austausch ein anderes Kation finden, welches an seiner Stelle in die Zelle eintritt. Als Austauschion kommt aber nur das K in Frage, da nur dies klein und beweglich genug ist. Durch die elektrischen Anziehungskräfte der zurückbleibenden Anionen, die einst am H· gesessen haben, werden also Kationen von außen nach innen gezogen: und zwar diejenigen Ionen, die zwar beweglich genug sind, um die Membran zu passieren (Kali), aber nicht so beweglich wie H·, das sich dem elektrischen Felde auf Grund seiner großen Diffusionsgeschwindigkeit leichter entzieht als das K. Kali wird also durch den sauren Stoffwechsel in das Zellinnere gezogen. Versagt dieser Stoffwechsel, so verarmt die Zelle unrettbar an Kalium, das dann nicht mehr gegen neu gebildete H-Ionen ausgetauscht werden kann.

---

[1] NETTER: Pflügers Arch. **234**, 680 (1934).

Die H-Ionen entstammen vorwiegend dem Zuckerstoffwechsel der Zelle. Hier also greift der Stoffwechsel in die elektrische Bilanz ein: *ein verminderter Zuckerstoffwechsel vermindert die Kaliumanreicherung und setzt damit das Membranpotential der Zelle, also ihre Verletzungsspannung* (und in deren Gefolge, wie wir später sehen, auch die Aktionsspannung) *herab.*

Möglicherweise spielen Stoffwechselvorgänge noch eine andere Rolle. Die Zellmembran muß eine bestimmte Struktur (Semipermeabilität?) haben, um ihre Funktionen zu erfüllen. Ihre Struktur aber kann offenbar nur durch Atmung, also Verbrennung mit Energiegewinn, aufrechterhalten werden. Anscheinend muß eine Seite der Palisade nach Abb. 2 durch ständige Verbrennungen in einem ganz bestimmten (sauren?) Zustand erhalten werden, um sich ihre elektrische Ladung zu erhalten. Unterbindet man die Zellatmung, so verlieren die Membranmoleküle ihre Orientierung und die Membran selbst ihre Eigenschaften [1]. Damit entfällt dann auch die Erhöhung des reinen Diffusionspotentials durch die Membran; die Spannung sinkt also vielleicht aus diesem und dem oben skizzierten Grunde ab.

In dieser Weise [2] greift der Stoffwechsel in die elektrischen Prozesse der Zelle ein. Wir sprechen von der herabgesetzten elektrischen Spannungsproduktion gewöhnlich als von einer „*Niederspannung*". Wenn diese Niederspannung echt und nicht durch pathologisch starke Kurzschlüsse vorgetäuscht ist (vgl. S. 50), dann kann sie nur dieses bedeuten: Die Membranspannung ist vermindert, weil entweder die Membran ihre Eigenschaften verloren oder das Zellinnere Kalium eingebüßt oder seine (chemische) Bindungsfähigkeit des Kalium (nach der Donnan-Theorie) vermindert hat. Ersteres kann bedeuten:

a) Die Membranen sind im ganzen Herzen vermehrt durchlässig geworden durch ein universell wirkendes *Gift*.

b) Die Membranen sind defekt geworden durch Verminderung ihrer Atmung (Versagen katalytischer Atmungsprozesse an der Membranstruktur z. B.).

Letzteres kann bedeuten:

c) Die Atmung im *Zellinnern*, vorwiegend wohl die Zuckerverbrennung, ist vermindert, der H-K-Ionen-Austausch gestört, das Potential vermindert.

3. Aktionsspannung. Aktionsstrom.

Die Membranen ändern ihre semipermeablen Eigenschaften physiologischerweise, doch vollkommen reversibel und für kurze Zeit, im Vorgange der *Erregung*. Was ist Erregung?

Erregung ist ein Zustand der Zelle, der sich von der Ruhe durch eine spezifische Leistung unterscheidet [3]. Der Nerv ist erregt, wenn er einen Impuls von einer

---

[1] BLINKS, DARSIE u. SKOW: J. gen. Physiol. **22**, 255 (1938). — STAPP: Proc. Soc. exper. Biol. a. Med. **46**, 382 (1941). — FRANCIS: Arch. exper. Zellforschg **15**, 258 (1934).

[2] Eine weitere stoffwechselbedingte Spannungsproduktion werden wir bei Besprechung des Aktionsstroms erörtern.

[3] Meist wird Erregung (nach VERWORN) definiert als Zunahme des Zellstoffwechsels. Nun ist aber der Stoffwechsel das zufällige Produkt eines Gleichgewichtes aus Stoffangebot. Diffusion, Fermentmenge usf. Diese Definition gestattet also keine Abgrenzung gegen den Ruhezustand. Dieser würde bei zahlreichen Zellarten fließend in die Erregung übergehen. Eine spezifische Leistung freilich muß an Indicatoren erkannt werden, die zum Teil wenig zuverlässig sind. Eine Capillarendothelzelle z. B. würde erregt sein, wenn sie die Capillare merklich kontrahiert. Die Schwelle dieser Kontraktion hängt dann von der Feinheit der Beobachtung ab, mit der wir solche Kontraktionen messen können. Eine Muskelzelle ist erregt, wenn sie sich kontrahiert. Da die Kontraktion dem Alles- oder Nichts-Gesetz folgt, ist sie immer leicht von der Ruhe zu unterscheiden: sie ist stets maximal! Eine eindeutige Unterscheidung der Erregung von der Ruhe ist aus diesem methodischen Grund nur bei Organen möglich, welche dem Alles- oder Nichts-Gesetz folgen. Das Herz gehört glücklicherweise zu ihnen.

Stelle zur anderen übermittelt; die Drüsenzelle, wenn sie sezerniert; die Muskel-zelle, wenn sie sich kontrahiert oder eine Kontraktion leitet oder vorbereitet. Außer der spezifischen Leistung ist das beste Kennzeichen des erregten Zu-standes, ohne welches *niemals* Erregung (als Leistung) gefunden wird, die rever-sible Änderung der Membranspannung: die erregte Zellpartie ist gegenüber der ruhenden ähnlich verändert wie eine verletzte Stelle: sie *erscheint* negativ. Diese Spannung heißt *Aktionsspannung.* Da jede Spannung in dem leitenden Medium des Körpers nach dem OHMschen Gesetz einen Stromfluß herbeiführt, ist jede Aktionsspannung von *Aktionsströmen* begleitet.

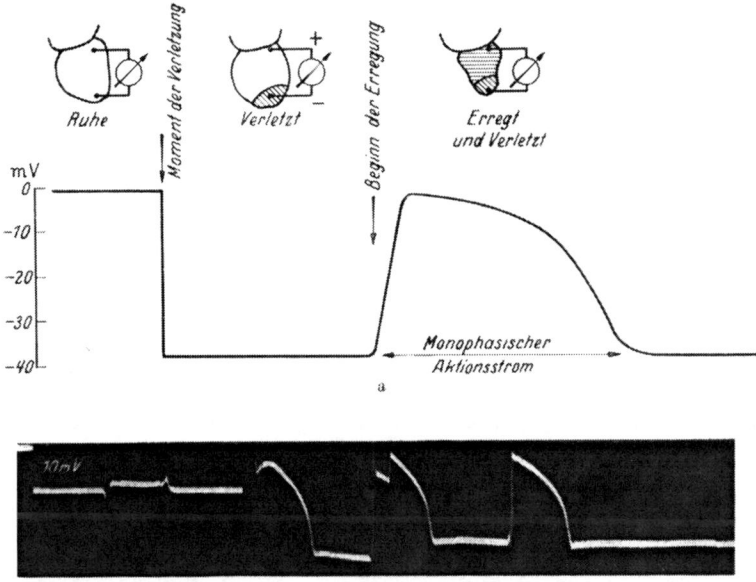

Abb. 7a u. b. *Der Zusammenhang von Aktionsstrom und Verletzungsspannung.* a Darstellung der bisherigen Theorie, daß die Erregung nur eine vorübergehende Aufhebung des Membranpotentials verursache. Der durch Ver-letzung erzeugte Ausschlag des Meßinstrumentes verschwindet während der Erregung, da die erregte Stelle der Basis jetzt genau so ihr Membranpotential verliert wie die verletzte Stelle, beide also äquipotentiell sind. Diese Ansicht ist nicht haltbar. — b Nachweis, daß der AS das Verletzungspotential an Höhe über-trifft. Am Herzstreifen des Froschherzens wird unter einer Elektrode eine Verätzung mit HNO_3 während der Aufnahme vorgenommen. Man sieht, daß die Nullinie nach unten wandert, ein Verletzungspotential von 15 mV nachweisend. Es entsteht danach ein monophasischer AS, der aber 20 mV Spannung im Scheitelpunkt besitzt. (Zeitmarkierung 0,02 sec.) Der erste Schlag ist der des normalen Streifens. (HEINRICH und WEBER.)
b Aus HEINRICH und WEBER: Z. klin. Med. **137**, 286 (1940).

Diese Negativität könnte so erklärt werden, daß (analog Abb. 5) das Mem-branpotential an der erregten Stelle fortfällt: *A* wäre dann erregt, *B* noch un-erregt, und es flösse ein Strom, bei dem die erregte Stelle negativ gegen die un-erregte erscheint. In der Tat ist die in der Erregung entstehende Potential-differenz zwischen erregten und ruhenden Bezirken fast immer so gedeutet worden: als reversibler Fortfall der Membraneigenschaften und damit des Mem-branpotentials. Die Membran würde ein physiologisches Leck an der erregten Stelle aufweisen: sie wäre „aufgelockert" und dadurch nicht mehr semipermeabel.

Eine solche Auffassung setzt voraus, daß der Aktionsstrom (AS) in seiner höchsten Spitzenspannung nur die Größe der Verletzungsspannung aufwiese (Abb. 7a). Nun ist in einer Reihe von Untersuchungen die Größe des AS mit der

Größe des Verletzungspotentials verglichen worden; es wurde immer gefunden, daß der AS das Verletzungspotential nicht unwesentlich übersteigt. Von HEINRICH und WEBER[1] sind solche Beobachtungen am Herzmuskelstreifen direkt gemacht worden, indem *während* der Registrierung eine chemische Verletzung gesetzt und das sich entwickelnde Verletzungspotential zugleich mit dem AS aufgezeichnet wurde (Abb. 7b). Der AS übertrifft das Verletzungspotential um mindestens 5 mV. Dem entspricht der Befund[2], daß sich die verletzte Herzmuskelstelle während der Zuckung gegen die kontrahierte Stelle *positiviert*: sie selbst bleibt natürlich unverändert, aber die normale unverletzte Muskelfaser wird tatsächlich in der Zuckung *negativ* gegenüber verletztem Gewebe: das Membranpotential verschwindet nicht nur, es kehrt sich um! Völlig beweisend

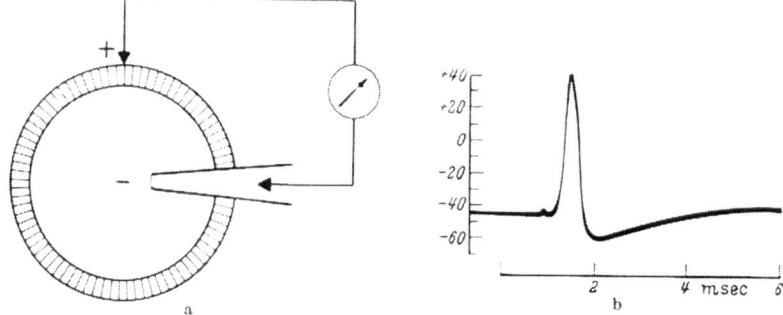

Abb. 8a u. b. *Aktionsstrom und Membranpotential einer einzelnen Riesennervenfaser.* — *a:* Ort der Ableitung, von der Außenfläche der Faser (Membran) gegen die Innenfläche, welche durch eine Punktionsnadel und eine darin eingeführte Elektrode zugänglich gemacht ist. Faser im Querschnitt. *b:* Aktionsstrom dieser Faser beim Durchlaufen einer Erregungswelle. Das Membranpotential in Ruhe betrug 44 mV (Außenfläche positiv). Der AS hat eine Scheitelhöhe von 84 mV, derart, daß die Außenseite jetzt gegen die Innenfläche um 40 mV *negativ* wird. [Aus HODGKIN u. HUXLEY: J. of Physiol. **104**, 176 (1945).]

sind endlich Versuche von HODGKIN und HUXLEY[3] an Riesen-Nervenfasern, wo eine *einzelne* Faser beobachtet wird und wo der AS die Größe des Verletzungspotentials um das Doppelte übertrifft. *Es kehrt sich also während der Erregung das Membranpotential vollständig um* (Abb. 8), was auch neue Experimente von DRAPER und WEIDMANN beweisen.

4. Spitzenpotential und Nachpotential.

Wenn wir bislang vom Aktionsstrom (AS) sprachen, meinten wir ein relativ hohes Potential von 80 mV Spannung, welches nur rund 5 msec[4] am Muskel, 0,5 msec am Nerven andauert und praktisch mit Beginn der Zuckung des Skeletmuskels schon beendet ist (Abb. 9). Wir nennen es *Spitzenpotential* (spike der Anglikaner). Ihm folgen relativ niedere Potentiale nach, welche beim Skeletmuskel selten mehr als $^1/_{10}$ des Spitzenpotentials, also nicht mehr als 5 mV, betragen und der Zuckung selbst parallel gehen. Wir nennen sie *Nachpotentiale* (Abb. 10b).

[1] HEINRICH u. WEBER: Z. klin. Med. **137**, 272 (1940).
[2] EYSTER, MEEK, GOLDBERG u. GILSON: Amer. J. Physiol. **124**, 717 (1938).
[3] HODGKIN u. HUXLEY: J. of Physiol. **104**, 176 (1945).
[4] 1 msec (lies Millisekunde) ist $^1/_{1000}$ Sekunde.

Da während des Spitzenpotentials *mechanisch* noch gar nichts passiert, während des Nachpotentials wohl, letzteres der Zuckungskurve gelegentlich auffallend parallel läuft, hat man geschlossen, daß das Spitzenpotential der elektrische Ausdruck der die Zuckung vorbereitenden *Erregungswelle*, das Nachpotential aber auch Ausdruck *chemischer Änderungen* im Innern der Muskelzelle ist[1].

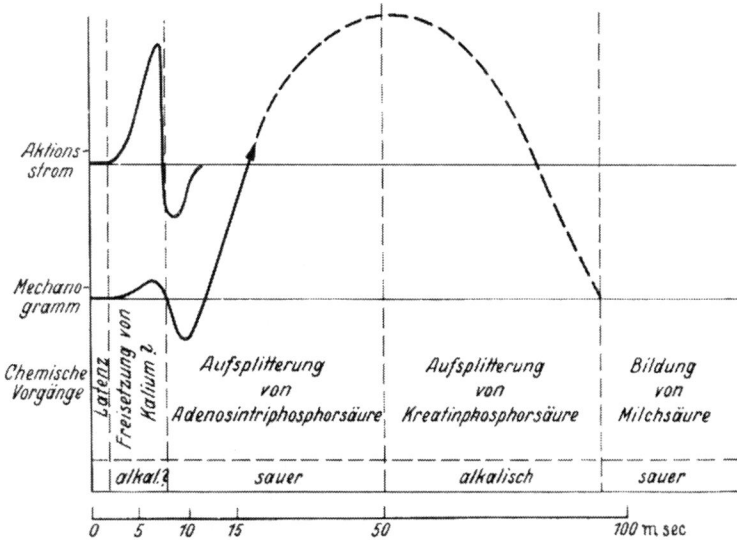

Abb. 9. *Halbschematische Zuordnung von Aktionsstrom, Zuckung und chemischen Prozessen.* Oben der Aktionsstrom eines Gastrocnemius, mit hoher Zeitgeschwindigkeit geschrieben. Darunter das Mechanogramm. Um dieses auch im weiteren Verlauf darstellen zu können, ist die Empfindlichkeit nach 15 msec erheblich herabgesetzt, ab hier das Mechanogramm gestrichelt. Das Mechanogramm zeigt zuerst eine sehr kleine Kontraktion, die Initialwelle, die nur $1/1000000$ der Zuckungshöhe beträgt. Dann folgt eine Erschlaffung (!), die RAUHsche Nase, dann erst die eigentliche Verkürzung. [Nach Versuchen von GÖPFERT und SCHAEFER: Pflügers Arch. **238**, 684 (1937). — Naturwiss. **1947**, 348.] Unten sind die chemischen Prozesse angedeutet, welche den elektrischen und mechanischen Zustandsänderungen mutmaßlich parallel gehen.

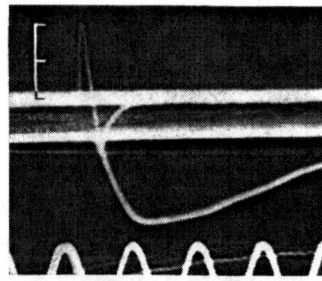

Abb. 10 a. *Aktionsstrom* (oben) und *Zuckung* (unten, doch der Deutlichkeit wegen kopfstehend geschrieben) eines Tibialismuskels der Katze. Die Empfindlichkeit des Mechanogramms ist erheblich kleiner als in Bild 9, daher fallen die mechanischen Prozesse, die dem Aktionsstrom parallel gehen (die initiale Kontraktionswelle und die RAUHsche Nase), jetzt fort. Zeit in $1/50$ sec. Der Aktionsstrom fällt jetzt scheinbar in die „mechanische Latenz". [Aus GÖPFERT u. SCHAEFER: Pflügers Arch. **245**, 60 (1941).]

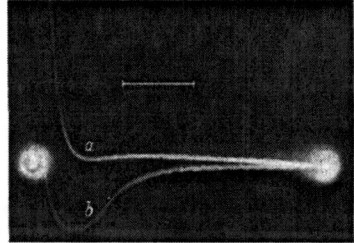

Abb. 10 b. Bei kleiner Empfindlichkeit des *Mechanogramms* (unten und ebenfalls wieder kopfstehend, also Verkürzung nach unten schreibend) ist jetzt der *Aktionsstrom* mit erheblich größerer Empfindlichkeit registriert. Froschsartorius. Man erkennt, daß ein Nachpotential ungefähr auf dem Höhepunkt der Zuckung endet. (Die Zuckung ist hier als Veränderung der Lichtdurchlässigkeit eines kleinen, elektrisch abgeleiteten Bezirks geschrieben.) [Aus SCHAEFER u. GÖPFERT: Pflügers Arch. **238**, 684 (1937).]

Beim Herzen sind die Verhältnisse dadurch abweichend, daß bei monophasischer Ableitung (vgl. S. 27) ein Potential beobachtet wird, welches vor

[1] SCHAEFER: Elektrophysiol. Bd. I, S. 329.

Beginn der mechanischen Veränderungen beginnt, aber dann fast unmerklich in ein langes, etwa ebenso hohes Potential überleitet, welches der Kontraktion parallel läuft. Analoge Verhältnisse wie am Skeletmuskel vorausgesetzt, müßte man also sagen, daß *Spitzenpotential und Nachpotential des Herzens fast ohne Grenze ineinander übergehen und auch praktisch gleich groß sind* (Abb. 11). Wir wollen daher beim Herzen dies der Kontraktion parallel gehende Potential das **kontraktive Nachpotential** nennen, um es von anderen, später einsetzenden, zu unterscheiden.

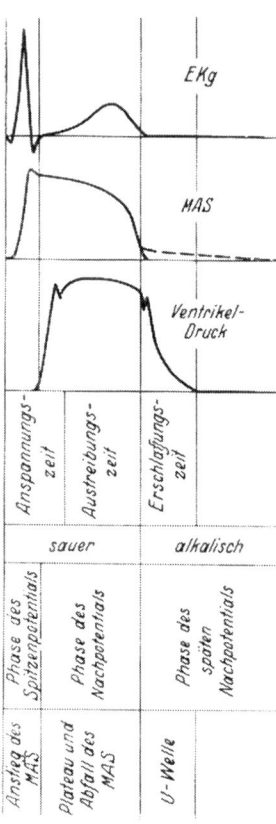

Abb. 11. *Schematische Darstellung der Beziehung zwischen Aktionsstrom und Mechanogramm am Herzen.* Oben das EKG, darunter der monophasische Aktionsstrom in einem Herzwandabschnitt, der seine Erregung etwa in der Mitte der QRS-Phase empfängt. Das Ende *T* fällt praktisch mit dem Ende der Austreibungszeit zusammen.

5. Die Theorie der Aktionsspannung.

Jede Erklärung der Aktionsspannung hat von zwei Tatsachen auszugehen: 1. Die Erregung kehrt, wie wir sahen, das bisher bestehende Membranpotential regelrecht um und vernichtet es nicht nur. 2. Mindestens während der späteren Phasen (Plateau des monophasischen Herzstroms, ST und T des EKG) finden starke Stoffwechselprozesse statt, bei denen p_H-Änderungen auftreten.

Es muß nun folgendes Ergebnis exakter Überlegungen vorweg genommen werden:

1. Messungen haben mit Sicherheit ergeben, daß die der Kontraktion parallel gehenden Stoffwechselvorgänge den Muskel *sauer* machen. Zur selben Zeit ist beim Herzen ein maximales negatives Aktionspotential ableitbar (Abb. 11). Es ist mit keiner Theorie erklärbar, daß eine im Innern H-Ionen produzierende Zelle, deren Membran entweder die normale Permeabilität (d. h. Kationen-Permeabilität) besitzt oder vorübergehend ihre Semipermeabilität verloren hat, durch H-Ionen im Zellinnern ein umgekehrtes Membranpotential entwickelt wie in der Ruhe. Die Säuerung erklärt also das beobachtete Potential nicht.

2. Auch die Annahme, daß sich die Membran einfach umlädt, also statt für Kationen nun für Anionen allein durchlässig wird, kann das beobachtete Potential nicht erklären. Und zwar versagt die Annahme sowohl dann, wenn das Ionenmilieu zu beiden Seiten der Membran unverändert angenommen wird, wie Abb. 12 schematisch beweisen soll, als auch dann, wenn man eine plötzliche Entstehung von H-Ionen mit schwer beweglichem (organischem) Anion im Faserinnern voraussetzt. Vor allem Milchsäure scheidet zur Erklärung des Phänomens aus[1].

Aus beiden Tatsachen ist zu folgern:

1. Obgleich sich das Ionenmilieu im Zellinnern stark ändert, wenn die Muskelfaser zuckt, muß das starke Aktionspotential trotzdem auf einer

---

[1] Höber: Ann. New York Acad. Sci. **47**, 381 (1946).

Spannungsentwicklung beruhen, welche ihren Ursprung von molekularen Strukturwandlungen der *Membran selbst* nimmt: *Strukturwandel der Membran.*

2. Dieser Strukturwandel freilich mag von den p_H-Änderungen, welche als Folge eines „Stoffwechsels" auftreten, beeinflußt sein.

Beide Dinge sind zu erörtern, und wir wollen, der Faßlichkeit wegen, mit den Stoffwechselvorgängen beginnen, soweit sie uns heute bekannt sind.

a) Bildung neuartiger Ionen bei der Erregung.

Die bei der Muskelzuckung auftretenden chemischen Prozesse glauben wir heute einigermaßen zu kennen. Wir müssen allerdings bedenken, daß die relativ trägen Forschungsmethoden der Chemie nicht ausschließen, daß demnächst ein weiterer, sehr flüchtiger chemischer Prozeß an die Spitze der schon bekannten gestellt wird.

α) Eine **primäre Alkalisierung** findet sich nur beim glatten Muskel; wir kennen den chemischen Grundprozeß nicht sicher[1]. Es ist zu vermuten, daß wegen der größeren Reaktionsgeschwindigkeiten des Skelet- und Herzmuskels diese Phase bislang bei ihnen nicht entdeckt wurde.

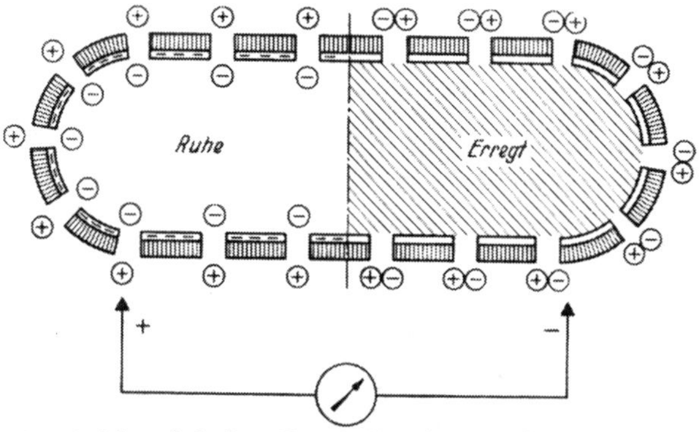

β) Der **Zerfall der Adenosintriphosphorsäure** (ATP) leitet die uns bekannten chemischen Reaktionen ein; es entsteht

Abb. 12. *Schematische Darstellung der Entstehung des Aktionsstroms* durch reversiblen Verlust der Wandladung der Zellmembran. Im rechten („erregten") Teil ist die vorher negative Wandladung durch den Vorgang der Erregung verschwunden. Die negativen Ionen innen werden von der Membran nicht mehr wie vorher abgestoßen: sie folgen ihren außen befindlichen Kationen nach und vereinigen sich mit ihnen, was praktisch einer *Entladung* der Membran im erregten Bezirk gleichkommt. Verbindet man die erregte Stelle über ein Meßinstrument mit der unerregten, so erscheint erstere negativ, letztere positiv. Dieses Potential hat dieselbe Größe, die auch ein Verletzungspotential nach Abb. 5 hätte. Tatsächlich findet man, daß das Aktionspotential größer ist (Abb. 8). Also muß neben diesem Effekt der Membranentladung noch ein zweiter wirksam sein, der auf eine Potentialentstehung im Innern der Membran selbst hindeutet.

Adenosindiphosphorsäure und Phosphorsäure, nach LOHMANN. Der Muskel wird dabei *sauer*[1]. Diese Reaktion liegt wahrscheinlich synchron den letzten Phasen des Aktionsstroms bzw. der QRS-Zacke. Der Skeletmuskel wird zu dieser Zeit ein wenig länger (!) (RAUHsche Nase; Abb. 9), wahrscheinlich als Zeichen einer Bindung zwischen dem contractilen Myosin und ATP[2].

γ) Der **Zerfall von Kreatinphosphorsäure** (KP), der unmittelbar darauf folgt, macht durch Freisetzen von Kreatin den Muskel *alkalisch*[3]. Dieser Prozeß beginnt frühestens in den späten Phasen der Kontraktion, vielleicht erst in der Erschlaffung.

---

[1] DUBUISSON: J. of Physiol. **94**, 461 (1939).

[2] SANDOW: Trans. New York Acad. Sci. II. **7**, 139 (1945). — Über die RAUHsche Nase: SCHAEFER u. GÖPFERT: Pflügers Arch. **238**, 684 (1937). — GÖPFERT u. SCHAEFER: Naturwiss. **1947**, 348.

[3] DUBUISSON: J. of Physiol. **94**, 461 (1939). Ann. Physiol. **15**, 443 (1939).

δ) **Milchsäurebildung** macht endlich den Muskel wieder sauer. Doch beginnt dieser Prozeß erst nach Ende der Zuckung, in der Erholungsphase. Es ist jedoch zu bedenken, daß das Herz keine Milchsäure abgibt, sondern im Gegenteil angebotene Milchsäure verbrennt.

Von den Fällen α—δ lassen sich je zwei zusammenfassen: Es entstehen entweder H- oder OH-Ionen im Faserinnern. Während der Zeit des Kontraktionsanstiegs (im EKG durch *ST* und *T* gekennzeichnet) ist jedoch der Muskel *sauer*.

b) Strukturwandel der Membran.

Wie wir schon sagten, muß angenommen werden, daß die oben erwähnten Ionenneubildungen zur Erklärung bioelektrischer Aktionsspannungen *nicht* in Frage kommen.

Offenbar ist diese Tatsache schwer einzusehen, da man diese irrige Ansicht oft vertreten findet. Die Dinge liegen so: würde in einem Teil einer Zelle der p_H von 7 auf 4 steigen, was er nach vorsichtiger Schätzung für sehr kurze Zeit vielleicht tut[1], so wäre das H-Ion zwar im erregten Bezirk 1000mal konzentrierter als im unerregten. Seine *absolute* Konzentration aber betrüge immer nur, wie die Definition des p_H sagt, $C_H = m/10000$ [2]. Nun zeigt die Theorie der Diffusionspotentiale, daß sich jedes Ion am Diffusionspotential nur mit einem Anteil beteiligt, der gleich dem Produkt aus molarer Konzentration und Beweglichkeit ist. Da die Konzentration der anderen Salze aber m/10 beträgt, trägt das H-Ion trotz seiner so sehr großen Beweglichkeit praktisch nichts zum Potential des gesamten Salzgemisches bei[3]. Das gleiche läßt sich für OH-Ionen bei einer eventuellen Alkalisierung zeigen.

Also kann der Aktionsstrom des Herzens nur durch tiefgreifende Änderungen der Membranstruktur erklärt werden. Welche Strukturwandlungen müssen nun an der Membran geschehen?

α) **Verlust oder Umkehr der Semipermeabilität.** Wie Abb. 12 zeigt, muß der Verlust der Wandladung, wie sie in Abb. 3 gezeichnet war, zu einem Verlust der in Abb. 3 sichtbaren Membranladung führen. Wenn nämlich die Membran ihre (hypothetische) Eigenladung verliert, so können jetzt die Anionen (Cl) ebenfalls nach außen treten. Diese Cl-Ionen waren ja nur deswegen innen verblieben, weil die Membran sie zufolge ihrer gleichnamigen (negativen) Eigenladung abstieß. Entfällt diese, so steht der Permeation des Cl nichts mehr im Wege. Die getrennten Partner K und Cl vereinigen sich wieder, ihrer elektrostatischen Anziehung folgend, und die Membranladung, die der eines Kondensators völlig analog war, verschwindet: Das Ruhepotential erscheint an der erregten Stelle vernichtet[4]. — Hebt sich die Ladung der Membranmoleküle (die wiederum nicht

---

[1] Die Rechnung sei zum Beweis geliefert: Bei der Einzelzuckung eines Skeletmuskels von 1 g Gewicht wird eine Gesamtenergie von optimal 2400 gmm freigesetzt; davon $^1/_3$ als mechanische Energie (Messung!). In Wärme umgerechnet sind das $5,6 \cdot 10^{-3}$ cal. Da 12000 cal einen Umsatz von 1 Mol Kreatinphosphorsäure, Adenosintriphosphorsäure oder H-Ionen entspricht, werden durch $5,6 \cdot 10^{-3}$ cal $0,47 \cdot 10^{-6}$ Mol H-Ionen frei, und zwar je Gramm Gewebe. Das Gewebe enthält also, auf 1 l umgerechnet, rund $5 \cdot 10^{-3}$ molare H-Ionenkonzentration. Falls alle H-Ionen dissoziiert wären, wäre der dadurch bedingte $p_H = 3,3$.

[2] $m/10000 = {}^1/_{10000}$ der Konzentration einer Lösung von 1 Mol/Liter (1 Mol H-Ionen = 1 g).

[3] Vgl. SCHAEFER: Elektrophysiologie, Bd. II, S. 231.

[4] Im Bilde der Donnan-Potentiale stellt sich die Sache theoretisch etwas anders dar, doch bleibt der Effekt, soweit man das heute beurteilen kann, der gleiche, zumal die Membrantheorie die *Umkehr* der Potentiale auch nicht erklären kann, ohne einen Wandel an den Membranstrukturen selbst anzunehmen.

mit dem Membranpotential verwechselt werden darf!) nicht einfach auf (Abb. 12), sondern kehrt sie sich um (Abb. 13), so läßt sich leicht zeigen, daß sich dabei das Membranpotential selbst nicht etwa umkehrt. Die Ableitung der immerhin etwas komplizierten Verhältnisse muß hier unterlassen werden. Jedenfalls bleiben, anders als Abb. 13 es darstellt, die Ionenladungen im gleichen Sinn bestehen wie vorher. Dieses etwas überraschende Ergebnis zeigt also, *daß die tatsächlich beobachtete Umkehr des Membranpotentials*, die in Abb. 13 dargestellt ist, *sich nicht erklärt aus einer bloßen Umladung der Membranmoleküle und der Umkehr reiner Kationenpermeabilität in reine Anionenpermeabilität.*

β) **Die Membran selbst als Entstehungsort starker Potentiale.** Die Umkehr des Potentials in der Erregung deutet darauf hin, daß die Membran selbst sich ändert. Da alle Theorien dieses Prozesses sehr stark auf Modellvorstellungen zurückgreifen, die irgendwie unbewiesen sind, ist eine ausführliche Darstellung dieser Vorgänge hier nicht am Platz. Es sei überhaupt betont, daß alle die hier entwickelten Vorstellungen eben nichts als Anschauungsbilder sind,

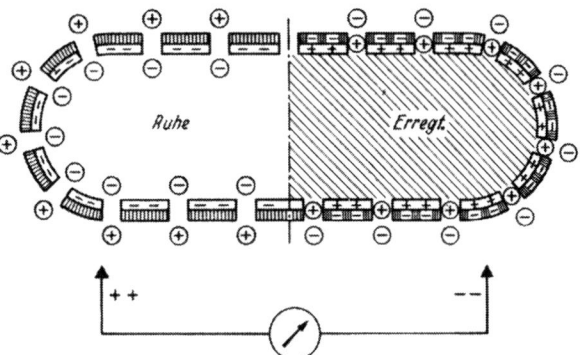

Abb. 13. Darstellung der Verhältnisse wie in Abb. 12, nur unter der Annahme, daß in der Membran selbst während der Erregung starke Asymmetriepotentiale entstehen, welche eine Abgabe von Anionen nach außen veranlassen. Ein positives Kation sitzt dabei in der Membran gefangen (adsorbiert). Die Abbildung ist nur ein Versuch, die in Abb. 8 gemessene Umladung der Membran verständlich zu machen. Durch sie entsteht eine gegenüber Abb. 12 doppelt so starke Aktionsspannung.

deren objektive Gültigkeit immer nur sehr begrenzt sein kann. Doch läßt sich nur an ihnen eine dem Nicht-Fachmann verständliche Ableitung der Vorgänge geben.

Die Theorie der Potentialumkehr ist relativ kompliziert. Das wesentliche an ihr ist, daß durch Ladungsänderungen der *Membranmoleküle* selbst einseitige Diffusionshindernisse in der Membran entstehen, und zwar möglicherweise innerhalb einer von mehreren Schichten der Membran ganz entgegengesetzte. Da die Moleküle der Membran sich nur dadurch ändern können, daß sich dicke organische Ionen bilden, welche H-, OH- oder Metallionen abspalten, werden innerhalb der Membran selbst bewegliche Ionen in Freiheit gesetzt, die einseitig diffundieren und der Seite, zu der hin sie wandern, ihren Ladungssinn aufdrängen. Der Endzustand dieser Ionenverschiebung ist in Abb. 13 skizziert.

Entscheidend für jede Betrachtung dieser Verhältnisse ist, daß sich die Moleküle der Membran selbst am leichtesten durch Kontakt mit H- und OH-Ionen, und zwar reversibel, verändern lassen. So wie die Bluteiweiße H-Ionen ständig aufnehmen und (in der Lunge, beim Abrauchen der Kohlensäure) wieder abgeben, so ändern auch die Membrankolloide ihre Dissoziation. Sie sind Ampholyte, können also je nach der äußeren Reaktion der sie umgebenden Lösung H- oder OH-Ionen aufnehmen, spalten dabei also andere Kat- oder Anionen ab. Freilich laden sie sich selbst dabei um nach dem Schema:

$$\overset{+}{H} + {-}\bar{R}{-}OH \rightarrow H{-}\overset{+}{R}{-} + \bar{O}H,$$

wobei R ein großes organisches Radikal ist.

Das vorher negative Molekül wird durch Zurücknahme seines H-Ions positiv umgeladen und spaltet dafür ein OH-Ion ab. *Bei Überschuß von Säure wird das immer geschehen.* Jede Säuerung der Faser trägt also zu solch einer Umladung bei.

Wir wollen die Einzelheiten, als allzu hypothetisch, nicht erörtern; das **Ergebnis** dieser Überlegungen aber ist:

In der Erregung verliert die Muskelfasermembran ihre Undurchlässigkeit für Anionen oder (in der Donnan-Sprache) die Kolloide im Muskel ihre Bindungsfähigkeit für Kalium und ihre Eigenladung; dadurch gleicht sich das vorher bestehende Membranpotential (nach Abb. 3) aus. Dieser Prozeß erklärt aber nur eine Aktionsspannung, die nicht größer ist als die Ruhespannung, da nur diese in Verlust geht. Tatsächlich aber zeigt sich in der Erregung eine echte *Umkehr* der Membranladung, d. h. die Membran ist innen positiv, außen negativ *aufgeladen*. Diese Umkehr kann nur durch einen Strukturwandel der Membran selbst (Abb. 2) entstehen: die Ionen im Innern der Membran sind entweder asymmetrisch verteilt: innen anders als außen. Die so entstehenden Diffusionspotentiale messen wir. Wir nennen sie **Asymmetriepotentiale.** Oder die Membran wird, wie es HODGKIN und KATZ[1] soeben für Riesen-Nervenfasern wahrscheinlich gemacht haben, während der Erregung für Na besser durchgängig als für K, während es nach Abb. 2 und 3 sonst umgekehrt ist. Hierdurch würde ebenfalls das Potential umgekehrt, da Na, das außen 10fach konzentrierter ist als im Zellinnern (auch beim Muskel!), nach Abb. 1 das *Innere* positiviert! Beides, Asymmetrie und Umkehr der Na/K-Permeabilität der Membran, geschieht durch *Umladung ihrer Moleküle.* Letztere aber erfolgen unter anderem auch vom Zellinnern her durch H- bzw. OH-Ionen, d. h. *durch den Stoffwechsel der Zelle gesteuert. In jedem Aktionspotential steckt also ein Membraneffekt, der durch Stoffwechselvorgänge der Zelle gesteuert werden kann.*

6. Möglicher Mechanismus eines späten Nachpotentials. Bedeutung für Extrasystolie.

Unsere bisherigen Betrachtungen stoffwechselabhängiger Potentiale gehen von der Voraussetzung aus, daß die Erregung nur in Teilen der Muskelfaser abläuft, daß also längs dieser Faser ein elektrisch und stoffwechselmäßig „erregter" Teil an einen „ruhenden" grenzt. Nun ist jedoch denkbar, daß zu bestimmten Zeiten während und nach der Zuckung das Faserinnere zwar durch stoffwechselbedingte Ionenänderungen noch verändert ist, daß diese Veränderungen aber *die ganze Faser gleichmäßig* betreffen. Während der Kontraktion ist das dann der Fall, wenn die ganze Faser homogen erregt ist. (In dem ST-Intervall ist das annähernd so.) *Im Anschluß* an die Kontraktion aber könnte die Membran zwar schon wieder vollständig in den Ruhezustand zurückgekehrt sein, aber die abgelaufenen Stoffwechselprozesse brauchen sehr lange Zeit (Minuten bis Stunden), ehe eine vollständige Restitution eingetreten ist. Wir müssen daher bedenken, welche Einflüsse auf das Membranpotential ein *homogen* verändertes Ionenmilieu des Faserinnern hätte.

---

[1] HODGKIN u. KATZ: J. of Physiol. **108**, 37 (1949).

Zunächst: wie schon S. 5 und Abb. 4 zeigten, ist bei einer homogenen Membran und Zelle ein Potential von außen überhaupt nicht ableitbar. So auch in unserem Fall. Das Membranpotential kann *überall gleichmäßig* vermindert sein, ohne daß wir das messen können. Erst wenn wir durch Anlegen einer Verletzung den Verletzungsstrom beobachten, können wir an seiner Abnahme die Abnahme des Membranpotentials erkennen. Im Anschluß an eine Zuckung ist nun beim Herzen das Membranpotential und der Verletzungsstrom vermindert[1]. Wir sprechen hier auch von einem *Nachpotential*, obgleich es sich im Grunde um etwas anderes handelt: Dies Potential ist an der intakten Zelle (also z. B. im EKG der üblichen Extremitätenableitung) nicht zu erkennen. Trotzdem hat es eine markante Wirkung: *jede Abnahme des Membranpotentials ist gleichbedeutend mit einem Schritt gegen den erregten Zustand hin*. Im Anschluß an die Erregung ist also das Herz labiler, leichter erregbar als im „absoluten" Ruhezustand, weil seine Zellmembranen teilweise entladen sind.

Solche Entladungen, die also *beobachtet* sind, lassen sich grundsätzlich auf zweierlei Weise erklären. Die Säuerung des Faserinnern z. B. könnte zwar weitgehend zurückgebildet sein, doch es seien noch Reste von ihr vorhanden. Diese Reste haben einen grundsätzlich *doppelten* Effekt auf die Membran. Es sei angenommen, die Membran habe ihren *Ruhezustand* wieder erreicht, sei also nicht mehr umgeladen und nicht mehr Sitz starker elektromotorischer Kräfte. (Wäre es anders, so befände sie sich noch im Stadium der Erregung; wir sprechen aber von den nachfolgenden Phasen.) Jede Säuerung beeinflußt die Membranmoleküle und *sucht sie umzuladen*. Schwache Säuerung wird das nur mit einigen Molekülen tun und, statistisch gesehen, die Zahl der negativen Membranladungen vermindern, d. h. die Membran etwas weniger stark anionen-impermeabel machen. Das Membranpotential, das auf dieser Impermeabilität beruht, wird also *gesenkt*.

Zugleich aber treten im Faserinnern H-Ionen auf, welche zusammen mit K-Ionen nach außen diffundieren und daher das Membranpotential *verstärken*, da ihnen ihre zugehörigen Anionen (dicke organische Anionen) durch die semipermeable Membran nicht nachfolgen können. Da aber die Konzentration dieser H-Ionen sehr klein ist, kleine Konzentrationen aber einen sehr geringen Effekt auf das Diffusionspotential, einen großen Effekt aber auf die Molekülladung der Membrankolloide haben, wird praktisch nur der erste Effekt, die Umladung und Senkung des Membranpotentials, überwiegen.

Analoges läßt sich auch von der späteren Phase einer Alkalisierung des Faserinnern zeigen, nur daß die Verhältnisse hierbei umgekehrt sind: Die Membran wird in ihrer normalen (negativen) Ladung verstärkt, indem die Reaktionsgleichung auf S. 15 umgekehrt wird. Die Membran wird *stärker* anionenimpermeabel, das Membranpotential also *verstärkt*. Die Diffusion der OH-Ionen selbst spielt auch hier keine Rolle, teils wegen der kleinen Konzentration, teils wegen der ja bestehenden Impermeabilität für Anionen.

Wir schließen also: **Nach Ende der Erregung muß**, bei schon zum Ruhezustand zurückgekehrter Membran, jede Säuerung im Zellinnern eine Herabsetzung des Membranpotentials machen: *acidotisches negatives Nachpotential*; jede Alkalisierung aber muß ein *alkalotisches positives Nachpotential* verursachen[2]. Das positive Nachpotential wird in der dritten Phase der Stoffwechselprozesse, vermutlich in der Erholungszeit, auftreten. Im unmittelbaren Anschluß an die Kontraktion herrscht, wie die Messung zeigt, ein negatives Nachpotential vor, das vielleicht den Resten des Adenosintriphosphorsäure-Zerfalls zuzuschreiben

---

[1] SEGERS: C. r. Soc. Biol. Paris **135**, 409 (1941).

[2] Am Nerven direkt beobachtet von LEHMANN: Amer. J. Physiol. **118**, 600, 613 (1937). Am Muskel beobachtete ich selbst enorme negative Nachpotentiale direkt neben Verletzungsstellen, die bekanntlich stets sehr sauer sind. Pflügers Arch. **237**, 329 (1936).

ist. Beide Nachpotentiale folgen auf dem Gipfel der Kontraktion; sie sind im Gegensatz zum kontraktiven Nachpotential (S. 12) *Relaxationspotentiale*, also der Erschlaffung zugehörig, oder auch *katabolische Nachpotentiale*, da sie Stoffwechselprozessen ihr Entstehen verdanken.

Wie Abnahme des Membranpotentials in Richtung auf eine Erregung wirkt, so wirkt Zunahme des Membranpotentials der Erregung entgegen. Während des acidotischen („negativen") Nachpotentials ist das Herz erregbarer[1]. Wir sprechen von einer „*übernormalen Phase*"[2]. Wirken während dieser Zeit Reize irgendwelcher Art auf das Herz ein, so führen sie jetzt am ehesten zur Erregung: es kommt zur Auslösung von Extrasystolen, um so leichter, je stärker das acidotische Nachpotential ist. Die gekoppelte Extrasystolie hat hier wahrscheinlich ihre Erklärung.

Umgekehrt steigert das alkalotische positive Nachpotential das Membranpotential, wirkt also der Erregung entgegen: *unternormale Phase*. Alle Reize, die zur Erregung führen wollen, müssen stärker als normal sein. Schwache Reize, die bislang wirksam waren, werden unterdrückt, z. B. auf Extrasystolen. Wir wissen von solchen Potentialen am Herzen nichts. Durch den sehr rasch einsetzenden Herzschlag kommen sie vermutlich nie zur Ausbildung.

7. Unser Prinzip der Analogieschlüsse vom Skeletmuskel auf das Herz.

Wir haben im vorstehenden vorwiegend die Verhältnisse am Skeletmuskel geschildert. Das Herz ist, auch bezüglich der chemischen Prozesse, sehr viel schlechter erforscht. Eher kennen wir schon den glatten Muskel, der sich in allen prinzipiellen Vorgängen so wie der Skeletmuskel verhält. Da das Herz in der Mitte zwischen beiden steht, sowohl seiner Struktur als seinen funktionellen Eigenschaften nach, schließen wir, daß das Herz vermutlich die gleichen Gesetzmäßigkeiten aufweist. Die wesentlichste Abweichung des Herzens vom Skeletmuskel und glatten Muskel ist die Größe des Aktionsstroms während der Kontraktionsphase, also (im Bild der Analogie) die Größe des die Kontraktion begleitenden Nachpotentials (Abb. 11). Es ist mir überhaupt nur ein Muskel bekannt, der es dem Herzen in der Größe des Nachpotentials wenigstens einigermaßen gleichtut: der Ureter[3].

Wir schlagen nun in dieser Monographie folgenden grundsätzlichen Weg ein: wir betrachten das Herz als einen Muskel. *In allen Erscheinungen, in denen das Herz vom Skeletmuskel abweicht, suchen wir nach Gründen aus der Physik und Chemie der Herzkontraktion. Finden wir solche nicht, so werden wir versuchen, Unterschiede zum Skeletmuskel nicht als prinzipielle, sondern nur als graduelle aufzufassen.* Wir halten also an der Möglichkeit einer Analogie fest.

Unser Standpunkt läßt sich, ebenso wie der entgegengesetzte, der Hypothesen ad hoc zur Erklärung der Phänomene des Herzens erfindet, natürlich nur mit einem Vorurteil begründen. Dies Vorurteil lautet in unserem Fall: daß die Natur verschiedene Ziele mit gleichen Mitteln erreicht und die Vielgestaltigkeit der Organe aus gleichen Bauplänen und

---

[1] SEGERS: Acta Biol. Belg. 1, 341 (1941). — Arch. internat. Physiol. 52, 291 (1942).

[2] Sie ist also der Abnahme des Membranpotentials proportional. Sie fällt ersichtlicherweise am Herzen mit der U-Zacke zusammen [HOFF u. NAHUM: Amer. J. Physiol. 124, 591 (1938)]. Die hieraus abzuleitende Theorie wird in Kap. 46 erörtert.

[3] BOZLER: Experientia 4, 213 (1948).

Urformen heraus entwickelt. Wir sehen die Natur in dieser Hinsicht unter dem Gesichtspunkt Goethes, wobei wir darauf pochen, daß dieser Gesichtspunkt in zahllosen Fällen experimentell bestätigt ist. Wir lehnen also alle Hypothesen über spezifische Eigenschaften des Herzens als Erklärung scheinbarer Verschiedenheiten gegenüber dem Skeletmuskel ab, solange nicht ein *naturwissenschaftlicher* Grund für eine solche Verschiedenheit beider Systeme gefunden ist. Vorher betrachten wir Unterschiede als graduell, nicht als prinzipiell. Die Berechtigung dieses neuen Versuchs wird der Erfolg unserer Betrachtung beweisen.

8. Der mögliche Einfluß des Stoffwechsels auf den Herzaktionsstrom.

Getreu dem in Abschnitt 7 erörterten Grundsatz nehmen wir also an, daß in dem scheinbar so homogenen Kurvenzug des monophasischen AS (Abb. 18) dennoch zwei Anteile verborgen sind: ein *Spitzenpotential*, das dem Tätigkeitsstoffwechsel *nicht* entstammt, und ein *Nachpotential*, das mit ihm enger verknüpft ist.

Beide Anteile des AS sind für uns aus folgendem Grund von sehr hohem Interesse: wie wir später noch sehen werden, gibt das Spitzenpotential vorwiegend den *Eintritt* des erregten Zustandes an und drückt sich im EKG ausschließlich in der QRS-Gruppe aus. Das nachfolgende Plateau, das also dem Nachpotential des Muskels entsprechen würde und der Kontraktionsphase des Herzmuskels parallel geht, gibt vorwiegend den *Rückgang* des erregten Zustandes an, der den mechanischen und chemischen Zustandsänderungen des Herzmuskels parallel geht. Diese Phase drückt sich im EKG in ST und T aus.

Lassen sich beide Anteile nur in Gedanken oder auch tatsächlich voneinander abtrennen? Eine Abtrennung ist auch tatsächlich möglich: während der Eintritt der Erregung, im EKG also QRS, sehr schwer zu verändern ist, und wenn, dann vorwiegend durch Änderungen der Erregungsleitung (ihrer Geschwindigkeit, ihres Weges), lassen sich ST und T sehr leicht und durchaus auch ohne Eingriffe in die Erregungsleitung ändern: durch Zuckermangel, durch Anoxie, Erstickung (CO_2), Ca-Ionen, Alkalose und Acidose, Tetanie usf.

Alle diese Ereignisse betreffen in irgendeinem Sinn den *Stoffwechsel* der Muskelzelle. So ist es nicht verwunderlich, wenn ein Stoff, der besonders stark den Stoffwechsel der Zelle ändert, nämlich die Halogenessigsäure, auch ST und T des EKG besonders stark beeinflußt.

Die Halogenessigsäuren vergiften den Kohlenhydratstoffwechsel, und zwar machen sie die Bildung von Milchsäure unmöglich. Doch greifen sie sicher auch in die Milchsäurebildung voraufgehenden Prozesse ein, denn sie machen den Muskel stark alkalisch[1]. Beim Herzen und beim Skeletmuskel[3] vernichten sie alle der Zuckung parallel gehenden Potentiale (Nachpotentiale), nur der Spitzenaktionsstrom, der die *Erregungsleitung* anzeigt, bleibt relativ unverändert. Im EKG dagegen ist ST und T schwer verändert, im Endzustand sind beide Abschnitte absolut potentialfrei: nach QRS geschieht elektrisch nichts mehr.

Wir werden trotz dieser Analyse nicht behaupten können, daß unsere Kenntnisse von den elementaren Vorgängen bei der Entstehung der Spitzen- und Nachpotentiale sehr profund sind. Um so wichtiger ist es, daß nur solche Theorien diskutiert werden, die wenigstens nur zur Interpretation sehr genau bekannter Tatsachen ersonnen werden. Wir wissen z. B. nichts von einem vagisch und einem

---

[1] LEHNARTZ: Erg. Physiol. **35**, 874 (spez. 956ff.) (1933).
[2] MALTESOS: Z. Biol. **95**, 211 (1934).
[3] SCHAEFER u. SCHÖLMERICH: Pflügers Arch. **240**, 542 (1938).

Tabelle 1. *Die 4 Phasen der Erregung*

Elektrische Phasen (beobachtet an mono-phasischem Aktions-strom)	Monophasischer AS (Abb. 11)	EKG	Lage zum Mechanogramm	Polung des Membranpotentials, verglichen mit dem Ruhezustand
Erregungseintritt	Anstieg (Spitzenpotential)	QRS	Vor Beginn der Kontraktion beginnend (mechanische Latenz!)	Umgekehrt
Erregungsrückgang	Plateau und Abfall (kontraktives Nachpotential)	ST und T	Parallel der Kontraktion (Ende auf deren Gipfel)	Umgekehrt
Erholungsphase 1	Negatives (acidotisches) Nachpotential	Synchron mit U.	Erschlaffungszeit, vielleicht auch Anfüllungszeit	Rechtläufig, doch vermindert
Erholungsphase 2	Positives (alkalotisches) Nachpotential	Ohne Potential im EKG	Anfüllungszeit? Spätere Phasen, die bei schlagendem Herzen nicht erreicht werden	Rechtläufig und verstärkt

sympathisch gesteuerten Stoffwechsel nach WENDT[1]. Wir sind aber keineswegs *sicher*, wie der Stoffwechsel elektromotorisch wirksam wird. Neue Arbeiten FLECKENSTEINS[2] zeigen, daß die energetische Seite der Muskelzuckung auf das engste mit dem Kaliumstoffwechsel des Muskels zusammenhängt. Nun findet die Freisetzung von Energie am Myosin, der K-Austausch der Zelle mit der Umgebung nach unseren bisherigen Anschauungen an der Membran statt. Die Donnan-Hypothese könnte vermitteln: sie würde verständlich machen, daß *Kalium durch chemische Zustandsänderungen an contractilen Kolloiden freigesetzt bzw. absorbiert und dabei indirekt auch an der Zellmembran elektromotorisch wirksam wird.*

Unabhängig von den Theorien ist die Beobachtung, daß der monophasische Aktionsstrom der Muskelfaser zwei Anteile hat: den Anstieg, der die R-Zacke der Einzelfaser erzeugt, und der relativ stoffwechselunabhängig ist. Er wird von unbekannten Prozessen erzeugt und vom Stoffwechsel indirekt insofern beeinflußt, als dieser die Bereitstellung der elektrischen Energie ändert, welche R erzeugt. Das kann durch stoffwechselbedingte Änderungen der Membranstruktur oder der Kaliumionenkonzentration geschehen. Aber der Effekt ist *indirekt* und hat längst eingegriffen, *ehe* die Erregung beginnt: die Erregung und ihr elektrisch adäquater Ausdruck, der Anstieg des monophasischen Aktionsstroms bzw. R, ist ein Auslösevorgang: dem Abbrennen eines vorher schon bereitgestellten Energiereservoirs vergleichbar.

Der zweite Anteil ist der die Kontraktion begleitende Teil des Aktionsstroms, das kontraktive Nachpotential, das nur beim Herzen dieselbe Höhe hat

---

[1] WENDT, L.: Die Muskelzelle. Leipzig 1946. — Med. Mschr. **1947**, 478.

[2] FLECKENSTEIN: Pflügers Arch. **246**, 411 (1942); **250**, 643 (1948). — HARDT u. FLECKENSTEIN: Naunyn-Schmiedebergs Arch. **207**, 39 (1949).

und Erholung des Herzens.

Verhalten der Herzteile zueinander	Erregbarkeit	Ursache der Phänomene	Stoffwechselabhängigkeit
Ganz erregte und ganz unerregte Bezirke nebeneinander	Absolute Refraktärzeit	Membranumladung, Asymmetriepotential oder Kolloidänderung	Relativ unabhängig
Das ganze Herz gleichmäßig erregt, später zugleich schwach erregte und stark erregte, später unerregte und schwach erregte gleichzeitig	Anfangs noch absolute, später relative Refraktärzeit	Membranumladung. Rückbildung des Asymmetriepotentials. Stoffwechselkomponente	Stark abhängig
Alle Teile des Herzens praktisch gleichzeitig elektrisch in Ruhe	Übernormale Phase (Neigung zu Extrasystolen)	Acidose in der Zelle	Abhängig
Desgl.	Unternormale Phase	Alkalose in der Zelle	Abhängig

wie der erste Teil. Von seinem Mechanismus wissen wir erst recht nichts! Aber wir wissen, daß er durch Änderungen der Kontraktionsform und der begleitenden Stoffwechselprozesse geändert werden *kann* (nicht muß!).

Beide Phasen gehen auf tiefgreifende Strukturwandlungen an Membran und (oder) Zellkolloid zurück, die auf dem Höhepunkt der Spannungsleistung mit dem Beginn der Erschlaffung beendet sind. Was dann noch verbleibt, sind Änderungen der Konzentration der Zellionen, die als Folge des Stoffwechsels, durch Reste von H- oder später OH-Ionen, aufzufassen sind und daher das sonst normale Diffusionspotential an der Zellmembran modifizieren: *acidotisches* oder *alkalotisches*, allgemein gesagt *katabolitisches Nachpotential*.

Stellen wir nun zusammen, welche Beeinflussung des EKG vom Stoffwechsel her möglich erscheint, und vergleichen wir unsere Befunde mit der Übersicht der Tabelle 1.

1. *QRS.* Diese Phase des EKG hängt ab von der Größe des Membranpotentials in der Ruhe einerseits (Verlust desselben in der Erregung) und dem Ausmaß der Strukturumwandlung andererseits (Asymmetriepotential, Umkehr des Ruhepotentials in der Erregung). Beides ist abhängig

a) vom Ruhestoffwechsel. Seine Größe bestimmt die Höhe der Kalispeicherung im Faserinnern. Sein Versagen senkt die vernichtbare Ruhespannung: *echte Niederspannung* ist die Folge.

b) von der Struktur der Membran selbst. Diese bedarf offenbar ebenfalls eines Stoffwechsels, von dem wir nichts wissen. Möglicherweise sind Hormone und Vitamine (Acetylcholin, Aneurin) von Bedeutung[1]. Erstickung, Hypoxie Hunger als Störung. Folge: ebenfalls Niederspannung.

---

[1] v. MURALT: Die Signalübermittlung im Nerven. Basel 1945.

2. *ST, T und elektrische Diastole.* Diese Phasen gehen der Zuckung parallel und hängen daher vom Erregungsstoffwechsel ab. Wir müssen unterscheiden:

a) Einfluß überzähliger H-Ionen: Erniedrigung der Aktionspotentiale, späte Nachpotentiale. Acidotisches Nachpotential mit erhöhter Bereitschaft zur Extrasystolie. Im geschädigten Gewebe unter Umständen Anhäufung von H-Ionen durch pathologischen Stoffwechsel, z. B. bei Asphyxie und in der Nachbarschaft von Infarkten oder in sonst schwer geschädigten Zellabschnitten. Hierdurch dauert die Erregung im geschädigten Bezirk *elektrisch* (und wahrscheinlich dann auch mechanisch!) länger an.

b) Der Einfluß überzähliger OH-Ionen ist ungewiß und kommt wahrscheinlich nur für späte Phasen der Erholung, wenn überhaupt, in Frage.

c) Einfluß von Pharmaka und Giften auf die Membran oder den Stoffwechsel: Digitalis in toxischer Dosierung vermindert z. B. das Plateau, Ca-Mangel und Chinin verlängert es (HEGGLIN und NOBILE[1]), Halogenessigsäure vernichtet es weitgehend (s. oben). Der Mechanismus der Wirkungen ist unbekannt und greift mindestens *auch* auf das contractile Protoplasma über!

d) Parallele Änderungen von Mechanogramm und Aktionsstrom. Es ist anzunehmen und wird später genauer erläutert werden, daß das Mechanogramm nicht in allen Fasern des Herzens gleichartig abläuft. Vermutlich verliert die Spitze ihre mechanische Spannung rascher als die Basis. Vermutlich geht den mechanischen Zuständen eine chemische Reaktion parallel. Der chemischen Reaktion aber wird vermutlich ein Einfluß auf das Membranpotential entsprechen. Es ist also zu erwarten, daß der Aktionsstrom einer bestimmten Faser des Herzens in gesetzmäßiger Weise von ihrem Mechanogramm abhängt. Einzelheiten werden unten erörtert.

3. *Allgemeiner und lokaler Einfluß.* Wir werden ebenfalls unten zu erörtern haben, daß der Einfluß auf das EKG ausschlaggebend davon abhängt, ob der Stoffwechseleinfluß das *ganze* Herz gleichmäßig oder Teile desselben allein oder bevorzugt betrifft. Eine allgemeine Wirkung macht niemals so leicht äußerlich abgreifbare Potentialänderungen wie eine lokale Änderung. Das hängt damit zusammen, daß das EKG die Summe aller Potentiale sämtlicher Herzabschnitte ist. Während der ST-Strecke z. B. herrscht meist kein ableitbares Potential, weil sich alle Teile des Herzens im gleichen Zustand befinden, nämlich maximal erregt sind. Wenn diese physiologische Gleichheit dadurch aufgehoben wird, daß einzelne Teile des Herzens durch Stoffwechselprozesse (oder andere Vorgänge) grundsätzlich immer *stärker oder schwächer* erregt sind als andere Teile, dann resultiert ein Potential während der ST-Phase. Wir lernen: *Allgemeine Schäden oder Änderungen wirken nicht so stark auf ST und T wie lokale Schäden.* Das gilt insbesondere für die Einflüsse eines abnormen Stoffwechsels.

4. *Einfluß auf die Erregungsleitung.* Unsere Aufzählung würde unvollkommen sein, wenn wir nicht erwähnen, daß der Stoffwechsel *indirekt* das EKG verändert, indem er die Leitungsgeschwindigkeit der Erregung ändert. Doch werden wir später finden, daß hierbei in erster Linie QRS sich ändert, und daß ein solches Ereignis relativ selten vorkommt: ST und T ändern sich sowohl häufiger als auch eher als es QRS tut.

---

[1] HEGGLIN u. NOBILE: Verh. dtsch. Ges. Kreislaufforschg **1939**, 136.

II. Der Abgriff[1] des Aktionsstroms.

9. Was ist von der Aktionsspannung ableitbar?

Die Aktionsspannung entsteht nach allem, was wir wissen, als Membran-spannung, nach Art der Abb. 12 u. 13. In der Regel ist es nicht möglich, diese Spannung so abzuleiten wie es Abb. 8 schilderte: indem man zwei Elektroden an beide Seiten der Membran legt. Unter physiologischen Verhältnissen ist das Innere der Zelle, also die eine Seite der Membran, dem Zugriff unzugänglich. Wir messen also alle bioelektrischen Spannungen so, daß wir an zwei Stellen der Zelle *von außen* Elektroden anlegen und die Potentialdifferenz der beiden Stellen beob-achten.

Nun entstehen solche Potentialdifferenzen nicht an nackten Zelloberflä-chen. Die Zellen befinden sich vielmehr im Verbande eines Organs, umspült von Gewebsflüssigkeit. Haben also zwei Teile der *glei-chen* Zelle verschiedene Membranspannungen, so kommt es zum Fluß von *Strömen*. Diese Ströme

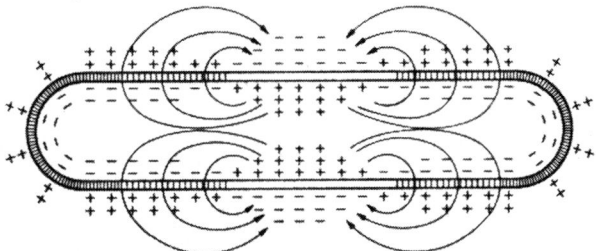

Abb. 14. *Die Entstehung von Strömen aus einer Aktionsspannung.* Dar-gestellt ist eine Muskelfaser nach Abb. 13. Erregt sei jetzt die Mitte dieser Faser gedacht, beide Enden sollen sich noch bzw. schon wieder in Ruhe befinden. Wo die Membran sehr dicht schraffiert ist, sind die Fadenmoleküle wieder im Ruhezustand. In der Mitte (unschraffierter Teil der Membran) ist die Membran nach Abb. 12 umgeladen. In der Mitte entstehen, entsprechend Abb. 12, die umgekehrten Membran-ladungen wie an den Seiten. Die entgegengesetzten Ladungen streben danach, sich gegenseitig durch Stromfluß zu neutralisieren. Die Pfeile symbolisieren die Stromlinien.

durchsetzen das Zellinnere (den sog. „*Innenleiter*") und die Außenflüssigkeit („*Außenleiter*") in breiten Schleifen. Abb. 14 symbolisiert die Verhältnisse. Die im mittleren erregten Bezirk der Muskelfaser nach Abb. 13 entstehenden, gegen die Verhältnisse in Ruhe umgekehrten Ionenladungen suchen naturgemäß mit den entgegengesetzt geladenen Ionen der noch ruhenden Nachbarschaft zur Vereinigung zu kommen: die Ladungen wollen sich gegenseitig neutralisieren. Die Ionen geraten in der Längsrichtung der Faser in Form der angedeuteten Stromlinien in Bewegung.

Nun gelingt es also immer nur, Elektroden von außen an die Faser anzulegen. Selbst wenn dabei die eine Elektrode dem maximal negativen, also dem maximal erregten Bezirk aufliegt, wie das Abb. 15 darstellt, so liegt die andere doch bestenfalls am Rande der weitest ausgreifenden Stromschleife. Diese Stromschleife entsendet einen sehr kleinen Teilstrom über das Meßinstrument (i_M). Soll der Vorgang ohne Verzerrung wiedergegeben werden, so muß dabei $i_M \ll i_G$ sein (i_G die Stromstärke der im Gewebe fließenden Ströme).

Stellen wir diesen Vorgang der Spannungsmessung noch einmal in Abb. 16 vergrößert dar, so sehen wir, daß das Meßinstrument, das hier einmal ganz exakt als Voltmeter gedacht werden soll, von der Membran- oder Aktions-

---

[1] Unter „Abgriff" ist die Art und Weise der Ableitung verstanden, mit der das Potential aus dem Gewebe dem Registrierinstrument zugeführt wird.

spannung P von 60 mV nur einen Teil erhält. Die Spannung betreibt ja den Kreisstrom nach Abb. 14 derart, daß sich die Gesamtspannung P längs des *ganzen* Weges vernichtet. Die dem Stromfluß entgegentretenden Widerstände im Innern der Faser, in der Membran und im Außenleiter vernichten jeweils soviel Spannung, wie ihr Anteil am Gesamtwiderstand des Stromkreises beträgt. Das folgt aus dem OHMschen Gesetz. Unter der Annahme, daß der Innenwiderstand gleich dem Außenwiderstand ist, und der Membranwiderstand $^1/_6$ des Gesamtwiderstandes ausmacht, vernichten sich im Innenleiter $P_i = 25$ mV, im Außenleiter $P_a = 25$ mV, in der Membran $P_m = 10$ mV. Selbst bei günstigster Elektrodenlage kann aber nur der Teil P_a, also 25 mV, registriert werden.

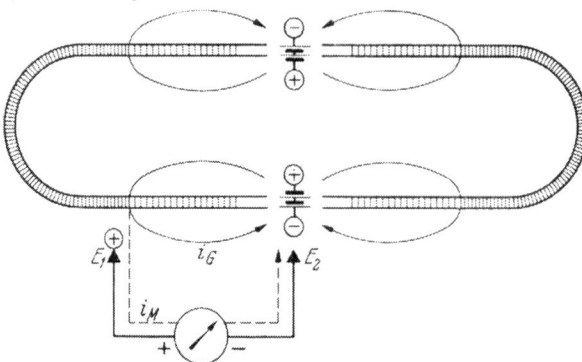

Abb. 15. Vereinfachung der in Abb. 14 dargestellten Verhältnisse. Zugleich ist ein registrierendes Instrument über die beiden Elektroden E_1 und E_2 angelegt. Von den in Abb. 14 gezeichneten Stromschleifen ist nur die am weitesten ausholende eingezeichnet. Sie entsendet einen kleinen Seitenzweig in das Meßinstrument (gestrichelt). Falls das Meßinstrument einen sehr hohen inneren Widerstand hat („Spannungs-EKG"), so ist seine Größe gegenüber den im Gewebe selbst fließenden Strömen zu vernachlässigen. Schraffur der Membran wie in Abb. 14 an den Stellen dicht, wo die Moleküle noch (oder wieder) Ruheordnung haben. (Durch den Stromfluß selbst werden die Moleküle der Membran wahrscheinlich verändert; das führt zum Prozeß der Erregungsausbreitung.)

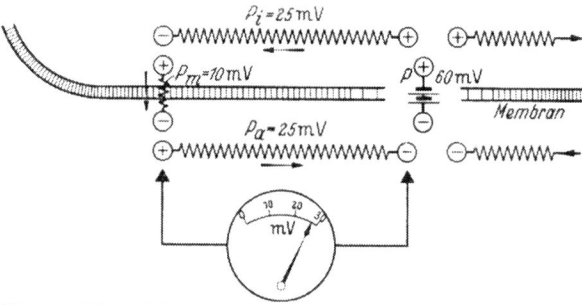

Abb. 16. *Schematische Darstellung des Potentialabgriffs* nach Abb. 15. Die dort bogig gezeichneten Stromlinien sind hier, des Schemas wegen, in drei geradlinige Teile aufgelöst. Jeder Teil der Stromlinie fließt über den Widerstand der Elektrolyte, welche den Stromfluß bewirken. Längs dieser Widerstände vernichtet sich die Aktionsspannung P. Auf jeden Teil der Widerstände innen, in der Membran und außen entfällt ein entsprechender Anteil der Spannung. Registrierbar bleibt dabei nur der Spannungsanteil P_a außen. Er ist so gepolt, daß die dem erregten Bezirk ferne Elektrode positiv ist. Die Kreise $\ominus$ und $\oplus$ symbolisieren die Polung der einzelnen Spannungsanteile. Die Polung ist dadurch erklärt, daß der Strom ja immer von $+$ nach $-$ fließt. Die Pfeile geben die Stromrichtung an. Die nach rechts von der erregten Stelle ablaufenden Ströme sind symmetrisch zu denen links zu denken und nicht mehr vollständig eingezeichnet.

Wir schließen: *Bei jeder Messung wird nur derjenige Anteil der „wahren" Membran- oder Aktionsspannung registriert, welcher außerhalb der Zelle, auf dem Außenleiter, abfällt.*

Nun wandert bei jeder Erregung ein Zustand nach Art der Abb. 14 über die Faser hinweg. Das Maximum der Erregung verschiebt sich von Moment zu Moment. Solange die Erregung aber nicht an ein Faserende stößt, bleibt das Bild im ganzen unverändert: es wechselt nur seine Lage. Abb. 17 gibt die wandernde Welle relativ zu zwei festliegenden Elektroden wieder. Maßgebend für das Verständnis ist, daß nur derjenige Teil des Spannungsabfalls P_a zur Registrierung kommt, der jeweils zwischen den Elektroden

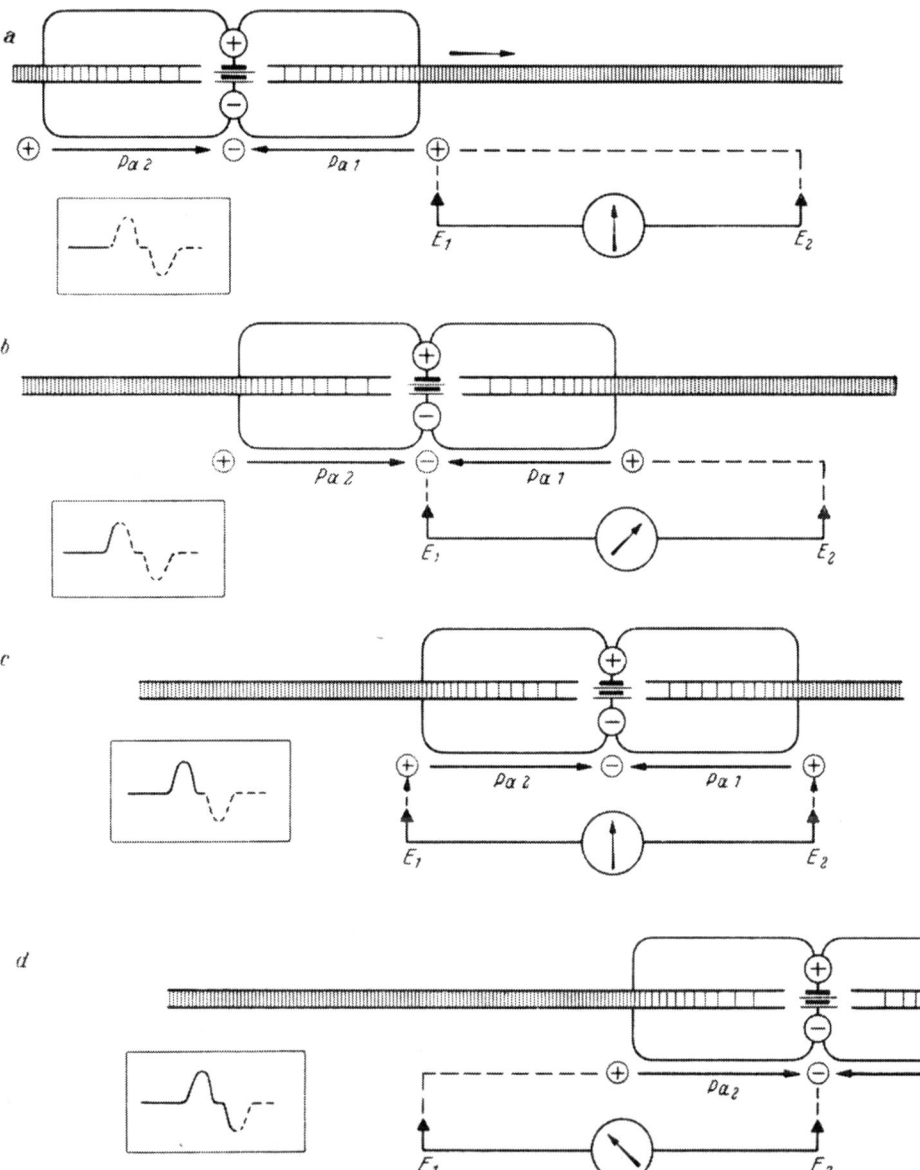

Abb. 17. Darstellung der Ableitung einer wandernden Erregungswelle mit zwei Elektroden E_1 und E_2. Das Maximum der Erregung ist als Sitz einer Potentialquelle gedacht; es greifen Stromschleifen nach beiden Seiten von dieser Stelle aus. Dargestellt sind 4 aufeinanderfolgende Momente in der Wanderung der Erregungswelle. Von der in Abb. 15 gezeichneten Membran ist nur noch die untere Hälfte, wie in Abb. 16, dargestellt. Oberhalb der Membran ist das Faserinnere, unterhalb die Außenfläche zu denken. Schraffiert ist der unerregte Teil der Membran. Die nach Abb. 15 fließenden Stromschleifen erzeugen auf der Außenfläche einen Spannungsabfall $P_{\alpha 1}$ und $P_{\alpha 2}$. Dessen Polung steht senkrecht zur Membranspannung. Nur die Spannungen $P_{\alpha 1}$ und $P_{\alpha 2}$ sind jedoch von außen ableitbar. Links unter jedem Bild ist ausgezogen derjenige Teil des Aktionsstroms dargestellt, der bis zu dem dargestellten Momentbild bereits abgelaufen ist und von E_1 und E_2 registriert wurde.

liegt. Schließen die Elektroden, wie in Abb. 16, die gesamte Erregungswelle zwischen sich ein, so werden zwei Spannungsabfälle, P_{a_1} und P_{a_2}, registriert,

deren einer den Kopf, der andere das Ende der Erregungswelle darstellt.
Beide Spannungen sind in der Regel gleich groß, doch gegeneinander gerichtet;
ihre Summe ist Null.

Die Spannungsanteile, welche der Aktionsstrom auf dem Außenleiter entwickelt, lassen sich, wie das in Abb. 17 schon geschehen ist, durch einen Pfeil
symbolisieren, dessen Länge angibt, innerhalb welcher anatomischer Bereiche
der Spannungsabfall stattfindet. Seine Richtung geht von + nach —. Wir
nennen diesen Pfeil P_{a_1} und P_{a_2} den *Spannungsvektor* des registrierbaren Potentials. Er gibt allein die Richtung desjenigen Potentials an, das „abgegriffen"
werden kann. Wir schließen also:

*Die Aktionsspannung, welche in ihrer Richtung an sich senkrecht zur Membran-
ebene steht (P in Abb. 16), entwickelt als einzigen von außen ableitbaren Spannungsanteil einen Spannungsabfall, dessen Richtung* **parallel** *der Faser verläuft und
der um so größer ist, je weniger Spannung im Innern der Faser verlorengeht, je
kleiner also der Innenwiderstand der Faser, verglichen mit dem Außenwiderstand, ist.*
(Die gleiche Regel gilt natürlich auch für Verletzungsspannungen.)

Wir müssen diese sehr bedeutende Regel vor allem kennen, um die Richtung der „elektrischen Achsen" des EKG jederzeit richtig deuten zu können. Sie ist übrigens durch das
Experiment beweisbar, wenn wir zwei sehr nahe beieinander liegende „Mikroelektroden"
einer Myokardfaser auflegen. Solange die beiden Elektroden in ihrer Richtung parallel zur
Faser liegen ist ein maximales Potential registrierbar; es wird aber zu Null, wenn die Verbindungslinie der beiden Elektroden senkrecht zur Faserrichtung steht (SCHAEFER und
TRAUTWEIN[1]). Die Tatsache, daß das Potential in der Einzelfaser eine Richtung hat, die mit
der anatomischen Richtung der Faser übereinstimmt, hat implizite schon LEWIS[2] erkannt,
in seiner „Theory of limited potential differences". Seine Arbeiten sind in vieler Hinsicht
auch für die modernste Theorie des EKG noch bahnbrechend zu nennen.

Der registrierbare Spannungsteil (Vektor) wandert mit dem positiven Ende
voraus über die Muskelfaser. Man kann einen solchen Vektor auch *Dipol* nennen.
Beide Ausdrücke sind wesensgleich. Die Dipoltheorie folgt also aus der Membrantheorie[3].

Die Abb. 17 zeigt, daß zwei solche Vektoren oder Dipole über die Faser
wandern. Der erste, P_{a_1}, zeigt das Entstehen, der zweite P_{a_2} die Rückbildung
der Erregung an. In Abb. 17 sind beide gleich lang gezeichnet. Das ist allerdings
an der Herzmuskelfaser anders. Die Erregung entsteht meist sehr rasch, bildet
sich aber langsam zurück. Das bedeutet, da die Erregungswelle mit konstanter
Geschwindigkeit über die Faser läuft, daß der Pfeil P_{a_1} *räumlich* kurz, der
Pfeil P_{a_2} räumlich sehr lang ist.

Die beiden Pfeile verhalten sich also analog wie zwei Eisenbahnzüge, welche unmittelbar
hintereinander an einem Beobachter vorbeifahren, beide mit gleicher Geschwindigkeit. Der
erste ist kurz, er hat den Beobachter also auch in sehr kurzer Zeit passiert. Der zweite ist
lang und braucht entsprechend mehr Zeit zur Vorüberfahrt.

Wir müssen folgende Bedeutungen der Spannungsvektoren für unsere Unter-
nehmung festlegen. Abb. 18 zeigt Verhältnisse, wie sie an einer geradlinig verlaufenden Herzmuskelfaser ungefähr auftreten würden. Die Längen der Pfeile
geben in dieser Abbildung also *räumliche* Erstreckungen an: Der Pfeil P_{a_1} ist

---

[1] SCHAEFER u. TRAUTWEIN: Pflügers Arch. **251**, 417 (1949).
[2] LEWIS, TH.: Arch. int. Med. **30**, 269 (1922).
[3] Dies ist notwendig zu betonen gegen die Auffassungen von CRAIB, EYSTER, WILSON
und deren Mitarbeiter. Vgl. SCHAEFER: Pflügers Arch. **245**, 72 (1941).

räumlich kürzer als P_{a_2}; trotzdem herrscht zwischen Anfang und Ende jedes der beiden Pfeile die gleiche Spannungsdifferenz, nämlich der auf dem Außenbereich der Faser abfallende Anteil des Membranpotentials. Denn Anfang und Ende jedes der beiden Pfeile verbindet ja absolut ruhendes und maximal erregtes Gewebe. Da in der Physik mit der Länge eines Vektors häufig seine absolute Spannung symbolisiert wird, müssen wir diesen Unterschied ausdrücklich hervorheben. Die Länge des Bereichs P_{a_1} und P_{a_2} gibt an, über welche Strecken die Membran der Muskelfaser inhomogen ist, d. h. von Ort zu Ort ein wechselnd hohes Membranpotential besitzt. Diese lokale Änderung des Potentials ist im Kopf P_{a_1} der Erregungswelle sehr steil. Da P_{a_1} etwa 1 mm lang ist und die Spannung ungefähr 50 mV beträgt, entfällt auf jedes Millimeter der Muskelfaser eine Spannungsdifferenz von rund 50 mV. Im Teil P_{a_2}, also beim Rückgang der Erregung, ist dieser Wert erheblich kleiner. Hier bildet sich die Spannungsdifferenz von 50 mV über eine Strecke von rund 200 mm zurück, im Mittel also 0,25 mV/mm. Allerdings nimmt die Spannung gegen Ende des Pfeiles sehr viel steiler zu als am Anfang, so daß der Mittelwert nicht viel besagt.

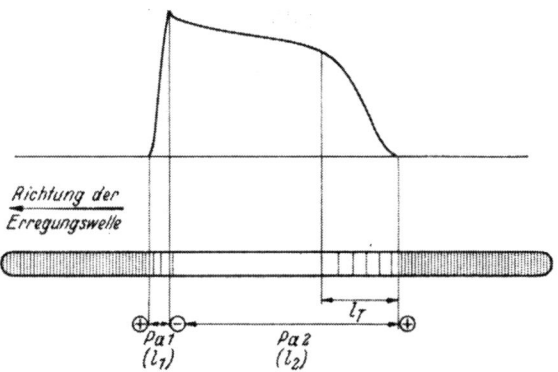

Abb. 18. *Darstellung der Erregungswelle durch den monophasischen Aktionsstrom.* Umzeichnung eines Oszillogramms in eine Raumkurve. Dargestellt ist unten eine Herzmuskelfaser; schraffiert der unerregte Bezirk. Auflockerung bzw. Fehlen der Schraffur gibt wachsende bzw. totale Erregung an. Der Erregungsrückgang zeigt ein „Plateau", auf dem das Membranpotential von Ort zu Ort sich kaum ändert, und einen steilen Teil mit hohem Gradienten der Spannungsänderung. Dieser Teil läuft im wesentlichen synchron mit T ab. Die darüber gezeichnete Potentialkurve ist eine räumliche Darstellung des Membranpotentials, verglichen mit dem Potential einer ruhenden Membranstelle. Gegen diese ruhende Membran wird das Potential längs der Erregungswelle zunächst negativer (P_{a_1}); dann bildet sich das normale Ruhepotential wieder aus (P_{a_2}). P_{a_1} ist im Verhältnis zu lang gezeichnet. Die wirklichen Werte sind: $l_1 = 1$ mm, $l_2 = 200$ mm. Ein Original gibt Abb. 153.

Die absoluten Werte, die oben und in Abb. 18 wiedergegeben sind, sind nur am Hundeherzen von uns ermittelt worden[1]. Am Menschenherzen sind sie unbekannt. Die Methode erfordert Registrierungen mit Mikroelektroden an der Herzoberfläche selbst. Wir können aber annehmen, daß die Werte für das Menschenherz mindestens der Größenordnung nach gleich sind. Das bedeutet also: *Die Erregung bildet sich in der einzelnen Faser in sehr kurzer Zeit aus* (nämlich in rund 1 msec) *und auch auf sehr engem Raum* (rund 1 mm). Der Erregungsrückgang ist etwa 200mal länger sowohl in zeitlicher als auch in räumlicher Hinsicht.

10. Der monophasische Aktionsstrom (MAS).

Zur Darstellung der Zustandsänderungen der Membran im Verlauf einer Erregung bedienen wir uns meist eines Kunstgriffs. Wie nämlich Abb. 17 darstellt, sind bei jeder Ableitung eines Aktionsstroms zwei Elektroden mit der Oberfläche des Muskels in Kontakt. Wir registrieren also immer die Potential-

---

[1] SCHAEFER u. TRAUTWEIN: Pflügers Arch. **251**, 417 (1949).

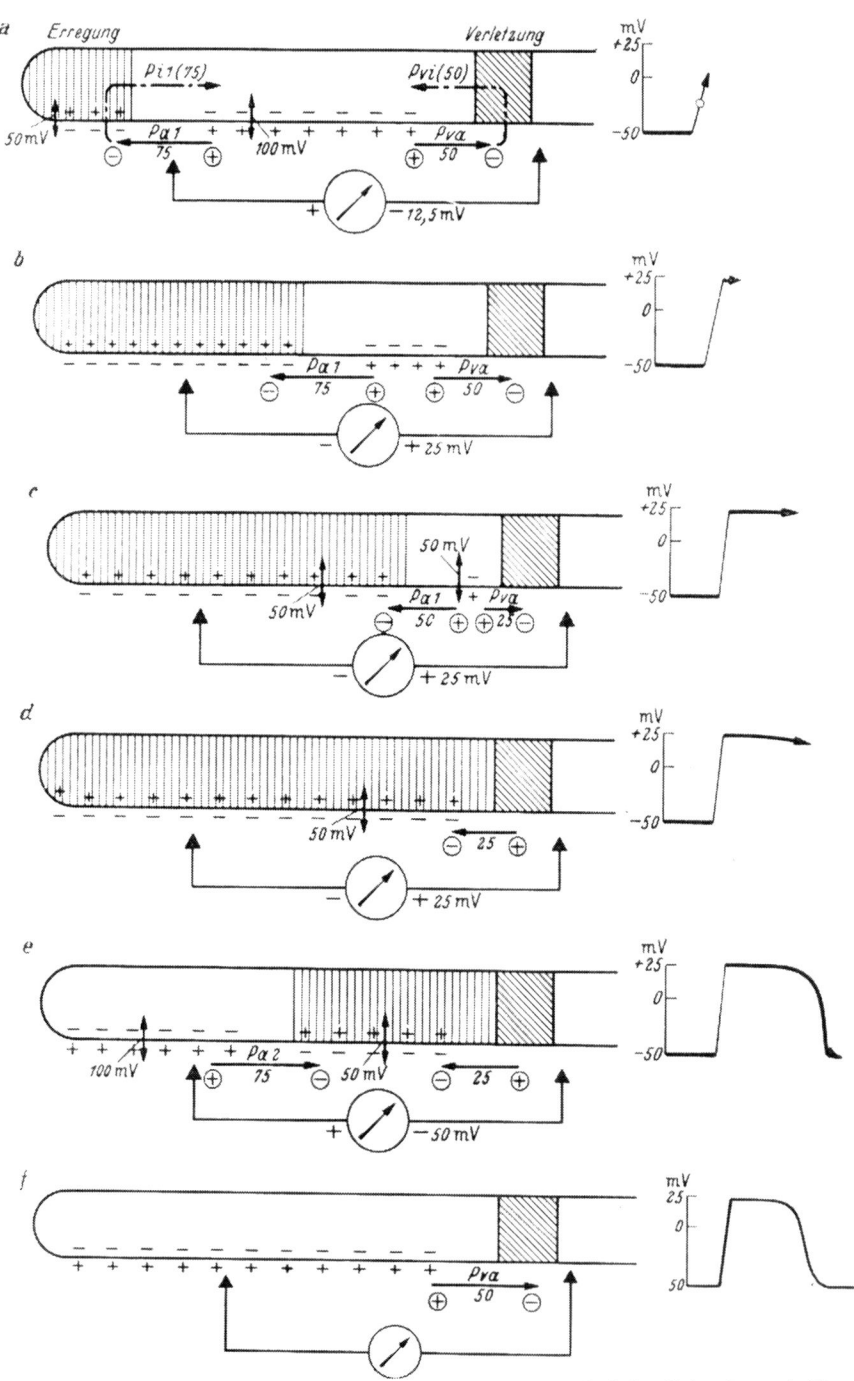

Abb. 19 a—f. *Schematische Darstellung des Zustandekommens eines monophasischen Aktionsstromes der Herzmuskelfaser.* Dargestellt sind 6 Momentbilder einer von links nach rechts wandernden Erregungswelle. Verletzt ist eine Partie rechts (schräg schraffiert), die *erregten* Teile der Faser sind senkrecht schraffiert. Im ersten Bild (*a*) sind auch noch die im Innern der Faser fließenden Ströme eingezeichnet. Die in der Membran entwickelten Spannungen sind angezeichnet; sie mögen bei der ruhenden Membran 100 mV (außen positiv), bei der erregten 50 mV (außen negativ) betragen. P_{a1} ist der Spannungsabfall auf dem Außenbezirk der Faser, der der

änderungen beider Stellen gemeinsam, d. h. wir registrieren immer nur ihre Potentialdifferenz. Wären die Erregungswellen sehr kurz und die Elektrodenabstände dagegen sehr groß, so würde uns das nicht stören: die Erregung würde zuerst unter der einen, dann, nach einer Pause, erst unter der anderen Elektrode durchlaufen[1]. In der Regel aber stören sich die Vorgänge unter beiden Elektroden. Wir suchen daher nach einer Art der Ableitung, welche die Erregung nur unter *einer* Elektrode abzuleiten gestattet. Wir erreichen unser Ziel dadurch, daß wir zwischen die Ableiteelektroden, und zwar kurz vor die zuletzt erregte Elektrode. eine Verletzung legen. Die an dieser Verletzung ankommende Erregungswelle kann diese Stelle nicht mehr überspringen: sie strandet hier. Damit wird nur die erste Elektrode erregt, und nur ihre Potentialänderungen kommen zum Abgriff.

α) **Verhältnisse an der einzelnen Myokardfaser.** Abb. 19 gibt eine Darstellung, wie eine solche Erregungswelle aussieht, welche nurmehr mit *einer* aktiven Elektrode registriert wurde. Wir können diese Registrierung auf einfache Weise mit unseren bisherigen Darstellungen der durch die Erregung veränderten Faserlänge in Beziehung setzen. Da die Erregung mit einer bestimmten Geschwindigkeit v über die Faser wandert (rund 0,9 m/sec im Durchschnitt beim Hund), entspricht jeder Zeitdauer der Erregungswelle eine Länge. Das Beispiel der Eisenbahnzüge wurde oben (S. 26) schon gebracht. Der Eintritt der Erregung, im monophasischen Aktionsstrom symbolisiert durch die totale Negativierung der abgeleiteten Membranstelle, verteilt sich über eine Membranstrecke, deren Länge durch die Gleichung $l = v \cdot t$ bestimmt wird, wenn l diese Länge, t die Zeit ist, die ihr Vorbeilaufen an der Ableitestelle (in Abb. 18) in Anspruch nimmt. Durch die analoge Anwendung dieser Gleichung auf die Prozesse der Rückbildung des erregten Zustandes lassen sich auch die anderen Längen berechnen. Wir sprechen von der „*Anstiegslänge*", der eine „*Anstiegszeit*" entspricht; beides gehört zum Vektor P_{a_1}; zu P_{a_2} gehören „*Abfallslänge*" und „*Abfallszeit*". Für eine einzelne Faser des Menschenherzens werden die Werte (die nur am Hund gemessen sind) vermutlich rund 1 mm und 1 msec bzw. rund 250 mm und 0,25 sec betragen.

Die Theorie der monophasischen Ableitung ist übrigens ziemlich verwickelt, und man kann eine Reihe von Einwendungen dagegen machen, daß eine exakte Registrierung der Potentialschwankungen unter einer einzigen Elektrode überhaupt möglich ist. Die Frage bleibt nämlich, ob es gelingt, die Elektrode hinter der Verletzung durch diese Verletzung tatsächlich restlos zu „inaktivieren". In der Tat ist ein lebhafter Streit in der Literatur entbrannt, ob die Spannung des MAS an der unverletzten oder der verletzten Region entstehe[2]. Wie immer haben beide Parteien in ihren Grenzen recht. Es ist hier nicht der Ort. auf die verwickelte Frage einzugehen, doch soll, da eine wirklich einwandfreie Darstellung

---

[1] Durch besondere Kunstgriffe ist das auch zu erreichen. SCHÜTZ, ROTHSCHUH u. MEHRING: Klin. Wschr. **1940**, 97.

[2] Lit. bei SCHAEFER: Elektrophysiologie Bd. II, S. 20. — SCHÜTZ u. HENKE: Pflügers Arch. **251**, 127 (1949).

maximal erregten Stelle *vorauseilt.* P_{va} ist der Spannungsabfall der Verletzungsspannung auf dem Außenbezirk. Es wird angenommen, daß von allen Membranspannungen je die Hälfte in der Membran und im Innern vernichtet wird (vgl. Abb. 16). Rechts ist angedeutet, was in dem dargestellten Moment registriert worden wäre. Der Verletzungsstrom hätte anfangs ein Potential von 50 mV, dem sich durch die Erregung nun allmählich das entgegengesetzt gerichtete Aktionspotential überlagert. — Von Bild zu Bild tritt die Erregung (schraffiert!) mehr auf die Faser und hat in Bild *d* die Verletzungsregion erreicht. Der Sitz der Membranspannungen und ihre Größe ist in jedem Bild angezeichnet. Je mehr die Erregung gegen die Verletzung vorrückt, desto weniger absolut ruhendes Gewebe bleibt zwischen Erregung und Verletzung stehen. Da der Übergang von Ruhe zu Erregung bzw. zu Verletzung allmählich, in einer Strecke von 1—2 mm erfolgt, ist schließlich in Bild *c* das Membranpotential zwischen Erregung und Verletzung schon *etwas* erregt, d. h. vermindert, und beträgt nur noch 50 mV statt 100. Im nächsten Augenblick ist auch dieser schmale Bezirk erregt (Bild *d*) und es bleibt das Potential gegen die umgeladene, maximal erregte Membran, von 25 mV. Wiedereintritt der Ruhe entsprechend. Zwischen den Elektroden liegt, solange die differente Elektrodenregion maximal erregt ist (Bild *b* bis *d*), immer das gleiche Potential, ganz gleich, was am Querschnitt geschieht; ebenso herrscht das Verletzungspotential allein zwischen den Elektroden, sobald die linke Elektrode ruhendem Gewebe aufliegt (Bild *e, f*). P_{va} und P_{a_1} zusammen machen immer 25 mV mit Negativität nach links aus.

des Sachverhalts sich nirgends findet, an Hand von Abb. 19 der Abgriff des MAS kurz erläutert werden[1]. In Abb. 19a tritt die Erregung von rechts her auf die Faser. Die an der Membran entstehenden Spannungen sind willkürlich; ihre Werte sind besonders deshalb etwas ungleichartig angenommen, um die Anwendbarkeit der Darstellung für jede beliebige Spannung um so deutlicher darzutun. Man entnehme der Abb. 19 das Verhalten im einzelnen. Generell läßt sich sagen: Bringe ich vor einer Elektrode die Erregungswelle total zum Versanden (und das kann, wie Abb. 184 zeigt, nicht nur durch eine Verletzung geschehen!), so herrscht zwischen der differenten und der indifferenten Elektrode eine Spannung, welche gleich dem unter der differenten Elektrode jeweils vorhandenen Potential der Membranoberfläche ist. Ich kann also Veränderungen nur an einer Elektrode abgreifen, wenngleich nur mit demjenigen Anteil, der auf den Außenleiter (als P_a) abfällt. Der Potentialverlust P_i im Innern der Faser geht natürlich auch bei dieser Art der Ableitung verloren. Geht unter der differenten Elektrode also das lokale Membranpotential wieder auf Ruhewerte, so zeigt

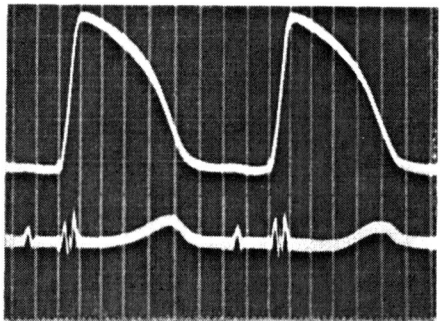

Abb. 20. *Monophasisches EKG der Herzkammer eines Säugers.* Darunter das EKG von den Extremitäten. Abgeleitet wird von der seitlichen Thoraxwand (*l*), also gar nicht vom Herzen, gegen die verletzte Herzspitze. Zeiteichung ganz unten (kleine Zacken) in $1/100$ sec. Ordinatenabstand rund 35 msec. [Aus SCHÜTZ: Erg. Physiol. **38** (1936), S. 522, Abb. 4.]

auch die zwischen den Elektroden liegende Strecke Potentialdifferenzen mit gleichen Potentialveränderungen an. Das gilt offenbar auch dann, wenn sich die Membran in der Erregung umlädt[2]. Wir bemerken dabei, daß das Potential, das wir registrieren, de facto zwischen den Elektroden *längs der ganzen Strecke* entsteht: es entsteht weder unter der unverletzten noch unter der verletzten Elektrode (wie neuerdings wieder von EYSTER und GILSON[3] behauptet wurde). Wir können es von beiden Elektroden her beeinflussen, wenn wir dafür sorgen, daß die Erregungswelle zwischen den Elektroden inhomogen wird, z. B. schneller läuft oder (analog Abb. 23) besser oder schlechter abgegriffen wird.

Wir sehen also: *Ist eine Faserstelle derart verletzt, daß die Erregung vor ihr steckenbleibt und nicht mehr über die verletzte Stelle hinaus weiterwandert, so wird ein Potential registriert, das praktisch nur von der unverletzten (sog. differenten) Elektrode stammt. Die Verletzungsregion bleibt ohne Einfluß. Es läßt sich leicht zeigen, daß auch jede andere Maßnahme, welche die Erregung zwischen den Elektroden zum Stocken bringt, zum gleichen Ergebnis führt. Ein monophasisches (d. h. nur von einer Elektrode her beeinflußtes) EKG wird also immer gewonnen, wenn die Erregungswelle diese eine differente Elektrode zwar passiert, doch an der zweiten (indifferenten) Elektrode nicht mehr ankommt.*

Diese Deutung ist von der größten Bedeutung für die Theorie des Infarkt-EKG und der ST-Senkung.

β) **Verhältnisse am ganzen Herzen bei grober Verletzung.** Die in Abb. 18 wiedergegebenen Verhältnisse sind für wenige Fasern gültig. Leiten wir einen MAS vom ganzen Herzen ab, so erhalten wir quantitativ recht abweichende Verhältnisse, und zwar wird die Anstiegszeit dann erheblich verlängert, so daß

---

[1] Das einfachste Verfahren, einen MAS zu registrieren, wäre das nach Abb. 8. Das ist soeben auch von CORABOEUF u. WEIDMANN: C. r. Soc. Biol. Paris **143**, 1329, 1360 (1949), und WOODBURY, WOODBURY u. HECHT, Circulation **1**, 264 (1950), geschehen.

[2] Diese Darstellung ersetzt die irrige in SCHAEFER: Elektrophysiologie, Bd. II, S. 20.

[3] EYSTER u. GILSON: Amer. J. Physiol. **145**, 507 (1946).

sie ungefähr gleich der Gesamtdauer von QRS wird[1]. Abb. 20 gibt diese Verhältnisse wieder. Dort wird die „unverletzte" Elektrode gar nicht dem Herzen, sondern dem das Herz umgebenden Gewebe aufgelegt, und von hier aus werden die Erregungswellen in fast allen Teilen des Herzens gleichzeitig und fast gleich gut abgeleitet. Die „indifferente" bzw. „inaktive" Elektrode sitzt einem abgeschnürten und dadurch asphyktisch und unerregbar gemachten Herzteil auf („Herzwandknoten" nach SCHÜTZ). Der in Abb. 20 wiedergegebene MAS unterscheidet sich von dem aus Abb. 153 vor allem durch das Fehlen jeglicher „Spitze". Den glatten Übergang aus dem Anstieg in ein „Plateau" ohne jede Spitze hat SCHÜTZ dahin gedeutet, daß beim Herzmuskel kein Spitzen- und Nachpotential wie beim Skeletmuskel vorhanden sei; hier sei vielmehr der MAS das Ergebnis eines *einzigen* Prozesses.

Nun ist es ersichtlich so, daß der träge Anstieg in Abb. 20 nur dadurch zustande kommen kann, daß sich zahlreiche sehr viel geschwindere Prozesse nach Art der Abb. 153 einander überlagern, allerdings nicht synchronisiert, sondern mit sehr stark wechselnder *Verspätung*. Denken wir uns einige Zehntausend solcher Kurven nach Abb. 153 überlagert, so müssen alle Spitzen der einzelnen Kurven zu einem trägen Anstieg verwischt werden. Abb. 20 ist also nicht unbedingt ein Beweis dafür, daß sich auch die Einzelfaser analog verhält.

Allerdings erscheint uns nach unseren letzten Erfahrungen trotzdem wahrscheinlich, daß die in Abb. 18 und 153 sichtbaren Zacken Kunstprodukte sind, nämlich die R-Zacken fernliegender und unverletzter Fasern, so wie es ERK in unserem Institut vermutet hat. Die Spitzen sind nämlich sehr schwach über dem rechten Herzen. Fernpotentiale dieser Art lassen sich leider niemals ausschalten. Es mag also sein, daß auch die Einzelfaser, mit Mikroelektroden und ungestört von Fernpotentialen abgeleitet, einen Anstieg und ein glattes Plateau ohne Spitze hätte. Die starke Vergiftbarkeit des Plateaus und die Resistenz einer dann hervortretenden Spitze gegen eine Stoffwechselschädigung zeigen jedoch ebenso wie die Analogie zum Skeletmuskel, daß der Anstieg des MAS und sein Plateau elektrisch nicht gleichartige Prozesse sind.

Wir glauben, in erster Linie auf Grund der so verschiedenen Beeinflußbarkeit von monophasischem Anstieg und Plateau, trotzdem, daß das der Spitze folgende Potential in der Tat ein *kontraktives Nachpotential* ist (S. 12), dessen Spannungsentwicklung also der Entwicklung *mechanischer* Zustandsänderungen parallel geht. Diese enge Parallele, neuerdings für den Skeletmuskel mehrfach hervorgehoben[3], wird uns später ein wichtiger Hinweis für eine neue Theorie der T-Zacke werden.

Wir wollen nun das in diesem Kapitel Erörterte wieder auf den bisherigen Gang unserer Darstellung zurückführen und eine kurze abschließende Bemerkung über die sog. *Differenzkonstruktion* machen. In fast allen Lehrbüchern des europäischen Kontinents (seltsamerweise nicht so in Amerika) wird die Behauptung aufgestellt, daß das EKG sich als die Differenz zweier MAS darstellen lasse. Es ist hier nicht der Ort, die Unzulänglichkeiten dieser Behauptung darzutun[4]. Wir wollen diese Theorie einfach durch eine exaktere ersetzen, die freilich — das bleibt im Fortschritt der Erkenntnis nicht aus — in manchen Details komplizierter anmutet. Der wahre Kern der Differenzkonstruktion darf dabei nicht geleugnet werden. Beobachtet man nämlich auf einer Faser (oder, was auch noch angeht, auf einem homogenen Bündel paralleler Muskelfasern) die elektrischen Spannungen einer Erregungswelle mit 2 Elektroden, so läßt sich die Spannungsdifferenz der beiden Stellen immer als

---

[1] SCHÜTZ: Erg. Physiol. 38, 493 (1936). — Verh. dtsch. Ges. Kreislaufforschg 1939, 15.

[2] ERK: Z. exper. Med. 114, 590 (1945).

[3] FLECKENSTEIN: Pflügers Arch. 246, 411 (1942); 250, 643 (1948). — KUFFLER: Ann. New York Acad. Sci. 47, 767 (1947). — BLAIR, WEDD u. YOUNG: Amer. J. Physiol. 132, 157 (1941).

[4] Vgl. SCHAEFER: Arch. Kreislaufforschg 15, 173 (1949).

Differenz der beiden MAS darstellen, welche von je einer dieser Stellen gegen eine beliebige
verletzte, also inaktive Membranstelle zu gewinnen wären (Abb. 21). Es ist also gleichgültig,
ob ich meine registrierte Spannung durch den Abgriff zweier Vektoren oder die Differenz
zweier MAS darstelle. Beides besagt dasselbe.

Solange wir also *isolierte und parallele Fasern* betrachten, ist bei Ableitung mit 2 Elek-
troden, punktförmig und direkt der Faser aufgelegt, die registrierbare Spannung gleich der
Differenz der Membranspannungen an den abgeleiteten Punkten, gleich der vektoriellen
Summe der Spannungsabfälle P_{a_1} und P_{a_2} und der Differenz zweier MAS. Alle 3 Behaup-
tungen sagen dasselbe aus. Wir werden später zu erläutern haben, welche entscheidenden
Abweichungen von diesem einfachen Sachverhalt auftreten, sobald wir diese einfachen
Ableitebedingungen verlassen. Wir wollen an diesem Punkte darüber nur so viel andeuten,
daß die Potentiale, welche die T-Zacke bilden, an anderen Substraten abgegriffen werden.

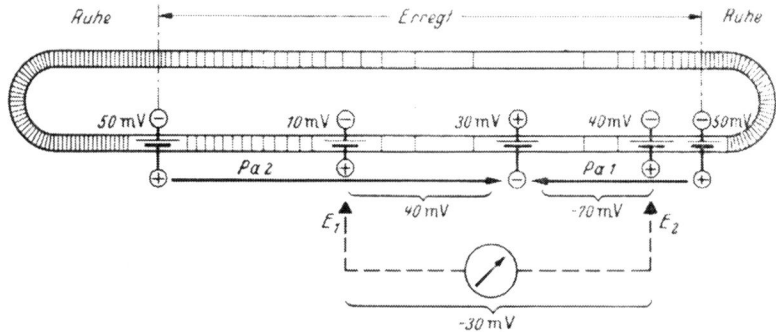

Abb. 21. Nachweis, daß die Potentialdifferenz zwischen zwei Elektroden E_1 und E_2 immer auch gleich der
Differenz zweier MAS ist, die an diesen Stellen abzuleiten wären. An der Stelle E_1 herrscht das Membranpotential 10 mV mit + nach außen, an E_2 40 mV mit + nach außen. Beide Spannungen wären auf der Kurve
eines MAS ohne weiteres abzulesen. Ihre Differenz ist die zwischen E_1 und E_2 registrierte Spannung. Wir
erhalten das gleiche Resultat, wenn wir die zu diesen Spannungsdifferenzen gehörenden Vektoren zeichnen.
Wir müssen nur die zwischen E_1 und E_2 liegenden Vektorspannungen vektoriell addieren, so erhalten wir die
gleiche Potentialdifferenz.

als die Vorgänge zur Zeit von QRS. Dadurch wird die Differenzkonstruktion *unanwendbar*,
da die Prozesse am Herzen zu kompliziert für sie sind. Sie geht als Spezialfall homogen
erregter und paralleler Muskelelemente in der allgemeinen Vektoranalyse, die unten dargestellt wird, auf.

11. Abgriff bei weitem Elektrodenabstand und im Feld.

a) Einfluß des Elektrodenabstandes und der Faserlänge.

Die bislang geschilderten Verhältnisse müssen nun in einer grundsätzlichen
Hinsicht erweitert werden: es ist uns beim menschlichen EKG niemals möglich,
mit den Elektroden unmittelbar ans Herz zu gehen. Im Gegenteil: die ganze
Entwicklung der klassischen EKG-Forschung ging von einer Ableitung aus,
welche die Elektroden so weit wie möglich vom Herzen entfernte, nämlich an
die Extremitäten legte. Erst bei den sog. *Brustwandableitungen* werden wir uns
den bislang geschilderten theoretischen Verhältnissen wieder etwas annähern.
Wir wollen also unsere Betrachtung in zweifacher Hinsicht erweitern: 1. hinsichtlich des weiten Elektrodenabstandes; 2. hinsichtlich der Tatsache, daß das
Herz in ein elektrisch relativ gut leitendes Medium eingebettet ist und daher
seine Potentiale sich in weit ausgreifenden Stromschleifen vernichten. Wir
sprechen vom 2. Fall als von einem „Feld".

Vergrößerung des Elektrodenabstandes über die Länge der Muskelfaser hinaus führt zu folgendem einfachen physikalischen Problem (Abb. 22). Denke ich mir eine Muskelfaser in Luft ausgespannt und die Elektroden an die beiden Enden angelegt, so wird praktisch alles registriert, was sich auf dem Außenbereich der Muskelfaser an Potentialen befindet. Entferne ich die Elektroden weiter von den Enden, lasse sie aber mit den Enden in leitender Verbindung, so ändert sich praktisch nichts, da jede Verbindung der Elektrode mit dem Ende der Faser praktisch nur als Elektrode, nämlich als Verlängerung der eigentlichen Elektrode, wirkt.

Liegt nun eine ganze Erregungswelle derart auf der Muskelfaser, daß das Ende der Faser noch unerregt, der Anfang schon wieder zur Ruhe gekommen ist, also Anstiegs- und Abfalllänge nebeneinander zwischen den Faserenden liegen, so ist das Potential offenbar Null. Und zwar ergibt sich das aus 2 einleuchtenden Gründen: die Membran ist am Faseranfang und -ende in Ruhe, also gleich gespannt. Eine Potentialdifferenz besteht also nicht. Aber auch die zwischen den Elektroden liegenden Spannungen P_{a_1} und P_{a_2} sind gleich groß (in

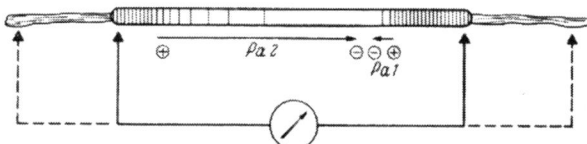

Abb. 22. Darstellung wie Abb. 18, nur mit eingezeichneten Elektroden. Es ist angenommen, daß die Elektrodenabstände größer sind als die Faserlänge der Muskelfaser, so wie das bei Extremitätenableitung beim Herzen ja auch ist. Die Faser ist an ihren natürlichen Enden abgeleitet (ausgezogen) und zum Vergleich durch ein indifferentes Gewebestück verlängert und von dieser Verlängerung abgeleitet (gestrichelt). Die ganze Erregungswelle befindet sich mitten auf der Faser. Obgleich die Faser also erregt ist, sind ihre Enden beide noch bzw. wieder in Ruhe. Die Spannungen P_{a_1} und P_{a_2} sind entgegengesetzt gleich und heben sich auf. Es wird kein Strom registriert. — Die Stärke des lokalen Erregungszustandes ist durch abnehmende Schraffierung des Zellinnern symbolisiert.

Millivolt ausgedrückt) und entgegengesetzt gerichtet: P_{a_1} und P_{a_2} wirken also wie 2 gleich gespannte Spannungsquellen, die mit ihren Polen gegeneinander geschaltet sind: ihre Spannungen heben sich für die angelegten Elektroden auf.

Wir lernen also: solange eine Erregungswelle auf einer Faser Platz hat und sich die Faser geradlinig erstreckt, ist das Gesamtpotential, das von den Enden der Faser ableitbar ist, in der Regel gleich Null.

Das eben erwähnte Gesetz zeigt Ausnahmen, zu deren Erörterung wir noch einmal auf Abb. 16 zurückgehen müssen. Wir sahen, daß die Größe des von außen ableitbaren Potentials hinter dem wahren Membranpotential der Erregung zurückbleibt. Ein Teil dieses Potentials geht im Innern der Muskelfaser verloren. Nun ist es häufig so, daß eine Faser in ihren verschiedenen Abschnitten verschieden dick ist; je dicker sie ist, desto kleiner ist ihr elektrischer Widerstand, desto weniger Potential geht also auch längs dieses kleineren Widerstandes verloren, wie Abb. 16 sagt[1]. Dieselbe Erregungswelle hat also auf der dickeren Faser ein *scheinbar* größeres Potential als auf der dünneren, wenn wir gleiche Membran- und Außenwiderstände voraussetzen. Ist also eine Faser im einen Teil dick, im anderen dünner, so liegen die Verhältnisse der Abb. 23 vor. Unter den speziellen Annahmen der Abb. 23 bedeutet das, daß P_{a_1} eine größere Spannung als P_{a_2} hat und also unter Bedingungen eine Spannung registriert wird, unter denen nach Abb. 22 eine Spannung *nicht* registrierbar sein sollte.

Der Fall der Abb. 23 kommt nun in dieser Form freilich in der Natur nicht vor. Wenn aber zwei Fasern, die normalerweise gleich dick sind, ihre Potentiale addieren, so führt die Hypertrophie nur *einer* dieser beiden Fasern unweigerlich zum *Überwiegen* ihres Potentialanteils. Und wenn die beiden Potentiale, die diese Fasern im Normalzustand entwickeln, sich genau entgegengesetzt gleich wären, so müßten sich diese Faserpotentiale vollkommen

---

[1] Elektrisch gesprochen: Der Spannungsverlust längs eines bestimmten Leiterabschnitts e ist gleich $i \cdot W$, wenn i die Stromstärke, W der Widerstand des betreffenden Leiterabschnitts ist. Ist W kleiner als sonst, so ist auch e kleiner! Ein experimenteller Beweis dieser Darstellung ist soeben von Rothschuh [Pflügers Arch. **251**, 275 (1949)] geliefert worden.

aufheben; durch die einseitige Hypertrophie hingegen entsteht ein neues Potential, nämlich der Potentialüberschuß der hypertrophierten Faser.

Das gleiche geschieht, wenn wir die Überlagerung der Potentiale zahlreicher Fasern betrachten, welche parallel zueinander verlaufen. Sie benehmen sich dann wie eine einzige Faser, deren Querschnitt sich entsprechend der Anzahl gleichzeitig tätiger Fasern vervielfältigt hat: Zehn Fasern erzeugen ein Potential, das ebenso groß ist wie das einer Faser vom zehnfachen Querschnitt. (Das gilt freilich nur bei sehr dünnen Fasern mit sehr hohem

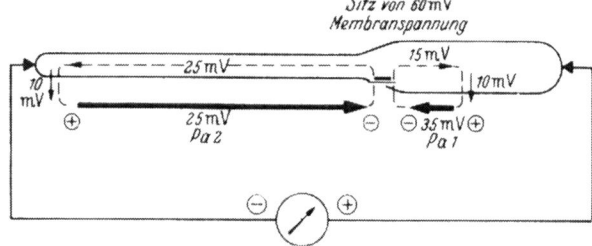

Abb. 23. Wie Abb. 22, doch ist das rechte Faserende, auf welchem sich zur Zeit P_{a_1} befindet, dicker, dessen innerer Widerstand also kleiner. Nach Abb. 16 wird also rechts weniger Spannung im Faserinnern verlorengehen: 15 mV von den 60 mV Membranspannung. Für den Außenleiter bleiben also 35 mV. Die Potentialverhältnisse bei P_a , das sich im unverdickten Teil der Faser befindet, entsprechen genau denen der Abb. 16. Obgleich also sich die ganze Erregungswelle zwischen den Elektroden befindet und beide Enden noch (und wieder) in Ruhe sind, wird ein Potential registriert: P_{a_1} ist größer als P_a und drückt den Elektroden seine Polung auf: die rechte Seite der Faser erscheint positiv.

inneren Widerstand genau!) *Tritt also eine Erregungswelle aus einem schmalen in ein dickes Muskelbündel über, so werden Potentiale nach Art der Abb. 23 abgreifbar, welche bei gleichem Querschnitt der Erregungsbahn nicht entstanden wären.* Hierauf gründet sich später die Theorie der Aufsplitterungen von QRS.

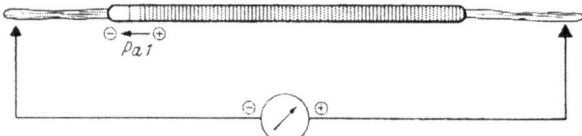

Abb. 24. Fall wie Abb. 22, nur ist die Erregungswelle erst mit ihrem Beginn, und zwar mit dem ganzen Pfeil P_{a_1}, auf die Faser getreten. Das heißt: der Anfang der Faser, links, ist schon maximal erregt (unschraffiert!), der größere Teil aber rechts noch ganz unerregt (schraffiert). Registriert wird der volle Betrag P_{a_1} allein. d. h. die maximale Potentialdifferenz der erregten gegen die unerregte Membranstelle, soweit diese Potentialdifferenz nicht durch Spannungsverluste in der Membran und im Faserinnern (nach Abb. 16) verlorengeht.

Wir haben noch einen weiteren Fall zu beachten, der für das EKG von besonderer Wichtigkeit ist: den Fall der Abb. 24, daß nur Teile von P_{a_1} oder P_a zwischen den Elektroden bzw. den Enden der Muskelfaser liegen. Das bedeutet, für den Fall des menschlichen EKG, daß die Erregungswelle eine Faser entweder soeben betreten hat oder im Begriff ist, sie zu verlassen. Oder anders, aber mit gleicher Bedeutung, ausgedrückt: die Erregung hat entweder den Anfangsteil der Faser ergriffen, doch noch nicht das Ende (Abb. 24), oder sie hat die Faser schon fast ganz verlassen, und nur das letzte Stück derselben befindet sich noch im Stadium einer abklingenden Erregung. Die Folge ist: in Abb. 24 wird nur der Pfeil P_{a_1} abgegriffen, weil P_a sich auf der Faser noch gar nicht ausgebildet hat. Obgleich also die Elektroden der Faser nicht direkt anzuliegen brauchen, wird dieselbe Membranspannung registriert, als ob eine Elektrode dem maximal erregten Bezirk (d. h. hier dem linken Faserende), eine andere dem unerregten Bezirk direkt anläge.

Tritt die Erregung weiter auf die Faser, so entwickeln sich die Anfangsteile von P_{a_2}. d. h. das linke Ende der Faser beginnt sich wieder zu repositivieren, bis sich der Zustand der Abb. 22 hergestellt hat. Wir entnehmen also Abb. 24, daß der Eintritt der Erregungswelle in eine Faser ein Potential erzeugt, welches den +-Pol in Richtung der Erregungsleitung liegend zeigt. Es ist leicht einzusehen, daß die Erregung beim Verlassen der Faser einen $+$-Pol hinter sich zurückläßt, also ein umgekehrt gepoltes Potential am Ende übrigbleibt, verglichen mit dem des Erregungsbeginns. Wir erkennen daraus zu unserer Beruhigung, daß die obenerwähnte Form des Abgriffs von den Extremitäten einen einfachen „diphasischen" Aktionsstrom aufzeichnet, genau so, als ob wir 2 Elektroden der Faseroberfläche selbst aufgelegt hätten.

Wir wollen die Besonderheiten der Extremitätenableitung nun an einem einfachen Schema erläutern (Abb. 26). Denken wir uns eine Erregungswelle einer ganz bestimmten Art, etwa der vom Herzmuskel tatsächlich bekannten Form. Wir können uns nun vorstellen, daß solch eine Welle auf einer sehr langen oder einer sehr kurzen Faser ablaufe. Wir wollen zwischen beiden Möglichkeiten zu unterscheiden suchen. Schematisch können wir dabei

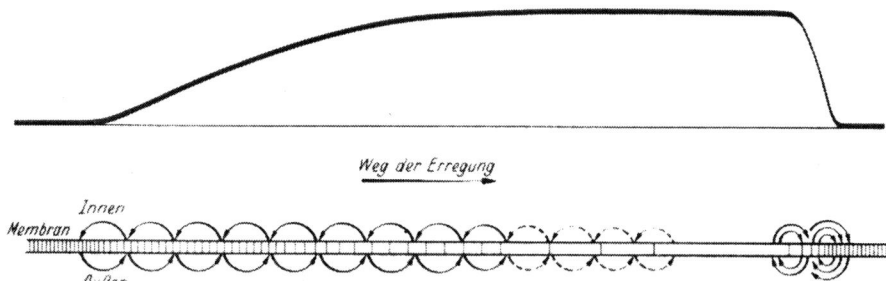

Abb. 25. *Schema der Stromlinien des Aktionsstromes einer Herzmuskelfaser*, schematisiert in ungefährer Übereinstimmung mit den tatsächlichen relativen Längen. Es ist nur ein Längsschnitt der (schlauchförmig die Faser umhüllenden) Membran dargestellt. Die Membranpotentiale sind symbolisiert durch die Dichte der Schraffur: Normale (d. h. außen positive) Membran sehr dicht, maximal erregte (d. h. außen negative) Membran ohne Schraffur dargestellt. Der Kopf der Erregungswelle ist sehr kurz, rund 1 mm lang. Daher fließen dort die lokalen Ströme mit sehr hoher Stromstärke und -dichte. Diese ist durch die Zahl der ringförmigen Stromkreise dargestellt. Es folgt dann ein breiter Bezirk, über den hinweg die Faser fast gleichmäßig maximal erregt ist. Hier fließen anfangs nur sehr spärliche Stromfäden, da Spannungsunterschiede kaum bestehen. Erst gegen Ende der Erregungswelle werden die Spannungsunterschiede stärker (das *Gefälle* des Potentials, der Potentialgradient, steiler), so daß die lokalen Ströme größere Stärke bekommen. — Da die Strömchen nicht weiter als 1 mm ausgreifen können, ist ihr Fluß auf relativ kurze Strecken beschränkt gezeichnet. Das ist natürlich nur schematisch und so zu verstehen, daß die Strömchen die eingezeichneten Strecken überspannen würden, wenn es eine scharfe Grenze zwischen normaler und erregter Membran gäbe. Da diese Grenze nirgends existiert, ist der Stromfluß natürlich über die ganze Länge der Faser homogen verteilt und läßt sich nur gedanklich in Millionen solcher, wenige Millimeter umfassender Kreisströmchen aufteilen. Man erkennt jedoch, daß eine sehr kurze Faser z. B. nur einen kleinen Ausschnitt des obigen Bildes aufweisen kann, derart, daß sich auf ihr immer nur ein Teil des gesamten Erregungsvorganges abspielt. Die Ereignisse auf einer Faser, welche ¹/₄ der obigen Zeichnung lang ist, sind also so zu symbolisieren, daß man sich einen Ausschnitt von ¹/₄ der Zeichnungslänge herstellt und mit diesem über die Faser hinfährt mit der Geschwindigkeit der Erregungsleitung. Was man dann in dem Ausschnitt jeweils erblickt, ist das zur Zeit längs der Faser bestehende Zustandsbild der Strömchen und Potentiale. Es tut dabei nichts zur Sache, daß sich der Ausschnitt bewegt und die Strömchen ruhen, während es doch in Wirklichkeit umgekehrt ist: in der Zeichnung ist es gleichgültig, ob eine lange Erregungswelle sich über eine kurze Faser bewegt, oder eine kurze Faser über die lange, *stationär gezeichnete* Erregungswelle bewegt wird. Natürlich ist die Erregungswelle in *Wirklichkeit* das Dynamische, die Faser das Feststehende. — Über dem Stromlinienschema ist die Form des Potentials angedeutet, welche bei *streng monophasischer Ableitung* erhalten würde, wenn eine Erregungswelle der darunter gezeichneten Art sich längs der Faser bewegte. Je nachdem an welcher Stelle der Erregungswelle die Elektrode jeweils liegt, mißt das oben gezeichnete Potential gegen eine neutrale, unveränderliche (z. B. verletzte) und sehr ferne Vergleichselektrode registriert. Da die Welle von links nach rechts wandert, wäre die *zeitliche* Entwicklung dieses monophasischen AS von rechts nach links, also umgekehrt wie gewöhnlich, zu lesen. Das Bild entspricht sonst vollständig den Abb. 11 und 18.

so vorgehen: Wir nehmen an, unsere Erregung wandere mit der Geschwindigkeit $v = $ 1 m/sec $= 1\,\mathrm{mm/msec}$. Wäre die Faser 5, 10 oder 20 mm lang, so würde jeweils nur so viel Potential abgegriffen, als auf 5, 10 oder 20 mm Strecke der Erregungswelle entsteht. Man beachte: Wir fassen die Erregungswelle als eine virtuelle Größe auf, die sich ganz unabhängig davon benimmt, ob die Faser lang oder kurz ist, ob die Welle ganz auf die Faser paßt oder nicht. Da dieser Gedanke ohne Zweifel zulässig ist, und zudem große Bedeutung für ein restloses Verständnis des EKG besitzt, sollten wir an sein Verständnis einige Mühe wenden. Unsere Behauptung sagt ja nur, daß die Vorgänge in der Membran, also die Verluste des Potentials und die sich anschließende Umladung, in gleicher Weise ablaufen, wenn eine Faser 5 oder 50 mm lang ist. Das ist deshalb richtig, weil die Faser so außerordentlich dünn ist, nämlich 10—20 μ, so daß elektrische Stromschleifen der Art, wie wir es in Abb. 17 gezeigt haben, nie mehr als 1 mm weit ausgreifen. (Diese Strecke hat sich tatsächlich beobachten lassen[1].) Da 1 mm schon das 100fache der Dicke ist, ist das Resultat verständlich. Im Grunde müßte also der Strömchenfluß (freilich wieder sehr schematisiert) nach Art der Abb. 25 dargestellt werden. Diese Abbildung muß mitsamt ihrer Legende sorgfältig studiert werden, ehe wir fortfahren.

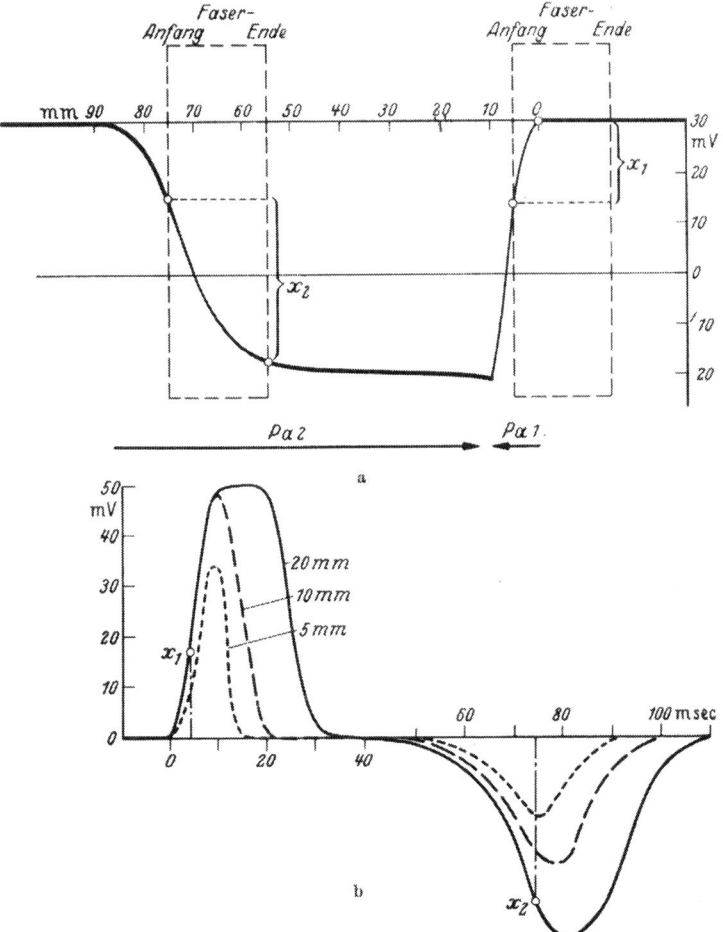

Abb. 26 a u. b. *Konstruktion des Aussehens eines Aktionsstroms bei verschieden langer Faser*, doch gleicher Form der Erregungswelle, bei Abgriff mit sehr weitem Elektrodenabstand (z. B. von den Extremitäten). Oben: die Form des Membranpotentials, nach Abb. 25 zu denken; Ausschlag nach oben bedeutet, daß die Außenseite der Faser positiv gegen die Innenseite ist, nach unten umgekehrt. Das Potential ist so gezeichnet wie in Abb. 25, d. h. es ist von rechts nach links zu lesen. Es möge sich dann von links nach rechts bewegen und über die Faser wandern; es sind 3 Fälle angenommen: eine Faserlänge von 5, 10 und 20 mm. Oben ist die Konstruktion bei 20 mm Faserlänge angedeutet: eine Blende von 20 mm Breite bewege sich relativ zur Erregungswelle: die Welle wandert sozusagen von links nach rechts über diesen Blendenausschnitt hinweg. Das längs der Blende, d. h. längs des 20 mm langen Faserstücks abfallende Potential ist ersichtlicherweise gleich der Differenz zwischen dem Membranpotential am Anfang und am Ende der Faser. (Der Anfang der Faser ist im Schaubild links vom Ende zu denken, denn die Erregung wandert ja von links her ein.) Die Erregung wandere mit $v = 1$ m/sec = 1 mm/msec. 5 msec nachdem die Spitze der Erregung die Faser betreten hat, würde die Erregungswelle relativ zur Faser so liegen, wie das das rechte gestrichelte Rechteck andeutet. Der Anfang der Faser hat nur noch 13 mV, das Ende noch 30 mV Spannung gegen das Innere. $x_1 = 17$ mV. Dieser Wert wird zur Zeit 5 unten eingetragen usw. Nach 75 msec herrscht die (umgekehrt gerichtete) Spannungsdifferenz x_2, die sich ebenfalls unten eingetragen findet. b. Konstruktionen dieser Art für drei Faserlängen von 5, 10 und 20 mm.

---

[1] SCHAEFER u. TRAUTWEIN: Pflügers Arch. **251**, 417 (1949).

Wird nun ein Potentialbild nach Abb. 18 und 25 zugrunde gelegt, so läßt sich folgende rechnerische Überlegung sehr leicht durchführen, die in Abb. 26 graphisch dargestellt wird. Je länger die Faser, ein um so längeres Stück der Erregungswelle findet auf ihr Platz. Welcher Ausschnitt der Welle sich jeweils auf ihr befindet, wird so ermittelt, daß wir uns eine Blende von der Länge der Faser über das Bild der lokalen Membranspannung verschoben denken, so wie Abb. 26a das symbolisiert. Es ist ersichtlich, daß eine breite Blende, also eine lange Faser, eine größere Potentialdifferenz einfaßt als eine schmale Blende (kurze Faser). Wandert nun die Blende mit einer Geschwindigkeit von 1 m/sec über das Potentialschema (oder, was dasselbe heißt: wandert die virtuelle Erregungswelle mit derselben Geschwindigkeit über die zu kurze Faser), so ergeben sich von Moment zu Moment verschiedene Potentialdifferenzen. Zwei Ablesungen dieser Art sind für eine Faserlänge von 20 mm gezeichnet: der Augenblick, wo die Erregungswelle 5 mm der Faser schon besetzt hat, also der Zeitpunkt 5 msec[1] nach Erregungsbeginn, sowie der Moment 75 msec nach Erregungsbeginn, wo der Kopf der Faser seine Erregung schon weitgehend verloren hat. Im zweiten Fall ist der Spannungsabfall umgekehrt wie im ersten: es befindet sich der Pfeil P_{a_2}, nicht mehr P_{a_1}, auf der Faser.

Die Konstruktion paßt sich bezüglich des Potentialbildes den wahrscheinlichen Verhältnissen des Menschenherzens einigermaßen an. (Der Pfeil P_{a_1} ist allerdings relativ zu kurz gezeichnet, um das Bild übersichtlicher zu halten.) Es zeigt sich: *Je kürzer die Faser, um so kürzer die Potentiale, und um so weniger hoch. Verlängerung der Faser bewirkt also, ceteris paribus, eine Vergrößerung und Verbreiterung des Potentials. Diese Wirkung ist ein Abgriffphänomen; das Membranpotential der einzelnen Faser bleibt dabei unverändert. Das Phänomen ist durch die relativ geringe Länge der Myokardfasern bedingt, über die die Erregungswelle ohne Anhalt hinwegwandert. Wir wollen die in Abb. 26 angenommene Faserlänge der Einzelfaser, längs deren die Erregungswelle ungestört geradeaus wandert, die „freie Weglänge“ der Erregungswelle bezeichnen.*

b) Die Faser „im Feld“.

Das Potential auf einer Faser begrenzter Länge läßt sich also nach Abb. 26 bestimmen. Wir können es so behandeln wie unsere Abb. 17, 18, 21—24 das taten: Es benimmt sich wie ein Vektor, der längs der Faser verläuft. Es läßt sich durch Elektroden entsprechend ableiten; seine physikalischen Registrierbedingungen sind einfach und im übrigen durch Experimente mit Mikroelektroden, die wir anstellten, bewiesen: Wir sehen längs jeder Faser einen echten Potentialvektor für die Dauer der Erregung entstehen, der sich in der Richtung umpolt, sobald der Höhepunkt der Erregung erreicht ist, sobald also P_{a_1} in P_{a_2} übergeht.

Nun ist die Faser allseits in leitende Medien eingebettet. Wie ist hierbei der Abgriff verändert? Wir wollen in diesem Teil b des Kapitels die Dinge von der *Anschauung* her entwickeln, damit sie auch dem mathematisch-physikalisch nicht versierten Leser verständlich werden. Die exakte Theorie bringt dann der Abschnitt c. Schon in Abb. 25 sahen wir, daß die längs der Membran entstehenden Spannungsdifferenzen Ströme treiben, die im Kreise zwischen Innen und Außen der Faser fließen. Ist das „Außen“ zu einem Felde riesigen Ausmaßes erweitert, so finden diese Strömchen natürlich eine praktisch unendliche Zahl von Stromwegen, auf denen sie fließen können, und sie formen sich zu Stromfäden derart, daß wir Kanäle in diesem Felde abgrenzen können, durch deren Wände Strom weder ein- noch austritt: Die Strömchen greifen in

---

[1] 1 m/sec Geschwindigkeit = 1 mm/msec; also 5 mm werden in 5 msec zurückgelegt. Die Erregungswelle hat also 5 msec vorher mit ihrem Kopf die Spitze der Faser erreicht, was ersichtlicherweise den Beginn der Erregung bedeutet.

mehr oder weniger großen Bogen aus, natürlich ohne sich je zu kreuzen (was physikalisch eine unsinnige Annahme wäre). Abb. 27 gibt ein Anschauungsbild der hierbei entstehenden Stromlinien.

Wir können uns nun die Spannungsdifferenz längs der Faser in der bekannten Weise (Abb. 21—24) durch einen Pfeil symbolisiert denken: das heißt also, wir können uns denken, daß alle Stromfäden an einem Punkte aus der Faser austreten und wieder in sie eintreten. Dieser Punkt ist in Abb. 27 mit + und — gekennzeichnet. Wenn diese Vereinfachung gültig wäre, so wären die entstehenden Stromlinien und alle Spannungsdifferenzen in dem entstandenen Felde sehr einfach zu berechnen. Man nennt eine Spannungsquelle, welche an 2 Punkten, der Quelle (+) und der Senke (—) Ströme zu- und abführt, einen *Dipol.* Experimentell kann man Dipole leicht erzeugen, wenn man an 2 Punkten einem Felde, z. B. einem großen Glasbehälter, der mit Ringerlösung gefüllt ist, von einem Akkumulator Spannung zuführt, mit isolierten Zuführungen, welche erst an dem Endpunkte der Leitung blank sind und den Strom ins Feld übertreten lassen (vgl. Abb. 301). Ein solcher Dipol ist ersichtlicherweise die Muskelfaser *nicht,* aus 2 Gründen: erstens tritt

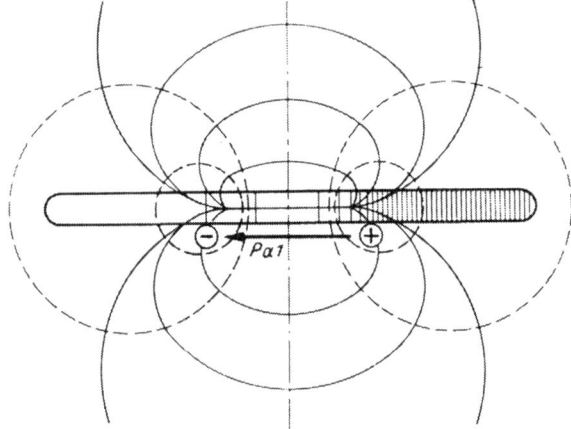

Abb. 27. *Strömchenfluß der erregten Faser „im Feld".* Eine Faser mit Aktionspotential nach Abb. 22—26 liegt im leitenden Medium. Die Strömchen treten aus der Faser in verschieden weitem Bogen in das Feld über. Die ganze Umgebung der Faser wird zum „Außenleiter". Der Pfeil P_{a_1} kann als Dipol mit den Polen + und — und dem Nullpunkt in der Mitte betrachtet werden. Strichpunktiert die Symmetrieebene. Die Strömchen sind in Wirklichkeit räumlich rings um die Faser angeordnet, ebenso der Vektor P_{a_1}, der de facto eine Potentialfläche ist, die die Faser mantelförmig, und der Oberfläche direkt aufliegend, umgibt. Punktiert je zwei Linien gleichen Potentials links und rechts um den Dipol.

Strom nicht nur an 2 Punkten aus der Faser aus und ins Feld über, sondern längs der ganzen erregten Strecke, wie Abb. 25 das dartut. Zweitens aber ist die Spannung *zwischen* den beiden Polen eines Dipols in einer ganz gesetz-mäßigen Weise verteilt, derart, daß die Zwischenstrecke den größten Spannungs-abfall in der Nähe der Pole selbst hat, was für die Muskelfaser besagen würde. daß der Spannungsabfall am Anfang und Ende der Pfeile P_{a_1} bzw. P_{a_2} am steilsten ist. Messungen zeigen nun, daß das keineswegs der Fall ist: der Spannungsabfall längs der Membran, so wie ihn uns z. B. die Abb. 18, 25 und 26 darstellten, ist durch ganz andere Prozesse, biologischer Natur, *erzwungen* und benimmt sich vollkommen verschieden von dem eines „freien" Dipols im „freien" Feld. Wir nennen solche Dipole, wie wir sie in der erregten Muskelfaser vor uns haben, daher *erzwungene* Dipole (SCHAEFER und TRAUTWEIN[1]).

Nun haben uns aber Messungen an künstlichen Dipolen, die ganz ähnlich wie die Muskelfaser einen anderen, erzwungenen intrapolaren Spannungsabfall

---

[1] SCHAEFER u. TRAUTWEIN: Pflügers Arch. **251**, 417 (1949).

aufwiesen, gezeigt, daß schon in relativ kurzer Entfernung von solch einem Dipol das Feld denselben Charakter hat wie bei einem freien Dipol. Wir können also die Vereinfachung der Abb. 27 wagen und — was das wesentliche ist — die ganze Mathematik des freien elektrischen Feldes bleibt auf unser Problem anwendbar (SCHAEFER und TRAUTWEIN[1]).

Betrachten wir also nunmehr die Verhältnisse eines solchen Dipols in der Anschauung. Da es sich um räumliche Verhältnisse handelt, müssen wir in der Darstellung der Abb. 28 eine Ebene herausgreifen und wählen der Einfachheit halber eine, in der die beiden Pole unseres Dipols (oder unsere Muskelfaser) liegen. Wir betrachten dabei nicht zunächst die Ströme, welche fließen (diese sind experimentell schwer faßbar, da sie sich ja im Raum ohne Grenzen verteilen), sondern die *Spannungen*. Diese verändern sich von Punkt zu Punkt, da ja Ströme nur vom Orte höherer zum Orte niederer Spannung fließen. Es ist sehr einfach, sich Flächen gleicher Spannung aufzusuchen, und in der Zeichenebene werden diese Flächen durch *Linien* gleicher Spannung ersetzt, die in Abb. 28 dargestellt sind.

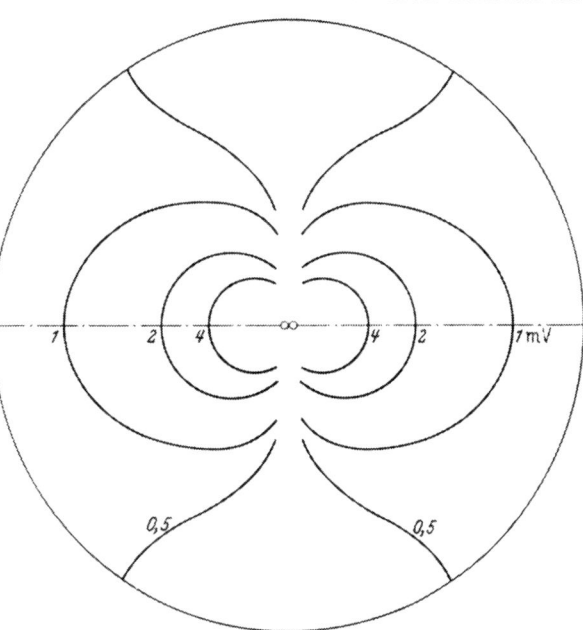

Abb. 28. *Darstellung der Linien gleichen Potentials in einem räumlich begrenzten Feld.* Dargestellt ist eine Ebene, in der die Pole liegen. Strichpunktiert die Verbindungslinie der spannungführenden Pole. Das Feld ist begrenzt durch einen zylindrischen Randbehälter. Die Papierebene steht senkrecht auf der Achse des Zylinders, der 25 cm tief ist. Der Felddurchmesser betrug auch 25 cm, die Poldistanz 3 mm. Die Verhältnisse entsprechen also angenähert denen des Thorax eines kleinen Menschen. Durch die Feldbegrenzung werden die Potentiallinien für 1 und 0,5 mV gegen das „freie" unbegrenzte Feld deutlich verzerrt (gegen den Rand birnförmig ausgezogen bzw. S-förmig offen). Die Polspannung beträgt 2 Volt, die Feldlinien sind in mV angegeben. Schon auf so kleinem Raum fällt also die Polspannung auf weniger als $^1/_{1000}$ ab! Das Feld ist berechnet nach der Formel

$$V_p = s\,V_0 \cos \vartheta\, d \left(\frac{1}{r^2} + \frac{2r}{R^3} \right),$$

worin s der Radius der Elektroden, d der Polabstand, $V_0 = 2$ Volt, r der jeweilige Abstand des gemessenen Punktes von Polmitte, R der Radius des Feldes (12,5 cm) ist. ($s = 1,6$ mm.) Die Form dieses Feldes ist übrigens ganz unabhängig von seiner Leitfähigkeit. Nur Unterschiede derselben innerhalb des Feldes (Inhomogenitäten) würden die Feldlinien verzerren.

Abb. 29 gibt dann die Kombination zwischen den Strömen der Abb. 27 und den Spannungen der Abb. 28 wieder. Man sieht, daß sich alle Spannungen und Ströme in zwei symmetrische Hälften teilen, von denen die eine positiv, die andere negativ ist. Ist das Feld homogen, so sind sich beide Hälften spiegelbildlich gleich. Jeder Pol des Dipols umgibt sich mit kugelförmig geschlossenen Potentialschalen.

[1] SCHAEFER u. TRAUTWEIN: Arch. Psychiatr. 183, 175 (1949).

Diese merkwürdige, polsymmetrische Anordnung der Potentialflächen führt nun dazu, nicht etwa den negativen Pol als Null, den positiven mit dem vollen Werte (z. B. 2 Volt) anzugeben, sondern die beiden Pole symmetrisch um einen Mittelwert mit + und — zu beziffern: + 1 und — 1 Volt, was natürlich physikalisch auf das gleiche herauskommt, da es uns freisteht, den Nullpunkt unseres Systems zu wählen. Tun wir das, so entsteht sofort ein bemerkenswerter Vorteil: wie Abb. 28 zeigt, herrscht in der ganzen Ebene, welche genau zwischen den beiden Polen des Dipols hindurchgeht, also in der *Symmetrieebene* des Dipols, das Potential Null. Je weiter ich mich in einem allseits unbegrenzten Felde vom Dipol entferne, desto kleiner wird das Potential und nähert sich bei sehr großer Entfernung ebenfalls dem Werte der Symmetrieebene, also Null. Lege ich also eine von zwei Elektroden in die Symmetrieebene oder hinreichend weit weg vom Dipol in das Feld, so liegt sie auf Nullpotential (*„Nullelektrode"*). Wir nennen die andere Elektrode in einem solchen Fall, der also dann das Potential gegen den Mit-

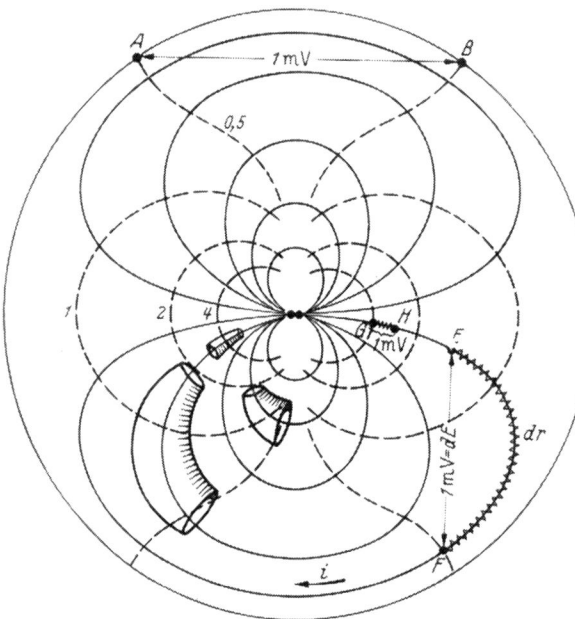

Abb. 29. Das gleiche Feld wie Abb. 28, nur sind die dort allein gezeichneten Potentiallinien hier gestrichelt und dafür einige Stromfäden ausgezeichnet, die vom +- zum —-Pol durch das Feld laufen. Sie stehen auf allen Potentiallinien senkrecht. Links sind Raumröhren symbolisiert, durch welche annähernd gleiche Stromstärken laufen und an deren Enden ungefähr gleiche Spannungsdifferenzen (rund 2 mV) herrschen. Je weiter vom Pol entfernt, desto dicker die Röhre gleicher Stromstärken, desto kleiner der Widerstand, desto kleiner also der Spannungsabfall je Wegeinheit.

telpunkt (gleich Nullpunkt) des Dipols mißt, eine *unipolare* Elektrode, die Art der Ableitung *unipolare Ableitung*. (Sie darf nicht mit der *monophasischen* verwechselt werden!)

Ist das Feld *begrenzt*, wie es Abb. 28 und 29 darstellen, so ist der Rand des Feldes natürlich nicht auf Nullpotential unserer neuen Definition. Wir werden später bei den Brustwandableitungen Mittel finden, eine Hilfselektrode zu konstruieren, welche auch dann das Nullpotential annähernd wiedergibt.

Der Ausdruck „unipolar" ist an sich alles andere als glücklich. Er täuscht vor, als werde das Potential eines Punktes absolut gemessen; aber das gibt es natürlich nicht. Es besagt de facto nur, daß das Potential gegen die Symmetrieebene des Dipols gemessen wird. Der Ausdruck hat sich eingebürgert; wir wollen ihn daher übernehmen.

Die Art der Spannungsverteilung im Feld wird nun durch das OHMsche Gesetz bestimmt, das freilich in sehr komplizierter Form auftritt. In Abb. 29 sind isopotentielle Linien und Stromlinien in einer Ebene zugleich dargestellt: beide stehen übrigens immer aufeinander senkrecht. Denken wir uns um die

Stromlinien Raumröhren derart gelegt, daß in eine solche Röhre Strom weder
ein- noch austritt, so muß die Stromstärke i in ihr also konstant sein. In der
Nähe der Pole muß sich nun der Querschnitt aller Röhren sehr stark verengern,
da ja der weite Raum fern den Elektroden nur in ebenso viele Röhren zu unter-
teilen ist wie die enge Nachbarschaft der kleinen Elektroden. (Je größer übrigens
deren Oberfläche, desto leichter können die Stromröhren aus ihr austreten, desto
mehr Potential bleibt also für das Feld übrig!) Nun gilt für jeden Teil eines
Stromkreises das OHMsche Gesetz auch. Betrachten wir also ein Stück Stromröhre nahe dem Dipol (links gezeichnet), so wird dessen Querschnitt relativ
klein, dessen innerer Widerstand von G bis H (rechts gezeichnet) in Abb. 29 also
groß sein. Betrachten wir dieselbe Stromröhre in größerer Entfernung, so ist
sie breiter von Querschnitt, ihr innerer Widerstand ist bei gleicher Länge sehr
viel kleiner; oder, falls wir Stücke gleichen inneren Widerstandes haben wollen,
müssen wir ein sehr viel längeres Stück EF nehmen. Der Widerstand dr von
E bis F ist ebenso groß wie von G bis H. Die Stromstärke ist auch dieselbe.
Also fällt von E bis F dieselbe Spannung $E = i \cdot dr$ ab wie von G bis H, hier
in Abb. 29 rund 1 mV. Am Rande des Feldes herrscht die Spannungsdifferenz von 1 mV auch zwischen A und B, wobei A negativ, B positiv gegen
den „Nullpunkt" ist.

Wir bezeichnen die Menge Strom (in mA), welche durch 1 cm² Querschnitt
eines Feldes, der senkrecht zu den Stromlinien steht, hindurchfließt, als die
Stromdichte. Wir lernen also: *Die Stromdichte ist im Feld um so kleiner, je weiter
entfernt vom Dipol wir sie messen. In der Nähe des Dipols ist die Stromdichte
sehr groß. Daher ist auch der Spannungsabfall längs einer Stromlinie in der Nähe
(G bis H) des Dipols sehr viel größer als fern von ihm (EF). Die Spannung des
Dipols ist in einer Entfernung, welche das 2—3fache des Polabstandes beträgt,
bei nicht allzu dicken Elektroden schon auf rund 1% abgefallen, und bei der Myokardfaser ist in 1—2 mm Entfernung von der Faser noch weniger abgreifbar. Entfernen wir uns vom Pol, so sinken die ableitbaren Spannungen sehr rasch.*

Es ist zu beachten, daß unser *Meßinstrument* die beiden Punkte, von denen wir ableiten,
gleichsam kurzschließt. Die Stromlinien brauchen nicht den langen Weg über das relativ
schlecht leitende Körpergewebe zu machen, sondern könnten direkt über den Apparat
wandern. In der Tat ist diese Befürchtung nicht sehr berechtigt: solange der Widerstand
des Meßgerätes (also des Elektrokardiographen) nicht in die Größenordnung der Widerstände
des Körpers kommt, werden die Stromlinien den Umweg über den Apparat nicht nehmen.
Der Körperwiderstand überschreitet 1000 Ω kaum. Hat der Apparat also 10000 Ω inneren
Widerstand, so ist eine erhebliche Verzerrung durch ihn nicht zu befürchten[1]. Die Forderung,
die einst von KAHLSON[2] erhoben wurde, nur mit Verstärkern zu registrieren, welche einen
hohen Eigenwiderstand im Meßkreis haben, ist also nur eingeschränkt gerechtfertigt.
(„*Spannungselektrokardiograph*", d. h. ein Gerät, in dem praktisch keine *Ströme* fließen,
sondern nur Spannungen gemessen werden.) Berechtigt ist sie jedoch absolut, um den
störenden Einfluß der *Elektrodenpolarisation* auszuschalten.

c) Die quantitativen Gesetze der Potentialverteilung im „Feld".

Wenn wir die Spannungen des Herzens von den Extremitäten abgreifen,
befinden wir uns immer sehr weit vom Herzen entfernt. Dadurch wird, wie

---

[1] Die Stromlinien laufen zwar auch dann über das Meßgerät, aber entsprechend dem
hohen Apparatwiderstand nur sehr wenige.
[2] KAHLSON: Pflügers Arch. **220**, 132 (1928).

wir sahen, die absolute Spannung sehr klein. Eine Berechnung ihrer Größe würde die Konstruktion eines Feldes nach Abb. 28 voraussetzen. Nun ist eine solche Konstruktion im Fall des menschlichen Herzens deshalb ganz unmöglich, weil das Feld des Herzdipols ganz unregelmäßig begrenzt ist. Abb. 30 versucht zu zeigen, wie ein solches Feld bei einer Dipollage aussieht, die ungefähr der Lage einer normalen R-Zacke entspricht. (Für Q und S oder irgendeine andere Vektorlage wäre das Feld natürlich wieder ganz anders.) Die Symmetrieebene, von der wir auf S. 40 sprachen, ist gekrümmt, ebenso der Verlauf der Isopotentiallinien.

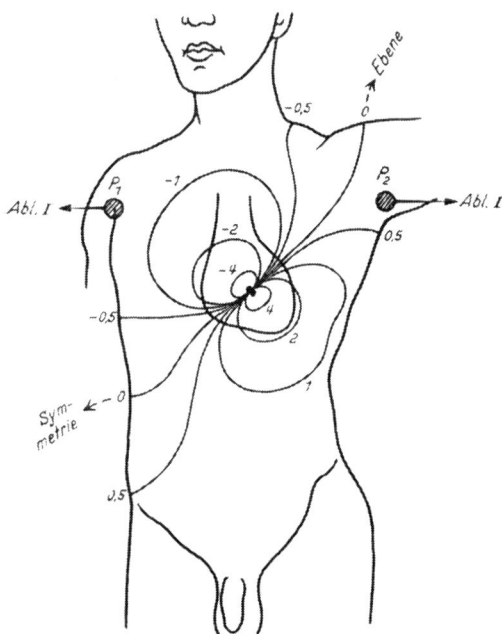

Diese stoßen an schwer zu berechnenden Punkten an die Oberfläche des Körpers. Wenn wir also dazu übergehen wollen, die Spannungen eines EKG zu berechnen, so müssen wir Vereinfachungen machen, welche von allen solchen Krümmungen und Inhomogenitäten des elektrischen Feldes absehen. Trotz der Fragwürdigkeit solcher Vereinfachungen können wir auf ihnen aufbauen, ihr Fehler erweist sich als nicht so groß wie man befürchten könnte: sie geben uns jedoch einen ausgezeichneten Einblick in die physikalischen Grundlagen des EKG. Während wir bislang also sehr anschaulich geblieben sind, müssen wir uns jetzt mit exakten mathematischen Problemen befassen.

Abb. 30. Schematische Darstellung des Potentialfeldes eines Dipols, der ungefähr die Richtung der normalen R-Zacke hat. Beachte die Krümmung der Symmetrieebene und die Einbuchtungen der Isopotentiallinien. P_1 und P_2 die ungefähren Ableitepunkte der Ableitung I. Diese würde eine Potentialdifferenz von rund $-0,75$ gegen $+0,25$, also 1 mV registrieren.

α) **Die Spannung an einem beliebigen Punkt P des Feldes.** Abb. 27 zeigte das elektrische Feld einer Myokardfaser. Je weiter wir uns von einem der Pole des Feldes entfernen, desto kleiner wird das Potential. Um die Rechnung einfacher zu gestalten, bezeichnen wir das Potential mitten zwischen den Enden des Spannungsvektors mit Null; der Vektor hat also an seinen Enden gleich große, doch entgegengesetzt geladene Spannungen. Nun beziehe ich alle Potentiale, die ich ausmesse, auf dieses Nullpotential. Das Nullpotential finde ich entweder dadurch, daß ich eine Elektrode sehr weit von der Spannungsquelle entferne oder (einfacher) dadurch, daß ich die 2. Bezugselektrode genau in die Symmetrieebene lege, welche das elektrische Feld in zwei spiegelbildlich gleiche Hälften teilt (Abb. 27).

Gehe ich jetzt um den Abstand r von dem Mittelpunkt des Vektors fort, so wird das Potential im Punkt P, V_p, sich auf folgenden Betrag einstellen (Abb. 31):

$$V_p = V_0 \cdot s \cdot d \, \frac{\cos \vartheta}{r^2} \, . \tag{1}$$

Hierbei ist V_0 die Spannung, welche zwischen den Endpunkten Q_1 und Q_2 des Vektors herrscht, d ist der Polabstand bzw. die Länge des Vektors, z. B. die Länge des Pfeils P_{a_1} (Abb. 21), ϑ der Winkel, den der Vektor mit der Verbindungslinie zum Ableitepunkt, der *Ableitelinie*, bildet; s ist der Radius der spannungsführenden, kugelförmig gedacht Elektrode.

Es wird gelegentlich erwünscht sein, die Ableitung dieser Gleichung nachlesen zu können. Nach Abb. 32 sei der Dipol mit 2 Elektroden gegeben, deren Radius s sei, deren Mittelpunkte den Abstand d voneinander haben. Jede der beiden Elektroden trage auf ihrer Oberfläche die Ladung Q, so daß $Q_1 = -Q_2$: beide Elektroden sind entgegengesetzt geladen. Ihre Ladungen strömen zwar ins Feld ab, werden aber von der Stromquelle her ständig ergänzt. Die Spannung des Punktes P im Feld ist nun nach dem COULOMBschen Satz $P_1 = Q_1/r_1$ für die positive, $P_2 = Q_2/r_2$ für die negative Ladung. Die Gesamtspannung ist

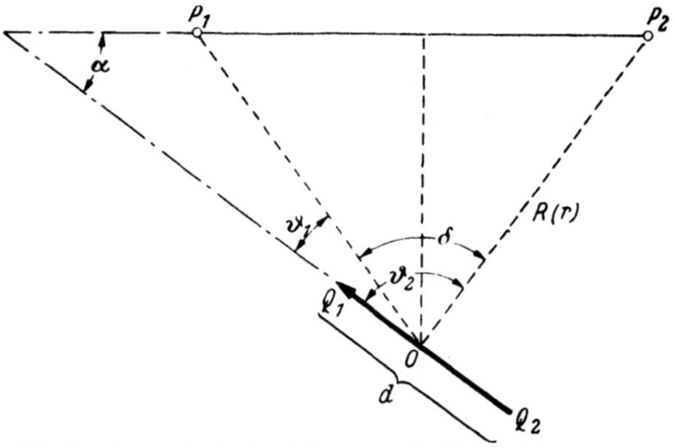

Abb. 31. Schematische Darstellung der Verhältnisse bei Ableitung der Spannung eines Vektors mit den Endpunkten Q_1 und Q_2 im „Feld" von den Punkten P_1 und P_2 (bipolare Ableitung). Vgl. Text. R bzw. r (je nachdem, ob das Feld unbegrenzt oder begrenzt ist) ist der Abstand der Elektroden vom Vektor.

$$P = P_1 + P_2 = \frac{Q_1}{r_1} - \frac{Q_1}{r_2} = \frac{r_2 - r_1}{r_1 \cdot r_2}\, Q. \qquad (1\,a)$$

Unter der Voraussetzung, daß $r_1 = r_2 \gg d$, läßt sich leicht berechnen, daß $r_2 - r_1 = d \cdot \cos\vartheta$, wenn $\vartheta \cong \vartheta_1 \cong \vartheta_2$ ist; r_1 ist ebenfalls annähernd gleich r_2. Also wird

$$P = Q \cdot \frac{d \cdot \cos\vartheta}{r^2}. \qquad (1\,b)$$

Da nun ebenfalls nach dem COULOMBschen Satz die Spannung V_0 und die Ladung Q einer Kugeloberfläche (nämlich der Elektroden) mit dem Radius s nach der Gleichung verknüpft ist

$$V_0 = Q/s,$$

wird aus (1b) durch Einsetzen von Q die Gl. (1) erhalten.

Diese Gleichung gilt ersichtlicherweise nur, solange $r \gg d$. In der unmittelbaren Nähe des Dipols kann sie also keine Gültigkeit haben; es muß dann die Ursprungsgleichung (1a) angewandt werden.

Gleichung (1) gilt nur in einem allseits unbegrenzten Feld. Wir leiten aber die Spannungen

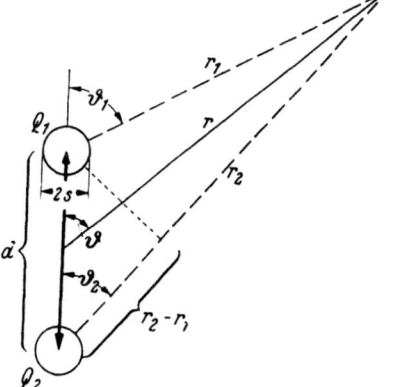

Abb. 32. Vgl. Text.

des menschlichen Herzens auf der *Körperoberfläche* ab. Die Stromlinien drängen sich also unter dieser Oberfläche stark zusammen, wodurch der Spannungsabfall, wie wir oben analysiert haben, zwischen zwei beliebigen Punkten vergrößert werden muß. Die allgemeine Gleichung für das Feld im inneren einer solchen homogenen, begrenzten Kugel lautet, wenn r der Abstand des Punktes vom Kugelmittelpunkt und R der Radius der Kugel ist:

$$V_p = V_0 \cdot s \cdot d \cdot \left(\frac{1}{r^2} + \frac{2r}{R^3} \right) \cos\vartheta. \qquad (2)$$

Hierbei ist also jeder beliebige Punkt im Inneren der Kugel bestimmbar[1]. Der Dipol liegt, wie bisher, im Mittelpunkt der Kugel. Gehe ich mit meiner Elektrode auf die Kugelober- fläche (wie ich das bei der Brustwandableitung tue), so wird $r = R$ und die Formel nimmt die einfachere Form an:

$$V_p = 3\,V_0 \cdot s \cdot d\,\frac{1}{R^2} \cdot \cos\vartheta. \tag{2 a}$$

Die Annahme, das Herz liege im Mittelpunkt einer Kugel, ist zwar nur in grober Annäherung gültig. Doch ist überraschend, wie gering die Abweichungen von Gl. (2a) sind.

Es sinkt also auch unter der Bedingung des begrenzten Feldes das Potential mit dem Quadrat der Entfernung, ist auf einer Oberfläche nur 3mal so groß wie es bei gleicher Ent- fernung vom Dipol im unbegrenzten Feld sein würde. Wir haben die obige Gleichung experi- mentell am Modell geprüft und selbst bei leicht exzentrischer Lage des Dipols für gültig befunden.

β) **Der Einfluß des Winkels** ϑ. Die Vektoren laufen im Herzen in sehr wechselnden Richtungen; die Ableiteelektrode aber liegt fest. Das Potential registriert sich also immer nur mit einem Bruchteil, der gleich $\cos\vartheta$ ist. Ist $\vartheta = 0°$, weist also der Vektor genau auf die differente Elektrode, so wird das Potential V_0 mit maximaler Größe registriert und hängt nur noch von $1/R^2$ ab. Bei wechselndem Winkel ϑ wird der Vektor gleichsam nur mit dem- jenigen Anteil registriert, welcher seiner Projektion auf die ,,Ableitelinie" (die Verbindungs- linie zur Elektrode) entspricht. Vektoren, die senkrecht zu dieser Linie laufen, werden gar nicht registriert.

γ) **Einfluß der Vektorlänge.** Die Länge des Vektors P_{a_1} beträgt rund 1 mm, die von P_{a_2} mehr als 10 cm. Welchen Einfluß haben solche Längenänderungen? Abb. 28 ist eine Dar- stellung des Feldlinienverlaufs, die für alle beliebigen Vektorlängen gültig ist. Man muß nur das Feld mit einer Längeneinheit konstruieren, die gleich der Vektorlänge d ist. (Wird $d = 1$, so wird die obige Gleichung für V_p ja ganz universell gültig!). Das heißt also: ist der Vektor lang (P_{a_2}), so ist das Feld sehr großräumig, ist der Vektor kurz (P_{a_1}), so ist das Feld mehr als 100mal kleiner. Es ist so, als sei das große Feld einfach auf $^1/_{100}$ oder mehr ver- kleinert worden, so wie man eine Photographie maßstabgerecht verkleinert.

Es müßte also P_{a_2} an die Extremitäten sehr viel größere Spannungen heranbringen als P_{a_1}. Das ist nun wiederum nicht der Fall, denn wir dürfen nicht vergessen, daß es auch auf den inneren Widerstand der Spannungsquelle ankommt.

δ) **Einfluß des inneren Widerstandes der Faser.** Eine einzelne Myokardfaser hat einen sehr hohen inneren Widerstand[2]. Das ,,Feld" hat dagegen einen sehr kleinen Widerstand. Die Intensität der Stromlinien, die nach Abb. 29 ja den gesamten Spannungsabfall im Feld bestimmt, wird also außer durch die absolute Aktionsspannung an der Membran in erster Linie durch diesen inneren Widerstand bestimmt. Ist nun ein Vektor z. B. doppelt so lang wie ein anderer, hat aber die gleiche absolute Spannung, so ist sein Feld zwar doppelt so groß und also die Spannung an jedem Ort einfach aufs Doppelte gestiegen. Aber das gilt nur für eine Spannungsquelle mit sehr kleinem inneren Widerstand. Da bei dem langen Vektor dieser innere Widerstand auch doppelt so groß geworden ist, weil eben die Faser doppelt so lang ist, ist das Endergebnis das gleiche; was der Vektor durch größere Länge gewonnen hat, hat er durch größeren inneren Widerstand verloren: *Das Feld ist weitgehend unabhängig von der Länge des erregten Bezirks, freilich nur bei Fasern mit hohem inneren Widerstand*[3].

ε) **Die Überlagerung mehrerer Vektoren auf einer Elektrode.** Laufen zwei Erregungs- wellen gleichzeitig in zwei Fasern ab, welche einen Abstand g voneinander haben, so ent- sendet jede der beiden Fasern Stromlinien ins Feld. Das an einem Punkt bestehende Poten- tial summiert sich daher aus den Spannungen, welche diese Stromlinien erzeugen. Die Größe der Spannungen der beiden Vektoren, deren Abstand g ist, berechnet sich wiederum nach der obigen Gleichung. Nur ist der Abstand der Elektrode von beiden Vektoren eben um den

---

[1] DUCHOSAL u. SULZER: La Vectocardiographie. Basel 1949. — CANFIELD: Heart **14**, 102 (1927).

[2] Er berechnet sich je 1 mm Faserlänge nach S. 56 zu 5 Megaohm.

[3] Vgl. hierzu die exaktere Ableitung in Kap. 59 a!

Betrag g verschieden. Es wird also, falls beide Vektoren die gleiche absolute Spannung zwischen ihren Endpunkten aufweisen und gleich lang sind:

$$V_p = V_{p_1} + V_{p_2} = 3 V_0 s d \left(\frac{\cos \vartheta_1}{R^2} + \frac{\cos \vartheta_2}{(R + g)^2} \right). \tag{3}$$

Auf dieser Gleichung baut sich die exakte Theorie der Brustwandableitungen auf, die wir unten erörtern werden.

Je mehr Fasern erregt werden, desto höher wird das an einem Punkt abgegriffene Potential. Die Erhöhung durch weitere Fasern ist um so größer, je näher die hinzutretenden Fasern liegen. *Die nahe Faser überwiegt.*

Wir werden später eine Reihe weiterer Einzelheiten der Feldtheorie erläutern (Kap. 59), zu deren Verständnis eine Reihe von Tatsachen bekannt sein müssen, die wir im Laufe des Buches kennenlernen werden. Wir müssen aus diesem didaktischen Grunde leider die Theorie des Feldes in zwei Teilen bringen: diesem propädeutischen Teil und einem zweiten, der gleichsam nur für Fortgeschrittene verständlich ist.

ζ) **Ableitung mit zwei Elektroden.** Leite ich mit zwei differenten Elektroden (bipolar) und nicht mit einer gegen die Nullelektrode (unipolar) ab, so berechnet sich das nunmehr registrierbare Potential einfach als Differenz der unipolaren Potentiale, die an den beiden Elektrodenpunkten gegen die Nullelektrode gemessen worden wären: Das bipolare Potential V_B ist:

$$V_B = V_{p_1} - V_{p_2}.$$

Es läßt sich nun eine einfache Ableitung geben, welche die hier skizzierte Feldtheorie mit dem altbekannten EINTHOVENschen Dreiecksschema verbindet (CABRERA). Abb. 31 gibt das Schema, dessen Symbole wir verwenden müssen. Wir wollen vor allem bestrebt sein, die registrierbaren Potentiale zwischen den Punkten P_1 und P_2 mit dem bekannten Winkel α zu verknüpfen, den der Vektor (z. B. P_{a_1}) mit der Verbindungslinie der Ableiteelektroden bildet. Es läßt sich dann durch einfache Umformungen zeigen, daß aus

$$V_B = \frac{3 V_0 ds}{R^2} (\cos \vartheta_1 - \cos \vartheta_2) \tag{4}$$

wird:

$$V_B = \frac{3 V_0 ds}{R^2} \cos \alpha \cdot 2 \sin \frac{\delta}{2}. \tag{5}$$

Diese Beziehung freilich bleibt nur dadurch exakt, daß $R_1 = R_2 = R$, daß also mit anderen Worten der Vektor genau in der Mitte zwischen den Elektroden liegt. Kann ich den Winkel δ, also den Winkel, den die Verbindungslinien der Elektrodenpunkte mit dem Vektor (also mit dem Herzen!) bilden, als eine Konstante ansehen, so ist das zwischen den Punkten P_1 und P_2 ableitbare Potential

$$V_B = V_0 \cdot K \cdot \cos \alpha. \tag{6}$$

Diese Gleichung ist bekanntlich der Inhalt des bekannten EINTHOVENschen Dreieckssatzes: *Jeder Vektor wird mit einem relativen Anteil registriert, der seiner Projektion auf die Verbindungslinie der Ableitepunkte proportional ist.*

Dieser Anteil ist ein *relativer* Anteil deshalb, weil die *absolute* Größe von V_B eben von den in K zusammengefaßten Größen, also vom Winkel δ und von R^2 abhängt. Je weiter also z. B. das Herz von den Armen entfernt ist und je schmaler der Schultergürtel, desto größer R, desto kleiner δ, desto kleiner also das abgreifbare Potential.

Es zeigt sich ferner, daß 3 Ableitepunkte, welche im Dreieck um einen Vektor gelagert sind, nur dann vergleichbare Potentiale geben, wenn der Abstand jedes der 3 Punkte von dem Vektor, also R, und der Öffnungswinkel δ (Abb. 31) gleich groß sind. Ist R verschieden, so gilt für jeden Elektrodenpunkt ein anderer Wert für $\dfrac{3 V_0}{R^2}$, so daß Gl. (4)

---

[1] CABRERA: Acta cardiol. (Belg.) **4**, 231 (1949).

in der komplizierteren Form der Gl. (3) geschrieben werden müßte, wodurch die einfache Umformung in Gl. (5) und (6) unmöglich wird.

Die Forderung, daß R und δ für alle 3 Elektroden gleich sind und außerdem der Vektor in der *Mitte* zwischen je 2 Elektroden liegt, ist aber nur dann erfüllt, wenn der Vektor in der Mitte eines gleichseitigen Dreiecks liegt. Da das beim Menschen nicht exakt der Fall ist, ist also das ganze Dreiecksschema auch nicht exakt gültig, was sich durch Messung sehr wohl beweisen läßt[1].

η) **Das Dreiecksschema.** Aus dem Gesagten geht also hervor, daß ein Vektor, der sich im Mittelpunkt eines gleichseitigen Dreiecks befindet, von je 2 Ecken dieses Dreiecks abgeleitet werden kann mit Potentialen, welche der *Projektion* des Vektors auf die betreffende Seite proportional sind. Sehen wir also von den

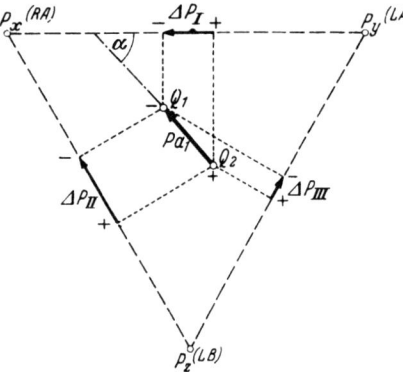

absoluten Werten der Abgriffe ab, so haben wir bei den 3 EINTHOVENschen Ableitungen Potentialwerte vor uns, welche nach Art der Abb. 33 zustande kommen und die ersichtlicherweise durch die Formeln miteinander verbunden sind:

$$\varDelta P_{\mathrm{I}} \ \text{(Ableitung I)} \ = \varGamma_{a_1} \cdot K \cdot \cos \alpha.$$
$$\varDelta P_{\mathrm{II}} \ \text{(Ableitung II)} \ = \varGamma_{a_1} \cdot K \cdot \cos (\alpha - 60°).$$
$$\varDelta P_{\mathrm{III}} \ \text{(Ableitung III)} = \varGamma_{a_1} \cdot K \cdot \cos (\alpha - 120°).$$

Sind mir nun umgekehrt die Größen der Projektionen, $\varDelta P_{\mathrm{I}}$ bis $\varDelta P_{\mathrm{III}}$ gegeben, so kann ich aus ihnen die Richtung des Vektors konstruieren. Die Größe des Vektors, die bei dieser Konstruktion erhalten wird, ist freilich virtuell: sie entspricht der wahren Größe des Potentials im Herzen, multipliziert mit dem Faktor $\dfrac{K' \cdot 2 \sin \delta/2}{R^2}$, in welchem K' eine zunächst nicht bestimmbare Größe ist, die vom absoluten Spannungsbetrag auf der Faseroberfläche und von der Stellung des Herzpotentials im Raum relativ zur Frontalebene unmittelbar abhängt.

Abb. 33. *Dreiecksschema nach* EINTHOVEN. Ein Vektor P_{a_1} wird von je 2 Elektrodenpunkten P_x, P_y oder P_z mit den relativen Anteilen $\varDelta P_{\mathrm{I, II, III}}$ abgegriffen. Die Elektroden entsprechen der Ableitung vom rechten Arm (RA), linken Arm (LA) bzw. linken Bein (LB). Vgl. Text. Der Winkel α ist der Winkel, den der Vektor mit der Verbindungslinie rechter-linker Arm, also mit der Horizontalen, bildet.

Damit wird also das Einthoven-Dreieck zu einem wertvollen Mittel, die relative Richtung der jeweiligen Potentiale zu ermitteln (Abb. 34). Entstehen zahlreiche solcher Potentialvektoren in zahlreichen Fasern gleichzeitig, so summieren sich die einzelnen Potentiale algebraisch, wie später gezeigt werden soll.

Die einfachen technischen Bezeichnungen sind bekannt: Ableitung I wird vom rechten Arm zum linken Arm, Ableitung II vom rechten Arm zum linken Bein, Ableitung III vom linken Arm zum linken Bein genommen. Wenn wir in Abb. 33 von P_x (rechter Arm) über P_y (linker Arm) und P_z (linkes Bein) wieder nach P_x zurückgehen, so haben wir eine geschlossene Linie durchwandert. Auf dieser geschlossenen Linie **muß** nach elementaren physikalischen Gesetzen die Summe aller längs des Weges angetroffenen Spannungsdifferenzen gleich Null sein. Wie Abb. 33 zeigt, ist nun die Schaltung der Ableitungen nach *Übereinkunft* so gewählt worden, daß man Ausschläge nach oben (also „positive" Ausschläge) dann gewinnt, wenn die Potentiale in der in Abb. 33 angedeuteten Form verlaufen: dieser Fall stellt nämlich die Regel zur Zeit von R dar. Es muß also bei Ausschlag nach oben RA negativ gegen LA, LA negativ gegen LB, LB aber positiv gegen RA sein.

[1] SCHOCKEN: Cardiologia 3, 197 (1939).

Ableitung II wird also gleichsam umgekehrt gepolt aufgeschrieben wie die anderen. („Normal" wäre es, rein physikalisch gesprochen, wenn die Potentiale dann nach oben geschrieben würden, wenn sie alle gegen den Uhrzeigersinn weisen.) Wegen dieser Übereinkunft, Ableitung II *im* Uhrzeigersinn zu schreiben, alle anderen aber gegen ihn, muß die obige Regel, daß die Summe aller Potentiale im Kreis Null ist, so geschrieben werden:

$$I - II + III = 0$$

oder:

$$I + III = II.$$

Beide Gleichungen können leicht dazu dienen, die Richtigkeit einer Registrierung nachzuprüfen; man muß dazu natürlich nur solche Ausschläge verwenden, welche *streng gleichzeitig* auftreten; die Prüfung kann also nur an Kurven von 3fach-Oszillographen gemacht werden. Sie läßt dann aber eine falsche Polung sofort erkennen.

Folgende Tatsachen erscheinen noch bemerkenswert: wie Abb. 33 zeigt, deuten alle Ausschläge im Extremitäten-EKG *echte Richtungen* an: da z. B. *Q* umgekehrt gepolt ist wie *R*, so bedeutet das, daß zur Zeit von *Q* ein Potential tatsächlich in umgekehrter Richtung im Herzen auftritt als zur Zeit von *R*.

Durch folgende Verhältnisse wird nun die Gültigkeit der Konstruktion von Abb. 33 erheblich eingeschränkt:

1. Die Lunge ist praktisch ein Nichtleiter. Sie isoliert gerade die Ansatzpunkte der Arme. Daher werden sie ihre Stromlinien nur sehr indirekt erhalten. Jede Konstruktion nach Abb. 33 muß daher einen erheblichen Fehler enthalten. Jede Verbesserung der Lungenleitfähigkeit aber muß das EKG verändern.

Durch die schlechte Leitfähigkeit der Lunge werden wir erwarten müssen, daß solche Herzfasern, welche vorwiegend der Lunge anliegen, ihr Potential praktisch nicht in Stromschleifen nach Art der Abb. 30 entwickeln. Die Lunge ist ein so schlechter Leiter, daß es z. B. für das EKG nichts ausmacht, wenn man die seitlichen Teile des Herzens mit Gummi

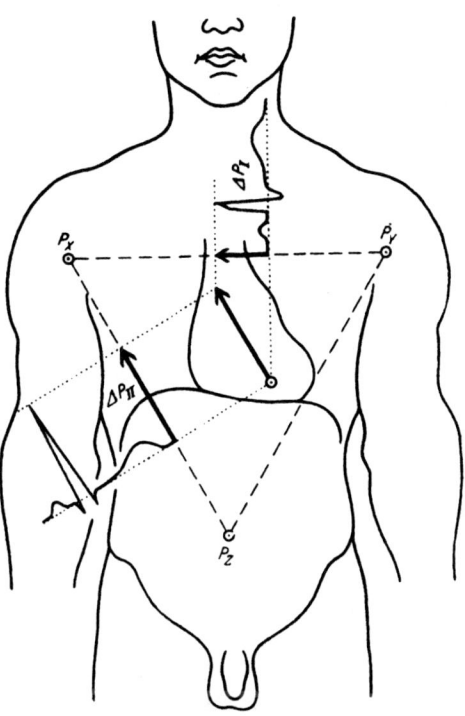

Abb. 34. *Rückwärtige Konstruktion des Vektors der Herzaktionsspannung aus 2 Komponenten,* ΔP_I *und* ΔP_{II}, analog Abb. 33. Im Gegensatz zu Abb. 33 sind hier die beiden Komponenten als bekannt angenommen: 2 Registrierungen von Ableitung I und II. Die beiden Kurvenzüge sind in das Schema eingezeichnet. Es wird ein einziger Augenblick aus den beiden (gleichzeitig aufgeschriebenen) Kurvenzügen herausgegriffen. nämlich die Spitze von *R*. Das in diesem Moment bestehende Potential wird als Komponente auf die entsprechenden Seiten des Dreiecks aufgetragen und daraus der resultierende Vektor berechnet. Die Nullinien der EKG-Kurven sollten eigentlich durch den Mittelpunkt des Dreiecks gehen. Man beachte ferner, daß der untere Eckpunkt des Dreiecks ersichtlich nicht mit dem (in richtigen Proportionen gezeichneten) Ansatz des linken Beines identisch ist. Würde der untere Eckpunkt mit diesem Ansatzpunkt zusammenfallend gezeichnet sein, so wäre das Dreieck schiefwinklig und nach unten sehr verlängert ausgefallen. In diesem Fall wäre die Konstruktion des Vektors nach Art dieser Projektionen fehlerhaft (Schocken). Das EKG ist *relativ zu rechtstypisch.* Dieser Fehler liegt bei allen EKGs vor, was beim Vergleich mit Röntgenbildern z. B. zu beachten ist. Alle EKGs bei Extremitätenableitung sind nach Richtung eines Rechtstyps verzerrt. — Daß der Vektor im obigen Schema so gut in das Herz hineinfällt, ist natürlich durch die Kunst des Zeichners bewirkt. Man kann nur die *Richtung,* nie die anatomische Lage des Ausgangspunktes dieses Vektors finden. Die *Länge* des Vektors ist übrigens eine elektrische Größe (Spannung in Millivolt). *nicht* eine anatomische!

isoliert[1] oder durch Metallplatten[2] abschirmt. Wir müssen also schließen, daß
die Potentiale derjenigen Fasern, welche der Lunge anliegen, zum EKG der
Extremitäten wenig (oder nichts?) beitragen. Das ist zur Diagnostik wichtig:
bei *Lateralinfarkten* des linken Ventrikels wird z. B. die Verletzungsspannung
dieser Infarkte nur wenig abgreifbar sein. In der Tat sind gerade diese Infarkte
oft stumm oder doch nur von geringen Veränderungen im EKG begleitet[3]. Das
gleiche muß sinngemäß von der Basis des rechten Ventrikels und vom rechten
Vorhof gelten.

2. Das Herz liegt exzentrisch. Dieser Fehler ist nicht groß. Er führt dazu, daß alle links
exzentrisch liegenden Herzen scheinbar zu große Potentiale in Abl. III zeigen. Ein linkstypisches EKG (mit negativem R_{III}) erscheint daher linkstypischer, ein positives R_{III} rechtstypischer als es der Vektorlage entspricht. Vgl. hierzu KOCH-MOMM[4] und SCHOCKEN[5], der
die Fehler genau gemessen hat.

3. Die Abstände von den Extremitäten zum Herzen sind zu klein, um gegen sie die
Länge der Pfeile P_{a_2} (Abb. 18) zu vernachlässigen. Dieser Fehler ist zwar nicht groß; er
muß aber bedingen, daß T etwas anders abgegriffen wird als QRS, da letzterem der lange
Pfeil P_{a_2} entspricht, für den das Schema nicht zutrifft, während es für das sehr kurze P_{a_1} gilt.

12. Der Einfluß des Feldes auf die Aktionsspannung.
Die scheinbare Niederspannung.

Wir haben im voraufgehenden Abschnitt besprochen, wie wir die **Richtung**
des Aktionspotentials, d. h. also **die Richtung der erregten Faser**, aus zwei
(oder drei) Ableitungen auch dann bestimmen können, wenn die spannungs-
erzeugende Faser nicht direkt gesehen oder abgeleitet wird, sondern in einem
großen leitenden Felde liegt, von dem mehrere weit von der Faser entfernte
Punkte abgeleitet werden. Wir haben damit den Schwerpunkt unserer Betrachtung auf die **Richtung** des Potentials gelegt. Wie wir oben abgeleitet haben,
entsteht dies Potential immer parallel zu der Faser, die sich in Erregung befindet.
Durch die Richtungsanalyse der Abb. 34 haben wir also nicht nur die Richtung
des Potentialvektors bestimmt, sondern zugleich damit die Richtung derjenigen
Faser, die dies Potential durch ihre Erregung erzeugt.

Die Richtung des Potentials, die aus einer Analyse der Ableitungen I—III
des EINTHOVEN*schen Dreiecks erschlossen wird, gibt uns zugleich die Richtung der*
Faser an, in der gerade die Erregung stattfindet. Es kann hier schon vorweggenommen
werden, daß im Fall gleichzeitiger Erregung vieler Fasern sich deren Potentiale
zu einer Resultanten zusammenlegen. Die Richtung dieser elektrischen Resultanten,
nach Abb. 34 bestimmt, gibt dann die statistische, mittlere, durchschnittliche ana-
tomische Richtung der einzelnen Fasern an, die gerade erregt sind und aus deren
Potentialen sich die Resultante zusammensetzt. Über die Richtung der einzelnen
Faser ist dabei natürlich nichts mehr auszusagen.

Da sich die Richtung des EKG-Vektors während der ganzen Zeitdauer $Q—T$
ständig ändert, ist die wechselnde Form der Potentiale in Ableitung I—III
während dieser Zeit ein Abbild der wechselnden Richtung, in der der jeweils

[1] LINDNER u. KATZ: Amer. J. Physiol. **125**, 625 (1939).
[2] HINRICHS: Dtsch. Arch. klin. Med. **176**, 391 (1934).
[3] WOOD, WOLFERTH u. BELLET: Amer. Heart J. **16**, 389 (1938).
[4] KOCH-MOMM: Z. Kreislaufforschg **25**, 513 (1933).
[5] SCHOCKEN: Cardiologia **3**, 197 (1939).

erregte Teil der Herzfasern anatomisch verläuft: sie gibt den *Mechanismus der Erregungsausbreitung und -rückbildung* an. Wir werden das später im Detail erläutern.

Die zweite Angabe, die aus dem EKG zu erhalten ist, ist die **Größe** der abgeleiteten Potentiale. Je besser nun das Gewebe in der Nähe des Herzens leitet, desto enger fließen die Stromfäden in der Nähe des Herzens, desto weniger Stromfäden erreichen die Peripherie, desto kleiner ist die Spannung, welche noch bis zu den Ansatzpunkten der Extremitäten hinkommt. Anschaulich ausgedrückt: ein gut leitendes Gewebe ist ein *Kurzschluß* für die Herzpotentiale und nimmt dem herzfernen Teil alle Spannung fort[1].

Wieviel Spannung von der wahren Spannung des Pfeiles P_{a_1} z. B. übrigbleibt, hängt demnach ab:

1. von dem Abstand Herz-Ansatzpunkt der Extremität; bei großen Menschen muß es weniger sein als bei kleinen;

2. von der Leitfähigkeit des das Herz unmittelbar umgebenden Gewebes. Dieses aber bedeutet:

a) Je besser das das Herz unmittelbar umgebende Gewebe leitet, desto geringer sind die Potentiale. Die Potentiale sind also klein bei Exsudaten, pneumonischen Prozessen, Infiltraten aller Art[2], Perikarditis[3] und Myxödem[4].

b) Je mehr Blut im Herzen selbst enthalten ist, desto stärker wird das Herz kurzgeschlossen, desto kleiner also die Potentiale (ROTHSCHUH[1]). Der *leerschlagende Vorhof* hat ein höheres Aktionspotential als der prall gefüllte. So erklärt sich die Erhöhung von P bei längerem Stehen, die häufig in Abbildungen der Literatur zu finden ist[5]. Steigt jedoch die Wandspannung, so steigt das Potential auch (vgl. S. 58).

3. Von der Lage des Herzens zu den Ableitepunkten. Ein sagittal stehendes Herz z. B. liefert den 3 Extremitäten nur geringe Potentiale, obgleich P_{a_1} und P_{a_2} normal groß sein können. In Abb. 33 stände der Pfeil P_{a_1} senkrecht auf der Papierebene. (Bei diesen Fällen zeigt die Brustwandableitung normale Spannungen.)

4. Von der *wahren Aktionsspannung der Herzfaser selber.* Diese ist im nächsten Abschnitt zu erörtern.

Wir können aus diesen Beobachtungen folgende Schlüsse ziehen: Es gibt eine Verringerung der EKG-Spannung bei Ableitung von den Extremitäten, welche nicht durch das Herz, sondern durch die Bedingungen des *Feldes* verursacht ist. Wir nennen jede Verminderung der Spannung des EKG, falls der größte Ausschlag von QRS (gemessen von der Nullinie nach oben *oder* unten) in irgendeiner Ableitung unter 0,5 mV bleibt, *Niederspannung* (low voltage). Wir nennen die durch das Feld bewirkte Niederspannung eine *scheinbare*, im Gegensatz zur echten, kardialen, von der später die Rede ist.

---

[1] Das gilt sogar bei Ableitung unmittelbar vom Herzen: das gefüllte Herz produziert weniger Spannung als das leere. Versuche und Theorie bei ROTHSCHUH: Pflügers Arch. **251**, 275 (1949).

[2] WILSON, WISHART u. HERRMANN: Proc. Soc. exper. Biol. a. Med. **23**, 276 (1926). — OTTO: Proc. Soc. exper. Biol. a. Med. **26**, 202, 204 (1928). — WILSON: Amer. Heart J. **5**, 599 (1930). — KATZ: Amer. Heart J. **13**, 17 (1937).

[3] Vgl. HOLZMANN: Arch. Kreislaufforschg **1**, 2 (1937). — Lit. bei LEPESCHKIN S. 387.

[4] LUEG: Z. klin. Med. **104**, 337 (1926).

[5] So bei KIENLE: Das Belastungs-EKG. S. 424, Abb. 528 u. 530. Leipzig 1946.

Scheinbare Niederspannung zeigt sich also: bei *Perikarditis* und beim *Panzerherz* (Abb. 49). Hier ist die Niederspannung häufig auf die Ausschläge der *Kammer* beschränkt, während die Vorhöfe, die ja meist nicht so stark vom Erguß umgeben sind, relativ hohe Potentiale behalten (HOLZMANN[1]). — Bei Exsudaten der Pleura und bei sehr großen Infiltraten der Lunge (großflächige Pneumonien). — Beim Myxödem, wo das stark infiltrierte Gewebe überall als Kurzschluß wirkt.

Ferner zeigt sich eine scheinbare Erniedrigung der Aktionsspannung bei sehr stark dilatierten und blutgefüllten Vorhöfen und Kammern (Dilatation ohne Hypertrophie, Abb. 52). So ist z. B. die anfängliche Verkleinerung von QRS nach Belastung[2] wohl nur durch die vermehrte Blutfüllung zu erklären. Sie fehlt denn auch nach SCHLOMKA[3] bei *kleinen* Arbeiten; sobald die Frequenzsteigerung des Herzens die zunehmende Volumfüllung des Herzens ausgleicht, wird QRS wieder normal oder sogar größer. Allerdings hält es schwer, hierbei kardiale von extrakardialen Faktoren zu trennen. Doch können deutliche Verminderungen der Amplitude wohl immer als starke Kurzschlußwirkung, d. h. als Zeichen insuffizienter Überfüllung des Herzens mit Dehnung ohne Hypertrophie gewertet werden.

Obgleich wir den Einfluß der *verbesserten* Leitfähigkeit für das Entstehen einer scheinbaren Niederspannung so sehr betont haben, dürfen wir nicht übersehen, daß eine sehr stark verschlechterte Leitfähigkeit die Potentiale der Extremitäten ebenfalls *herabsetzen* kann. Es besteht offenbar ein Optimum. Wird z. B. die Lunge durch einen *Pneumothorax* zum Kollabieren gebracht, so ist kein Leiter mehr da, der den lateralen Brustwandteilen Potentiale zuführt. Infolgedessen bilden sich die Stromlinien vorwiegend im Mediastinum und in der Gegend der absoluten Herzdämpfung aus. Da beide Arme an den Seitenflächen des Thorax sitzen, welche durch den Pneumothorax also vollständig vom Herzen isoliert werden, verlieren sie Potential. Künstlich kann man auch mit dem gleichen Erfolg einer Niederspannung das Herz gegen die Lunge durch Gummiblätter isolieren.

Da die Lunge an sich sehr schlecht leitet, muß eine Verbesserung ihrer Leitfähigkeit (durch Pneumonien z. B.) an sich einen dem Pneumothorax entgegengesetzten Effekt machen, d. h. die Potentiale erhöhen. Wann dieser Effekt in die Kurzschlußwirkung übergeht, ist schwer abschätzbar. Im Prinzip ist es so, daß homogene Verbesserung der Lungenleitfähigkeit das Potential erhöht, erhöhte Leitfähigkeit *nur* in der Umgebung des Herzens es erniedrigt. Grundsätzlich ist also der Einfluß infiltrativer Prozesse auf die Größe des EKG sehr verwickelt. Einzelheiten hierzu sind nicht erforscht und auch, wenn man das Prinzip kennt, klinisch nicht mehr so belangvoll.

Allen diesen extrakardialen Faktoren tritt nun die Änderung der Spannung im *Herzen selbst* zur Seite. Bei vielen Erkrankungen, z. B. beim Myxödem, doch auch bei toxischen Perikarditiden, wird man vermuten dürfen, daß neben der extrakardialen, scheinbaren Niederspannung noch eine *echte* Niederspannung **zugleich** besteht, d. h. die Potentiale, die das Herz selbst entwickelt, sind tatsächlich vermindert. Wir können den Einfluß dieser *echten* Niederspannung jedoch erst verstehen, wenn wir die Art der Spannungsentstehung im Herzen, das doch aus Millionen Einzelfasern zusammengesetzt ist, theoretisch genauer beherrschen.

---

[1] HOLZMANN: Klinische Elektrokardiographie, S. 158. Zürich 1945.

[2] Der Effekt wird nur *sofort* nach Belastung beobachtet und daher nicht immer referiert. Später wächst QRS. Die widersprechende Literatur bei LEPESCHKIN u. SCHAEFER (Monographien). Er ist um so deutlicher, je mehr man die wahren Herzvektoren betrachtet, d. h. die Spannung des Herzens aus den 3 Ableitungen nach Abb. 34 berechnet. Wenn S wächst, R aber abnimmt (SCHLOMKA), so kann R + S zwar noch normal bleiben oder gar wachsen, die zu irgendeinem Zeitmoment verfügbare *maximale* Aktionsspannung kann aber trotzdem sinken, denn S kommt *nach* R und darf ihm daher, was Spannungsleistung anlangt, nicht einfach zugezählt werden.

[3] SCHLOMKA: Arb. Physiol. 8, 172 (1934).

13. Die kardialen Faktoren der absoluten Größe der Aktionsspannung.

Man wird die im vorigen Kapitel behandelten Faktoren, welche die absolute Höhe des EKG bestimmen, als für die *Herzdiagnostik* relativ belanglos empfinden dürfen: Diese Faktoren sind ja sämtlich als extrakardial zu kennzeichnen. Im Gegensatz zu ihnen stehen alle jene Faktoren, welche vom Herzen selber bestimmt sind. Es ist eine Vielzahl, und unter ihnen sind durchaus nicht alle vom gleichen Rang. Die absolute Höhe des EKG sollte ja zunächst durch die absolute Span-

nung des Membranpotentials bestimmt werden, so wie es Abb. 16 symbolisiert. Wenn die Ladungen zu beiden Seiten der Zellmembran während der Erregung niedrig gespannt sind, ist auch das Feld, das sie im Körper erzeugen, niedrig gespannt und also auch das EKG niedrig. Dies allein wäre eine „Niederspannung" sensu strictiori. Doch gibt es noch eine ganze Reihe von kardialen Faktoren, welche die Höhe des EKG ebenso maßgebend mitbestimmen, und da sie alle nicht die Vorgänge an der Membran und die mit dem Stoffwechsel verbundenen Ladungsprozesse betreffen, sondern sekundäre Dinge, so müssen wir bei den kardialen Faktoren für die Höhe des EKG ebenfalls zwei Gruppen unterscheiden, die wir unspezifisch und spezifisch nennen wollen.

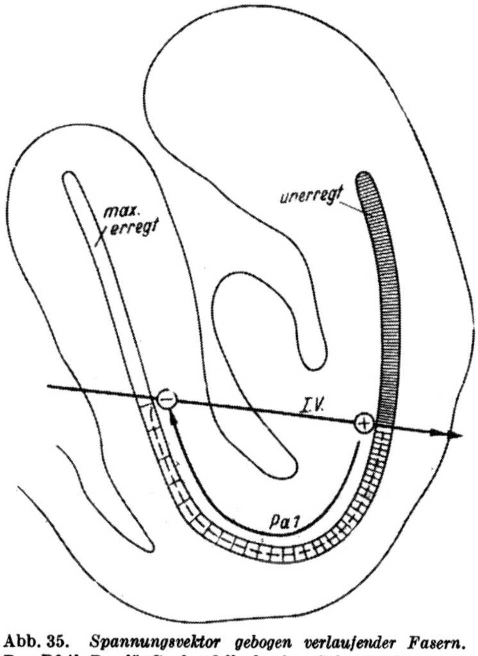

Abb. 35. *Spannungsvektor gebogen verlaufender Fasern.* Der Pfeil P_{a_1} läuft ebenfalls bogig. Seine Wirkung bezüglich des Feldes läßt sich durch einen Integralvektor *I. V.* darstellen. Er verbindet die Endpunkte von P_{a_1} miteinander. Damit dieser Vektor zugleich auch die Richtung der Erregungswelle angibt, wird sein Richtungssinn umgekehrt wie in der Physik üblich gezeichnet: er gibt das *Negativitätsgefälle* an. Zur besseren Unterscheidung wollen wir in der Regel diese Vektoren des Negativitätsgefälles mit 2 Spitzen darstellen. Nur *I.V.* ist außen meßbar und nur seine Richtung analog Abb. 33 und 34 bestimmbar.

a) Addition der Faserpotentiale.

Bevor wir die kardialen Faktoren, welche die Herzaktionsspannung bestimmen, verstehen können, bedarf es einer theoretischen Einleitung. Diese Spannung entsteht ja nicht durch eine einzelne Faser, sondern durch die Überlagerung von Millionen individueller Potentiale, deren Gesetzmäßigkeit wir oben bereits kurz erwähnten. Da nämlich der innere Widerstand der einzelnen Faser sehr hoch ist, kann das resultierende Feld einfach als die vektorielle Addition der Potentiale aller einzelnen Fasern angesehen werden. Wir müssen hierbei unterscheiden zwischen dem Potential, das zu einer gegebenen Zeit herrscht (*Momentanvektor* nach Ev. Koch) und dem Zeitverlauf der Potentiale mit wechselnden Richtungen des Vektors, wie er sich in der Form von QRS ausdrückt.

α) **Addition von Momentanvektoren.** Wir werden im Herzen zunächst selten den Fall haben, daß eine Faser geradlinig verläuft. Der Abgriff des Potentials

einer gekrümmten Faser ist nun insofern relativ einfach darzustellen, als er
nach Abb. 35 durch einen Vektor darzustellen ist, der die beiden Endpunkte
des Pfeiles P_{a_1} miteinander verbindet. Das gilt zwar auch nur unter einschrän-
kenden Voraussetzungen, ist aber beim Herzen vor allen Dingen dann gültig,
wenn eine größere Masse von Fasern gleichzeitig erregt wird, aber im Bogen
verläuft. Die Resultante aller Einzelpotentiale P_{a_1} stellt sich durch einen Integralvektor $I.V.$ dar, der durch die Endpunkte (durch die Pole des Dipols) geht.

Dieser Vektor müßte, physikalisch korrekt, mit der Pfeilspitze vom positiven
zum negativen Pol weisen. Nun schreitet die Erregung aber umgekehrt vom
negativen zum positiven, nämlich vom erregten zum unerregten Gebiet. Es ist

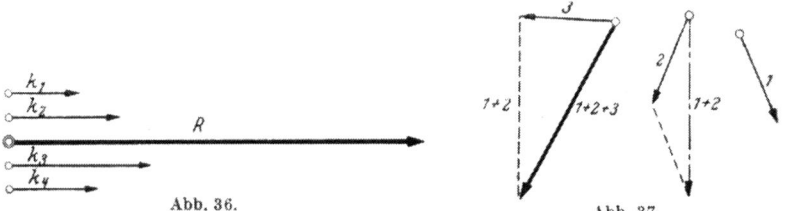

Abb. 36.   Abb. 37.

Abb. 36. Schema der Entstehung einer resultierenden Spannung R aus 4 Komponentenspannungen k_{1-4}, die
alle in gleicher Richtung liegen und auf 4 Herzmuskelfasern als Pfeil P_{a_1} (nach Abb. 18) entstanden sind.

Abb. 37. *Schema der Konstruktion der Resultanten aus mehreren Komponentenvektoren, welche ungleiche Richtung haben.* Die 3 Vektoren überlagern sich geometrisch in der angezeichneten Form. Es wird für je 2 von
ihnen das bekannte Parallelogramm die Kräfte konstruiert, indem der Pfeil *1* an die Spitze des Pfeils *2 parallel
verschoben* wird und die Diagonale *1 + 2* gezeichnet wird. Diese wird an Pfeil *3* parallel herangeschoben usf.
Ersichtlicherweise wird nur die **Richtung** der Resultanten und ihre absolute Größe korrekt sein. Die (anatomischen) Ansatzpunkte müssen unberücksichtigt bleiben, da man ja parallele Verschiebungen vornimmt,
welche es nicht mehr gestatten zu sagen, ob die Resultante etwas mehr links oder rechts liegen müßte. Die
absolute Lage ist aber schon deshalb belanglos, weil wir mit dem Dreiecksschema immer voraussetzen, daß
die Vektoren alle im Mittelpunkt des Dreiecks liegen. *Wir können also aus Extremitätenableitungen niemals
schließen, ob ein Vektor z. B. im linken oder im rechten Herzen lokalisiert ist!*

daher ein guter Gedanke von L. WENDT[1], die umgekehrte Richtung vom negativen
zum positiven Pol als Richtung des Pfeiles anzugeben und diese Richtung das
Negativitätsgefälle zu bezeichnen. Wir wollen in Zukunft unsere Vektoren in
dieser Richtung zeichnen, die dann zugleich auch die Wanderungsrichtung der
Erregungswelle angibt, sofern es sich um P_{a_1}, d. h. den Kopf der Erregungswelle handelt. (Für P_{a_2}, d. h. also die Potentiale zur Zeit von T, ist die Sache
natürlich wieder umgekehrt und die Erregungsrichtung wäre identisch mit dem
Vektor von + nach —.)

Ferner war für uns bislang die *Länge* des Pfeiles P_{a_1} und P_{a_2} eine *anatomische*
Länge. Das ist in der Physik nicht üblich. Wir müssen hier dem physikalischen
Brauche folgen und wollen in Zukunft mit der *Länge* eines Vektors seine
Spannung andeuten. Wir gewinnen damit den Vorteil, daß wir die Überlagerung
mehrerer Potentiale nach dem Parallelogramm der Kräfte konstruieren können.

Betrachten wir zunächst den einfachsten Fall der Addition mehrerer, absolut
gleichzeitig auftretender Potentiale in parallel liegenden Fasern. Abb. 36 gibt
4 solcher Komponentenpotentiale an, welche zur Darstellung der Allgemeingültigkeit unserer Ableitung sogar verschieden groß gezeichnet sind. Die Resultante aller Potentiale R ist die *arithmetische Summe* der Komponenten. Sind
alle Komponenten gleich groß, wie wir das im Herzen wenigstens im Durchschnitt

---

[1] WENDT, L.: Arch. Kreislaufforschg **9**, 341 (1941).

voraussetzen dürfen[1], so ist das resultierende Potential gleich dem Produkt aus der Faserzahl und dem Potential der Einzelfaser. Wir bedenken dabei, daß das Potential der Einzelfaser stark reduziert ist, weil der innere Widerstand der Faser sehr hoch ist und er allein die Stärke des von der Faser erzeugten Feldes begrenzt (vgl. S. 56, Abb. 40).

Nun werden die Potentiale im allgemeinen nicht in gleicher Richtung liegen. Abb. 37 zeigt, was geschieht, wenn die Potentiale aus Fasern stammen, die sehr divergent laufen. Sie ad-dieren sich dann vektoriell, wenn wir mit der Länge der Komponenten ihre Spannung symbolisiert haben. Haben alle Fasern gleich hohe Spannungen, so ist die Konstruktion denkbar einfach.

Wenden wir sie auf einen etwas konkreteren Fall im Herzen an, wie er in Abb. 38 schematisiert ist, so werden wir einen *Integralvektor* als Resul-tante erhalten, der zwar durch alle seine Kompo-nenten eindeutig bestimmt ist. Freilich gestattet die-ser Vektor nicht, daß man ihn umgekehrt in Kom-ponenten *zerlege*, da ja ein Vektor aus unendlich vielen verschiedenen Kom-ponentenkombinationen entstanden sein kann.

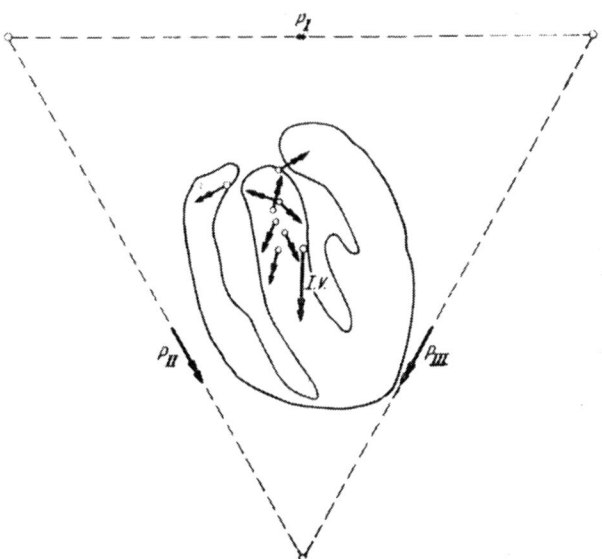

Abb. 38. Konstruktion einer Resultanten, des Integralvektors (*I.V.*), aus 8 divergent verlaufenden Komponenten. Alle Komponenten werden praktisch in der Mitte des gleichseitigen Dreiecks liegend gedacht. Ihre Resultante projiziert sich nach Abb. 33 auf die 3 Ableitungen mit den Teilpotentialen P_I, P_{II} und P_{III}. Durch ihre Divergenz ist ihre Resultante nicht sehr viel größer als die Komponenten: die Kompo-nenten heben sich gegenseitig auf. Die Länge der Pfeile symbolisiert hier Spannungen, nicht mehr anatomische Längen; die Richtung ist identisch mit derjenigen des Negativitätsgefälles (S. 52), weswegen die Pfeile 2 Spitzen haben.

Der Vektor projiziert sich nun nach den oben erläuterten Gesetzen auf die Seiten des Einthoven-Dreiecks, unter der Bedingung, daß er im Mittelpunkt dieses Dreiecks liegt. (Abb. 38 ist darin z. B. gar nicht korrekt gezeichnet!)

Die *absolute Größe* der Komponenten und des Integralvektors ist übrigens auch anzugeben und wird später bei der Theorie der Brustwandableitungen erörtert.

Registriert wird mit den Extremitätenableitungen also ein Integralvektor, der an sich keine Rückschlüsse auf die einzelnen Komponenten gestattet. Denn der gleiche Integralvektor kann aus den verschiedensten Komponentenschwärmen ent-stehen. Was wir ableiten und als Vektor aus den Extremitätenableitungen konstru-ieren, ist also eine **virtuelle Größe.** *Ihr liegt ein unmittelbarer anatomischer Sinn nicht zugrunde, doch wird die Richtung des Vektors durch die Richtung der ihn erzeugenden Muskelfasern bestimmt.*

―――――――
[1] Es gilt allerdings nur für gleich *dicke* Fasern. Eine Faser des rechten Ventrikels, die dünner ist als die des linken, trägt nicht gleich viel zum Potentialfeld bei wie die des linken!

β) **Die Fläche des Potentials bei der Zeitregistrierung.** Im Herzen entstehen nun Vektoren in zahllosen Fasern, doch durchaus nicht synchron; die Frage ist, welche Gesetze die Größe des Potentials bei dem zeitlichen Neben- und Nacheinander beherrschen. Die Verhältnisse am Herzen sind dadurch einzigartig günstig für die Analyse und Berechnung, daß P_{a_1} ja immer ganz allein über die Faser wandert. P_{a_2}, also der *Rückgang* der Erregung, folgt auf P_{a_1}, den Eintritt derselben, nach einer langen Pause, in welcher die Faser in toto in Erregung verharrt. Während der QRS-Gruppe des EKG haben wir es daher nur mit der Überlagerung von Vektoren zu tun, welche als P_{a_1} auf den zahllosen Fasern des Myokards entstehen.

Wandert nun die Erregung mit der Komponente P_{a_1} über eine Faser, so liegt der Dipol P_{a_1} „im Feld" und erzeugt elektrische Potentiale nach Abb. 27 und 28. Dieses Feld bleibt so lange bestehen, wie der Pfeil auf der Faser läuft. Die Zeitdauer des Bestehens t hängt also von der Länge l der Faser und der Leitungsgeschwindigkeit v ab und ist einfach: $t = v/l$. *Je langsamer die Leitung und je länger die Faser, desto länger besteht das Potential und sein Feld!* Wir können nun in einem Syncytium von Myokardfasern leider nicht von einer bestimmten Faserlänge sprechen. Dennoch aber ist es, wie noch gezeigt wird, so, daß die Erregungswelle in einem bestimmten Faserbezirk eine Strecke weit rein myokardial geleitet wird, dann aber auf einen Bezirk stößt, der seine Erregung bereits soeben direkt, von einem eigenen Ast des Reizleitungssystems (RLS) empfangen hat. Wir haben die Strecke, welche die Erregung so „geradeaus" und nur im Myokard läuft, die „*freie Weglänge*" der Erregungswelle bezeichnet. Aus Messungen am Hundeherzen fanden wir sie zu 5—10 mm; diese Werte werden ungefähr auch für das Menschenherz stimmen. Da die Leitungsgeschwindigkeit rund 1 m/sec, die Länge von P_{a_1} aber rund 1 mm ist, verbleibt der Vektor P_{a_1} also 5—10 Millisekunden auf der Faser, und während dieser ganzen Zeit erzeugt er sein „Feld".

Leiten wir nun irgendwo an der Peripherie des Feldes, z. B. mit Ableitung I, ab, so projizieren sich alle Vektoren gemäß ihrem Winkel α mit dem Anteil $V_0 \cdot \cos \alpha$ auf die Ableitung, und sind alle gemäß Gl. (5) auf S. 45 um den Faktor $1/R^2$, den Abstand Herz — Ansatzpunkt des Armes, vermindert. Kümmere ich mich zunächst nicht um die *absoluten* Größen, so kann ich trotzdem sagen, daß alle Potentiale der einzelnen Vektoren sich gegenseitig nach Abb. 37 und 38 vektoriell addieren und daß für jeden Zeitmoment eine neue Addition, entsprechend der stets wechselnden Zahl und Richtung der Fasern, durchzuführen ist.

Betrachte ich zunächst nur eine Ableitung, z. B. Ableitung I, so gilt folgendes: Jede Faser produziert auf ihr ein Potential, das, mit dem cos α seines maximal abgreifbaren Betrages multipliziert, wirksam wird. Das Potential besteht für die Zeit t. Registriere ich es, so erhalte ich eine *Spannungs-Zeitfläche* oder ein Spannungs-Zeit-*Integral* der Erregung dieser Einzelfaser, das gleich dem Produkt aus t, der Verweildauer von P_{a_1} auf der „freien Weglänge", und der Spannung dieser Einzelfaser ist. Alle Potentiale, die zu gleicher Zeit in gleicher Richtung laufen, addieren sich einfach arithmetisch. Die in gleicher Richtung laufenden *Projektionen* von Potentialen, die sonst ganz beliebig laufen mögen, addieren sich mit der Größe ihrer Projektion auch rein arithmetisch. Das bedeutet also, daß sich die Flächen der individuellen Zeit-Spannungsintegrale, die mit einer bestimmten Ableitung geschrieben werden, arithmetisch addieren. Abb. 39 gibt diese Verhältnisse im Schema wieder.

Es ist bei dieser Analyse vor allen Dingen zu beachten, daß die Fläche des Zeit-Spannungsintegrals der *Einzelfaser* um so größer ist, je länger das Potential andauert, je länger also die Faser anatomisch, je langsamer die Leitungsgeschwindigkeit ist.

Die Fläche, welche von den Erregungen *aller* Fasern als Zeit-Spannungsintegral des *ganzen* Herzens erzeugt wird, ist also die algebraische Summe aller

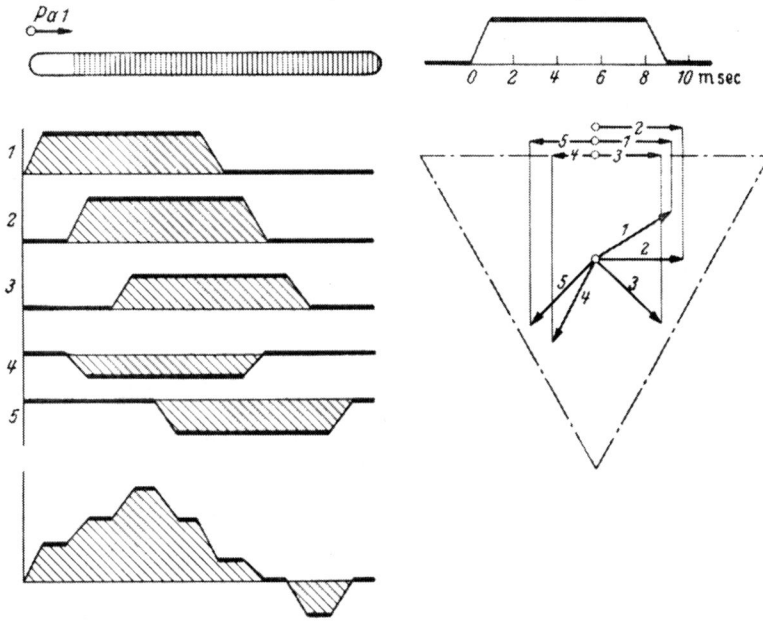

Abb. 39. Oben eine Muskelfaser von der freien Weglänge 8 mm. Eine Erregungswelle wandert mit P_{a_1} = 1 mm Länge auf die Faser. $v = 1$ m/sec. Rechts oben daneben der Aktionsstrom, der P_{a_1} im „Feld" entwickelt: so lange, wie P_{a_1} auf der Faser verbleibt. Rechts die Lage von 5 solchen Fasern, in verschiedenen „Richtungen" zum Einthoven-Dreieck liegend; sie sollen nacheinander in Erregung verfallen. Jede dieser Fasern produziert einen Strom von gleicher Dauer wie die Modellfaser oben; die Spannung ist proportional den Projektionen der Fasern auf die Ableitung I. Links die verschiedenen Faserpotentiale in Ableitung I. Sie summieren sich einfach algebraisch. (Beachte dabei das Vorzeichen der Spannungen!) Unten die Summe aller Spannungen: eine R-S-Zacke. Die Fläche (schraffiert) ist gleich der Summe aller Einzelflächen, unter Berücksichtigung des Vorzeichens.

Einzelflächen. Dabei ist freilich die *Polung* zu beachten: Potentiale, welche sich mit negativen Ausschlägen projizieren, erzeugen Flächen, welche im Diagramm nach unten weisen. Sie heben solche Potentiale, welche im Diagramm nach oben weisen, auf! Wegen der strengen Gültigkeit dieser arithmetischen Addition (bzw. Subtraktion) sind nun folgende allgemeine Regeln gültig:

1. Die Potentialfläche, welche vom ganzen Herzen erzeugt wird, also die Fläche, welche von QRS eingeschlossen wird, ist um so größer, je größer die Zahl Z der Fasern des Herzens überhaupt ist.

2. Bei konstanter Zahl Z und konstanter *Richtung* der Vektoren in den individuellen Fasern ist die Fläche konstant, falls v und l (s. oben) konstant sind.

3. Je länger die Fasern im Mittel sind, desto länger die Zeit t, die das Potential auf der Einzelfaser verweilt, desto länger, das ist größer also die Fläche.

4. Je langsamer die Leitungsgeschwindigkeit v, desto länger ebenfalls t, desto größer die Fläche.

5. Je größer die Zahl *gleichzeitig* erregter Fasern gleicher Erregungsrichtung, desto höher zu dieser Zeit das abgreifbare Potential.

6. Die Gesamtfläche bleibt gleich, wenn die Einzelfasern stärker desynchronisiert, also nicht mehr so sehr gleichzeitig, sondern stärker nacheinander erregt werden. Dabei sinkt natürlich das höchste Potential, da die Zahl *gleichzeitig* erregter Fasern abnehmen muß. Es steigt dafür die *Dauer* des Gesamtpotentials, also die Breite von QRS. Verbreiterung von QRS bei gleicher Fläche ist nichts anderes als ein Zeichen von größerer Desynchronisation der Individuen.

7. Diese Gesetze gelten für jede beliebige, konstant beibehaltene Ableitung. Vorausgesetzt wird nur, daß die Richtung der Vektoren in den einzelnen Fasern konstant bleibt, sich z. B. nicht wie beim Schenkelblock umkehrt.

Wir können nunmehr die einzelnen Einflüsse auf die Spannung des EKG im speziellen besprechen.

b) Die unspezifischen kardialen Faktoren, welche die Höhe des EKG bestimmen.

α) Die Dicke der Herzmuskelfaser. Innerer Widerstand des Gesamtherzens. Wir haben in Abb. 23 schon gesehen, daß die *Dicke der Herzmuskelfaser* entscheidend für die Größe des Potentials ist, das wir außen abgreifen können. Das gilt nur deshalb, weil der innere Widerstand der Faser sehr groß ist gegenüber den Widerständen des „Außenleiters", so daß die Intensität der Stromschleifen, welche von der einzelnen Faser durch den Körper geschickt werden, in der Tat nur von diesem inneren Widerstand bestimmt ist[1]. Eine Faser hat nur einen mittleren Durchmesser von 15 µ, und der spezifische Widerstand des Herzmuskels, also eines Würfels von 1 cm Kantenlänge, ist 200 $\Omega \cdot$ cm. Da die Länge der Erregungswelle 1 mm für P_{a_1} beträgt, liegt der innere Widerstand eines solchen Faserabschnitts in der Größenordnung von 5 Megohm! Gegenüber solchen Widerständen sind alle Feldwiderstände klein. Allerdings werden die absoluten Größen des EKG an den Extremitäten weiter von den Feldgesetzen beherrscht, welche später, bei der Erörterung der Brustwandableitung, behandelt werden sollen. Abb. 40 soll eine Anschauung davon vermitteln, wie der Stromfluß im Feld zugleich durch die Faser geht und deren innerer Widerstand also die Stärke des Feldes beeinflußt: es ist der Größe des Widerstandes umgekehrt proportional.

Eine Muskelfaser vom doppelten Querschnitt (d. h. vom Durchmesser von rund 23 µ) hat natürlich nur den halben Widerstand, und für das Potential des „Feldes" bleibt das Doppelte übrig. Wir lernen: *Zunahme des Faserquerschnitts der Einzelfaser steigert das ableitbare Potential proportional der Zunahme des Querschnitts bzw. des Quadrats des Durchmessers.* Eine hypertrophierende Faser entwickelt also eine höhere Spannung im Feld, unter anderem auch durch die Zunahme des Faserquerschnitts, bei gleichbleibender Faserzahl. *Zunahme des Faserdurchmessers von 15 auf 23 µ verdoppelt das Potential.*

Es ist übrigens für viele unserer späteren Überlegungen interessant zu wissen, wie groß der innere Widerstand des Herzens bei seiner Tätigkeit insgesamt ist. Dieser läßt sich nun wenigstens in einem Mittelwert und annähernd mit folgender Überlegung bestimmen: Wir nehmen an, das Herz habe ein Gewicht von 300 g; davon sei ein Drittel Vorhof und Bindegewebe. Die aktive Kammer hat also eine Masse von 200 g = 200 cm³. Der Erregungsweg ist 5 cm lang, was sich aus der Länge von QRS (= 0,05 sec) und der Leitungsgeschwindigkeit $v = 1$ m/sec errechnen läßt, denn, wie unten (S. 75 ff.) ausgeführt wird, ist die Dauer QRS in der Tat praktisch *nur* durch den Leitungsweg bestimmt, der sich auf diese Weise recht

---

[1] SCHAEFER u. SCHMITZ: Pflügers Arch. **234**, 737 (1934). — ROTHSCHUH: Pflügers Arch. **251**, 275 (1949).

genau errechnen läßt [1]. Setzen wir (allerdings nur mit Einschränkung gültig!) voraus, daß der Leitungsweg homogen dick ist, so wäre er einem Zylinder von 5 cm Länge und also (laut Volumen) von *40 cm² Querschnitt* gleichzusetzen. Da *eine* Faser von 16 μ Durchmesser einen Querschnitt von rund $2 \cdot 10^{-6}$ cm² hat, sind demnach im Herzen gleichzeitig rund $20 \cdot 10^6$ Fasern aktiv. Der innere Widerstand der ganzen Batterie berechnet sich so: Der Pfeil P_{a_1} ist 1 mm lang. Er läuft in einer Muskelmasse ab, die 40 cm² dick ist. Der spezifische Widerstand ist rund $200 \, \Omega \cdot$ cm. Die Batterie von 1 mm Länge und 40 cm² Querschnitt hat also rund *0,5 Ω inneren Widerstand für die zu einem Zeitpunkt aktive Muskelmasse des Herzens.*

Der innere Widerstand des während irgendeines Momentes der R-Zacke wirksamen aktiven Herzgewebes liegt also in der Größenordnung von einem Ohm.

Diese etwas überraschende Rechnung zeigt noch einmal, daß bei einer *einzelnen* Faser das von ihr produzierte Potential im Feld, analog Abb. 40, fast nur von ihrem inneren Widerstand bestimmt wird.

β) **Die Länge der Herzmuskelfaser** ist nur faßbar als eine Vergrößerung der „freien Weglänge", z. B. durch Hypertrophie und Dilatation: Der Vektor P_{a_1} verbleibt längere Zeit auf der Faser. Da das mit allen Fasern zugleich geschieht, werden also mehr Fasern *gleichzeitig* in Erregung

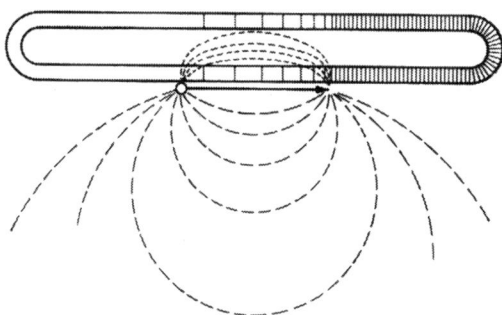

Abb. 40. *Schema des Stromflusses einer einzelnen Myokardfaser „im Feld".* Alle Stromschleifen gehen durch das Faserinnere. Ihre Intensität wird durch den inneren Widerstand der Faser begrenzt.

sein als normalerweise. Die Erregung ist z. B. in einer Faser noch nicht beendet, wenn sie in einer anderen Faser bereits beginnt, während normalerweise im speziellen Fall dieser beiden Fasern die erste ihren Vektor bereits verloren hatte, ehe die zweite ihn produziert. Die individuellen Potentiale überlappen sich stärker: das Potential wird *höher*. Selbst wenn dieser Effekt der stärkeren Überlappung durch stärkere Desynchronisation (lies: Verspätung) der Fasern gegeneinander paralysiert sein sollte, ist doch die *Gesamtfläche* von QRS vergrößert, nämlich verbreitert, da alle Individualflächen vergrößert (und zwar verbreitert) sind. Dieser Effekt einer Verbreiterung und Erhöhung, insgesamt also Vergrößerung der QRS-Fläche, ist unabhängig von der Zunahme des *Faserquerschnitts*, die auch noch einmal den absoluten Betrag des Potentials jeder einzelnen Faser erhöht. Wir wollen den oben behandelten Faktor eine *Hochspannung durch hypertrophische Verlängerung* bezeichnen.

Diese Hochspannung braucht nicht mit *nennenswerter* Verbreiterung von QRS einherzugehen, da eine Verlängerung der Einzelfaser um 10% z. B. die Flächen von QRS ebenfalls um 10% erhöht, aber die Dauer von QRS nur um diejenige Zeit verlängern muß, welche das Potential auf der *Einzelfaser* länger verweilt, und das ist etwa 1 msec! Da die Dauer von QRS ein Ausdruck der physiologischen Desynchronisation der Fasern und ganz unabhängig von der Verweildauer der Erregung auf der Einzelfaser ist, kann QRS praktisch gleich

---

[1] Freilich sind nur von der Spitze *Q* bis zur Spitze *S* nennenswert große Myokardbezirke erregt; deshalb setzen wir auch nur den mittleren Abstand zwischen ihnen, 0,05 sec, als QRS-Dauer ein.

breit bleiben und trotzdem das Potential durch den hier angegebenen Mechanismus steigen:

Jede Verlängerung der Einzelfaser im Myokard erhöht also die erzeugte Spannung ohne merkliche Verbreiterung von QRS. Die prozentuale Flächenzunahme von QRS ist gleich der prozentualen Verlängerung der Fasern. (Hochspannung durch hypertrophische Verlängerung der Fasern.)

γ) **Der mechanische Spannungszustand** der Muskelfaser verändert ihre Elektrizitätsproduktion. Für den Skeletmuskel ist das seit langem bekannt und mit modernster Methodik erneut bewiesen[1]. Ein Froschgastrocnemius z. B. kann ein

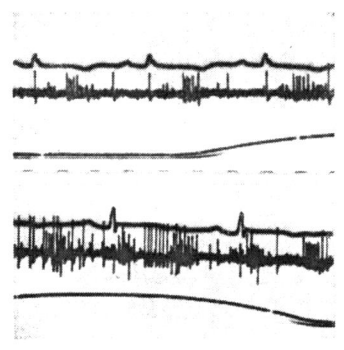

um das 10fache gesteigertes Aktionspotential unter starker Belastung aufweisen. Wir wissen über analoge Verhältnisse beim Herzen wenig Exaktes. Da aber auch der parallelfaserige Sartorius diese Spannungszunahme zeigt, scheint mir erwiesen, daß sie eine allgemeine Erscheinung der Muskelfaser sein muß. Abb. 41 zeigt ein EKG einer Katze, welches durch plötzliche Verdoppelung des Blutdrucks eine enorme Zunahme von QRS aufweist, freilich nur in einer Ableitung geschrieben. Ich halte diese Zunahme vorwiegend für einen Spannungseffekt.

Abb. 41. EKG einer Katze (obere Kurve), zugleich mit den Aktionsströmen sensibler Herznerven (Mitte) und der Atmung (unten) verzeichnet. Unteres Bild bei hohem Blutdruck (200 mm Hg), oberes bei niedrigem (100 mm Hg). Beachte die starke Vergrößerung des EKG durch die momentane Drucksteigerung! [Aus Schaefer: PflügersArch. 248, 534 (1944).]

Das EKG des *Hochdrucks* ist möglicherweise zum Teil durch solche Einflüsse der mechanischen Spannung erklärt. Abb. 44 und 45 geben je ein typisches Hochdruck-EKG wieder. Abb. 44 b stammt von einem jungen Menschen mit einem Blutdruck von 155/80, der klinisch und subjektiv sonst gesund ist. Wieweit hier bereits eine beginnende Hypertrophie mitspielt, ist naturgemäß nicht auszuschließen; entwickelt sich doch das typische Hochspannungs-EKG beim Hochdruck erst mit den Jahren[2], also offenbar parallel der langsam einsetzenden Hypertrophie, freilich dann immer mit den Zeichen dieser Hypertrophie in T, wie sie Abb. 45 andeutet und später (Abb. 163) genauer erörtert wird.

Hochdruck, d. h. vergrößerter mechanischer Spannungszustand des Herzens, kann also eine rein tonogen bedingte Hochspannung im EKG erzeugen. Wieweit eine reine Zunahme des Schlagvolumens, also höhere Ausgangsdehnung der Myokardfasern, ebenfalls die elektrische Spannung erhöht, ist noch nicht zu entscheiden.

δ) **Die Zahl der Herzfasern** ist, wie wir sahen, von der größten Bedeutung. Allerdings scheint sie sich nur bei Überschreitung eines „kritischen Herzgewichts" von 450—500 g zu vermehren und bis zu dieser Grenze praktisch konstant zu bleiben, wie Linzbach[3] bewies. Doch vermindert sie sich häufig durch Untergang von Muskelfasern nach toxischen Schäden und Myokarditiden. Wir sprechen im ersten Fall von *Hyperplasie*, im zweiten von *Hypoplasie*.

[1] Schaefer: Pflügers Arch. **237**, 329 (1936).

[2] Master: Proc. Soc. exper. Biol. a. Med. **26**, 367 (1929).

[3] Linzbach: Virchows Arch. **314**, 534 (1947).

ε) **Intrakardiale Kurzschlüsse durch Nekrosen, Schwielen und Ödeme.** Diese Gruppe von Einflüssen auf die Spannung des EKG würde eigentlich den extrakardialen Faktoren zugerechnet werden müssen, was ihren Mechanismus anlangt, ist aber kardial bezüglich des Sitzes der Störung. Ist nämlich ein Herz von zahlreichen Schwielen oder anderem inaktiven Gewebe durchsetzt, so bildet dies Gewebe einen Kurzschluß für die benachbarten aktiven Fasern. Bei disseminierten Nekrosen im Anschluß an Myokarditiden finden wir das.

Nicht nur lokalisierte Narben können solche Kurzschlüsse bilden, sondern auch universelle intrakardiale Ödeme. So beschreibt LINZBACH[1] ein mantelförmiges Ödem um die Muskelfaser des Hungerherzens, das einen solchen Kurzschluß für die Spannung der Faser bildet, daß die *Niederspannung des Hungerherzens* sehr wohl auf diese „Mantelödeme" bezogen werden könnte, wie LINZBACH meint. Da außerdem auch Muskelfasern zugrunde gehen und durch inaktives Gewebe ersetzt werden, tritt als Ursache der Niederspannung eine Verminderung des aktiven Querschnitts und die eben erwähnte Kurzschlußwirkung inaktiven Gewebes hinzu. Das ist besonders ausgeprägt beim Diphtherieherz, wo die häufig anzutreffende Niederspannung sowohl auf interstitielle Ödeme als auch auf den diffusen Untergang von Muskelfasern zu beziehen ist[2].

ζ) **Niederspannung durch venöse Stauung.** Bindet man die Coronarvene bei offener Coronararterie zu, so kommt es natürlich zu einer venös capillären Stauung im Herzen unter dem Druck der Aorta. Hierbei tritt eine starke Niederspannung auf (UNGHVÁRY[3]). Diese Niederspannung betrifft auch den monophasischen Aktionsstrom. UNGHVÁRY selbst meint, daß Niederspannung also immer ein Zeichen venöser Stauung sei, eine sicher ungerechtfertigte Verallgemeinerung. Doch ist natürlich möglich, daß stark erhöhte Venendrucke analog diesen Versuchen Niederspannung erzeugen. Es ist jedoch meines Erachtens gar nicht ausgemacht, welches der *Mechanismus* dieser Niederspannung ist, da sowohl ein konsekutives interstitielles Ödem so etwas bewirkt als auch die Stoffwechselschädigung, die bei jeder so extremen, kompletten Stauungsasphyxie notwendigerweise eintritt. So hohe Venenstauungen wie in diesem Versuch dürften übrigens intra vitam nicht vorkommen; doch machen kleinere Staudrucke natürlich ihre schwächeren Effekte.

η) **Physiologische Niederspannung durch Divergenz der Fasern** findet sich immer dadurch, daß analog der Abb. 38 die verschiedenen Fasern divergent zueinander laufen. Wie uns Abb. 80 zeigen wird, streben die Fasern des Myokards sogar von einer Region, dem *Quellpunkt der Erregung*, divergent auseinander und heben sich also immer in erheblichem Ausmaß gegenseitig auf. Die Zeit-Spannungsproduktion von QRS ist dadurch in der Regel auf weniger als $^1/_{10}$ herabgemindert und kann auf $^1/_{25}$ sinken[4]! Wir wollen diese zeitliche Überlagerung divergent laufender, also sich mit ihren umgekehrt gerichteten Potentialen aufhebender Erregungen die *physiologische Niederspannung* des Herzens nennen. Sie war in Abb. 38 schon angedeutet. Sie findet sich in verstärktem Maße dann, wenn einige Fasern des Herzens nun noch zusätzlich anders erregt

---

[1] LINZBACH: Virchows Arch. **314**, 600 (1947).

[2] KIENLE: Diphtherische Herzkomplikationen. Stuttgart 1947.

[3] UNGHVÁRY: Z. Kreislaufforschg **1948**, 378.

[4] GÄRTNER u. SCHAEFER: Noch unveröffentlicht. Vgl. auch Kap. 26 b α.

werden als normal und dabei den Spannungen der normal erregten Fasern entgegenwirken. Bei der Präexzitation (dem WPW-Syndrom) ist das gelegentlich der Fall (OEHNELL und LIND[1]).

Eine solche Niederspannung kann so abnorm stark werden, wenn besonders divergente Wege der Erregungsausbreitung vorliegen und zugleich die physiologische Verspätung klein ist, daß QRS außerordentlich niedrig und kleiner als T wird[2]. Immer scheint der Vorhof eine starke physiologische Niederspannung aufzuweisen, da ein Vorhof mit partieller Asystolie eine monophasisch deformierte P-Zacke erzeugen kann, welche größer als R ist[3]!

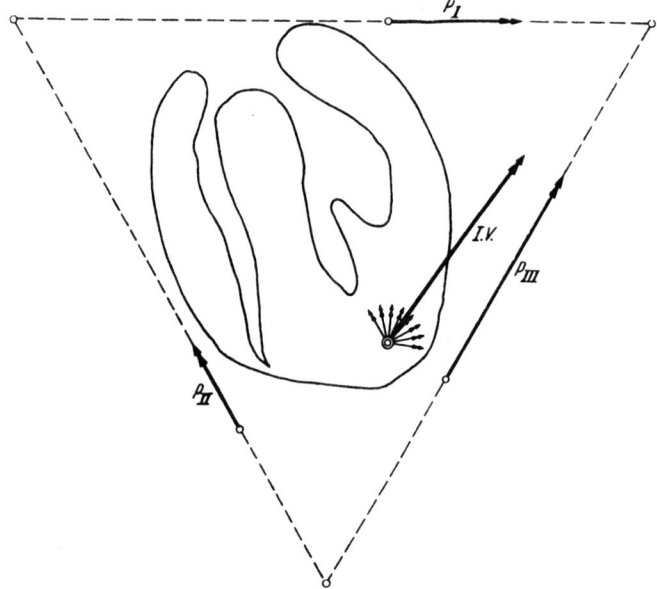

Abb. 42. *Darstellung des Potentialvektors zu Beginn einer Extrasystole aus der Spitze.* Es ist angenommen daß sich die Erregung in 8 Fasern vorwiegend ins *linke* Herz hinein fortpflanzt (Typ der Rechts-Extrasystole). Der Integralvektor des Negativitätsgefälles zeigt etwa in der Richtung, die auch die erste Extrasystole der Abb. 46 aufweist. Beachte die relative Größe seiner Projektion auf die 3 Ableitungen! Beachte vor allem die *absolute Größe* des Vektors im Vergleich mit Abb. 38. Dort wie hier sind 8 Fasern gleichen Potentials nach demselben Schema zusammengesetzt worden. Hier ziehen die Fasern alle vorwiegend in *einer Richtung*.

ϑ) **Hochspannung durch Konvergenz der Erregungswellen** ergibt sich aus der Umkehrung des vorigen Absatzes: Durchdringt eine Erregungswelle das Herz in annähernd gerader Richtung von oben nach unten oder umgekehrt, so weisen alle Vektoren der einzelnen Fasern vorwiegend in die gleiche Richtung: Die physiologische Niederspannung verschwindet. Es bleibt eine Niederspannung dadurch, daß die anatomischen Richtungen natürlich immer in gewissem Grade divergent sind. Alle Vektoren werden aber *spitze* und nicht stumpfe Winkel miteinander bilden.

Abb. 42 gibt ein Beispiel dieser Art: die Auslösung einer Kammerextrasystole an der Herzspitze. Alle Fasern sind vorwiegend konvergent, der Integralvektor sehr groß. Kammerextrasystolen können uns also zeigen, welches maximale

[1] OEHNELL u. LIND: Cardiologia 7, 163 (1943).
[2] Ein Fall bei PARDEE u. PRICE: Amer. Heart J. 15, 28 (1938).
[3] GROEDEL, KISCH u. BORCHARDT: Exper. Med. a. Surg. 5, 411 (1947).

Zeit-Spannungsintegral ein Herz zu liefern fähig ist. Aus ihnen ist der Grad der physiologischen Niederspannung am besten abzulesen. Ähnliche Zunahmen der QRS-Fläche wird uns auch der Schenkelblock zeigen, was sich besonders beim experimentellen Schenkelblock des Hundes demonstrieren läßt (ROTHBERGER und WINTERBERG[1]). Das ist ein Zeichen dafür, daß beim Schenkelblock die physiologische Niederspannung, d. h. die Divergenz der Erregungswellen vermindert ist, daß also ein erheblicher Teil der Myokardfasern von der Erregung in umgekehrter Richtung wie normal durchflossen wird.

ι) **Desynchronisation der Elemente** führt zu einer Niederspannung, welche bereits einen Übergang zu den spezifischen kardialen Faktoren der Spannungsänderungen darstellt. Wir werden erst später (Kap. 15, 59) ausführlich erläutern, daß jede Myokardfaser ihren individuellen Beitrag zum Gesamtpotential in Form einer etwa dreiecksförmigen Spannungszeitfläche liefert. Werden die einzelnen Fasern nicht mehr so relativ synchron miteinander erregt wie in der Norm, sondern mit größerer relativer Verspätung gegeneinander, so wird QRS breiter aber niedriger, und zwar so, daß die Gesamtfläche von QRS und der Typ in allen Ableitungen gleichbleiben. Diese Art der Niederspannung bezieht sich also nur auf die Scheitelspannung, die absinkt, nicht auf das Spannungs-Zeitintegral, also die Fläche, die gleichbleiben. Verbreiterung von QRS bei normaler Fläche und normalem Typ wird in der Regel auf eine stärkere Desynchronisation zu beziehen sein.

c) Die spezifischen kardialen Faktoren für die absolute Größe der Herzaktionsspannung.

Selbst wenn wir alle obengenannten Faktoren aus Kapitel 12 und 13 beachten, bleiben zahlreiche Fälle übrig, wo eine besonders niedrige oder hohe Spannung des EKG vorliegt, welche sich mit diesen Faktoren nicht erklären läßt. Wir müssen annehmen, daß sich die Spannungsproduktion der Muskelfaser selbst geändert hat. Wir sprechen in solchen Fällen von *spezifischer Hoch- oder Niederspannung*.

α) **Spannungsänderungen durch Erregbarkeitsänderungen.** Wenn die Erregbarkeit der Myokardfaser sinkt, so frißt sich der physiologische Reiz der Erregungswelle langsamer über die Myokardfaser fort: die Leitungsgeschwindigkeit v sinkt. Diesen Zusammenhang zwischen v und Erregbarkeit hat SCHELLONG[2] sehr früh erkannt und dargestellt. Sinkende Leitungsgeschwindigkeit aber bedeutet zweierlei, je nachdem, ob mehr das Myokard selbst, mehr das Reizleitungssystem (RLS) betroffen ist. Ist das RLS geschädigt, so kommt es vorwiegend zur Desynchronisation der einzelnen Teile des Myokards: Die Anteile der Einzelfasern an QRS werden breiter auseinandergezogen, die Fläche QRS bleibt konstant, es muß die Spannung also sinken, wenn QRS breiter wird: *Niederspannung durch Verspätung.*

Ist dagegen die Leitung im Myokard verlangsamt, so verbleibt der Pfeil P_a, längere Zeit auf der „freien Weglänge": Das Zeit-Spannungsintegral aller Einzelfasern und damit auch die Gesamtfläche QRS wird *größer.* Dabei wird, wenn

---

[1] ROTHBERGER u. WINTERBERG: Z. exper. Med. **5**, 264 (1917).
[2] SCHELLONG: Z. Biol. **82**, 435 (1925).

sich die Erregungsrichtung nirgends *umkehrt*, QRS seine Form, seinen Typ, beibehalten, doch breiter und *nicht niedriger* oder relativ wenig erniedrigt werden. Solche Flächenzunahmen bei gleicher Amplitude der Spitzen sollte man eigentlich auch Hochspannungen nennen. Man tut es nicht. *Sie sind ein Zeichen für verlangsamte Leitung im Myokard.* Beide Effekte der Leitungsverlangsamung, die Desynchronisation vom RLS her und die Verlangsamung im Myokard, sind in etwa Antagonisten, was die Spannungshöhe anlangt. Dieser Antagonismus bewirkt, daß eine Verlangsamung der Erregungsleitung meist nicht die Niederspannung aufweist, die nur durch die Desynchronisation eigentlich zustande kommen müßte.

Verbreitertes QRS normalen Typs, doch mit Niederspannung, ist also ein Zeichen starker Desynchronisation durch Leitungsverzögerung im Reizleitungssystem (Abb. 51).

Es ist übrigens denkbar und wird später (S. 65) noch ausgeführt werden, daß QRS dann besonders niedergespannt ist, wenn die einzelnen Myokardabschnitte in besonders ausgeprägter Weise divergent von der Erregung durchlaufen werden, wenn also die Erregung vom „Quellpunkt" aus sehr gleichartig nach allen Seiten ausstrahlt. Wird dazu die Erregung den verschiedenen Myokardbezirken noch sehr viel gleichzeitiger zugeleitet als das in der Regel der Fall ist, durch besonders rasche Leitung der Erregung bzw. kleine Leitungswege, so kann es zu einer unerwartet guten Synchronisierung sehr stark divergent verlaufender Potentiale und damit zu einer stark überbetonten physiologischen Niederspannung kommen. Kennzeichen: kurzes QRS bei kleinen Herzen. Besonders leicht kommt es zu solchen Bildern, wenn die physiologische Kompensation der divergenten Potentialvektoren durch Ausfall toxisch geschädigter Fasern unterstützt wird. Abb. 130a zeigt ein solches Bild.

β) Die einzige, heute schon faßbare Quelle echter, spezifischer Hoch- und Niederspannungen ist jedoch die **direkte Änderung des Membranpotentials.** Es gibt nämlich zahlreiche Fälle von Niederspannung, bei denen alle übrigen Erklärungen ausfallen. Vor allem ist in diesen Fällen auch die *Fläche*, die QRS einschließt, vermindert. Solche Fälle können also nur auf einer echten Verminderung des *Membranpotentials* beruhen. Ursache solcher Verminderung kann eine abwegige *Membranstruktur* und ein abwegiger *Stoffwechsel* sein.

Es wird im einzelnen Fall oft sehr schwierig und nur durch Ausschluß aller anderen Möglichkeiten entscheidbar sein, ob eine solche echte Niederspannung tatsächlich vorliegt. Vor allem scheint mir wichtig, eine Integration der QRS-Fläche vorzunehmen. Beträgt sie merklich weniger als 25 Mikrovoltsekunden, so ist das abnorm. Ist dann QRS nicht besonders kurz, so liegt eine Niederspannung vor, die bei Ausschluß aller Abgriffabnormitäten nur eine myokardiale Niederspannung sein kann.

Freilich scheint es mir sehr unwahrscheinlich, daß es echte isolierte Niederspannungen der Einzelfaser ohne Störungen der Erregungsausbreitung gibt. Nach der Strömchentheorie der Erregungsleitung ist ja die Stärke des Aktionsstroms zugleich auch der Reiz für die Fortleitung der Erregung. Je schwächer der Reiz, desto langsamer die Leitung, wie die schon zitierte Analyse SCHELLONGs richtig angibt. Es werden also Niederspannungen, die eine pathologische Bedeutung haben, immer wenn auch noch so unmerkliche Veränderungen der Erregungsausbreitung zeigen. In Abb. 49—55 ist nicht ein einziges Beispiel, wo QRS normal geformt wäre.

Es ist sehr schwer, Störungen der *Membranstruktur* und des *Stoffwechsels* voneinander zu unterscheiden. Vielleicht ist es sogar theoretisch unzulässig, da eines das andere notwendig zur Folge hat. Ist T stark abgeflacht oder rein diskordant-negativ, so *kann* der Stoffwechsel gestört sein. Das Kapitel ·über T wird aber zeigen, wie kompliziert die Dinge liegen. Ist T normal, so ist eine Stoffwechselstörung gröberer Art mindestens aus dem EKG nicht ab- zulesen. Ein Fall, wo man strukturelle Änderungen dieser Art als Ursache der schweren Änderungen im EKG nachweisen kann, scheint das Myxödemherz zu sein, wo es nach DOERR und HOLLDACK[1] zu mucoiden Degenerationen in der Myokardfaser kommt.

Eine Bemerkung zum Übergang in klinische Erörterungen: Niederspannung heißt, daß das Membranpotential zur Erfüllung seiner Funktionen *zu niedrig* ist. „Zu niedrig" ist ein relativer Begriff. Ist die Erregbarkeit eines Individuums hoch, so braucht es nur eine kleine Reizspannung. Wir wissen nichts über in- dividuelle Schwankungen der myokardialen Erregbarkeit. Wir sollten uns daher nicht wundern, wenn auch absolute Unterschiede im *normalen* Potential der Myokardfasern vorkommen. Wir können sie zur Zeit nicht als existent behaupten. Die Frage, ob die normale Variationsbreite der QRS-Spannung also *nur* ein Problem des Abgriffs und der Überlagerung der einzelnen Faserpotentiale ist, muß offenbleiben.

14. Klinisch orientierte Übersicht über das Hoch- und Niederspannungs-Elektrokardiogramm.

α) **Wann sprechen wir von abnormer Spannung?** Bei Niederspannung meist dann, wenn keine Ober- oder Unterlänge · im EKG 0,5 mV überschreitet. Wir werden der Meinung beipflichten, daß diese Grenze Willkür ist. Doch muß es ja Grenzen geben. Bei der Hochspannung können wir 2 mV als eine ebenso will- kürliche Grenze auffassen, welche von keiner Ableitung überschritten werden darf. Die Willkürlichkeit dieser Werte wird dadurch gemildert, daß die Mittel- werte normaler EKG von diesen Grenzen deutlich entfernt liegen. Trotzdem ist die Beurteilung nur der Maximalspannung nicht mehr ein ausreichendes Hilfsmittel zur Diagnose. Wir werden vielmehr die Flächen von QRS als Maß nehmen.

β) Eine **Betrachtung der Flächen von QRS** wird später ausführlich er- örtert werden. Das größte R schließt eine Fläche ein, die in der Norm um 25 μVsec liegt. Werte von 13—50 μVsec wird man wohl als innerhalb der Norm betrachten dürfen, entsprechend einer R-Breite von 0,05 und den Grenzen der Spannung von 0,5—2 mV für das höchste R. An Abb. 43 b ist diese Fläche deutlich, in Abb. 44 a ganz erheblich, nämlich auf den 4fachen Normalwert, vergrößert.

---

[1] DOERR u. HOLLDACK: Virchows Arch. **315**, 653 (1948).

[2] Man darf also nicht von der Spitze Q zur Spitze R zählen, sondern die Spannung von Q **oder** R nehmen! Spannung ist ja nur das, was zu einer bestimmten Zeit anliegt. Q und R entstehen aber nacheinander.

Wenngleich es immer gefährlich ist, eine relative Hochspannung im EKG auf bestimmte Faktoren zurückzuführen, so werden wir doch QRS-Zacken mit starker Flächenvergrößerung durch Hochspannung in erster Linie der Hypertrophie zuschreiben dürfen. Wir werden dabei zwischen normtypischen (Abb. 44) und linkstypischen (Abb. 45) oder rechtstypischen Formen unterscheiden.

γ) **Hypertrophie.** Die Hypertrophie ist, wie wir später erörtern werden, selten eine allgemeine, meist vielmehr eine einseitige. Im zweiten Fall geht sie mit Typenabweichungen einher. Zugleich pflegt sich mit fortschreitender Hypertrophie T zu ändern (Abb. 44). Je ausgeprägter diese beiden sekundären Merkmale bei einer Hochspannung auftreten, desto eher werden wir auf morphologische Befunde, d. h. auf echte Verlängerung der myokardialen Leitungswege, schließen dürfen. (Ein Schluß auf eine Myokard*schädigung* bedarf, wie wir sehen werden, weiterer Indizien!) Abb. 43 läßt morphologische Änderungen nicht, Abb. 44 mit großer Wahrscheinlichkeit erschließen.

δ) Die **reine Hypertonie** kann, wie oben gesagt, Hochspannung durch einen mechanischen Effekt erzielen. Vielleicht ist das oft die einzige Ursache sonst normal geformter, hochgespannter Kurven (Abb. 44 b)[1]. Häufig wird man dabei Linkstyp, d. h. negatives R III finden; die Diagnose ist dann bei Beachtung des Blutdrucks klar. Eine besondere ,,Herzmuskelschädigung'' kann z. B. aus Abb. 45 nicht erschlossen werden (vgl. S. 229 ff.).

ε) Die **relative Hochspannung nach Belastung** (Abb. 47), beim vegetativ Labilen (Abb. 48) und beim Basedow könnte man versucht sein, als eine Sympathicuswirkung aufzufassen. Doch widerspricht dem die reine Adrenalinwirkung, die, wenn überhaupt, eher eine Verkleinerung von QRS hervorruft[2]; sichere konstante Veränderungen scheinen sich durch Beeinflussung des Sympathicus nicht zu finden, wie die Ergebnisse von LEITNER und STEINLIN[3] erkennen lassen. Die sehr wechselnden Befunde auf Adrenalin sind vielleicht dadurch zu erklären, daß Adrenalin und Sympathicus auf das Myokard und die Herznerven unter Umständen ganz antagonistisch wirken (Adrenalinumkehr!). So wird sich die QRS-Erhöhung gar nicht, die T-Erhöhung eher auf hormonale Prozesse beziehen lassen. Da sich bei solchen Hochspannungen nach Art der Abb. 47 und 48 weder ein Hochdruck noch sonst eine der bekannten Ursachen findet, wird man zwischen einer reinen Wirkung erhöhter Schlagvolumina, also größerer Ausgangsdehnung der Muskelfasern, einer Veränderung der Membranspannung und Erregbarkeitsänderungen als Erklärung schwanken. Beim Basedow ist übrigens QRS und T oft, doch nach eigenen Erfahrungen ebenso wie nach der Literatur nicht einmal in der Regel erhöht[4].

ζ) **Verlangsamte Erregungsleitung im Myokard** wurde oben schon als Ursache einer vergrößerten QRS-Fläche erwähnt. Eine ausführliche Besprechung folgt in Kap. 25. QRS ist mäßig hochgespannt, verbreitert und im Typ unverändert.

Ob BARCZYK[5] recht hat, wenn er sonst nicht erklärbare Hochspannung (ohne Hypertrophie) als Zeichen einer Myokardschädigung ansieht, scheint theoretisch mindestens nur bei deformierten QRS verständlich.

---

[1] Solche Hochspannungen bilden sich bei Rückgang des Blutdrucks, z. B. nach Sympathektomie, zurück.

[2] CHAMBERLAIN: Clin. Sci. **3**, 267 (1938).

[3] LEITNER u. STEINLIN: Arch. Kreislaufforschg **13**, 62 (1944); dort die wenig ergiebige und sehr umfangreiche Literatur.

[4] Lit. bei LEPESCHKIN, § 475.

[5] BARCZYK: Klin. Wschr. **1947**, 428.

Übersicht über verschiedene Formen des Hochspannungs-EKG.

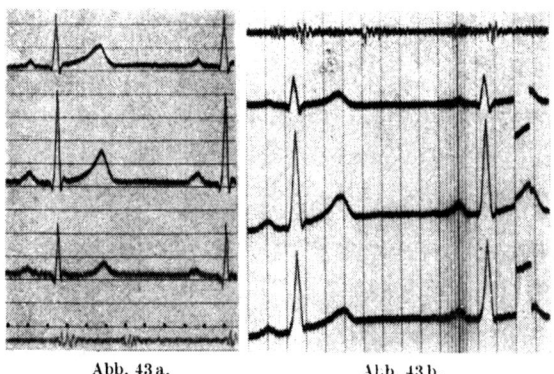

Abb. 43 a.   Abb. 43 b.

Abb. 43. *Hochspannung an der Grenze der Norm. Normaltyp.*

Abb. 43 a. EKG mit mäßiger Hochspannung eines gesunden 26jährigen Mannes. Blutdruck 115/80, 193 cm
groß, 73 kg schwer. Hochspannung unbekannter Ursache bei normaler Form. QRS-Fläche 36 μVsec; $\alpha_R =$
$+ 60°$. (Zeit in 0,1 sec nachgezeichnet: Punkte im Bild unten. Ordinate in $^1/_2$ mV genau.)

Abb. 43 b. EKG eines klinisch und subjektiv gesunden Mannes von 43 Jahren, 173 cm groß, 70 kg schwer. Blutdruck 145/80. R deutlich zu plump. QRS-Fläche deutlich vergrößert = 52 μVsec. $\alpha_R = + 70°$. Wahrscheinlich
beginnende Hypertrophie, etwas verlängerte Leitungswege. Eichung in mV.

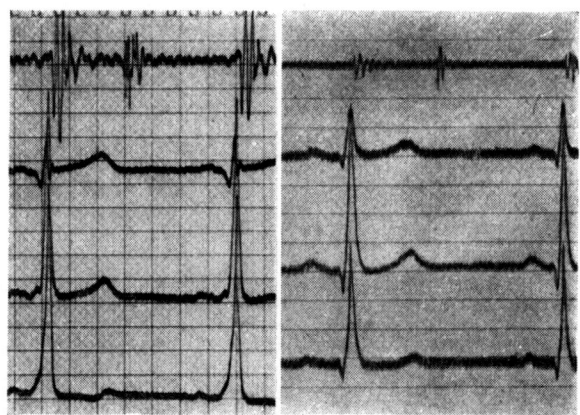

Abb. 44 a.   Abb. 44 b.

Abb. 44. *Hochspannung pathologischen Charakters. (T deformiert.) Normaltyp.*

Abb. 44 a. Hochspannung bei beginnender Hypertrophie. Kompensierter kombinierter Klappenfehler, seit
2 Jahren krank. Röntgenbefund: Mr 4,7, Ml 10,6. Mitralform. — Die Hypertrophie erkennt man an der etwas
plumpen Form von R, am flachen T, vor allem am T_{III}. Der Fuß von R ist freilich durch ein sog. WPW-
Syndrom („Erregungsverfrühung") verzerrt, doch spielt dieses Syndrom bei seiner hier vorliegenden Kleinheit
keine Rolle bei der Formung der hohen R-Zacken. Ordinatenraster 0,5 mV. $R_{II} = 4,25$ mV. QRS-Fläche
110 μVsec. $\alpha_R = 90°$. Die T-Änderung ist rein passiv durch die R-Vergrößerung bedingt.

Abb. 44 b. Hypertoniker-EKG. Mittlere Hochspannung (155/80) bei einem 22jährigen Manne. (64 kg, 177 cm.)
Form des EKG normal. *Vielleicht reiner Effekt der mechanischen Spannungszunahme.* Ordinateneichung genau
0,5 mV je Strich.

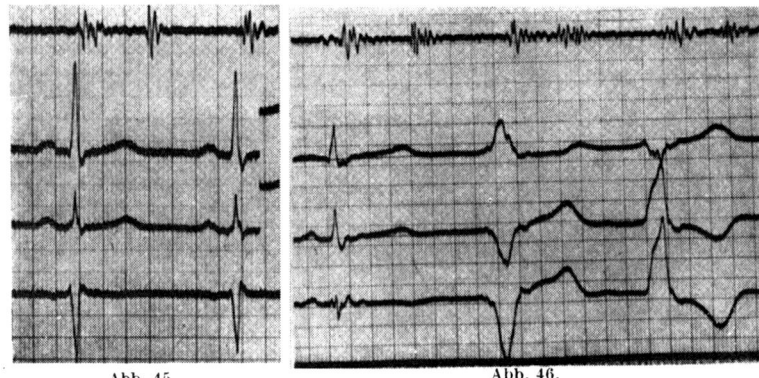

Abb. 45.   Abb. 46.

Abb. 45. Hypertoniker-EKG mit mittlerer Hochspannung und ausgeprägtem Linkstyp. RR 180/90. 55jähriger
Mann. Röntgenologisch: Mr 4,7; Ml 9,5. Aorta breit, Aortenknopf. Ordinate 0,5 mV.

Abb. 46. Hochspannung durch Fortfall gegenseitiger Kompensation der Faserpotentiale. Extrasystolen der
Kammer. Vgl. die Spannungsdifferenzen im Vergleich mit dem Normalschlag! Es sind 2 Extrasystolen dar-
gestellt, die kurz nacheinander in verschiedenen Teilen des Herzens entstehen. Die erste ist von dem Typ,
wie er sich bei Extrasystolen der *rechten* Kammer findet. Sie ist in Abb. 42 analysiert. Die zweite ist eine sog.
Basis-Extrasystole, vermutlich aus der linken Kammer. — 34jähriger Mann; Mitralinsuffizienz nach Rheuma.
RR 140/85. Rö.: Mr 6,0; Ml 10,5. — Vgl. auch Abb. 55. — Ordinate 0,5 mV.

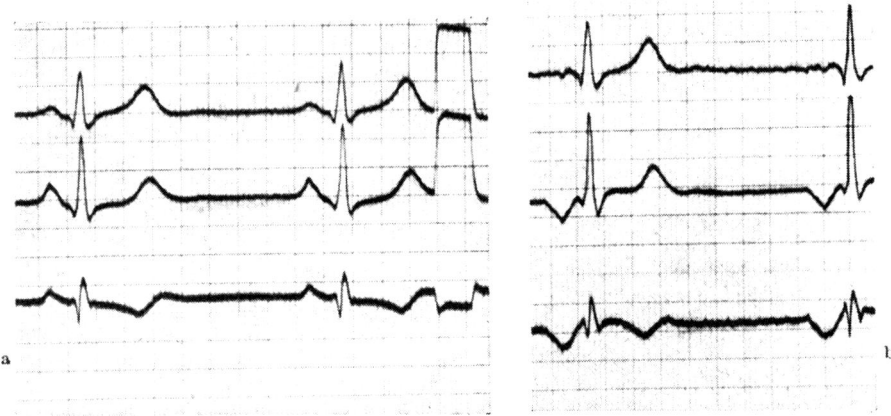

a   b

Abb. 47 a u. b. QRS- und T-Erhöhung nach Arbeit (Belastungs-EKG). Hochspannung durch Sympathicotonus.
P ist nach Arbeit invertiert, der Reizort also zum ASCHOFF-TAWARA-Knoten hin verschoben. P ist auch
erhöht (P pulmonale). Beachte die ST-Veränderungen durch die diskordante T-Welle des Vorhofs: PQ und
ST ist immer diskordant zu P verändert, in a etwas gesenkt, in b etwas gehoben.

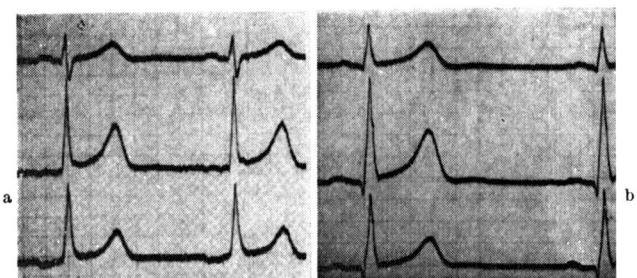

a   b

Abb. 48 a u. b. Hochspannung durch vegetative Stigmatisation. Auffallend neben der relativen Größe von R die
Höhe von T. Ordinaten 0,5 mV. a *Vasolabilität* als klinische Diagnose. Blutdruck 125/70. T ist im Maximum
1,1 mV hoch. b Zum Vergleich ein ganz ähnliches Bild von einem *kombinierten Mitralvitium*. T ist maximal
ebenfalls 1,1 mV. Hier wird neben der vegetativen Stigmatisation vermutlich auch eine andere Ursache der
Hochspannung von T mitspielen. (Hochdruck? RR 145/80. Lokale Myokardschäden?)

η) Bei den **Niederspannungen** sehen wir in Abb. 49 ein Beispiel für *scheinbare Niederspannung* durch Panzerherz. Beim *Panzerherzen* allerdings müssen wir an die auch experimentell beobachtete *Atrophie* der Muskelfasern mit kleinerem Faserdurchmesser denken (ROBERTS und BECK[1]). Diese macht natürlich das Gegenteil von der Hypertrophie: Niederspannung durch Erhöhung des inneren Widerstandes der Spannungsquelle. Das durch Alter atrophierende Herz tut natürlich das gleiche. Andere Ursachen scheinbarer Niederspannung sind *Perikarditis, Pleuritis,* in etwa sogar *Pneumonie.* Wir finden sie ferner bei allen Herzen, deren Myokard ohne Hypertrophie dilatiert ist, da das Blut im Herzinnern als Kurzschluß für die Stromlinien des Feldes wirkt. Nach Belastung und Arbeit *kann* QRS kleiner werden, tut es allerdings selten, da der Hochspannungseffekt der Arbeit meist über die Zunahme des Schlagvolumens mit seiner Kurzschlußwirkung überwiegt. Ohne Zweifel jedoch übt die *Blutfüllung* des Herzens einen Kurzschlußeffekt mit relativer Niederspannung bei Herzen aus, die stark *dilatiert* sind. Die klinische Erfahrung zeigt ja auch, daß das dilatierte Herz ein größeres QRS bekommt, wenn es sich im Lauf der Behandlung bessert. Freilich ist kaum zu entscheiden, ob und wieviel dabei pharmakologische Einflüsse eine Rolle spielen. Doch können wir bei röntgenologisch vergrößerten Herzen mindestens im statistischen Mittel sagen, daß das relativ niedergespannte EKG vorwiegend auf Dilatation, das relativ hochgespannte vorwiegend auf Hypertrophie deutet[2] (Abb. 50).

ϑ) Wir werden weiter den schon oben beschriebenen Mechanismus der **Desynchronisation** der Faserelemente betrachten müssen. Kennzeichnend ist die Verbreiterung von QRS bei gleichem Typ und konstanter QRS-Fläche. Viele Bilder, die hierhin gehören, werden als Verzweigungsblock gedeutet. Schließlich ist der *Verzweigungsblock* ja auch etwas Ähnliches. Abb. 147d wird ein Beispiel bringen. Auch Abb. 51 und 74 gehören wenigstens zum Teil hierher. Ursache ist in erster Linie eine Schädigung des *Reizleitungssystems* bei normaler Leitungsgeschwindigkeit im Myokard.

ι) Wir finden weiter gelegentlich Niederspannungen durch besonders **große wechselseitige Kompensation** stark divergent verlaufender Erregungswellen. Wir werden sehen, daß Niederspannungen beim Infarkt zum Teil so erklärt werden können (Kap. 44 ε). In Abb. 53 und 55 mögen solche Mechanismen eine Rolle spielen. Wir müssen bedenken, daß schon sehr kleine Mengen von Myokardfasern erhebliche Änderungen der QRS-Fläche bewirken: $\frac{1}{25}$ aller Fasern kann imstande sein, mit seinen elementaren R-Zacken eine dem normalen QRS gleich große Spannungszeitfläche zu erzeugen, wie uns die Befunde der physiologischen Niederspannung lehren. Wird also nur ein kleiner Teil der Fasern anders als normal erregt, z. B. in umgekehrter Richtung von der Erregung durchlaufen, so kann QRS sowohl vergrößert als auch stark verkleinert werden, je nach dem zufälligen Verlauf der betreffenden Fasern. Je glatter QRS, desto eher ist auf einen solchen zufälligen Mechanismus stark divergenter Erregungswellen, d. h. *abnorm starker „physiologischer Niederspannung",* zu schließen, der letzten Endes

---

[1] ROBERTS, J. T., and C. S. BECK: Amer. Heart J. **22**, 314 (1941).

[2] Allerdings müssen wir bedenken, daß das Restblut auch des normalen Herzens wesentlich größer ist als man meist annimmt. DELIUS u. REINDELL: Z. klin. Med. **143**, 29 (1943). — REINDELL: Verh. dtsch. Ges. Kreislaufforschg **1941**, 263.

Tabelle 2. *Hochspannung.*

Ursache	Allgemeine Kennzeichen des EKG	Klinische Kennzeichen und Diagnose
Fortfall von sonst üblichen Kurzschlüssen, Verbesserung des Abgriffs im „Feld"	Spannungszunahme mäßigen Grades bei normaler Form	Magerkeit (Abb. 43a)
Dickenzunahme der Herzmuskelfaser und Zunahme der Zahl der Fasern	Spannungszunahme mit geringer Verbreiterung oder doch plumper Form von QRS	Hypertrophie (Vitien), meist durch Vergrößerung von Faserdurchmesser *und* Faserlänge (Abb. 43b, 44a)
Zunahme der Faserlänge	Spannungszunahme mit geringer Verbreiterung von QRS. T fast stets verändert: abgeflacht oder sogar diskordant	Hypertrophie mit Dilatation. „Verspätung." (Herzdurchmesser röntgenologisch verbreitert) (Abb. 44a)
Zunahme der mechanischen Spannung	Zunahme der elektrischen Spannung bei normaler Form	Hochdruck ohne Hypertrophie (Abb. 44b, 45) Arbeit? (Abb. 47)
Fortfall wechselseitiger Kompensation durch Fortschreiten der Erregung nur in einer Richtung	Starke Spannungszunahme bei starker Verzerrung von QRS (Verbreiterung und Formabweichung, vorwiegend negativ oder positiv). T stets diskordant	Extrasystolen. Schenkelblock (Abb. 46)
Steigerung der Erregbarkeit der Herzmuskelfaser? Bessere Synchronisation der Elemente	Spannungszunahme mittlerer Größe bei Verkürzung von QRS oder doch sehr schlanker Form. QT relativ kurz	Ergotrope Reflexe. Arbeit (Abb. 47). Hyperthyreose (doch nicht konstant). Vegetativ Labile (Abb. 48)
Verlangsamte Erregungsleitung im Myokard	QRS verbreitert, Fläche vergrößert. QRS-Typ unverändert	Toxische Myokardschäden. Chinin (Abb. 127)
Änderungen der Membranstruktur und des Stoffwechsels	Spannungserhöhung. Form normal	Unbekannte Ursache. Hochspannungen, für die sich ein anderer zwingender Grund nicht findet

eine individuelle Eigentümlichkeit der Erregungsverteilung durch das Reizleitungssystem ist. Buckel und Deformierungen von QRS dagegen deuten auf umschriebene Ausfälle (vgl. S. 80).

ϰ) **Echte myokardiale Niederspannung** liegt offenbar in Abb. 52 vor. In Abb. 55 jedoch ist die Niederspannung sicher *nicht* myokardial: sie müßte sonst auch bei den Extrasystolen bestehen! Obgleich eine Myokardschädigung aus *anderen* Indizien (QRS-Form, PQ, Extrasystolie) fast mit Sicherheit erschlossen werden kann, ist sie *nicht* Ursache der Niederspannung. Das Beispiel zeigt, wie vorsichtig man mit der Bewertung der Niederspannung sein muß. Diese Vorsicht wird auch dadurch geboten, daß sich Niederspannung (QRS < 0,5 mV) bei klinisch vollkommen Gesunden findet; bei 35% der Niederspannungen ist ein pathologischer Befund subjektiv und objektiv nicht zu erheben! Selbst wenn man 0,3 mV als Grenze der Norm setzt, finden sich bei den unter 0,3 mV liegenden EKG prozentual fast ebensoviel Gesunde wie Kranke[1]. Allein ist daher die Niederspannung als Kriterium nicht verwertbar. Sie wird hingegen bei Vorliegen *klinischer* Befunde ein Anhaltspunkt, bei anderen Abnormitäten im EKG ein warnendes Zeichen sein. Sie bedeutet um so mehr, je stärker QRS deformiert

---

[1] LEACH, REED and WHITE: Amer. Heart J. **21**, 551 (1941).

und vor allen Dingen *verbreitert* ist. Wir wundern uns also nicht, daß Niederspannung auch bei histologisch vollkommen normalem Myokard angetroffen wird (PARDEE und PRICE)[1].

Verschiedene Formen des Niederspannungs-EKG.

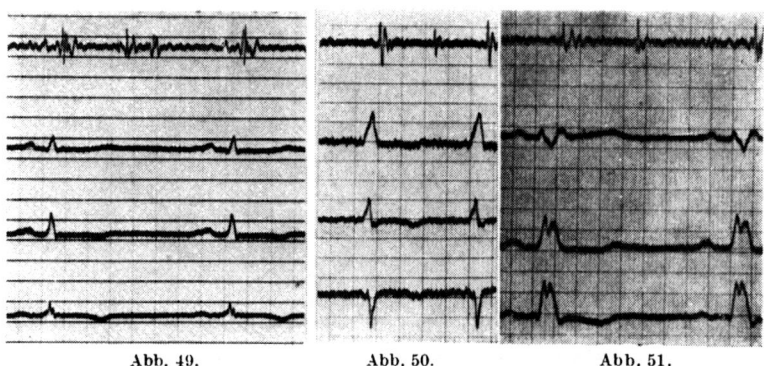

Abb. 49.   Abb. 50.   Abb. 51.

Abb. 49. Panzerherz-EKG. Niederspannung zum Teil durch Kurzschluß in dicken Herzschwielen. RR 125/80. Gleichzeitige Beteiligung einer echten myokardialen Niederspannung vielleicht durch Atrophie nicht auszuschließen (Scharlach, Diphtherie!) Alter Fall, 8 Jahre lang krank. Ordinaten 0,5 mV. T dem Panzerherzen entsprechend diskordant (Störung der Herzperistaltik).

Abb. 50. EKG eines beiderseits dilatierten Herzens bei ätiologisch nicht definierbarem Leiden. Röntgenologisch Mitralform, etwas dekompensiert. Kein Vitium, keine Herzanamnese (Soldat!). Es liegt neben der Niederspannung durch Dilatation eine sichere Myokardschädigung vor (T rechtstypisch-diskordant!), die wahrscheinlich auch die Niederspannung mitbedingt.

Abb. 51. Relative Niederspannung durch Desynchronisation der Erregung (Leitungsstörung im RLS). Bei verbreitertem QRS ist zwar die Maximalspannung von R relativ niedrig (0,7 mV), die *Gesamtfläche* von QRS_{III} mit 45 µVsec aber sogar etwas vergrößert. Aortenstenose. Mr/Ml = 4,8/11,0. RR 115/75. Aortenform. Sichere myokardiale Schädigung.

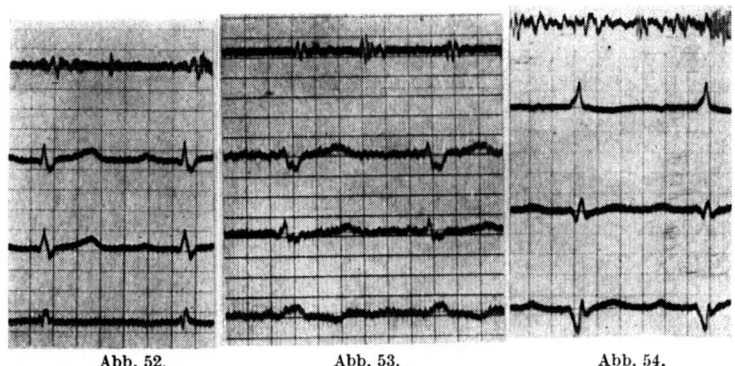

Abb. 52.   Abb. 53.   Abb. 54.

Abb. 52. Starke Niederspannung, vielleicht zum Teil durch vergrößerte Blutfüllung. (Dilatation ohne Hypertrophie). (Rö.: Mr 4,4; Ml 11,2.) Da PQ relativ lang ist, ist vielleicht auch die ventrikuläre Erregungsleitung nicht intakt, doch ist diese Vermutung nicht zu beweisen. Wahrscheinlicher ist eine Störung der Spannungsproduktion: echte myokardiale Niederspannung. — 33jähriger Mann. Klinisch kein Anhalt für eine Diagnose. Anamnese o. B. Ordinaten 0,5 mV.

Abb. 53. Niederspannung. Vielleicht besonders starke gegenseitige Kompensation aller Faserpotentiale? Die Ausbreitung der Erregung ist ganz abnorm, eine Art Mitteilung von Verzweigungsblock und Wilsonblock. 20 Jahre alte Erkrankung, als „organischer Herzfehler" diagnostiziert, kein Klappenfehler. RR 110/75. 53jähriger Mann. Rö.: Mr 4,4, Ml 12,3. Die mechanische Systole ist sehr lang (120% der Norm). Ordinaten 0,5 mV.

Abb. 54. Niederspannung bei abnormer Erregungsleitung (QRS plump und deformiert). Als Zeichen der verschlechterten Erregungsleitung ist PQ bei hoher Herzfrequenz auffallend lang. — Im vorliegenden Fall tritt als konkurrierende Ursache der Niederspannung ein rechtsseitiger Pleuraerguß infolge Stauung bei dekompensierter Mitralinsuffizienz und Stenose hinzu (vgl. Ton!). Eine *myokardiale* Niederspannung ist daher zwar wahrscheinlich, ihr Ausmaß aber vielleicht nicht so groß wie das EKG erscheinen läßt. Ordinaten 0,5 mV.

---

[1] PARDEE and PRICE: Amer. Heart J. **15**, 28 (1938).

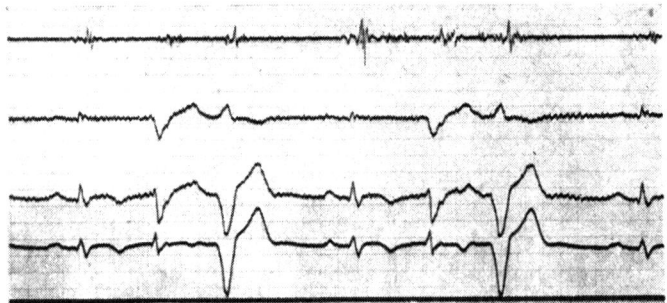

Abb. 55. Niederspannung, die nicht myokardial bedingt ist, obgleich die polytope Extrasystolie und die starke T-Änderung auf eine myokardiale Schädigung hinweisen. Die zweite der beiden gekoppelten Extrasystolen hat jedoch eine fast normale Spannungsproduktion (QRS = 92 μVsec) und zeigt damit an, daß die Myokardfasern normale Zeit-Spannungswerte entwickeln können. Nebenbefund ferner: eine energetisch-dynamische Insuffizienz nach HEGGLIN, mit verfrühtem 2. Ton. Niederspannung vermutlich vorwiegend durch starke wechselseitige Kompensation der Myokardfasern.

Tabelle 3. *Niederspannung.*

Ursache	Allgemeine Kennzeichen des EKG	Klinische Kennzeichen und Diagnose
Kurzschluß durch gut leitende äußere Felder in Herznähe	Normale Form, kleine Spannung. Brustwandableitung relativ normal	Exsudate, Infiltrate, Pleuritis, Perikarditis, Pneumonie, Myxödem (Abb. 49)
Kurzschluß durch inaktives Gewebe im *Innern* des Herzens (Schwielen, Narben, Nekrosen, Mantelödem)	Spannung herabgesetzt, Form je nach Ursache fast normal (Hunger-Herz) oder schwer verändert (Verzweigungsblock, Abb. 147)	Untergang von Myokard durch Hunger, toxische Nekrosen, Entzündungen (alte Myokarditis), Infarkt (Abb. 212)
Kurzschluß der Blutfüllung	Wechselnde Größe mit wechselnder Blutfüllung, vor allem bei Belastung	Labile Strömungsverhältnisse, starke respiratorische Arrhythmien, Belastung mit reversibler Insuffizienz. Dilatation ohne Hypertrophie (Abb. 50, 52)
Verkleinerung des Faserdurchmessers, Atrophie	Normale Form und Dauer. Kleine Spannung	Panzerherz. Altersatrophie (Abb. 49)
Stellung des Herzens stark sagittal	Normale Form, kleine Spannung. Brustwandableitung normal	Sagittalstellung im Röntgenbild
Mangelhafte Übertragung der Herzspannung auf die Extremitäten	Normale Form, kleine Spannung, Dreiecksschema besonders stark ungültig. Brustwandableitung normal	Pneumothorax
Besonders starke gegenseitige Kompensation aller Faserpotentiale	a) Normal. QRS normtypisch b) Niederspannung mit Verzerrung von QRS, ohne Verbreiterung	Physiologische Abnormität. QRS meist kurz. Herz gesund Einige Formen diffusen Blocks (Abb. 53, 54). Einige Infarkte (Abb. 213 b)
Verlangsamte Erregungsleitung im RLS. Desynchronisation der Elemente	QRS plumper oder verbreitert, Niederspannung. Meist auch PQ verlängert.	Anoxie, toxische Schädigungen Acetylcholin, Digitalis, (Abb. 51, 74)
Störungen des Stoffwechsels	Kleine Spannung. Echte Niederspannung. T stärker als QRS, doch QRS-Dauer nicht verändert. Brustwandableitung ebenfalls niedrig	Toxische Schäden. T abgeflacht. Digitalis?
Störungen der Membranstruktur	Echte Niederspannung, gleichförmig QRS und T betreffend. Brustwandableitung niedrig	Toxische Schäden. Niederspannung ohne sonstige Erklärungsmöglichkeit (Abb. 47 ?)

Die bunte Reihe von Ereignissen, welche Niederspannung bewirken, sollte also vor allen einseitigen Theorien bewahren. Freilich sind die meisten, vor allem die exogenen Ursachen der Niederspannung leicht zu diagnostizieren. Es bleiben die endogenen, kardialen Faktoren mit Störung der Erregungsvorgänge in der Faser selbst: bei Myodegeneratio, bei Myokarditis, Coronarinsuffizienz, Kachexie, Anämie und Myxödem (SCHULTZE[1]). Je kleiner dabei QRS und je breiter, desto schlechter das RLS; je breiter QRS bei normalem Typ, desto schlechter das Myokard. Beides ist deletär. Wir sollten aber aus der Theorie die Lehre ziehen, daß breite QRS mit vergrößerter Fläche Leitungsstörungen im Triebwerk des Myokards haben können und deshalb keineswegs besser daran sind als solche Herzen, bei denen das RLS gestört und alle Fasern bei normaler myokardialer Leitung stark desynchronisiert sind. Ganz rein werden die beiden Extreme vermutlich nicht vorkommen. Wir müssen aber lernen, sie abzugrenzen und die Prognosen danach zu stellen.

III. Die Theorie und Klinik von QRS.

15. Die quantitativen Verhältnisse der Erregungsleitung in der Einzelfaser.

Man kann die im vorhergehenden besprochenen Probleme eine allgemeine Theorie des EKG bezeichnen. Sie gab nirgends Anhaltspunkte dafür, warum das EKG diese und keine andere Kurvenform hat. Dies aber, das klinisch eigentlich wichtigste Problem, kann nicht aus Betrachtungen über Spannungsproduktion und Abgriff gelöst werden. Zu seiner Lösung müssen wir vielmehr wissen, wie lange denn die Erregung in der Einzelfaser dauert, welche Geschwindigkeit sie hat, welchen Weg die Erregungswelle nimmt und wie sie in die verschiedenen Teile des Herzens vom Reizleitungssystem geleitet wird. Es ist nun wirklich erstaunlich zu sehen, daß dies kardinale Problem, die quantitativen Daten der Erregungswelle, aus dem allein eine Theorie von QRS zu folgern wäre, auch heute noch kaum bekannt ist. Wie weit könnten wir sein, wenn das Papier, das für den Ozean von Kasuistik und vager, indirekter Theorie verschwendet wurde, zu einem Teil dem wirklich Wesentlichen der Forschung gedient hätte! Statt dessen beobachten die meisten Bearbeiter des Themas die relativen und absoluten Ausschläge mit unermüdlicher Ausdauer, ohne zu bedenken, daß nur experimentelle Kausalanalyse der Elementarvorgänge uns weiterführt!

Die ersten sauberen Analysen der Erregungsvorgänge in der Einzelfaser sind am Kammerstreifen, also an einem wenig physiologischen Präparat gewonnen worden. Rückschlüsse auf den Warmblüter lassen sich nicht aus ihnen machen. Dann ist die Methode des Differential-EKG von CLEMENT-GARTEN[2] zu erwähnen, aus der jedoch, da man damals mit noch unzulänglichen Registrierinstrumenten arbeitete, ebenfalls zulängliche Schlüsse nicht zu ziehen waren. Die ersten guten Beobachtungen am Herzmuskel verdanken wir vielmehr einer Reihe sehr

---

[1] SCHULTZE, E. G.: Z. Kreislaufforschg 1948, 185.
[2] CLEMENT: Z. Biol. 58, 110 (1912). — GARTEN: Scand. Arch. Physiol. 29, 114 (1913). — HOLZLÖHNER u. SACHS: Z. Biol. 88, 125 (1928).

sauberer und umfassender Arbeiten RIJLANTS[1], die dafür kein EKG-Forscher zu kennen scheint. RIJLANT fand als erster, daß das Myokard des Säugerherzens (Katze und Hund) mit 4 m/sec Geschwindigkeit die Erregung leiten, freilich nur auf kurze Strecken. An den syncytialen Brücken scheint die Erregung dann zu stocken und Verzögerungen zu erleiden. Die Methode der Untersuchung ist schwierig und indirekt und die Werte sind nicht sicher. Übrigens war die Leitungsgeschwindigkeit nicht einmal vom Skeletmuskel des Säugers exakt bekannt.

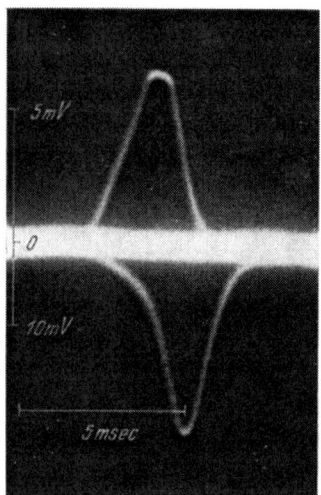

Abb. 56a. Das elementare R, von der Oberfläche des Hundeherzens mit Mikroelektroden nach Abb. 56b registriert. Die beiden R-Zacken sind so an die Verstärker angeschlossen, daß der Deutlichkeit wegen die eine nach oben, die andere nach unten ausschlägt. (Diese Art der Polung ist also rein technisch und ganz willkürlich!) Der obere Strom entstammt den Elektroden *CD*, der untere *AB*. *CD* ist zunächst erregt. Die Welle wandert also von *D* nach *A*, von der Coronarfurche fort. (Aus SCHAEFER u. TRAUTWEIN.)

Sie ist vor einigen Jahren erst von ECCLES und O'CONNOR[2] am Katzenmuskel, von uns soeben auch am Hundemuskel bestimmt worden (F. MARGUTH)[3]. Man findet Werte zwischen 4 und 8 m/sec, je nach Tierart und Muskel.

Unsere Messung zielt auf den Erwerb folgender Kenntnisse: sowohl QRS als auch T des EKG setzen sich aus den elektrischen Vektoren der in den einzelnen Fasern ablaufenden Erregungen zusammen. Wir müssen also wissen, wie groß die Pfeile P_{a_1} und P_{a_2} sind, wie rasch sie wandern, eine wie lange Strecke sie geradeaus durchlaufen („freie Weglänge") und wie viele solcher Fasern mit der freien Weglänge das Herz insgesamt besitzt. Wir müssen dann noch wissen, in welcher Richtung die Fasern anatomisch liegen, denn ihre Vektoren haben die gleiche Richtung; in welcher Richtung die Erregungswelle sie normalerweise durchsetzt, denn sie leiten ja wie alle Muskelfasern in beiden Richtungen an sich gleich gut; ferner in welcher Form der Synchronisation bzw. Desynchronisation, also in welcher zeitlichen Ordnung die Fasern in Erregung verfallen.

Wir können nicht behaupten, daß dieses Programm bereits gelöst wäre; wir stehen am Anfang einer großen Serie experimenteller Arbeiten. Aber wir sehen den Weg, und wir können auch aus dem EKG selbst, wenn man einmal weiß, wie es zustande kommen muß, manchen Rückschluß auf das Verhalten der Elemente wagen, der nicht mehr so hypothetisch ist wie die bislang üblichen Vorstellungen der Differenzkonstruktion.

Jedes Element des Herzmuskels entwickelt nacheinander also Spannungsvektoren entgegengesetzter Richtung, in Abb. 17—26 P_{a_1} und P_{a_2} benannt, welche einen Ausschlag des Meßinstrumentes nach oben und nach unten hervorrufen. Erinnern wir uns speziell an Abb. 26, so sehen wir, daß für die Dauer des Verweilens von P_{a_1} auf der freien Weglänge des Syncytiums ein einphasischer Ausschlag nach oben erfolgt, der von einem ebenso einphasischen Ausschlag

[1] RIJLANT: Arch. internat. Physiol. **33**, 325 (1931).
[2] ECCLES and O'CONNOR: J. of Physiol. **97**, 44 (1939).
[3] MARGUTH, F.: Unveröffentlicht.

nach unten durch P_{a_2}, also während des Erregungsrückganges, gefolgt ist. Der erste Ausschlag ist hoch und kurz, der zweite lang und breit; wir nennen sie das elementare R und das elementare T und wir wollen jetzt schon andeuten, daß dies T immer genau entgegengesetzt zu R (diskordant) verlaufen muß und seine Fläche gleich der von R ist.

Zur Berechnung der Feldpotentiale brauchen wir also die elementaren Daten: Die Leitungsgeschwindigkeit v, die anatomische Länge l der Vektoren P_{a_1} und P_{a_2} und die Zeiten t, welche diese Vektoren brauchen, um an einem Punkte der Myokardfaser vorbeizulaufen. Diese drei Größen hängen durch die Gleichung $v = l/t$ zusammen.

Wir haben nun am Herzen v nach Art der Abb. 56 ausgemessen. Registrieren wir nämlich das elementare R an zwei Punkten des Myokards, so

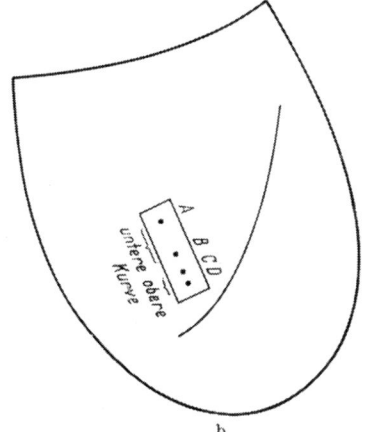

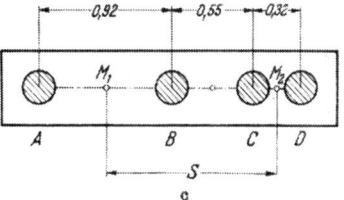

Abb. 56 b u. c. *Maße und Elektrodenlage wie bei Abb. 56 a.* Es wird die Lage der 4 Elektrodenpunkte auf dem Hundeherzen angedeutet (Aufsicht auf das Herz, angezeichnet die Interventrikulärfurche); daneben die Maße der Elektrode in Millimeter. Die Metallpunkte haben alle einen Durchmesser von 0,3 mm. Die Maße gelten von Mittelpunkt zu Mittelpunkt. (Aus SCHAEFER u. TRAUTWEIN.)

braucht die Erregungswelle Zeit, um vom ersten zum zweiten Elektrodenpaar zu gelangen. Die Zeitversetzung der Gipfel der beiden R-Zacken in Abb. 56 a ist die Zeit, welche die Mitte des Pfeils P_{a_1} braucht, um von der Mitte der Strecke CD zur Mitte der Strecke AB zu wandern[1]. Zahlreiche Messungen dieser Art am Hundeherzen haben einen Mittelwert von 0,88 m/sec ergeben (SCHAEFER und TRAUT-WEIN[2]). Wir dürfen annehmen, daß das Menschenherz, entsprechend seinen dickeren Fasern, noch etwas rascher leitet. Wir nehmen daher meist den runden Wert von 1 m/sec an. Diese Geschwindigkeit ist immerhin merklich kleiner als die, die wir für das Reizleitungssystem annehmen dürfen, dessen Erregung sich nach vielen Beobachtungen indirekter Natur mit 2—4 m/sec fortpflanzen muß. (Direkte Messungen liegen anscheinend nur von MAENO[3] vor.) *Das Myokard leitet also sicher erheblich langsamer als das spezifische System*[4].

Wir können nun auch die Zeit t und die Länge l des Vektors P_{a_1} berechnen. Hierbei müssen wir allerdings bedenken, daß die Dauer R in Abb. 56 gleich der

---

[1] Der Gipfel R wird dann registriert, wenn sich P_{a_1} gerade mit seiner Mitte mitten zwischen den Elektrodenpunkten A und B bzw. C und D befindet.

[2] SCHAEFER u. TRAUTWEIN: Pflügers Arch. **251**, 417 (1949).

[3] MAENO: Fukuoka-Ikwadaigaku Zasshi (jap.) **23**, 46 (1930).

[4] Übrigens haben schon LEWIS und ROTHSCHILD den Wert der myokardialen Leitungsgeschwindigkeit erstaunlich richtig vorausgesagt, freilich auf Grund nicht ausreichender Methoden: Philos. Transact. B **206**, 181 (1915).

Zeit ist, welche von dem Augenblick, wo die Spitze P_{a_1} die *erste* Elektrode (z. B. *D*) erreicht, bis zu dem Moment, wo das Ende von P_{a_1} die *zweite* Elektrode (*C*) verläßt. Die Leitungszeit von *D* nach *C* steckt also mit in der Dauer R. Korrigieren wir diesen Umstand, so erhalten wir Werte, die in der Größenordnung von einigen Millimetern liegen. Nun leitet aber jede solche Elektrode trotz ihrer kleinen Ausmaße noch eine Zahl von etwa 30 Myokardfasern ab, die nicht alle ganz synchron reagieren. Das Oszillogramm der Abb. 56 ist also nicht das einer Einzelfaser. Ein solches kann man nur durch Zufall erhalten, wenn das Herz anfängt zu fibrillieren. Wir besitzen solche Beobachtungen, aus denen hervorgeht, daß die Länge von P_{a_1} nicht größer als 1 mm ist und die Dauer also rund 1 msec beträgt. Der Pfeil P_{a_2} allerdings ist erheblich länger, räumlich und zeitlich: er dauert beim Menschen wahrscheinlich rund 0,25 sec und ist daher etwa 25 cm lang, also 250mal länger als P_{a_1}! Er paßt daher mit seiner Länge auf keine Muskelfaser: auf ihn treffen die Annahmen der Abb. 26 zu.

Diese beiden Kurvenzüge des elementaren R und T stehen nun mit dem monophasischen Aktionsstrom (MAS) in einem einfachen Zusammenhang. Registrieren wir diesen nämlich ebenfalls an einer oder an wenigen Fasern, so erweist sich die Dauer R gleich der Anstiegszeit des MAS, die Länge gleich der sog. *„Anstiegslänge"*. Die Dauer T aber entspricht der Zeit, in welcher der MAS relativ steil zurückgeht. Während des Plateaus aber tritt ein Potential längs der Faser nicht auf. Die Verhältnisse werden später erörtert und finden sich in Abb. 152 dargestellt.

Wir sehen also:

1. Die Leitungsgeschwindigkeit im Myokard beträgt rund 0,9 m/sec. Sie ist erheblich kleiner als die des Reizleitungssystems. Dies hat also tatsächlich die Aufgabe, den langsamen contractilen Fasern des Herzens die Erregung rasch und möglichst gleichzeitig zuzuleiten.

2. Die Leitungsgeschwindigkeit der Myokardfasern liegt unterhalb derjenigen der Skeletmuskelfaser (4—8 m/sec), was ihrer anatomischen Struktur entspricht.

*3. Die **Dauer** des Pfeils P_{a_1} (Abb. 18, 21), d. h. die Zeit, die er braucht, um an einem Punkt der Muskelfaser vorbeizustreichen, beträgt rund 1 msec[1].*

4. Die Länge des Pfeils P_{a_1} beträgt in der Einzelfaser rund 1 mm. Innerhalb dieser Strecke wechselt die Herzmuskelfaser vom unerregten zum maximal erregten Zustand.

5. Die Länge des Pfeils P_{a_2} beträgt rund 250 mm; sie ist also 250mal länger als die von P_{a_1}.

16. Über die Breite von QRS.

Nachdem wir im vorstehenden die elementaren Prozesse der Herzmuskelfaser erörtert haben, müssen wir uns nun mit dem Problem beschäftigen, wie sich aus Millionen Elementen das tatsächliche EKG der Extremitäten und der Brustwand zusammensetzt. Wir beginnen damit, den Prozeß der Erregungsausbreitung zu studieren, das heißt die Theorie des QRS-Abschnitts zu erörtern.

---

[1] Sie ist damit fast ebenso lang wie beim Kaltblüter, bei dem SCHELLONG und TIEMANN [Pflügers Arch. **212**, 515 (1926)] fast den gleichen Wert fanden!

Wir lernten in Abb. 56 ja schon das R einiger Fasern kennen, so wie es mit Mikroelektroden registriert wird. QRS aber dauert beim Menschen normalerweise 60—80 msec. QRS ist also rund 80mal länger als der Prozeß der Erregungsentstehung an einem eng begrenzten Bezirk weniger Fasern. Woher entsteht diese Verbreiterung von R des *ganzen* Herzens, verglichen mit dem des Elementarprozesses ?

Da wir die Gründe nicht unmittelbar beweisen, sondern nur mittelbar erschließen können, wollen wir die theoretischen Möglichkeiten vorweg erörtern. Wir brauchen dazu noch einmal einen Rückblick auf Abb. 26. Wie wir damals (S. 36) sahen, muß jede noch so geartete Erregungswelle um so breitere R-Zacken hervorrufen, je länger die Faser ist, über welche die Welle wandert. Das galt allerdings nur, solange die Faser „im Feld" liegt, also *jeder* Potentialabfall an ihrer Oberfläche, P_{a_1} und P_{a_2}, wo und wann immer er auftrete, abgegriffen wird. In unserem Fall lautet nun die Alternative: Ist die Breite von QRS dadurch bedingt, daß die Fasern relativ lang sind und dadurch schon in *jeder einzelnen Faser* lange R-Zacken entstehen, oder sind die Fasern zwar kurz, sind aber die Latenzzeiten im Erregungsbeginn zwischen ihnen sehr verschieden, so daß die an sich kurzen R-Zacken zu sehr verschiedenen Zeiten in den verschiedenen Fasern ablaufen, und zwar durch verspätete Erregungszuleitung aus dem Reizleitungssystem ? Abb. 57 symbolisiert diese beiden Alternativen und gibt zugleich die vermutlich richtige Lösung.

An Hand unserer Kenntnis der Leitungsgeschwindigkeiten läßt sich das Problem abschätzen. Aus der Anatomie allein gelingt eine solche Abschätzung nicht, da ja alle Fasern syncytial verflochten sind und es nicht abzusehen ist, wo nun die Erregung in ihnen endet. Doch lassen sich die Leitungslatenzen ganz gut abschätzen. Ist also die Latenz vorwiegend im Reizleitungssystem (RLS) bei kurzen Fasern (Abb. 57a) oder in der Muskelfaser bei langen Fasern (Abb. 57b) verursacht ? Ist das Herz funktionell ein Fiedermuskel mit kurzen Fiedern (Tannenbaumprinzip) oder mit langen Fiedern (Kiefernprinzip) ?

Die Frage läßt sich wenigstens der Größenordnung nach experimentell angehen. Beobachten wir nämlich die Zeitverzögerung, mit der die Erregungswelle an verschiedenen Punkten der Herzoberfläche ankommt, so zeigt sich, daß diese Punkte erstaunlich gleichzeitig erregt werden, daß sich also *scheinbare* Ausbreitungsgeschwindigkeiten im Myokard ergeben, welche mit der gemessenen myokardialen Leitungsgeschwindigkeit in Widerspruch stehen. Wir werden das anläßlich der Abb. 79 und 81 genauer erörtern. Man muß diese Diskrepanz natürlich so deuten, daß immer wieder neue Fasern des RLS von der Tiefe her ins Myokard eintreten, durch ihre höhere Leitungsgeschwindigkeit und kürzere Verbindung, die meist die Sehne des myokardialen Bogens darstellt, die verschiedenen Punkte des Myokards fast gleichzeitig erregen. In der Myokardfaser wandert also die Erregungswelle nur kurze Strecken geradeaus: es kommt dann ein neuer Bezirk, der seine Erregung vom RLS frisch erhält. Unsere Beobachtung hat ergeben, daß etwa alle 5—10 mm ein solcher neuer Bezirk beginnt. Diese Strecke ist also die „*freie Weglänge*" von der wir mehrfach sprachen. Der Wert stammt vom Hundeherzen und kann leider nicht ohne weiteres auf das Menschenherz übertragen werden; da aber Hund und Mensch gerade in bezug auf die

Struktur von QRS weitgehend übereinstimmen, ist der Wert wohl mindestens in der Größenordnung auch für den Menschen richtig.

In Abb. 57 ist also weder das Kiefern- noch das Tannenbaumprinzip eine Interpretation der Verhältnisse am Herzen: Das Herz nimmt eine Mittelstellung ein. P_{a_1} verweilt auf jeder Faser, die im Durchschnitt 5—10 mm lang ist, 5 bis 10 msec lang. Die elementaren R sind also Plateaus (nach Abb. 39) von rund

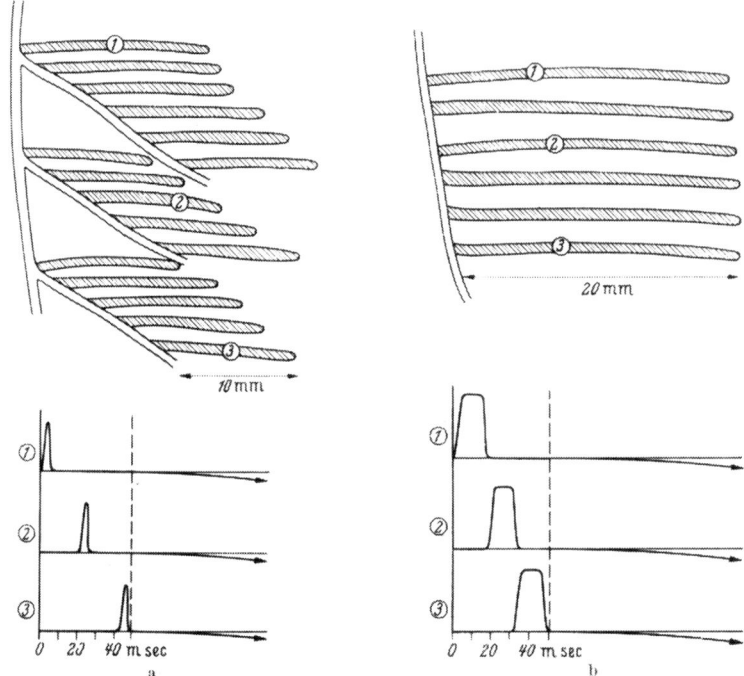

Abb. 57 a u. b. *Schematische Darstellung der theoretischen Möglichkeiten, wie sich die Erregungswelle im Myokard verteilt.* a Die myokardial geradewegs durchlaufenen Strecken sind kurz (kleine „freie Weglänge"). Das RLS leitet also die Erregung jeweils sehr kleinen Arealen auf kürzestem Weg zu. Weiß der Weg des RLS, schraffiert die langsamer leitende Myokardfaser. Die Anordnung gleicht der eines Tannenbaums. Die Verweildauer des Vektors P_{a_1} auf dem Myokard ist kurz, ebenso das elementare R, das dabei entsteht. Unten sind drei solche elementare R-Zacken aus den oben mit 1—3 bezeichneten Fasern in ihrer zeitlichen Aufeinanderfolge registriert, analog etwa Abb. 56. Ihre gegenseitige Verspätung ist durch die Erregungsleitung im Reizleitungssystem bedingt. b Dasselbe, nur sind die myokardialen Wege („freie Weglängen") doppelt so groß. Die elementaren R sind länger, da P_{a_1} längere Zeit auf jeder Faser verweilt, da sie anatomisch länger ist. (Kiefernartige Anordnung.)

6—11 msec Dauer[1]. Ziehen wir diese Zeit von der Gesamtdauer von QRS (rund 70 msec) ab, so bleiben also 60 msec Verzögerung übrig, welche das RLS braucht, um die Erregung in alle Teile des Myokards zu bringen. Da die Wege innerhalb des Herzens, vom frühest erregten Papillarmuskel bis zur spätest erregten Basis, rund 12 cm lang sind, würde dieser Weg also mit einer Leitungsgeschwindigkeit von 2 m/sec durchlaufen. Wir können hierzu bemerken, daß die Leitungsgeschwindigkeit des spezifischen Systems vermutlich nicht überall gleich hoch ist, sondern sich während der Verzweigung des Systems dem kleinen Wert des Myokards ebenso angleicht, wie sich auch die histologischen Besonderheiten allmählich verlieren.

---

[1] 1 msec kommt zu der Verweilzeit hinzu: die Dauer des Erregungsprozesses an einem Punkt der Faser, also die elementare Erregungszeit, selber!

Diese Leitungszeiten bedingen also, daß die Erregung in den verschiedenen Teilen des Herzens zu verschiedenen Zeiten auftritt: Der spätest erregte Herzabschnitt wird gegen den frühest erregten eben mit **Verspätung** aktiv. Dieser Begriff der Verspätung, von WEBER[1] für das pathologische EKG geprägt, erweist sich als sehr geeignet, um den Sachverhalt zu interpretieren. Wir wollen ihn daher auf die normalen Latenzen ebenfalls anwenden, zumal diese fließende Übergänge in pathologische Größen zeigen.

Die Länge von QRS geht also auf Rechnung *beider* Prozesse: auf eine Verspätung im Reizleitungssystem (die wir kurz *Reizleitungsverspätung* nennen wollen) und einer durch Abgriff aus mittellangen Fasern bedingten Breite der R-Zacke. Letztere ist also im Grunde auch nur Ausdruck einer Leitungszeit, wenngleich nicht eigentlich einer Leitungslatenz: Die Breite dieser R-Zacke der Einzelfaser ist Abbild der Dauer, die der Pfeil P_{a_1} zufolge seiner geringen Leitungsgeschwindigkeit auf der merklich langen Faser verbleibt. Wir mögen diese Zeit *muskuläre Leitungszeit* nennen und Vergrößerungen derselben als *Verspätung durch Muskelleitung* bezeichnen, was sensu strictiori vielleicht nicht korrekt ist, doch in Analogie der Reizleitungsverspätung das Wesen der Sache trifft. Endlich ist zu beachten, daß selbst eine minimal kurze Faser auch eine endlich lange Zeit erregt bleibt, nämlich 1 msec. Doch ist eine Verlängerung der elementaren Erregungsdauer um 100%, also auf 2 msec, schon mit so erheblichen Störungen der Erregungsleitung verbunden, daß krankhafte Änderungen dieser Zeit nie ins Gewicht fallen.

Daß die Reizleitungsverspätung quantitativ die muskuläre Leitungszeit übertrifft, ist auch aus der Klinik abzuleiten, und unsere üblichen klinischen Vorstellungen werden durch die hier gemachten Rechnungen auf das beste gestützt. Wir sehen, daß quantitativ erhebliche Verbreiterungen von QRS, soweit wir den Mechanismus überhaupt kennen, immer von Blockaden im Leitungssystem hervorgerufen sind. Alle *Verlängerungen* der Muskelfaser (durch Hypertrophie) sind dagegen quantitativ nicht annähernd so wirksam. Das liegt an dem prozentual kleineren Anteil, den die muskuläre Leitungszeit an QRS hat, aber auch daran, daß auch die größte Hypertrophie nicht Verlängerungen der Faser um mehr als einige Millimeter bedingen wird und höchstens 0,01 sec (= 10 mm Längenzuwachs der Faser) Verbreiterung von QRS bedingen könnte.

Unsere *Schlußfolgerungen* lauten also:

1. Die Breite von QRS ist vorwiegend der Ausdruck der Verspätung der einzelnen Muskelfasern, die sie durch verschiedene Leitungswege im Reizleitungssystem gegeneinander erhalten: Reizleitungsverspätung; vermutlich 0,06 sec.

2. Erst in zweiter Linie ist die QRS-Breite von der Dauer der Erregungsausbreitung (Pfeil P_{a_1}) in der einzelnen Faser bedingt (muskuläre Leitungszeit, vermutlich 0,01 sec).

*3. Verbreiterungen von QRS sind also quantitativ am imponierendsten durch wachsende Verspätung im Reizleitungssystem (sog. **Block**) zu erhalten.*

*4. Verlängerung der einzelnen Muskelfaser (**Hypertrophie**) macht quantitativ dagegen nicht so viel aus, da Verlängerungen von z. B. 5 mm der Faser nur eine QRS-Verlängerung von 5 msec = 0,005 sec bedingen, doch auch das nur dann,*

---

[1] WEBER: Z. klin. Med. **127**, 46 (1934). — Verh. dtsch. Ges. Kreislaufforschg **1939**, 43.

*wenn die Muskelfaser durch Hypertrophie nicht **dicker** wird und so ihre Leitungsgeschwindigkeit wächst. (Über die QRS-Verbreiterung durch Hypertrophie vgl.
S. 83 f.)*

*5. Das gleiche gilt für QRS-Verbreiterungen durch reine Dilatation, die unten
besprochen werden (S. 84, 129).*

*6. Sehr viel stärker kann eine Herabsetzung der muskulären Leitungsgeschwindig-
keit durch toxische oder asphyktische Prozesse QRS verbreitern.* Wahrscheinlich
sinkt dabei allerdings immer auch die Leitungsgeschwindigkeit im RLS mit ab.
so daß zugleich die Latenzen durch Verspätung im RLS und die muskuläre
Leitungszeit erhöht werden[1].

7. Eine Kombination von Hypertrophie, Dilatation und toxischer Leitungsverlangsamung ist wohl nicht ungewöhnlich und scheint die Ursache deletärer.
terminaler QRS-Verbreiterungen des dekompensierten Klappenfehlers.

8. Von solchen delatären Zuständen abgesehen ist aber der Block des RLS die
häufigste Ursache starker QRS-Verbreiterungen.

9. Die Differentialdiagnose der QRS-Verbreiterungen lautet:

*a) QRS-Verbreiterungen durch Hypertrophie sind gering und gehen immer mit
Hochspannung einher (vgl. S. 133ff.).*

*b) QRS-Verbreiterungen durch Blockaden im RLS bedingen immer, daß Teile
des Myokards auf Umwegen erregt, also in der Regel auch in anderer Richtung
von der Erregung durchlaufen werden. Dadurch ändert sich meist der Typ und
die Fläche von QRS zugleich mit der Verbreiterung.*

*c) QRS-Verbreiterungen durch erhöhte muskuläre Leitungszeit sind denkbar.
vergrößern die Fläche von QRS bei in der Regel unverändertem Typ. Sie allein
können erhebliche Beträge nicht erreichen.*

*d) Erhebliche QRS-Verbreiterungen bei gleichbleibendem Typ sind in der
Regel nur durch Zunahme der Reizleitungsverspätung und der muskulären Leitungszeit zu erklären, also durch allgemeine Schädigung von Myokard und RLS.*

*10. Quantitativ wird die Breite von QRS also durch drei Prozesse bedingt, die
unterschiedlich viel Zeit beanspruchen:*

a) Die Reizleitungsverspätung mit rund 0,06 sec Dauer.

*b) Die muskuläre Leitungszeit der Erregungswelle auf der ,,freien Weglänge``
der Myokardfaser: rund 0,01 sec.*

*c) Die Dauer des Erregungsanstiegs in der Einzelfaser mit 0,001 sec fällt prak-
tisch nicht ins Gewicht.*

17. Über die Verspätung der Erregung und die Feinstruktur von QRS.

Wir haben im vorstehenden erläutert, daß die Dauer von QRS vorwiegend
durch die wechselseitige ,,Verspätung`` der verschiedenen Herzabschnitte gegeneinander bedingt ist. Diese ,,Verspätung`` kommt dadurch zustande, daß die
Erregung Zeit braucht, um an die verschiedenen Orte des Herzens herangeführt
zu werden. Diese Zeit verstreicht durch Leitungslatenz im spezifischen ,,Reiz-
leitungssystem``. *Während die Erregung in diesem System läuft, erzeugt sie keinen*

---

[1] Solche Abnahmen der *muskulären* Leitungsgeschwindigkeit auf die Hälfte der Norm
haben wir selbst am Hundeherzen beobachtet; sie waren durch Strophanthin zu beheben.
TRAUTWEIN: Pflügers Arch., im Druck.

nach außen ableitbaren Aktionsstrom. Das kommt daher, daß das System einen
sehr kleinen Querschnitt hat und nach dem oben (S. 56) Gesagten daher praktisch nichts zum Felde der Extremitätenableitung beisteuert. Registriert wird
ein Aktionsstrom also, sobald die Erregung aus dem schmalen Reizleitungssystem in das breite Myokard übertritt. Der Beginn von QRS ist identisch mit
demjenigen Augenblick, wo sich der Querschnitt der Erregungswelle verbreitert
und damit ein nennenswert starkes „Feld" erzeugt. Da nun der Übergang der
Erregungswelle in das Myokard an verschiedenen Stellen des Herzens zu verschiedenen Zeiten (mit verschiedenen Ver-
spätungen) erfolgt, tritt im Laufe von
QRS ein Myokardkomplex nach dem
anderen elektrisch in Erscheinung.

Abb. 58 a u. b. *Schematische Darstellung der Entstehung von Treppen und Knoten in QRS.* Im RLS wird die Erregung
rund dreimal so rasch geleitet wie im Myokard (diese Relation ist noch hypothetisch; sie dient hier zur besseren
Illustration der Verhältnisse). Die Zeitlinien zeigen die Standorte der Erregungswelle in drei vom RLS nacheinander erregten Muskelpartien. Unten die Aktionspotentiale der drei Muskelpartien, getrennt dargestellt, und
ganz unten ihre Überlagerung bei gleichzeitigem Abgriff aller 3 Partien. Die Potentiale summieren sich und
sind daher nur mit $^1/_3$ der oberen Schreibempfindlichkeit dargestellt. Jedesmal, wenn ein neues Muskelpaket
erregt wird, steigt das Potential sprunghaft an; wenn seine Erregung beendet ist, fällt es sprunghaft ab.

Abb. 58 symbolisiert diese Art der sukzessiven Erregung breiter Myokardbezirke, natürlich im Vergleich zur Wirklichkeit zu schematisch. Jedesmal,
wenn sich der schmale Weg des spezifischen Systems verbreitert, d. h. aus wenigen
Reizleitungsfasern die Erregung auf Hunderttausende von Myokardfasern überspringt, beginnt eine neue Potentialwelle sich den schon bestehenden zu überlagern. Im allgemeinen geschieht dieser Übergang an zahlreichen Stellen und
allmählich. Was in Abb. 58 wenige Übergänge sind, sind in Wirklichkeit Hunderte
von Stellen, und das Potential setzt fast kontinuierlich anschwellend ein, bis es
sein Maximum erreicht hat. Ganz jedoch ist diese Kontinuität nie erreicht.
Einige Buckel und Einschnitte sind immer zu sehen. Wir sprechen am besten
von der „Feinstruktur" von QRS, und Abb. 59 zeigt uns eine solche Analyse
der Feinstruktur, registriert mit trägheitslosen Oszillographen.

Wie aus Abb. 58 und 59 hervorgeht, tritt also die Erregung stoßweise in
größere Muskelgruppen ein, wenngleich in der Regel diese Stöße so gelinde
und zahlreich sind, daß sie praktisch (d. h. im gewöhnlichen Registrierverfahren)
unmerklich werden. Merkt man sie doch einmal, so braucht das nicht gleich
pathologisch zu sein. Man hat den sog. *„Knotungen"* und *„Aufsplitterungen"*

von QRS viel zu viel Beachtung geschenkt und nicht bedacht, daß kleine, eben merkliche Treppenbildungen in der R- oder S-Zacke normal sind (Schmitz und Schaefer[1]). Erst wenn solche Treppen mit einer deutlichen Verbreiterung von QRS einhergehen oder abnorm groß sind, dürfen wir davon sprechen, daß der Prozeß der Erregungsausbreitung, d. h. in diesem Fall der Übergang vom Reizleitungssystem auf das Myokard, krankhaft verändert ist.

Knotungen und Aufsplitterungen sind also normale Erscheinungen jedes EKG und bleiben nur meist so klein, daß sie bei der üblichen Registriergeschwindigkeit kaum hervortreten. Pathologisch zu werten sind sie nur, wenn sie entweder sehr tief und zahlreich sind oder wenn QRS zugleich deutlich verbreitert ist. In diesem Fall weisen sie darauf hin, daß der Übergang vom Reizleitungssystem auf das Myokard an umschriebenen großen Bezirken gestört ist.

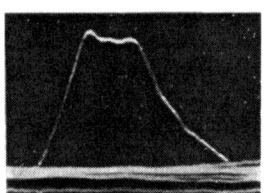

Abb. 59. *Feinstruktur einer QRS-Zacke*, aufgenommen mit dem trägheitslosen Kathodenstrahl-Oszillographen. Man erkennt in der bei üblicher Registrierung scheinbar glatten Kurve eine Reihe von Dellen, die durch die Inhomogenitäten der Erregungsbahn, analog Abb. 58, entstehen. [Aus Schmitz u. Schaefer: Z. exper. Med. **96**, 265 (1935).]

Wir wiederholen: Die „Aufsplitterung" zeigt eine Störung der Erregungsausbreitung *an umschriebener Stelle* an. Erst wenn im Bild 58 ein Teil eines Muskelbündels ausfällt, kommt es zu einem Nachlassen des Potentials für diejenige Zeitdauer, die die Erregungswelle sonst in dem jetzt ausfallenden Muskelbezirk verweilen würde. Ist z. B. dieser Bezirk zerstört und durch Narbengewebe ersetzt und befinden sich mehrere Narbenherde im Myokard an verschiedenen Stellen, so werden wir einen Ausfall an mehreren Zeitpunkten erwarten dürfen: immer dann, wenn die Erregungswelle den Narbenbezirk erreicht hat und nun nicht mehr weiterläuft. Wir werden dabei beachten müssen, daß es sich um einen echten *Ausfall* von Potential handelt, nicht nur um eine Änderung der Lage des Integralvektors. Eine Entscheidung hierüber kann nur das EKG liefern. das alle 3 Ableitungen gleichzeitig registriert. Jede Einbuchtung, welche in allen 3 Ableitungen *gleichzeitig* eine Verminderung des Potentials anzeigt, ist verdächtig für die Anwesenheit einer größeren Narbe[2] (Abb. 69).

Freilich ist eine Narbe nicht die einzige Möglichkeit, wie eine plötzliche allseitige Potentialabnahme in allen Ableitungen zustande kommen kann. Die weitere Überlegung führt uns zu einem noch besseren Verständnis der Eigenschaften der QRS-Gruppe. Schon bei der Niederspannung hatten wir den Fall besprochen, daß sich die Potentialkomponenten verschiedener Fasern, also die individuellen Pfeile P_{a_1}, gegenseitig aufheben können, wenn sie alle in verschiedener Richtung laufen. (Umgekehrt erzeugte eine relativ stark gleichgerichtete Erregungsausbreitung und Lage der Pfeile P_{a_1} eine relative Hochspannung: Abb. 42.) Nun ist der Weg der Erregungswelle im Herzen ein sehr verwickelter und leider auch individuell sehr verschiedener. Es kommt daher häufig vor, daß in einem Herzen die Erregungswelle plötzlich in ein größeres Muskelgebiet (z. B. einen Papillarmuskel) hineinläuft, dessen Faserrichtung und „Negativitätsgefälle" (S. 52) demjenigen der bisherigen Hauptmasse der Fasern gerade

---

[1] Schmitz u. Schaefer: Z. exper. Med. **96**, 257 (1935).

[2] Wirklich einfach ist diese Potentialminderung nur im Vektordiagramm nach Schellong zu sehen.

entgegengesetzt ist. Das neu entstehende Potential mindert dann die Resultante, den Integralvektor, auch in seiner absoluten Größe. Man kann also zwischen Narbe und zusätzlicher Erregung eines neuen Gebietes, das aber ganz different vom bisher erregten Gebiet verläuft, nicht unterscheiden. Trotzdem ist die Unterscheidung *praktisch* insofern möglich, als pathologisch starke Zackenbildung durch Narben leicht, durch zusätzliche Muskelmassen schwer vorstellbar ist: denn woher sollte ein isoliert erregtes, dickes Muskelbündel kommen? Es gibt nun einen Fall, wo auch das vorstellbar ist: wenn nämlich die Erregungswelle von vornherein *andere*, pathologische Wege beschreitet. Ist das Reizleitungssystem geschädigt, dann kann es leicht geschehen, daß ganze Muskelpartien in falscher Richtung oder zu falschen Zeiten innerviert werden und ihre Pfeile Pa_1 alle verkehrt herum laufen oder relativ verspätet auftreten. In diesem Fall wird sowohl (je nach Lage des individuellen Falles) ein resultierendes Potential mit plötzlich scheinbar verminderter Spannung entstehen können, da die neuen Muskelmassen die Potentiale der anderen Fasern wegkompensieren (ähnlich Abb. 69); aber auch es kann zu zusätzlichen Potentialen kommen, zu neuen Zacken, wenn die Fasern der neu erregten Gebiete verspätet erregt werden, aber im wesentlichen in gleicher Richtung laufen wie die bislang schon erregten (ähnlich Abb. 123). In beiden Fällen aber wird QRS verbreitert sein müssen.

Stärkere Aufsplitterungen mit Verbreiterung von QRS sind also immer verdächtig auf lokalisierte Schädigung von Reizleitungsgewebe (,,Narben").

Ehe wir die Klinik der Knotungen und Aufsplitterungen verstehen können, müssen wir den *Begriff der Verspätung* allgemeiner erörtern.

Sind die Leitungswege abnorm lang oder die Leitung abnorm langsam, so wird der in Abb. 57 dargestellte Mechanismus der Überlagerung gestört: Die einzelnen Herzmuskelabschnitte werden mit längerer Latenz erregt, QRS dauert länger. Diese Verspätung, deren klinische Analyse das bleibende Verdienst WEBERs ist, kann, wie wir auf S. 77 sahen, durch 2 Mechanismen zustande kommen: durch Verspätung im Reizleitungssystem und durch Verspätung im Muskelsystem, also längeres Verweilen des Pfeils P_{a_1} auf der einzelnen Faser. Letzteres kann, wie wir auch oben schon sahen, zeitlich nicht so viel ausmachen wie ersteres.

Betrachten wir zuerst die abnormen Vergrößerungen der *Verspätung durch Muskelleitung*. Wir können rein theoretisch 3 Ursachen für eine solche Vergrößerung aufzählen: 1. die Verlängerung aller Muskelwege durch Hypertrophie (Abb. 115); 2. die Verlängerung der Muskelwege durch Dilatation ohne Hypertrophie; 3. die Verlangsamung der muskulären Leitungsgeschwindigkeit durch toxische Prozesse an der Herzmuskelfaser, unter die auch Ischämie, Asphyxie und Anoxie zu zählen sind [1].

---

[1] *Ischämie* ist Erstickung, die durch stark eingeschränkte Durchblutung zustande kommt. Sie verursacht in der Zelle dreierlei: O_2-Mangel, CO_2-Überschuß und Anhäufung von nicht gasförmigen Stoffwechselendprodukten, die sonst mit normalem Blutstrom ausgeschwemmt würden. *Asphyxie* ist nur Erstickung, also O_2-Mangel und CO_2-Anhäufung im *Blut* und damit auch im Muskel; da der Blutstrom normal ist, entsteht keine Anhäufung nichtgasförmiger Schlacken. *Anoxie* ist reiner O_2-Mangel. Asphyxie und Anoxie sind pulmonale bzw. durch die äußere Atmung bedingte Ereignisse. Ischämie ist ein Organphänomen.

Wie schon mehrfach erwähnt, macht die *reine Hypertrophie* quantitativ keine allzu großen QRS-Verlängerungen. Es ist überhaupt, wie uns neue anatomische Betrachtungen lehren[1], so, daß man von einer gegen den Normalzustand abgegrenzten Hypertrophie eigentlich nicht sprechen kann. Das Herz kann alle Gewichte und eine fließende Skala von Faserdicken und -längen haben, vom Minimalgewicht des Neugeborenen bis zu der Grenze von etwa 500 g (LINZBACH). Nur *einseitige* Hypertrophien bei bestimmten Vitien fallen hierbei als pathologisch auf, während die Tatsache der Gewichtszunahme an sich eine Abgrenzung zwischen normal und pathologisch kaum gestattet. Nun ist es eine altbekannte und auch neuerdings mehrfach bestätigte Tatsache (LINZBACH, WENDT[2]), daß mit schwerer werdendem Herzen die Fasern dicker werden, und LINZBACH hat in kaum anzuzweifelnder Weise gezeigt, daß bis zu einem kritischen Gewicht von 500 g die *Zahl* der Fasern nicht, sondern nur der Durchmesser und die Länge der Fasern steigen, beide etwa proportional der dritten Wurzel aus dem Gewicht. Ein Herz von 50 g Gewicht hat also die gleiche Zahl Muskelfasern wie ein Herz von 500 g, nur ist jede Faser 2,16mal dicker geworden und ebenso länger.

Die Tatsache, daß alle Hypertrophien mit Verdickungen der Fasern einhergehen, hat nun folgende Konsequenzen: im allgemeinen pflegen dicke Fasern rascher zu leiten als dünne. Das trifft für Nervenfasern unbedingt zu[3], für Muskelfasern hat es noch nicht bewiesen werden können, doch ist das nun zu besprechende Verhalten des Herzens fast der Beweis dafür, daß sich Herzmuskelfasern ebenso verhalten. Betrachten wir nämlich die QRS-Breiten in Abhängigkeit vom Lebensalter und stellen wir die ungefähren Herzgewichte daneben (Tabelle 4), so sehen wir, daß die Dauer vom QRS sich nach dem 2. Jahr trotz einer theoretischen Verdoppelung der Leitungswege[4] nur um 25% verlängert. (Nur der Sprung vom 1. zum 2. Lebensjahr scheint vorwiegend durch Wegverlängerung bei gleichbleibender Leitungsgeschwindigkeit erklärbar.) Das setzt also voraus, daß die Leitungsgeschwindigkeiten mit dem Dickerwerden der Fasern steigen. Da auch die Fasern des RLS an dieser Dickenzunahme durch Wachstum teilhaben, wird also durch größere Geschwindigkeit der Erregungsausbreitung der größte Teil der Verlängerung der Wege kompensiert: die Dauer von QRS wächst nur sehr unbedeutend.

Wenn wir analog der Analyse aus Tabelle 4 annehmen wollen, daß die Leitungsgeschwindigkeit ungefähr mit der Wurzel aus dem Durchmesser zunimmt, so würde eine Hypertrophie des Herzens bis zum 2fachen Normalgewicht, also von 300 auf 600 g, zwar rund 26% längere Wege bedingen[5]. Aber der Faserdurchmesser wächst ja nach der Theorie LINZBACHs auch um 26%, und nach unserer Annahme steigt also v um den Faktor $\sqrt[2]{1,26}$ = rund 1,12, also um 12%. Wird also ein um 26% längerer Weg 12% rascher zurückgelegt, so wird dazu, wie die Rechnung zeigt, nur 11% mehr Zeit gebraucht. In Tabelle 4 ist auf diese Weise unter vernünftigen Annahmen die QRS-Dauer bei einem 2- und 3fachen normalen Herzgewicht extrapoliert. Wie man sieht, nimmt dabei QRS nur von 0,08 auf 0,089 bzw. 0,095 zu.

[1] LINZBACH: Virchows Arch. **314**, 534 (1947).

[2] WENDT u. HESSE: Virchows Arch. **314**, 294 (1947).

[3] Lit. bei SCHAEFER: Elektrophysiologie. I. Bd. Wien 1940.

[4] Diese Verdopplung geht sowohl aus der Zunahme der *Herzlänge* als auch der $\sqrt[3]{\text{Gewicht}}$ hervor. (Nach e und f der Tabelle 4.)

[5] $\sqrt[3]{2} = 1,26$; nimmt das Gewicht um den Faktor 2 zu, so die Länge um den Faktor 1,26, also um 26%.

Die in Tabelle 4 errechneten Daten stimmen nun in der Tat recht genau mit dem Material überein, bei dem WILSON und HERRMANN[1] die Beziehung zwischen Herzgewicht post mortem und QRS-Breite ermittelt haben. Die Daten der Tabelle sind sicher innerhalb der erwünschten klinischen Zuverlässigkeit hinreichend genau.

Die Tabelle 4 ist auf folgende Weise aufgestellt worden: Stab a, b und c entstammen beobachteten Werten, d ist berechnet. Die Länge des Reizleitungssystems in e ist so gewonnen, daß sie gleich 130 mm (= $^4/_3$ der Herzlänge) beim normalen Erwachsenen angenommen wird,

Tabelle 4. *Zur Frage der QRS-Verbreiterung durch Hypertrophie.* Abhängigkeit der QRS-Breite vom Alter des Menschen und den bei dieser Altersstufe gefundenen mittleren Herzmassen. Alle dick umrandeten Teile sind berechnet, die anderen beobachtet. Vgl. Text.

Alter (Jahre)	a QRS[2] Breite in msec	b Herzlänge in mm (ungefähre Kammerlänge)[3]	c Männl. Herz, Herzgewicht in Gramm[4]	d $\sqrt[3]{Gewicht}$	e Berechnete Länge des Reizleitungsweges in mm	f Berechnete Länge des mittleren muskul. Weges in mm	g Berechnete Geschwindigkeit v_L im Reizleitungssystem m/sec	h Berechnete Geschwindigkeit v_M im Myokard m/sec
1—2	45		46	3,58	69	5,3	1,8	0,88
2—5	62	45	68	4,10	80	6,1	1,5	0,73
6—9	64	65	98	4,6	89	6,8	1,6	0,80
9—12	66		137	5,15	100	7,7	1,75	0,88
13—14	69	70	194	5,78	112	8,6	1,85	0,93
Erwachsene	75	100	300	6,7	130	10	2,0	1,0
Herzgewicht bei Hypertrophie								
600 g	84		600	8,43	164	12,6	2,24	1,12
900 g	90		900	9,65	187	14,4	2,40	1,20

für die jüngeren Lebensalter und die Hypertrophien aber proportional der dritten Wurzel aus den Herzgewichten umgerechnet wurde. Die Werte der Stäbe e und f stehen in einem konstanten Verhältnis, $e : f = 130 : 10$, da für den Erwachsenen die „freie Weglänge" mit 10 mm postuliert wird. (Änderungen der Länge ändern am wesentlichen Resultat übrigens fast nichts!) Die Werte aus Stab g und h werden für die 6 oberen Zeilen so berechnet, daß die QRS-Breite aus Stab a in 2 Teile, die Verspätungszeit t_L durch Reizleitung und die muskuläre Latenz t_M im Verhältnis 65 : 10 geteilt wird. Jede so erhaltene Zeit t_L bzw. t_M ergibt den gesuchten Wert der Leitungsgeschwindigkeit, indem man die Längen aus Stab e durch t_L, aus Stab f durch t_M dividiert. Es zeigt sich, daß die erhaltenen Leitungsgeschwindigkeiten der Wurzel aus dem Faserdurchmesser bzw. der 6. Wurzel aus dem Herzgewicht proportional sind. Extrapoliere ich auf Grund dieser Proportionalität die Normalwerte in

---

[1] WILSON and HERRMANN: Heart 15, 135 (1930). Die Verfasser meinen zwar, daß QRS proportional mit der $\sqrt[3]{}$ des Gewichtes zunehmen. Tatsächlich aber nimmt QRS eher mit der $\sqrt[6]{}$ des Gewichtes zu, also mit der $\sqrt[2]{}$ aus dem Faserdurchmesser.

[2] Nach LEPESCHKIN: Das EKG S. 148. Dresden und Leipzig 1947.

[3] Unter Verwendung der Tabelle BIZOTS nach GOLDSCHMIDT, BETHE-BERGMANN: Handbuch der Physiologie Bd. VII/1, S. 150.

[4] Zitiert und intrapoliert nach GOLDSCHMIDT, BETHE-BERGMANN: Handbuch der Physiologie Bd. VII/1, S. 144.

Stab g und h auch für die Hypertrophien, so erhalte ich deren erhöhte wahrscheinliche Leitungsgeschwindigkeiten. Aus diesen berechneten Werten v_L und v_M der Hypertrophien ergibt sich die Zeit t_L nach der Gleichung: $t_L = $ Wert Stab e/v_L; t_M ist analog zu berechnen. Die Summe der beiden so berechneten Zeiten t_L und t_M, die in der Tabelle nicht einzeln enthalten sind, ist in Stab a unten umrahmt eingetragen. Sie sind vernünftige Extrapolationen, die sich übrigens einfacher (wenn auch nicht so anschaulich) ergeben, wenn man alle Werte von Stab a der 6. Wurzel des Herzgewichtes proportional extrapoliert, da ja *alle* Wege proportional dieser Größe per definitionem anwachsen. Es zeigt sich, daß die Verbreiterungen von QRS 20% nicht überschreiten können.

Wir können also mit Bestimmtheit folgern: *Eine reine Hypertrophie verlängert QRS niemals um erhebliche Beträge, selbst wenn die Hypertrophie das Herzgewicht auf das 3fache vergrößert. Die QRS-Verlängerungen können 0,02 sec kaum überschreiten.* Stark verbreiterte QRS-Komplexe sind also immer auf Rechnung weiterer Faktoren zu setzen.

Wir haben nun zwei relativ gute Kriterien, um geringfügige Verbreiterungen von QRS als durch Hypertrophie verursacht zu identifizieren. Jede Hypertrophie nämlich vergrößert den aktiven Querschnitt des Herzmuskels und führt daher nach den S. 56 dargelegten Grundgesetzen zu einer relativen Hochspannung. Je stärker die Hypertrophie, desto länger QRS, desto ausgeprägter aber auch die Hochspannung.

Ferner ist eine Hypertrophie selten, wenn sie pathologisch entsteht, eine allgemeine. Meist ist nur einer der beiden Ventrikel betroffen. Das aber führt dazu, daß bestimmte muskuläre Leitungsbahnen im Bilde des Gesamterregungsprozesses überwiegen. Wir werden bei den Typologien von QRS hierauf zu sprechen kommen. Hier läßt sich schon soviel behaupten, *daß relative Hochspannung und Typenabweichung die besten Kennzeichen der Hypertrophie als Ursache kleiner QRS-Verbreiterungen sind.*

Die Verlängerung der muskulären Leitungszeit durch *Dilatation* des Herzens ist bislang nur am Froschherzen durch SCHELLONG [1] untersucht worden: es fand sich keinerlei Effekt. Dehnung kann danach QRS nicht verbreitern. Am *Froschmuskel* sind die Verhältnisse allerdings etwas anders [2], denn dort läuft die Erregung zwischen zwei anatomisch definierten Punkten im gedehnten Zustand längere Zeit als im ungedehnten. Sehr groß sind aber auch diese Differenzen nicht. Also können auch die QRS-Verbreiterungen, wenn sie überhaupt vorhanden sind, durch reine Dilatation nicht erheblich sein und 10—15% kaum überschreiten. Schon die Tatsache, daß ein *Cor bovinum* ein fast normales oder kaum verlängertes QRS haben kann, beweist das.

Die dritte Quelle verlängerter muskulärer Leitungszeit hingegen, die Verlangsamung der Leitungsgeschwindigkeit durch toxische, asphyktische und anoxische Prozesse, spielt mit Sicherheit eine enorme Rolle. Bei ihr aber ist wohl nie *nur* die Muskelleitung, sondern immer auch die Leitung im RLS verlangsamt. Wir können also mit Fug und Recht sagen, daß alle erheblichen QRS-Verlängerungen auf irgendeinem Eingriff in das RLS beruhen müssen, dessen Differentialdiagnose dann allerdings noch erörtert werden muß. Dieses Ergebnis

---

[1] SCHELLONG: Z. Biol. **82**, 451 (1926).
[2] WILSKA u. VARJORANTA: Skand. Arch. Physiol. **83**, 82 (1939). Der Effekt beträgt 10—15%.

ist nicht gerade neu und überraschend. Es ist aber meines Wissens bislang niemals wirklich zuverlässig abgeleitet worden.

Nennenswert groß sind also nur Verspätungen durch Unterbrechung oder Schädigung des Reizleitungssystems. Da, wie wir experimentell jetzt sicher wissen, das Myokard so sehr viel ($^1/_4$) langsamer leitet als das Reizleitungssystem, wird jede Unterbrechung des letzteren das Herz dazu zwingen, die Erregung über größere Strecken im Myokard zu leiten, d. h. also mit rund 4fach größerer Leitungslatenz. Überschlagsmäßig muß also die Reizleitungsverspätung jetzt zu einer Verspätung durch Leitung im Muskel vom 4fachen Betrage, also auf 0,2 sec, wachsen. Da sich dieser Latenz noch die (normale) muskuläre Leitungszeit und die Dauer des Erregungsanstiegs summieren, müßte durch totalen Ausfall des Reizleitungssystems QRS mindestens auf eine Breite von 0,225 sec anwachsen. Diese Zeit ist ein Minimum, weil das Reizleitungssystem ja auch noch anatomisch die kürzeste Verbindung darstellt, die muskulären, syncytialen Wege aber durchaus länger sein werden und die Latenz durch Erregungsleitung dadurch noch wächst. Daß die meisten Blockkurven diese Breite von QRS nicht haben, zeigt, daß niemals das ganze Reizleitungssystem ausfällt. Meist sind nur Teile desselben geschädigt; ein Teil desselben erfüllt also seine Leitungsfunktion noch. Dadurch liegen die tatsächlichen Verspätungen meist unter diesem Wert von 0,225 sec für QRS. Es gibt, je nach dem Sitz der Schädigung, in der Tat alle Übergänge. Wir werden uns dabei vorstellen dürfen, daß auch bei einem totalen Schenkelblock die hinter dem Block liegenden Teile des Reizleitungssystems über myokardiale Syncytien wieder erregt werden und dann ihre Funktion, wenngleich mit der durch die „Umleitung" erlittenen Verspätung, wieder aufnehmen.

Die klinische Skala der Verspätungen wollen wir später an Hand einiger pathologischer EKG erläutern. Wir wollen vorerst die Aufsplitterungen erörtern und gelangen so zu einer *Formanalyse* des QRS-Abschnitts.

18. Das normal geformte QRS und die Klinik der Aufsplitterungen ohne Verspätungen (QRS nicht verbreitert).

a) Die normal geformte QRS-Gruppe.

Wir verfolgen in diesem Buch den Vorsatz zu zeigen, daß vom Normalen zum Pathologischen alle Übergänge existieren und daß es Willkür ist, Grenzfälle als normal oder krankhaft zu bewerten. Wir müssen vielmehr verstehen lernen, was das EKG uns an tatsächlichen Aussagen gibt, und diese sind mit dem Auge des Klinikers in das Gesamtbild der Erkrankung einzuordnen. Erst wenn die Beurteilung des EKG aus dem Stadium routinemäßiger Diagnose („Herzmuskelschaden") heraustritt in das Stadium der Diagnostik bestimmter, anschaulich vorstellbarer Sachverhalte, dann ist die Gefahr der Überwertung des EKG gebannt und eine fruchtbare Einheit von klinischer und elektrokardiographischer Untersuchung möglich.

Gestehen wir also vorweg: es gibt kein „normales" EKG. Jedes Herz hat seine Besonderheiten, angeborene und erworbene, und beide Arten brauchen nicht „krankhaft" zu sein, solange sie nicht die Funktion beeinträchtigen.

Trotzdem ist aus der Breite von QRS abzulesen, wie rasch die Erregung im Herzen vom Anfang bis zum Ende geleitet wird — d. h. also, wie groß die Leitungsgeschwindigkeit im Mittel ist **und** wie groß das Herz ist, dessen Länge von dieser Leitungsgeschwindigkeit überwunden werden muß. *Beides* — Weglänge und Leitungsgeschwindigkeit, bestimmen die Dauer von QRS.

α) **Die Breite von QRS.** Es gibt Herzen, deren QRS sehr kurz ist: die besonders kleinen Herzen, z. B. des Kindes (vgl. Tabelle 4). Es gibt normal große Herzen, bei denen QRS trotzdem kurz ist (Abb. 60 und 61). Auffallend ist allerdings, daß die beiden EKG, die ich als Beispiele für kurze QRS-Dauer heraus-

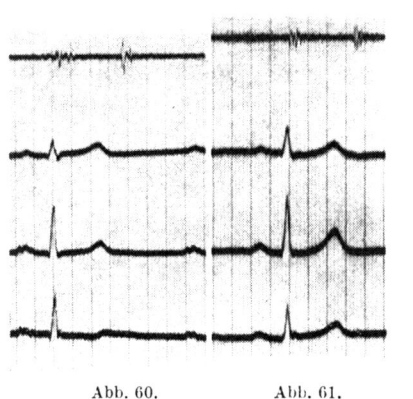 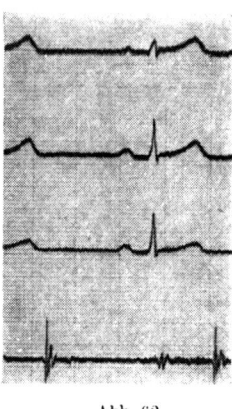

Abb. 60.   Abb. 61.   Abb. 62.

Abb. 60. EKG mit auffallend kurzer QRS-Gruppe (Gesamtdauer etwa 0,05 sec). 46jähriger Mann, 167 cm groß, 65 kg schwer. Blutdruck 130/85. Anamnese und klinischer Befund normal.

Abb. 61. Normales EKG von klinisch herzgesundem, 42jährigem Mann, 168 cm groß, 60 kg schwer. Blutdruck 130/75. Auch hier ist R noch sehr schlank, QRS knapp 0,06 sec breit.

Abb. 62. Sehr kurzes QRS (adrenerg?) bei einer Patientin mit Basedowverdacht. Grundumsatz + 7% (1948!), Größe 156 cm, 47 kg Gewicht. Hals geschwollen, nervös, Herzklopfen, schlechter Schlaf, 10 Pfund Gewichtsabnahme in letzter Zeit.

gesucht habe, von besonders *kleinen* Menschen stammen. Es ist wahrscheinlich, daß hier eine statistische Regel zu finden sein wird[1]. Ist also QRS sehr kurz und der Mensch klein, so werden wir die kurze Wegstrecke, also eine natürlicherweise kleine Reizleitungsverspätung und muskuläre Latenz, hierfür verantwortlich machen. Ist aber das Herz normal groß, und trotzdem QRS klein, so ist offenbar die Leitung sehr schnell. So etwas geschieht wahrscheinlich unter Sympathicuseinfluß. (Ganz sicher bewiesen sind diese Behauptungen freilich nicht.) Denn das sympathicoton schnell schlagende Herz hat zugleich ein verkürztes QRS (Abb. 285a). Adrenalin wirkt ebenso[2] und also auch die adrenerge Reaktion des Basedowikers (Abb. 62).

Da beim „Normalen" alle Reaktionslagen des Herzens vom Sympathicotonus bis zum Vagotonus anzutreffen sind, wechseln auch die Längen von QRS. Sie wechseln weiterhin wegen der individuellen Eigentümlichkeiten der Erregungsausbreitung. Wir nennen als normale Dauer von QRS 0,05—0,08 sec. Ein QRS von 0,09 ist suspekt, ein solches von 0,1 fast immer krankhaft. Man wird allerdings die

[1] McGinn and White: Amer. Heart J. **9**, 642 (1934).

[2] Literatur bei Schaefer: Elektrophysiologie, Bd. II.

sonstigen Eigenschaften des Herzens beachten müssen: Ist das Herz sehr groß (hochgewachsene Menschen!), so sind die Leitungswege groß und damit auch die Leitungslatenzen. Bei kleinen Menschen wäre also ein breites QRS schwerer zu bewerten. Andererseits ist eine ziemlich große QRS-Dauer weniger pathologisch, wenn sie durch relativ kleine Q- und S-Zacken bedingt ist bei schlankem R. Diese Q- und S-Zacken bedeuten ja nur, daß sich wenige kleine Bezirke des Herzens relativ lange Zeit vor bzw. nach der Hauptmasse des Herzens in Erregung befinden: Die Leitungslatenzen divergieren hier also zwischen den *Extremen* der Herzwandabschnitte relativ stark. Wenn aber R relativ schlank ist, so bedeutet das, daß die Hauptmasse des Herzmuskels trotzdem fast synchron, also mit geringer, normaler Reizleitungs-

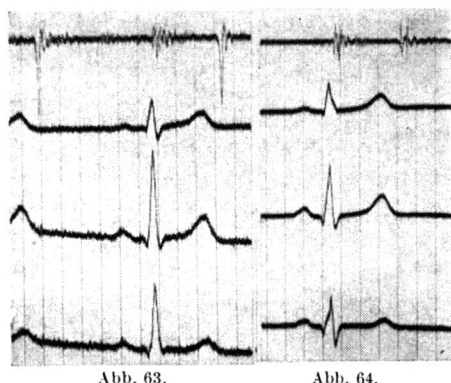

verspätung, in Tätigkeit kommt. Abb. 63 ist ein solches, sicher normales EKG eines vollkommen gesunden Herzens. Verdächtiger könnte schon das EKG der Abb. 64 sein, welches aber auch von einem klinisch absolut gesunden Herzen stammt, bei dem selbst anamnestisch kein Anhalt für eine der üblichen Herzerkrankungen vorliegt. Die Dauer von QRS ist hier 0,1, doch ist die Form plumper als in Abb. 63 und auch die Aufsplitterungen in Ableitung I und III sind merkwürdig. Sollen wir, um des Vorurteils willen, solche Herzen als krank bezeichnen, wenn klinisch alles für die Gesundheit spricht? Wäre der Patient klinisch krank, so würde wohl niemand zögern, das EKG für pathologisch zu halten. Man sieht, welche Vorsicht am Platze ist.

Abb. 63. Abb. 64.

Abb. 63. Normales EKG eines klinisch herzgesunden 31jährigen Mannes, asthenischer Typ. Als Kind Diphtherie. Blutdruck 110/70. QRS 0,1 sec breit, also an der Grenze der Norm. Dennoch ist der Befund vermutlich nicht krankhaft.

Abb. 64. R noch etwas plumper als Abb. 63, doch bei einem klinisch vollkommen normalen Herzen; 26jähriger Mann, 167 cm groß, 66 kg schwer, Blutdruck 115/65, Anamnese o. B.

β) **Normale Aufsplitterungen.** Wie wir S. 79 sahen, ist bei keinem normalen Herzen ein „glattes" R zu erwarten. Die Erregungsbahn ist ja nirgends homogen. Es gibt Papillarmuskeln, welche en bloc erregt werden und gleichsam einen Ruck im Anstieg von R verursachen müssen, und auch der spätere Weg der Erregungswelle findet in Trabekeln und verschlungenen syncytialen Pfaden reichliche Möglichkeiten, plötzlich neue Muskelmassen zu erregen und so Treppen im Abfall von R zu erzeugen.

Abb. 65 gibt QRS-Gruppen von Menschen wieder, die sich als gesund betrachteten, bei denen die Anamnese und der klinische Befund normal waren. Auch sie sind (besonders Abb. 65b) ein Beispiel, wie weit die Grenzen des Individuellen innerhalb des Normalen gehen. Zwar ist in Abb. 65b eine Delle gleichzeitig in allen Ableitungen, doch kann es sich hier wohl nur um die Erregung eines neuen Muskelgebietes handeln, das in den bisher erregten Fasern ein genau entgegengerichtetes Potential P_{a_1} entwickelt. Abb. 66 zeigt dann ein QRS, das mit größerer Sicherheit pathologisch ist, da hier QRS in II und III sehr stark aufgesplittert ist und daher der Weg der Erregungsausbreitung merklich von der Norm abweicht. Eine Ursache freilich ist auch in diesem Fall nicht anzugeben [1].

Es wird behauptet, daß die Aufsplitterung der *Spitzen* von R in allen 3 Ableitungen beim Normalen nicht zu finden sei [2]. Das ist auch theoretisch verständlich.

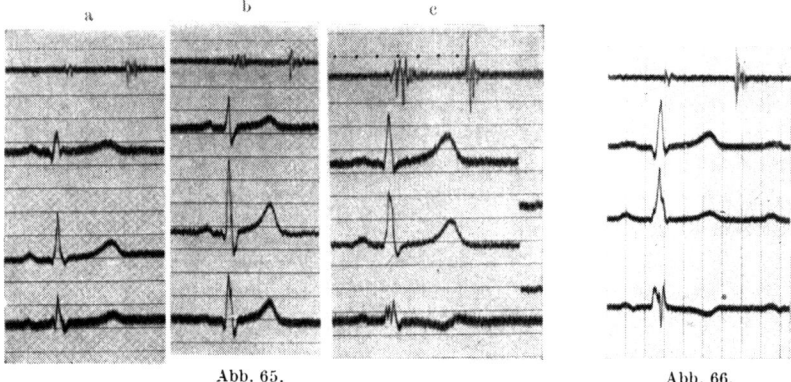

Abb. 65.   Abb. 66.

Abb. 65 a—c. Aufsplitterungen in QRS eines klinisch vollkommen gesunden Herzens. a 21jähriges Mädchen, Blutdruck 115/70. Anamnese o. B. b 22jähriger Mann, Blutdruck 105/75. Anamnese o. B. c In der Anamnese vor mehreren Jahren Hepatitis epidemica. 21jähriger Mann. RR 110/70. (Zeit in Punkten zu 0,1 sec.) Ventrikelgradient 87 µVsec, $\alpha_G = 20°$. (Vgl. hierzu S. 205.)

Abb. 66. Aufsplitterung in QRS, M-förmiges QRS III, bei einem klinisch gesunden Herzen. Subjektive Beschwerden: leichte Herzschmerzen. RR 125/90. 34jährige Frau. Als Nebenbefund eine relativ zu lange mechanische Systole: ihre Dauer beträgt 125% der Norm. Die QT-Dauer ist dagegen nur wenig verlängert (110% der Norm). Vgl. Kap. 45.

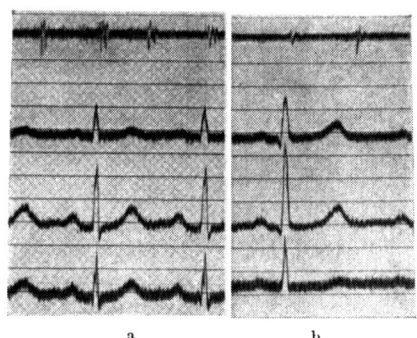

a   b

Abb. 67 a u. b. Zwei Fälle von Aufsplitterungen von QRS mit doppelgipfligem R in 2 oder 3 Ableitungen, die *nicht* normal sind. a 26jähriges Mädchen, hohe Herzfrequenz, RR 120/95 (!), 2. Ton klappend, deutliches systolisches Geräusch. Vermutlich kombiniertes Vitium nach Rheuma und Anginen. Leichte subjektive Herzbeschwerden. Das EKG ist als krankhaft zu bewerten (Narbe). Neben Aufsplitterung von R noch Senkung von PQ und ST. b 27jähriges Mädchen, gießendes diastolisches Geräusch. RR 135/75. Atemnot. Aorteninsuffizienz nach Scharlach. Das EKG ist als pathologisch zu bewerten (Narbe).

Im Augenblick, wo alle 3 Ableitungen ihre Spitze haben, muß eine Delle auf ein ziemlich umfangreiches Gebiet ausfallender Elektrizitätsproduktion hinweisen. Doch werden wir auch Aufsplitterungen der Spitze nur in 2 Ableitungen als verdächtig, sogar als krankhaft bezeichnen können, wenn, wie in Abb. 67a und b, die Anamnese genügend Anhaltspunkte bietet oder der klinische Befund (Tachykardie, Beschwerden) einen Anhalt gibt.

Doch auch bei der Diagnose „nicht normal" solcher Splitterungen wollen wir bedenken, daß „nicht normal" keinesfalls „krank" heißen muß: die Krankheit diagnostiziert der Arzt am Krankenbett! Das EKG ist sein Helfer insofern, als es ihm den Sitz der Erkrankung anzeigen kann.

---

[1] Im Gegensatz zu DELIUS und REINDELL, welche bei auffallenden Aufsplitterungen immer Infektionskrankheiten in der Anamnese sahen. (Z. Kreislaufforschg **1939**, 417.)

[2] STEUER u. FEIL: Amer. Heart J. **6**, 472 (1931). — HADORN: Z. Kreislaufforschg **27**, 545 (1935).

b) Inhomogenitäten der Leitungsbahn ohne Verspätung.
Abnorme Aufsplitterung von QRS bei normaler QRS-Breite.

Wir besprachen oben bereits, daß der Ausfall größerer Bezirke des Herzens durch Narben sowohl eine Delle in der QRS-Gruppe als auch eine Verbreiterung von QRS hervorruft. Wir wollen nun in diesem Kapitel nur solche Aufsplitterungen behandeln, bei denen eine Verbreiterung von QRS noch nicht merklich ist. Liegt diese vor, so ist die Diagnose eines pathologischen EKG naturgemäß erheblich erleichtert. Wir wollen uns aber zunächst klarmachen, was eine Aufsplitterung am nicht wesentlich verbreiterten QRS rein theoretisch bedeuten kann. Die Frage ist auch hier: handelt es sich 1. um *Ausfälle* von Potential durch Narben; 2. um gegensinnige Potentiale durch stoßweise neu innervierte

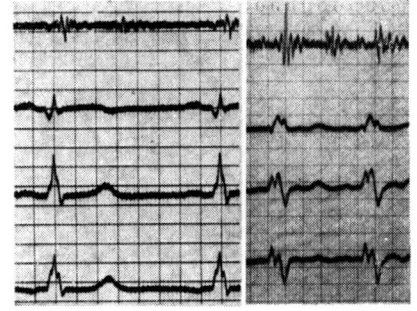 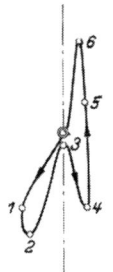

Muskelmassen, die normalerweise gar nicht vorhanden
sind, oder 3. um eine pa-
thologische Reihenfolge in
der Innervation eines anatomisch normal gebauten
Herzens, so daß ein Muskelgebiet zunächst ausfällt und
eine „Lücke" im Potential
läßt, dann „verspätet" erregt
wird und nun einen nachträg-
lichen Potentialberg erzeugt.
Solange die Verspätung *klein*
ist und in die Gesamtdauer
von QRS fällt, also kleiner
ist als die physiologische Verspätung des spätest erregten
Basisbezirks, ist QRS dabei
nicht verbreitert. Wir könnten solche Vorgänge „*lokale
Verspätungen*" nennen.

Abb. 68.   Abb. 69.

Abb. 68. Aufsplitterung bei sonst normalem EKG. Klinisch beginnende Coronarsklerose. Rö.: Linksverbreiterung. Kein Vitium. 46jähriger Mann. EKG allein ohne erhebliche Bedeutung, doch möglicherweise Hinweis auf beginnende Schwielenbildung.

Abb. 69. Aufsplitterung mit tiefer Lücke im Potentialablauf von QRS, im Punkt 3 des nebenstehenden Vektordiagramms. In allen Ableitungen wird das Potential nahezu Null, und zwar nach dem ersten Gipfel in der ersten Einkerbung von Ableitung II und III. Zu dieser Zeit geht QRS I auch durch die Nullinie. Das Vektordiagramm (dessen Theorie später erläutert wird) gibt die Verhältnisse recht anschaulich wieder. Als Nebenbefund besteht eine absolute Arrhythmie. Herzmaße Mr/Ml = 6,9/11,6. Keine typische Anamnese.

Von den oben bezeichneten 3 Möglichkeiten wird Fall 2 praktisch nicht vorkommen können. Wir kennen anatomisch keine so einseitigen, eng umschriebenen Hypertrophien. Die Differentialdiagnose zwischen den beiden anderen Möglichkeiten aber ist schwierig, ja meist nicht durchführbar. In jedem Fall handelt es sich um einen lokalen, relativ kleinen Ausfall, im Fall 1 um eine Narbe im Myokard, im Fall 3 um eine Narbe im Reizleitungssystem, durch die die Erregung ein kleines Muskelgebiet verspätet, nämlich auf einem Umweg, erreicht. Am ehesten kann eine Differentialdiagnose aus dem Vektordiagramm nach SCHELLONG ersehen werden (S. 118 ff.). Einkerbungen deuten auf Myokardnarben, Vorbuchtungen auf lokale Verspätungen[1].

Schon Abb. 67 gibt 2 Fälle wieder, bei denen der klinische Befund auf eine pathologische Bedeutung der R-Deformationen schließen läßt. Wir dürfen diesen Schluß nach den oben (S. 88) zitierten Arbeiten der Literatur um so

---

[1] Auch das sog. Absolut-EKG nach HOLLMANN (Z. Kreislaufforschg **1937**, 465 u. 546) kann das gleiche leisten, wenn es hinreichend schnell geschrieben wird.

leichter machen. Eine *Sicherheit* allerdings, daß Aufsplitterungen nach Abb. 67 immer pathologisch sind, scheint mir nicht gegeben. Dafür ist die normale Variationsbreite zu groß.

Wir können nun die pathognomonische Bedeutung der Aufsplitterungen durch weitere Anhaltspunkte aus dem EKG selbst erhärten, wenngleich auch der wesentliche Anhaltspunkt zur Beurteilung des EKG natürlich immer der *klinische* Befund sein muß. Zunächst ist jede Zackenbildung relativ ernst zu nehmen, die auf einen Ausfall größerer Muskelgebiete schließen läßt, also größere Lücken im Potentialbild aller Ableitungen, Stellen also, in denen der Integralvektor des Herzens sehr klein oder Null wird (Abb. 69). Relativ harmlos sind kleine Aufsplitterungen in Fällen zu deuten, bei denen die Gesamthöhe von QRS normal ist (Abb. 67, 68). Relativ schlecht dagegen ist das Urteil bei EKG zu fällen, wo sich kleinere Aufsplitterungen mit Niederspannung vergesellschaftet finden.

Nach unseren oben gemachten Ausführungen über die Niederspannung wird diese ja bei nicht verbreitertem QRS und starker Aufsplitterung in der Mehrzahl der Fälle auf Ausfälle von potentialbildendem Muskelgewebe durch umfangreiche Narben beruhen. Viele Infarkte liefern solche Bilder (Abb. 74). Ernster ist eine Aufsplitterung auch dann, wenn die Lage des Integralvektors auf einen stark abweichenden Verlauf der Erregungswelle hinweist (Typenwandel, z. B. über-

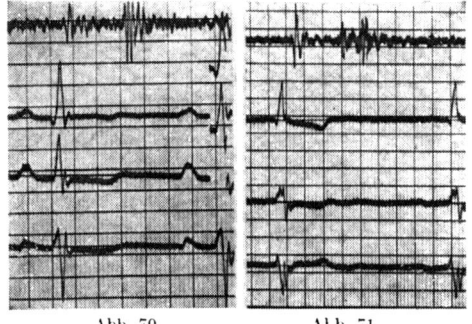

Abb. 70. Abb. 71.

Abb. 70. Aufsplitterung bei ausgeprägtem Vitium (Mitralinsuffizienz) mit starker Herzverbreiterung nach rechts und links (Mr 7,2; Ml 11,0). 51jähriger Mann. Nachschwingung vermutlich durch lokale Verspätungen des dilatierten und hypertrophierten Herzens. Prognose hängt vom klinischen Befund ab. T flach diskordant. Vermutlich Myokardnarben; daneben gestörte Herzperistaltik. Der T-Befund macht das EKG bedenklich.

Abb. 71. Aufsplitterung bei Vitium (Mitralinsuffizienz). Zugleich absolute Arrhythmie und absolute Diskordanz von T. QRS-Breite an der Grenze: 0,09— 0,1. Erregungsursprung wahrscheinlich im Aschoff-Tawara-Knoten. Abnorme Erregungsausbreitung in einem stark dilatierten Herzen. (Mr 6,7; Ml 14,1.) Anamnese: Scharlach und Rheuma. Größere Narben wahrscheinlich. Aufsplitterung, T-Form und Arrhythmie lassen den Zustand schwer erscheinen.

drehter Linkstyp; Abb. 73), oder wenn QRS verbreitert ist. In beiden Fällen ist die Erregungsausbreitung abnorm, einmal ohne, einmal mit Verspätung. Insbesondere starke Verbreiterungen von QRS ohne Flächenzunahme deuten auf multiple periphere Ausbreitungshindernisse, wie sie im sog. „Verzweigungsblock" vorliegen. Sie sind wohl immer als stark abnorm zu beurteilen, besonders wenn auch T verändert (diskordant) ist (Abb. 74).

Diese Skala der Wertungen gründet sich auf folgende Überlegung: Ausfall größerer Herzbezirke ist immer deletär, gleich ob durch Infarktnarben oder als Folge toxisch-degenerativer Veränderungen. Kleine Abnormitäten der Erregungswege bei sonst normalen Potentialen hingegen müssen belanglos sein. Jede Niederspannung aber ist entweder auf Untergang von Gewebe oder auf echte stoffwechselbedingte Niederspannung der Faser verdächtig. Liegt Niederspannung zugleich mit abnormer QRS-Form vor, so ist der Schluß sehr wahrscheinlich, daß es sich um eine kardiale Form der Niederspannung, also um eine ernste Prognose handelt. Verspätungen mit Aufsplitterung aber deuten in jedem Fall auf verstreute Narben und Unterbrechungen der Leitungswege hin, und tritt noch eine Niederspannung hinzu (Abb. 147a), so ist das Bild aus zweifachem Grunde ernst zu bewerten.

In Abb. 67—74 ist eine Skala solcher Aufsplitterungen wiedergegeben, welche weder mit groben Verspätungen noch mit sehr abweichender Richtung der Erregungsausbreitung vergesellschaftet sind. Letztere werden an späterer Stelle abgehandelt werden (S. 180ff.). Hier wird von jeder Gruppe nur je 1 Beispiel angeführt, um das Bild abzurunden. Die Tabelle gibt eine Übersicht über die klinische Auswertung.

Abb. 67 und 68 zeigen Aufsplitterungen, die für relativ belanglos gehalten werden können. Abb. 69 ist ein auf jeden Fall sehr deletäres Bild, das auf

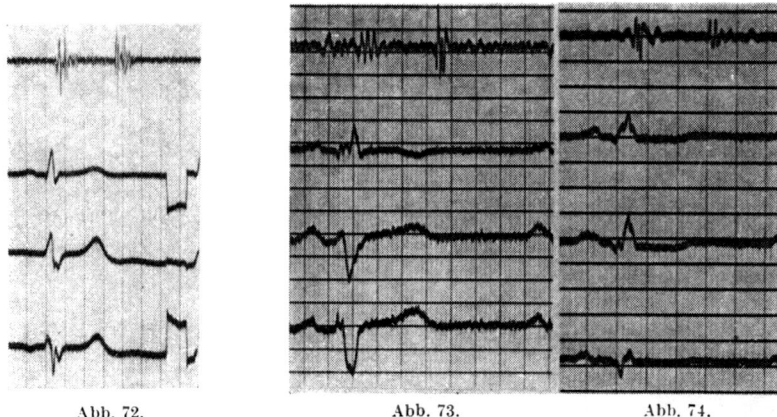

Abb. 72.   Abb. 73.   Abb. 74.

Abb. 72. QRS verbreitert bei starker Aufsplitterung in S. Sicher pathologische Erregungsausbreitung. Klinische Ursache unbekannt. T-Vektor stark vom Vektor R abweichend, in Ableitung III fast diskordant; typologisch rechts von R liegend, was auf Myokardschädigung weist.

Abb. 73. Aufsplitterung bei stark abweichender Lage des Potentialvektors: R_{II} und R_{III} ist negativ; die Erregung scheint also von rechts unten nach links oben zu laufen. Absolut abwegige Erregungsausbreitung, daher vermutlich erhebliche Schäden im Myokard, ernste Prognose. (Alter Spitzeninfarkt?) T diskordant.

Abb. 74. Aufsplitterung bei abnorm kleiner Spannung von QRS (Niederspannung). Trotz der relativ geringen Splitterung ernstes Bild. 56jähriger Mann, mittlere Dilatation, klinisch „Herzmuskelschaden". Kein Vitium.

einen groben Defekt im Myokard (Narbe, Infarkt) hinweist. Abb. 70 und 71 geben Aufsplitterungen im Zusammenhang mit einem Vitium. Solche Bilder geben zu bedenken, ob nicht der Infekt, der den Klappenapparat zerstört hat. auch das Myokard ergriff. Eine myokardiale Beteiligung bei Vitien ist bekanntlich ein häufiges, wenn nicht ein obligates, Ereignis. Sind also auch hier kleine Narben im RLS aufgetreten, welche geringfügige Abweichungen der Erregungsausbreitung bedingen? Es fehlen uns vorerst die Erfahrungen. Wenn, wie in Abb. 70, am Ende eines schlanken, normalen R eine Lücke auftritt, der eine kurze Nachzacke folgt, so wird man diese Lücke kaum mit der aus Abb. 69 vergleichen können, wo sie ein zügiges Potential plötzlich unterbricht. Es handelt sich vielmehr bei der nachfolgenden Zacke wahrscheinlicher um einen „Nachläufer". Doch bemerke man hier, ein wie großer subjektiver Faktor im Spiele ist! Abb. 72 ist eine Störung der Erregungsleitung, wie sie durch Narben bedingt sein kann, Abb. 73 ein Bild, das nur bei schwer pathologischen Herzen

gefunden wird, sofern die Erregung vom Vorhof auf normalem Wege übertragen wurde. Abb. 74 endlich zeigt eine Niederspannung bei einem sicher
schwer geschädigten Herzen: die Aufsplitterung muß Zeichen einer erheblichen
diffusen Schädigung sein, zumal T diskordant ist.

Es wären an dieser Stelle nun auch die Ausfälle durch typische *Infarkte*
zu behandeln. Doch ist dies Erscheinungsbild in EKG und Klinik so sehr ein
besonderes, daß seine Besprechung im Zusammenhang später erfolgt. Eine
Differentialdiagnose gegen den Infarkt ist übrigens dann möglich, wenn mehrere
Zacken über ein schmales QRS verstreut sind. Multiple Zacken bedeuten multiple Schäden, also keinen größeren, d. h. einortig lokalisierten Infarkt. Infarkte, welche in der Nähe des Quellpunktes der Erregung sitzen, machen,
wenn sie mehrere Äste des spezifischen Systems betroffen haben, vielzackiges
QRS *mit starker Verbreiterung.*

Unsere Diagnose wird also folgendes beachten müssen: *Ist eine Aufsplitterung
von normaler QRS-Breite und -Größe (also Fläche) begleitet, so ist sie rein elektrisch gesehen relativ harmlos, falls nicht eine große ,,Lücke`` im normalen Zug
von R auf eine große Narbe hindeutet. Je mehr aber die Aufsplitterung von abwegiger Lage des Integralvektors (extremer Linkstyp, R_{II} und R_{III} negativ), von
Verbreiterung (Verspätung) in QRS oder von Niederspannung oder gar beidem
begleitet ist, desto mehr deutet die Aufsplitterung auf Inhomogenitäten der Erregungsbahn (Narben, kleinere Blockaden im Leitungssystem) oder verlangsamte, d. h.
geschädigte Erregungsleitung hin.*

Tabelle 5. *Skala der Aufsplitterungen und ihre Auswertung im Zusammenhang mit anderen
Daten des Elektrokardiogramms und dem klinischen Befund.*

Begleitendes Symptom im EKG	Klinische Anamnese	Mutmaßliche oder mögliche Ursache der Aufsplitterung	Prognostisch-mutmaßliche Wertung	Beispiel Abb.
1. Normalhohe QRS-Ausschläge	Gesund oder Infekt-anamnese	Individuell ab-norme Reizleitungs-wege; kleinere Narben	Prognose je nach dem Grundleiden	65—68
2. Tiefe Lücke im Potential von QRS	Myokarditis, Infarkt	Größere Narbe	Prognose ist mit Vorsicht zu stellen	69
3. Hohe QRS-Aus-schläge meist mit ausgeprägtem Rechts- oder Linkstyp. T ver-ändert. Oft Ver-breiterung von QRS	Vitium	Geringe Verspätun-gen, lokale Leitungs-störungen	Hängt vom klini-schen Befund des Vitium ab	70, 71
4. Verbreiterung von QRS (relativ kleine Ausschläge) QRS-Fläche nor-mal	Kein Vitium	Störung der Er-regungsleitung durch diffusen Herzmuskel-schaden (toxisch, in-fektiös, degenerativ)	Bei chronischen Lei-den relativ schlecht; besser bei akuten In-fekten (z. B. Diph-therie)	127 b
5. Stark abweichen-der Typ des Integralvektors	Neigung zur Insuffizienz, Infarkt	Große Narben, Defekte des RLS, Blocks	Schlecht	73
6. Niederspannung ohne QRS-Ver-breiterung	Insuffizienz	Diffuse Narben und Schwielen	Schlecht	74

19. Der Gang der Erregungswelle. Typologie von QRS.

a) Die Ausbreitung der Erregung in der Kammer.

Wir müßten nach dem letzten Kapitel in die Klinik der Verspätungen überleiten; aber die Verspätungen sind nicht zu verstehen ohne eine genauere Vorstellung von den räumlichen Verhältnissen der Erregungsausbreitung. Wir haben auf S. 46 die Methoden erörtert, wie wir aus der Größe der Potentiale in den einzelnen Ableitungen auf die Richtung des Integralvektors schließen können: ich meine das EINTHOVENsche Dreiecksschema (Abb. 33, 34). Wir haben nunmehr das Dreiecksschema auf die beim EKG tatsächlich vorhandenen Verhältnisse anzuwenden. Wir

müssen uns dabei nur stets darüber klar sein, daß der aus dem Dreiecksschema zu konstruierende Integralvektor eine *rein formale* Größe ist und uns über die tatsächliche Richtung der Komponenten gar nichts aussagt (S. 53). Doch gibt er uns die *mittlere* Richtung wieder, in der die zu einem bestimmten Zeitpunkt, für den der Integralvektor konstruiert ist, erregten Fasern ziehen.

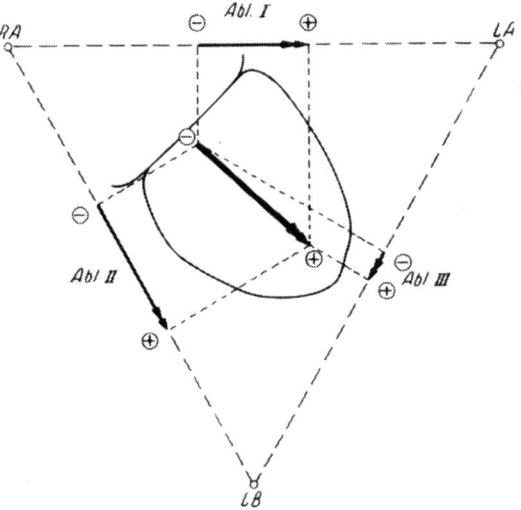

Nun bringt das Reizleitungssystem die verschiedenen Herzwandabschnitte zwar nacheinander, einige davon aber trotzdem ziemlich gleichzeitig zur Kontraktion, und wir dürfen nicht meinen, daß z. B. zu

Abb. 75. Schematische Darstellung, wie das EKG gepolt ist, wenn alle Ausschläge nach oben erfolgen. Dargestellt ist die Richtung des „Negativitätsgefälles".

einem Zeitpunkt, zu dem der Integralvektor von oben rechts nach unten links zieht, die Mehrzahl aller jetzt erregten Fasern auch in dieser Richtung laufen. Vielmehr kann ein geschlossener Schwarm von Fasern viel weiter nach links, ein gleich großer viel weiter nach rechts hin verlaufen als die Resultante zeigt: die Resultante liegt ja dann einfach in der Mitte, und im übrigen heben sich ja $^9/_{10}$ bis $^{24}/_{25}$ aller Potentiale gegenseitig durch ihre verschiedene Verlaufsrichtung auf!

Unsere Analyse des Erregungsweges in der Kammer stützt sich nun teils auf elektrische, teils auf anatomische Daten und sucht aus einer Kombination beider ein Bild zu gewinnen. Da diese Ergebnisse hier nur als Propädeutik interessant sind, sollen sie kurz und ohne eingehende Berücksichtigung der Literatur, wenngleich auch möglichst anschaulich geschildert werden.

Unser erster Schritt ist, aus den elektrischen Daten die zur Zeit erreichbare Anschauung zu gewinnen. Wir beginnen mit der Interpretation der Richtung, die der *Integralvektor* zu verschiedenen Zeiten im Herzen aufweist, doch müssen wir vor jeder derartigen Erörterung die allgemeinen Gesetze kennen, aus denen wir unsere Schlüsse ziehen: wir müssen das Dreiecksschema näher studieren.

Zuerst ist die *Polung des EKG* zu behandeln. Abb. 75 gibt an, wie ein „normales" R, das in allen 3 Ableitungen nach oben gerichtet ist, gepolt ist, d. h. wo der positive und negative Pol im Körper liegt, wenn der Ausschlag nach oben erfolgt. Die Polung ist ersichtlicherweise so gewählt, daß R im Normalfall immer nach oben ausschlägt, denn der Normalfall ist ja der, daß der Integralvektor zur Zeit des Maximums von R in der aus Abb. 75 ersichtlichen Weise verläuft. Wir leiteten oben (S. 47) bereits die elementare Gleichung ab: Ableitung I — Ableitung II + Ableitung III = 0. Diese Gleichung gilt für die meßbaren Potentiale der 3 Ableitungen an streng gleichzeitigen Punkten einer Kurve. Nehmen wir also die 3 Ableitungen gleichzeitig auf, so können wir die Richtigkeit unserer Registrierung leicht an Hand dieser Gleichung prüfen, wenn wir die Millivoltwerte zu *einem* Zeitpunkt ausmessen und in die Gleichung einsetzen. Ausschläge nach oben zählen dabei natürlich positiv, Ausschläge nach unten negativ.

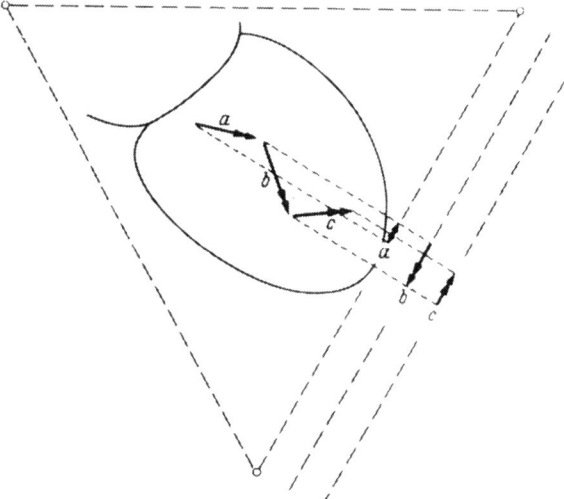

Abb. 76. *Schematische Darstellung des Zustandekommens eines W-förmigen QRS_III.* Ins Herz eingezeichnet die 3 Integralvektoren *a, b, c,* deren Lage zum Herzen nichts Anatomisches oder Funktionelles bedeuten soll. Sie sind untereinander gezeichnet, um anzudeuten, daß während der Ausbreitung der Erregungswelle zuerst *a,* etwas später *b,* danach *c* als Integralvektor aller Faserpotentiale entstanden ist. Die 3 zeitlich nacheinander entstehenden Vektoren projizieren sich auf die Ableitung III in der angegebenen Weise. Wenn so wie in Abb. 75 gepolt ist, ist also QRS_III erst negativ, dann positiv, dann negativ gerichtet. (Dargestellt ist hier wieder das Negativitätsgefälle bzw. die Erregungsrichtung.) Beachte, daß in Ableitung I und II alle Vektoren *a* bis *c* einen positiven Ausschlagssinn geben würden. (R nach oben gerichtet.)

Der Integralvektor zeigt im Normalfall fast senkrecht auf die Ableitungslinie III. Schon kleine Richtungsänderungen der Erregungswelle, wie sie durch den komplizierten Muskelbau des Herzens leicht erklärt sind, werden unter Umständen bedingen können, daß der Vektor gegenüber Ableitung III auch kurze Zeit nach oben zeigt, daß sich also R_III in mehreren Wellen darstellt, die bald positiv, bald negativ sind. Diese Erscheinung ist vollkommen normal.

R_III kann also mehrphasisch sein, während R_I und R_II absolut einsinnig positiv bleiben. Wir unterscheiden nach WEBER *sog. M-förmige und W-förmige QRS-Gruppen in Ableitung III. Beide sind als normal zu betrachten (Abb. 76). Man kann die in Abb. 77 gezeigten QRS-Formen der Ableitung III also auch nicht als „Aufsplitterungen" bezeichnen. Ebensowenig korrekt ist es in solchen Fällen, von Q oder S zu sprechen.* Q oder S haben nur unter den später zu erörternden Bedingungen einen eindeutigen Sinn.

Betrachten wir nach dieser Zwischenbemerkung das „ideale" EKG, das alle 3 Zacken, Q, R und S in der Kammeranfangsgruppe enthält[1]. (Ein Bild dieser

---

[1] Zur Nomenklatur vgl. den Anhang.

Art zeigte Abb. 64, jedenfalls in Ableitung II.) Was bedeutet ein „normales",
d. h. kleines Q und S? Wäre Q in allen Ableitungen vorhanden, und zwar zur
gleichen Zeit deutlich ausgeprägt, so müßte zu dieser Zeit der Integralvektor
des Negativitätsgefälles von unten links nach oben rechts laufen, also dem
Vektor in Abb. 75 ziemlich genau entgegengesetzt. Wir können uns schwer vorstellen, daß die Erregung in Fasern beginnen sollte, welche diesen Verlauf haben.
In der Tat zeigt die Statistik auch, daß Q_I meist fehlt oder doch sehr klein ist[1].
Ein Q_{II} und Q_{III} aber bedeutet, bei fehlendem Q_I, daß die Erregung im Mittel
ziemlich genau senkrecht von unten nach oben läuft. Betrachten wir die ana-
tomischen Daten, so wird uns klar, daß diese
Fasern, welche Q erzeugen, die Muskelfasern der
Papillarmuskeln sein müssen.

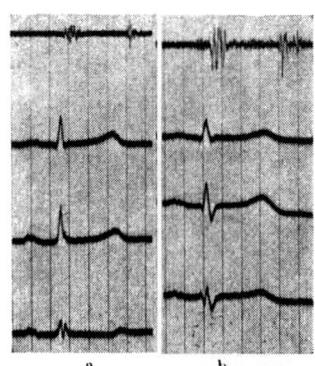

Abb. 77 a u. b. *Zwei Formen von mehr-
phasischem QRS in Ableitung III*,
welche als normal anzusehen sind.
Bild a: M-Form von QRS_{III}; Bild b:
W-Form von QRS_{III}; beide Bilder
stammen von klinisch und anamnestisch gesunden Herzen.

   Die *Anatomie* sagt uns ja, daß das Reizleitungssystem (RLS) bis zum Fuß der Papillarmuskeln,
also fast bis zum halben Weg zur Herzspitze,
unverzweigt verläuft, sich dann aufspaltet und
mit seinen feinsten Verzweigungen sich so stark
verästelt, daß wir sie anatomisch kaum zu verfolgen vermögen; es biegt vor allem an der Spitze
vorbei basiswärts um, dringt bis unter das Epikard und geht mit seinen Endverzweigungen
zahlreiche Anastomosen selbst zwischen rechtem
und linkem Schenkel ein[2]. Seine Fasern sind
relativ dick[3]; sollte also für Muskelfasern dasselbe
Gesetz gelten wie für Nervenfasern, daß nämlich
die dicken Fasern schneller leiten als die dünnen,
so ist schon aus diesem Grunde eine schnellere
Leitung im RLS erklärt.

   Das RLS ist also aus 2 Gründen der ideale Leitapparat der intraventrikulären Erregung: wegen seiner schnelleren Leitung und wegen seines geraden
Verlaufs. Während nun die Erregungswelle im RLS läuft, ist sie elektrisch
nicht aktiv, der Querschnitt der Leitungsbahn, d. h. die Zahl der Fasern
des RLS ist so klein, daß das Feld zu schwach ist, um an den Extremitäten
oder der Brustwand merkliche Potentiale zu erzeugen. Die elektrisch inaktive
PQ-Strecke ist die Zeit, wo die Erregung vom Vorhof über das RLS ins
Myokard läuft.

   Dieses betritt sie offenbar zuerst in den *Papillarmuskeln* und in diesen läuft
die Erregungswelle also von unten nach oben, so wie es in Abb. 78 der oberste
der Pfeile andeutet. Wenn wir diesen Pfeil nach Art der Abb. 33 und 34 in
seine 3 Projektionen, entsprechend den 3 Ableitungen, zerlegen, so läuft er in
Ableitung I von links nach rechts, in Ableitung II und III aber von unten nach
oben, so wie also Q es in der Regel tut.

---

[1] LEPESCHKIN: Das EKG, S. 92.
[2] TER BORG: Verh. dtsch. Ges. Kreislaufforschg **1939**, 174. — Lit. bei LEPESCHKIN.
[3] HÄGGQVIST: In MÖLLENDORFS Handbuch der mikroskopischen Anatomie, Bd. 2,
S. 95. Berlin 1931. — BENNINGHOFF: Handbuch der mikroskopischen Anatomie, Bd. 6,
S. 196.

Normal werden wir also jedes Verhalten nennen können, wo die QRS-Gruppe mit einem kleinen Q_{II} und Q_{III} beginnt. *Da die Papillarmuskeln klein an Zahl sind und sich ihrem Vektor sehr bald normalerweise starke Potentiale überlagern, die aus den in die Spitze hineinlaufenden Fasern stammen, kann Q in keiner Ableitung normalerweise sehr tief oder sehr breit sein.*

Sehr bald nämlich strahlen aus dem Punkte, wo sich das RLS zu verzweigen beginnt, Erregungen nach allen Seiten in das Myokard. Der weitere Verlauf

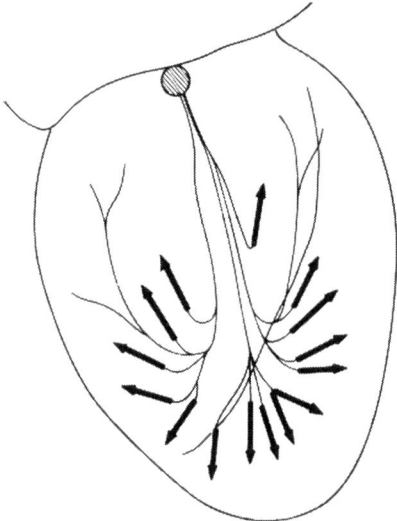
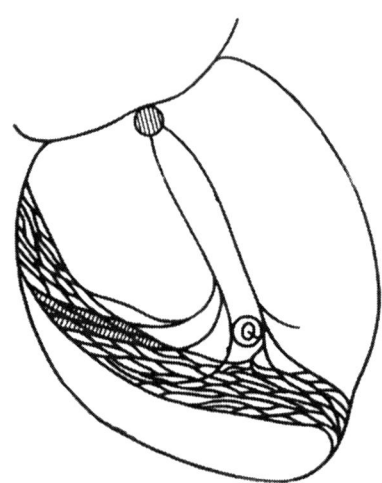

Abb. 78. Schematische und in keiner Weise naturgetreue Darstellung, wie die Ausbreitung der Erregung vom Reizleitungssystem auf das Myokard erfolgt. Die dicken Pfeile symbolisieren Erregungswellen (Vektoren P_{a_1} nach Abb. 18), welche aus dem RLS in ein Myokardbündel von größerem Querschnitt übergetreten sind. Die Richtung der Pfeile wäre identisch mit der Richtung der Myokardfasern, und zwar insbesondere der Richtung, in welcher die Erregungswelle auf ihnen wandert. Es soll nur symbolisiert werden, wie vom Verteilungspunkt des RLS (vom „Quellpunkt" aus) die Erregungswellen *divergent* auseinanderlaufen. Die spezielle Struktur des Myokards bleibt unberücksichtigt, da sie ein zu kompliziertes Schema ergäbe. Das Ergebnis wäre jedoch auch bei korrekter Darstellung des Faserverlaufs das gleiche: divergente Vektoren. Man mag die oben gezeichneten Vektoren als das statistische Mittel komplizierter verlaufenden Faservektoren betrachten. Aus SCHAEFER u. TRAUTWEIN: Pflügers Arch. 251, 420.

Abb. 79. Schematische Darstellung des Erregungsüberganges vom Reizleitungssystem aufs Myokard. Dargestellt ist eines der oberflächlichen Spiralbündel des Myokards. Q der „Quellpunkt", also Verteilungspunkt des RLS. Die Erregung strömt von ihm aus nach rechts oben und links unten (rechts und links vom Herzen her betrachtet). An einer Stelle ist schraffiert derjenige Abschnitt des Syncytiums dargestellt, welcher von einer Faser des RLS her erregt wird, nämlich der dritten von rechts oben. Es wird hierbei angenommen, daß die Erregungswelle nicht im spitzen Winkel rückwärts laufen kann, ohne eine merkliche Latenz zu bekommen. Dadurch werden die nach unten liegenden Fasern des Syncytiums eher von dem vierten Ast des RLS erregt als vom dritten, während die nach oben liegenden Fasern des Syncytiums vom zweiten Ast des RLS her bereits erregt sind, wenn die Erregung vom dritten Ast her an der oberen Grenze des schraffierten Bezirks eintrifft. So erregt jeder Zweig des RLS „seine" Muskelpartie, ein spindelförmiges Gebilde.

des Integralvektors ist jetzt davon abhängig, in welcher Reihenfolge und in welcher Richtung die verschiedenen Fasermassen des Herzens von der Erregung durchflossen werden. Wir wollen versuchen, die Tatsachen zu einer möglichst anschaulichen Theorie dieses Erregungsprozesses zusammenzufassen. Da das RLS sich vom Punkte seiner Verzweigung im tiefen Septum nach allen Seiten in die Muskelmassen hineinsenkt, ist es natürlich, daß die Richtung der Erregungsausbreitung im statistischen Mittel von diesem Punkte her auseinanderstrebt. Abb. 78 versucht das zu symbolisieren, wobei wir uns bewußt sind ein

Schema zu geben, das nicht den Vorteil großer anatomischer Exaktheit haben kann. Allein die Tatsache, daß die Wandmuskulatur in zwei fiederförmig gegeneinander geführten Lagen angeordnet ist[1], zeigt, daß die Richtung der Erregungsausbreitung nur eine statistisch-mittlere genannt werden kann. Betrachten wir jedoch Abb. 79, so sehen wir, daß die Erregungsausbreitung im Mittel immer nur von dem *früher* „innervierten" zum später erregten Wandpunkt fortschreiten kann, wobei „innerviert" der sehr unpassende Ausdruck für die Tatsache ist, daß die Erregung in diesem Teil des Myokards vom *RLS* her (und nicht von benachbarten Myokardfasern her) eingelaufen ist.

Es sind nun drei Tatsachen, welche unser Bild von der Art dieser Erregungsausbreitung bestimmt haben: Der Verlauf des Integralvektors, die Analyse der Erregungswelle auf der Herzoberfläche und die Art der Verteilung von RLS und Muskulatur im Myokard.

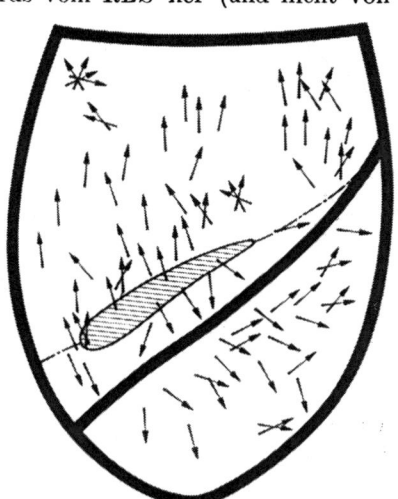

Abb. 80. Darstellung der Richtung, in der die Erregungswelle auf der vorderen Oberfläche eines Hundeherzens fortschreitet. Einzeichnung von Versuchen an 17 Hunden. Dick die Kranzfurche, strichpunktiert der Sulcus interventricularis. Schraffiert das Gebiet der Herkunft aller Vektoren, das wir *Quellpunkt* der Erregung nennen. Unter ihm verteilt sich in der Tiefe des Septums das Reizleitungssystem. [Aus SCHAEFER u. TRAUTWEIN: Pflügers Arch. 251, 417 (1949).]

Der Integralvektor weist, mit der R-Zacke, fast in der anatomischen Achse des Herzens zur Spitze. Vom Verzweigungspunkt des RLS aus müssen also diejenigen Fasern, welche nach *unten* laufen, das Übergewicht haben. Es laufen natürlich auch Erregungswellen nach links und nach rechts; sie heben sich aber im Effekt gegenseitig weitgehend auf, so wie das etwa Abb. 78 darzustellen versucht. Die Resultante aller divergenten Erregungswellen weist spitzenwärts, solange R in allen Ableitungen positiv ist. Die vom Verteilungspunkt nach rückwärts, d. h. zur Basis laufenden Fasern, kommen jedenfalls anfangs nicht gegen diese spitzenwärts weisenden Fasern an. Da sie trotzdem sehr früh innerviert werden, vermindern sie das Potential durch „physiologische Niederspannung"; aber sie kehren es vorerst nicht um.

Nun haben wir freilich keine Möglichkeit, etwas über die mittlere Richtung der Erregungswelle im intramuralen Bereich auszusagen. Eigene Versuche hierzu stecken noch in den Anfängen. Aber die Verhältnisse an der *Oberfläche* geben uns ein ziemlich genaues Abbild dieser Verhältnisse. Es ist meines Erachtens ganz undenkbar, daß die Erregung im großen gesehen intramural anders fortschreitet als oberflächlich, da ja die Oberfläche sozusagen die Endstadien der intramuralen Erregungsausbreitung in denjenigen Fasern wiedergibt, welche aus der Tiefe bis nach oben steigen. Wir haben nun mit der in Abb. 56 dargestellten Methode ein einfaches Mittel, sowohl die *Richtung*

---

[1] FENEIS, H.: Morpholog. Jb. **89**, 371. — HAYEK, H. v.: Verh. anat. Ges., Anat. Anz. **88**, 166 (1939).

der Erregungswelle als auch den Zeitpunkt ihres Eintreffens an verschiedenen Punkten der Herzoberfläche genau zu verfolgen. Die *Richtung* hat man bislang noch nie bestimmt. Abb. 80 gibt das Resultat dieser Messungen wieder (SCHAEFER und TRAUTWEIN). Alle Erregungen scheinen von einer einzigen Region herzukommen: es ist die Gegend, unter der sich in der Tiefe, an der Grenze der beiden Ventrikel, das RLS zu verzweigen beginnt. Anatomie und Physiologie führen also zu einem übereinstimmenden Resultat: die Erregungen strahlen von diesem Verzweigungspunkt divergent aus. Wir wollen daher diese Region den *Quellpunkt* der Erregung nennen.

Nun sind die Zeiten, zu denen die Erregung auf der Oberfläche an den verschiedenen Punkten ankommt, erstaunlich synchron. Sie sind sogar für den

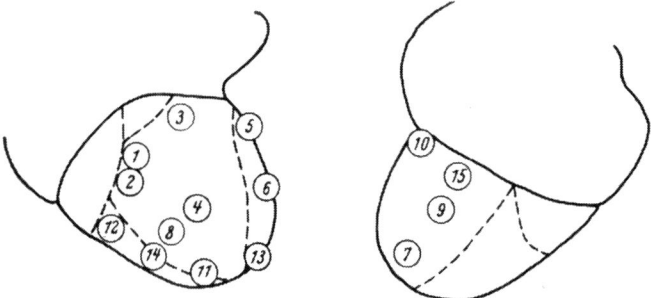

Abb. 81. Schematische Darstellung der Reihenfolge des Erregungsbeginns auf den verschiedenen Punkten der Herzoberfläche des Menschen. Operativ freigelegtes Herz, Abtastung der lokalen Aktionsströme mit unipolarer Elektrode. Ausmessung der Latenzen des lokalen R-Gipfels gegen R in Ableitung II. Die Kreise mit ihren Zahlen geben an, in welcher Reihenfolge die verschiedenen Punkte der Herzoberfläche in Erregung geraten. Die punktierten Linien geben die interventrikulären Furchen an. Die absoluten Werte der Latenzen gegen Ableitung II sind der Reihe nach in Millisekunden: 10, 13, 14, 15, 16, 19, 20, 20, 22, 23, 23, 25, 27, 27, 36. Wegen der Unzuverlässigkeit der Theorie der „intrinsic deflection" (vgl. S. 498) sind die Werte freilich nicht ganz exakt. [Aus BARKER, MACLEOD u. ALEXANDER: Amer. Heart J. 5, 720 (1930).]

Menschen beobachtet worden (Abb. 81) (BARKER, MACLEOD und ALEXANDER[1]). Am Tier haben EYSTER und MEEK[2], HARRIS[3] und mein Mitarbeiter ERK[4] technisch unangreifbare Messungen mit bipolaren Elektroden gemacht. Sie alle führen zu dem gleichen Resultat: Die Erregung trifft in der Region unseres Quellpunktes zuerst an der Oberfläche ein. Sie breitet sich dann mit einer sehr hohen Scheingeschwindigkeit auf der Oberfläche spitzen- und basiswärts aus, so daß sie jedoch an der Spitze immer merklich früher ankommt als an der Basis. Will man also zwischen Spitze und Basis direkt Vergleiche ziehen, so kann man nur der schon sehr viel älteren Ansicht von ROBB und ROBB[5] beipflichten, daß die Erregung sich von der Spitze gegen die Basis fortpflanze, sicher nicht aber, daß die Basis oder der rechte Ventrikel eher erregt werden als Spitze oder linker Ventrikel, so wie es das bekannte Schema der Differenzkonstruktion darstellt.

Die hohe Scheingeschwindigkeit der Erregungsausbreitung zeigt, daß die Erregungswelle sich *nicht* im Myokard fortpflanzt. Sie läuft, wie wir experimentell zeigen konnten, immer nur kleine Stücke (die *freie Weglänge*) im Myokard,

[1] BARKER, MACLEOD, ALEXANDER: Amer. Heart J. 5, 720 (1930).
[2] EYSTER and MEEK: Amer. J. Physiol. 134, 513 (1941).
[3] HARRIS: Amer. J. Physiol. 134, 319 (1941).
[4] ERK: Z. exper. Med. 114, 590 (1945).
[5] ROBB, J. S., and R. C. ROBB: Amer. J. Physiol. 115, 43 (1936).

um dann auf einen Bezirk zu stoßen, der von einem anderen Ast des RLS bereits
vorher erregt worden ist. In Abb. 79 z. B. würde die Erregungswelle aus der
2. Faser von unten des RLS rechts in das Areal hineinlaufen, das schraffiert ist.
Sobald sie innerhalb dieser „Spindel" an die obere Grenze derselben kommt,
findet sie diese Grenze schon von der oberen Faser des RLS erregt. Man muß
sich freilich fragen, warum die Erregung dann nicht von diesem früher erregten
Bezirk ein Stück rückwärts laufe. Das tut sie nun in der Tat gelegentlich, wie
wir selber fanden. Sie tut es nicht immer, weil der Weg nach rückwärts im
spitzen Winkel zurückgelaufen werden muß, dazu aber offenbar Latenzen verstreichen, die durch die schwierige Erregungsleitung in solchen Fällen bedingt
sind. Wir kennen Analoga hierzu aus der Nervenphysiologie und verweisen
auf unsere ausführliche experimentelle Darstellung (SCHAEFER und TRAUTWEIN[1]).

Diese Verhältnisse bieten also jetzt folgende Erklärungen: Sie erklären zunächst die Art der Aufteilung des RLS. Würde das RLS z. B. sich in Myokardfasern so aufspalten wie ein Nerv sich in Muskelfasern versenkt, wie also ein
Baumstamm sich in Äste verzweigt, so müßte der Querschnitt des Gesamt-
myokards ja vom Quellpunkt ab zu beiden Seiten hin ständig anwachsen, da
zu den quellpunktsnah liegenden Myokardfasern stets neue hinzukommen,
welche aus neuen Ästen des RLS durch Aufsplitterung entstanden sind. Das ist
rein anatomisch eine Unmöglichkeit. Funktionell ist es ebenso unmöglich, da
die Erregungswelle dann ja außerordentlich lange Leitungswege in denjenigen
Fasern myokardial zurücklegen müßte, die vom Quellpunkt zur Basis hin verlaufen. Tatsächlich aber ist es so, daß die von einem Ast des RLS her erregten
Myokardbezirke gleichsam von neuen Verzweigungen des Myokards, die an
anderen RLS-Fasern hängen, verdrängt werden: es herrscht eine Art spindel-
förmigen funktionellen Aufbaus des Myokards in Segmenten vor. Diese Spindeln
sind innerhalb des Syncytiums nur dadurch abgegrenzt, daß die untere Grenze
ihre Erregung von einem unteren Ast des RLS am frühesten bekommt, die
obere Grenze von einem höher inserierenden Ast her zwar schon erregt ist. Doch
wegen der lokalen Latenzen beim Übergang im spitzen Winkel nach rückwärts
wurde das unterhalb der oberen Grenze liegende Gebiet noch nicht erregt.

Diese Art des Fortschreitens der Erregung ist also von der Art der Insertion
des RLS einerseits, von dem anatomischen Bau des Syncytiums andererseits
abhängig. Die Synopsis aller Tatsachen zeigt uns dann, daß die Erregung vom
Quellpunkt in alle Regionen des Myokards divergierend einschießt, daß dadurch
die Potentiale sich stark wechselseitig kompensieren (physiologische Niederspannung), daß trotz sehr langsamer myokardialer Leitungsgeschwindigkeit das
Herz sehr rasch in toto erregt wird und daß Umkehrungen dieses Mechanismus
der Erregungsausbreitung, z. B. durch eine Extrasystole, die von der Spitze ausgeht,
sowohl die Vektoren umdreht als auch die physiologische Niederspannung
beseitigt. Am Integralvektor aber lesen wir ab, in welcher Richtung die Mehrzahl
der Erregungswellen im statistischen Mittel jeweils läuft.

Ein aufmerksamer Blick auf Abb. 79 lehrt, daß die Oberfläche über dem Quellpunkt
eine offenbar etwas verwirrende Struktur haben muß, da es hier ganz auf den Zufall ankommt,
wie die Fasern des RLS inserieren und wie demnach die Erregungswelle läuft. In der Tat
konnten wir über dem Quellpunkt nur sehr unregelmäßige Resultate bei der Beobachtung

---

[1] SCHAEFER u. TRAUTWEIN: Pflügers Arch. **251**, 417 (1949).

der Erregungsrichtung erhalten. Die Aktionsströme nach Abb. 56 sind selten einfach konturiert. Die Erregung läuft inkonstant und auf verwickelten Bahnen. Dasselbe zeigt auch die Betrachtung der *mechanischen Ereignisse* an diesem Punkt; wir haben sie soeben mit Zeitlupe in einem Lehrfilm dargestellt. Man sieht sehr schön, wie auch mechanisch das Myokard hier ganz verwickelte Bewegungen durchführt.

Wir wollen an dieser Stelle eine kurze Bemerkung über die Erregungsverteilung im Horizontalschnitt anstellen, die wir bei den Brustwandableitungen ausführlicher erörtern und in Abb. 319 darstellen. Danach streben die Erregungswellen nicht nur in der Frontalprojektion, sondern ebenso auch in der Horizontalprojektion divergierend vom Quellpunkt auseinander. Die größten Fasermassen befinden sich um die Kavität des linken Ventrikels gelagert. Da auch das Septum selbst fast ganz vom linken Schenkel des RLS innerviert wird, also vom linken Endokard her nach rechts hin, muß der linke Ventrikel innen negativ gegenüber dem rechten erscheinen, zwischen beiden laufen die Erregungen vorwiegend nach rechts. Dies Verhalten wird in der Tat beobachtet (WILSON, HILL u. JOHNSTONS[1]; MACLEOD u. COHN[2]; LEPESCHKIN[3]). Leiten wir dagegen „unipolar" ab, so kommt es darauf an, ob die Mehrzahl der Erregungswellen der Kavität die positive oder die negative Seite zukehrt. Da beide Ventrikel vorwiegend subendokardial zuerst erregt sind, da hier das RLS zuerst sich verzweigt, laufen die Erregungen von innen nach außen und machen die Kavität negativ gegenüber jedem anderen Körperpunkt. So fand man es am Hund (GROEDEL, KISCH und BORCHARDT[4]) und am Menschen (DUCHOSAL und Mitarbeiter[5]).

Die Folgerungen für das EKG sind: *Die Spitze von R entspricht, wenn R in Ableitung I und II normal positiv ist, dem Einschießen der Erregung in die großen Muskelmassen der Herzspitze. Der Rückgang der R-Zacke entspricht der fortschreitenden Zunahme der Erregung in den basiswärts gelegenen Herzteilen. Es überlagern sich jetzt immer stärker Potentiale in Fasern, die genau die umgekehrte Richtung haben: die von unten links nach oben rechts laufen. Einige von ihnen werden merklich später erregt als die spätest erregten Spitzenfasern, obgleich es sich dabei nur um relativ kleine Fasermassen handeln kann. Die in ihnen ablaufenden Potentiale (Pfeile P_{a_1}) erzeugen die S-Zacken.*

Abb. 82 soll eine Anschauung von dem Übergang von R in S vermitteln. Auch sie ist sehr schematisch und in den Einzelheiten keineswegs exakt. Denn auch für die Basisfasern läßt sich eine anatomisch exakte Darstellung nicht geben, vor allem nicht, was den Zusammenhang von Faserzügen und Insertion des RLS anlangt. Doch trägt sie der anatomischen Tatsache der Fiederung des Herzmuskels Rechnung. Diese Fiederung, mehrfach, zuletzt von v. HAYEK[6] beschrieben, ist durch FENEIS[7] soeben dahin aufgeklärt worden, daß die Muskellagen innen und außen schräg, in der Mitte fast ringförmig verlaufen. Innen und außen laufen jedoch gekreuzt zueinander, so ähnlich wie das die Intercostali interni und externi tun. Strömt also in diese Fiederung die Erregung ein, so laufen die Fasern und ihre Pfeile P_{a_1} innen und außen divergierend auseinander, und dennoch zunächst alle vorwiegend nach unten. Erst in dem Augenblick,

[1] WILSON, HILL and JOHNSTON: Amer. Heart J. **10**, 163, 173 (1934).

[2] MACLEOD and COHN: Amer. Heart J. **21**, 345 (1941).

[3] LEPESCHKIN: Das EKG, S. 82. 1947.

[4] GROEDEL, KISCH and BORCHARDT: Exper. Med. a. Surg. **5**, 411 (1947). Dort weitere Literatur, die mir nicht zugänglich war.

[5] DUCHOSAL, P. W., C. FERRERO, J. P. DORET, P. ANDEREGGEN u. B. RILLIET: Cardiologia **13**, 113 (1948).

[6] v. HAYEK: Verh. anat. Ges. **1939**, 166.

[7] FENEIS: Morpholog. Jb. **89**, 371.

wo vom Quellpunkt der Erregung in Herzmitte größere Fasermassen nach oben hin erregt werden, wie das Abb. 82a andeutet, stellen sich den gleichförmig nach unten weisenden Komponentenpotentialen solche entgegen, die nach oben weisen. Und schließlich überwiegen die letzten Reste der nach oben ziehenden Fasern, wie Abb. 82b zeigt. Diese Reste geben also ein Negativitäts-gefälle, das von unten links nach oben rechts läuft und daher in allen Ableitungen nach unten ausschlagend registriert wird: es ist die S-Zacke.

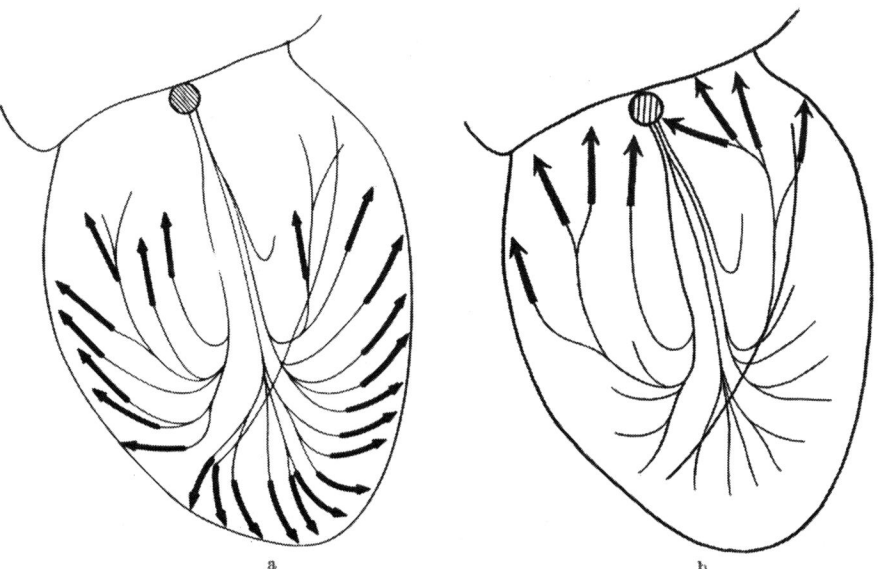

a   b

Abb. 82a. Sehr schematisierte Darstellung des Verlaufs der Erregungswellen zur Zeit des absteigenden Schenkels von R. Die Erregung hat die Kammerwand überall durchsetzt und ist bis zur Vorderfläche und weiter nach oben vorgedrungen. Unerregt sind nur noch die obersten Teile der Basis, vorwiegend auf der Hinterfläche. Vgl. im übrigen die Legende zu Abb. 78. Die Erregungen sind sehr divergent geworden, die basiswärts weisenden Potentiale beginnen die spitzenwärts weisenden an Zahl zu erreichen, das Gesamtpotential sinkt.

Abb. 82b. Wie Abb. 78 und 82a, doch sind die letzten Phasen der intraventrikulären Erregung dargestellt: nur noch Teile der Basis sind unerregt; in sie wandern Vektoren, welche von unten links nach oben rechts ziehen: die S-Zacke entsteht.

b) Die Typen von QRS.

Nun sind die kleinen Q- und S-Zacken für die Beurteilung des EKG weniger interessant. Es interessiert uns vielmehr der *Hauptausschlag von QRS*. In der Regel werden wir die größte Zacke der QRS-Gruppe mit dem Buchstaben R bezeichnen, auch wenn sie einmal nach unten ausschlagen sollte. (Wir nennen das dann *negatives R*.) Nun gibt es Herzen, bei denen R in Ableitung III sehr groß positiv, in Ableitung I aber sehr klein ist; andere Herzen zeigen ein kleines R_{III}, aber ein hoch positives R_I. Daneben kommt noch ein dritter Fall vor, bei dem R_{III} eben negativ ist, während R_I besonders hoch positiv erscheint. Wie unterscheiden sich diese drei noch normalen Fälle? Abb. 83 gibt die drei Fälle wieder. Gezeichnet ist die Lage des „Integralvektors" im Augenblick des höchsten Potentials von R. Wir erkennen, daß die Größe des Ausschlags von R in den 3 Ableitungen von der Lage des Integralvektors abhängt: je größer R_I, je kleiner R_{III} (schließlich: je negativer R_{III}), desto waagerechter verläuft der Vektor von R^1.

Wir können uns diese 3 Fälle so entstanden denken, daß das gleiche Herz im Brustkorb gedreht wurde, in Abb. 83a stände es steil, in Abb. 83c läge es quer. So etwas finden wir nun auch röntgenologisch. So sprechen wir vom *Steiltyp* (R_I sehr klein), vom Normaltyp (R_{III} klein) und vom *Querlagetyp* oder auch *Linkslagetyp* (R_{III} negativ). Alle 3 Typen sind normal und im übrigen stark vom Körperbautyp abhängig: der Pykniker neigt zur Querlage, der Leptosome zum Steiltyp.

Endlich gibt es Fälle, die aber nicht mehr als normal zu betrachten sind, wo R_I negativ ist *(Rechtstyp)*. Hier weist also der Integralvektor nach rechts:

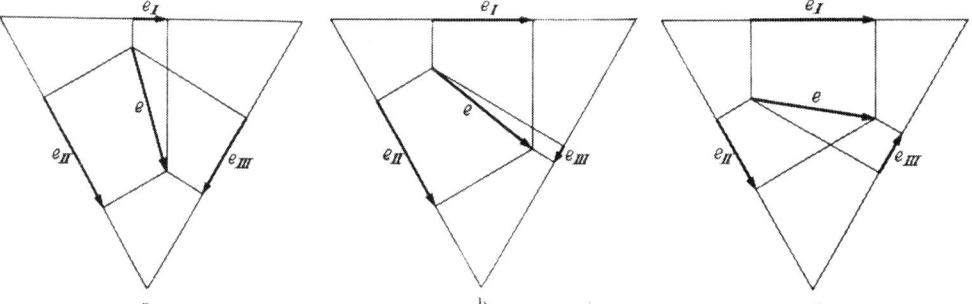

Abb. 83a—c. Darstellung der drei hauptsächlichen normalen Typen von QRS. Dargestellt ist der Vektor des größten Ausschlags von QRS, in der Regel also R genannt. (Korrekter wäre die Darstellung des Flächenwertes von QRS; vgl. S. 103.) a Steiltyp, R_I ist minimal, doch positiv. ($\alpha = 80°$.) b Normaltyp. R_{II} ist maximal, R_{III} relativ niedrig positiv. ($\alpha = 40°$.) c Linkslagetyp, R_{III} ist relativ klein, doch negativ. ($\alpha = +10°$.) e ist in allen Bildern der Integralvektor von R (oder besser: der Integralvektor der QRS-Fläche). Der Winkel α nach Einthoven ist, analog der Abb. 33, zwischen e und der Horizontalen gebildet. (Aus Schaefer, Elektrophysiologie, II, 59.)

durch Lage ist ein solches Verhalten *nur* beim Situs inversus bedingt (Abb. 85). Liegt dieser nicht vor, handelt es sich wohl immer um pathologische Abweichungen (s. unten S. 105f.).

Zur Beurteilung der Typenzugehörigkeit aus dem EKG hat Schlomka einen *Typenindex* angegeben. Bei seiner Anwendung muß darauf geachtet werden, daß er genau genommen nicht korrekt ist. Wollte man korrekt sein, so müßte man streng synchrone Punkte der 3 Ableitungen ausmessen und daraus die Lage des Integralvektors zu diesem Zeitpunkt. etwa im Maximum von R, bestimmen. Das kann man auch mit Hilfe des in Abb. 84 gegebenen Diagramms, aus dem dann auch gleich der Winkel α abgelesen werden kann. Doch setzt diese Messung eine Kurve voraus, die mit einem 3-Schleifen-Oszillographen aufgenommen ist. Hat man ein solches Gerät nicht, so verfährt man einfacher und weniger korrekt folgendermaßen: Man mißt den größten Ausschlag in Ableitung I nach oben (O_1), und nach unten (U_1), dann ebenso in Ableitung III nach oben (O_3) und nach unten (U_3) aus. Endlich bestimmt man den größten Gesamtausschlag von QRS, also von der höchsten positiven bis zur tiefsten negativen Spitze, in Ableitung I oder III, je nachdem, in welcher Ableitung dieser Gesamtausschlag am größten ist. Nennen wir ihn G_{max}, so bilden wir nun einen „Typenindex"

$$I = \frac{O_1 - U_1 - O_3 + U_3}{G_{max}}.$$

---

^{1} Wir bezeichnen den Winkel, den der Integralvektor zur Zeit des Maximums mit der Horizontalen bildet, mit α. Je kleiner α, desto größer R_I. α ist maximal in Abb. 83a.

Hierbei werden alle Werte als positive Zahlen eingesetzt, also U_1 z. B. in mm einfach in die Gleichung eingesetzt. (Die Vorzeichen der Ausschläge sind in der Gleichung schon berücksichtigt.) Werte für I von $+ 1$ bis $- 1$ sind normal. Werte unter $- 1$ bis $- 2$ sind Steiltypen bzw. Rechtstypen; Werte über $+ 1$ sind Linkstypen.

Selbst bei streng synchroner Schreibung aller Ableitungen und Verwertung absolut gleichzeitiger Punkte ist es immer ein wenig Willkür, eine „Achse" von R festzulegen, da die Spitzen von R in den 3 Ableitungen nie streng gleichzeitig liegen. Will man exakt sein,

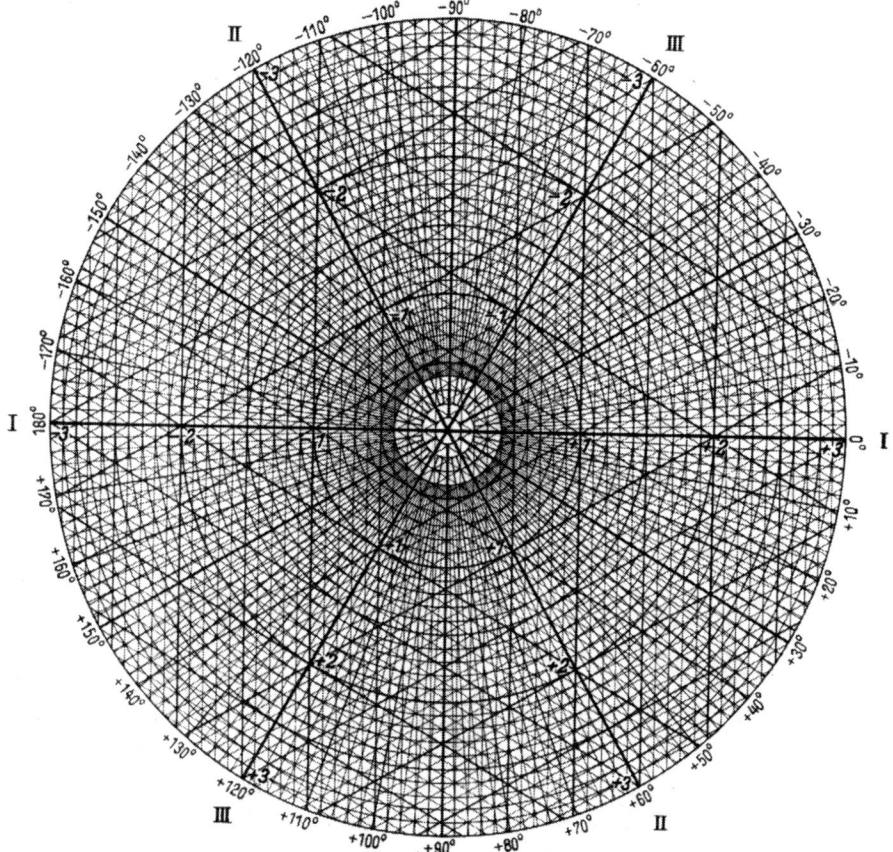

Abb. 84. Schema zur Bestimmung des Winkels α nach EINTHOVEN jeder beliebigen Zacke des EKG der Extremitätenableitungen. Es werden die Höhen einer Zacke des EKG in 2 Ableitungen an streng gleichzetigen Punkten bestimmt und auf den Linien der betreffenden Ableitung, die als solche markiert sind, unter Berücksichtigung des Vorzeichens aufgetragen. Man erhält dadurch 2 Endpunkte, welche der Projektion des Integralvektors auf die beiden Ableitungen entsprechen. Man geht nun längs der Senkrechten, welche im Endpunkt der Projektion auf der betreffenden Ableitungsgeraden errichtet sind bis zu dem Punkt, wo die beiden Senkrechten der Ableitungen sich treffen. Dieser Schnittpunkt gibt die Spitze des Integralvektors an. Seine Größe in Millivolt ist an den Kreisen, sein Winkel am Rand des Schemas abzulesen. Beispiel: Ableitung I = + 1,6 mV; Ableitung II = — 0,2 mV. Ich gehe auf der horizontalen Linie I nach rechts bis + 1,6, auf der schrägen Linie II nach oben (negative Werte!) bis — 0,2. Die Senkrechten in beiden Endpunkten schneiden sich auf dem Kreis von 2 mV bei α = — 36°. (Nach LEPESCHKIN, § 79.)

so stehen zwei Wege zu einer Festlegung reeller Vektorwinkel zur Verfügung: 1. Man kann die *Vektorschleife von QRS* konstruieren oder noch besser nach dem SCHELLONGschen Verfahren direkt registrieren. Man wählt dann die längste Achse der Schleife und gibt den Winkel α und manifesten Spannungswert in mV an. Das Verfahren wird später erläutert und aus Abb. 111 deutlich. — 2. Man bestimmt die *Flächen von QRS* unter Berücksichtigung ihrer Ausschlagsrichtung (+ nach oben, — nach unten), behandelt sie wie Vektoren und konstruiert aus ihnen mit Abb. 84 einen Integralvektor der QRS-Fläche. Hierzu braucht man keine synchrone Schreibung der Ableitungen. Da diese Darstellung absolut exakt und sogar der der Vektorschleifenachse in einigen Punkten überlegen ist, ist sie die ideale Achsenbestimmung in solchen Fällen, wo uns nur Registrierungen je einer Ableitung zur Verfügung stehen. Freilich ist sie ein wenig umständlich, doch bei einiger Übung nicht so sehr wie man anfangs fürchtet.

Allerdings hat die Bestimmung des Typenindex nach SCHLOMKA auch gegenüber der Bestimmung des Winkels α der QRS-Flächen ihre Berechtigung. In Abb. 85—95 sind in allen Legenden die α-Werte der QRS-Flächen angegeben, neben dem SCHLOMKA-Index I. Während bei extremen Linkstypen, z. B. Abb. 95, der SCHLOMKA-Index versagen muß, ist er in der Beurteilung einfacher Linkstypen oft überlegen. So zeigen z. B. Abb. 92 und 93a den gleichen Winkel α der QRS-Flächen von — 30°; der Index ist aber sehr verschieden. Das kann daher kommen, daß beim Index auch schmale aber tiefe S-Zacken mit kleiner Fläche sehr ins Gewicht fallen, bei der Flächenberechnung aber breite, wenn auch wenig tiefe Zacken viel ausmachen. Auch ist folgender grundsätzliche Unterschied vorhanden: Wird in Abb. 92 ein hohes R_I durch ein deutliches S_I teilweise in der Flächensumme kompensiert, ist aber diese verminderte Fläche trotzdem noch umgekehrt und gleich groß wie QRS_{III}, so resultiert aus den *Flächen* ein $\alpha = -30°$. Dem müßte theoretisch ein SCHLOMKA-Index von + 2,0 entsprechen. Tatsächlich aber wird die Unterlänge in Abl. I im Zähler abgezogen, im Nenner aber addiert, so daß der Index relativ klein ausfällt. Er ist sehr stark durch S_I zu beeinflussen! Da es aber gerade bei ausgeprägtem S_I *und* negativem R_{III} bei der Flächenberechnung zu übertrieben negativen α-Werten kommt, korrigiert der Schlomka-Index diese belanglosen S-Zacken automatisch.

Diese Typologie führt uns nun zu 2 Problemen: 1. es kann der EKG-Typ nicht mit dem anatomischen Typ des Herzens übereinstimmen, der nach Konstitution und Röntgenbild zu erwarten ist; 2. es kann sich um so extrem abnorme Typen handeln, daß man auf erhebliche pathologische Veränderungen der Erregungsausbreitung schließen muß, auch wenn die Dauer von QRS normal ist und Aufsplitterungen fehlen.

20. Die pathologischen Rechts- und Linkstypen.
Übergänge zum Normalen.

Wir wollen in diesem Kapitel zunächst die abwegigen Typen des EKG in ihren Übergängen zum Normalen betrachten, und zwar bei solchen Herzen, deren QRS-Dauer *keine pathologischen Verspätungen* erkennen läßt. Nach Kenntnis der Grenzfälle wollen wir dann diejenigen Kennzeichen erörtern, welche den abwegigen Typ klinisch besser beurteilen lassen: die Zeichen der abnormen Vektorbewegungen und die Verspätungskurven.

Abb. 85—95 zeigen eine ganze Skala der Typen von QRS, mit allen Übergängen vom Normalen zum Pathologischen, und immer (oder fast immer) normaler *Dauer* von QRS. Wir werden festhalten können, daß Lageänderungen des Herzens nur in begrenztem Ausmaß vorkommen. Typen, die wir als Ausdruck extremer Lageänderungen ansehen dürfen, bezeichnen wir mit WEBER als „Positionstypen" oder „Lagetypen". Ob ein Rechts- oder Linkstyp ein Rechts- oder Links-*Lagetyp* ist, entscheidet also neben dem Ausmaß der EKG-Abweichung vor allem die Klinik. Abb. 85 ist ein Rechtslagetyp, nämlich ein Situs inversus. Abb. 86 und 87 sind Rechtstypen, die bei normalem Situs *niemals* Lagetypen sein können. Daß hier der Integralvektor noch steiler als in Abb. 83a steht bzw. deutlich von links oben nach rechts unten läuft, zeigt an, daß Fasern mit einer Richtung des Pfeils P_{a_1} von links nach rechts in dem Schwarm der Komponenten nach Abb. 78 sehr überwiegen. Wir können aus diesem Grunde

Kurven solcher Art mit vollem Recht „*Überwiegenskurven*" nennen, wenn wir uns unter dem „*Überwiegen*" immer das Richtige vorstellen: Überwiegen kann

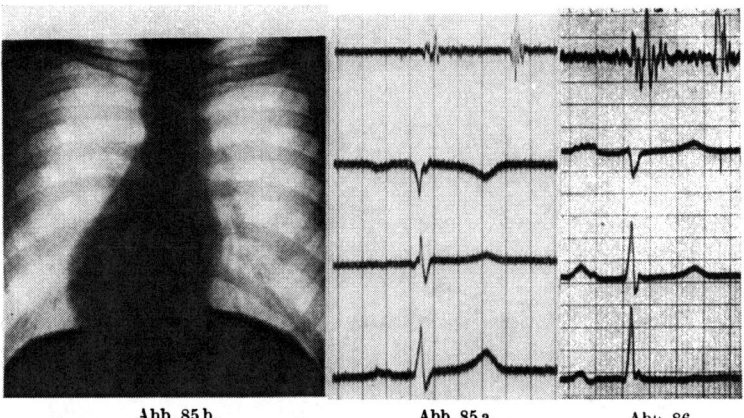

Abb. 85 b.   Abb. 85 a.   Abb. 86.

Abb. 85 a u. b. Ausgeprägter Rechtstyp, doch *Situs inversus* („Rechtslagetyp"). Klinisch gesunder 31jähriger Mann. Diagnose röntgenologisch bestätigt. Sie ist (im Gegensatz zu Abb. 86!) auch aus der gleichsinnigen Abweichung von P und R zu stellen, P_I ist ebenfalls negativ! SCHLOMKA-Index I $= -0,9$. In den folgenden Abbildungen ist die Fläche QRS als Vektor behandelt und daraus ein Winkel α bestimmt worden: $\alpha_{QRS} = \div 175°$.
Bild a: EKG, Bild b: Röntgenbild.

Abb. 86. Rechtstyp bei normalem Situs, doch sonst der Abb. 85 sehr ähnlich. P ist normal, nur R_I negativ. Daher ist das EKG keinesfalls als normal zu betrachten. Rechtstyp durch Rechtshypertrophie: kombinierter Herzklappenfehler (Mitralstenose und Insuffizienz). SCHLOMKA-Index I $\cdot\cdot\cdot - 1,03$. $\alpha_{QRS} = \div 115°$.

auch eine normal starke Person, wenn der Gegner sehr schwach ist, und Rechtsüberwiegen könnte ebensowohl Rechtshypertrophie als Linksversagen bedeuten. Doch müssen wir bedenken, daß die Fasern des linken Ventrikels die des rechten immer so sehr an Masse übertreffen, daß ein Ausfall links von dominanten klinischen Störungen begleitet sein müßte, die wir jedoch nicht beobachten. So kann also eigentlich nur die Hypertrophie rechts selber angeschuldigt werden. Hierbei jedoch betonen KOSSMANN, BERGER, BRUMLICK und BRILLER[1] wohl sehr richtig, daß auch diese Hypertrophien nicht stark genug sind, um eine so große Verschiebung des Integralvektors, ein solches Überwiegen rechts zu erklären. Sie meinen vielmehr, daß der hypertrophe, dilatierte rechte

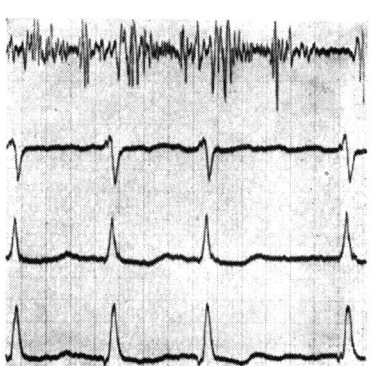

Abb. 87. Rechtstyp ähnlich Abb. 86. Die krankhafte Natur der Typenabweichung ist hier sofort durch die begleitende absolute Arrhythmie mit Vorhofsflimmern zu erkennen. Schwere Mitralstenose bei einer sehr asthenischen und grazilen Frau.
I $\cdot\cdot - 1,1$. $\alpha_{QRS} \cdot\cdot \div 110°$.

Ventrikel das ganze Herz durch rein mechanische Dislokation aufrichtet, steiler stellt, und dadurch ebenfalls zur Achsenabweichung des Integralvektors beiträgt.

Die Rechtsabweichung des Integralvektors ist also zum Teil wohl ein sekundäres Ereignis, sekundär auch insofern, als es zu so großen Dilatationen nur bei

---

[1] KOSSMANN, CH. E., A. R. BERGER, J. BRUMLIK and S.A. BRILLER: Amer. Heart J. **35**, 309 (1948).

relativ schwer dekompensierten Herzen kommt. Gerade die Dislokations-
komponente dieser Rechtsabweichung ist aber relativ leicht reversibel: sie
schwindet ja mit der Verkleinerung des rechten Herzens wieder. So verstehen
wir also die alte Erfahrung der Elektrokardiographie, daß der Rechtstyp fast
immer mit einem Versagen der Herzkraft einhergeht, daß aber mit fortschreitender Kompensation sich der Typ der Norm nähert, d. h. R_I weniger negativ,
R_{III} weniger hoch positiv wird (Schlomka[1]). Beide Fälle in Abb. 86 und 87
waren denn auch Mitralstenosen; dieses Vitium stellt die große Mehrzahl aller
Rechtstypen.

Die Übergänge über den Normaltyp zum Linkstyp zeigen nun drei kritische
Fälle, deren Bedeutung sehr sinnfällig ist: Je mehr der Rechtstyp verschwindet,

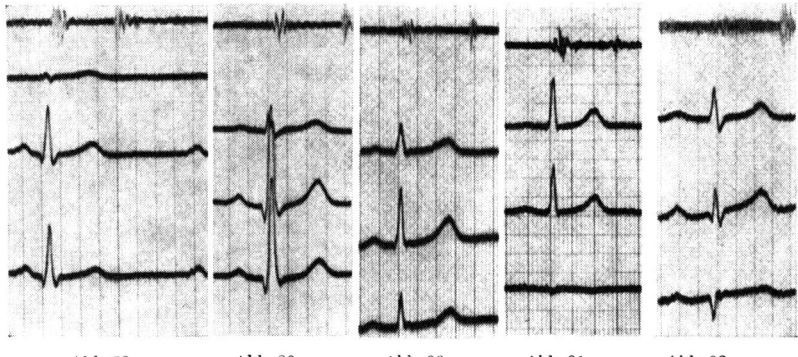

Abb. 88.   Abb. 89.   Abb. 90.   Abb. 91.   Abb. 92.

Abb. 88. Rechtslagetyp mit fast verschwindenden Ausschlägen in Ableitung I. Auch T_I ist minimal. R und T
folgen also der gleichen „Typologie". Gesunder 26jähriger Mann. (1,70 m, 60 kg.) I = - 0,7. α_{QRS} = + 90°.

Abb. 89. Rechtslagetyp, Übergang in Normaltyp: Ableitung I zeigt schon positives R. Herzgesunder 31jähriger
Mann. I = — 0,69. α_{QRS} = + 85°.

Abb. 90. Normaltyp. R ist in fast allen Ableitungen gleich hoch. Gesunder 42jähriger Mann. I = —0,14.
α_{QRS} = + 60°.

Abb. 91. Normaltyp, Übergang in Linkstyp: QRS_{III} ist fast nicht vorhanden. Das EKG ist als normal zu
betrachten, obgleich der Patient klinisch nicht völlig gesund war (diphtherische Muskelschädigung). I = + 0,86.
α_{QRS} = + 30°.

Abb. 92. Linkslagetyp: R_{III} ist negativ. Sonst klinisch gesunder 26jähriger Mann. (162 cm, 55 kg, also relativ
hohes Körpergewicht: Pykniker!) I = 0,78. α_{QRS} = - 30°.

desto weniger negativ, schließlich desto positiver wird R_I und im Grenzfall
wird QRS_I praktisch gleich Null: Der Integralvektor steht während der ganzen
Dauer auf der Ableitung I senkrecht, d. h. er verläuft genau von oben nach
unten. Wir sprechen von der *absoluten Steilstellung* (Abb. 88). Je mehr der
Integralvektor sich dann in die Richtung der normalen anatomischen Herzachse
begibt, desto mehr wird R_I positiv. Nun gilt ja die auf S. 47 abgeleitete Gleichung, nach der Ableitung I—II + III = 0 ist. Ist also QRS_I = 0, so müssen
R_{II} und R_{III} gleich hoch und positiv sein. Je positiver R_I, desto kleiner wird
R_{III} relativ zu R_{II}. Abb. 89 gibt ein noch fast als rechtstypisch zu bezeichnendes
Bild (Rechtslagetyp eines Gesunden), Abb. 90 dann den Normaltyp in reinster
Ausprägung: R ist in allen Ableitungen positiv und in I und III gleich hoch.

Dreht sich nun der Integralvektor weiter, so steht er endlich auf Ableitung III
senkrecht, wie es Abb. 83b annähernd angibt. Abb. 91 zeigt das entsprechende

¹ Schlomka: Z. klin. Med. 137, 99 (1939).

EKG: QRS_{III} ist fast nicht mehr sichtbar. Auch dies Bild ist vollkommen normal. Selbst schwache Linkstypen mit kleinem negativem R_{III}, aber hoch positivem R_{II} sind noch normal, falls das Herz wirklich auch anatomisch Querlage aufweist. Tut es das nicht, so ist der Fall natürlich anders zu bewerten (s. unten). Abb. 92 gibt einen solchen Fall von normalem Linkslagetyp.

Ist R_{III} nun sehr schlank und tief negativ, bei kleinem R_{II}, so wird man in der Regel ein solches Herz nicht als normal betrachten dürfen, denn der Integralvektor zeigt dann von unten rechts nach oben links. Abb. 93 zeigt ein schon

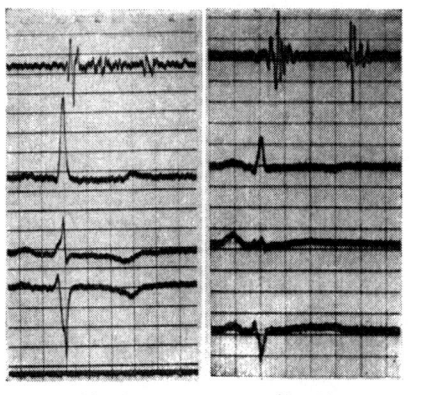 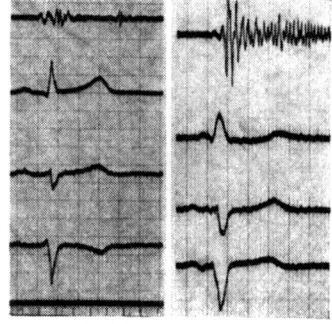

Abb. 93 a.   Abb. 93 b.   Abb. 94 a.   Abb. 94 b.

Abb. 93 a u. b. Ausgeprägter Linkstyp, in dieser Form nicht mehr lagebedingt, obgleich R nicht verbreitert ist. Die pathologische Natur der Typenabweichung erhellt auch aus den abwegigen T-Zacken. a: Kombinierter, doch kompensierter Herzklappenfehler. (Beachte Herzton!) $I = + 1,7.$ $\alpha_{QRS} = -25°.$ b: QRS_{II} ist kaum merklich, der Vektor steht also auf Ableitung II senkrecht! Zudem relativ kleine Ausschläge von QRS, während P normal hoch ist (relative Niederspannung). Herzvergrößerung nach beiden Seiten durch toxische Herzmuskelschädigung. $I = 1,15.$ $\alpha_{QRS} = -30°.$

Abb. 94 a u. b. Gegen Abb. 93 weiter verschärfter Linkstyp: selbst R_{II} ist jetzt negativ geworden. *Überdrehter Linkstyp.* Dieses Bild kann erst recht nicht mehr normal sein: der Integralvektor von R zeigt von unten rechts nach oben links! a: Herzmuskelschädigung mit anginösen Beschwerden. Kein Anhalt für Infarkt. Absolut pathologische Erregungsausbreitung. $I = + 1,5.$ $\alpha_{QRS} = -60°$ (vgl. Abb. 96h). b: Noch stärkere Betonung der pathologischen Erregungsausbreitung. R_{II} und R_{III} tief negativ. Zugleich ist R breit und plump und mit 0,09--0,10 auch an der Grenze der normalen Dauer. Die Erregung breitet sich vorwiegend von unten nach oben aus. Es müssen große Partien des Herzmuskels, welche die Erregung normalerweise von oben nach unten leiten, unerregbar geworden oder von der falschen Seite her erregt worden sein. Klinisch schwere Arteriosklerose und Hypertonie. Vermutlich partieller Schenkelblock durch Myokardschwielen. Kein Anhalt für Infarkt. $I = + 1,45.$ $\alpha_{QRS} = -50°.$

sicher pathologisches EKG. Hier den normalen „Lagetyp" von einem pathologischen „Überwiegen" abzugrenzen, ist oft recht schwierig. Doch leiten uns dabei folgende Regeln:

1. Liegt im EKG ein scheinbarer „Lagetyp" vor, der sich dem Körperbautyp und dem Röntgenbefund nach *nicht* erwarten läßt, so ist die Typenabweichung als pathologisch („Überwiegen") zu betrachten.

2. Ist T verändert und zeigt es vor allem typologisch gesehen, ein anderes Verhalten als QRS (z. B. negatives T_{III} bei hoch positivem R_{III} und negativem R_I), so ist ebenfalls ein Lagetyp unwahrscheinlich. Abb. 93 z. B. zeigt abnorme T-Zacken (T_I sehr flach); also ist ein Linksüberwiegen wahrscheinlich.

3. Ist QRS selbst deutlich verändert bezüglich Dauer und Spannung, so spricht auch das für Überwiegen oder Verspätung. Auch Abb. 93a zeigt eine deutliche Hochspannung als Ausdruck muskulärer Hypertrophie. Abb. 94b zeigt plumpes R als Zeichen der Verspätung.

Ist endlich der Integralvektor so stark quergestellt, daß er senkrecht auf Ableitung II steht, so ist an der pathologischen Natur der Erregungsausbreitung nicht zu zweifeln. Abb. 93 b zeigt ein fast unmerkliches QRS_{II}. Das ist nur denkbar durch „Linksüberwiegen"; d. h.: entweder sind rechtsweisende Fasern ausgefallen oder die linksweisenden verlängert, vermehrt oder verdickt.

Endlich finden sich nicht einmal selten Fälle, bei denen R_{II} und R_{III} negativ sind (Abb. 94). In Abb. 94 a ist dabei QRS nicht verbreitert. Dennoch muß hier die Erregungsausbreitung vollkommen abnorm sein, denn die Spitzen der negativen R-Zacken in II und III liegen synchron: der Vektor zieht also steil von unten rechts nach oben links (Abb. 96 h)! Ich habe ein solches Verhalten nie als Folge reiner Hypertrophie gesehen und glaube auch nicht, daß ein reines Überwiegen einer verstärkten linken Kammerwand ein solches Bild machen kann.

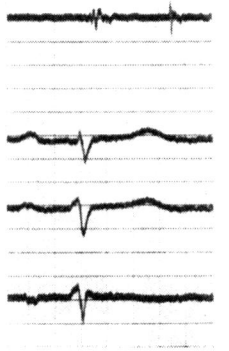

Abb. 95. Scheinbar extremer Linkstyp (vgl. Text). Das EKG ist stark abnorm, die Erregungsausbreitung abwegig. Kongenitales Vitium. Der SCHLOMKA - Index versagt hier bereits (I etwa Null). Vgl. hierzu das Vektordiagramm der Abb. 107! $\alpha QRS = -170°$.

Abb. 95 gibt einen letzten Fall eines extremen Linkstyps wieder, bei dem R scheinbar in allen Ableitungen gleich stark negativ ist. Da das nach $I - II + III = 0$ aber unmöglich ist, muß der Effekt scheinbar sein. In der Tat sehen wir bei genauer Betrachtung, daß die negative Spitze von QRS_{I} denen in Ableitung II und III deutlich nachhinkt. Im Grunde ist also der Fall der Abb. 94 gegeben. Nachdem aber der Vektor in II und III abgelaufen ist, bleibt noch ein Muskelteil erregt, dessen Negativitätsgefälle von links nach rechts weist. Die Erregung läuft also erst von unten nach oben (ziemlich senkrecht) und dann von links nach rechts. (Dabei ist diese Erregungsrichtung immer als das *Mittel* aller jeweils erregten Fasermassen zu verstehen; sie ist also eine *virtuelle* Richtung!) Die Abb. 95 leitet damit schon in das übernächste Kapitel, die sehr stark wechselnden Vektorrichtungen, über.

Um die pathologische Bedeutung der Abb. 94 zu würdigen, müssen wir uns die Vektorlage von R vergegenwärtigen, wie Abb. 96 h sie wiedergibt. Man beachte allerdings, daß es sich um *gleichzeitiges* Auftreten von negativem R_{II} und R_{III} handeln muß, nicht um tiefe S-Zacken in II und III, wie es Abb. 102 zeigt, denen ein deutliches positives R vorausgeht. Hier aber breitet sich die Erregung von Anfang an von unten nach oben aus. Eine solche Vektorlage, die selbst in Ableitung II noch einen negativen Ausschlag gibt, wollen wir als „*überdrehten Linkstyp*" bezeichnen. Er ist nur so erklärbar, daß der in Abb. 78 dargestellte Einstrom der Erregung vom „Quellpunkt" in die Herzspitze oder umgekehrt unterbunden ist. Hierzu können folgende Ereignisse führen:

1. Es kann das RLS am Fuß der Papillarmuskeln, also am „Quellpunkt der Erregung" durch Toxine geschädigt sein. Schädigungen gerade an diesem Punkt gibt die Literatur ausdrücklich als bevorzugt an[1]. Dadurch muß der ganze Sektor der in die Herzspitze einströmenden Fasern in umgekehrter Richtung durchlaufen werden. Ein analoges Verhalten finden wir beim Schenkelblock (vgl. S. 177 und Abb. 146). QRS müßte hierbei, da es sich um einen

[1] Vgl. KIENLE: Diphtherische Herzerkrankungen. Stuttgart 1947.

Erregungs*umweg* handelt, verbreitert sein, doch kann eine solche Verspätung mäßig sein und insgesamt 0,10 nicht überschreiten. Nur ist das negative R immer plump (Abb. 94 b): „*Überdrehter Linkstyp durch Spitzenblock.*"

2. Es kann sich um den Untergang derjenigen Muskelmassen handeln, welche sonst das positive R_{II} und R_{III} verursachen: eben der in Abb. 146 dargestellten Gruppe 1 der Spitzenfasern. Während also Fall 1 deren *umgekehrte* Erregungs-richtung annimmt und damit ein Potential, das sonst nach oben zieht, nach unten ziehen läßt, fallen hier diese Potentiale einfach **aus**. Außerdem liegt keinerlei Umweg, also kein Anlaß zur Verspätung vor: QRS ist normal breit (Abb. 94 a). Diese *lokalisierten* Myokarduntergänge können bedingt sein:

α) *durch Infarkt.* Die Anamnese hat hier zu bestätigen oder auszuschließen: „*Überdrehter Linkstyp nach Spitzeninfarkt*". Differentialdiagnose: QRS braucht nicht verbreitert zu sein; Brustwandableitung typisch: R fehlt über apikalen Ableitungen.

β) durch *Myokardnekrosen* oder reversible toxische *Myokarderkrankungen* (z. B. während der Diphtherie). QRS braucht nicht verbreitert zu sein; ist es verbreitert, so spricht das für allgemeine Leitungsstörung (vgl. S. 145). Solche Nekrosen und Schädigungen bevorzugen bestimmte Stellen des Myokards und unter anderem die Verzweigungsstelle des RLS am „Quellpunkt".

Abb. 94 a wird wahrscheinlich eine Folge solcher Myokarduntergänge im Spitzenbereich sein. Hierfür spricht vor allem das Fehlen von QRS-Verbreite-rungen.

Fassen wir zusammen:

Der überdrehte Linkstyp (R_{II} und R_{III} negativ) kann, falls R plump oder QRS sogar verbreitert ist, auf rückläufiger Erregung der Spitzenfasern durch Schädi-gung des RLS beruhen; er wäre dann ein partieller Schenkelblock (vgl. Abb. 139). Er kann ferner durch Ausfall der Spitzenfasern bedingt sein, infolge Nekrosen, Myokardschwielen, reversiblen toxischen Muskelschäden, Spitzeninfarkt. Je kleiner die Verspätung ist, je schmäler also QRS, desto mehr spricht das für Ausfall, desto weniger für schenkelblockartige Genese. Schmales QRS gibt also die relativ un-günstigere Diagnose!

Eine normale (d. h. nicht krankhafte) Entstehung von überdrehten Links-typen ist übrigens auch denkbar: wenn der Quellpunkt der Erregung abnorm weit spitzenwärts liegt (vgl. S. 163).

21. Zur Klinik der Rechts- und Linkstypen.

Wir haben nunmehr aus dem vorigen Kapitel die klinischen Nutzanwendungen zu ziehen. Sie bestehen zunächst in der Darstellung des Werts und Unwerts des Typenindex nach SCHLOMKA, sodann in der Differentialdiagnose der Typen. Was den Index anlangt, so hat er zunächst eine rein formale Grenze. Bekanntlich können wir (nach Abb. 32) den Winkel α bestimmen, den der Vektor mit der Horizontalen einschließt. (Positive Werte dieses Winkels pflegt man in Drehungen nach unten und im Uhrzeiger zu zählen.) Nun hat der Index nach SCHLOMKA ein Minimum von — 2 bei einem $\alpha = + 150°$ und ein Maximum von + 2 bei $\alpha = — 30°$ (Abb. 96 a und g). Dreht sich der Vektor von R über diese Positionen

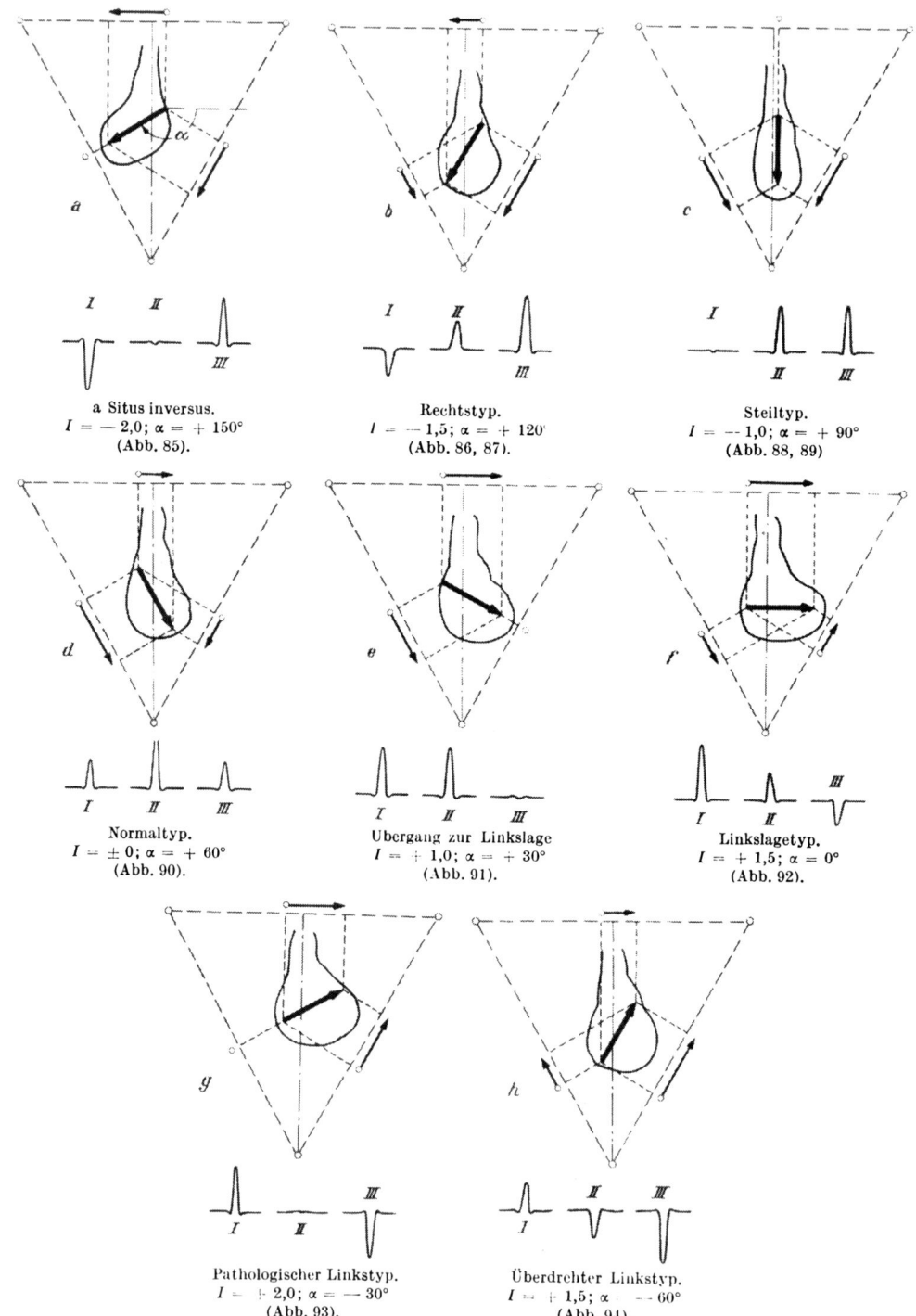

a Situs inversus.
$I = -2,0; \alpha = +150°$
(Abb. 85).

Rechtstyp.
$I = -1,5; \alpha = +120°$
(Abb. 86, 87).

Steiltyp.
$I = -1,0; \alpha = +90°$
(Abb. 88, 89)

Normaltyp.
$I = \pm 0; \alpha = +60°$
(Abb. 90).

Übergang zur Linkslage
$I = +1,0; \alpha = +30°$
(Abb. 91).

Linkslagetyp.
$I = +1,5; \alpha = 0°$
(Abb. 92).

Pathologischer Linkstyp.
$I = +2,0; \alpha = -30°$
(Abb. 93).

Überdrehter Linkstyp.
$I = +1,5; \alpha = -60°$
(Abb. 94).

Abb. 96a—h. Beziehung zwischen der Lage des Integralvektors, der Herzlage und den Hauptausschlägen im Extremitäten-EKG. Unter den Lageskizzen ist QRS in Ableitung I—III schematisch wiedergegeben.

hinaus, so nehmen die Indizes wieder ab. Ein Vektor dieser Art wurde „*über-drehter Vektor*" und ein Typ dieser Art „*überdrehter Links- bzw. Rechtstyp*" genannt. Dabei ist es so, daß der Index zweier Vektoren, die sich genau entgegengesetzt sind (d.h. um 180° gedreht sind), die gleiche Zahl, aber entgegengesetztes Vorzeichen hat. Abb. 96c z. B. hat den Index — 1,0; ein Vektor, der senkrecht von unten nach oben läuft, hat den Index + 1,0. Wir schließen: *EKG, die eine wesentlich abnorme Richtung der Erregungsausbreitung haben (Extrasystolen, Schenkelblocks), sind der Analyse durch den Typenindex meist* **nicht** *zugänglich, denn sie zeigen meist überdrehte Vektoren.*

Sehen wir von solchen Fällen ab, so leistet der Index recht Gutes. Allerdings wird man zugeben müssen, daß bei einiger Übung auch ohne die Berechnung des

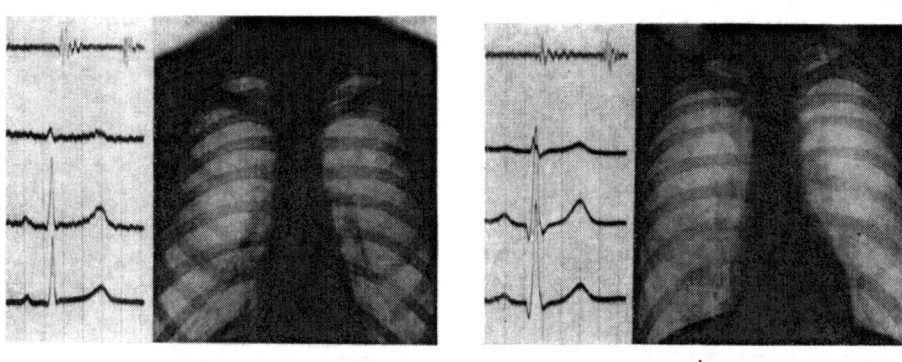

Abb. 97a u. b. Zwei Fälle von Steiltyp, zum Vergleich von Index und Röntgenbild: Gute Übereinstimmung beider. Bild a: Steiltyp mit QRS$_I$ annähernd Null. SCHLOMKA-Index — 0,9. Röntgenbild: Völlig steilgestelltes Herz. — Bild b: SCHLOMKA-Index — 0,69; Röntgenbild ebenfalls deutlich weniger steil. — Beide Fälle klinisch herzgesund. RR bei a 110/75, bei b 110/80.

Index der Typ sehr gut aus den Kurven abzulesen ist, wenn man sich die relativen Größen der Ausschläge in den 3 Ableitungen vor Augen hält. Hier sind vor allem die Grenzfälle wichtig. Ist z. B. QRS I = 0, II = III, so liegt Steiltyp vor; je größer R_I, je kleiner also R_{III}, desto mehr entwickelt sich der Normaltyp, bis QRS III = 0. Hier ist die Grenze zum Linkstyp, der erst wieder kritisch wird, wenn QRS II = 0. Von hier ab ist der Typ „überdreht". Man präge sich Abb. 96 in allen Einzelheiten ein, und man wird sehr sicher.

Was ist nun aus der Typologie diagnostisch zu erschließen? Zunächst einige Beispiele für die Grenzen der Typologie und ihr eigentliches Aufgabenfeld. Jede typologische Betrachtung muß folgendes beherzigen: Auf den Typ des EKG haben *zwei* Dinge konkurrierend Einfluß: die anatomische Herzlage und die Besonderheiten der Erregungsausbreitung, d. h. das Integral des von der Erregung beschrittenen Weges in den Herzfasern. Dieser Weg ist insofern von der Herzlage unabhängig, als 1. die Richtung der Faserzüge im Herzen individuell verschieden sein kann, obgleich die Herzkontur gleich ist; 2. selbst ganz gleichartig laufende Herzfasern in anderer zeitlicher Reihenfolge erregt und in entgegengesetzter Richtung von der Erregung durchlaufen werden können (z. B. bei Schenkelblock!); 3. durch Dilatation, Spannungszunahme, Hypertrophie und echte Faservermehrung (Hyperplasie)[1] sind selbst bei normaler Reihenfolge und

---

[1] LINZBACH: Virchows Arch. **314**, 534 (1947).

Richtung der Erregung die Gewichte anders verteilt: der verdickte Herzteil hat das Übergewicht; seine Komponenten sind verstärkt und ziehen den Vektor auf ihre Seite hinüber.

Unsere erste differentialdiagnostische Aufgabe ist also, den Einfluß der *anatomischen* Herzlage von echten kardiogenen Faktoren abzusondern. Ein wie

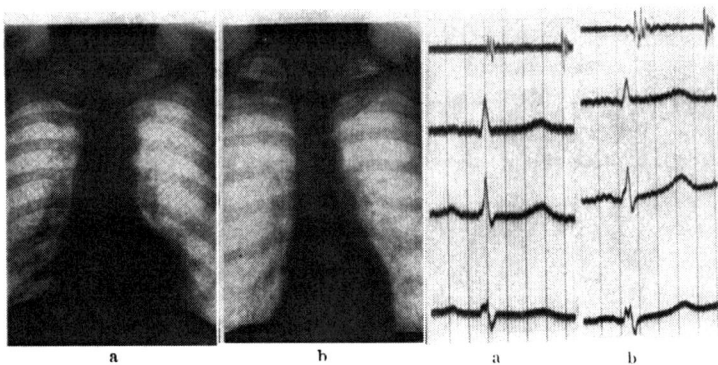

Abb. 98a u. b. Zwei fast vollkommen gleichartige EKG mit ganz verschiedenem Röntgenbefund. a: Das linkstypische EKG (Index + 0,8) zeigt auch im Röntgenbild ein linksbetontes Herz. 61jähriger Mann, 165 cm, 65 kg. RR 145/80, Anamnese Anginen und Rheumatismus. Töne 2 A klingend. — b: Das ebenfalls linkstypische EKG (Index + 0,67) zeigt fast ein steilstehendes Herz. 44jähriger Mann, 176 cm, 65 kg, also deutlich leptosomer als a, RR 105/55. Klinisch und anamnestisch o. B. Der im Röntgenbefund erhobene Unterschied bildet sich übrigens im Index in richtiger Weise ab!

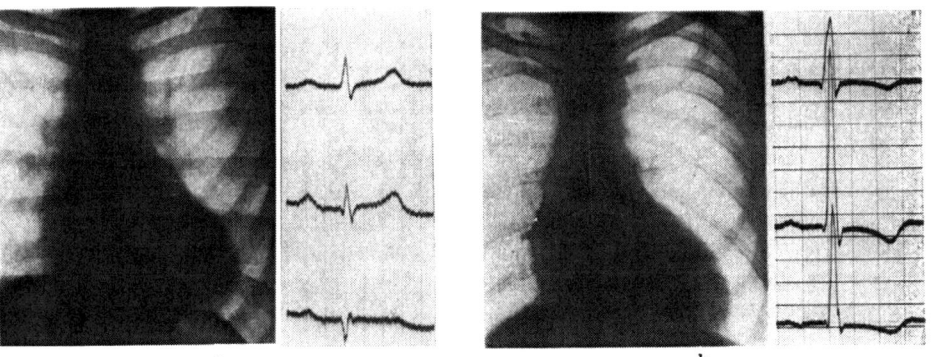

Abb. 99a u. b. Zwei sehr ähnliche Röntgenbilder bei ganz verschiedenem EKG. In beiden Fällen linkstypisches Herz, eiförmig mit ausgeprägtem rechten Vorhofsbogen; in Bild b ist die linke Herzbucht verstrichen, in a nicht. Sonst kaum Unterschiede. Das EKG in a zeigt mäßigen Linkstyp, in b völligen Normaltyp, doch stark abnorme T-Zacken. a: 26jähriger Mann, 162 cm, 55 kg, RR 140/95, 2. Herzton laut und klappend, sonst klinisch und anamnestisch o. B. — b: 55jähriger Mann, RR 175/90. Aorteninsuffizienz.

feines Kennzeichen der Herzanatomie beim Normalen der SCHLOMKA-Index sein kann, soll Abb. 97a und b beweisen: Index und Röntgenbild gehen erstaunlich parallel. Wie wenig das grundsätzlich so sein muß, zeigen Abb. 98 und 99. Abb. 98 zeigt zwei selbst in Einzelheiten gleichartige EKG mit vollkommen verschiedenem Röntgenbefund. Ist das linkstypische Herz in Abb. 98a ein Altersbefund? Dann ist das EKG in Abb. 98b dagegen eigentlich sehr viel mehr linkstypisch zu bewerten, denn das Röntgenbild spricht eher für Steiltyp! Beide Herzen sind *klinisch* gesund gewesen! Trotzdem werden wir Abb. 98b im EKG als *elektrisch abnorm linkstypisch* bezeichnen, während Abb. 98a im EKG und Röntgenbild gut übereinstimmt und das EKG als ein noch normaler Linkslagetyp zu beurteilen ist.

Abb. 99 zeigt umgekehrt zwei sehr ähnliche Röntgenbilder bei vollkommen verschiedenem EKG. Wir werden das EKG von Abb. 99b allerdings sicher auf das Konto der Aorteninsuffizienz setzen können, und bei genauer Betrachtung ist auch der Röntgenbefund etwas abnormer. Doch werden wir zugeben müssen, daß uns in diesem Fall das Röntgenbild die Diagnose erst dann erlaubt, wenn wir das EKG daneben halten.

Ferner wandern die elektrischen Achsen im Lauf des Lebens: R liegt beim Neugeborenen bei einem $\alpha = 100°$, also ausgesprochen rechtstypisch, fast wie beim Situs inversus, entsprechend der physiologischen Rechtsbelastung des fetalen Kreislaufs. Im Alter von 60 Jahren liegt R waagerecht, sein α wird $0°$! Das EKG des alten Herzens ist also ein linkstypisches, entsprechend der Linksbelastung durch den steigenden Blutdruck. T macht übrigens seltsamerweise eine umgekehrte Veränderung durch: Beim Neugeborenen ist T_{III} negativ, der Winkel α des T-Vektors $0°$, beim alten Menschen ist T normtypisch, $\alpha T = 80°$, T_I also sehr flach, T_{III} hoch positiv. In der Horizontalebene ist übrigens die Vektorwanderung so, daß beim Neugeborenen R von hinten nach vorn, beim alten Menschen von vorn nach hinten weist, während sich T gerade umgekehrt verhält (UNGHVÁRY). Auch diese Änderung ist durch den Wandel der Massenrelation links und rechts zu erklären. Diese Verhältnisse hat SCHLOMKA[2] in der Altersabhängigkeit seines Typenindex dargestellt (Abb. 100).

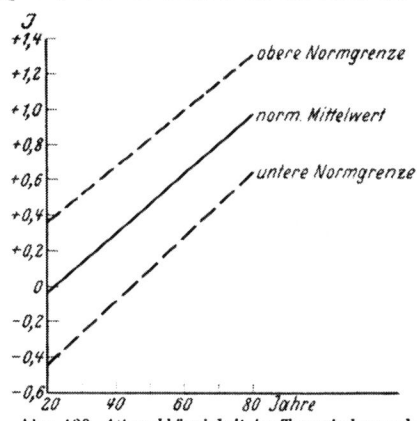

Abb. 100. *Altersabhängigkeit des Typenindex* nach SCHLOMKA. Ordinate ist der Index nach der auf S. 102 angegebenen Formel. [Aus Z. ges. inn. Med. 1, 3 (1946).]

Wir lernen: *Fallen EKG-Typ und Röntgenbild auseinander, so werden wir eines durch das andere zu interpretieren versuchen. Ein geringer Linkstyp im EKG bei röntgenologisch steilstehendem Herzen ist als ausgeprägter elektrischer Linkstyp zu werten. Ein Normtyp im EKG bei stark linksbetontem Röntgenbild ist ein relativer elektrischer Rechtstyp. Ein Röntgenbild, das an der Grenze der Norm steht, ist als pathologisch zu beurteilen, wenn das EKG einen ganz anderen Typus zeigt; ein eben aortenkonfiguriertes Herz ist abnorm, wenn das EKG Normtyp und abnorme Form in T zeigt usf. EKG und Röntgenbild haben sich zu ergänzen. Das alte Herz ist immer linkstypischer als das junge.*

Wie kommen wir nun zu einer diagnostischen Verwertung der EKG-Typen? Die soeben erörterte Interferenz von anatomischer Lage und elektrophysiologischer Erregungsausbreitung läßt zunächst einmal die akuten oder chronischen *Änderungen* des Typs wesentlich erscheinen, die sich unter den Augen des Arztes entwickeln und die nicht lagebedingt sein können (Röntgenkontrolle!). Wir müssen dabei aber die physiologische Altersabhängigkeit bedenken (Abb. 100), die auch dann zu beachten ist, wenn der Typ insgesamt zu beurteilen ist. Beim alten Menschen wiegt der Linkstyp weniger schwer: er entspricht der normalen

---

[1] UNGHVÁRY: Z. Kreislaufforschg **1949**, 674.
[2] SCHLOMKA: Z. ges. inn. Med. 1, 1 (1946).

„Linksverschiebung" durch die steigenden Widerstände im großen Kreislauf und das dadurch bedingte physiologische Linksüberwiegen. Da auch das Röntgenbild gleichsinnige Änderungen zeigt, ist diese Abweichung verständlich. Wesentlicher sind die kurzzeitigen oder gar akuten Typenänderungen. So in einem „Anfall": Es kann sich nur plötzlich ein ganzes Gebiet von Muskelfasern verändert haben; d. h. es muß ausgefallen sein, denn momentane Hypertrophie ist nicht denkbar. Die Diagnose lautet also auf *Infarkt*[1]. Dann ist es eine bekannte Tatsache[2], daß jede Dekompensation das EKG rechtstypischer, die eintretende Kompensation es wieder linkstypischer macht. Als Zeichen eines durch Dekompensation erzeugten Rechtstyps finden wir dann wohl gelegentlich eine erhöhte P-Zacke (Abb. 101), die uns immer auf hämodynamische Ursachen eines Rechtstyps hinweist. Übrigens sind ja die starken Rechtstypen sehr häufig Zeichen einer Mitralstenose (Abb. 87). Auch das Emphysem neigt aus dem gleichen Grunde zum Rechtstyp (Schlomka). Ein hämodynamischer Faktor ist auch die *Belastungsprobe*. Wird dabei das EKG stärker *linkstypisch* (!), so spricht das nach Schlomka für eine Myokardschädigung, während die reaktive Rechtsverschiebung natürlich das Normale darstellt.

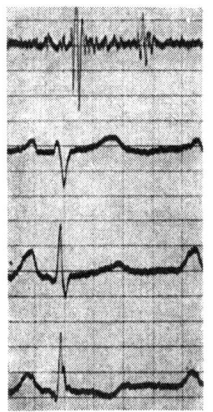

Abb. 101. Ausgeprägter Rechtstyp bei einer hämodynamisch schlecht ausgeglichenen Mitralinsuffizienz. Als Zeichen der Stauung P pulmonale; T vorwiegend diskordant.

Neben dem Infarkt und hämodynamischen Faktoren sind relativ rasche Typenänderungen oft im Gefolge toxischer Myokarditiden zu sehen, z. B. bei Diphtherie (Kienle, s. S. 108). Sie bedeuten hier wie beim Infarkt fortschreitenden Ausfall muskulöser Substanz, sofern nicht zufällig Positionsänderungen überlagert sind. Sind solche Ausfälle relativ eng begrenzt, so kann es zu typischen Aufsplitterungen neben einem pathologischen Typ kommen, wie Abb. 71 zeigte.

Gehen wir von diesen relativen Veränderungen zu der Beurteilung der *absoluten Zahlen*. Sie sind also immer in Rücksicht auf das Alter (Abb. 100) und das Röntgenbild zu verwerten. Stellen sich dann erhebliche Abweichungen von der Erwartung heraus, so müssen wir an die auf S. 111 aufgezählten Faktoren denken, welche den Typ ändern. Wir werden an folgende Differentialdiagnosen denken müssen:

1. Veränderte Reihenfolge der Erregung in den einzelnen Herzabschnitten; das führt zu mehr oder weniger starken Verspätungen (vielleicht in Abb. 94 b?) bzw. zu Blockbildern (s. unten). Besonders bemerkenswert ist die häufig anzutreffende starke S-Zacke in Ableitung II und III, die so stark werden kann, daß sie in beiden Ableitungen das Bild von QRS ganz beherrscht und dadurch den Eindruck eines starken Linkstyps hervorruft (Abb. 102). Die Berechnung nach Schlomka ergibt trotzdem einen relativ kleinen Typenindex, der nicht für starke Linkstypen charakteristisch ist (< 1,0!). Eine Hypothese zur Erklärung solcher S-Zacken werden wir weiter unten entwickeln. Es handelt sich

---

[1] Der Index wird aus kreislaufdynamischen Gründen dabei rechtstypischer. Schlomka: Z. ges. inn. Med. 1, 1 (1946).

[2] Schlomka: Z. klin. Med. 137, 99 (1939).

offenbar um klinisch belanglose Abarten der Insertion des RLS ins Myokard bei praktisch normalen, d. h. gesunden Herzen. Ins extreme gesteigert werden wir solche Fälle als überdrehte Linkstypen mit Verspätung ohne Block (Abb. 139) wiederfinden.

2. „Überwiegen" der Komponenten P_{a_1} in einem Teil der Herzmasse. Solches Überwiegen bedeutet: *die Spannung P_{a_1} ist größer*

a) in der Einzelfaser, durch Zunahme der mechanischen Spannung: Überwiegen der linken Kammer durch *Hypertonie*[1] im arteriellen Kreislauf. Das ergibt einen Linkstyp, der aber häufig mit Deformationen von ST oder T verbunden ist. Die Diagnose wird durch den Blutdruck gesichert.

b) durch Zunahme der „Verspätung durch Muskelleitung" (S. 77) bei Hypertrophie und Dilatation. Die Pfeile P_{a_1} bleiben also in den verlängerten Fasern länger bestehen: sie überwiegen daher im Integralvektor. Diagnose durch das im Röntgenbild bzw. bei der Perkussion vergrößerte Herz. Bei der Hypertrophie steigt zudem die Spannung, sei es durch Zunahme des Faserdurchmessers oder durch Zunahme der Faserzahl[2]. Auch hier ist das Röntgenbild entscheidend für das Urteil. In allen diesen Fällen wird T meist verändert sein. Ist es das *nicht*, so spricht das EKG mehr für einen Lagetyp, doch ist das normale T weniger beweisend für den Lagetyp als ein pathologisches für Hypertrophie. Allerdings ist es nicht sicher zu sagen, wieweit ein pathologisches T für

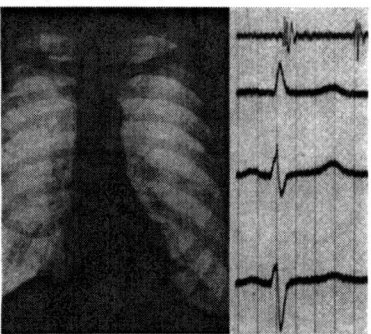

Abb. 102. Scheinbar ausgeprägter Linkstyp bei einem klinisch und röntgenologisch normalen und auffallend steilgestellten Herzen. Die tiefen S-Zacken, die einen Schlomka-Index von + 0,88 bedingen, sind nicht als Zeichen eines Linkstyps, sondern als etwas anderes anzusehen. 74jähriger Mann, Hochtourist, gesund. RR 120/65.

Hypertrophie *allein* charakteristisch ist. Das Sportherz z. B., das durchaus hypertroph ist, hat zwar einen starken Linkstyp von QRS, aber ein ganz normales ST und T[3]. In allen diesen Fällen besteht meist ein *relativ hochgespanntes QRS* (Abb. 44, 45)!

3. Endlich bleiben die vermutlich vorwiegend lagebedingten Typen zu erwähnen: der Linkstyp des Schwangerenherzens[4] und der Fettsucht. Bei letzterer freilich werden wir auch mit myokardialen Schäden zu rechnen haben, um so mehr, je stärker QRS deformiert, R vor allen Dingen verbreitert ist, wie das GROEDEL beschreibt[5].

Wir sehen aus alledem, daß die Bedeutung eines abweichenden Typs aus anderen elektrokardiographischen und aus klinischen Anzeichen relativ leicht erschlossen werden kann. Freilich soll die Schwierigkeit mancher Differentialdiagnose nicht zu gering dargestellt werden und sei an Hand von Abb. 103 und 104 kurz erläutert. Wie aus den Legenden hervorgeht, ist in Abb. 103 die

---

[1] UHLENBRUCK: Z. Kreislaufforschg **1942**, 737.
[2] Vgl. S. 82 ff.
[3] REINDELL u. BAYER: Arch. Kreislaufforschg **11**, 207 (1942).
[4] Lit. bei LEPESCHKIN, S. 157.
[5] GROEDEL: Diabetes and Obesity Review. **1936**.

Frage, ob eine Myokardschädigung vorliegt oder nicht, nicht mit Sicherheit zu beantworten, während in Abb. 104 die Myokardschädigung (toxische Herde mit Untergang von Muskulatur) sicher anzunehmen ist. Jede abnorme QRS-Form bei einem ausgeprägten Lagetyp spricht für myokardiale Schäden, wenn die Anamnese Anhaltspunkte bietet. Abb. 105 ist z.B. mit einiger Wahrscheinlichkeit auf lokale Ausfälle im Myokard nach Scharlach oder Rheuma zu beziehen, obgleich sonst QRS_{III} häufig mehrphasisch ist. Aber ein tief gespaltenes und tief negatives R_{III} ist etwas anderes als eine normale W-Form, wie sie Abb. 77b zeigte.

Endlich darf nicht verschwiegen werden, daß häufig das EKG nach einem ganz harmlosen Linkslagetyp aussieht, doch nach *Belastung* seine pathologische

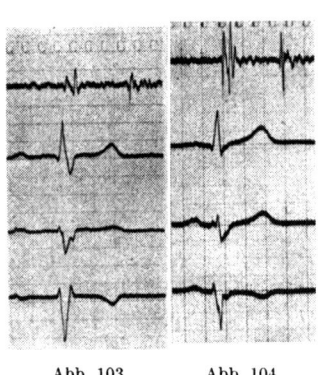 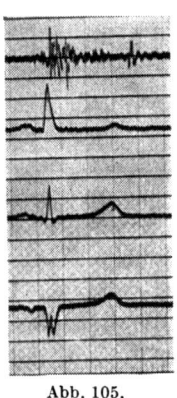

Abb. 103.   Abb. 104.   Abb. 105.

Abb. 103. Linkstyp vom scheinbar „überdrehten Typ". T gleichsinnig zu R; angeborener Herzklappenfehler bei fast normaler Form des Herzens im Röntgenbild (Mr 4,8; Ml 8,9). Auffällig ist die lange PQ-Strecke. Liegt schon eine Störung der Reizleitung vor? (Patient fühlt sich seit 1 Jahr herzkrank.) Man beachte, daß die Spitze des negativen R_{II} später liegt als die von R_{III} und R_I! Der Vektor im Maximum von R_{III} steht auf Ableitung II ungefähr senkrecht. (Analog Abb. 96g.) Der Typ ist also tatsächlich noch nicht überdreht. Eine Herzanamnese im späteren Leben liegt nicht vor. Handelt es sich also um eine reine Um-bildung der Faserverläufe, oder doch um eine Myokardschädigung mit lokalen Ausfällen? Letzteres ist meines Erachtens nicht sicher zu erschließen! Vgl. die ganz andere Situation in Abb. 104! (30jähr. Mann.)

Abb. 104. Linkstypisches EKG, fast von der Form wie Abb. 103; hier handelt es sich um eine alte Diphtherie. Röntgenologisch Linksverbreiterung (Tr. 14,5). Kein Klappenfehler. Linkstyp und Linksverbreiterung können nur durch Myokardschädigung entstanden sein. Dafür spricht auch die *Aufsplitterung*, vor allem in Ab-leitung II und III. Das EKG gehört damit bereits in die Gruppe der Abb. 137.

Abb. 105. Linkstypisches EKG mit tief gespaltenem, negativem R_{III}. In dieser Form ist R_{III} nur durch abweichende Form der Erregungsausbreitung erklärbar und nicht mit einer normalen W-Form zu verwechseln. Scharlach, Rheuma und Anginen in der Anamnese; klinisch dekompensiertes, beiderseits vergrößertes Herz (Mr 6,2; Ml 10,2). Für eine Myokardschädigung spricht auch, daß der Vektor T weit rechts von R liegt! Vgl. S. 217.

Natur offenbart. Allerdings ändert sich dabei meist nicht so sehr QRS, das ja nur etwas rechts- oder linkstypischer werden kann, sondern vor allem ST und T.

Eine kurze Zusammenfassung gibt uns die Tabelle 6.

Einer besonderen Besprechung bedürfen solche Formen des EKG, bei denen QRS aus fast gleich großen, aber entgegengesetzt gerichteten Zacken besteht, z.B. R und S oder Q und R. Hier wird auch der Typenindex schwierig, denn ein EKG mit tiefem S_{II} und S_{III} kann sehr linkstypisch aussehen, ohne es dem Index nach zu sein (vgl. Abb. 102!), und ebenso gibt es scheinbar stark

Tabelle 6. *Differentialdiagnose der pathologischen Lagetypen.*
(Der Lagetyp ist später abnorm zu bewerten, wenn er mit der Altersabweichung (Abb. 100)
und dem Röntgenbild *nicht* übereinstimmt.)

Rechtstyp	akut sich bildend	Dekompensation (nur mäßige Rechtsverschiebungen)	Klinisch erfaßbar.
		Infarkt (mäßige Typenänderung)	ST und T meist verändert. QRS wird deformiert (S_I!)
	Dauerzustand	Tiefes S_I und S_{II} (Wilson-Block-artig)	Gute Leistungsfähigkeit; häufig bei schnell wachsenden Jugendlichen (Abb. 141)
		Steiltyp	Astheniker. Steilgestelltes Herz (Abb. 97)
		Hyperthyreose, Emphysem	EKG sonst o. B. Nur klinisch faßbar. Meist Tachykardie
		Dekompensierte Mitralfehler, vor allem Mitralstenose	P erhöht oder verbreitert (Abb. 101), T häufig verändert (Abb. 86), absolute Arrhythmie (Abb. 87); gelegentlich Niederspannung
		Pulmonalstenose / Angeborene Vitien	Maximale Rechtstypen. Diagnose klinisch
		Alte Vorderwandinfarkte	Durch tiefes S_I Rechtstyp. Anamnese entscheidend
Linkstyp	akut sich bildend	Rekompensation (geringe Linksverschiebung)	Klinische Besserung
		Hinterwandinfarkt	ST und T verändert. Tiefes Q_{III}
		Sportherz	Röntgenologisch linksbetont. T normal
		Fettsucht	Pyknischer Habitus (Abb. 92)
		Gravidität	Klinisch faßbar
		Hochdruck	Blutdruck entscheidet. Oft T verändert und Hochspannung (Abb. 4)
	Dauerzustand	Hypertrophie bei Vitien (stärkster Linkstyp bei Aortenfehlern)	QRS meist verbreitert (Linksverspätung), ausgeprägter EKG-Linkstyp (Abb. 102), oft Hochspannung (Abb. 45). ST und T häufig verändert
		Ausfall rechtsweisender Muskelfasern durch toxische Prozesse (Diphtherie, Scharlach)	QRS abnorm. Anamnese typisch (Abb. 104, 105)
		Hinterwandinfarkt	Q_{III} tief. Restzustand nach Infarkt
		Großer Infarkt der Spitzenregion oder ähnlich großer Muskelausfall durch Toxine	Überdrehter Typ, R_{II} und R_{III} negativ (Abb. 94)

rechtstypische EKG mit tiefem S_I und deutlichem S_{II}, bei denen aber weder
der Schlomka-Index eine Rechtstypie angibt, noch der klinische Befund eine
Rechtsschädigung oder Rechtsüberwiegen andeutet. Gerade die letzten Formen,
oft mit fließenden Übergängen in den Wilson-Block übergehend (Abb. 141), sind
charakterisiert durch klinisch fast normalen Befund, oder finden sich doch nur
bei vegetativ Labilen, beim Cor nervosum, beim schnell wachsenden Jugendlichen[1].
Wir müssen diese Formen *scheinbarer* Typenabweichungen beim *scheinbar* überdrehten Linkstyp (S. 161 ff.) und beim *scheinbaren* Wilson-Block (S. 168) behandeln.

---

[1] SCHMIDT-VOIGT: Z. Kinderheilk. **65**, 394 (1948).

Obgleich wir die normalen Befunde dieser Art nur schwer deuten können, zeigt die Erfahrung, daß der Schlomka-Index mehr im Recht ist als die Anschauung: sofern der S-Zacke eine nennenswert hohe R-Zacke beigegeben ist, sind solche EKG nicht als sonderlich auffällig und weder bei S_I noch bei S_{III} als Rechts- oder Linkstyp pathologischer Form zu bewerten, wenn nicht weitere pathologische Kennzeichen (Verspätungen, Aufsplitterungen) vorliegen.

Wir können dies Kapitel nicht abschließen, ohne der ungeklärten Fragen zu gedenken, die es zurückläßt. Wenn wir im voraufgehenden auch versucht haben, die theoretischen Zusammenhänge klarzulegen, so stehen wir doch immer wieder vor der Tatsache, daß sich in zahlreichen Fällen die Theorie *nicht* bestätigt: es gibt Hypertonien ohne EKG-Abweichung, es gibt Linkstypen bei völlig normalen Herzen, es gibt Diskrepanzen zwischen Röntgenbild und EKG-Typ, die das Maß des theoretisch Zulässigen durchaus überschreiten. Wir müssen annehmen, daß nicht nur die anatomische Herzform, sondern auch die Art der Insertion des RLS ins Myokard individuell sehr verschieden ist und dadurch nicht nur die zeitliche Reihenfolge, in der die Herzteile erregt werden, sondern auch die Richtung, in der ein bestimmter Herzbezirk von der Erregung durchsetzt wird, individuell wechseln. Die Theorie des Integralvektors, wie sie hier vorgetragen ist, bietet hierzu ja leicht das Verständnis. Der syncytiale Bau des Myokards ist für den Vektor relativ belanglos. Belangvoll ist nur, *wo in das Syncytium die Erregung eintritt.* An diesen individuellen Schwankungen des Erregungsablaufs aber wird jede allzu detaillierte Theorie der Typen scheitern müssen: Die Typenlehre ist ein ausgezeichnetes Mittel, die statistischen Gesetze und aus ihnen die prinzipiellen Zusammenhänge klarzulegen. Sie versagt aber — wie alle Statistik — im Einzelfall ihrer Natur nach häufig.

22. Ein Kapitel Vektordiagraphie und was das Extremitäten-EKG über den Vektor aussagt.

Man kann, sofern die 3 (oder nur 2) Ableitungen der Extremitäten synchron registriert werden, aus einer solchen Registrierung den Vektor nach Abb. 34 und 84 konstruieren. Das haben z. B. schon FAHR und WEBER gemacht[1]. Doch ist von SCHELLONG[2] und kurz zuvor von SULZER und DUCHOSAL[3] ein Verfahren ausgearbeitet worden, die Richtungsänderungen des Vektors unmittelbar graphisch aufzuzeichnen. Eine detaillierte Darstellung dieser Methode und ihrer Ergebnisse liegt nicht im Rahmen unserer Monographie. Doch wollen wir kurz die Technik streifen und die Ergebnisse insoweit betrachten als sie für das Extremitäten-EKG interessant sind.

Aus dem bislang Gesagten geht wohl zur Genüge hervor, daß der Integralvektor eine rein virtuelle, wir mögen auch sagen fiktive, Größe ist. Doch selbst diesen Wert einer bestimmten, wenn auch virtuellen Größe hat er nicht, wenn er nicht aus *streng gleichzeitigen* Punkten der verschiedenen Ableitungen des

---

[1] FAHR u. WEBER: Dtsch. Arch. klin. Med. **117**, 361 (1915).
[2] SCHELLONG: Grundzüge einer klinischen Vektordiagraphie. Berlin 1939. — Erg. inn. Med. **56**, 657 (1939).
[3] SULZER u. DUCHOSAL: Arch. Mal. Colur, **38**, 682 (1938).

EKG konstruiert ist[1]. Die Typenindizes, z. B. nach SCHLOMKA, die ja dieser Tatsache keine Rechnung tragen, sind daher nie ganz exakt. Einen Sinn hat eben nur die Bestimmung des Typs bzw. der Vektorrichtung für einen ganz bestimmten Moment des EKG. Wir könnten die Richtung des Vektors seine elektrische Achse nennen und dann mit EB. KOCH von den *Momentanachsen* des EKG sprechen. Sie sind nichts anderes als der sich im Lauf der Zeit ändernde Integralvektor des Herzens, dessen Bewegungen wir nunmehr eingehender betrachten wollen.

Uns muß dabei zunächst auffallen, daß alle unsere *Vektorberechnungen in der Papierebene* stattfinden; auf den Körper übertragen: in der Frontalebene. Wir leiten ja auch nur von den drei in der Frontalebene liegenden Extremitäten ab, und das EINTHOVENsche Dreieck liegt ja ebenfalls in der Frontalebene. Alle elektrischen Prozesse, die sich senkrecht zu dieser Ebene, also in sagittaler Richtung, erstrecken, geben keinerlei Projektion auf diese Ableitungsebene. *Läuft also z. B. eine Faser senkrecht zur Frontalebene, so wird sie mit ihrem Pfeil P_{a_1} überhaupt kein Potential an den Extremitäten erzeugen.* Läuft sie schräg zu dieser Ebene, so ist nur derjenige Prozentsatz ihres Potentials wirksam, der sich auf die Frontalebene projiziert. Es gibt also vollkommen „stumme" Fasern, nämlich die streng sagittal verlaufenden. Für ihre Erfassung ist die *Brustwandableitung* notwendig. Daneben erfassen wir sie auch im Vektordiagramm, sofern dies in der *stereoskopischen Anordnung* SCHELLONGs oder DUCHOSALs gewonnen wurde.

Die Grundidee der sog. *Vektordiagraphie* ist folgende: Es soll die Veränderung der Lage des Integralvektors fortlaufend aufgezeichnet werden. Um dies Ziel zu erreichen, geht man folgendermaßen vor: Wie Abb. 106 zeigt, wird je ein EKG von zwei Punkten aufgenommen, deren Verbindungslinien senkrecht aufeinander stehen. Ein Vektor zu irgendeiner Zeit, von der Lage und Größe a, projiziert sich dann auf die beiden Ableitungen in der aus Abb. 106a ersichtlichen Weise. Nun wird jede dieser beiden Ableitungen getrennt verstärkt und auf Ablenkplatten eines Kathodenstrahl-Oszillographen gebracht, welche zueinander ebenfalls senkrecht stehen. Wird z. B. der Punkt 1 gegen 0 negativ, so wird die linke Platte gegen die rechte negativ; der Strahl fliegender Elektronen, der durch die Mitte der Ablenkplatten hindurchtritt und auf dem Leuchtschirm des Oszillographen eine Leuchtspur zeichnet[2], wird von der negativen Platte abgestoßen und nach rechts abgelenkt. Das Analoge geschieht mit Punkt 0 und 3: 0 ist negativ gegen 3, also wird die obere Platte negativ, der Elektronenstrahl also nach *unten* gestoßen. Zwischen der Abstoßung nach rechts und nach unten bildet sich eine Resultante, die dann nach den Gesetzen der Physik die gleiche Richtung hat wie der Vektor a, der im Herzen entsteht.

Natürlich ist bei dem ganzen Verfahren Voraussetzung, daß das EINTHOVENsche Dreiecksschema gültig ist. Das ist zwar nicht streng der Fall. Doch kommt es bei dieser Vektordiagraphie nicht so sehr auf kleine Fehler der absoluten

---

[1] Das beachten z. B. die Arbeiten v. ZARDAYs nicht, deren Konstruktion der Momentanachse daher, aus nicht synchron geschriebenen Ableitungen, also nur aus der Größe der Spitzen von Q, R und S, von eingeschränktem Wert sind. ZARDAY: Arch. Kreislaufforschg **7**, 223 (1940).

[2] Dieser Strahl ist in Abb. 106 so zu denken, daß er senkrecht zur Papierebene läuft, durch den Punkt 0 im Innern des Oszillographen hindurch.

Vektorlage an wie auf *grobe* Abweichungen und auf die Form der Vektorbewegung, von der nun zu reden ist, und die immer hinreichend genau erkennbar bleibt.

Abb. 106b gibt ein Original wieder, das sich bei einer solchen Registrierung ergibt. Die große Schleife ist der geometrische Ort der Spitze des jeweiligen Integralvektors im Laufe der Zeit. Die Zeit selbst bildet sich nicht bei dieser Vektordiagraphie ab. Man kann also z. B. keine QRS-Verbreiterung erkennen. Was zeigt also die Schleife an ? Wir erkennen den Sinn der Schleife sofort, wenn wir Abb. 107 betrachten. Hier ist das EKG der Abb. 95 ausgewertet, und zwar so, daß 20, 30, 40, 50, 60 und

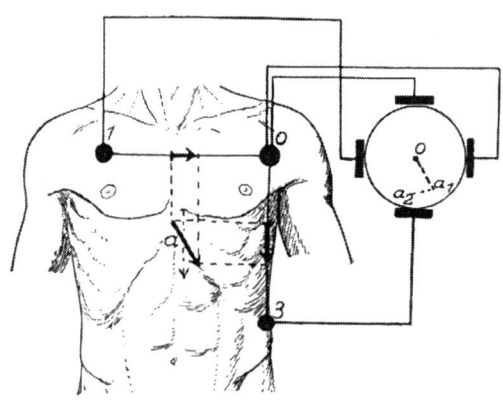
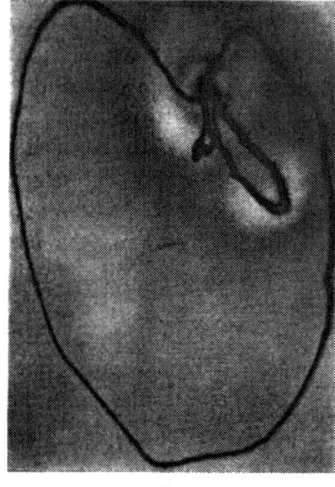

a   b

Abb. 106a u. b. Schema der Vektordiagraphie nach SCHELLONG. a Art der Ableitung. Die Meßpunkte 0,1 und 3 werden paarweise zu einem (nicht gezeichneten) Verstärker und von ihm an 2 sich gegenüberliegende Platten eines Kathodenstrahl-Oszillographen gelegt. Der Brennfleck des Oszillographen wird von jedem Plattenpaar genau um den Betrag abgelenkt, welcher dem Potential zwischen den Meßpunkten entspricht. Dies aber ist gleich der Projektion des Integralvektors auf die Verbindungslinie der beiden Elektroden. Die beiden Spannungskomponenten a_1 und a_2, in die der Integralvektor bei der Ableitung mit den 2 Elektrodenpaaren zerlegt wurde, werden bei der Registrierung durch den Oszillographen automatisch wieder zu einer Resultanten vereinigt. Die Resultante gibt also Richtung und Spannung des Integralvektors in jedem Augenblick des EKG wieder. In Bild b ist die Kurve abgebildet, welche registriert wird. Die dunkle Linie gibt die Lage des Registrierpunktes im Lauf der Zeit an. Jeder Punkt auf ihr entspricht der Lage, welche die Spitze des Integralvektors relativ zum virtuellen Nullpunkt einnimmt: es ist eine Vektorschleife analog Abb. 107.
[Aus SCHELLONG: Erg. inn. Med. **56**, 663 (1939).]

80 Millisec nach Erregungsbeginn aus den synchronen Ableitungen die Größe der in den 3 Ableitungen vorhandenen Potentiale ausgemessen wurde; aus diesen Messungen zu 6 verschiedenen Zeiten wurden dann 6 Integralvektoren nach Art der Abb. 34 mit Hilfe von Abb. 84 konstruiert und in das EINT-HOVENSche Dreieck eingezeichnet. Die 6 Vektoren, die also (bis auf den Sprung von Vektor 5 zu 6) alle gleiche Zeiten auseinander liegen, weisen von einem *virtuellen Nullpunkt*[1] jeweils in eine bestimmte Richtung. Sie geben damit an, wie sich die mittlere Richtung der jeweils erregten Fasern im Lauf der Erregungsausbreitung ändert.

Diese Konstruktion ist mühsam und erfaßt außerdem nur einige Zeitpunkte. (Es ist das sog. Monokardiogramm von MANN[2].) Verbinden wir die Spitzen

---

[1] Der Nullpunkt ist willkürlich gewählt, da wir ihn anatomisch natürlich nicht festlegen können. Vgl. hierzu die Ausführungen bei Abb. 34.

[2] MANN· Arch. int. Med. **25**, 283 (1920).

dieser 6 Vektoren durch eine schleifenförmige Kurve, so können wir vermuten, daß die nicht konstruierten Vektoren in den nicht ausgemessenen Zwischenzeiten ungefähr ihre Spitzen auf dieser Kurve liegen hätten. Das Vektordiagramm nach SCHELLONG aber registriert diese *Umhüllungskurve aller Vektorspitzen*, und zwar fortlaufend, so daß kein noch so kleiner Zeitpunkt der Beobachtung entgeht. Abb. 106 b ist so als das registrierte Analogon der Abb. 108 ohne weiteres verständlich.

Abb. 108 gibt die Art wieder, wie das Vektordiagramm aus Abb. 106 praktisch entstanden ist. Die beiden Ableitungen 0—1 und 0—3 registrieren die beiden in der Abbildung dargestellten EKG. Die Schleife, welche die Spitzenlagen des Vektors wiedergibt, entsteht

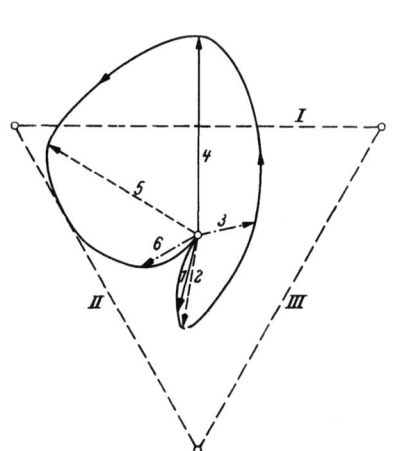

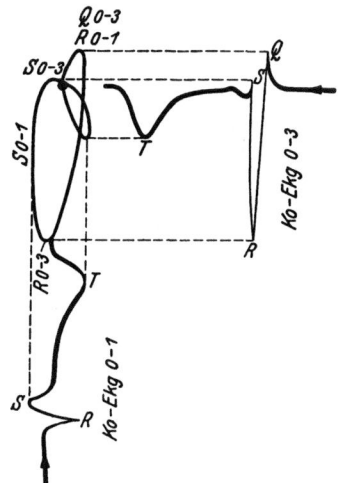

Abb. 107. *Vektordiagramm der Abb. 95* (kong. Vitium) (Original). Die 6 Vektoren entsprechen folgenden Zeiten: 0,02—0,03—0,04—0,05—0,06—0,08 sec nach Erregungsbeginn.

Abb. 108. Schematische Darstellung, wie ein Vektordiagramm der Abb. 106b mit den Ableitungen der Elektrodenpaare 0—1 (unten) bzw. 0—3 (rechts oben) zusammenhängt. Die Schleife ist die Resultante aus Komponenten, welche aus den beiden EKG jederzeit abzulesen sind. (Aus SCHELLONG, s. S. 118.)

in der aus der Abbildung erkenntlichen Weise. Es sei dabei übrigens betont, daß nach SCHELLONG die Vektorenschleife jeweils die Richtung der Erregungswelle, also das *Negativitätsgefälle* (nach WENDT) angibt, also die Pfeilrichtung nach Abb. 35 und 38, nicht nach Abb. 34, andeutet. (DUCHOSAL polt seine Diagramme umgekehrt.)

Wie sieht nun das normale Vektordiagramm aus und inwieweit kann man es schon aus den Extremitätenableitungen diagnostizieren? — Wie wir sahen, breitet sich die Erregung vom Quellpunkt divergent nach allen Seiten aus. Nun hat im ,,Normalfall'' QRS praktisch nur ein R in allen Ableitungen; Q und S können sogar vollkommen fehlen (Abb. 61). In solchen Fällen behält also der Vektor seine Richtung bei: er weist unverändert während der ganzen Dauer der Erregungsausbreitung in eine Richtung, von der Basis zur Spitze. Das bedeutet also, daß diejenigen Fasern, welche vom Quellpunkt zur Spitze ziehen, andauernd das Übergewicht behalten, selbst noch über die spätest erregten Fasern, die von vorn unten nach hinten oben ziehend die Basis erreichen. Ein so einheitliches Verhalten braucht nicht vorzuliegen: es können rechts- oder linksweisende Fasern anfangs oder am Ende überwiegen, am Ende vor allen Dingen die basiswärts laufenden Fasern, welche S bewirken.

In Abb. 61, wo Q und S fehlen, wird der Vektor fast eine gerade Linie bilden: er behält die Richtung und wechselt nur seine Größe (Abb. 111 a). Die mittlere Richtung der jeweils erregten Fasern bleibt gleich, nur die Zahl derjenigen Fasern, über die gleichzeitig die Erregungsfront hinwegläuft, steigt erst und sinkt dann. Wenn alle Fasern maximal erregt sind, ist R beendet[1].

In der Regel aber ist das Verhalten nicht so einfach. Der Vektor pflegt mehrere Richtungsänderungen zu machen, so daß die Schleife, welche die jeweilige Lage seiner Spitzenpunkte angibt (Abb. 106 b), eine elliptische oder sogar fast kreisförmige Gestalt annimmt. Durch die stereoskopische Darstellung der

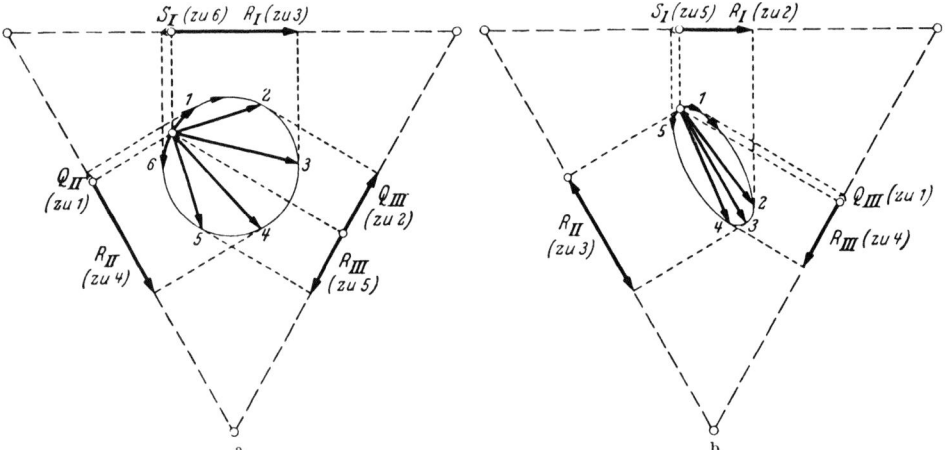

Abb. 109a u. b. Kreisrundes und elliptisches Vektordiagramm mit ihren Auswirkungen auf das Aussehen der Extremitätenableitungen. Näheres vgl. Text.

Vektoren hat nun SCHELLONG (s. S. 118) ermittelt, daß alle Schleifen einen sehr großen Bogen machen; zwar liegt dieser Bogen oft in der Frontalebene und erscheint also auch in den Extremitätenableitungen ausgeprägt, während häufig der Bogen ganz in der Sagittalebene liegt und uns dadurch fast als Strich erscheint, so wie ein Reifen, den wir von der Seite betrachten. Nach SCHELLONG ist es dabei *normalerweise* so, daß der absteigende Teil der Schleife, der also dem aufsteigenden Teil von R entspricht, nach *vorne*, der andere Teil nach hinten verläuft. Die frühest erregten Faserbezirke sind vorwiegend nach vorn gerichtet. In der Tat kommt ja auch die Basishinterwand zuletzt in Erregung.

In der Regel erscheinen also die Schleifen in der Frontalebene schmal-elliptisch. Wären sie z. B. kreisrund, so würde das ungewöhnlich starke Änderungen der Vektorenrichtung bedeuten, denn ein kreisrundes Vektordiagramm kann ja nur in Analogie zu Abb. 109a entstehen: von irgendeinem Punkt aus strahlt der Vektor und beschreibt im Lauf der QRS-Dauer praktisch einen Richtungswechsel von 180°. Ein derartiger Richtungswechsel wird immer

---

[1] Es sei, um Mißverständnisse zu vermeiden, nochmals betont, daß R ja aus der Überlagerung derjenigen Potentiale entsteht, die durch den Pfeil $/_{a_1}$ (Abb. 17—24) gebildet werden. Die Zahl der Pfeile $/_{a_1}$ wächst also, sinkt dann wieder ab. Gegen Ende von R sind fast alle Fasern schon maximal erregt und nur in wenigen von ihnen läuft noch eine Erregungsfront mit ihrem Pfeil P_{a_1}.

verdächtig, wenn nicht offenbar pathologisch sein, und es muß dem Arzt daher einiges daran liegen, die Frage, ob das Vektordiagramm eine schmale Ellipse oder einen Kreis darstellt, schon aus dem Anblick des Extremitäten-EKG zu klären.

Diese Klärung ist nun in der Tat möglich. Denken wir uns nämlich, nach Abb. 109, einmal das Vektordiagramm in das EINTHOVENsche Dreieck eingezeichnet. Links wäre das Diagramm kreisrund, rechts schmalelliptisch. Die Projektionen auf die 3 Extremitätenableitungen sind dann im Fall des kreisrunden Diagramms in allen Ableitungen gleich groß. Auch die Tatsache, daß die Vektoren von einem Punkt des Kreises selbst ausstrahlen, ändert daran nichts: es sind jeweils alle diejenigen Vektoren eingezeichnet, welche auf einer der 3 Ableitungen ein Maximum des Ausschlags nach oben oder unten, also die Spitze von Q, R oder S, bewirken. Man sieht, daß für jede Ableitung ein Vektor existiert, der so weit reicht, daß auf der betreffenden Ableitung der Ausschlag durch die Projektion des Kreises selbst, also den Durchmesser des Kreises, bestimmt wird. Es wird in beiden Abbildungen angenommen, der Umlaufssinn des Vektors sei im Uhrzeigersinn. Dann ist z. B. in Ableitung I der Vektor 3 derjenige, der die Spitze von R_I macht, der Vektor 2 macht hingegen die Spitze von Q_{III}, 1 macht Q_{II}, 4 macht R_{II}, 5 macht R_{III} und 6 macht S_I. Alle Spitzen werden also von verschiedenen Vektoren gebildet, und da natürlich der Vektor sich langsam von einer Lage in die andere bewegt und hierzu Zeit braucht, liegt also jeder Vektor in der Reihe von 1—6 später als sein Vorläufer. *Keine Spitze der einen Ableitung liegt also mit der einer anderen synchron.* Aus den Spitzen von R in Ableitung I—III eine „Momentanachse" herzuleiten, ist also grundsätzlich unmöglich. Achsenkonstruktionen können nur aus synchronen Registrierungen aller 3 Ableitungen gewonnen werden.

Das ist bei dem elliptischen Vektor auch der Fall, wenngleich hier die Unterschiede weniger kraß sind. Während nämlich im linken Bild die R-Vektoren 3, 4 und 5 sehr weit voneinander divergieren, liegen in der Abb. 109b die 3 R-Vektoren 2, 3 und 4 recht nahe zusammen. Aber das kommt eben *nur* daher, daß die Ellipse so schmal ist. Da ist dann die Bestimmung von Momentanachsen auch weniger interessant, da man an deren Stelle die Längsachse der Ellipse setzen kann[1].

Das wesentlichste Ergebnis aber ist folgendes: In Abb. 109b projiziert sich die Ellipse natürlich nicht mit gleicher Länge auf alle Ableitungen. Sie kehrt z. B. Ableitung II ihre Breitseite zu, doch in Ableitung I und III erscheint sie erheblich schmäler. In Abb. 109b ist dabei der für die Diagnose der elliptischen Figur ungünstigste Fall angenommen: die Projektion der Ellipse ist in keiner Ableitung minimal. Stände die lange Achse der Ellipse senkrecht auf einer Ableitung, so würde sich die Ellipse *noch schmäler* projizieren.

Die Projektionsgröße in den 3 Ableitungen, von der wir hier sprechen, betrifft nun *sowohl die Ober- wie die Unterlängen.* Im oberen Bild ist z. B. die Projektion des Kreises auf Ableitung III in eine gleich große Q- und R-Zacke aufgeteilt. Wollen wir also die Projektionsgröße der Vektorschleife beurteilen, so müssen wir die *Gesamtamplitude QRS*, also Ausschlag von der höchsten bis zur tiefsten Spitze, nehmen. Dann ergibt sich folgender sehr einfacher Satz:

Eine runde Vektorschleife ist im Extremitäten-EKG daran kenntlich, daß die Gesamtamplitude QRS (also R + S bzw. Q + R) in den 3 Ableitungen vollkommen gleich groß ist. Ist die Gesamtamplitude in einer Ableitung besonders klein, so ist die Vektorschleife relativ schmal und die lange Achse der Schleife steht auf dieser Ableitung senkrecht. Ist die Gesamtamplitude in *einer* Ableitung besonders groß, in zwei anderen etwa gleich, so liegt die lange Achse der schmalen Schleife dieser Ableitung parallel.

Es scheint übrigens zunächst sehr schwierig, aus dem bloßen Aussehen eines EKG darauf zu schließen, ob das Vektordiagramm eine Ellipse beschreibe oder fast eine einzige Gerade darstelle. Abb. 110 gibt uns jedoch einige einfache Anhaltspunkte, um auch diese Frage zu beurteilen. Ist nämlich das Vektordiagramm eine Schleife mit nennenswerter Breite, wenngleich auch sehr viel

---

[1] Diese wird übrigens dann durch den Typenindex von SCHLOMKA wiedergegeben, falls das Vektordiagramm eine ideale Ellipse ist.

länger als breit, so ist doch immer der in Abb. 109b konstruierte Fall gegeben: die R-Zacken (oder auch S-Zacken) der 3 Ableitungen können niemals synchron liegen: die Spitzen treten alle zu etwas verschiedenen Zeiten auf. In Abb. 110a z. B. läuft der Vektor im Uhrzeigersinn. Daher zeigt R_I zuerst, R_{III} zuletzt seine Spitze. Würde dagegen der Integralvektor keine Winkeldrehungen machen, sondern in der gleichen Richtung verbleibend nur in seinem Spannungswert

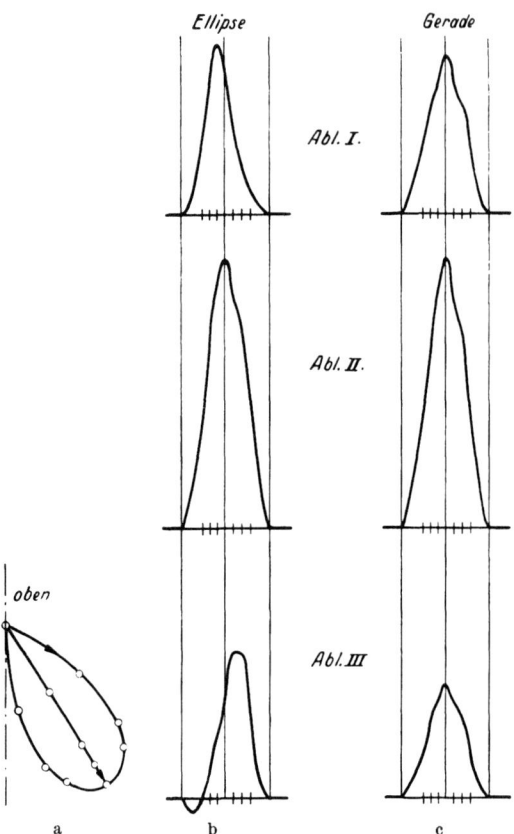

anwachsen und wieder absinken, so würde das Vektordiagramm praktisch nur aus einer *einzigen Geraden* bestehen. Solche Fälle gibt es (z. B. Abb. 90). In ihnen ist charakteristisch, daß alle Ableitungen nur *einen* Ausschlagssinn zeigen, also neben einer R- keine Q- oder S-Zacken zeigen, und daß die Gipfel dieser R-Zacken in allen Ableitungen streng synchron sind, wie es die Abb. 110b zeigt. Eine Ellipse von nennenswerter Breite wird aber meistens (allerdings *nicht* unbedingt!) eine wenn auch noch so kleine Q- oder S-Zacke zeigen. Das einzig sichere Kennzeichen ist allerdings der Asynchronismus der R-Spitzen. — Da ein fast geradliniges Vektordiagramm immer nur bei sehr schmalen Herzen vorkommt, ist diese Überlegung von einigem Interesse.

Wir haben nun versucht, in Abb. 111 eine Reihe von Vektordiagrammen zusammenzustellen, die noch normal oder an der Grenze des Normalen sind. Der Leser soll an ihnen lernen, das Extremitäten-EKG in die Anschauung zu übersetzen, die aus ihnen leicht ableitbar ist: Lage der Vektoren und Ausbreitungsweg der Erregung.

Abb. 110a—c. Schematische Darstellung zweier QRS-Komplexe, welche eine elliptische Vektorschleife (Bild b) bzw. eine Gerade als Vektordiagramm (Bild c) besitzen. Bild a: Die beiden Vektorschleifen. In ihnen eingezeichnet 7 Zeitpunkte, welche gleiche Zeitintervalle voneinander abtrennen. Die Gerade wird hin u d zurück durchlaufen, während die Ellipse im Uhrzeigersinn durchlaufen wird. Scheitelpunkt der Ellipse und Endpunkt der Geraden fallen zusammen. Bild b und c: Auf der Abszisse die 7 Zeitpunkte aus Bild a aufgetragen. Dargestellt ist die Projektion des jeweiligen Vektors, dessen Zeitablauf durch Bild a dargestellt ist, auf die 3 Ableitungen.

Abb. 111a zeigt eine sehr schmale Schleife ohne Q und S: Der Vektor läuft fast immer in gleicher Richtung und steht fast senkrecht auf Ableitung I (Ableitung I minimal). Bild b gibt deutliches Q in I—III. Das bedeutet immer eine Schleife nach links oben. Bild c gibt das so sehr häufige Verhalten: Q und S ist in allen Ableitungen deutlich, also 2 Schleifen nach oben links, von denen die zweite (S) meist nach *hinten* weist (Schellong). Bild d: Ableitung I und III sind fast gleich groß, doch II ist erheblich größer: Die lange Achse der Ellipse liegt parallel zu Ableitung II. Auch hier Q und S in fast allen Ableitungen. Bild e: Nur S_I und Q_{III} ist vorhanden. Die Q-Schleife kann also nicht nach links oben,

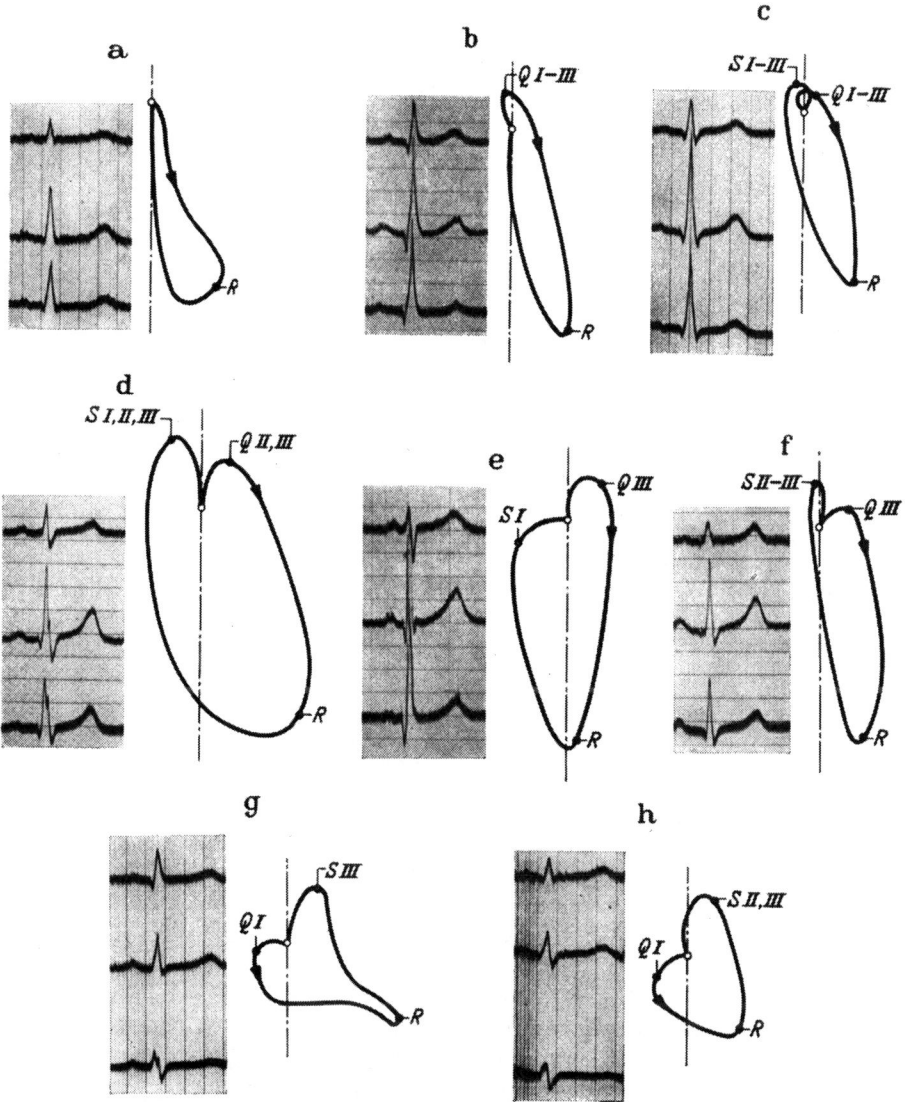

Abb. 111a—h. 8 EKG und die aus den EKG *berechneten* Schleifen des Vektordiagramms nur der QRS-Gruppe. Die Menschen, von denen die Kurven stammen, fühlten sich alle gesund und zeigten bei grober klinischer Untersuchung keine Herzschäden.

sie muß nach rechts oben laufen (sonst gäbe es ja auch ein Q !), während S zwar nach links, aber nicht nach oben läuft (sonst gäbe es auch ein S_I!). Ableitung I ist sehr klein, also Achse senkrecht auf I: Steiltyp! — Bild f: Q_{III} und $S_{II, III}$: Ableitung I minimal: Steiltyp. — Alle Bilder a—f zeigen einen Umlaufssinn *im* Uhrzeiger: bei ihnen fehlt Q_I oder Q_I ist doch kleiner als Q_{II} oder Q_{III}. Ist Q_I dominierend bei kleinem oder fehlendem Q_{II} und Q_{III}, oder haben wir ein großes S_{II} oder S_{III}, so läuft der Vektor fast immer umgekehrt, gegen den Uhrzeiger: Die nach rechts weisenden Fasern sind führend beim Einsatz der Erregung[1]. Bild g und h geben solche Beispiele. In beiden Bildern sind übrigens die absoluten Amplituden in I—III fast gleich groß: die Vektorschleife ist breit; sie läßt keine „lange Achse" mehr erkennen.

Mit diesem theoretischen Rüstzeug werden wir in Zukunft versuchen, pathologische QRS-Formen auch bezüglich ihres Vektordiagramms zu betrachten.

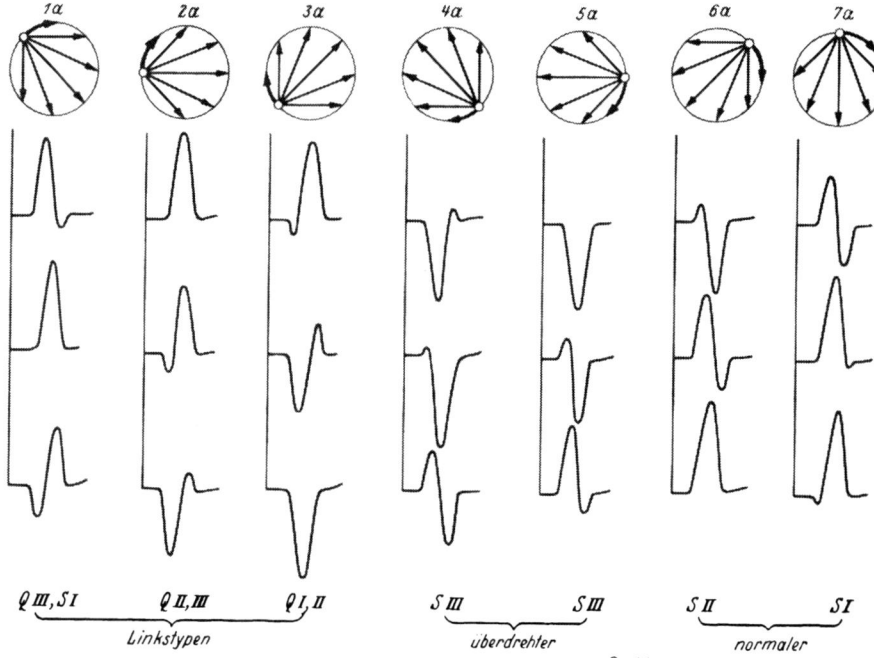

Abb. 112. *Schematische Darstellung des Zusammenhangs von QRS-Form und Vektordiagramm* der QRS-Gruppe bei kreisrunden Vektordiagrammen. Oberste Reihe: das Vektordiagramm, darin der Umlaufsinn (immer im Uhrzeiger) und 5 Vektoren als Beispiele gezeichnet. Der Nullpunkt ist markiert; er liegt (wie das beim EKG meist der Fall ist) auf dem Kreis selbst. Er ist der Punkt, von dem aus die Richtung der Vektoren gezeichnet ist. Er hat keine *anatomische* Bedeutung; seine Bedeutung ist nur formal: da man doch nicht sagen kann, wo anatomisch Anfang und Ende des Vektors liegen, läßt man der *Einfachheit halber* alle Vektoren vom gleichen Punkt, eben vom Nullpunkt, ausgehen. Unter diesem Diagramm die 3 QRS-Gruppen in Ableitung I—III, Ableitung I oben, Ableitung III unten. Ganz unten die begriffliche Charakterisierung der QRS-Gruppe.

Um jedoch hierzu die Grundlage zu schaffen, seien 2 Dinge kurz erörtert: Zunächst ist das Vektordiagramm in hervorragendem Maß geeignet, abnorme Verzerrungen der Erregungsausbreitung, die durch lokale Ausfälle bedingt sind, zu erkennen: Was wir mühsam als Einkerbung (S. 80) oder pathologische Splitterung von QRS zu erkennen suchten, offenbart das Vektordiagramm sofort durch starke Ausfransung seiner glatten Kontur. Aber das können wir nicht analysieren, wenn wir nicht ein Vektordiagramm aufnehmen; hierzu werden wohl noch lange Zeit die Apparaturen fehlen. Soweit ich sehe, ist keine andere Methode dem

---

[1] SCHLOMKA meint, ein solches Verhalten sei meist typisch für eine Lage der Schleife, die *nicht* mit der anatomischen Herzlage konform geht, also offenbar auf Abnormitäten der Erregungsausbreitung beruhe. [Z. Ges. inn. Med. 1, H. 3/4 (1946).]

Vektordiagramm in der Erkennung solcher Inhomogenitäten der Erregungsbahn auch nur annähernd gleichwertig.

Wir beginnen nun eine kurze theoretische Übersicht, welche QRS-Formen
bei bestimmten Vektordiagrammen zu erwarten sind. Dabei werden wir zwischen
grundsätzlich kreisähnlichen und elliptischen Formen unterscheiden. Entscheidend aber für das Extremitäten-EKG sowohl als auch für die Bewertung
des Befundes ist die Lage des Nullpunktes. Strahlt z. B. bei einem kreisförmigen
Vektordiagramm der Vektor von
einem Nullpunkt aus, der unten
links oder oben rechts auf der
Kreisbahn liegt? Nun ist es zunächst eine erfreuliche Tatsache,
daß die Nullpunkte fast immer
ganz oder fast ganz *auf der Kreisbahn liegen*. Bei elliptischen Vektoren ist das leider nicht so der
Fall (vgl. Abb. 111 c und d). Doch
wollen wir auch hier kleine Q- und
S-Zacken vernachlässigen: sie bedeuten ja nur die von der Masse
abweichende Erregungsrichtung
kleiner Herzwandbezirke, der früh
erregten Papillarmuskel, der spät
erregten obersten Basisteile usf.
Solche Dinge sind selten pathologisch. Erst massive Muskelmassen, die abwegig erregt werden,
haben eine klinische Bedeutung.
Diese aber erkennen wir aus
den groben Mißbildungen von
QRS, wie sie die schematischen
Abb. 112—114 wiedergeben.

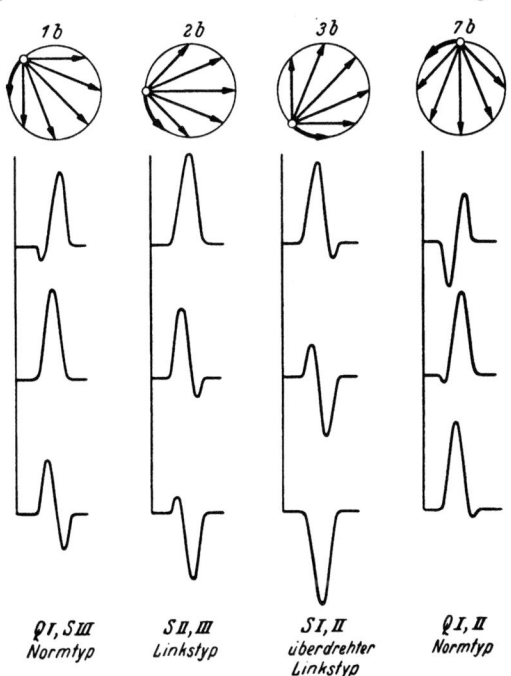

Abb. 113. Wie Abb. 112, doch bei einem Drehsinn des Vektors gegen den Uhrzeiger. Dadurch kommen andere Typen
zustande als in Abb. 112.

Abb. 112 und 113 zeigen zunächst einmal häufiger vorkommende QRS-
Bilder und die ihnen zugrunde liegenden Vektordiagramme. Will man sich ein
Urteil über das Aussehen der Vektorschleife eines EKG machen, dessen Gesamtamplitude QRS in Ableitung I—III annähernd gleich groß ist, so ordne man
nach Links- oder Rechtstyp und dem Auftreten von Q oder S, und man wird
rasch das ähnlichste Bild finden. Die Zeichnung am Kopf der 3 Ableitungen
gibt die Lage des Nullpunktes an. In Abb. 112 ist der Drehsinn des Vektors im
Uhrzeigersinn, in Abb. 113 gegensinnig. Der Fall 3 b (Abb. 113) z. B. zeigt,
daß ein EKG nach Abb. 94 ungefähr so zustande kommen muß, daß die Erregung *rechts* unten startet und sich erst nach links, dann nach oben wendet,
ein Verhalten, das immer auf schwere Störungen in der normalen Erregungsbahn,
unter Umständen auf große Infarkte, hindeutet. Abb. 95 aber ist ein Mittelding
zwischen Fall 4 a und 5 a (Abb. 112); die Erregung kommt also von links und
wendet sich erst nach rechts unten, dann nach rechts oben. Hat man röntgenologische Befunde an der Hand, welche eine genauere Lokalisation von Myokard-

narben gestatten, so wird man sich an Hand dieser Schemata sicher manche guten Vorstellungen bilden können, auch ohne einen Vektordiagraphen zu besitzen.

Etwas schwieriger werden die Verhältnisse dann, wenn elliptische bzw. schmale Schleifen vorliegen (Abb. 114). Doch auch hier findet der Leser mit den unten angegebenen Charakteristika wohl rasch das ähnlichste Bild. Die oberste Schriftreihe deutet an, aus welchen Bildern aus Abb. 112 und 113 man sich dies EKG, gleichsam durch Komprimierung des runden Vektordiagramms zu

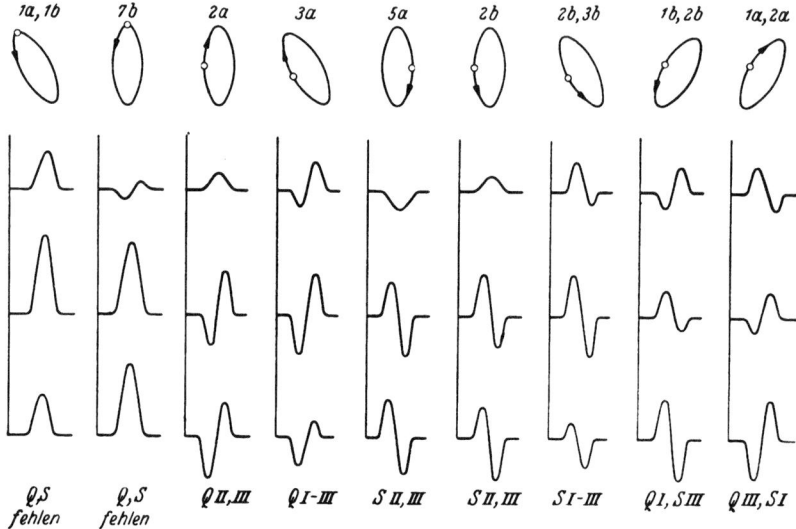

Abb. 114. Wie Abb. 112 und 113, nur ist eine flache, langgestreckte Vektorschleife angenommen, die der Einfachheit halber elliptische Form hat. Oberste Schriftreihe: die Typen aus Abb. 112 und 113, aus denen das darunterstehende Bild durch Kompression des Kreises am ehesten entstanden gedacht werden kann. (Ganz genau sind diese Beziehungen natürlich nie.) Die häufigsten QRS-Formen sind abgebildet und auf die schematische Grundform einer elliptischen Schleife zurückgeführt. Im Fall der Abb. 114 sind die Schleifen und die QRS-Gruppen exakt berechnet. In Natur wird man kleinere Abweichungen durch Q und S in Kauf nehmen müssen. Unter jeder Schleife die Ableitungen I—III wie vorher.

einer Ellipse, entstanden denken kann. Wer die Dinge studiert, bemerkt bald die großen formalen Gleichheiten bei elliptischen und runden Vektordiagrammen. Es ist an Hand dieser Abbildungen wohl meistens möglich, sich ein ähnliches Vektordiagramm herauszusuchen und so eine lebendigere Anschauung von der Erregungsausbreitung im Myokard zu gewinnen.

23. Skala und Klinik der Verspätungen. Hypertrophie und Dilatation.

Nachdem die Typologie der QRS-Gruppe und ihr vektorielles Verhalten dargestellt sind, kommen wir zur Besprechung der zweiten wesentlichen Gruppe von pathologischen Erscheinungen: den Veränderungen der *Dauer* von QRS. Wie wir schon oben (S. 77) darlegten, ist der von WEBER geprägte Begriff der *Verspätung* von einer für die Form von QRS und ihre Deutung fundamentalen Wichtigkeit. QRS ist eben der Ausdruck der „Verspätung" aller Muskelfasern gegeneinander, und wenn auch der Altmeister seinem Begriffe, von der Differenzkonstruktion des EKG herkommend, eine gelegentlich einseitige und im physikalischen Fundament von unserer Darstellung abweichende Begründung gab: das mindert nicht den Wert des Begriffs, ohne den gerade die hier vorgetragene moderne Darstellung des EKG undenkbar wäre.

An Hand unserer theoretischen Einsichten kommen wir nun zu klaren Gruppen von Verspätungs-EKG, welche zwar in der bisherigen Klinik sehr wohl bekannt waren, doch in unserem Schema einen natürlichen Platz finden. Wir unterscheiden nämlich im Pathologischen ebenso wie im Physiologischen Verspätungszunahme durch Prozesse in der *muskulären* Erregungsleitung von solchen im Reizleitungssystem.

Wir können uns unserem Problem von zwei Seiten nähern: durch eine statistische Analyse der QRS-Verbreiterungen an einem großen klinischen Material und durch eine theoretisch-experimentelle Erörterung über den Einfluß verzögerter oder gestörter Leitung auf QRS. Wir fanden oben bereits, daß weder Hypertrophie mit einer echten Wachstumsverlängerung der myokardialen Leitungswege noch Dilatation mit rein passiver Dehnungsverlängerung QRS erheblich verbreitern können (S. 84). Nur die Schädigung der Leitung durch Verlangsamung der Leitungsgeschwindigkeit oder Blockade der Leitungswege macht größere QRS-Verbreiterungen. Wir wollen die Dinge zunächst klinisch-statistisch erörtern.

α) **Dilatation** des Herzens bedeutet, daß zwei anatomisch identische Punkte durch passive Dehnung einen größeren Abstand erhalten. Wollen wir den Einfluß der Dilatation auf das EKG behandeln, so müssen wir bedenken, daß extreme Dilatationen meist mit einer Schädigung des Herzens einhergehen: wir selbst sahen, daß schlagartig mit einer plötzlich einsetzenden Dilatation (spontan oder nach Chinidin) auch die Leitungsgeschwindigkeit sinkt (SCHAEFER und TRAUTWEIN[1]). Eine der Formen der dilatierenden *Insuffizienz* ist also mit Senkung der Leitungsgeschwindigkeit verknüpft. Daneben gibt es natürlich auch andere Formen dilatierter Insuffizienz ohne oder mit anderen Störungen im EKG. Die Form mit verlangsamter Leitungsgeschwindigkeit müßte mit einer normtypischen Verbreiterung samt Flächenvergrößerung von QRS einhergehen.

Zur Prüfung der Frage, ob beim Menschen *nur* durch Dilatation bei normaler Leitungsgeschwindigkeit eine Vergrößerung der Leitungslatenzen entsteht (die übrigens nicht nur die muskuläre Leitungszeit, sondern auch das RLS betreffen könnte, da auch dieses durch Dilatation in die Länge gezogen wird!), haben wir folgendes Verfahren eingeschlagen: Das hypertrophierte Herz muß eine relative Hochspannung durch Hypertrophie zeigen (vgl. S. 56), das *nur* dilatierte Herz dagegen eine relative Niederspannung durch Zunahme des Kurzschlusses der Blutfüllung im Herzen (S. 67). Wir haben daher die EKG unserer Sammlung in 2 Gruppen eingeteilt: solche mit relativ hohen und solche mit relativ kleinen Spannungen von QRS. Bestimmen wir nun den Zusammenhang zwischen QRS-Breite und der Größe der Herzkammern, gemessen am Abstand Ml des linken Herzrandes im Röntgenbild von der Mittellinie, so findet sich das Verhalten von Abb. 115. Man sieht, daß sich QRS in der nach Tabelle 4 zu erwartenden Weise mit Ml etwas vergrößert, doch für „Dilatation" und „Hypertrophie" (beurteilt an unserem natürlich indirekten Index!) ziemlich gleichartig.

---

[1] SCHAEFER u. TRAUTWEIN: Cardiologia. Nachr. schweiz. Cardiol. Ges. (1949). — Verh. dtsch. Ges. Kreislaufforschg **1950**, 18 u. 171.

Wir können schließen: *Die Dilatation des Herzens verbreitert QRS annähernd in gleicher Weise wie die Hypertrophie, d. h. sehr wenig und nicht über einen Zuwachs von 10 msec hinaus.* Erst wenn die Grenze von 12 cm für Ml überschritten wird, also bei ziemlich starken Herzvergrößerungen, wächst QRS sichtlich

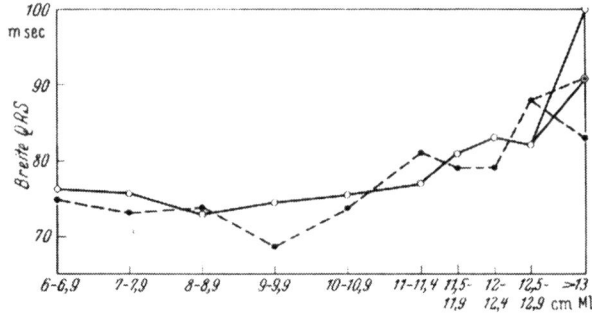

Abb. 115. *Die statistische Abhängigkeit der QRS-Breite (Ordinate) von der Größe der Herzkammern,* ausgedrückt durch Ml (Abszisse). Ausgezogen: die Kurve derjenigen Fälle, welche eine relativ **hohe** Spannung von QRS aufweisen ($\geqq$ 1.2 mV in einer der 3 Ableitungen). Diese Werte werden als von vorwiegend *hypertrophen* Herzen stammend angesehen. Gestrichelt die Kurve der Fälle mit kleiner Spannung von QRS. Diese Fälle werden als von vorwiegend *dilatierten* Herzen betrachtet. Herzen mit einem Ml größer als 12 cm zeigen eine relativ stark ansteigende Breite von QRS: das Myokard ist geschädigt. Der letzte Wert der Hypertrophiekurve ist nicht mehr unbedingt zuverlässig: hier ist eine relative Hochspannung durch Block (Schenkelblock) (vgl. S. 156) zu beobachten. Daher sind in einem dritten Punkt alle EKG von Herzen mit Ml > 13,0 cm zusammengeworfen. Der Mittelwert liegt dann bei 0,09 sec!

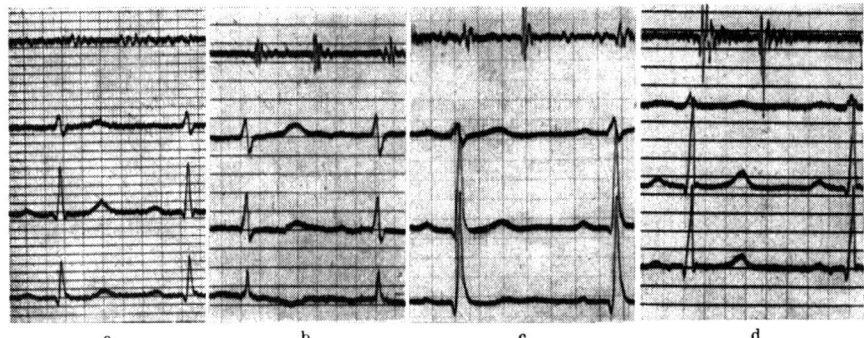

Abb. 116a—d. Das EKG je zweier sehr kleiner und sehr großer Herzen, zum Vergleich. Beide EKG gleichen sich sehr. Eine Beurteilung der Herzgröße ist aus QRS nicht zu entnehmen. a Sehr kleines Herz. Ml = 6,3 cm (Ml ist der Abstand der Körpermitte vom linken Herzrand im Röntgenbild). QRS = 0,08 sec und 1,1 mV maximaler Amplitude. b Großes Herz von ganz ähnlicher QRS-Form. Ml = 13,3; QRS = 0,09 und 0,9 mV. Klinisch: *Kombiniertes Mitralvitium.* Röntgenologisch: Keine typische Fehlerform. c Kleines Herz. Ml = 6,7; QRS 0,08 und 2,5 mV. Steilstellung. Klinisch: *Mitralinsuffizienz.* d Großes Herz. Ml = 12,8: QRS = 0,07 und 2,3 mV. Klinisch: *Kombinierter Mitralfehler.* Röntgenologisch: Mitralform. (Also „Steiltyp" nur im EKG!)

stärker an als das dem üblichen Gang der Kurve entspricht. Dies Anwachsen der Mittelwerte ist aber, wie die Analyse des Materials zeigt, vorwiegend darauf zurückzuführen, daß die Fälle abnorm hoher QRS-Breiten, also Schenkelblock und andere Leitungsstörungen im Myokard, zunehmen. Abb. 118 zeigt das z. B. sehr schön bei den stärksten Herzvergrößerungen, die durchaus nicht etwa QRS-Verbreiterungen zeigen, die stetig mit Ml anwachsen, sondern *plötzlich* einen anderen Typ QRS aufweisen: ein breites R mit stark abnormer Typologie (überdrehter Linkstyp, Bild a und b). Da Herzen fast der gleichen Größe ein normales QRS zeigen, und zwar in der Mehrzahl der Fälle, ist also der richtige Schluß folgender:

Das dilatierte Herz leidet bei extremer Dilatation unter einer Myokardschädigung[1]; es kann dabei sowohl das RLS als das Treibwerk des Myokards geschädigt sein und langsamere Leitungsgeschwindigkeit aufweisen. Daß das Myokard durch Dilatation erst dann längere Leitungslatenzen hat, wenn es geschädigt ist, geht, wenn auch nur am Froschherzen bewiesen, auch aus den fundamentalen Versuchen SCHELLONGs hervor.

Eine Differentialdiagnose zwischen einer Schädigung des RLS und des Myokards, die der Dilatation auf Grund gemeinsamer Ursachen parallel gehen, ist in gewissem Grade möglich. Eine Schädigung des RLS verzögert den Einsatz der verschiedenen Herzabschnitte gegeneinander, doch bleibt, falls die Erregungswelle in gleicher Richtung und Geschwindigkeit über die Faser wandert, die *Fläche* von QRS konstant. Eine Verzögerung der Erregungsleitung im Myokard selbst aber vergrößert die Fläche. Wir werden das später genau erörtern.

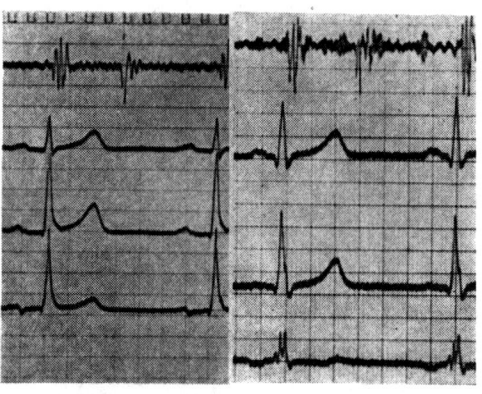

a   b

Abb. 117a u. b. Die EKG der beiden kleinsten Herzen meiner Sammlung. a Ml = 6,0 cm; QRS = 0,08; 2,2 mV maximaler Ausschlag. Klinisch: *Vegetative Stigmatisation.* b Ml = 6,2 cm; QRS = 0,07; 1,6 mV. Klinisch: *Astheniker.*

Wie wenig die Herzgröße sich im EKG widerspiegelt, sollen abschließend die Abb. 116 und 117 wiedergeben. In Abb. 116 sind je zwei fast gleichartige EKG von je einem sehr kleinen und sehr großen Herzen unmittelbar gegenübergestellt. Nicht einmal T ist erheblich verschieden! Auch bei relativer Hochspannung, also einer gewissen Hypertrophie, finden sich gleiche EKG in Bild c und d bei enorm verschiedenen Herzgrößen. Abb. 117 gibt die beiden kleinsten Herzen unserer Sammlung, bei offensichtlich vollkommen normalen QRS-Breiten.

Weder das sehr kleine noch das abnorm dilatierte Herz ist an der Dauer von QRS zu erkennen!

Betrachten wir also Abb. 118, welche die stärksten Dilatationen unserer Sammlung zeigt, so sind wir sicher, daß alle Verbreiterungen von QRS (ebenso wie starke Abnormitäten von T) *sekundäre* Veränderungen sind. Nun ist die Dilatation selbst ja die Folge eines myokardialen Versagens, dessen Genese sicher nicht einheitlich ist und nicht allzu schematisch behandelt werden sollte, wie die Nauheimer Diskussion 1950 wohl deutlich erwiesen hat. Zur Dilatation führen nun, neben *akuten* Schäden der myokardialen Schwellen und Leitungsgeschwindigkeiten, auch *chronische* Schwächezustände des Myokards, welche ihrerseits häufig genug durch morphologische Prozesse bedingt und von Störungen der Erregungsleitung im spezifischen System begleitet sind. Hierdurch

---

[1] Vgl. auch die Bestätigung bei den extremen Verspätungskurven auf S. 151.

entstehen abnorm hohe Verspätungen durch Erregungsleitung, also Verbreiterungen von QRS, mit Umkehr der Erregungsrichtung in vereinzelten Myokardbezirken, also Typenwandel und Veränderung der QRS-Flächen (Abb. 118 a, b, d). Wieweit solche Verbreiterungen auf lokalen Störungen des RLS mit

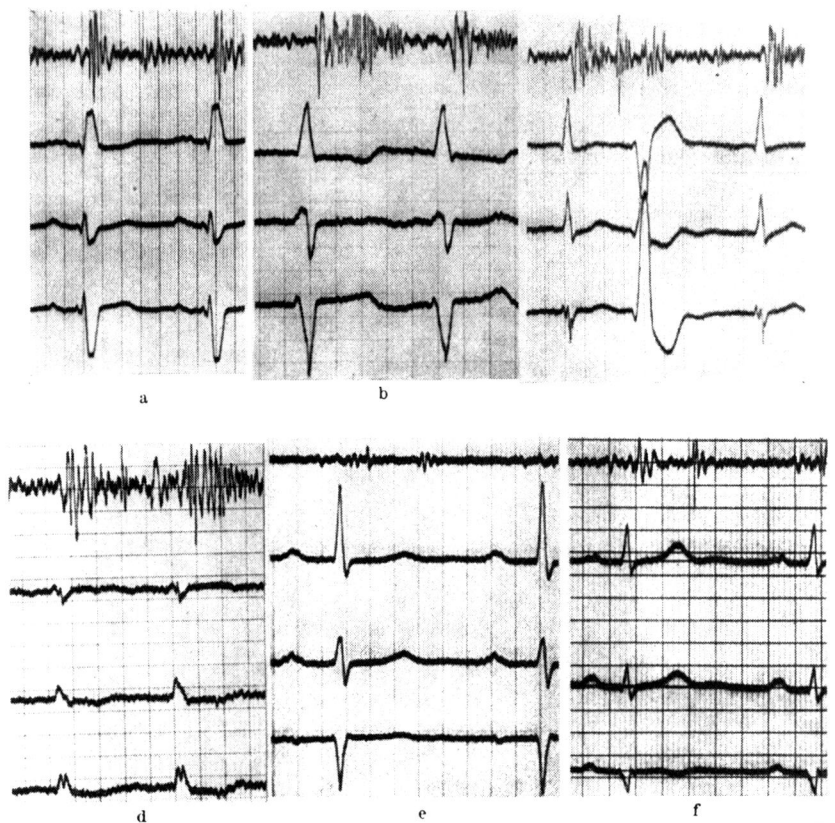

a   b

d   e   f

Abb. 118a—f. *Das EKG des vorwiegend und sehr stark linksdilatierten Herzens.* Es sind die 6 größten Herzen unserer Sammlung herausgesucht, welche eine relativ niedere *Maximalspannung* von QRS aufweisen (unter 1,5 mV). Die Bilder sind in absteigender Größe von Ml geordnet. Insgesamt sind verbreiterte QRS-Formen häufig, jedoch nicht einmal die Regel. (Bei Werten von Ml, die kleiner als 13,0, herrschen dagegen ganz normale QRS-Formen vor! Die Verbreiterung von QRS in den Bildern a und b sind sicher nicht auf die Dilatation, sondern auf einen sekundären Prozeß einer myokardialen Schädigung zu beziehen (Abb. 166e gehört ebenfalls zu dieser Gruppe.) Die nebenstehende Tabelle gibt die exakten Auswertungen. a Ml = 13,7; QRS = 0,10 und 0,8 mV. Typenabweichung und Vektor nach Abb. 113, 3b (überdrehter Linkstyp)! Klinisch: „*Myokardschaden*" ungeklärter Art. Röntgenologisch: keine typische Fehlerform. Myokardiale Leitung verlangsamt oder abnormhohe Verspätung durch Störung im Reizleitungssystem. Klinisch kompensiert. b Ml = 13,6; QRS = 0,09 und 0,9 mV. Klinisch: *Kombiniertes Mitralvitium.* Typenabweichung (überdrehter Linkstyp) wie Bild a! Linksüberwiegen, T diskordant. Verlangsamte myokardiale Leitung bei Linkstyp? Störung im RLS? Herzperistaltik gestört. c Ml = 13,3; QRS des Normalschlages 0,06, 0,9 mV. Nur am Linkstyp und an dem flachen T ist die Herzvergrößerung zu erahnen, doch nicht etwa zu diagnostizieren. Das Bild zeigt eine ventrikuläre Extrasystole. Klinisch: *Mitralinsuffizienz nach Rheuma;* keine typische Fehlerform. Myokardiale Leitung fast normal. d Ml = 13,0; QRS = 0,08 und 0,35 mV. Ausgeprägte Niederspannung und Rechtstyp deuten beide auf starke Dilatation ohne Hypertrophie als Folge einer myokardialen Insuffizienz. Auch die Form von QRS ist abnorm (Narbe im Myokard?). Klinisch: *Kombiniertes Vitium.* Röntgenologisch: Taille ausgefüllt. Myodegeneratio. Tod durch Kammerflimmern. Anamnese: Rheuma und Anginen. QRS-Fläche vermindert. QRS$_{III}$ = 15 μVsec (normal rund 25 μVsec). e Ml = 12,7; QRS = 0,07 und 1,4 mV. Ausgeprägter Linkstyp und flaches T. Klinisch: *Hypertonie und Arteriosklerose.* (Röntgenologisch: Aortenform.) Myokardiale Leitung normal. f Ml = 12,5; QRS = 0,07 und 0,7 mV. Linkstyp als Zeichen der Herzvergrößerung, das aber keineswegs kennzeichnend ist! Es gibt zahllose normale Herzen, die dasselbe EKG haben! Klinisch: *Mitral- und Aorteninsuffizienz.* Bei der kleinen QRS-Spannung wird Dilatation, nicht Hypertrophie vorherrschen.

Umkehr der Erregungsrichtung in einigen Myokardbezirken, wieweit bei einem Herzen mit geringen Störungen des spezifischen Systems auf einer *zusätzlichen* Verbreiterung von QRS durch verlangsamte Erregungsleitung im Myokard zu beziehen sind, wird kaum je exakt abgrenzbar sein. Je normtypischer das breite QRS, desto wahrscheinlicher ist die myokardiale Leitung verlangsamt. Wird ein QRS unter den Augen des Arztes breiter, bei gleichbleibendem Typ, so ist dieselbe Ursache anzunehmen. *In jedem Fall ist die Verbreiterung von QRS ein Ereignis, das zur Dilatation als Zeichen eines myokardialen Schadens hinzutritt.*

Auswertung zu Abb. 118.

	a	b	c	d	e	f
Fläche QRS (μVsec)	88	40	16	13	26	8,5
Ventrikelgradient G (μVsec)	67	12	48	12	. 37	40
Fläche T (μVsec)	23	30	35	20	20	31
α QRS	$- 40°$	$- 40°$	$+ 50°$	$+ 100°$	$- 20°$	$- 10°$
α G	$- 40°$	$- 50°$	$+ 75°$	$0°$	$+ 5°$	$+ 10°$
α T	$+ 125°$	$+ 140°$	$+ 90°$	$- 40°$	$+ 50°$	$+ 25°$
$\Delta\alpha$ (QRS $\rightarrow$ G)	$0°$	$+ 10°$	$- 25°$	$+ 100°$	$- 25°$	$- 20°$
$\Delta\alpha$ (QRS $\rightarrow$ T)	$- 165°$	$- 180°$	$- 40°$	$+ 140°$	$- 70°$	$- 35°$
Peristaltik verändert	$-$	$+$	$-$	$+$?	$(+$?$)$	$-$
Inhomogener Erregungsrück-gang . . . . ($\Delta\alpha \rightarrow G$ abnorm)	$-$	$-$	?	$(+)$	?	?
Kompensiert (k) oder dekom-pensiert (d)	k?	k?	k?	d	k?	k?

Die Tabelle zur Abb. 118 gibt einen Anhalt, wie ein EKG dieser Art heute erschöpfend ausgewertet werden kann. Es ist hierzu die Diagnostik der T-Zacke durch Ausmessung des Ventrikelgradienten nötig. Das Verständnis dieser Methode kann erst im nächsten Abschnitt über die T-Zacke entwickelt werden. Der Leser mag jedoch aus der Reihe „Peristaltik verändert" und „inhomogener Erregungsrückgang" schon hier entnehmen, daß im 1. Fall ein $+$-Zeichen andeutet, daß das abnorme T nur durch die veränderte Entleerung des dilatierten Herzens, im 2. Fall aber nur durch lokale Störungen (Entzündungen, Asphyxien) des Myokards erklärt werden kann. In Bild a, c und f ist z. B. eine Myokardschädigung im EKG nicht nachweisbar. (Daß sie in irgendeinem Sinn doch vorliegt, beweist also hier *nur* die Klinik!)

β) Die **Hypertrophie** des Herzens bringt, wie schon aus Abb. 115 hervorging, praktisch die gleichen Verlängerungen von QRS hervor wie die Dilatation. Diese Verlängerungen halten sich im Rahmen des aus Tabelle 4 zu Vermutenden und gehen wohl nie über 0,10 sec für das gesamte QRS hinaus. Verlängerungen über 0,10 mögen als seltene, gleichsam individuelle Extremfälle vorkommen[1], sind aber sicher nicht die Regel und daher, falls sie auftreten, wohl meistens

---

[1] So findet z. B. LÜDERITZ auch unter Herzgesunden in 10% der Fälle ein QRS von 0,10 sec; allerdings wird es sich hierbei wohl immer um relativ breite und flache Q- und S-Zacken handeln müssen; R ist nach meinen Erfahrungen beim Gesunden immer schlank und nicht so plump wie Abb. 118a und b, 119b und d, die doch auch nur 0,10 breite QRS aufweisen. — LÜDERITZ: Arch. Kreislaufforschg 5, 223 (1939).

Ausdruck einer über Dilatation und Hypertrophie hinausgehenden Schädigung. Allerdings kann ein QRS gelegentlich durch Q- und S-Zacken sehr breit werden, und doch bleibt R schlank. Plumpes R bei einem über 0,10 breiten QRS aber wird nach diesen Ausführungen immer auf sekundäre Myokardschädigung zu beziehen sein.

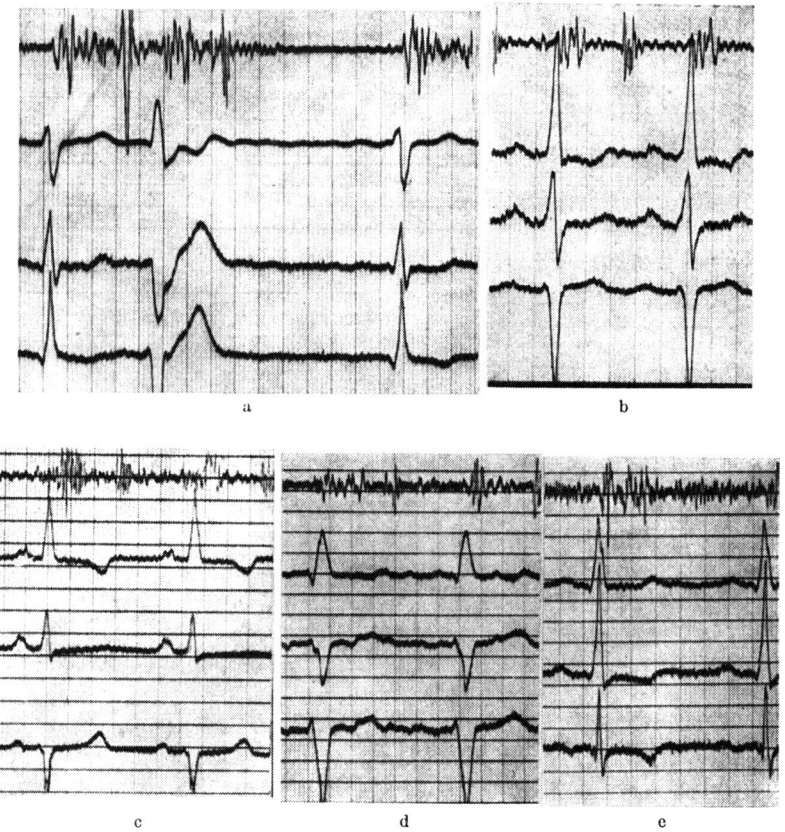

Abb. 119a—e. *Das EKG des vorwiegend hypertrophierten Herzens.* Die Maximalspannung QRS ist relativ hoch, über 1,5 mV in einer der 3 Ableitungen. Daraus wird erschlossen, daß der Herzmuskel hypertrophisch ist (Hochspannung durch Hypertrophie; vgl. S. 56). Es sind die EKG der 5 größten Herzen unserer Sammlung, die relative Hochspannung aufweisen, abgebildet. a MI = 14,8; QRS = 0,08 und 1,8 mV. Neben den Normalschlägen eine rechtsventrikuläre Extrasystole. Starker Rechtstyp. Die Hochspannung ist relativ geringgradig, bei der enormen Herzvergrößerung ein sicheres Zeichen, daß das Herz nicht nur hypertrophiert, sondern auch dilatiert ist. Hierauf und auf eine myokardiale Insuffizienz deuten ferner der Rechtstyp, der kleine Ventrikelgradient (gleich Störung der Herzperistaltik) und die bestehende absolute Arrhythmie. — QRS zeigt eine runde Vektorschleife, Typ Abb. 112, 7a. — Klinisch: Kombiniertes Vitium. Röntgenologisch: Mitralform. Myokardiale Leitung nicht verlangsamt. b MI = 14,5; QRS = 0,09 und 2,8 mV. R plump. ST und T deformiert. Es ist vorwiegend Hypertrophie anzunehmen. Linkstyp als Zeichen der Linkshypertrophie. — Klinisch: *Aorteninsuffizienz.* Röntgenologisch: Aortenform. Myokardiale Leitung nicht verlangsamt. c MI = 14,0; QRS = 0,08 und 1,7 mV. Linkstyp, doch schlankes QRS, durch mäßige Hypertrophie. Nur T ist deformiert, durch Myokardschaden (inhomogener Erregungsrückgang). Relativ hohes P. Klinisch: *Mitralinsuffizienz* mit Neigung zu Dekompensation. Röntgenologisch: keine Fehlerform. Myokardiale Leitung nicht verlangsamt. d MI = 13,9; QRS = 0,11 und 1,9 mV. Überdrehter Linkstyp. Schleife des Vektors sehr eng, fast geradlinig und von unten rechts nach oben links weisend, parallel zu Ableitung III. Diese fehlortige Erregungsausbreitung und die absolute Arrhythmie deuten auf relativ schwere myokardiale Schäden und Insuffizienz. Die Breite von R ist ebenfalls ein sicheres Zeichen solcher Myokardschädigung und nicht durch die Hypertrophie und Dilatation allein erklärbar. — Klinisch: *Kombiniertes Vitium.* Röntgenologisch: *Mitralform.* e MI = 13,6; QRS = 0,10 und 2,3 mV. Obgleich QRS numerisch fast gleich breit ist wie in Bild d, erscheint R schlanker. Nur durch die QRS-Vergrößerung ist T deformiert. QRS ist normtypisch. Klinisch: *Mitral- und Aorteninsuffizienz.* Röntgenologisch: keine typische Fehlerform. Myokardiale Leitung wahrscheinlich intakt.

Auswertung zu Abb. 119.

	a	b	c	d	e
Fläche QRS (μVsec)	34	76	35	67	51
Ventrikelgradient G (μVsec)	21	48	28	58	51
Fläche T (μVsec)	10	27	40	13	31
α QRS	$+ 130°$	$- 25°$	$- 5°$	$- 65°$	$+ 25°$
α G	$+ 125°$	$- 10°$	$+ 75°$	$- 60°$	$+ 5°$
α T	$0°$	$+ 130°$	$+ 130°$	$+ 85°$	$- 85°$
$\Delta \alpha$ (QRS $\rightarrow$ G)	$+ 5°$	$- 15°$	$- 80°$	$- 5°$	$+ 20°$
$\Delta \alpha$ (QRS $\rightarrow$ T)	$+ 130°$	$- 155°$	$- 125°$	$- 150°$	$+ 110°$
Peristaltik verändert . . . . (G klein, $\Delta \alpha$ normal)	$+$	$-$	$+$?	$-$	$-$
Inhomogener Erregungs-rückgang . . . . ($\Delta \alpha$ G abnorm)	$-$	$-$	$+$	$-$	$-$
Kompensiert (k) oder dekompensiert (d)	k ?	k ?	d	k ?	k ?

Die reine Hypertrophie macht also QRS-Verbreiterungen in der Regel nur im Bereich der noch als normal bezeichneten QRS-Dauern, also bis zu 0,10[1].

Betrachten wir also die Beispiele der Abb. 119 bezüglich der QRS-Breite unter den eben gewonnenen Gesichtspunkten. Das sehr große Herz von Bild a zeigt sowohl ein schmales QRS als auch ein schlankes R. Doch muß bei diesen Herzen neben der Hypertrophie auch eine beträchtliche Dilatation vorgelegen haben, sonst wäre die Spannung und Fläche von QRS etwa so groß wie die von Bild b, wo ein fast ebenso großes Herz wohl vorwiegend durch Hypertrophie entstanden ist. QRS ist insgesamt schmal, doch R plump geformt. Es handelt sich um die durch Hypertrophie erklärbare Zunahme der Verspätung durch Muskelleitung, die in den Grenzen der Tabelle 4 und der Abb. 115 verbleibt. QRS ist nur als Folge der Hypertrophie deutbar und nichts deutet an der QRS-Form auf einen Myokardschaden. (Bezüglich ST und T vgl. unten.) Das gleiche gilt bezüglich QRS für Bild c, wo neben der Hypertrophie sehr stark Dilatation vorliegen muß. Allerdings ist hier T nur noch durch myokardiale Schädigung erklärbar. Bild d hingegen kann bei diesem plumpen R nicht mehr nur Folge einer bloßen Hypertrophie und Dilatation sein, obgleich QRS 0,10 kaum überschreitet. Hier liegt ja auch eine absolute Arrhythmie vor, wohl als Folge einer myokardialen Insuffizienz (vgl. Kap. 55), und auch der überdrehte Linkstyp kann nicht mehr nur Hypertrophie sein, wie sich unten noch erweisen wird. So sind wir berechtigt, eine erhebliche myokardiale Läsion anzunehmen. Bild e dagegen dürfte nur durch Hypertrophie zu erklären sein.

Welche Kennzeichen in QRS sprechen nun für reine Hypertrophie und wie kommen sie zustande?

1. Allgemeine Hypertrophie. Würde ein Herz allseitig ganz gleichmäßig hypertrophieren, so würde praktisch nur der Prozeß des Wachstums fortgesetzt werden.

---

[1] So auch WILSON u. HERRMANN: Heart 15, 135 (1930) durch Vergleich von Q R S Breite und Herzgewicht (post mortem).

Beim Sportherzen geschieht das. Solche Herzen zeigen keine Besonderheiten in QRS. Es kann nur zu mäßigen Verbreiterungen von QRS kommen, die praktisch in den Grenzen der Norm bleiben[1]; die Spannungen von QRS steigen (Hochspannung durch Hypertrophie[2]. Doch kommt es nicht zu Änderungen der QRS-Form von größerem Ausmaß[3], also nicht zu ausgeprägten Rechts- oder Linkstypen. *QRS bleibt also fast normal im Typ. Ein sehr gutes Maß der Hypertrophie ist jedoch die QRS-Fläche.*

Ist nämlich QRS nicht verbreitert, liegen also keine *sekundären* Störungen im Myokard vor, so ist doch der Spannungsanteil der durch Hypertrophie zur Norm hinzutretenden Muskelmasse mehr oder weniger an der Fläche von QRS ablesbar. Ein Vergleich zwischen

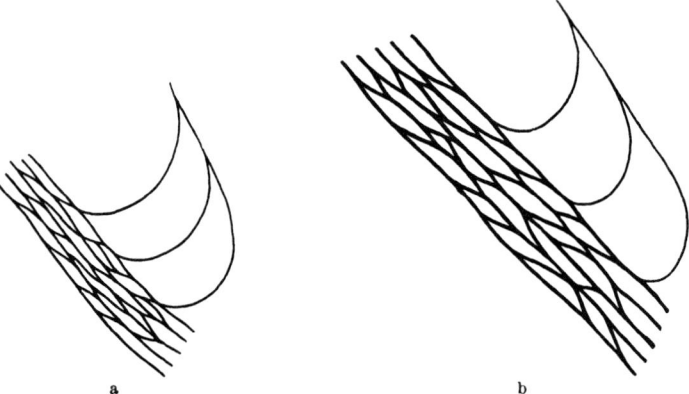

a   b

Abb. 120a u. b. *Mechanismus der muskulären Hypertrophie und das Verhalten des Reizleitungssystems.* Analog zu Abb. 79 sind die Insertionen des RLS ins Myokard gezeichnet. Das myokardiale Syncytium des dargestellten Herzbezirks wird von 3 Fasern des RLS erregt; die dick gezeichneten Teile (die übrigens de facto *dünner* sind als das RLS!) bezeichnen die Muskelstränge. In jedem Muskelstrang läuft die Erregung nur eine kleine Strecke, bis sie nämlich auf eine Strecke des Myokards trifft, die von einem anderen Ast des RLS schon in Erregung versetzt wurde. Die Dauer der Muskelleitung hängt also ab von der „freien Weglänge". Links das normale, rechts das hypertrophische Herz. Bei letzterem sind, bei gleicher Anlage des RLS, die muskulären Wege länger, also auch die Dauer von QRS, das ja zum Teil von der muskulären Leitungszeit bestimmt ist. Die Abbildung ist, der Deutlichkeit halber, quantitativ sehr übertrieben.

Abb. 118 und 119 macht das deutlich. In Abb. 118 wiesen nur die sicher myokardgeschädigten Fälle a und b mit plumpem R eine die Norm von 25 μVsec übersteigende QRS-Fläche auf. Die anderen Fälle blieben merklich oder gar sehr hinter dem Normalwert zurück oder überschritten ihn wenigstens nicht. In Abb. 119 ist nur ein Fall von QRS-Verbreiterung enthalten (Bild d), der auf abnorme Myokardbeschaffenheit schließen läßt. Alle anderen EKG haben trotzdem deutlich oder stark erhöhte QRS-Flächen. Bild b übertrifft hierin alle anderen; es ist also auch zu vermuten, daß hier die Hypertrophie maximal ist, bei relativ mäßigem Anteil der Dilatation an der Vergrößerung des Herzschattens.

2. Einseitige Hypertrophie. Hierbei bleibt die QRS-Dauer noch innerhalb der Norm und es findet sich relative bzw. (bei stärkerer Hypertrophie) absolute Hochspannung. Da jede einseitige Veränderung des Myokards aber das Gleichgewicht der Interferenz aller Teile des Herzens stört, kommt es zu Veränderungen von QRS, die wir als Typenabweichungen schon kennen und die wir in ihrer Genese kurz erörtern wollen.

Jede Typenabweichung durch Hypertrophie ist im Grunde nur eine einseitige Hochspannung bestimmter Teile des Myokards, also ein *Überwiegen*. Die Ursache

---

[1] HERZUM: Z. Kreislaufforschg **1940**, 162. — JOLY: Rév. méd. 58, 148 (1941).

[2] Die zahlreiche Literatur bei LEPESCHKIN, § 349.

[3] QRS wird etwas rechtstypischer: BAYER u. REINDELL: Z. Kreislaufforschg **1942**, 272.

dieser Hochspannung durch Überwiegen kann sein: Hochspannung durch Erhöhung der mechanischen Spannung (Hypertension-EKG), deren Bedeutung allerdings am Menschen nicht abzuschätzen ist (vgl. Abb. 41); Hochspannung durch Hypertrophie (der Querschnitt und die Länge des spannungserzeugenden Muskels wächst); Hochspannung durch Zunahme der Faserzahl im Fall echter Hyperplasie; Hochspannung durch veränderte Interferenz der einzelnen Herzteile. also geringere wechselseitige Kompensation.

Eine Typenabweichung kann auf dieser Grundlage durch Hypertrophie und Überwiegen nun folgendermaßen zustande kommen: Die Insertionsstellen des RLS ins Myokard bleiben bekanntlich bei der Hypertrophie unverändert. Die myokardiale Erregungswelle läuft also genau so ab wie im normalen Herzen, wie das Abb. 120 zu schematisieren versucht. Aber einzelne Teile der Herzwand haben jetzt höhere Spannungen, und in ihnen läuft die Erregung außerdem mit den geringen oben erklärten Verspätungen ab. Daher kommt es, daß die Spannungsvektoren (Pfeile P_{a_1} nach Abb. 17—24), die in diesen Herzabschnitten entstehen, etwas länger andauern und etwas stärker sind als der Rest. Für den Fall einer Linkshypertrophie versucht Abb. 121 das zu symbolisieren. Diejenigen

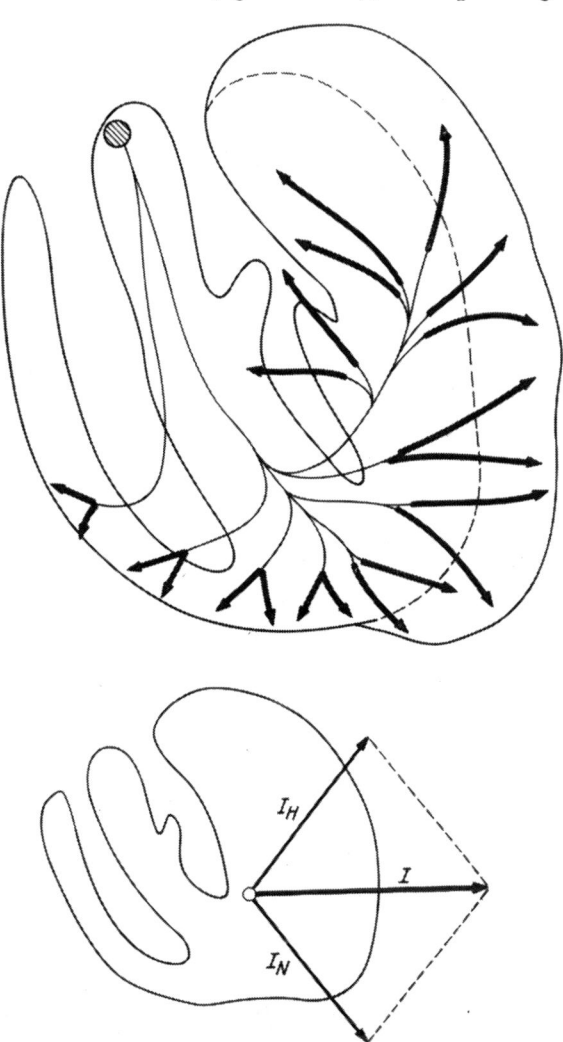

Abb. 121. *Schematische Darstellung des Linksüberwiegens* mit Entstehung eines Linkstyps von QRS. Die Leitungswege der Abb. 82a zeigen, soweit sie in den linken Ventrikel laufen, Hochspannung durch Hypertrophie. Die Zunahme der Spannung ist als neuer zusätzlicher Vektor I_H, Hypertrophievektor, dargestellt. Er symbolisiert das „Überwiegen". I_N der Normalvektor R. Im unteren Bild ist schematisiert, wie I_N von I_H nach links hinübergedreht wird, wenn beide zu einer neuen Resultante I zusammentreten (I_N der Vektor, den Abb. 82a ergäbe).

Fasern, deren Spannung erhöht ist oder in denen die Erregungswelle länger verweilt, weil sie durch die Hypertrophie anatomisch länger geworden sind, sind in Abb. 121 länger dargestellt. Ihre Spannungszuwächse über die

Norm ergeben einen Integralvektor, der das Integral nur über diejenigen Spannungen darstellt, die der Hypertrophie ihre Entstehung verdanken. Dieser *„partielle Hypertrophievektor"*, wie wir ihn nennen wollen, tritt zu den übrigen Vektoren als Ausdruck des Linksüberwiegens hinzu. Die übrigen Vektoren hätten die übliche normale Integralresultante I_N nach Abb. 38 ergeben. Sie tritt nun in Konkurrenz mit der Zusatzspannung I_H der hypertrophischen überwiegenden Herzteile. Die neue Resultante ist ein nach links verdrehter Vektor. R ist also in Ableitung III stark negativ geworden[1].

Ersichtlicherweise kann, da die zusätzlichen Fasern ja den Vektor aus der Normalrichtung ablenken und vergrößern müssen, der neue Vektor nicht beliebig nach links gedreht werden. Da nämlich der neue Vektor I geometrisch immer die Diagonale in dem Parallelogramm darstellt, das aus I_H und I_N gebildet wird, vermindert sich I sofort auf einen Wert, der kleiner als I_N ist, wenn der Winkel, den I_H und I_N miteinander einschließen, einen bestimmten Betrag überschreitet. Es kann daher z. B. nie dazu kommen, daß *überdrehte Linkstypen* Hochspannung zeigen, solange sie nur durch Hypertrophie entstehen. Tun sie es doch, so ist das ein sicheres Anzeichen dafür, daß ganze Faserpartien von der Erregungswelle im umgekehrten Sinn durchlaufen werden. Besonders wird das für die Gruppe der in die Herzspitze einschießenden Fasern gelten, die (als Nr. 1) in Abb. 146 dargestellt ist. Nur Extrasystolen machen, da ihre Hochspannung ja ganz anders zu erklären ist, eine Ausnahme.

Neben der eben geschilderten Hypertrophie mag auch eine *relative Lageänderung des Herzens* bei der Vektordrehung eine Rolle spielen. So wie nämlich Rechtshypertrophie die anatomische Herzachse aufrichtet, so muß Linkshypertrophie sie flacher legen (vgl. S. 105).

Was in Abb. 121 für den Linkstyp dargestellt ist, gilt natürlich genau so auch für die Entstehung des Rechtstyps. Diese Darstellung würde übrigens vermuten lassen, daß die Spitze desjenigen R, das die Typenabweichung zeigt (nämlich des negativen R_I bei Rechtstyp, des negativen R_{III} bei Linkstyp) deutlich etwas später liegt als sonst die Spitzen von R normalerweise zu liegen pflegen. Kommt doch dies R so zustande, daß die Potentiale der relativ spät erregten *aufsteigenden* Fasern der Kammer die Typenabweichung bedingen. Soweit ich an meinem Material sehe, ist das auch immer der Fall.

Es ist übrigens nicht notwendig, daß eine durch Hypertrophie bedingte Typenabweichung immer im Röntgenbild sichtbare Vergrößerungen macht. Solche Vergrößerungen können völlig kaschiert sein durch einen relativ starken cellulären Herztonus, der das Herz gut kontrahiert hält, so daß es wenig Restblut

---

[1] Dem Kenner der älteren Literatur wird klar werden, daß diese Darstellung, obgleich auf einer neuen physikalischen Ableitung fußend, doch wesentlich übereinstimmt mit der alten Lehre von Lewis, die übrigens auch Wilson und seine Schüler vertraten, daß QRS seine Form der Überlagerung eines Links-EKG und eines Rechts-EKG verdankt. Dabei ist aber Links- und Rechts-EKG jeweils ein EKG mit QRS und T, nicht etwa zwei sog. monophasische Aktionsströme (MAS), deren Differenz das Extremitäten-EKG macht. Hier ist die Darstellung deshalb so ähnlich der alten von Lewis, weil Lewis ebenso wie wir die in der Herzfaser *auf kurze Entfernung* entstehenden Spannungen als Ursache des EKG betrachtete und ihre Überlagerung ganz analog zu unseren Bemühungen zum Ausgang seiner Überlegungen machte. [„Theory of limited potential differences"; Lewis: Phil. Trans. roy. Soc. B. **207**, 221 (1916); Arch. of int. Med. **30**, 269 (1922)]. Unsere Theorie ist eine „Interferenztheorie", wenn man so will: der Integralvektor ist das Resultat der Interferenz von Millionen Komponenten einzelner Fasern. Eine Differenztheorie operiert mit 2 (neuerdings auch einmal mit 3 oder 4) Elementen und bleibt dadurch hinter der ungeheuren Mannigfaltigkeit des Geschehens im Herzen zurück. Über die neuesten Korrekturen der Theorie vgl. Rothschuh: Klin. Wschr. **1948**, 195.

hat und sich fast vollkommen entleert, was sonst selten der Fall ist[1]. Bei der rechten Kammer sind Hypertrophien schon aus anatomischen Gründen erst bei exzessiven Graden zu sehen, da diese Kammer nirgends randständig ist.

Abschließend sei noch eines bemerkt: Wie wohl zur Genüge deutlich wurde, sind die individuellen Schwankungen bei allen die Hypertrophie betreffenden Kennzeichen sehr groß. Das allein verbietet es, im einzelnen Fall z. B. vom EKG auf die Herzgröße oder das Ausmaß der Hypertrophie zu schließen. *Röntgenbild, Klinik und EKG müssen gemeinsam differentialdiagnostisch verwertet werden.* Dann allein kann das EKG, wenn das Röntgenbild als Hilfe genommen wird, einen Anhalt auch über die anatomischen Verhältnisse geben. Ein vergrößertes Herz z. B. wird als hypertroph angesehen werden können, wenn QRS Hochspannung hat, nicht umgekehrt. Das EKG kann einiges in der Differentialdiagnose Hypertrophie-Dilatation oder reine Hypertrophie-Myokardschaden leisten, aber immer nur im Bunde mit Klinik und Röntgenbefund. *Ohne beide ist das EKG in diesen Fragen beinahe wertlos.*

Diesem Skeptizismus werden sich wohl alle Beurteiler des EKG anschließen. Dennoch gibt es EKG-Formen, bei denen eine anatomische Vergrößerung des Herzens im elektrischen Bilde ziemlich wahrscheinlich abzulesen ist: Der Linkstyp mit negativen T_I und positiven T_{III} war meist mit erheblicher Vergrößerung des linken Ventrikels vergesellschaftet[2]. Andererseits war eine Diagnose der Rechtshypertrophie nicht eindeutig aus dem EKG zu stellen (v. PEIN und Mitarbeiter), wohl nicht zuletzt deshalb, weil eine erhebliche Verdickung des rechten Ventrikels überhaupt selten vorkommt. Auch neue amerikanische Befunde geben nicht viel Hoffnung, wenngleich auch wertvolle Hinweise für die Ableitung mit Brustwandelektroden[3]. Auch hier ist die Verschiebung im QRS vom Normtyp zum Rechtstyp zu sehen, der Art, daß in den Brustwandableitungen das R/S-Verhältnis sich umkehrt; hier sind die Dinge so verklausuliert und schwierig, daß sich wohl kein Kliniker der Welt entschließen wird, auf eine solche Diagnose zu warten, die ihm vor dem Röntgenschirm und mit dem Hörrohr leichter und sicherer in den Schoß fällt.

Fassen wir also zusammen, was QRS des hypertrophierten Herzens kennzeichnet:

1. Geringe Verbreiterung von QRS, selten über 0,10 hinaus, die aber häufig fehlt, und immer mit relativer oder absoluter Hochspannung verbunden ist, sowie Vergrößerungen der QRS-Fläche, die über die Norm von 25 µVsec deutlich hinausgehen, und mit schlanker R-Zacke auftreten (Abb. 119).

2. Typenabweichung als Zeichen, daß nicht das ganze Herz gleichmäßig, sondern Teile desselben allein hypertrophiert sind. Diese Teile verdrehen den Vektor analog Abb. 121, da die hypertrophen Fasern stärkere Spannungsvektoren entwickeln und die Resultante des Vektors zu sich herüberziehen. Solche Typenabweichungen sind also mit gutem Grunde als „Überwiegen" zu bezeichnen.

3. Im übrigen gilt für die Beurteilung des Grades der Typenabweichung das auf S. 144 ff. Gesagte. Vor allem ist zu bedenken, daß abnorme Insertion des RLS ins Myokard bedingen kann, daß ganze Partien des Myokard in anderer Richtung von der Erregung durchlaufen werden. Bei Typenabweichungen ohne anatomischen Befund werden wir solche Ursachen anzunehmen haben. In Abb. 120 z. B. würden die Fasern, statt von rechts nach links, z. B. auch von links nach rechts her von der Erregung durchlaufen werden können. Bei überdrehten Linkstypen mit relativ hoher Spannung von QRS ist eine solche umgekehrte Erregungsrichtung zu vermuten.

---

[1] REINDELL u. BAYER: Arch. Kreislaufforschg **11**, 207 (1942).

[2] v. PEIN, PAPAGEORGIOU u. TÖLKEN: Münch. med. Wschr. **1938 II**, 1017.

[3] MYERS, KLEIN and STOFER: Amer. Heart J. **35**, 1 (1948).

Fassen wir weiter zusammen, *welche Zeichen auf eine myokardiale Schädigung des dilatierten oder hypertrophierten Herzens deuten:*

4. Verbreiterungen von QRS über 0,10 und sehr plumpe Form von R (Abb. 119 d z. B.). Es handelt sich um die unten zu besprechenden Verspätungen.

5. Rechtstypen, die entgegen der anatomischen Vermutung auftreten, also wahrscheinlich Kennzeichen einer Insuffizienz sind (SCHLOMKA) (Abb. 119 a).

6. Absolute Arrhythmie (Abb. 119 a und d).

7. Störungen der a-v-Überleitung, wenn gleichzeitig QRS verbreitert ist. Es ist zu vermuten, daß PQ aus dem gleichen Grunde verlängert ist wie QRS: durch Schädigung der Erregungsleitung.

8. Überdrehte Linkstypen, als Zeichen eines abnormen Erregungsweges im Myokard (Abb. 119 d).

9. Abnorm starke Aufsplitterungen in QRS, als Zeichen myokardialer Narben oder kleiner Defekte im RLS (Abb. 119 f).

10. Abnorme T-Zacken, deren Analyse über den Ventrikelgradienten einen inhomogenen Erregungsrückgang ergibt, der nur als lokale Schädigung des Myokards gedeutet werden kann (vgl. Kap. 36 c).

24. Skala und Klinik der Verspätungen (Fortsetzung). Verspätungen durch Refraktärität.

Die bisher besprochenen Verspätungen waren sowohl geringfügig als auch physiologisch in dem Sinn, daß wir bei ihnen eine Myokardschädigung ausschließen konnten, wenn sie ein bestimmtes Ausmaß nicht überschritten. Die hier weiter zu besprechenden Verspätungen aber sind pathologisch in dem Sinne, daß die Muskelfaser eine veränderte Leitungsfunktion aufweist. Sie sind aber nicht zu verstehen ohne vorherige Kenntnis derjenigen Verspätungen, welche im eigentlichsten Sinn physiologisch sind: Verzögerungen der intraventrikulären Leitung, die, unter gleichen Verhältnissen, das gesunde Herz in gleichem Maß aufweist. Es sind zwei Erscheinungsgruppen: die Verspätung durch *Refraktärität* und die *Kammerextrasystole.*

Daß die Muskelfaser kurz nach einer Erregung unerregbar und also auch unfähig zur Erregungsleitung ist, ist allgemein bekannt. Nun stellt sich die normale Erregbarkeit und Leitfähigkeit nicht sofort, sondern in einer bestimmten Zeit allmählich wieder her, derart, daß die Leitfähigkeit von Null bis auf den Normalwert ansteigt, alle Zwischenstadien verlangsamter Leitung durchlaufend. Obgleich diese Restitution Zeit braucht, erfolgt sie *relativ* rasch, so daß also die Stadien von Unerregbarkeit zu normaler Leitfähigkeit in kurzer Zeit durchlaufen werden. Wie Abb. 122 zeigt, ist schon mit dem Ende der Elektrizitätsproduktion des monophasischen AS die normale *Erregbarkeit* wieder eingetreten[1], und die Leitfähigkeit hängt erfahrungsgemäß[2] mit der Erregbarkeit so eng zusammen, daß man beide getrost für identisch halten darf. Das bedeutet also, daß ein Herz nach einem Schlage nur für sehr kurze Zeit, und unmittelbar am Ende von T, seine Leitfähigkeit noch nicht wieder erlangt hat. Nun sind alle diese Untersuchungen am Kaltblüter gemacht und vorwiegend am Myokard. Die

---

[1] SCHÜTZ u. LUEKEN: Z. Biol. **96**, 364, 502 (1935).
[2] SCHELLONG: Z. exper. Med. **75**, 767 (1931).

Beobachtungen der Klinik zeigen uns aber mit Sicherheit, daß die verschiedenen Teile des Herzens ihre Leitfähigkeit nicht gleichzeitig wiedererlangen. Sie zeigen uns ferner, daß *kranke* Herzen ebenfalls erheblich langsamer sich erholen als ein normales Herz.

Wir nennen alle Erscheinungen, welche mit dem Eintritt normaler Erregbarkeit und Leitfähigkeit nach einem Herzschlag zusammenhängen, die *Refraktärität* des Herzens, und die *absolute Refraktärzeit* ist diejenige Zeit, während deren das Herz absolut unerregbar und leitunfähig ist. *Relative Refraktärzeit* ist die anschließende kurze Spanne herabgesetzter Erregbarkeit und Leitfähigkeit. *Das kranke Herz kann also eine verlängerte Refraktärzeit haben.* Aber auch das normale

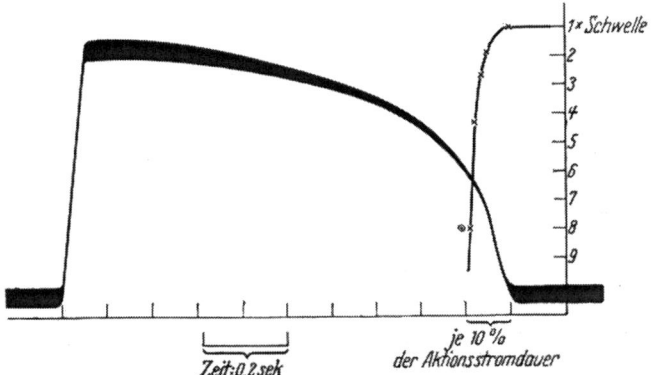

Abb. 122. *Kurve der Erregbarkeit auf elektrischen Reiz in einer Herzmuskelfaser im Anschluß an eine Erregung* (ansteigende Kurve im rechten Teil). Links ist der monophasische Aktionsstrom eines Herzabschnitts schematisch dargestellt (vgl. Abb. 18). Schon während des Abfalls der Negativität des Aktionsstroms ist die Muskelfaser wieder erregbar (und leitet auch bereits die Erregung). Die Erregbarkeit der Muskelfaser ist nämlich fast parallel der Fortleitungsfähigkeit verändert und stellt sich im selben Zeitmaß wieder her.
[Nach SCHÜTZ und LUEKEN aus SCHÜTZ: Erg. Physiol. 38, 552 (1936).]

Herz zeigt in verschiedenen Abschnitten offenbar verschiedene Refraktärzeiten, Unterschiede, welche durch krankhafte Prozesse noch gesteigert werden können und besonders stark durch Säuerung und Alkalisierung, durch K und Ca, durch Adrenalin und Acetylcholin (also letzten Endes durch Vagus- und Sympathicusreiz) zu verändern sind[1].

Fälle von verlängerter Refraktärität als Ursache von Verspätung finden sich in der Klinik nicht so selten[2]. Sie sind dadurch gekennzeichnet, daß trotz annähernd normaler Herzfrequenz die Erregungsleitung verzögert, also zunächst einmal QRS verbreitert ist. (Es kann analog auch die PQ-Zeit verlängert sein. Vgl. WENCKEBACH-BLOCK, Kap. 57.) Diese Verbreiterung ist an eine enge Grenze der Frequenz gebunden. Wird diese unterschritten, so tritt Leitungsverzögerung auf, wird sie überschritten, so ist QRS und das übrige EKG normal.

QRS wird dabei unterhalb eines bestimmten R-R-Intervalls immer *gleichmäßig* verbreitert, oberhalb desselben ist es normal. Abb. 123 zeigt einen Fall unserer Sammlung, der an 4 Tagen beobachtet wurde. Man konnte an jedem Tag einen R-R-Abstand feststellen, bei dem QRS breit, einen zweiten, bei dem es schmal war. Diese beiden Grenzwerte waren an den 4 Tagen: 0,93—0,95 sec, 1,11—1,17 sec, 0,875—0,925 sec, 1,09—1,18 sec. Das entspricht im 1. Fall z. B. einer Frequenzsteigerung von 63 auf 64,5 min, bei der QRS vom normalen Zustand auf den verbreiterten überspringt. Die Refraktärität ist also an eine sehr

---

[1] Arbeiten von SCHÜTZ und LUEKEN, vgl. SCHÜTZ: Erg. Physiol. 38, 493 (1936).

[2] PAPAGEORGIOU u. WEBER: Z. klin. Med. 139, 259 (1941).

enge Grenze gebunden. Da unterhalb dieser Grenze QRS immer *gleichförmig* verbreitert ist, kann man mit Sicherheit schließen, daß die Refraktärität zu einer Störung der Erregungsleitung geführt hat. Diese kann universell oder auf einen kleinen Bezirk des Myokards, z. B. einen Schenkel des RLS, beschränkt sein. Für eine universelle Verminderung der Leitungsgeschwindigkeit durch Refraktärität spricht, daß QRS bei fast unverändertem Typ verbreitert ist. Das ist auf einfache Weise nur so zu erklären, daß die Erregung in allen Fasern in normaler Richtung abläuft, nur sehr viel länger auf ihnen verweilt (vgl. S. 144ff.). Trotzdem ist diese Diagnose nicht zwingend, denn das abnorme QRS kann ebensogut durch verspätet auftretende Potentiale erzeugt sein, deren Integral zufällig die gleiche Richtung aufweist wie der Integralvektor der Normalschläge. Während in Abb. 123 die Diagnose nicht sicher zu entscheiden ist, ja die Unabhängigkeit der QRS-Fläche von kleinen Schwankungen im voraufgehenden Intervall fast für die 2. Alternative spricht, scheint Abb. 125 ein Fall

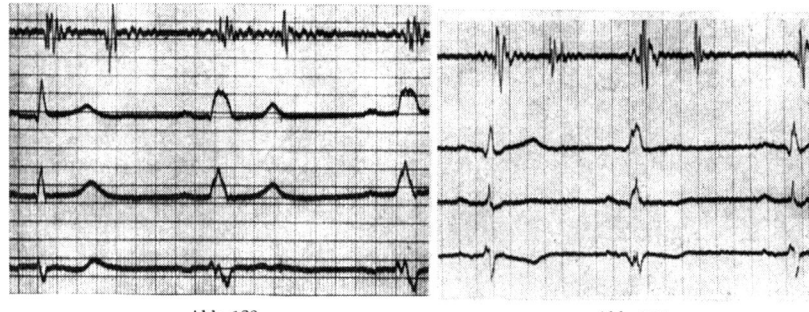

Abb. 123.   Abb. 124.

Abb. 123. Beispiel einer funktionellen Leitungsstörung mit Verbreiterung von QRS, wahrscheinlich durch Refraktärität, bei normaler Geschwindigkeit der Erholung. Vgl. Text. Bei fast erhaltenem QRS-Typ ist R einfach in die Breite gezogen. Das wäre am einfachsten dadurch zu erklären, daß die Leitungsgeschwindigkeit im größeren Teil des Myokards sprunghaft vom 1. auf den 2. Herzschlag der Abbildung gesunken ist. Doch sind auch andere Erklärungen, z. B. ein reversibler Block, dessen verspätet erregte Areale einen normtypischen Vektor erzeugen, denkbar.

Abb. 124. Inkonstantes WPW-Syndrom (KENTsches Bündel; Präexzitation). Der Beginn von QRS ist verzerrt, PQ verkürzt. Beim langen QRS-Komplex sprechen Fasern an, die vorzeitig erregt und in umgekehrter Richtung wie normal von der Erregung durchlaufen werden. T ändert sich rein passiv. Klinisch: Folgezustand nach Infarkt. Herz leicht vergrößert. (Mr/Ml = 5,8/10,2.)

zu sein, wo die myokardiale Leitungsgeschwindigkeit um so langsamer ist, eine je kleinere Erholungszeit voraufgeht, da sich hier QRS bei fast vollkommen unverändertem Typ einfach um so mehr verbreitert, je kürzer das voraufgehende Intervall ist.

Es wird durch Refraktärität in der Regel ein bestimmter Punkt, dessen Refraktärzeit besonders stark (oder auch als einzige) pathologisch verlängert ist, blockiert. Es kommt dadurch, sobald die Frequenz eine bestimmte Grenze überschreitet, zum *partiellen intraventrikulären Block durch Refraktärität.* Dieser Block ist natürlich ein sog. „reversiblerBlock"; doch gibt es auch echte Blocks, die sich im Lauf längerer Zeiten zurückbilden, weil das Herz abheilt. Diesen allein wollen wir die Bezeichnung „*reversibler Block*" vorbehalten.

Abb. 124 zeigt dagegen ein Bild, das mit Abb. 123 nicht verwechselt werden darf: ein inkonstantes sog. KENTsches Bündel: die Erregung beginnt zu früh und die PQ-Strecke ist also bei dem abnormen Schlag gerade um den Betrag der Verbreiterung von QRS verkürzt. Solche Zustände sind durch eine abnorme Verbindung zwischen Vorhof und Kammer erzeugt; diese Verbindung tritt offenbar nur gelegentlich in Funktion. Warum sie in unserem Falle in Funktion tritt, ist schwer zu sagen. Meist findet sich, daß bei Verkürzung des voraufgehenden Intervalls die vorzeitige Erregung *verschwindet* (durch Refraktärität des offenbar viel länger refraktär bleibenden abnormen Überleitungsgewebes). Hier tritt aber der abnorme Schlag nach dem *kürzesten* Intervall auf: Das wäre nur durch eine Erregbarkeitssteigerung zu erklären, vielleicht durch einen zugleich beschleunigenden Sympathicotonus. Wir bringen das seltene Bild als differentialdiagnostisches Kuriosum.

Abb. 125 zeigt nach WEBER[1] ein um so stärker verspätetes QRS, je kürzer das voraufgehende Intervall ist, Abb. 126 die Rückbildung einer schweren Verspätung mit langsam abnehmender Frequenz. Insbesondere in Abb. 126

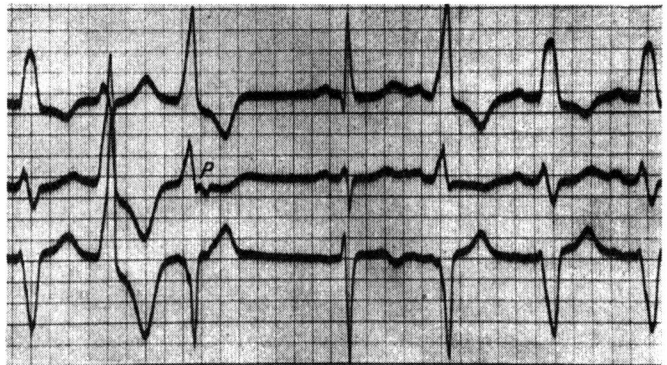

Abb. 125. Beispiel einer funktionellen Leitungsstörung durch Refraktärität, und zwar einer refraktär verlangsamten Leitungsgeschwindigkeit im ganzen Myokard. Nach langer Pause ist QRS normal, wird dann zunehmend breiter bis zum Bild eines scheinbaren Schenkelblocks. Der zweite und dritte Schlag ist eine Extrasystole, dann aber folgen nur Systolen mit normalem Erregungsursprung, doch verschiedener Refraktärität und sinkender Leitungsgeschwindigkeit. Der Linksblock ist durch verlangsamte myokardiale Leitung eines Linkstyps vorgetäuscht. [Aus PAPAGEORGIOU u. WEBER: Z. klin. Med. 139, 262 (1941).] (Die Deutung bei WEBER weicht von der unseren ab.)

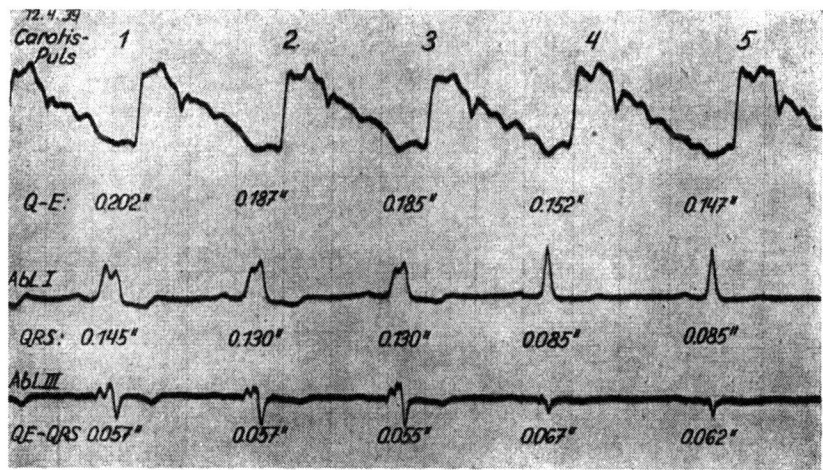

Abb. 126. Beispiel einer langsamen spontanen Rückbildung von einer Refraktärität. Die Frequenz des Vorhofsschlags sinkt vor dem 1. und zwischen dem 3. und 4. Schlag etwas, vom 4. zum 5. Schlag stark ab. QRS wird von Schlag zu Schlag schmäler. Oben die Carotispulskurve, dann Ableitung I und III. Q-E bedeutet die Latenzzeit zwischen dem Beginn von Q und dem Beginn des Carotispulses. Auch diese Latenz sinkt ab, weil die Öffnung der Aortenklappe um so eher erfolgt, je geringer die Linksverspätung ist. (Aus STEINMANN: Z. Kreislaufforschg 1941, 345.)

nach STEINMANN[2] erkennt man sehr schön, wie jeder Zunahme des Intervalls (vor dem 1., zwischen 3. und 4. und nochmals zwischen 4. und 5. Schlag) eine Verkleinerung der QRS-Dauer parallel geht.

---

[1] PAPAGEORGIOU u. WEBER: Z. klin. Med. 139, 262 (1941).
[2] STEINMANN: Z. Kreislaufforschg 1941, 345.

Es gibt nun auch EKG, bei denen die Refraktärität sich weder sofort ausbildet, noch sofort zurückbildet: jeder Schlag einer oft ganz regelmäßigen Folge von Erregungen vertieft die Refraktärität und macht QRS breiter. Ein solches Verhalten werden wir bei der Genese der WENCKEBACH-Perioden wiederfinden; dort soll auch die Theorie dazu besprochen werden. An QRS findet sich dies Verhalten offenbar selten (ich habe kein Beispiel). Wir wollen es „*Block durch Refraktärität mit verlangsamter Erholung*" nennen, da ja zwischen zwei Schlägen die Erholungsprozesse das Herz nicht wieder auf den Zustand vor der Erregung haben bringen können.

Wir fassen zusammen:

1. Es gibt Blockaden der Kammerleitung, an einer Verbreiterung von QRS kenntlich, welche durch die **Refraktärzeit** *des Herzmuskels bedingt sind.*

2. Bei sehr hohen Frequenzen zeigt jedes Herz einen funktionellen Block. Bei den üblichen Frequenzen aber ist das Auftreten von QRS-Verbreiterungen, die immer nur bei besonders kurzen voraufgehenden RR-Intervallen beobachtet werden, Zeichen krankhaft verlängerter Refraktärzeiten in bestimmten Teilen des Herzens.

3. Die Stelle, deren Refraktärität verlängert ist, kann durch Analyse des veränderten QRS einigermaßen erschlossen werden.

4. Sind die QRS-Komplexe alle relativ gleichmäßig deformiert, so ist die Ursache wahrscheinlich eine verlängerte Refraktärzeit einer bestimmten Stelle, deren Erholung selbst zwar verspätet beginnt, doch hinter der die Erregung dann normal fortschreitet (Abb. 126).

5. Sind die QRS-Komplexe je nach der Länge des voraufgehenden Intervalls verschieden breit, so wird in der Regel auch die myokardiale Leitungsgeschwindigkeit refraktär verändert sein (Abb. 125).

6. Ist QRS nach kurzen Intervallen zwar verbreitert bei vergrößerter Fläche, aber vom gleichen Typ wie die nicht refraktären Normalschläge, so ist die wahrscheinlichste Erklärung die einer allgemein durch Refraktärität herabgesetzten Leitungsgeschwindigkeit im ganzen Myokard (Abb. 123, 125).

25. Skala und Klinik der Verspätungen (Fortsetzung). Allgemeine Theorie der Leitungsverzögerung.

a) Allgemeine und lokalisierte Schäden.

Die bislang betrachteten Verspätungen sind gleichsam *physiologische Verspätungen*. Selbst wenn man die Verlängerung der Refraktärzeit als zweifellos pathologisch betrachten muß, so ist doch der Prozeß der Refraktärität an sich physiologisch. Verspätungen durch Dilatation (falls es sie überhaupt gibt) und Hypertrophie aber sind durch die äußeren Verhältnisse der Herzarbeit bedingt und nicht eigentlich Kennzeichen eines „Herzmuskelschadens". Da diese Diagnose zur Zeit das Schlagwort ist, muß deutlich gesagt werden, daß die im Kapitel 23 dargestellten Dinge mit einer Herzmuskelschädigung nichts gemein haben, sofern nicht die QRS-Dauer die bekannte Grenze von 0,10 überschreitet. Es gibt Grenzfälle, in denen die Diagnose schwierig ist; sie sollen besonders in diesem Kapitel erörtert werden. Was uns hier beschäftigt, *ist die Herzmuskelschädigung, die zu Störungen der intraventrikulären Erregungsleitung führt.*

Es wird in der EKG-Literatur viel zu wenig zwischen den beiden großen und so grundsätzlich verschiedenen Gruppen von Schädigungen unterschieden:

den lokalen und den allgemeinen Störungen der Erregungsleitung. Stellen wir uns z. B. vor, ein anatomisch unverändertes Herz erleide durch irgendwelche Stoffwechselprozesse (z. B. Erstickung) eine allgemeine Herabsetzung aller Leitungsgeschwindigkeiten auf 50% des Normalwertes, also Steigerung *aller* Leitungslatenzen um 100%. Was wäre das Ergebnis? Alle Prozesse würden in diesem Herzen doppelt so viel Zeit brauchen: es ist so, als hätten wir unsere Zeitschreibung auf das Doppelte heraufgesetzt. Solche Kurven müssen also in der Kurvenform genau so aussehen wie normale, die man breiter geschrieben hat. Die Fläche QRS ist in unserem Beispiel natürlich genau verdoppelt: die Erregungswelle braucht ja auch auf jeder freien Weglänge die doppelte Zeit; jede Faser produziert also das doppelte Spannungs-Zeit-Integral. *Die Fläche von QRS ist ceteris paribus der Leitungsgeschwindigkeit umgekehrt proportional.*

Freilich sehen alle unsere EKG bei geschädigter Erregungsleitung anders aus, wenngleich die Unterschiede bei QRS oft verblüffend gering sind (Abb. 127). Der wesentliche Unterschied ist der, daß die Gesamtdauer des Kammerstroms Q—T bei schneller Zeitschreibung eben auch vergrößert, beim Schenkelblock z. B. aber fast normal ist. Das bedeutet: Selbst

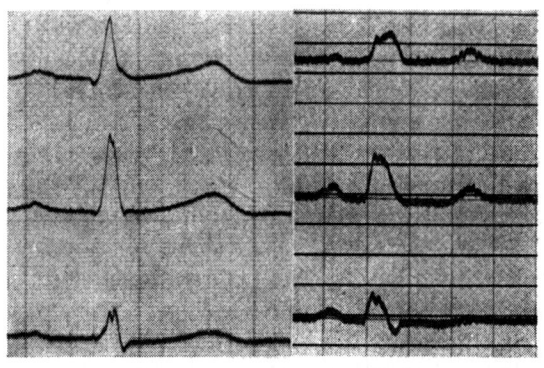

a   b

Abb. 127a u. b. Demonstration, daß ein sog. Schenkelblock-EKG aus einer allgemeinen Verlangsamung der Erregungsleitung entstanden sein kann. Bild a: Ein normales EKG, nur mit schneller Zeitschreibung geschrieben, d. h. der Zeitablauf ist auf die doppelte Länge künstlich ausgezogen. b: EKG bei normaler Zeitschreibung, aber verlangsamter Erregungsleitung. Beachte, daß QRS in Ableitung II und III fast so aussehen wie im Bild a. Nur ist QT merklich kürzer als in a, da die *Dauer der Erregung* im Faserelement natürlich durch die Leitungsverzögerung *nicht* verlängert ist. (Zeit in Bild a: 0,05 und 0,25 sec, in Bild b: 0,1 sec.)

wenn gelegentlich die Erregungsleitung universell herabgesetzt ist, wie das in Abb. 127 zu sein scheint, *so ist doch die Dauer der Erregung (Q—T) in der einzelnen Herzfaser nicht über den Betrag der QRS-Verbreiterung verlängert.*

In der Regel ist nun die Leitungsgeschwindigkeit nicht einfach ganz allgemein herabgesetzt, sicher nicht um den gleichen Prozentsatz. Wir haben besonders geschädigte Stellen und solche, die weniger geschädigt sind. Damit aber kommt es zu *einseitigen Verspätungen* nur begrenzter Teile des Myokards. Zwischen der allgemeinen Schädigung und einer sehr umschriebenen Leitungsstörung bestehen nun alle Übergänge. Das macht die Beurteilung der Verspätungen so schwierig.

Als Richtsatz kann man sich merken: *Jede Deformation von QRS, die zugleich mit einer Verbreiterung von QRS oder doch plumperer Zeichnung einhergeht, ist mit einer lokalisierten, d.h.* begrenzten *Schädigung verknüpft. Jede Verbreiterung von QRS bei normaler Form der QRS-Komplexe (d. h. normalem Typ, normalem Abfolge von Q, R und S) ist dagegen vorwiegend Ergebnis einer allgemeinen, diffusen, nicht lokalisierbaren Schädigung.*

b) Theorie der Leitungsstörungen.

Bevor wir die Klinik der Leitungsstörungen erörtern, müssen wir uns kurz
mit der Theorie derselben befassen, da sie uns wichtige Einblicke in Pathogenese
und Klinik vermittelt. Sehr gut fundierte Arbeiten Schellongs[1] haben schon
vor Jahrzehnten die Verhältnisse so treffend dargestellt, daß man seiner Schilde-
rung auch heute noch in allen wesentlichen Punkten folgen kann. Die Verhältnisse sind leider sehr kompliziert und nur in ausführlicher Darstellung exakt
zu verstehen[2]. In großen Zügen verhält es sich damit so: 1. Die Fortpflanzung
der Erregung erfolgt von Punkt zu Punkt der Muskelfaser durch einen Reiz,
der entweder vom Aktionsstrom der erregten Faser oder von den dabei entstehenden chemischen Prozessen geliefert wird; dieser Reiz greift aus dem schon
erregten Bezirk in die noch unerregten Teile der Faser über. 2. Dabei kommt es
darauf an, ob die Muskelfaser leicht oder schwer in Erregung zu bringen ist. Ist
sie schwer erregbar, so muß der Reiz relativ lange Zeit einwirken, ehe er die
Nachbarschaft in Erregung versetzt hat. 3. Je länger aber der Reiz einwirken
muß, desto länger bleibt er gleichsam vor dem noch unerregten Gewebe stehen:
er bewegt sich langsamer fort: die Leitungsgeschwindigkeit sinkt. 4. Wenn aber
die Leitungsgeschwindigkeit sinkt, so bedeutet das nach Satz 3 zugleich auch
immer, daß an *einer* bestimmten Stelle der Faser der Reiz, also Aktionsstrom
oder chemische Umwandlung, länger als normal bestehen bleiben. 5. Wenn ich an
einer Stelle der Muskelfaser den Aktionsstrom messe, so beobachte ich in der
Anstiegszeit (Abb. 18) diejenige Zeit, welche der Reiz, der von der Nachbarschaft eindringt, braucht, um diese Stelle zu erregen, d. h. elektrisch negativ zu
machen. Diese Anstiegszeit muß also länger sein.

Ist die Leitungsgeschwindigkeit in einem Muskelbezirk also durch Myokardschädigung verlangsamt, so ist das ein Zeichen, daß:

1. die Erregbarkeit der Faser gesunken ist;
2. die Leitungsgeschwindigkeit v dadurch auch gesunken ist;
3. der Aktionsstrom langsamer auf seinen Gipfel steigt.

Da v und Anstiegszeit t mit der Länge l des Pfeils P_{a_1} (Abb. 18) nach der Gleichung
verknüpft sind: $v = l/t$, so könnte bei sinkendem v und steigendem t die Größe
von l konstant sein. Nach unseren eigenen Messungen ist das auch in der Tat
in bemerkenswerter Weise der Fall (Trautwein[3]).

Wir sehen also, daß alle Größen der Elementarerregung miteinander verknüpft
sind: *Je langsamer die Leitung, desto kleiner die Erregbarkeit der Faser, desto
länger die Dauer des Aktionsstroms.* Das gilt auch für den Gesamtaktionsstrom
des ganzen Herzens, das EKG. QRS ist ja der Ausdruck des Wanderns der
Erregungswelle, also der Verspätung. Es ist gleich, ob die Pfeile P_{a_1} sich in den
verschiedenen Teilen des Herzens gegeneinander verspäten, weil das RLS die
Erregung ihnen langsamer, d. h. mit vergrößerten Latenzen, zuträgt, oder ob
die Welle (P_{a_1}) sich in der Muskelfaser länger aufhält: QRS wird breiter.

Es gibt alle Übergänge von der normalen Erregungsleitung zum totalen
Block einer Faser oder Fasergruppe. Es gibt also auch die verschiedensten
Grade der Verspätung (Abb. 130, 137, 139). Ehe aber eine Erregung *total* blockiert

---

[1] Schellong: Z. Biol. **82**, 174, 435, 451, 459 (1925).
[2] Vgl. Schaefer: Elektrophysiologie, Bd. I, S. 346; Bd. II, S. 78ff.
[3] Trautwein: Pflügers Arch. (im Druck).

ist, muß auch die letzte Faser eines Muskelstrangs ausgefallen sein. Solange eine Faser noch leitet (z.B. im Hisschen Bündel), so lange wird die Erregung hinter der Blockstelle von dieser noch leitfähigen Faser über die Synzytien an die Nachbarschaft weitergegeben, breitet sich wieder aus und erregt über Synzytien das ganze Herz. Dies Ereignis der unbeschränkten *Auxomerie*[1] ist oftmals und auch für kleinste Faserbrücken sichergestellt worden[2].

c) Leitungsstörungen im RLS und im Myokard.

Wie wir schon mehrfach betonten, können wir Leitungsstörungen im RLS von solchen im Myokard unterscheiden. Die Differentialdiagnose ist leicht aus folgenden theoretischen Überlegungen abzuleiten.

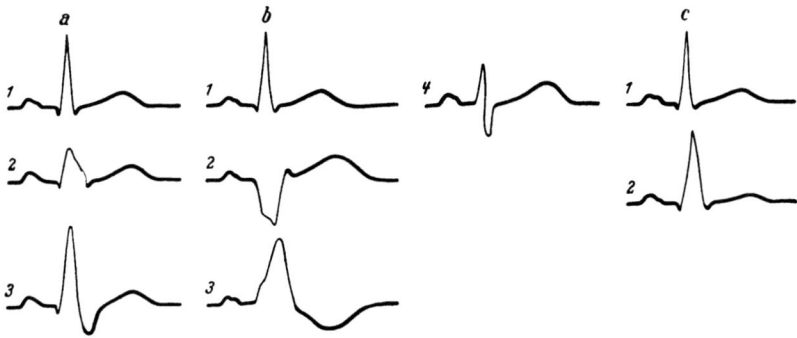

Abb. 128 a—c. *Schema der Änderungen von QRS (und T) durch allgemeine und lokale Störungen der Erregungsleitung.* a Die Leitung im RLS ist verlangsamt, im Myokard normal. Die QRS-Flächen bleiben unverändert. *1* Normales EKG; *2* QRS breiter; *3* QRS hat höheres R, aber tieferes S. T in *1—3* unverändert in der Fläche. b Die Leitung im RLS ist lokal blockiert. QRS-Fläche und Typ verändert. *1* Normal; *2* Block mit Umkehr vorher positivierender, jetzt also negativierender Areale. Fläche negativer. *3* Block mit Umkehr vorher negativierender, jetzt positivierender Areale; Fläche positiver. *4* Block mit Umkehr relativ früh erregter, daher jetzt nur wenig verspäteter Areale. QRS kaum verbreitert. — T entsprechend dem Flächenzuwachs verändert, bei positiver QRS-Fläche um den Zuwachs negativer. c Vorwiegend myokardiale Verlangsamung: QRS-Fläche vergrößert bei gleicher Form (gleichem Typ). *1* normal; *2* Leitung verlangsamt.

α) **Leitungsstörungen im RLS** führen entweder zu stärkeren Verspätungen der einzelnen Herzabschnitte gegeneinander, falls die Leitung verlangsamt ist, oder zu lokalen Ausfällen in der Erregung bestimmter Myokardbezirke, falls die Leitung total blockiert ist.

1. Eine *Leitungsverzögerung im gesamten RLS* führt, wie wir oben schon sahen, zu einer Desynchronisierung der einzelnen Herzareale, also zu einer Verbreiterung von QRS. Dabei würde aber, falls die myokardiale Leitung in den Muskelmassen des „Triebwerks" unverändert ist, die Spannungsproduktion des Herzens unverändert bleiben, da diese ja praktisch nur von diesem Triebwerk geleistet wird. *Die Fläche QRS bleibt also konstant!* Das ist so zu verstehen, daß die Summe der positiven und negativen Anteile konstant bleibt, unter Berücksichtigung des Vorzeichens des Ausschlages. Es kann dabei sehr wohl dazu kommen, daß sich z. B. R vergrößert, doch auch S entsprechend zunimmt, wenn ein Areal, dessen Fasern einen negativen Ausschlag machen, normalerweise synchron mit positiv gerichteten Potentialen auftritt, wenn also normalerweise

[1] ROTHBERGER u. WINTERBERG: Z. exper. Med. **5**, 264 (1913).
[2] SCHELLONG: Z. Biol. **82**, 27 (1925). — BOIKAN: Z. exper. Med. **79**, 256 (1931).

durch divergente Potentiale eine physiologische Niederspannung auftritt. Diese kann dann scheinbar aufgehoben werden, indem die divergenten Potentiale jetzt nacheinander statt synchron auftreten. Ersichtlicherweise bleibt dabei aber die Gesamtfläche QRS konstant, da dem Zuwachs an positiver Fläche (R) ein ebenso großer an negativer Fläche (S) gegenübersteht (Abb. 128a).

2. Ein *totaler Block einzelner Teile des RLS* dagegen muß dazu führen, daß die hinter dem Block liegenden Myokardabschnitte nicht mehr auf normalem Wege von der Erregungswelle erreicht werden. Diese strömt vielmehr in sie durch Synzytien ein, entweder solche des RLS selbst oder solche des Myokards[1]. Dabei muß sich die Erregung wohl immer in Teilen des blockierten Bezirks umkehren. Diese Teile entwickeln also jetzt Spannungsvektoren, welche einen um 180° gedrehten Richtungssinn aufweisen. Ihr Potential wird also von dem positiven Ausschlag subtrahiert und zum negativen addiert oder umgekehrt. Ist der blockierte Bezirk also einigermaßen groß, so muß sich die Fläche QRS ändern: ihr Wert muß positiver oder negativer werden. Beträgt die Größe des blockierten Bezirks $^1/_{10}$—$^1/_{25}$ des ganzen Myokards, so ändert sich die QRS-Fläche schon um 100% der Norm, also rund 25 μVsec (vgl. S. 156)! Wir nennen das einen *Typenwandel* von QRS. Gleichzeitig wird, da die Erregung der blockierten Teile auf Umwegen, also *verspätet*, erfolgt, auch eine Verbreiterung von QRS auftreten. Doch kann diese sehr gering sein, zumal wenn Bezirke blockiert sind, welche normalerweise zu Beginn von QRS, als erste, erregt werden, und die sich fast um die ganze Dauer von QRS verspäten können, ohne QRS zu verbreitern. Wir wissen, daß sogar totale Blocks des linken Schenkels mit erstaunlich kurzen QRS-Komplexen einhergehen können. *Die Flächenänderung von QRS erfolgt also zugleich mit Typenwandel und nichtobligater Verlängerung von QRS* (Abb. 128b).

β) **Leitungsstörungen im Myokard** wirken nun grundsätzlich ganz anders. Freilich ist zu bedenken, daß selten Leitungsstörungen im *gesamten* Myokard, also universelle Schäden, auftreten, ohne daß auch das RLS mit betroffen ist. Wohl gibt es häufig isolierte *lokale* Schäden des RLS ganz unabhängig von solchen des Myokards, wie überhaupt selbst generalisierte Schäden des RLS bei intaktem Myokard[2]. Das Myokard ist eben unempfindlicher gegen toxische Schäden als das RLS. Daraus erhellt, daß Leitungsstörungen des Myokards größeren Ausmaßes ohne solche des RLS kaum vorstellbar sind.

1. *Allgemein verlangsamte Erregungsleitung im Myokard* bedingt längeres Verweilen der Erregung auf der freien Weglänge, also Zunahme des Zeit-Spannungsintegrals der Einzelfaser und daher auch von QRS. *Die Fläche von QRS wächst umgekehrt proportional zur Leitungsgeschwindigkeit.* Da aber das RLS mit geschädigt ist, ist QRS meist erheblich stärker verbreitert als es der Zunahme der myokardialen Leitungszeit entspricht. Es wächst zugleich auch die „Verspätung durch Reizleitung" (vgl. S. 77). Dies beeinflußt allerdings die *Fläche* QRS nicht, da diese durch Reizleitungsverspätung zwar auseinandergezogen, aber

---

[1] Es gibt Synzytien zwischen den beiden Schenkeln des His-Bündels im Septum [ROTH-BERGER: Z. exper. Med. **87**, 763 (1933)] und zwischen den Endverzweigungen des RLS subepikardial (TER BORGH: Verh. dtsch. Ges. Kreislaufforschg **1939**, 174).

[2] Vgl. MÖNCKEBERG: In Handbuch der pathologischen Anatomie und Histologie, Bd. 2, S. 403 ff.

nicht vergrößert wird. Die Potentialerhöhung ist nur geringer als sie sonst sein würde: es tritt eine Niederspannung durch Verspätung auf (vgl. S. 181). *Nur durch verlangsamte myokardiale Leitung kann übrigens QRS nicht erheblich verbreitert werden, da ja die myokardiale Leitungszeit nur 10 msec beträgt und also eine Senkung der Leitungsgeschwindigkeit auf die Hälfte nur 0,01 sec verbreitern würde!* Bedeutende Verbreiterungen von QRS zugleich mit Flächenzunahme sind also immer durch gleichzeitige Einwirkung einer verzögerten Leitung im RLS und im Myokard bedingt (Abb. 128 c).

2. *Totale Blockaden im Myokard* bei *lokalen* Schäden führen wie die Blockaden im RLS zur Erregung des nachgeschalteten Bezirks in umgekehrter Richtung. Die von einem Ast des RLS erregten Areale sind aber klein, eine rein myokardiale Blockade daher im großen gesehen wenig wirksam. Es müssen schon viele disseminierte Herde zusammenkommen, ehe solche kleinen Ausfälle im EKG merklich werden. Auch dann imponieren sie eher durch den totalen Ausfall der Herde, also durch Niederspannung, als durch den Typenwandel, den sie theoretisch natürlich, wenn auch in minimalem Ausmaß, hervorrufen.

Wir fassen zusammen:

1. Eine **allgemeine** *Verlangsamung der Erregungsleitung nur im RLS verbreitert QRS, läßt aber die Fläche QRS unverändert, unter Berücksichtigung des Vorzeichens. Ein Typenwandel kann, aber muß nicht dabei auftreten (Abb. 128 a).*

2. Eine **lokale** *Blockade im RLS ändert immer die Fläche von QRS, macht sie positiver oder negativer: QRS kann, aber muß nicht erheblich verbreitert werden. Der Typ von QRS ist erheblich verändert (Abb. 128 b).*

3. Eine allgemeine Verlangsamung der Erregungsleitung nur im Myokard kommt praktisch nicht vor. Sie würde die QRS-Fläche umgekehrt proportional zur Leitungsgeschwindigkeit vergrößern, bei absolut unverändertem QRS-Typ, ohne QRS wesentlich zu verbreitern. Verbreiterung von QRS und Flächenvergrößerung ist auf Verlangsamung in RLS und Myokard zugleich zurückzuführen (Abb. 128 c).

4. Eine lokale Blockade nur im Myokard ist praktisch unwirksam, da die Bezirke zu klein sind. Disseminierte Herde führen vielmehr zu Niederspannung.

26. Die Übergänge von normaler zu schwer geschädigter Erregungsleitung.

a) Allgemeine Theorie der Leitungsschäden.

α) **Die Doppeldeutigkeit des EKG-Bildes.** Wir haben im vorstehenden Kapitel die Störungen der Erregungsleitung als Ursache von QRS-Deformationen kennengelernt. Wir lernten in früheren Kapiteln das partielle *Überwiegen,* d. h. die lokale, nicht allgemeine Hypertrophie, als eine andere Ursache der QRS-Deformationen zu beurteilen. Beide müssen ihrer Natur nach streng voneinander unterschieden werden, was uns zunächst deshalb schwerfallen mag, weil WEBER seinen Begriff der Verspätung unterschiedslos zur Erklärung von Leitungsstörungen und Hypertrophien verwandt hat. Die einseitige Hypertrophie macht *einseitige* Hochspannung (also „Überwiegen") und einseitige Verlängerungen der Erregungsbahn (also Zunahme der „Verspätung"), ohne die Erregungsleitung zu *stören.* Störungen (d. h. Verlangsamungen bzw.

Blockaden) der Erregungsleitung dagegen gehören in ein ganz anderes Kapitel: wir könnten ihre Effekte in pathologische *Verspätungen* und *Blockaden*, mit Ausfällen und partiellen *Umkehrungen* der Potentialvektoren, einteilen. Überwiegen und Störungen der Erregungsleitung sind jedenfalls die beiden wesentlichsten Faktoren, welche ein pathologisches QRS machen.

Die in der Klinik zu erwartenden QRS-Formen werden nun nicht selten durch eine Kombination beider Einflüsse zustande kommen. Zwar wird es selten sein, daß sich ein Herz mit schwer geschädigter Erregungsleitung eine einseitige Hypertrophie hinzu erwirbt; umgekehrt aber tritt es sehr häufig auf, daß ein einseitig hypertrophiertes Herz eine Leitungsschädigung erwirbt. Nun ist die Folge der Hypertrophie eine Wandlung des Typs; die der Leitungsschädigung eine Verbreiterung von QRS mit Flächenzunahme, oft, aber nicht immer, mit Typenwandel. Man kann also z. B. nicht unterscheiden, ob bei einem verbreiterten QRS mit Typenwandel der letztere durch *lokale* Blockaden oder durch eine *allgemeine* Schädigung eines einseitig hypertrophierten Herzens zustande kommt. *Das EKG ist also in hohem Maße doppeldeutig. Die richtige Differentialdiagnose kann nur durch eine rönt-*

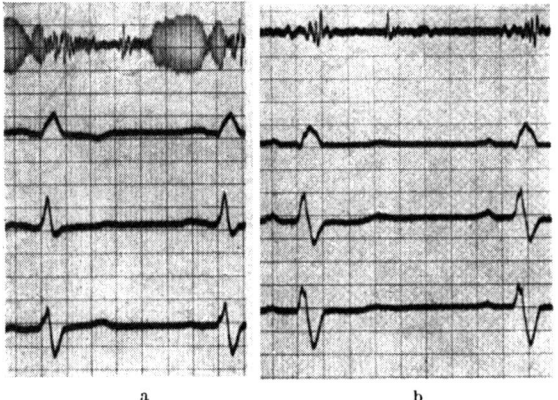

a   b

Abb. 129a u. b. Zwei Beispiele mäßiger Verspätung bei klinisch ganz verschiedenen Erkrankungen. Trotzdem ist QRS vollkommen gleichartig. Gleiches QRS sagt nichts über gleiche Herzsituation! Bild a: Aorten- und Mitralinsuffizienz mit Herzvergrößerung (Mr 5,6; Ml 12,6). — Bild b: Herzmuskelschädigung nach Scharlach und Diphtherie. Herzgröße normal (Mr/Ml = 4,8/7,4).

genologische, klinische und anamnestische Beurteilung gestellt werden! Wir müssen insbesondere immer zu entscheiden versuchen:

1. Ist das Herz hypertrophiert? (Anhaltspunkt: Alter des Vitiums, Höhe des Blutdrucks.)

2. Fand ein Infarkt statt? (Anamnese.)

3. Welche Anhaltspunkte bestehen klinisch für eine allgemeine Leitungsstörung? (Akuter Infekt, Dekompensation, Entwicklung der Krankheit in jüngster Zeit.)

Bei der Beurteilung dieser Fragen werden wir uns mit Nutzen daran erinnern, daß deutliche allgemeine Verlangsamungen der Erregungsleitung wahrscheinlich immer *akut* sind. Ich kann mir nicht denken, welcher Mechanismus beim Herzen eine über Monate oder Jahre dauernde allgemeine Verlangsamung der Erregungsleitung bedingen sollte. Die *Diphtherie* gibt das beste Beispiel: Die Verlangsamungen, ausgedrückt in QRS-Verbreiterungen, bilden sich relativ rasch zurück oder gehen in eine Endform über, welche einem Schenkelblock entspricht, also einen definitiven Schaden mit Leitungsunterbrechung an *einer* Stelle ausweist bei normaler Erregungsleitung in den abgeheilten Myokardfasern. Nur falls multiple Dauerschäden derart auftraten, daß viele Bezirke des Herzens verspätet werden, ohne daß eine einseitige Verspätung zustande kommt, ist auch ein Dauerzustand denkbar (s. unten).

Wir wollen die Doppeldeutigkeit des EKG-Bildes zunächst an einem nicht allzu pathologisch aussehenden EKG demonstrieren. Abb. 129 gibt zwei fast gleichartige EKG, das eine von einem sehr großen Herzen mit Vitium, das eine von einem kleinen Herzen mit einer chronischen Schädigung nach Infekt. Bei dem einen Fall (a) ist der relative Linkstyp offenbar hauptsächlich ein „Überwiegen", beim anderen wahrscheinlich eine partielle Blockade.

β) **Die Skala der Leitungsschädigungen.** Wie groß sind nun QRS-Verbreiterungen durch Schädigungen der Erregungsleitung? Bei der Durchsicht unserer

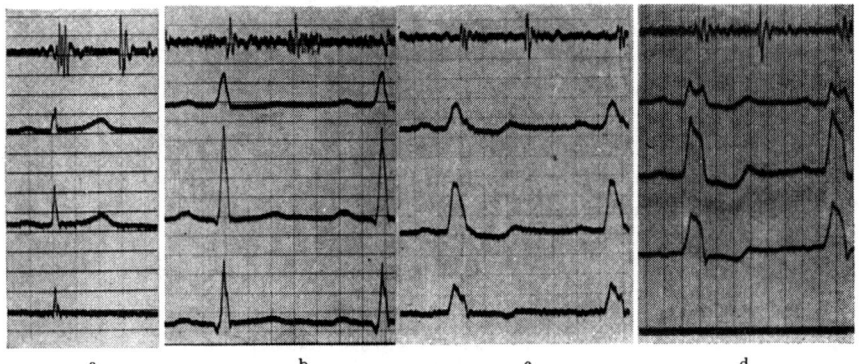

a   b   c   d

Abb. 130 a—d. Übergang von abnorm kurzem EKG zu einer sehr erheblichen Verspätung nach Art eines Schenkelblocks, doch bei einem normalen QRS-Typ (R_I-R_{III} positiv). In allen Fällen mit Verspätung handelt es sich um eine vorwiegend *allgemeine* Leitungsstörung, da alle Zeichen der lokalen Leitungsstörung (Typenwandel, schwere QRS-Deformationen) fehlen. Die Herzmaße sind in Klammern beigefügt (Mr/Ml). Die übrigen klinischen Daten sind: a QRS sehr kurz ,Muskelschädigung nach Scharlach und Diphtherie (3,1/10,0). 19jähriger Mann. b Leichte Verspätung. Kombinierter Mitralaortenfehler nach Anginen und Rheuma (4,4/12,1). Mitralform. c Myokardschädigung unbekannter Ursache. Starke Verspätung durch verlangsamte Erregungsleitung. (4,9/10,9.) Pykniker, 32 Jahre; 163 cm und 69 kg. — Hypotonie 115/70. QT = 0,35 bei RR = 0,68 = 110% der Norm. d Schwere Leitungsstörung nach Scharlach. Mitralform. (4,5/11,5) 176 cm. 70 kg. Hier könnte bei der ausgeprägten Doppelgipfligkeit doch auch an eine lokale Leitungsstörung, z. B. verspätete, aber rechtläufige Erregung der Spitzenregion, gedacht werden.

Kurven fällt uns auf, daß es reichlich mittelgroße Verbreiterungen mit abnormem QRS-Typ gibt, während die mittleren QRS-Verbreiterungen mit Normtyp doch sehr selten zu sein scheinen. Abb. 130 zeigt eine mit einiger Mühe zusammengestellte Bildreihe, die zeigt, daß es alle Grade der QRS-Verbreiterung auch bei normalem Typ (R_{I-III} positiv) gibt. Da lokale Blockaden des RLS in der Regel starke QRS-Verbreiterungen machen, können wir mit einiger Sicherheit schließen, daß gerade die relativ kleinen QRS-Verbreiterungen meist solche durch *Überwiegen* mit Typenwandel bei einseitiger Hypertrophie sind. Mittlere QRS-Verbreiterungen durch *allgemeine* Leitungsschäden gehören jedenfalls in einem Material von der Art des unseren, also bei nicht bettlägerigen Patienten, zu den Seltenheiten. In einer Klinik ändert sich das Bild sicher: hier werden gerade die Verbreiterungen durch Leitungsverlangsamung aller Grade recht häufig sein.

In Abb. 130 sehen wir nun zunächst in Bild a auffallend *kurze QRS-Gruppen.* Wir könnten diese Bilder analogiter „*Verfrühungen*" nennen. Wie kommen sie zustande? Würde ein Herz in allen Teilen gleichzeitig erregt, so gäbe es kein QRS. (Es gäbe übrigens wohl ein T, wenn wie in der Norm die Spitze ihre Erregung

rascher zurückbildet als die Basis.) QRS aber träte nur in einer QRS-Zacke in
Erscheinung, deren Dauer gleich der Verweildauer der Erregung auf der „freien
Weglänge" wäre, wenn alle Insertionsstellen des RLS die Erregung dem Myokard
im selben Augenblick zuleiten würden. Die Höhe von QRS könnte ebenfalls minimal oder Null sein, wenn die Zahl der in einer Richtung weisenden Vektorkompo-
nenten ungefähr gleich groß für alle Richtungen wäre, wenn also alle Fasern von
einem Punkt exakt radiär auseinanderstreben würden. Es kann also rein theoretisch vorkommen, daß ein EKG kein QRS (oder doch ein sehr kleines QRS) und
doch ein hohes T aufweist. Zum Beispiel kann T durchaus in allen Ableitungen
QRS an Höhe übertreffen. Dies Ergebnis wird sehr selten sein, denn es setzt
abnorm kleine oder praktisch fehlende Verspätung voraus, wird aber z. B. beobachtet, wenn alle Teile des Herzens durch Starkstrom gleichzeitig künstlich
erregt werden[1]; PARDEE und PRICE geben ferner ein solches Bild auch vom Menschen wieder[2]. In unserer Nomenklatur wäre das bezüglich QRS eine *Niederspannung durch besonders starke wechselseitige Kompensation* (vgl. S. 67).

Abnorm kleine Verspätung wird daher leicht auch zu einer relativen Niederspannung führen, wie das schon Abb. 130a anzudeuten scheint; allerdings braucht
das nicht so zu sein, wie Abb. 60 zeigt. Doch ist ein sehr schmales QRS mit
relativ kleiner QRS-Amplitude kennzeichnend für besonders kleine Verspätung
im RLS, also besonders große Synchronisation aller Abschnitte des Myokards.

γ) **Allgemeine Schädigung der Erregungsleitung** findet sich in Abb. 130c
und d: QRS ist bei normalem Typ verbreitert. In diesen offenbar pathologischen
Zustand leitet Abb. 130b über: ein QRS, dessen Breite noch als normal bezeichnet
werden kann, doch einen plumpen Bau der R-Zacke und relativ hohe Spannung
zeigt. Da ST_I etwas gesenkt und T in allen Ableitungen abnorm flach ist, liegt der
Verdacht auf ein abnormes Verhalten des Herzens nahe. Ist das plumpe R hier
Ausdruck einer Hypertrophie, so muß es sich um eine allseitige Hypertrophie ohne
Bevorzugung bestimmter Vektoren handeln. Das kombinierte Mitral- und Aortenvitium des relativ großen Herzens kann eine solche Hypertrophie durchaus gezeigt
haben. — Bild c und d sind dann eindeutig pathologische Verbreiterungen von
QRS, die auch durch Hypertrophie nicht mehr erklärt werden können. Da QRS
normtypisch ist, kann die sicher zugrunde liegende Leitungsstörung keine einseitige sein, die ja mit Typenwandel einhergeht; es muß sich vielmehr, analog
wie es sich bei Bild b um eine allseitige Hypertrophie handelte, um eine *allgemeine
Leitungsverzögerung im Myokard* handeln. Nach dem im vorigen Abschnitt
Gesagten werden wir *eine Verminderung der myokardialen Leitungsgeschwindigkeit annehmen.*

Speziell bei Abb. 130d werden wir jedoch folgendes bedenken müssen: Wir
treffen erhebliche Verzögerungen der myokardialen Leitungsgeschwindigkeit nur
bei relativ akuten Prozessen und natürlich in der Agone[3]. Nun gibt es zwar sehr

---

[1] WOODBURY: Amer. J. Physiol. **132**, 725 (1941).

[2] PARDEE and PRICE: Amer. Heart J. **15**, 28 (1938), Fall 5 (S. 33).

[3] Selbst im sterbenden Herzen ist die Erregungsleitung übrigens selten *gleichmäßig* verlangsamt. Meist sterben einige Teile des Herzens früher als andere, d. h. sie werden früher
leitunfähig. Dadurch kommt es zu einem Überwiegen der noch erregbaren Teile mit oft
recht bizarren Bildern, doch immer mit extremsten QRS-Verbreiterungen, also Verspätungen.
Literatur und Material bei FRANKE: Arch. Kreislaufforschg **11**, 136 (1943) und im Buche von
HOLZMANN. Für den Kliniker sind diese Dinge nicht besonders wesentlich.

viel häufiger Myokarditiden, die isoliert auftreten, keine Nebenerscheinungen machen, deren Ursache unbekannt ist und die durch Autopsie bestätigt wurden. QRS war bei diesen Fällen verbreitert (SAPHIR[1]). Trotzdem ist es nicht wahrscheinlich, daß solche Fälle allzu zahlreich unter den sog. chronisch Herzkranken herumlaufen. Abb. 130 c und d aber stammen von Menschen, bei denen ein *akuter* Prozeß am Herzen mindestens nicht wahrscheinlich ist. Nun ist in der Tat eine Vergrößerung der QRS-Fläche auch bei Herzen denkbar, bei denen eine starke Desynchronisation der Myokardbezirke und zugleich eine Verminderung der physiologischen Niederspannung durch Fortfall der physiologischen Kompensation vorliegt. Das letztere bedeutet, daß Teile des Myokards entweder ausfallen oder (wahrscheinlicher) in umgekehrter Richtung als bisher durchlaufen werden und ihr Potential sich nun nicht mehr von einer positiven R-Fläche subtrahiert, sondern zu ihr addiert. Bei der Vielfalt der Faserwege und ihrer Richtungen läßt sich wohl immer ein Mechanismus erdenken, der das betreffende QRS erklären würde. In Abb. 130 c z. B. müßten Fasern, die normalerweise von unten links nach oben rechts laufen, nun umgekehrt und verspätet von der Erregung durchlaufen werden. In Bild d ist das noch ausgeprägter der Fall.

QRS-Verbreiterungen bei normalem QRS-Typ beruhen, falls eine akute Herzerkrankung vorliegt, wahrscheinlich auf einer verzögerten Erregungsleitung im Myokard. Hierbei wächst auch die QRS-Fläche. Liegt kein Anhalt für einen akuten Prozeß oder eine latente Myokarditis vor, so ist eine Verbreiterung von QRS bei Normtyp auch durch entsprechende Umkehrung verschiedener, größerer Faserareale zu erklären, die als Folge dissiminierter Blockaden des RLS auftreten. Es wird dadurch die physiologische Niederspannung vermindert. Die mittlere Richtung der umgekehrt laufenden Erregungswellen ist diejenige, in die der Vektor des Flächenzuwachses von QRS weist.

Im ersten Fall sprechen wir von QRS-Verbreiterung durch allgemein verlangsamte Erregungsleitung (akuter Prozeß), im zweiten Fall von normaltypischen Blockformen (chronischer Zustand).

δ) **Lokale Leitungsstörungen** lassen sich von den bislang behandelten allgemeinen dadurch im EKG meist leicht abgrenzen, daß sie mehr oder weniger grobe *Deformationen* von QRS machen. Deformationen, welche auf lokalen Ausfällen oder Umkehrungen der Erregungswelle in relativ kleinen Gebieten ohne QRS-Verbreiterung beruhen, wurden bereits bei den Aufsplitterungen von QRS abgehandelt. Wir wollen nun die lokalen Störungen mit Verbreiterung von QRS besprechen, die also zugleich QRS deformieren.

Nun ist die normale Variabilität von QRS ziemlich groß, wegen der starken individuellen Abweichungen im Bau des Herzmuskels. Strenggenommen kann also das Ausmaß der Störung nur diagnostiziert werden, wenn man das EKG vor der Erkrankung kennt und mit dem nach der Erkrankung vergleichen kann. So wird z. B., und sicher mit Recht, darauf aufmerksam gemacht, daß der Typ von QRS bei erheblichen Verbreiterungen, die man gemeinhin Schenkelblock nennt, vom Typ des EKG abhänge, der vor der Blockade bestanden hatte[2]. Eine solche Vergleichsmöglichkeit aber ist nicht immer gegeben. So haftet also jeder

---

[1] SAPHIR: Amer. Heart J. **24**, 167 (1942).
[2] STEINMANN: Z. Kreislaufforschg **1941**, 345.

Diagnose eines Verspätungs-EKG ein nicht unerheblicher Unsicherheitsfaktor an, und mancher sog. Wilson-Block würde sich bei der Autopsie als etwas ganz anderes herausstellen, da es viele Herzen gibt, die schon normalerweise ein dem Wilson-Block sehr ähnliches EKG aufweisen, worüber unten berichtet wird.

Wir wollen zunächst Störungen betrachten, die relativ unerheblich sind und auf einer Verspätung kleiner Teile des Herzens beruhen. Gemeinsam ist diesen EKG die Eigenschaft, daß es sich um geringgradige Verbreiterungen handelt, die aber mit einer deutlichen Deformierung von QRS einhergehen, welche nicht zum Typus der Hypertrophiekurve gehören. Die geringen Verspätungen der Hypertrophie und Dilatation sollen hier nicht nochmals erörtert werden. Abb. 131 zeigt eine Verbreiterung von QRS, welche nicht auf eine einfache Formel, etwa Links- oder Rechtsschenkelblock oder Hypertrophie

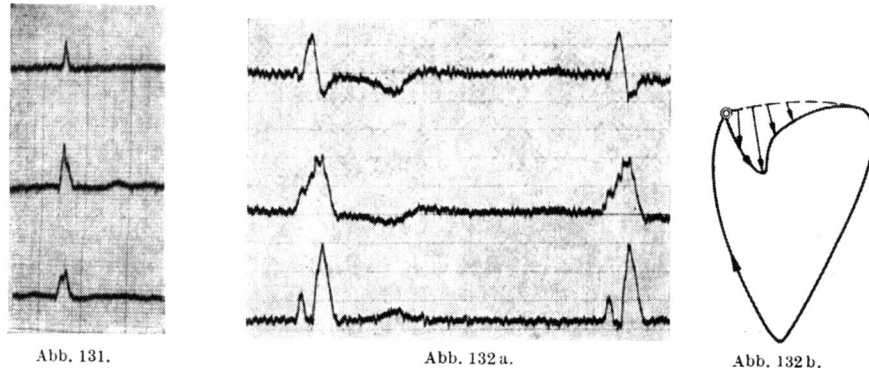

Abb. 131.   Abb. 132 a.   Abb. 132 b.

Abb. 131. *Beispiel atypischer lokaler Verspätungen.* 82jähriger Mann, ohne typische Anamnese. Herz etwas links vergrößert, Aortenform. Verspätete Erregung eines Gebietes, das genau von oben nach unten von der Erregung durchlaufen wird (Ableitung I ist Null zur Zeit des 2. Gipfels von Ableitung III!) Vielleicht sklerotische Narbe im Verlauf des RLS und rückläufige Erregung einiger Teile der Basis von oben nach unten. Nebenbefund: Absolute Arrhythmie mit Vorhofflimmern. (Ableitung III ist auf I genau synchronisiert; die Zeiteichung ist dabei verschoben.)

Abb. 132a u. b. Beispiel einer Verspätung, die einem Verzweigungsblock ähnlich sieht, aber anders interpretiert werden muß. Das Vektordiagramm ist konstruiert neben dem EKG wiedergegeben. Vgl. Text. Klinisch: Kombiniertes Vitium unbekannter Genese. Mr 5,8, Ml 10,10, angedeutete Mitralform. RR 115/65. 36jähriger Mann. EKG-Diagnose: P fehlt. WPW-Syndrom daher nicht auszuschließen. Wahrscheinlich Leitungsstörung nahe dem Quellpunkt, Block von Fasern, die von Herzmitte nach oben laufen. T diskordant. Relativ schwere Myokardschädigung: T-Vektor rechts von R!

bestimmter Teile, zurückgeführt werden kann. Die Differentialdiagnose des Sitzes der Störung ist naturgemäß äußerst schwierig und, soweit sie durchführbar ist, ist sie in der Legende angedeutet. Wesentlich ist, daß das Herz großenteils normal erregt ist und nur ein kleiner Teil des Myokards verspätet erregt wird.

Abb. 132 dagegen zeigt ein grundsätzlich anderes Verhalten: hier liegt auch eine atypische Verspätung vor. Das Vektordiagramm aber zeigt ein fast normales Verhalten, nur mit einer initialen Ausbuchtung. Würde man von dieser absehen, so könnte das EKG als allgemein verzögerte Erregungsleitung mit normalem Typ und vergrößerter QRS-Fläche bezeichnet werden. So aber sind entweder die in Abb. 132b gezeichneten Vektorpfeile neu hinzugekommen oder es sind Komponenten, welche diese Vektorpfeile ergeben hätten, aus der Erregung ausgefallen. Neu hinzugekommen könnte bedeuten: die Erregung setzt *vorzeitig* ein in einem Muskelbezirk mit abnorm kleiner PQ-Zeit. (Fall von WPW-Syndrom bzw. Präexzitation, vgl. S. 184.) P ist nicht sichtbar, diese Diagnose also weder zu stellen noch auszuschließen. Neu hinzugekommen könnten die gezeichneten Vektoren auch dadurch sein, daß das ganze QRS verspätet, ein Bezirk mit diesen Vektoren aber rechtzeitig erregt (also nicht absolut wie beim WPW-Syndrom, sondern sozusagen relativ verfrüht) ist. Diese Deutung erscheint jedoch sehr gezwungen. So bleibt also der *Ausfall* von Vektoren, die denen in Abb. 132b entgegengerichtet laufen, also der Ausfall von Fasern, die von unten nach oben laufen (Septum, hintere linke Kammerwand). Die Differentialdiagnose zum WPW-Syndrom läßt sich hier also nicht stellen; wenn es ein Ausfall von Fasern ist, so kann es nur eine nahe am Quellpunkt sitzende Störung sein. Die relative Schwere der Leitungsstörung (Narbe? Infarkt?) wird durch das abnorme T unterstrichen, dessen Vektor rechts vom R-Vektor liegt (vgl. S. 217). Die Diagnose „Verzweigungsblock" ist für Abb. 132 nicht zu rechtfertigen.

b) Der Schenkelblock. Allgemeine Erscheinungsform.

α) **Allgemeine Charakteristik.** Bei der Erklärung der extremen Verspätungsformen mit breitem QRS und plumper R-Zeichnung hat ein Tierexperiment eine ausschlaggebende Rolle gespielt: die Durchschneidung des linken und rechten Tawara-Schenkels beim Hundeherzen in vivo durch ROTHBERGER[1]. Es wurde dabei beobachtet, daß QRS außerordentlich stark verbreitert wurde und die plumpe Form (ohne Q und S) annahm, welche man von extremen Verspätungskurven des Menschen-EKG schon kannte (ohne daß man damals schon den Begriff „Verspätung" gehabt hätte, den WEBER erst später geschaffen hat).

Alle Kurven dieser Art haben nun zwei Kennzeichen gemeinsam, die sie zwar auch mit anderen EKG-Abweichungen völlig verschiedener Genese teilen, die aber doch immer beim Schenkelblock vorliegen: QRS ist verbreitert und die Fläche von QRS zeigt echte Vergrößerung. Rechnen wir also Ausschläge nach oben positiv, nach unten negativ, so ist der Zahlenwert der QRS-Flächen größer geworden, wobei es gleichgültig ist, ob er insgesamt positiv oder negativ ist oder in welcher Ableitung er positiv oder negativ erscheint. Nach unseren obigen Erörterungen (S. 148) kann eine Flächenzunahme bei QRS-Verbreiterung nur beruhen auf der Kombination von Leitungsverzögerung und Hochspannung. Da sich der QRS-Typ bei Schenkelblockkurven meistens erheblich ändert, kann eine Flächenzunahme durch Verlangsamung der Leitungsgeschwindigkeit nicht vorliegen, hierbei bleibt ja der Typ konstant. Eine bloße Desynchronisation verschiedener Areale des Herzens, d. h. also lokale Verspätungen scheiden aus, weil dabei sich die Fläche QRS nicht ändern dürfte: einem Zuwachs der R-Fläche stände z. B. ein gleich großer Zuwachs der S-Fläche gegenüber. Es muß also zur Verspätung bzw. Desynchronisation ein neuer Faktor hinzutreten: *die Umkehr der Erregungswelle in größeren Partien des Myokards.*

Diese Umkehr bewirkt eine Störung der wechselseitigen Kompensation der Faserspannungen mit der dadurch induzierten physiologischen Niederspannung. Das Ausmaß dieser physiologischen Niederspannung wird uns an Hand solcher Kurven überhaupt erst klar. Die Fläche von QRS liegt normalerweise bei

---

[1] EPPINGER u. ROTHBERGER: Z. klin. Med. **70**, 1 (1910). — ROTHBERGER u. WINTERBERG: Z. exper. Med. **5**, 264 (1917). — Weitere Literatur: MAHAIM: Les maladies organiques du faisceau de HIS-TAWARA. Paris 1931.

25 μVsec (ASHMAN und BYER[1]). Bei Extrasystolen steigt sie durchschnittlich
zum 10fachen an[2], beim Schenkelblock häufig bis zum 4fachen! Das heißt also:
$^9/_{10}$ der Fasern des Myokards kompensieren sich mit ihren Potentialen normalerweise gegenseitig. Beim Schenkelblock dagegen kompensieren sich weniger
als die Hälfte der Fasern!

Wir können ziemlich exakt berechnen, wieviel Prozent Fasern bei einem Schenkelblock
in ihrer Richtung umgedreht werden, falls die QRS-Fläche wirklich *nur* hierdurch (und nicht
etwa auch durch verlangsamte Erregungsleitung) vergrößert ist. Wie wir fanden, kompensieren sich die Potentiale der Fasern bis auf $^1/_{10}$ ihres Wertes, in extremen Fällen sogar auf
$^1/_2$! Für das EKG der Abb. 139e, deren R-Fläche in Ableitung III negativ ist und 100 μVsec
beträgt, können wir also folgende Rechnung machen: Die normale QRS-Fläche hat 10%
derjenigen der optimal breiten Extrasystole. Also sind 90% Fasern mit ihren Potentialvektoren Γ_{a_1} gegeneinander geschaltet. In Abb. 139e sind 40% der optimalen QRS-Fläche
produziert, 60% noch gegeneinander geschaltet. Der Zuwachs betrüge 30%, wenn sich
QRS im Typ gleichblieb. Ist QRS$_{III}$ wie in Abb. 139e ganz negativ, so ist sogar zu vermuten, daß die 10% Potential von vorher nach dem Block durch 50% sich ändernder Potentialfläche umgekehrt worden sind. Dadurch wird aus + 25 μVsec also jetzt in QRS $_{II}$
—100 μVsec. Ein Flächenzuwachs von 50% kommt zustande, wenn 25% der Fasern umgekehrt von der Erregung durchlaufen werden: sie laufen jetzt mit den 25% Fasern, mit
denen sie sich vorher wechselseitig kompensierten, gleichsinnig, so daß also 50% der Faser
nunmehr ein Potential in gleicher Richtung entwickeln. Man kann also sagen, daß mindestens
der Größenordnung nach sich bei den stärksten Schenkelblock-Deformationen $^1/_4$ der Fasern
in der Richtung umkehrt. Dieser Wert wird ein oberer Grenzwert sein, da alle Daten, die
wir benutzten, an der oberen Grenze lagen.

Die Umkehr der Erregungswelle ist experimentell nachzuweisen. Wir selbst
haben die alten Versuche von ROTHBERGER wiederholt und am Hundeherzen
mit einem Sichelmesser den linken vorderen Schenkel des RLS durchschnitten.
Vorher und nachher wurde eine Herzkarte der Erregungsrichtungen nach Abb. 80
aufgenommen. Es zeigte sich, daß parallel der Umkehr von R im Extremitäten-
EKG die Richtung der Erregungswelle in der Spitzenregion umgedreht worden
war (TRAUTWEIN[3]). *Wir können demnach Schenkelblockkurven definieren als
QRS-Verbreiterungen mit Zuwachs der Fläche und Änderung des QRS-Typs,
welche durch partielle Umkehr der Erregungsrichtung in verspätet erregten Myokardbezirken hervorgerufen werden.*

β) **Abgrenzung zweier extremer Typen.** Abb. 133—135 zeigen Bilder sehr
verschiedenartiger QRS-Verbreiterung, von denen Abb. 133 und 134 ein vorwiegend rechtstypisches, Abb. 135 ein linkstypisches Verhalten aufweist.

1. Abb. 133 und 134 zeigen eine QRS-Verbreiterung auf 0,12 sec, welche durch
eine breite, doch relativ flache S-Zacke in Ableitung I und II bedingt ist, während
R in I und II zwar klein, doch deutlich ist. Ableitung III zeigt ein wenig typisches
Verhalten. Es liegt also ein Rechtstyp vor, der sich erst nach einer normtypischen
(oder sogar etwas linkstypischen) schmalen R-Zacke entwickelt. Die Fasern,
welche verspätet erregt werden, laufen in der Frontalprojektion von unten links
nach oben rechts. Es müssen also wahrscheinlich diejenigen Fasern sein, welche
sonst vorwiegend von rechts oben nach links unten durchlaufen werden. Da
ähnliche Bilder beim Hund nach Durchschneidung des rechten Schenkels beobachtet werden, ist die Diagnose eines *totalen Blocks des rechten Schenkels* gerecht-

---

[1] ASHMAN, R., and E. BYER: Amer. Heart J. 25, 36 (1943).
[2] Eigene statistische Untersuchungen: GÄRTNER u. SCHAEFER: Noch unveröffentlicht.
[3] TRAUTWEIN (im Druck).

fertigt. Diese totalen Blocks zeigen allerdings meist einen totalen R-Verlust in Ableitung I. Man nannte solche Bilder, bei denen R_I praktisch ganz fehlt, früher einfach *Schenkelblockformen vom seltenen Typ*. Die grundsätzlich gleichartige Genese der EKG nach Art der Abb. 134 ist erst relativ spät von WILSON[1] durch Interpretation der dabei erhaltenen Brustwandableitungen aufgeklärt worden. Da diese EKG-Form recht häufig ist (nicht viel seltener als der sog. Linksblock), war damit erwiesen, daß der Rechtsblock, den man früher für extrem selten hielt, ein landläufiges Ereignis ist. Nach dem Entdecker nennt man diese Art des Blocks heute allgemein *Wilson-Block*. Es gibt Leute, welche eine größere Zahl von Unterteilungen machen (Wilson-Block I, II, III; Bayley-Block u. a.);

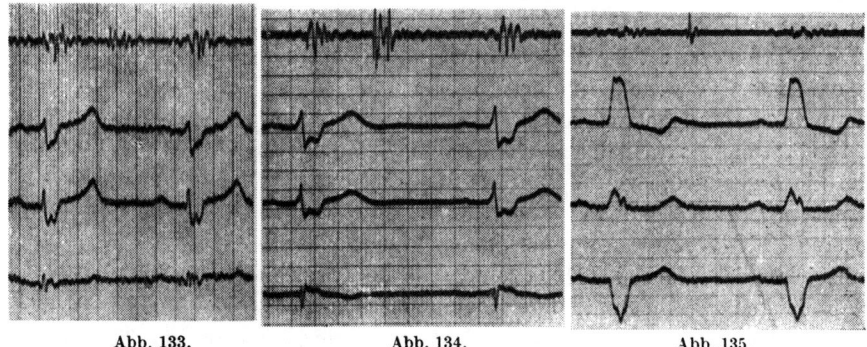

Abb. 133.   Abb. 134.   Abb. 135.

Abb. 133. Extreme Rechtsverspätung. Sog. *seltener Schenkelblock*. Klinisch: Coronarsklerose. Mr/Ml = 3,8/10,2. Der Ventrikelgradient beträgt 36 µVsec, sein Winkel α = + 40°. αT_A also auch + 40° (vgl. S. 205).

Abb. 134. Typischer *Block des rechten Schenkels*, sog. *Wilson-Block*. R zeigt Linkstyp. Ursache unbekannt. Mr/Ml = 4,9/8,7. Der Ventrikelgradient beträgt 22 µVsec, sein Winkel α (und der von T_A) 22°. Die Fläche R_I hat 8 µVsec, S = 25 µVsec.

Abb. 135. Typischer *Block des linken Schenkels*, vermutlich nach Rheuma. Fettleibiger Pykniker (73 kg, 165 cm) Mr/Ml = 4,0/9,0.

mir erscheint dieser Versuch der Unterteilung identisch mit dem, die Farbarten des Rot von Viol bis Gelb in Massen von Farben einzuteilen, die jeweils etwas besonderes sind; es fehlen nämlich hier wie da alle charakteristischen Grenzen und damit jede Berechtigung, willkürlich Gruppen abzusondern, die den Leser verwirren statt belehren, ohne auch nur den geringsten Nutzen für die Diagnostik zu stiften. Die Seltenheit der Formen ohne R_I ist darauf zurückzuführen, daß sie Extreme einer breiten Variation von Zuständen sind, welche nur unter besonderen Bedingungen erhalten werden: sie kommen wahrscheinlich nur bei zusätzlicher Rechtshypertrophie (z. B. bei kongenitalen Vitien) vor.

Die Tatsache der Rechtsblockierung bedeutet unter anderem, daß die relativ muskelschwachen Partien des rechten Ventrikels verspätet und zugleich umgekehrt erregt sind. Wenden wir unsere oben erläuterte Rechnung an, wieviel Prozent der Muskelmasse umgekehrt erregt werden, so finden wir: QRS hat — 17 µVsec. Das meist nur rund + 10 µVsec betragende R_I ist also um 27 µVsec negativiert worden, also um 10% der Maximalfläche QRS. Das bedeutet eine Umkehr von nur 5% der Gesamtfasermasse beider Ventrikel. Wir sehen also, daß selbst sehr kleine absolute Faserzahlen schon erhebliche Deformationen machen können, wenn sie in umgekehrter Richtung von der Erregung durchlaufen und außerdem noch verspätet erregt werden.

---

[1] WILSON, JOHNSTON, HILL, MACLEOD and BARKER: Amer. Heart J. 9, 459 (1934).

2. Gegen diese Bilder läßt sich ein anderer Typ der QRS-Verbreiterung mit Flächenvergrößerung und Typenwandel abgrenzen, der zwar auch Übergänge zum vorigen Typ zeigt, die aber selten sind. Neben sehr häufigen Formen nach Abb. 134 gibt es also häufig Formen der Abb. 135; diese Abbildung ist zwar nicht etwa charakteristisch für die ganze Gruppe solcher Blockformen. Abb. 136 zeigt uns vielmehr, wie variabel diese Gruppe ist. Doch sind Übergänge selten und rechtfertigen daher die Abtrennung einer eigenen Gruppe. Charakteristisch ist das mehr oder weniger negative QRS_{III} ohne deutliche positive Zacke. Es liegt also extremer Linkstyp vor. Diese Bilder sind daher mit Recht als *Linksverspätungen durch Block des linken Tawara-Schenkels* gedeutet worden. Da solche Blocks zudem sehr häufig sind, hat man sie auch *Schenkelblock vom häufigen Typ* genannt.

Diese Diagnosen: der Wilson-Block und der Linksblock, leiten sich also von extremen Kurvenbildern her, welche aus den tierexperimentellen Blockbildern vom Hundeherzen gedeutet waren. So exakt damit diese Diagnosen unterbaut schienen: sie ließen die fließenden Übergänge außer acht; man bedachte meist nicht genug die von WEBER so deutlich ausgesprochene Lehre, daß alle Verspätungen eine gleitende Skala bilden. Von welchem Punkte ab sollte man also eine EKG-Verbreiterung als Schenkelblock klassifizieren? Gibt es andere Kennzeichen des Blocks? Mir scheint, daß die Theorie des Schenkelblocks, aus der Ähnlichkeit zwischen pathologischem Menschen-EKG und tierexperimenteller Veränderung abgeleitet, ein ähnliches Schicksal erlitten hat wie die ST-Senkung: Diese, einmal als sichere Folge einer schweren Anoxie festgestellt, gilt heute in fast allen Lehrbüchern als das sicherste Zeichen der Anoxie überhaupt, ohne daß man überall bedenkt, daß es auch andere Gründe für ST-Senkungen gibt. So gibt es auch andere Gründe für QRS-Verbreiterungen vom Typ des Schenkelblocks als nur die anatomische Blockierung eines Teiles des RLS. Hier wie dort gilt die Warnung, daß *gleiche Form des EKG nichts über einen gleichen Mechanismus des Zustandekommens dieses EKG aussagt.* Da das EKG aus der Überlagerung einer unübersehbaren Vielfalt von Elementen zustande kommt, ist seine Form niemals eindeutig auf bestimmte elementare Prozesse zu beziehen. *Vielmehr führen sehr heterogene Komponenten oft zur gleichen Resultante.*

γ) **Der sog. Block des linken Schenkels.** Abb. 136 zeigt eine Reihe von QRS-Verbreiterungen, welche in fließenden Übergängen vom Normtyp in den Linkstyp überleiten. Wo beginnt die Diagnose des Linksschenkelblocks berechtigt zu sein? Nach unserer einleitend gegebenen Charakteristik ist ein Schenkelblock nur diagnostizierbar bei Änderung des Typs. Daß diese Bedingung obligat ist, erhellt aus folgender Überlegung: wenn nur ein bestimmter, scharf abgegrenzter Teil des Myokards verspätet erregt wird, so strömt die Erregung mindestens an den Grenzen dieses Bezirks vom früher erregten Teil des Myokards her konzentrisch in den noch unerregten Raum. Normalerweise dagegen werden alle Fasern von der Tiefe, vom RLS her, erregt. Selbst wenn also die Erregungswelle durch syncytiale Brücken im RLS in den blockierten Bezirk getragen wird, so sind die Randpartien von der Erregung abweichend durchflossen und ändern daher die Fläche *und* den Typ von QRS.

Wären alle Linksblocks durch Läsion an *einer* Stelle des RLS entstanden, so müßte natürlich ein QRS resultieren, das relativ konstant deformiert und nur von der Lage der anatomischen Herzachse abhängig wäre. Tatsächlich aber besteht der linke Tawara-Schenkel aus einem breiten Band mit einem vorderen und hinteren Anteil. Auch ist die Unterbrechung in sehr verschiedenen Höhen des Schenkels möglich. (Der rechte Schenkel verläuft viel länger unverzweigt, so daß Höhenunterschiede im Sitz des Blocks im Bereich des unverzweigten Verlaufs keinen Einfluß auf das Bild der QRS-Deformation haben.) So ist also beim Linksblock eine gewisse Variation der QRS-Form von vornherein zu erwarten. Dann aber spielt sich der Block am muskelstarken linken Ventrikel ab, der häufig partiell hypertrophiert ist und Hochspannung sowie Linkstyp zeigt. Ein Typenwandel von QRS durch Linksüberwiegen und ein solcher durch den Block treten in Konkurrenz. Endlich dürfen wir den Einfluß eines abgelaufenen *Infarktes* nicht vergessen, der sowohl Teile des Myokards zum Ausfall bringt, wodurch die entgegengesetzten Faserrichtungen überwiegen; der aber auch Teile des RLS schädigt und so einen zusätzlichen Block hervorruft. Es sind also drei Faktoren, welche die QRS-Form bestimmen: die Hypertrophie, das Ausmaß der Umkehr der Erregungswellen durch den Sitz der Blockade und eventuell ein Infarkt.

In allen Beispielen der Abb. 136 ist QRS verbreitert und seine Fläche (positiv oder negativ) verändert, und zwar vergrößert. Es ist R plump, d. h. die Verbreiterung von QRS geht nicht, wie in Abb. 64, auf Kosten kleiner, doch breiter Q- und S-Zacken. R beherrscht das Bild in allen Ableitungen. In Ableitung II kann freilich ein ebenfalls plumpes, doch diphasisches QRS vorhanden sein, aber derart, daß man beide Zacken weder als R noch als S ansprechen kann, da sie gleich groß sind und S_{II} offensichtlich synchron mit dem Gipfel des negativen R_{III} liegt. Die mit dem EKG konstruierten Vektordiagramme zeigen ebenfalls sehr wechselnde Bilder, denen jedoch bis auf a, f und g gemeinsam ist, daß die Schleife sehr breit erscheint, der Integralvektor also im Lauf der QRS-Dauer sehr große Richtungsänderungen durchmacht.

Ist eine solche Vielfalt von Bildern aus *einem* Ansatz heraus, also durch Schenkelblock verschiedenen Sitzes und bei Herzen verschiedenen Hypertrophiezustandes zu erklären? Zwar sind Typenänderungen von QRS mitbestimmend für das Aussehen des Blocks; doch fordern wir nach der Theorie, daß sich der QRS-Typ auch durch den Block selber ändere. Kann es also normtypische echte Schenkelblocks nach Abb. 136a überhaupt geben? Wie wir oben (S. 153) schon ausführten, ist das durchaus denkbar. Es müßte nur angenommen werden, daß Fasern, welche normalerweise genau entgegengesetzt der normalen Vektorrichtung verlaufen, nun umgekehrt, also in Richtung des normalen QRS-Vektors durchlaufen werden. Ihre mittlere Richtung müßte also jetzt von oben rechts nach unten links weisen. Es kann sich also wohl nur um Fasern handeln, die oberhalb des „Quellpunktes" liegen. Solche Bilder würden also ununterscheidbar von anderen sein, bei denen QRS durch eine *allgemeine* Verzögerung der Erregungsleitung verbreitert ist. Freilich ist es wenig wahrscheinlich, daß ein Block gerade diejenigen Fasern betrifft, welche dem Integralvektor der R-Zacke des normalen EKG entgegengerichtet laufen. Treffen wir also ein normtypisches, doch verbreitertes QRS, so wird der Verdacht auf eine allgemeine Leitungsstörung von vornherein mehr berechtigt sein als die Diagnose des Schenkelblocks. Findet sich jedoch ein klinischer Anhalt für die akute myokardiale Schädigung

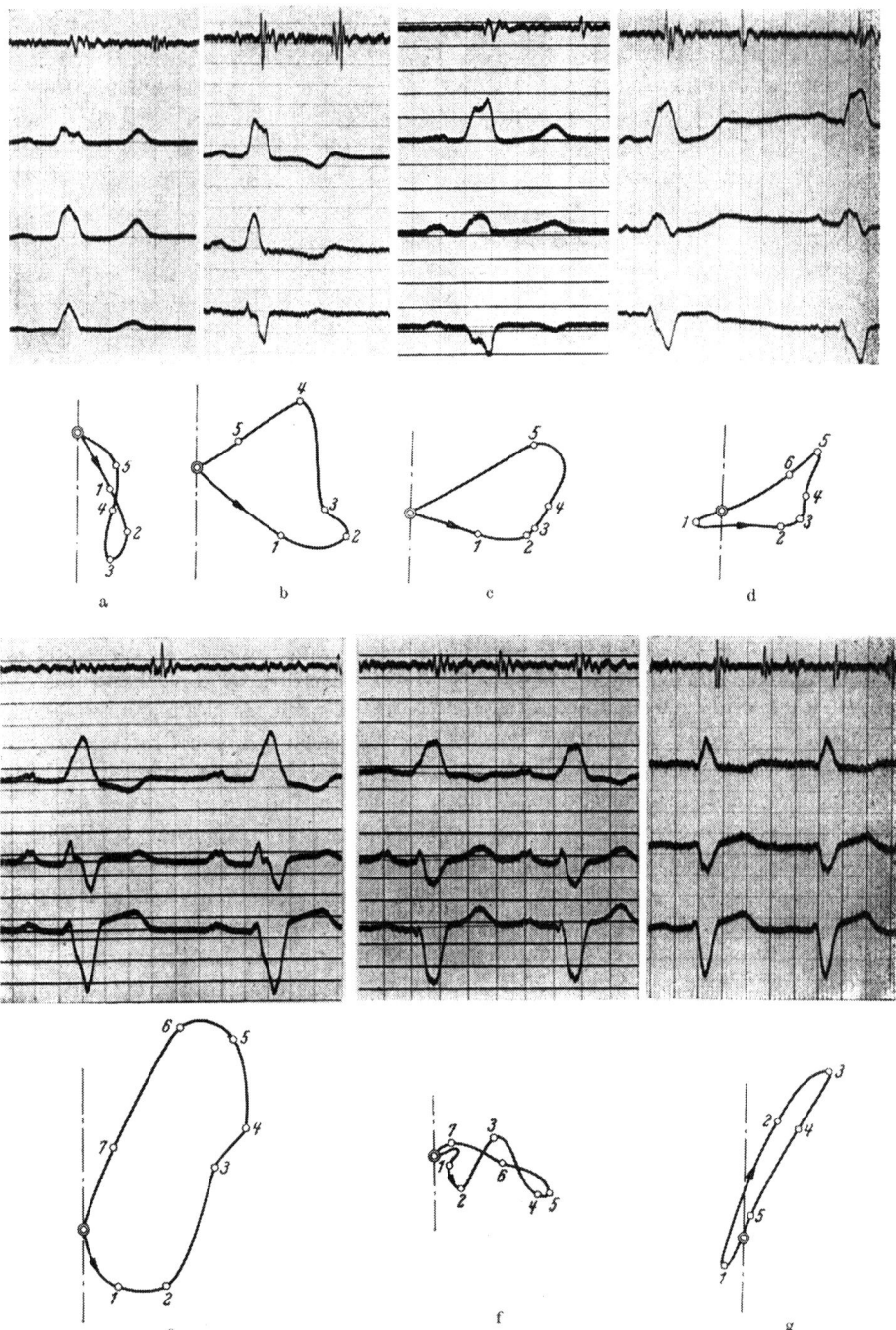

Abb. 136a—g. Skala von verschiedenen extremen Verspätungen von der Form eines linken Schenkelblocks, doch von den verschiedensten QRS-Typen, vom Normaltyp bis zum überdrehten Linkstyp. Alle Patienten Männer, a—f zwischen 42 und 51 Jahren. Jedem EKG ist das konstruierte Vektordiagramm beigegeben. Beachte, daß in allen Fällen, wo die Schleife nennenswert gerundet ist, der Umlaufssinn gegen den Uhrzeiger geht! Klinische Daten (Mr/Ml in Klammern): a Infarkt, alte Diphtherie. Der Infarkt führte zur Blockade einiger Zweige des RLS. (2,7/9,1.) 74 kg. 182 cm, 42 Jahre 125/80. b Vitium nach Scharlach und Rheuma.

nicht, so wird die Annahme des lokalisierten Blocks wahrscheinlicher. In der Literatur scheinen im übrigen anatomische Untersuchungen über solche Grenzfälle zu fehlen. — Was wir hier vom normtypischen Schenkelblock gesagt haben, trifft auch auf andere Blockformen zu, wie wir sehen werden. Eine Eindeutigkeit ist um so weniger gegeben, als eine Hypertrophie z. B. den QRS-Typ auch bei normaler Erregungsleitung ändert und eine extreme Linkslage und Hypertrophie natürlich auch das Bild des Schenkelblocks beeinflussen, indem sich ihr Einfluß auf den QRS-Vektor und der Einfluß der Erregungsumkehr im geblockten Bezirk überlagern. Vor allen Dingen aber neigen besonders *große* Herzen, wie wir noch lesen werden, zum Block und natürlich auch zu myokardialen *allgemeinen* Leitungsstörungen als Folge akuter Insuffizienz und Dekompensation. Endlich müssen wir einen *Infarkt* als Ursache einer QRS-Flächen-Veränderung ausschließen können.

Die Diagnose „Schenkelblock" ist also nicht eindeutig aus dem EKG zu stellen. Eine lokalisierte Unterbrechung eines Schenkels ist um so wahrscheinlicher, je mehr QRS einem bestimmten Linkstyp, etwa der Abb. 136 e—g, entspricht und je weniger klinisch ein Anhalt für eine allgemeine myokardiale Leitungsstörung vorliegt. Je normtypischer QRS und je schwerer dekompensiert das Herz, desto wahrscheinlicher ist hiergegen die Diagnose einer allgemeinen myokardialen Insuffizienz mit verminderter Leitungsgeschwindigkeit. Extreme Linkslage (Fettsucht!) und einseitige Hypertrophie mit starkem Überwiegen und Linkstyp machen bei eintretender Dekompensation und Verminderung der myokardialen Leitungsgeschwindigkeit ferner dasselbe Bild wie ein lokalisierter Schenkelblock des nicht hypertrophen Herzens. Je dekompensierter und hypertropher ein Herz, desto weniger beweiskräftig ist die für Schenkelblock typische QRS-Form, daß tatsächlich ein Schenkelblock vorliegt.

Im Sinne dieses Leitsatzes würde Abb. 136a wahrscheinlich *kein* reiner Schenkelblock sein. Bei b—d entscheidet die klinische Diagnose, welche bei den adipösen Patienten in Bild b und d unentschieden läßt, ob die Fettsucht das Herz stark quergelagert hat und nun zusätzlich eine Verlangsamung der Leitungsgeschwindigkeit vielleicht als Folge einer Myokardschädigung durch die Fettsucht auftrat. Trotz der Linkslage ist aber ein Block wahrscheinlicher, weil die Herzen kompensiert waren. Die Bilder e—g dagegen werden trotz der Herzvergrößerung einen Block aufweisen, dessen Linkstyp freilich wohl in e und f durch eine Linkshypertrophie verstärkt ist.

δ) **Eine tiefe S-Zacke in Ableitung II und III** mit gleichzeitig bestehender Verbreiterung von QRS ist ein besonders gutes Beispiel für die Vieldeutigkeit des EKG-Befundes und bedarf besonderer Besprechung. Wir finden eine QRS-Form mit tiefem S_{II} und S_{III} relativ häufig auch bei klinisch ganz gesunden Herzen. Nur wenn diese Form mit einer Verbreiterung von QRS einhergeht,

---

(5,5/10,5.) 75 kg. 168 cm. Linkstyp durch Fettsucht? 48 Jahre. Aortenform. 140/80. Ein Linksblock nicht auszuschließen. c Schenkelblock unbekannter Ursache (5,0/10,3). 75 kg. 175 cm. 130/80. 43 Jahre. d Block unbekannter Ursache. (6,2/9,1.) 74 kg. 168 cm. Linkstyp durch Fettsucht? 51 Jahre. 135/80. e Starke Verspätung. Kombiniertes Vitium nach Scharlach und Diphtherie. Sehr starke Linksvergrößerung. Aortenform. 63 kg. 164 cm. 45 Jahre. 105/65. Schenkelblock zusätzlich zu einem Linkstyp wahrscheinlich. f Dekompensierte Mitralinsuffizienz (5,5/10,5). Hypertonie 175/110. Fettsucht. 103 kg. 185 cm. 45 Jahre. 175/110. Schenkelblock zusätzlich zum Linkstyp wahrscheinlich. g Schenkelblock mit absoluter Arrhythmie bei Sklerose. Linksvergrößerung. RR 160/90. 63 kg. 167 cm. 66 Jahre.

wird sie in jedem Fall pathologisch. Diese EKG sind, obgleich sie sehr linkstypisch aussehen, nach dem SCHLOMKA-Index nicht eigentlich als linkstypisch zu bewerten. Ihre Genese wird wahrscheinlich eine relativ spät einsetzende Erregung der spätest erregten rückwärts weisenden Fasermassen des Ventrikels sein. Wenn das RLS bei einigen Menschen relativ weit spitzenwärts schon mit seinen Verzweigungen aufhört und auf dem Weg vom Quellpunkt zur Basis,

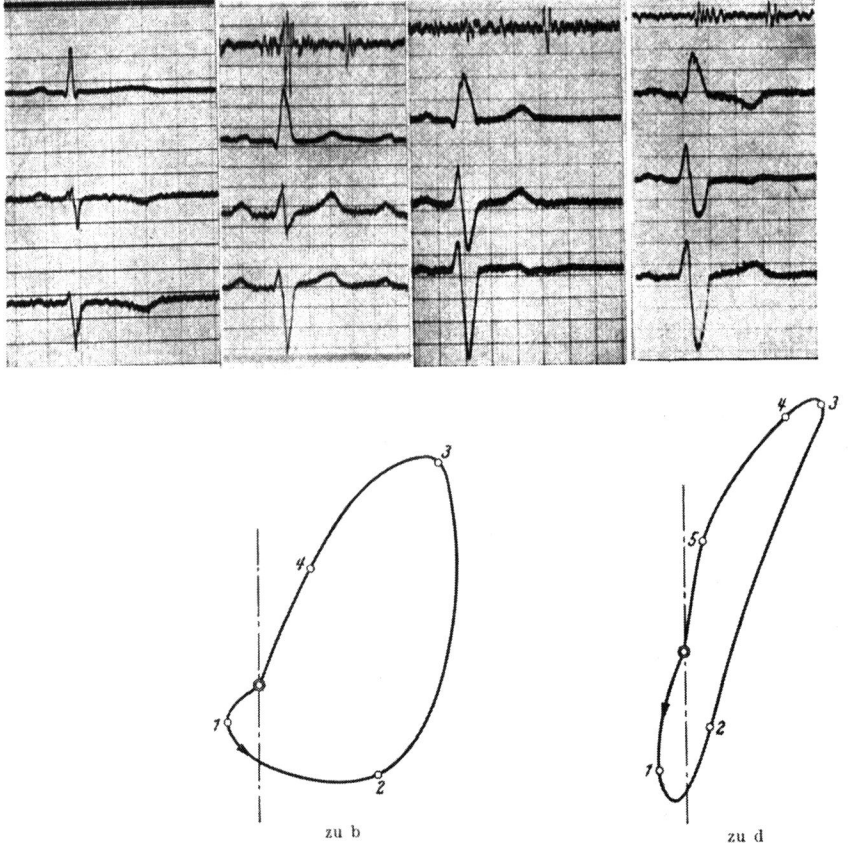

zu b   zu d

Abb. 137a—d. Übergang von normaler QRS-Breite zu erheblichen Verspätungen bei EKG, die sämtlich gleichen Typ, und zwar Linkstyp mit sehr starker S_{II}-Zacke aufweisen. Der Typenindex I nach SCHLOMKA ist besonders vermerkt. Es zeigt sich, daß alle Bilder nicht etwa extrem linkstypisch sind. Linkstypisch ist nur der zweite (verspätete) Teil von QRS mit den S-Zacken in Ableitung II und III. Klinische Daten und Mr/Ml: a Myokarderkrankung nach Scharlach. 3,1/12,1. Breite Aorta. 54 Jahre. $I = 1,36$. RR 155/75, 54 Jahre. b Mitral- und Aorteninsuffizienz. 5,2/11,5. Typische Verspätung durch Linkshypertrophie. $I = 1,03$. Vektordiagramm ist für Linksblock charakteristisch. RR 145/60, 30 Jahre. c Myokardschaden bei Sklerose? 37 Jahre. Keine Herzvergrößerung. $I = 0,81$. Vermutlich werden einige Fasern der Spitze in umgekehrter Richtung und verspätet erregt. RR 110/80, 37 Jahre. d Verspätung ohne erkennbare Ursache. 5,7/12,6. $I = 0,66$. Vektordiagramm für Linksblock charakteristisch. RR 135/80. 53 Jahre. Vermutlich werden Fasern der Gruppe 1 (Abb. 146) verspätet und rückläufig, d. h. von der Spitze zur Basis hin, erregt. Außerdem erscheint die Leitungsgeschwindigkeit herabgesetzt oder doch an zahlreichen Stellen verzögert. Beachte die Dilatation nach beiden Seiten als Ursache einer solchen Leitungsschädigung, im Gegensatz zu Bild c, wo beides fehlt.

frühzeitiger als es der Regel entspricht, in eine rein myokardiale Leitung übergeht, wandert eine homogene Front von Erregungswellen auf besonders langer „freier Weglänge" das letzte Stück des Weges basiswärts: Diese Erregungen zeigen keine Niederspannung durch wechselseitige Kompensation, weisen mit dem Negativitätsgefälle von unten nach oben (S_{II}, S_{III}) und brauchen relativ lange Zeit für ihren Weg: QRS liegt an der Grenze der Norm. Abb. 137a und b wäre also als *EKG bei vorzeitig endender Verzweigung des RLS* zu erklären.

Gehen nun die Bilder mit QRS-Verbreiterung aus solchen harmlosen, individuellen Atypien der RLS-Verzweigung durch sinkende Leitungsgeschwindigkeit hervor? Der Vergleich der beiden Vektordiagramme in Abb. 137 zeigt die grundsätzliche Ähnlichkeit zwischen dem wenig und dem stark verspäteten Zustand: Der Vektor rotiert in beiden Fällen gegen den Uhrzeiger (was an sich abnorm ist) und auch seine Lage ist im großen und ganzen recht ähnlich.

Nun sind Bilder nach Art der Abb. 137 nicht selten als Folge eines Myokardschadens nach typischen Erkrankungen (Scharlach und noch häufiger Diphtherie) anzutreffen[1] und bleiben als Restzustände ohne Verspätung, nur mit dem extremen Linkstyp, bestehen, nachdem vorher, im akuten Zustand, das EKG das Aussehen der Abb. 137d, also mit Verspätung, gehabt hat. Man wird aus diesen Beobachtungen reversibler Myokardschäden, die sich aus Bild d in Bild b oder a zurückverwandeln, und der fließenden Übergänge nach Art der Abb. 137, die sich beliebig häufig auffinden lassen, schließen dürfen, daß die Abb. 137d nicht etwa eine typische Linksverspätungskurve durch Schenkelblock sein *muß*, sondern ebensowohl als eine reversible Schädigung der Endverzweigungen des RLS angesprochen werden kann. Wir bedenken zu wenig, daß der Quellpunkt der Erregung nicht zentrisch, sondern spitzenwärts verschoben liegt. Die basiswärtigen Fasermassen der Kammer liegen also

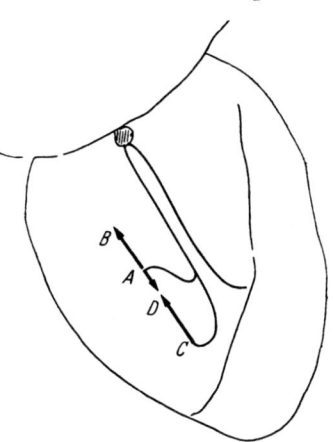

Abb. 138. Schema eines hypothetischen Mechanismus der physiologischen Niederspannung, der vermutlich an der Herzbasis stärker in Erscheinung tritt als an der Spitze. Sind die Insertionsstellen des RLS weit voneinander entfernt (große „freie Weglänge"), so wird die Erregungswelle bei *A* durch das RLS sehr viel früher eintreffen als von *C* her auf dem Muskelweg, wo sie nur bis *D* gekommen ist, wenn *A* erregt wird. Dadurch entsteht eine Erregungswelle *A → D*, deren Vektor den Vektoren *A B* und *CD* entgegengerichtet ist und sie kompensiert.

statistisch ungünstiger für die Erregung vom RLS her als die spitzenwärts gelegenen. In ihnen entsteht daher leichter ein partieller Block, der sie erstens verspätet, zweitens bewirkt, daß sie ohne physiologische Niederspannung in einer einzigen Richtung von der Erregung durchflossen werden, was normalerweise offenbar nicht der Fall ist.

Eine physiologische Niederspannung ganz unbekannten Ausmaßes entsteht nämlich dadurch, daß von jeder Einmündungsstelle des RLS aus die Erregung im Myokard sich nach *zwei* Seiten hin ausbreitet. Normalerweise ist der Weg gegen die Norm, also entgegen den Richtungen der Abb. 80, beim Hundeherzen kurz. Vom Menschenherzen kennen wir ihn nicht. Es ist zu vermuten, daß an der Basis des Menschenherzens die „freie Weglänge" länger ist als an der Spitze, und damit würde die Erregungswelle mehr Zeit und Gelegenheit haben, vom Einmündungspunkt des RLS aus auch rückwärts zu laufen. Abb. 138 gibt die Verhältnisse wieder. Je weiter also die Verzweigungen des RLS auseinanderliegen (und sie liegen vermutlich statistisch um so weiter auseinander, je weiter der Myokardbezirk vom

---

[1] MOLL: Dtsch. Arch. klin. Med. **187**, 416 (1941).

Quellpunkt entfernt ist) desto länger muß der Vektor *AD* in Abb. 138 werden, desto größer
also die physiologische Niederspannung dieses Bezirks. Funktioniert der Zubringerweg nach
A über das RLS nicht mehr (oder sehr stark verspätet, was auf das gleiche herauskommt),
so wird die ganze Strecke *CB* in einer Richtung, von *C* nach *B*, myokardial durchlaufen,
was 1. eine leichte Verspätung, 2. eine relative Hochspannung der Vektoren *CB* macht,
die nun nicht mehr von *AD* kompensiert werden. *AD* hat sich eben umgekehrt und wird
jetzt in Richtung *DA* erregt, wodurch die tiefere S-Zacke erklärt wird. Der Flächenzuwachs
von S ist identisch dem doppelten Betrag der Zeitspannungsproduktion aller Vektoren der
Art von *AD*!

Wir haben diese Theorie des großen S deshalb so ausführlich erörtert, weil
sie zeigt:

*1. Es gibt normale, relativ große, QRS fast beherrschende S-Zacken in Ableitung II
und III. Sie können physiologisch als eine normale Variante dadurch erklärt
werden, daß das RLS nicht bis in die letzten myokardialen Bezirke der Basis hinauf-
reicht (Abb. 137 a, b).*

*2. Man kann die Arbeitshypothese aufstellen, daß normalerweise die Basis-
region, die keine großen S-Zacken produziert, eine höhere physiologische Niederspannung aufweist als die Spitzenregion, falls die „freie Weglänge" der Basisregion
im statistischen Mittel größer ist als die der Spitzenregion.*

*3. Fallen bei einem Herzen, bei dem Ziffer 2 zutreffend ist, die weitest reichenden
Verzweigungen der Basisteile des RLS durch Leitungsschäden aus oder ist ihre
Leitung verlangsamt, so resultiert eine abnorm starke S-Zacke, die QRS je nach
dem Umfang der Störung mäßig oder deutlich verbreitert: abnormes S bei vorzeitig
endender oder bei gestörter Leitung im Basisteil des RLS.* Wir wollen ein solches S
kurz und schlagwortartig **physiologisches bzw. pathologisch verstärktes Basis-S
bezeichnen.**

*4. Seine Differentialdiagnose gegenüber Ausfällen (Infarkten) der Spitzen-
region ist das vorhandene R in apikalen Brustwandableitungen (vgl. Kap. 68, 69).*

ε) **QRS-Verbreiterungen bei überdrehtem Linkstyp.** Die soeben erörterten
S-Zacken scheinen nun fast ohne kritische Grenze in noch ausgeprägtere Störungen
überzuleiten: Die überdrehten Linkstypen, welche in Ableitung II kein R mehr
besitzen[1]. Solche Typen, die uns Abb. 139 wiedergibt, können nun ersichtlicherweise *nicht* nach dem gleichen Prinzip erklärt werden wie Abb. 137. Denn die
basiswärtigen Teile des Myokards werden offenbar als *letzte* erregt. Ihr Einfluß
kann daher nur die spätesten Phasen von QRS betreffen. Haben wir also in
Ableitung II einen erheblichen oder totalen R-Verlust, so müssen auch schon die
frühest erregten Teile des Myokards abwegig erregt sein. Das ist beim sog.
„*überdrehten Linkstyp*" der Fall (vgl. S. 108). Die extremsten Formen eines
solchen Linkstyps, etwa Abb. 139e, sind identisch mit den extremen Linkstypen
des Schenkelblocks in Abb. 136. Wir haben also Endglieder einer Kette möglicher Veränderungen vor uns.

Es bleibt die Frage, ob solche Typen der Abb. 139 immer pathologisch sind.
Man hat lange Zeit allgemein an die pathologische Natur solcher EKG geglaubt,
dann aber festgestellt, daß sie sehr oft bei klinisch gesunden Herzen gefunden
werden. Vielleicht ist man, wie GROEDEL meint, auf diesem Weg zu weit

---

[1] Ableitung III ist in diesem Zusammenhang nicht verwertbar, da R_{III} normalerweise
sehr oft fehlt.

[2] GROEDEL: Das EKG. Dresden und Leipzig 1934.

gegangen und hat übersehen, daß diese Kurven in schwer pathologische Fälle überleiten. Wie wir in Abb. 146 sehen werden, ist ein totaler R-Verlust durch Umkehr der Erregungsrichtung in den früh erregten Spitzenfasern sofort erklärt.
Er ist ebenfalls erklärt durch *Ausfall* dieser Bezirke, also durch Infarkt oder
toxische Nekrosen (Diphtherie!), wodurch ein relatives Überwiegen aller basiswärts
weisenden Fasern zustande kommt. Infarkt und toxische Myokarditis mit ihren
Folgen sind daher die Diagnosen, die sorgfältig ausgeschlossen werden müssen,
ehe man sich zu harmloseren Erklärungen entschließt. T ist ein guter Anhalt.
Abb. 139a ist wahrscheinlich eine Infarktfolge wegen des abnormen, negativ-

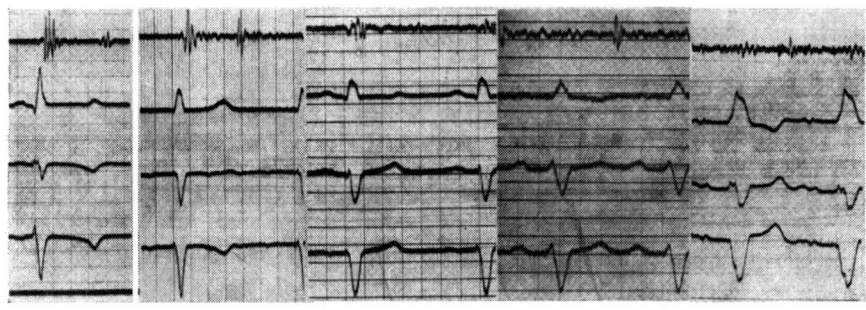

a   b   c   d   e

Abb. 139a—e. Übergang von normal breiten zu stark verbreiterten QRS-Formen bei Vorliegen des gleichen
überdrehten Linkstyps. Es ist zu vermuten, daß die Verspätung sich einem pathologischen Typ überlagert,
der durch abwegige Richtung der Erregungsausbreitung in einigen Gebieten des Herzens (z. B. Gruppe 1
der Abb. 146) zustande kommt. Die klinischen Daten (Mr/Ml in Klammern) zeigen, daß die Verspätung um
so ausgesprochener ist, je stärker die Dilatation ist. a Herz von Aortenform (4,3/10,0). Sonst ohne Befund.
44 Jahre. RR 135/80. Klinisch kein Anhalt für Infarkt („vegetative Stigmatisation"), doch spricht das EKG
mit großer Wahrscheinlichkeit doch dafür. b Alter Mitralfehler nach Rheuma (4,5/11,1). 69 Jahre. RR 130/65.
c Herzvergrößerung und -insuffizienz. Fettsucht. Anamnese: Anginen. Transversaldurchmesser 15,8. Geringe
Rechtsverbreiterung. 63 Jahre. RR 120/80. d Unbekanntes Herzleiden. Röntgenologisch: Aortenform
(5,0/12,7). Geringe Dekompensation. Starke Herzvergrößerung. RR 95/70. 64 Jahre. e Myokardschädigung,
nach Rheuma? Herz vergrößert (6,0/12,2). RR 175/85. 55 Jahre.

konkordanten T; jede andere Erklärung ist weniger wahrscheinlich. Sicher ist
aber eine solche Diagnose auch nicht, da uns zu wenig Material hierüber
bekannt ist.

Gibt es überhaupt eine *Möglichkeit* der physiologischen Entstehung des überdrehten
Linkstyps? Vielleicht ja, wenn in einem Herzen die Art der Insertion des RLS in das Myokard
so abnorm erfolgt, daß die vom Quellpunkt nach oben weisenden Fasern an Masse von vornherein überwiegen. Der Quellpunkt liegt abnorm spitzenwärts. Wir wissen nicht, ob es so
etwas gibt, und man wird sich im Zweifelsfall lieber an die schon auf S. 108 f. erläuterten pathologischen Mechanismen halten. Allerdings gibt es Hinweise auf die normale Natur solcher
Typen im Brustwand-EKG. So finden sich z. B. in GROEDELs Monographie nicht weniger
als 6 Fälle, bei denen tiefe S_{II}- und S_{III}-Zacken fast das ganze QRS beherrschen, die Verbreiterung an der oberen Grenze der Norm ist. Es handelt sich also um „überdrehte Linkstypen" der Art wie Abb. 139b und c, Abb. 137c und d. Während nämlich beim typischen
Linksblock (Abb. 136) das Brustwand-EKG über dem rechten Herzen eine besonders starke
Negativität zeigt (d. h. in der konventionellen Polung Ausschlag nach unten), zeigen diese
Kurven über dem rechten Herzen einen Ausschlag nach *oben*, wie wir ihn nur von
Rechtsverspätungen und WILSON-Blocks kennen. Da das Brustwand-EKG sehr stark auch
die Richtung des Integralvektors in dorsoventraler Richtung wiedergibt, dürfen wir schließen,
daß im Falle dieser überdrehten Linkstypen mit mäßiger Verbreiterung von QRS ein *vom
Linksblock wesentlich verschiedenes Verhalten vorliegt.* Damit stimmt überein die oft merkwürdig gute klinische Verfassung der meisten Patienten dieser Art, die oft klinisch ganz
gesund sind oder doch nicht über schwere Erscheinungen und meist keinerlei typische

Herzanamnese klagen. Meist sind es (so bei GROEDEL fast immer, hier in Abb. 137 d und 139 c, d und e) ältere Menschen, häufig mit Adipositas.

Wie das Brustwand-EKG dartut, erfolgt also die Erregungsausbreitung von frontal her gesehen nach oben, doch von oben her gesehen vorwiegend nach vorn, fast senkrecht gegen das Brustbein. Beim Schenkelblock erfolgt dagegen die Erregungsausbreitung vorwiegend nach oben, nicht einmal so stark wie bei den überdrehten Linkstypen, doch nach *hinten* zu und damit in der Tat vollkommen abwegig.

Schon HOLZMANN[1] hat diese Typen als besondere erkannt und sie, da sie im Extremitäten-EKG linkstypisch, im Brustwand-EKG rechtstypisch sind, als *Leitungsstörungen vom „gemischten Typ"* bezeichnet. Wir können tatsächlich diese Gruppe von EKG als eine in sich gesonderte Gruppe von Herzen abgrenzen, bei denen eine Linksverspätung der Art besteht, daß die Erregungsrichtung zwar nach links hin überwiegt und verspätet erfolgt, doch vorwiegend von der hinteren Basis zur vorderen Spitze läuft. Wir wollen diese Gruppe *„überdrehte Linkstypen mit Verspätung ohne Linksblock"* bezeichnen. Differentialdiagnostisch sind sie allerdings nur durch das Brustwand-EKG mit Sicherheit abzugrenzen. Sie scheinen klinisch besonders gutartig zu sein. T ist meist diskordant, was uns überrascht (T_I schwankend, $T_{II, III}$ positiv).

ζ) **Übergangsformen zwischen Links- und Rechts-Schenkelblock.** Was für den Linksblock galt, gilt grundsätzlich, wenngleich nicht ganz so ausgeprägt, für den Rechtsblock auch: Es zeigt sich auch hier eine große Zahl von fließenden Übergängen nach allen Seiten.

Abb. 140 zeigt die Übergänge vom WILSON-Rechtsblock zu den Bildern eines mäßig starken Linksblocks, der zwar ausgeprägte linkstypische Züge, doch nicht die beim Linksblock möglichen extremen Verspätungen aufweist. Das Bild wird dem Leser, der die alten fast reflektorisch wirksamen Schemata von Rechts- und Linksblock erlernt hat, in Verwirrung setzen, und soll es auch. Es muß das Resultat dieses Abschnittes sein, beim Leser den Glauben daran zu erschüttern, als ob Rechts- und Linksblock wohldefinierte Klassen von Erscheinungen seien, deren Benennung uns allen weiteren Nachdenkens entheben könnte. In Wirklichkeit beginnt nun erst die Arbeit, indem man ermittelt, wie die Grenzfälle zu erklären sind.

Während Abb. 140 a noch ein echter WILSON-Block genannt werden kann, ist Bild b schon etwas anderes: Auch Ableitung III zeigt einen negativen verspäteten Anteil von QRS, so wie er uns fast in einigen Fällen von Linksblock imponiert hat. Ein Bild dieser Art ist von BAYLEY[2] als Typus besonderer Art beschrieben worden, und man wundert sich immer wieder über die Kühnheit, mit der aus einer begrenzten Kasuistik bei Vorliegen einer so fließenden Mannigfaltigkeit von Bildern „Typen" herausgeschält wurden, die rein wissenschaftstheoretisch schon eine anfechtbare Sache sind. Wir wollen also Bild b hier nicht auch als *Bayley-Block* bezeichnen, sondern als Übergangsbild zwischen Rechts- und Linksblock werten. Es entspricht ja auch der schier unendlichen Mannigfaltigkeit der Möglichkeiten, daß Blocks, an den verschiedensten Stellen des Herzens entstehend, die allerverschiedensten Bilder erzeugen, deren mikrophysiologische Aufklärung wohl unmöglich sein wird, solange wir nicht am lebenden Herzen eine Topo-

---

[1] HOLZMANN: Arch. Kreislaufforschg 1, 2 (1937).
[2] BAYLEY: Amer. J. med. Sci. 188, 236 (1934).

graphie der Faserrichtungen beginnen können[1]. In Bild b ergibt die Analyse, daß S_I noch deutlich vorhanden ist (was den einzigen deutlichen Unterschied zu einer Linksverspätung ausmacht!); der Vektor dieser späten Teile von QRS ist also in allen Ableitungen negativ: er zieht von unten links nach oben rechts. Bild c gibt das gleiche noch stärker wieder. Doch sind wir nun schon sicher, es mit einem linkstypischen Hypertrophie-EKG zu tun zu haben; in der Tat handelt es sich auch um eine Mitralinsuffizienz mit Linkshypertrophie. Atypisch an ihr ist (verglichen etwa mit Abb. 93a!) die stark verbreitete S-Zacke in Ableitung II. Bild d ist dann bereits ein überdrehter Linkstyp, doch immer noch mit einem S_I und insofern von Abb. 94b und 139 abweichend. Erst in Bild e

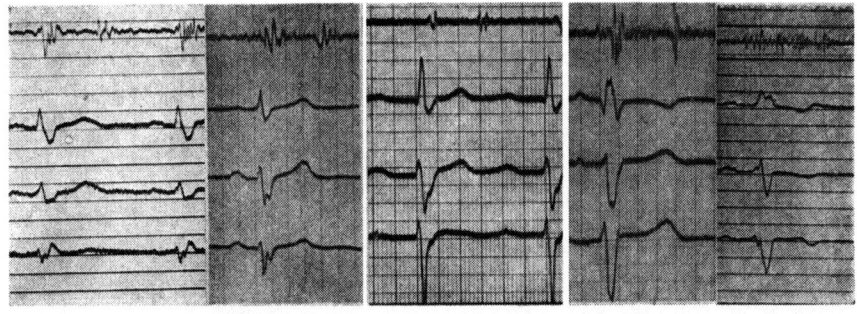

a   b   c   d   e

Abb. 140a—e. *Übergänge zwischen sog. Rechtsverspätung und Linksverspätung, bei mäßig verbreitertem QRS.* Klinische Daten: (Mr/Ml in Klammern): a WILSON-Block unbekannter Ursache (5,4/8,8). RR 145/95; 37 Jahre. Röntgenologisch: Taille ausgefüllt. b Dies Bild wird meist als *Bayley-Block* bezeichnet. Es geht aber fließend in andere Gruppen über. Klinisch: Allgemeine Sklerose. RR 160/85. 58 Jahre. Relativ deutliche Störung der Erregungsausbreitung, vermutlich an mehreren Stellen durch diffuse Narbenbildung. Vorwiegend linksweisende Fasern sind blockiert und verspätet und in umgekehrter Richtung von der Erregung durchlaufen. c Mitralinsuffizienz; Verspätung und Linksüberwiegen durch Linkshypertrophie. Ml = 11,3. Anamnese: Scharlach, Anginen. RR 140/75; 36 Jahre. d Myokardschaden bei Sklerose. Herz beiderseits etwas vergrößert. 62 Jahre. RR 125/75. Keine typische Anamnese. Die Erregung läuft sicher abwegig. e Alte Mitralinsuffizienz. Scharlach, Diphtherie und Anginen in der Anamnese. Reine Linksverspätung bei wenig ausgeprägter Linksvergrößerung; wahrscheinlich also Leitungsstörung als Ursache der Verspätung, nicht Hypertrophie. (5,2/9,8.) RR 110/65. Mitralform angedeutet. 44 Jahre.

haben wir den reinen überdrehten Linkstyp erreicht, bei dem uns nichts mehr an den Ausgangspunkt des WILSON-Blocks erinnert.

Auch der Wilson-Block hat also Übergänge zum Linksblock. Einer davon wird als Bayley-Block bezeichnet.

Die Übergänge zwischen den scheinbar so klar abgegrenzten Blockformen entstehen dadurch, daß die Blockaden in sehr wechselnden Teilen des RLS sitzen und an anatomisch sehr verschieden gebauten Herzen auftreten können. Abb. 140b und c z. B. zeigen einen verspäteten Potentialvektor fast gleicher Richtung, er weist parallel zu Ableitung II im Einthoven-Dreieck von unten links nach oben rechts. Es muß sich also um eine Umkehr der Erregung in Fasern handeln, die sonst in Richtung der Herzachse durchlaufen werden. Die relative Kleinheit des Areals von QRS deutet darauf, daß es nur kleine Faserbezirke sind. Man kann nicht sagen, wo solche Bezirke liegen. Nicht einmal Brustwandableitungen lassen eine solche Entscheidung zu. Das EKG ist zu vieldeutig, um heute schon solche detaillierten Diagnosen zu gestatten.

Anfänge hierzu sind freilich durch die Arbeiten GROEDELs gemacht, das EKG von der Herzoberfläche selbst auch am Menschen (durch die Brustwand hindurch) abzuleiten (vgl. S. 502 ff.).

η) **Übergänge von der Norm zum WILSON-Block** haben wir endlich in Abb. 141 vor uns. Solche Bilder sind sehr häufig und finden sich so oft an klinisch normalen Herzen, daß sie eine pathologische Diagnose nicht verdienen, solange QRS nicht deutlich verbreitert ist (vgl. S. 116 f.). Abb. 111—114 gab eine Erläuterung, wie sich bei solchen EKG der Integralvektor verhält: er macht eine weite Schleife. Da die QRS-Fläche bei diesen EKG gegen die Norm verändert ist, muß die mittlere Erregungsrichtung in solchen Herzen anders sein als beim klassischen

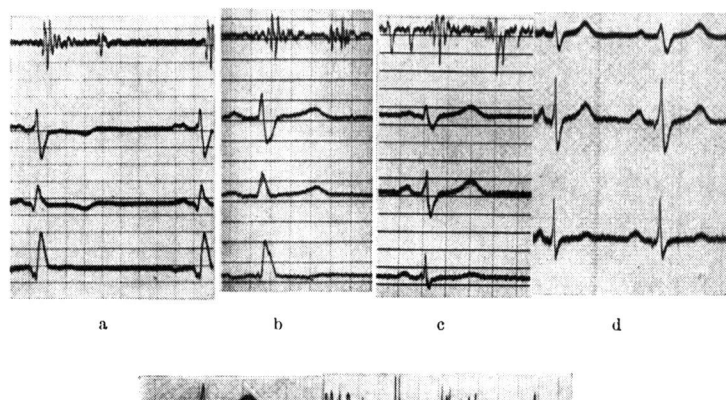

a   b   c   d

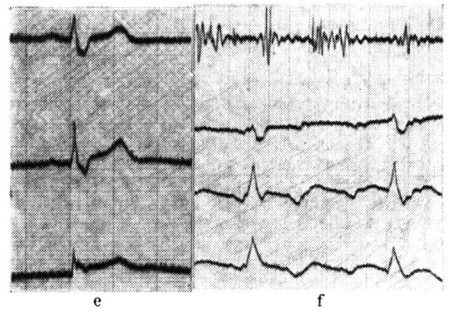

e   f

Abb. 141a—f. Der Übergang vom normalen EKG mit tiefer S_I-Zacke zum Rechtsblock (WILSON-Block). Das 1. Bild zeigt zwar abnormes QRS, doch noch nicht eine deutliche Rechtsverspätung; Bild b ist gegen a durch geringe weitere Verspätung ausgezeichnet. Erst c kann als Rechtsverspätung, noch in physiologischen Grenzen, gedeutet werden. d: Physiologische Rechtsverspätung eines Gesunden. e und f: Rechtsverspätung vom Typus des WILSON-Blocks. Klinische Daten (Mr/Ml in Klammern): a Hypertonie, RR 200/100 (4,9/10,8), 53 Jahre. Q_{II} und Q_{III} sind völlig abnorm, ebenso T. Vermutlich stark geschädigtes Herz, lokale Leitungsstörung, abnormer Erregungsrückgang. b Myokardschaden nach Scharlach, Diphtherie und Anginen. Herz links vergrößert! Trotz S_I kein Rechtsblock. R_{III} abnorm geformt. c Angedeutete Rechtsverspätung, in physiologischen Grenzen. Tropfenherz eines Asthenikers (175 cm, 62 kg) (3,8/8,5). Scharlach und Rheuma in der Anamnese. RR 120/60, 30 Jahre. d Klinisch ganz gesunder junger Mann. Physiologische Rechtsverspätung. Herz „sportkonfiguriert". e Klinisch gesunder junger Mann. (Wehrfliegertauglich!) Vor 11 Jahren Herzerweiterung. Röntgenologisch o. B. Typische Rechtsverspätung vom Typ des WILSON-Blocks. Trotz der klinischen Gesundheit ist dieser Befund nicht mehr normal. Die Vorgeschichte deutet auf die Labilität des Myokards. f Typische Rechtsverspätung, doch nicht eigentlich WILSON-Blockform. (R_I fehlt fast!) Vorhofflattern; a—v-Block. (8,1/11,7.) Maximale Rechtsverbreiterung. Mitralstenose mit diastolischem und präsystolischem Geräusch. Anamnese nicht charakteristisch. An der krankhaften Bedeutung der Verspätungskurve ist nicht zu zweifeln. RR 100/70, 36 Jahre.

Normaltyp. Wir werden nicht fehlgehen, wenn wir auch hier die Art der Insertion des RLS anschuldigen: solche Herzen haben offenbar Bezirke des Herzens, die relativ spät erregt und ohne physiologische Niederspannung von unten nach oben, basiswärts durchlaufen werden. Wir können dies Verhalten eine *übertriebene physiologische Rechtsverspätung bzw. Basisverspätung nennen*, bei der der Mechanismus der Niederspannung nach Abb. 138 fortfällt. Wir finden sie beim

Astheniker, also beim Tropfenherzen und beim schnell wachsenden Jugendlichen (vgl. S. 117). Dieser Zusammenhang leuchtet ein: bei diesen Herzen ist die Basis offenbar besonders lang ausgezogen und das RLS „reicht" nicht ganz aus: es endet zu früh. Doch sind natürlich Mechanismen dieser Art durchaus nicht auf Tropfenherzen beschränkt (Abb. 141d hat z. B. „Sportkonfiguration" und der Patient ist klein und pyknisch!).

Die Abgrenzung krankhafter EKG gegen solche normalen Rechtsverspätungen ist wohl meist auch aus dem EKG zu stellen, aus anderen Merkmalen der QRS-Form und aus T. So ist z. B. Abb. 141a und b mit Q_{III} und dem seltsam asymmetrischen An- und Abstieg in R deutlich abnorm, in Bild a ist sogar T so stark

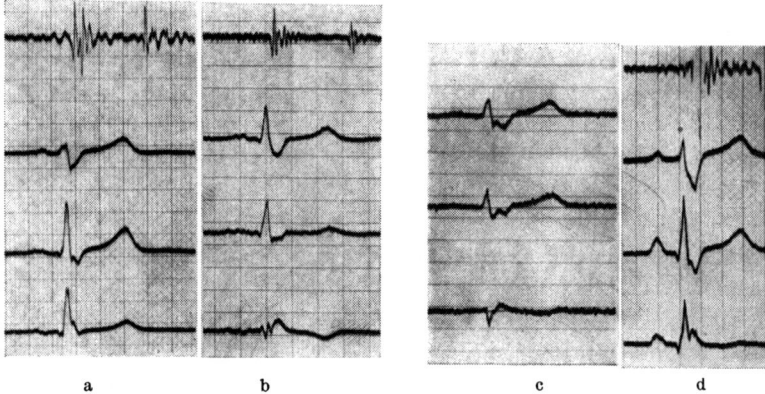

Abb. 142a—d. Einige Beispiele sicherer WILSON-Blocks mit verschiedener Typologie der R-Zacke. Bild a und b haben ein relativ rechts liegendes, Bild d ein relativ links liegendes Herz. Auffällig ist übrigens die Häufung ausgeprägter Hypotonien bei allen Rechtsverspätungen. a Alte Myokarditis nach Grippe. 36jähriger Mann. Asthenikerherz. Kein Vitium. (187 cm; 68 kg.) Klinische Beschwerden deutlich. RR 100/65. b Sklerose. 65jährige Frau. Herz nicht besonders verbreitert, Aorta sehr dicht. Wilsonblockartiges Bild, Typ mit fast verschwindendem QRS_{III}. RR 145/90. c Mitralinsuffizienz und -stenose nach Rheuma. 24 Jahre (5,1/9,5). Mitralform. WILSON-Block. RR 110/60. d WILSON-Block. Wenig links vergrößertes Herz. Ursache unbekannt. 51jähriger Mann. RR 110/70. Röntgenologisch: etwas links verbreitert. Fettsucht (183 cm, 89 kg). Vorhof nicht sicher erkennbar.

abwegig, daß an einem pathologischen Befund nicht zu zweifeln ist. Bild b ist mindestens verdächtig durch den seltsamen Anstieg R_{III}, Bild c und d sind im EKG ohne krankhaften Befund. Bild e aber liegt an der Grenze der Norm und erscheint durch die Anamnese als abnorm, obgleich klinisch gesund. Bild f gibt dann wieder eine schwere Leitungsstörung im Sinne eines Rechtsblocks bei enormer Rechtsverbreiterung (Mr $=$ 8,1!).

Wir werden durch Abb. 141 also vorsichtig werden gegenüber der Diagnose eines pathologischen Rechtsblocks. Selbst wenn uns im EKG sehr verdächtige S_I-Zacken begegnen, müssen wir bedenken, wie oft in der Literatur typische Rechtsverspätungen, die kaum noch normal sein können, bei klinisch gesunden Patienten gefunden werden[1]. In meinem Material fällt dabei übrigens die enorme Häufung schwerer *Hypotonien* auf (Abb. 142).

---

[1] Nach FRANKE in 75% der Fälle! Z. klin. Med. **139**, 630 (1941). Tiefe S-Zacken in allen Ableitungen bei deutlichem R (S ist mehr als 25% von R groß) sind nicht charakteristisch und häufig auch beim gesunden Herzen zu finden: FERSHING u. BAKER: Amer. Heart J. **35**, 106 (1948).

ϑ) **Der typische Rechtsblock (WILSON-Block)** ist nun in Abb. 142 wiedergegeben, allerdings auch hier mit dem Vorbehalt, daß es sich um Grenzfälle abnorm gebauter (also nicht intra vitam erkrankter!) Herzen handelt, wenngleich alle Fälle eine typische Herzanamnese haben und auch nicht beschwerdefrei sind. Rechtshypertrophien liegen nicht vor; wir werden also die Flächenvergrößerung von QRS mit Typenwandel als Block mit Umkehr der Erregungsrichtung in begrenzten Myokardbezirken deuten. Die Größe der geblockten Areale ist klein, denn der Flächenzuwachs ist klein (S. 157). Das kommt daher, daß die Muskelmassen im rechten Ventrikel überhaupt klein sind, so daß sich nur eine begrenzte Menge von Fasern in der Erregungsrichtung umkehren kann. Die relative Gutartigkeit dieser Störungen in der Klinik mag damit zusammenhängen, daß die Prognose vom Grundleiden abhängt. Dies ist in den meisten Fällen ein längst abgelaufener Prozeß. Ist die Leitungsstörung durch Mitralstenose, also vermutlich durch *Überdehnung* des rechten Ventrikels entstanden, so ist dies Grundleiden schwer und entsprechend zu beurteilen (Abb. 142 c). Die Überdehnung spielt überhaupt bei der Genese des Schenkelblocks eine große Rolle, fast alle Blocks zeigen in der Anamnese oder im Befund Dilatationen (MASTER u. a.[1]).

Abb. 142 zeigt auch die Variabilität der Typen des kleinen R, das dem breiten S vorausgeht. Dies R kann rechtstypisch (a), normaltypisch (b, d) oder linkstypisch sein (c). Was im gegebenen Fall vorliegt, wird von der Lage des Herzens und der eventuellen Hypertrophie des linken Ventrikels abhängen. Jedenfalls wird ein linkstypisches EKG, das *zusätzlich* einen rechten Schenkelblock erwirbt, mit R linkstypisch bleiben, wie die Erfahrung lehrt. So ist das rechtstypische Bild a von einem Astheniker gewonnen. Bild d stammt offenbar von einem Pykniker oder Athleten (89 kg Gewicht bei 183 cm Größe). Bemerkenswert übrigens Bild a und b: sie stammen von Mutter und Sohn.

Zusammenfassung:

1. Wir finden extreme Verspätungen mit plumpen R-Zacken und einer QRS-Breite von 0,1 bis 0,16, welche sehr große Ähnlichkeit mit den Bildern einer experimentellen Durchtrennung eines Schenkels des Reizleitungssystems haben. Diese Formen des EKG werden daher als Schenkelblock bezeichnet.

2. Alle diese Bilder können die verschiedensten Typen von QRS zeigen; doch trennt sich eine Gruppe von rechtstypischen QRS-Formen von den anderen ab. Diese rechtstypischen EKG zeigen zwar ein kleines, normales, im übrigen wechselnd starkes R, doch anschließend ein in Ableitung I besonders tiefes, in II deutliches und sehr breites S (Abb. 134). In Grenzfällen kann R_I und R_{II} fast fehlen. Diese Bilder werden als Blocks des rechten Schenkels betrachtet.

3. Abgesehen von diesen Rechtsblocks findet sich eine Skala von Verspätungen aller Grade und Linkstypen bis Normtypen aller Grade mit allen erdenklichen Übergängen.

4. Bei diesen Norm- bis Linkstypen ist offenbar die Verspätung von dem Ausmaß des Typs weitgehend unabhängig.

[1] MASTER, A. M., H. KALTER, S. DACK and H. L. JAFFEE: Amer. Heart J. **20**, 186 (1940).
[2] STEINMANN: Z. Kreislaufforschg **1941**, 345.

5. Zwar werden Bilder dieser Art gemeinhin unter den Oberbegriff „Block des linken Schenkels" subsummiert. Doch kann dieser Oberbegriff nicht immer zutreffen und ist offenbar nur ein Grenzfall.

6. Es lassen sich durch das Brustwand-EKG überdrehte Linkstypen abgrenzen, welche eine vorwiegend von hinten nach vorn gerichtete Erregungsausbreitung haben und daher ganz anders als der Linksschenkelblock funktionieren. Sie sind vermutlich auch klinisch günstiger zu beurteilen. Sie sind (ohne Brustwand-EKG nicht mit Sicherheit!) zu erkennen an fast ganz negativem QRS_{II} und QRS_{III} bei mäßiger Verspätung. (Überdrehter Linkstyp mit Verspätung ohne Block.) (Abb. 137 d, 139 c—e.)

7. EKG mit tiefem S_{II} und S_{III} bei erhaltenem R können ganz normal sein und werden auf abnorme, doch nicht krankhafte Insertion des RLS in der Basisregion des Myokards bezogen.

8. Auch beim Rechtsblock (Wilson-Block) gibt es fließende Übergänge sowohl zum Normalen (EKG mit S_I) als zum Linksblock.

9. Die Abgrenzung zur Rechtsverspätung durch Hypertrophie und Dilatation ist schwierig und nur mit Hilfe der Klinik möglich.

10. Das klassische Block-EKG des rechten Schenkels hat ein tiefes S_I und S_{II}, das plump gezeichnet und erfahrungsgemäß häufig doppelgipflig ist.

11. Das dem S voraufgehende R kann rechts-, normal- und linkstypisch sein, je nach Herzlage, Konstitutionstyp oder Linkshypertrophie.

12. Das Asthenikerherz neigt zu S-Zacken in Ableitung I und II, die aber allein (d. h. ohne die typische Verbreiterung) nicht beweisend für Rechtsblock sind. Diese S-Zacken werden ähnlich wie $S_{II, III}$ (Punkt 7) als Folge abnormer, doch nicht krankhafter Erregungsleitung durch das RLS der Basisregion gedeutet.

27. Die Theorie und Klinik der Schenkelblockkurven.

Der an den praktischen Ergebnissen der Elektrokardiographie allein Interessierte wird mit dem vorigen Abschnitt genug über den Schenkelblock gelernt haben. Er wird geneigt sein, diesen Abschnitt zu überschlagen, und wir möchten ihm auch nicht allzusehr zur Lektüre zuraten. Was nämlich nun noch zu tun übrigbleibt, ist der mühselige, wenngleich auf lange Sicht so fruchtbare Versuch, aus den scheinbaren Widersprüchen älterer Anschauungen zu lernen, die neuen theoretischen Gesichtspunkte dieses Buches zur Anwendung zu bringen und die empirischen Ergebnisse des vorigen Abschnitts in eine lebendige Anschauung vom mikrophysiologischen Geschehen beim Herzblock zu übersetzen.

Die Fragen, die uns hier also bewegen, sind der Reihe nach diese: a) Wie kommt und mit welchem Recht kommt der sog. Schenkelblock zu seinem Namen, wo er doch so zahlreiche Übergänge zum Normalen und innerhalb der Blocks selbst vom Rechts- zum Linksblock hat? b) Was kann aus den zahlreichen Angaben gefolgert werden, welche der klassischen Lehre des Schenkelblocks widersprechen oder doch zu widersprechen scheinen? c) Wie ist nun tatsächlich der Erregungsverlauf bei den verschiedenen Arten des Schenkelblocks und seinen Übergängen gegen die Norm hin? d) Welche diagnostischen Anhaltspunkte bietet uns dann diese theoretische Diskussion zur Beurteilung des Schenkelblock-EKG?

a) Die Frage der Namengebung.

Wie kommt man also bei Kurven, die im Typ so wenig einheitlich sind, zu einem doch so klaren Urteil wie dem des Schenkelblocks? Ausgangspunkt dieser Diagnose waren die erwähnten Durchschneidungsversuche des linken und rechten TAWARA-Schenkels am Hunde-herzen durch ROTHBERGER. ROTHBERGER fand bei der Durchschneidung des linken Schenkels, der beim Hund relativ leicht zugänglich ist und von außen mit sichelförmigen Messern gekappt werden kann, das typische Bild einer QRS-Verbreiterung mit plumpem R ohne Q und S, und einen zugleich damit auftretenden Typenwandel. Unglücklicherweise ist nun sowohl die Anatomie des Hundeherzens und seines RLS als auch die Lage des Herzens im Brustkorb von der des Menschen so verschieden, daß man lange Zeit glaubte, ein Schenkelblock mit linkstypischem QRS sei in der Tat ein Block des rechten Schenkels, ein rechtstypisches QRS aber deute auf Linksblock, weil es beim Hund so ist. In der Tat hat sich mit Sicherheit nachweisen lassen, daß die *linkstypischen EKG* mit QRS-Verbreiterung Blocks des *linken* Schenkels, die rechtstypischen solche des rechten Schenkels darstellen[1]. Der Nachweis stützt sich zunächst auf die unbezweifelbare Beobachtung, daß am künstlich wiederbelebten menschlichen Herzen die klassischen Durchschneidungsversuche nachgemacht und die neue, hier angewandte Nomenklatur bestätigt wurden[2]. Gerade dabei allerdings ergab sich auch (was aus der Theorie des EKG übrigens als ganz selbstverständlich hervorgeht), daß die *Herzlage* das Aussehen der Schenkelblockkurven entscheidend beeinflußt.

Weiter stützt sich die Seitendiagnose des Schenkelblocks auf anatomische Befunde von Fällen, wo autoptisch der Sitz der Schenkelläsion sicher zu ermitteln ist; drittens dann auf die Synopsis mit den Kurven der Extrasystolen (Kap. 52 b). Eine in der rechten Kammer ausgelöste Extrasystole sieht aus wie ein Block des linken Schenkels. Das muß ja auch so sein; denn in beiden Fällen wird die linke Kammer verspätet erregt.

b) Diskussion einiger Streitpunkte, die teils tatsächlich erhoben wurden, teils hier neu erfunden worden sind.

Wir haben im empirischen Kapitel 26 schon mehrfach betont, was man gegen die Ab-grenzung eines typischen „Schenkelblock-EKG" alles aus der „Phänomenologie" angeben kann. Wir wollen nun eine Reihe von Einwänden behandeln, die sich jedem Betrachter der Tatsachen fast von selber aufdrängen; das, was gegen diese Einwände zu sagen ist, soll gleichfalls erörtert werden. Das Kapitel mag als ein Streitgespräch zwischen einem Ver-fechter der Diagnose „Schenkelblock" und demjenigen betrachtet werden, der die Berechti-gung dieser Diagnose zu erschüttern sucht. Der Angreifer beginnt:

A. Wie Abb. 136 deutlich zeigt, gibt es fließende Übergänge von EKG-Kurven mit ver-breitertem QRS. Würden diese Bilder durch Blockade, z. B. des linken Schenkels des RLS, zustande kommen, so müßte man immer relativ typische Linksverspätungen, also negatives R_{III}, erwarten.

Anti A. In der Tat ist beim Schenkelblock die Lage des Herzens und eine zugleich bestehende Hypertrophie oder Dilatation sehr wesentlich. Ein linkstypisches EKG wird, falls eine zusätzliche Schenkelblockierung links *hinzu*kommt, linkstypischer, ein vor dem Block schon rechtstypisches EKG relativ rechtstypischer sein[3]. Diese Typenabhängigkeit kann auch auf der *Lage* des Herzens beruhen: Der fettleibige Pykniker zeigt nach eigenen Erfahrungen sehr häufig ein stark linkstypisches Schenkelblock-EKG. (Vgl. die Gewichte und Körpergrößen in Abb. 136!) Vor allem aber ist die *Hypertrophie* sehr maßgebend! Es wird ein meist dilatiertes und hypertrophiertes Herz einen Schenkelblock bekommen[4]. Das zeigte uns schon die auffallende Häufung von starken, an den Schenkelblock erinnernden Verspätungen bei den stark dilatierten und hypertrophierten Herzen (Abb. 115, 118 und 119). Wird die nach Abb. 120 und 121 hypertrophierte Muskelmasse verspätet erregt, so wird das linkstypische Verhalten dieser Muskeln *erheblich* stärkere linkstypische Verspätungen machen,

---

[1] Literatur bei LEPESCHKIN: Das EKG. § 504 ff.
[2] KOUNTZ, PRINZMETAL, PEARSON and KOENIG: Amer. Heart J. 10, 605 (1935).
[3] STEINMANN: Z. Kreislaufforschg 1941, 345.
[4] 75% aller Schenkelblocks zeigen Herzvergrößerungen. MOLL: Z. Kreislaufforschg 1941, 777.

als wenn ein fast normaler linker Ventrikel verspätet erregt wird. Die starken Linkstypen der Abb. 136 sind also auch alle Vitien mit Linkshypertrophie und -dilatation!

B. QRS kann sehr schmal sein, obgleich ein sicherer totaler Block des RLS, z. B. des linken TAWARA-Schenkels, vorliegt. MAHAIM[1] sah z. B. in solchen Fällen beim Menschen ein QRS von unter 0,10! Warum also bezeichnet man nur die starken QRS-Verbreiterungen als Blocks?

Anti B. Trotzdem ist auch in solchen Fällen R plump! Wie schon oben dargelegt wurde, ist die Breite von QRS allein kein sicheres Kriterium. Im übrigen kommt es ganz darauf an, welche Querverbindungen zwischen dem nichtblockierten und dem blockierten Schenkel des RLS bestehen (Abb. 143). So hat MAHAIM[2] z. B. festgestellt, daß hochabgehende Äste aus dem RLS die Leitung weitertragen können, auch wenn der Hauptast des RLS total blockiert ist: Der Nebenast gibt die Erregung an einige Muskelbündel, die sie dann wieder über syncytiale Brücken zurück in den Hauptast des RLS leiten, freilich erst relativ tief unten, denn bekanntlich sind die Hauptäste im oberen Teil bindegewebig isoliert. Auch gibt es syncytiale Zusammenhänge zwischen dem rechten und linken Schenkel (Abb. 143), die ROTHBERGER[3] überzeugend, wenn auch indirekt, nachgewiesen hat. Die tatsächlichen Verspätungen, die ja beim Schenkelblock *nur* im RLS entstehen[4] (denn der Muskel selbst bleibt ja ganz unbeschädigt), verringern sich so unter günstigen Umständen auf sehr kleine Werte.

C. Man findet häufig ganz andere anatomische Befunde, als es die physiologische Theorie der Schenkelblocks erfordert[5]. Auch sind die anatomischen Läsionen selten einseitig[6].

Anti C. Es ist zu bemerken, daß anatomische Untersuchungen dieser Art ungeheuer schwierig sind und Serienschnitte erfordern, bei denen auch kein einziger ausfallen darf. Die Querverbindungen (ROTHBERGER) und hohen Äste des RLS (MAHAIM) machen die Diagnose zudem noch unsicherer. Es entscheidet der genaue Sitz des Blocks relativ zu den Anastomosen des RLS ganz und allein über das Schicksal der Erregungswelle und also auch in erheblichem Maß über das Aussehen von QRS. So variabel wie diese Ausbreitung der Erregung schon im normalen Herzen ist, so variabel ist die Antwort des Herzens auf Blockade einer bestimmten, nur anatomisch festgelegten Herzregion. Endlich ist es durchaus nicht ausgemacht, ob man eine physiologische Leitunfähigkeit der Faser immer histologisch erkennen kann. Das zeigt sich vor allem am nächsten Einwand.

D. Es gibt Schenkelblockbilder aller Typen, die reversibel sind, und zwar auch dann, wenn eine solche Reversibilität nichts damit zu tun haben kann, daß die Erholungspause zwischen zwei Schlägen länger wurde und eine Refraktärität in Fortfall kam. Solche Fälle scheiden sich in chronische, bei denen die klinische Verschlechterung des Herzens mit dem

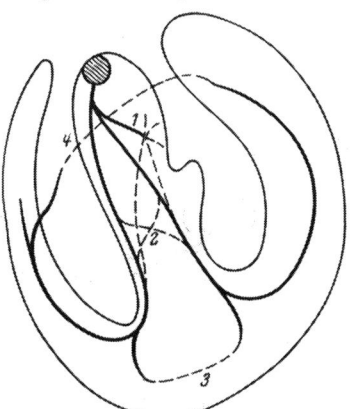

Abb. 143. *Darstellung des Verlaufs von Anastomosen des rechten und linken Schenkels des Reizleitungssystems*, welche im Fall eines Schenkelblocks die Überleitung der Erregung auf den blockierten Ventrikel übernehmen. *1* Ein hochabgehender Nebenast (MAHAIM) des RLS erregt einen Myokardbezirk. Die von hier ausstrahlenden Muskelfasern haben Synzytien mit dem RLS. *2* Querverbindungen zwischen linkem und rechtem Schenkel (ROTHBERGER). *3* Verbindungen der Enden des RLS an der Herzspitze oder doch in einem relativ rasch erregten Teile des Herzens. Bei Linksblock erreicht die Erregung hierüber den linken Ventrikel vom rechten Schenkel her relativ rasch, und umgekehrt. *4* Verbindungen der letzten Endverzweigungen des RLS. Diese werden sehr selten als Ultima ratio die Verbindung herzustellen haben.

[1] MAHAIM: C. r. Soc. Biol. Paris **109**, 183 (1935).

[2] MAHAIM: Rev. méd. Suisse rom. **62**, 318 (1942). Ref. Kongreßzbl. **112**, 565.

[3] ROTHBERGER: Z. exper. Med. 87, 763 (1933).

[4] WILSON and HERRMANN: Heart 8, 229 (1921).

[5] DRURY: Amer. Heart J. 8, 23 (1921). — MAHAIM, l. c. — PARDEE and PRICE: Amer. Heart J. **15**, 28 (1938). — WOLFERTH and MACMILLAN: Amer. Heart J. 4, 521 (1929) (Fall 3).

[6] YATER: Arch. int. Med. **62**, 1 (1938).

Auftreten eines Schenkelblocks einhergeht, die klinische Besserung aber mit dem völligen Verschwinden des Blocks endet. Hier gibt es zahlreiche Beispiele in den Krankengeschichten der Literatur[1]. Es gibt ferner Fälle, wo ein Schenkelblock gleichsam alternierend auftritt und wieder verschwindet, auch mit zahlreichen Beispielen[2]. Auch nach Belastung kann ein WILSON-Block reversibel auftreten[3]. Wir selbst bringen in Abb. 144 ein EKG, wo ein Schenkelblock ebenfalls reversibel zu Beginn einer paroxysmalen Kammertachykardie entsteht, und offenbar auch nicht durch Refraktärität allein.

Anti D. Diese Tatsache, die nicht zu bezweifeln ist, zeigt mit aller Deutlichkeit, daß das ganze Problem des Schenkelblocks *nicht nur ein anatomisches* ist. Natürlich ist eine anatomische Läsion eines TAWARA-Schenkels ausreichend, um ein Schenkelblock-EKG hervorzurufen. Es gibt aber auch reversible Blocks, die wahrscheinlich histologisch *nicht* erkennbar sind. Dafür spricht auch der nicht seltene klinische Verlauf, daß ein schenkelblockartiges Bild bei *akuter* Erkrankung sich vollständig zurückbildet (z. B. bei Diphtherie[4]). Wir dürfen

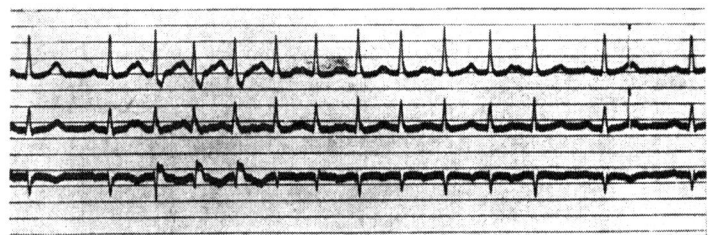

Abb. 144. Beispiel eines typischen WILSON-Blocks, der reversibel im Beginn eines Anfalls einer paroxysmalen Kammertachykardie auftritt. Der Block ist nicht allein durch Refraktärität bedingt, denn er kommt durchaus *nicht* nach den kürzesten RR-Intervallen zustande! (Bild der I. Med. Klinik der Charité, Dr. SCHENNETTEN.)

daher auch an dieser Stelle noch einmal mit besonderem Nachdruck betonen, daß das Phänomen „Schenkelblock" durchaus nichts Einheitliches ist: akute und chronische Zustände, allgemeine und streng lokalisierte Schäden führen zu ganz analogen QRS-Verbreiterungen, und die Typologie dieser verbreiterten QRS hängt nicht nur vom zufälligen Sitz der Blockade im RLS, sondern ebensosehr auch vom Überwiegen einzelner hypertrophierter Herzteile und von der Lage des Herzens im Brustkorb ab. Herzlage, Überwiegen und Verspätung bewirken gemeinsam das Bild des Blocks. Hinzu kommt endlich der Einfluß verlangsamter myokardialer Erregungsleitung, die wohl immer mit Dilatation einhergeht, wobei sehr schwer zu sagen ist, ob eine Dilatation die Folge der geschädigten Erregungsleitung oder die Ursache einer lokalen Schädigung des RLS (z. B. durch Überdehnung) ist. Die Abgrenzung der anteiligen Rolle dieser 4 Faktoren aus dem EKG allein ist so gut wie niemals möglich. Hier helfen nur Klinik und Röntgenbild weiter.

E. Bei einer einseitigen Verspätung nur der linken oder nur der rechten Kammer müßte der systolische Klappenschluß der verspätet erregten Kammer später erfolgen, d. h. der 1. Ton, der ein Gemisch von Herzwandschwingungen ist, die durch den plötzlich ansteigenden Binnendruck hervorgerufen werden[5], müßte gespalten sein und einen getrennten linken und rechten Anteil zeigen. Das aber ist nicht immer der Fall[6].

Anti E. Daß die Aufspaltung des 1. Tones häufig vorhanden ist, ist ein Zeichen für die Richtigkeit der Annahme des Schenkelblocks in diesen Fällen. Spaltung oder Verbreiterung des 1. Tones findet sich selbst bei WILSON-Block, kann mit diesem auch reversibel sein[7] und

[1] SCHWAB: Dtsch. Arch. klin. Med. 180, 664 (1937); weitere Literatur bei LEPESCHKIN, § 507.

[2] Literatur bei LEPESCHKIN, § 517.

[3] KIENLE: Praktische Elektrokardiographie. 1943. S. 275.

[4] KIENLE: Diphtherische Herzkomplikationen. Stuttgart 1947.

[5] SCHÜTZ, E.: Erg. Physiol. 35, 632 (1933). — Z. exper. Med. 77, 348 (1931). — WEBER, A.: Herzschallregistrierung, S. 16. Dresden und Leipzig 1944.

[6] KIENLE, F.: Vergleichende Herzdiagnostik, S. 293. Leipzig 1948. Hier ältere Literatur.

[7] DELACHEAUX: Cardiologia. Tagungsbericht Schweiz. Cardiol. Ges. 1949.

spricht also für Schenkelblock sensu strictiori: sie findet sich in Abb. 136e und f besonders deutlich. Sie ist ein sicheres Anzeichen für den „Asynchronismus" von linker und rechter Kammer, der selbst beim normalen Herzen zu finden ist und hier ins extremste gesteigert wird. GROEDEL hat auf diese Asynchronismen besonders eindringlich hingewiesen[1]. Sie finden sich beim Linksblock doch recht häufig (WOLFERTH u. MARGOLIES[2]) und sind möglicherweise auch elektrokymographisch nachweisbar, wenngleich auch die Deutung dieser Kurven durch ELLINGER und Mitarbeiter[3] mit größter Skepsis erfüllt. Fehlt aber dieses Zeichen eines Asynchronismus, so ist damit nicht gesagt, daß beide Kammern synchron arbeiten und also eine *allgemeine* Leitungsverlangsamung vorliegt. Denn es ist nicht sicher, ob der rechte Ventrikel sich am Tonbild ebenso stark beteiligt wie der linke. Da seine Wand so viel muskelschwächer ist, wird auch bezüglich des Tons ein physiologisches Linksüberwiegen vorhanden sein, das sich in pathologischen Fällen noch verstärken kann. Tonuntersuchungen könnten also die Tätigkeit des rechten Herzens nicht registrieren. So ist ein normaler 1. Ton kein Beweis gegen das Vorliegen eines echten Schenkelblocks mit totaler Verspätung der rechten oder der linken Kammer.

Was hat diese Diskussion vom Begriff des Schenkelblocks gelassen? Wir meinen dies: daß er ein Grenzfall einer großen Zahl sehr verschiedener Myokarderkrankungen ist und daß er uns in keinem Fall ein eingehendes Nachdenken darüber erspart, wie im besonderen Fall die Erregung läuft und welche Gründe für das Vorliegen gerade dieses Typs von QRS sprechen: ob also das EKG durch die schlichte Annahme eines Blocks im TAWARA-Schenkel (bei sonst völlig normalem Herzen) erklärt ist, oder was sonst an Schäden zusätzlich aus dieser Diagnose erkannt werden kann, die wie kaum eine andere EKG-Diagnose *Endzustand einer langen voraufgehenden Reihe myokardialer Veränderungen zu sein pflegt*. Was sagt uns das EKG über diese Leidensgeschichte des Herzens, bevor es zum Schenkelblock kam?

c) Über Diagnose, Differentialdiagnose und Theorie der Mikrovorgänge im Herzen.

Wir brauchen nun in erster Linie eine lebendige Anschauung der Veränderungen, welche die Erregungsausbreitung beim Schenkelblock erfährt.

1. Der *Rechtsblock* hat immer relativ kleine QRS-Veränderungen. Die Flächenzuwachse sind gering. Das heißt: die Zahl derjenigen Myokardfasern, welche von der Erregung in umgekehrter Richtung durchlaufen werden, ist relativ klein. Das entspricht der Muskelschwäche des rechten Ventrikels. Das Septum selbst ist vom Rechtsblock überhaupt nicht betroffen, sondern nur ein Teil der Fasern der rechten Außenwand.

T bleibt beim WILSON-Block meist unverändert, weil die Verbreiterung von QRS und seine Flächenänderung T_I höchstens positiver machen könnte und auch macht als in der Norm. Das, was wir später als apico-basalen Erregungsrückgang kennenlernen werden, bleibt unbeeinflußt.

2. Wegen der Kleinheit des rechten Ventrikels muß, falls in einem Herzen *beide* Schenkel lädiert sind, das Bild des Linksblocks immer vorherrschen, trotz des zugleich bestehenden Rechtsblocks. Wird das linke Herz von der Erregung

[1] GROEDEL: Exper. Med. a. Surg. 2, 352 (1944).

[2] WOLFERTH and MARGOLIES: Amer. Heart J. 10, 425 (1935). Auch aus Pulsaufnahmen läßt sich beim Rechtsblock ein Asynchronismus der beiden Kammern erschließen: STEINMANN, s. S. 172; ferner HOLZMANN: Schweiz. med. Wschr. 1939, 289.

[3] ELLINGER, G. F., F. G. GILLICK, B. R. BOONE and W. E. CHAMBERLAIN: Amer. Heart J. 35, 971 (1948).

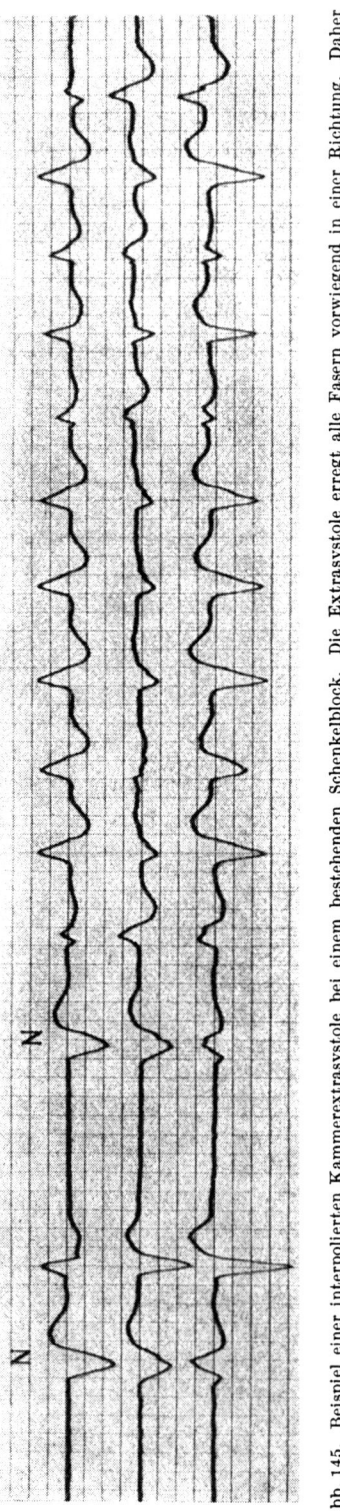

Abb. 145. Beispiel einer interpolierten Kammerextrasystole bei einem bestehenden Schenkelblock. Die Extrasystole erregt alle Fasern vorwiegend in einer Richtung. Daher macht sie ein Minimum an wechselseitiger Kompensation der Faserpotentiale, also eine starke Hochspannung. Der Schenkelblock macht zwar auch eine relative Hochspannung, doch längst nicht so stark. Beim Schenkelblock laufen also zahlreiche Fasern noch in entgegengesetzter Richtung und heben sich mit ihren Potentialen, wie beim normalen EKG, wechselseitig auf. N „Normalschlag" mit Schenkelblock. Darauf folgend als 2. Schlag eine Extrasystole und später Salven von Extrasystolen. (Aus KIENLE, Praktische Elektrokardiographie.)

in abweichender Richtung durchsetzt, so beherrscht diese linke Erregungswelle das ganze Bild von QRS und T. Tritt also zu einem Linksblock ein Rechtsblock hinzu, so ändert sich fast nichts; tritt zu einem Rechtsblock ein Linksblock hinzu, so schlägt das Bild sofort in dasjenige des reinen Linksblocks um[1]! Es ist also auch ein beidseitiger Block nicht etwa identisch mit einem allseits verlangsamten Erregungsablauf! Jeder Linksblock leitet die Erregungswelle in anderer Weise über das Herz. Da sich der Typ ändert, kann es sich nicht nur um zeitliche Verschiebungen bei gleicher Richtung der Erregung handeln. *Die starke Linkstypologie des Blocks bei akuter Entstehung zeigt* vielmehr, *daß die Erregungswelle große Teile des linken Myokards sowohl verspätet, als auch in umgekehrter Richtung laufend durchsetzt.*

3. Bei jedem Schenkelblock, vor allem beim Linksblock, imponiert die große Fläche, die QRS einschließt. Sie entsteht durch Fortfall der physiologischen Niederspannung, d.h. durch Umkehr der Erregungswelle in einem adäquaten Teil des Myokards (S. 156). Je größer die Fläche von QRS und je abweichender der Typ, desto mehr Fasern sind blockiert und dadurch in umgekehrter Richtung von der Erregung durchlaufen. Bloße *Verspätung* ohne Umkehr vergrößert dagegen die QRS-Fläche nicht!

Liegt zugleich Hypertrophie einerseits, verlangsamte Erregungsleitung andererseits vor, so wird die QRS-Fläche dadurch zusätzlich vergrößert. Es ist ausgeschlossen, mit dem EKG den Einfluß dieser beiden Faktoren abzugrenzen. Der Schenkelblock ist also nicht ohne klinische Anhalts-

[1] ROTHBERGER u. WINTERBERG: Z. exper. Med. 5, 264 (1917). — UNGHVÁRY: Z. klin. Med. 141, 557 (1942).

punkte über Herzvergrößerung, Lageabweichungen und akute Leitungsverzögerungen (Infektionen!) zu beurteilen.

4. Auch beim Schenkelblock kann eine Extrasystole mit fast normalem Aussehen auftreten: nämlich dann, wenn bei der üblichen Ausbreitung der Extrawelle der blockierte Teil des RLS sowieso nicht gebraucht wird. Dabei kann R der Extrasystole höher gespannt sein als R des Schenkelblock-EKG (Abb. 145). Die Extrasystole führt in solchen Fällen zu einer besseren Synchronisation und kürzeren QRS-Dauer als der Schenkelblock. Die QRS-Flächen, die ein Schenkelblock produziert, scheinen im übrigen nach unseren noch wenig zahlreichen Messungen nie so groß zu werden wie die Flächen bestimmter Extrasystolen[1]. Ein Schenkelblock hat also immer noch ein gewisses Maß an physiologischer Niederspannung: es laufen also noch zahlreiche Vektoren entgegengesetzt im Myokard ab.

5. Wir müssen uns nun noch die Genese der QRS-Formung an Hand einer Analyse des Erregungsablaufs in den verschiedenen Fasergruppen überlegen. Zunächst überrascht, daß R_{III} beim Linksblock sofort und total negativ wird. Wenn die den Block bestimmenden Fasern verspätet erregt werden, so sollte man erwarten, daß die *nicht* verspäteten Fasern des rechten Ventrikels den Beginn von QRS formen. Das tun sie natürlich auch, und wir bemerken in fast allen Linksblockbildern, die stark linkstypisch sind, daß eine sehr kleine positive Zacke der tiefen negativen R_{III}-Zacke vorausgeht. Die Fasermasse des rechten Ventrikels ist klein, liefert also kleine Potentiale und positiviert R in Ableitung II und III nicht sehr stark. Offenbar machen also die Fasern des rechten Ventrikels R in keiner Ableitung stark positiv. Abb. 146 versucht, wenngleich sehr schematisch und nur in der Form einer Arbeitshypothese, den Verlauf der Erregungswellen beim Schenkelblock darzustellen. Es werden 3 Fasergruppen abgesondert, welche von den 3 Hauptästen des RLS innerviert sind und deren mittlere statistische Richtung zur Darstellung kommt. Blockiert müssen nun diejenigen Fasern sein, welche R_{III} normalerweise positiv machen; das sind die in die Spitze einmündenden Fasern. Sie werden von außen, von nicht blockierten Bezirken, d. h. vorwiegend von *rechts* her, erregt und die Erregungsrichtung kehrt sich in ihnen um. Die Brustwandableitungen werden das Bild noch komplettieren (Kap. 68). Die Umkehr vergrößert dann die QRS-Fläche in der bekannten Weise.

Wir können nun folgende allgemeine Gesetzmäßigkeiten aufstellen:

A. Beim Linksblock ist Ableitung III negativ, Ableitung I positiv (Abb. 136b bis g). QRS_{III} wird dadurch bestimmt, daß die Erregung in das Spitzen- und Lateralgebiet von rechts und außen her einströmt und Fasern verspätet erregt und umkehrt, welche vorwiegend von unten rechts nach oben links laufen. Als Erregungsvermittler dienen *oberflächliche* Synzytien des RLS, mindestens in den Fällen mit starken Typenänderungen und Verbreiterungen von QRS. R_I wird im Typ nicht beeinflußt, da die Erregung nach wie vor hauptsächlich von rechts nach links läuft. Bei Ösophagusableitung zeigt sich eine Umkehr der dorsoventralen Erregungsrichtung: Der Integralvektor, der normalerweise vom Ösophagus fort weist, läuft bei Linksblock auf ihn zu (DEGLAUDE[2]). Das heißt: die Fasern werden in der Tat, analog Abb. 146b, von außen nach innen, von vorn nach hinten von der Erregung verspätet durchsetzt.

---

[1] KESSLER: noch unveröffentlicht.

[2] DEGLAUDE: Arch. Mal. Coeur **35**, 145 (1942).

B. Beim *Rechtsblock* bleibt der Anfangsteil von QRS erhalten, weil die Fasern des linken Ventrikels QRS durch ihr Massenübergewicht bestimmen. Die verspätet erregten Fasern aber ziehen von links nach rechts, wie das aus der Tatsache hervorgeht, daß sie S_I und S_{II} hervorrufen. Da auch normalerweise der rechte Schenkel den rechten Ventrikel von links innen nach rechts außen hin erregt[1], können es nicht diese Fasern allein sein, welche verspätet sind. Denn nach unseren theoretischen Analysen muß sich ein Teil der Fasern in der Erregungsrichtung

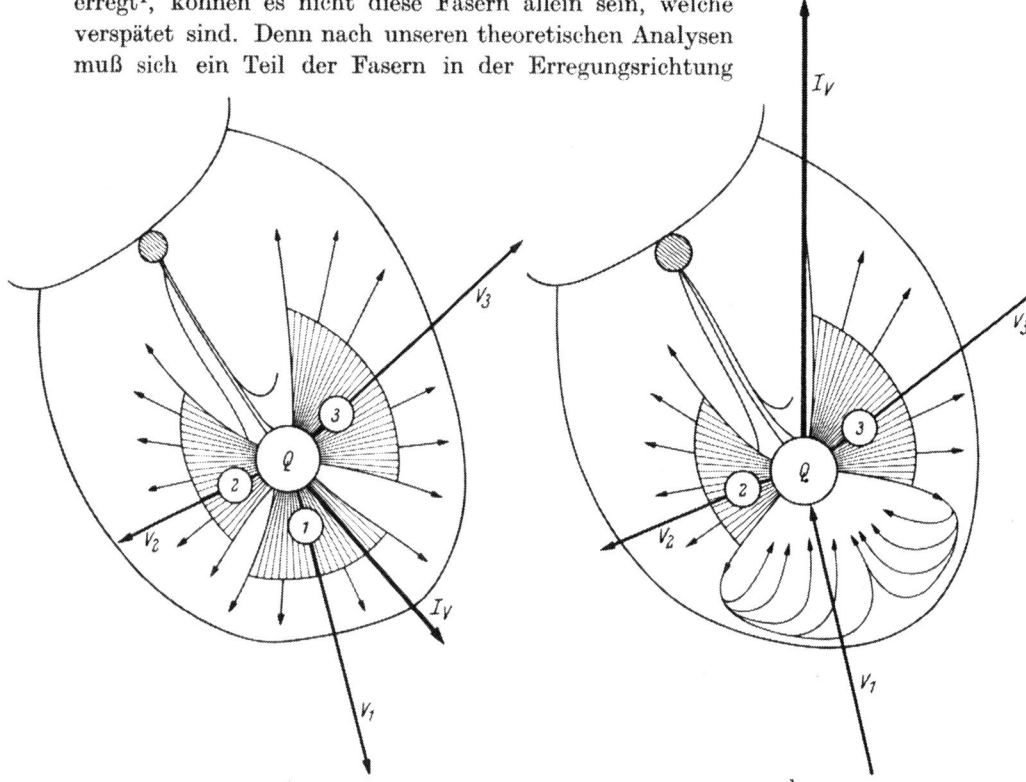

Abb. 146a u. b. *Aufteilung der Fasermassen des Herzens in Gruppen, die beim Schenkelblock getrennt wirksam werden können.* Q der „Quellpunkt" (Abb. 80), also der Punkt, von dem aus sich die Erregungsrichtungen verteilen, die Bündel des RLS vorwiegend aufsplittern. 1: Die Gruppe der in die Spitze einströmenden Fasern. Sie werden relativ früh erregt. Gruppe 2: Die Fasern, die vom rechten Schenkel versorgt werden. Gruppe 3: Die spätest erregten Fasern des linken Schenkels. Die linke Seite (Ende der Gruppe 3) ist die spätest erregte. [NYLIN u. CRAFOORD: Cardiologia 6, 136 (1942).] Von allen Fasern sind nur diejenigen Komponenten dargestellt, die sich auf die Papierebene (also auch auf die EINTHOVENschen Ableitungen) projizieren. a: Vor dem Block. b: Nach Blockade des die Spitzenregion erregenden Schenkels (Linksblock). Die Fasern der Gruppe 1 werden von außen nach innen laufend erregt.

umkehren. Der Schluß erscheint zwingend, daß es die Randgebiete sind, welche gegen den linken Ventrikel angrenzen: Diese sind normalerweise von rechts her nach links hin laufend erregt. *Bei der starken Rechtsverspätung aber dringt die Erregung von links her weiter als das sonst geschieht und rein oder vorwiegend auf myokardialen Bahnen nach rechts vor. Dadurch entstehen relativ langdauernde Erregungsfronten an der Ventrikelgrenze, deren Integralvektor von links nach rechts weist.* Wir halten dies für den Mechanismus der S-Zacke des Wilson-Blocks.

---

[1] Das rechte Cavum ist negativ gegen die Außenwand!

d) Zur Diagnostik der Schenkelblockformen von QRS.

Wir wollen zum Abschluß versuchen, ein diagnostisches Resümee aus dem Erörterten zu ziehen. An erster Stelle ist zu wiederholen, daß der Schenkelblock *eine* von vielen Möglichkeiten ist, starke Verspätungen zu erzeugen; daß aber schon die fließenden Übergänge uns nahelegen, von „*starken Verspätungen vom Schenkelblocktyp*" zu sprechen, die genauere Genese und Diagnose offenlassend. Doch gibt es Anhaltspunkte, welche sehr wohl die eine oder andere Diagnose wahrscheinlicher erscheinen lassen.

Zunächst die **Anamnese:** Alle Verspätungen, die mit sehr großen Herzerweiterungen einhergehen, sind verdächtig darauf, nicht anatomisch streng lokalisierte Blocks, sondern relativ diffuse Leitungsstörungen hervorgerufen zu haben. Einmalige toxische Erkrankungen (Scharlach, Diphtherie, Rheuma), die ein seit Jahren konstantes Bild machen, sprechen besonders bei nicht sehr vergrößertem Herzen für einen Block im klassischen Sinn. Doch ist in der Regel der Schenkelblock von ausgeprägten Dilatationen und diffusen Myokardschäden begleitet[1], was sowohl auf die Genese dieser Erkrankung hindeutet (Schädigung des RLS durch *Überdehnung*) als auch zeigt, wie wenig zulässig es ist, alle sog. Schenkelblockbilder einfach als lokale Schäden an einer umschriebenen Stelle zu deuten. *Ich glaube, daß der sog. Linksblock nur in den seltensten Fällen ein reiner, lokaler Linksschenkelblock ist.*

Aus QRS entnehmen wir folgende Differentialdiagnose:

Das verbreiterte QRS.

A. *Fläche von QRS nicht vergrößert.*

   1. *Typ von QRS normal:* Leitung im RLS gestört. Reine Desynchronisation. Verzweigungsblock, multiple oder allgemeine Leitungsschäden vorwiegend im RLS. PQ oft verlängert.

   2. *Typ von QRS abwegig. QRS-Fläche zwar verändert, doch nicht im Integral vergrößert, wenn das Vorzeichen des Ausschlags berücksichtigt ist:* Lokale Leitungsstörungen im RLS. Blocks ohne nennenswerte Veränderungen der Erregungsausbreitung. Häufig lokale Ausfälle, kleine Infarkte.

B. *Fläche von QRS vergrößert.*

   1. *QRS-Breite an der Grenze der Norm. Tiefes $S_{II, III}$ bzw. überdrehter Linkstyp.*

   α) *Klinisch gesundes Herz:* abwegige, doch nicht krankhafte Form der Insertion des RLS in die Basisregion? Astheniker, Jugendliche.

   β) *Klinisch krankes Herz:* meist QRS-Form auch sonst abnorm (Q, Splitterungen).

   αα) Infarkte (T abwegig, Anamnese).

   ββ) Toxische Nekrosen (T meist nicht normal).

   γγ) Schenkelblock mit sehr kleiner Verspätung.

---

[1] MOSTER, A. M., H. KALTER, S. DACK and H. L. JAFFEE: Amer. Heart J. **20**, 186 (1940).

2. QRS sehr breit. Typ abwegig.

α) R_{III} breit negativ: Verspätung vom Typ des Linksblocks. — Differentialdiagnose zur allgemeinen Senkung der myokardialen Leitungsgeschwindigkeit bei Linkshypertrophie schwierig.

β) *S_I und meist auch S_{II} breit und von vergrößerter Fläche:* WILSON-Block.

3. QRS sehr breit. Typ normal.

α) *Relativ akuter Prozeß* (z. B. Diphtherie, schwere Anoxie): allgemeine Verlangsamung der myokardialen Erregungsleitung. QRS-Typ stimmt im wesentlichen zum Röntgentyp.

β) *Chronisch-stationärer Prozeß:* seltene Blockformen. Schenkelblock bei starkem Steiltyp.

Je stärker linkstypisch das EKG im Verhältnis zum Röntgenbild, desto berechtigter ist die Diagnose Linksblock. Je mehr der QRS-Typ mit dem Röntgenbild übereinstimmt, desto weniger wahrscheinlich ist ein Linksblock, desto wahrscheinlicher eine allgemeine Leitungsstörung des Myokards.

28. Der sogenannte Verzweigungsblock.

Während die im vorstehenden geschilderten Verspätungen im wesentlichen ohne grobe Aufsplitterungen einhergingen, also eine relativ glatte Erregungsbahn vermuten lassen, bleibt uns als Abschluß der Verspätungskurven noch die Besprechung einer Gruppe von EKG, bei denen zur Verspätung eine Aufsplitterung von QRS hinzutritt, zudem meist noch verknüpft mit relativ niedriger Spannung, also ohne deutliche Zunahme der QRS-Fläche. Diese Symptomentrias: Verspätung, Aufsplitterung, Niederspannung, wurde unter dem Begriff des „*Verzweigungsblocks*" *(Astblock, Arborisationsblock)* zusammengefaßt[1]. Die grundlegende Vorstellung ist recht anschaulich und verständlich: es soll sich um Blockaden in verschiedenen Teilen des RLS handeln, die relativ peripher, also im Geäst des schon aufgezweigten Systems des RLS, liegen. Das würde die Entstehung kleiner Grüppchen von Muskelfasern bewirken, die sich zu verschiedenen Zeiten als geschlossenes Ganzes erregen. Jede Gruppe würde eine eigene Potentialspitze erzeugen, und so käme es zu einem Nacheinander der verschiedensten Spitzen in dem Maße, wie sich die einzelnen Gruppen auf Umwegen erregen lassen.

Die so einschmeichelnde Theorie muß dennoch in allen entscheidenden Punkten falsch sein. Zunächst einmal haben schon WILSON und HERRMANN[2] darauf aufmerksam gemacht, daß die Verbreiterung von QRS um so kleiner sein muß, je weiter peripher der Block sitzt, denn die Hauptverspätung entsteht ja nur durch den Fortfall der Erregungsleitung im RLS und die dadurch bedingten ungeheuren Umwege der Erregungswelle im langsam leitenden Myokard. Diese Umwege aber sind bei Blocks in den Endstellen des RLS offenbar minimal. Tatsächlich aber sind die hier in Rede stehenden Verspätungen ebenso groß wie die eines echten Schenkelblocks (Abb. 147). Auch hat MAHAIM[3] diese Bilder

---

[1] OPPENHEIMER and ROTHSCHILD: J. Amer. med. Assoc. **69**, 429 (1917).

[2] WILSON and HERRMANN: Heart **8**, 229 (1921).

[3] MAHAIM: Les maladies du faisceau de HIS-TAWARA. Paris 1931.

durch reversiblen Druck auf beide Schenkel des RLS nachahmen können, während Durchschneidung der feinen Endäste des RLS am Tier durchaus nicht das Bild des Verzweigungsblocks hervorriefen[1]. (Freilich sind solche Durchschneidungen sehr schwierig und kaum je naturgetreu dem nachzubilden, was von den Autoren des Begriffs „Verzweigungsblock" anatomisch vorausgesetzt wurde.) Bei Brustwandableitungen endlich zeigt sich in vielen Fällen mit dem Syndrom des Verzweigungsblocks (soweit Ableitung I—III ihn diagnostizieren ließen) ein EKG wie beim Rechtsblock[2] und nicht einmal immer mit Niederspannung[3]. Auch kann der Verzweigungsblock ebenso wie die sog. Schenkelblocks reversibel auftreten, also keinesfalls Folge irreversibler anatomischer Läsionen sein[4].

Die Symptomentrias Verspätung, Aufsplitterung und Niederspannung ist also ebenso zu zerpflücken wie wir das beim Schenkelblock mit dessen „typischen" Symptomen fanden. Die Niederspannung ist z. B. gelegentlich vorgetäuscht, und zwar nur durch den Abgriff, denn sie findet sich nicht auf der Brustwand. (Gelegentlich ist sie freilich auch durch Perikardergüsse vorgetäuscht[5].) Die Verspätung ist keine typische, denn auf der Brustwand ist sie die gleiche wie beim Linksblock; selbst die Aufsplitterungen fehlen hier auf der Brustwand oft! Unser Schluß ist wie beim Schenkelblock: Der „Verzweigungsblock" ist keine eindeutige Diagnose; der Begriff ist falsch.

α) **Erklärung der Niederspannung.** Zur Diagnose dessen, was dem sog. Verzweigungsblock zugrunde liegt, brauchen wir meist die Brustwandableitung (WENDT[6]). Es muß nämlich zunächst eine scheinbare Niederspannung durch Sagittalstellung des Integralvektors ausgeschaltet werden. Zeigt auch die Brustwand kleine Potentiale, so ist eine Niederspannung aus anderen Ursachen auszuschließen: Perikarditis (die meist gar nicht so starke Niederspannungen macht!), Pneumothorax, Empyem. Ist die Niederspannung als eine *kardiale* erkannt, so werden wir die *Fläche QRS* betrachten. Ist diese normal groß (25 μVsec in der größten Ableitung), so ist die QRS-Verbreiterung als eine „*reine Desynchronisation*", analog den Ausführungen auf S. 147, anzusprechen. Ein solches Herz produziert also normale Spannung, nur ist die Erregungsleitung im RLS diffus verlangsamt, und zwar so, daß es nicht zu erheblichen Umkehrungen von Erregungswellen kommt. Tritt eine Extrasystole auf, so wird QRS in der Regel normal sein, wie z. B. ein Fall von HOLZMANN[7] zeigt. Diese Desynchronisation durch Verzögerung im RLS *kann* morphologisch faßbar sein und in diffusen Schwielen und Narben bestehen, welche lange Latenzen beim Übergang aufs Myokard bewirken. Ist die Störung diffus genug, so werden sich einseitige Umkehrungen der Erregungswelle und damit starke Typenänderungen und Flächenvergrößerungen von QRS nicht ausbilden. Die Wahrscheinlichkeit, daß der Prozeß akut und reversibel ist, wie SCHWAB[8] beobachtet hat, ist immer

[1] WILSON u. HERRMANN: Arch. int. Med. **26**, 153 (1920).

[2] HOLZMANN: Arch. Kreislaufforschg **1**, 2 (1937).

[3] DEGLAUDE: Arch. Malad. Coeur **35**, 145 (1942).

[4] FISCHER u. ZWILLINGER: Z. klin. Med. **132**, 717 (1937). — UHLENBRUCK: Die Herzkrankheiten. Leipzig 1943.

[5] KIENLE: Praktische Elektrokardiographie, S. 284.

[6] WENDT, L.: Klin. Wschr. **1947**, 307.

[7] HOLZMANN: Klinische Elektrokardiographie, S. 455.

[8] SCHWAB: Dtsch. Arch. klin. Med. **180**, 664 (1937).

dann sehr groß, wenn auch der klinische Zustand auf frische oder floride Veränderungen hinweist. In chronisch-stationären Fällen findet sich histologisch eine ausgedehnte, diffuse Fibrose, wie bereits OPPENHEIMER und ROTHSCHILD feststellten, die natürlich irreversibel ist.

β) **Erklärung der Aufsplitterung.** 1. Der einfachste Fall der Erklärung wären multiple Kurzschlüsse durch Narben, welche mehrere Potentiallücken bedingen (S. 89 ff.). Ursache: Nekrosen, Infarkte, sklerotische Schwielen u. a. Anamnese oder Allgemeinzustand (Alter) sind immer charakteristisch.

2. Liegen solche anatomische Gründe nicht vor, so kann es sich nur um einen Block handeln, bei dem jeweils größere Muskelgebiete relativ gleichzeitig erregt werden, doch diese Gebiete insgesamt gegeneinander deutliche Verspätungen zeigen. Man denke sich in Abb. 58 die Latenzen noch divergenter, und man hat das, was hier gemeint ist. Dies Verhalten kann aus zwei Ursachen entspringen: zunächst können ein oder beide Hauptstämme des RLS *partiell* blockiert sein, so daß einige Fasern mit kleiner Verzögerung, andere mit größerer oder gar nicht mehr leiten. Das wäre die Theorie vom unvollständigen Block als Ursache dieser Bilder[1]. Wir können diese Theorie aber nur insoweit für richtig halten, als diese Blocks wirklich sehr multipel sein müssen, so daß eine Verspätung **größerer** Teile des Myokards gegeneinander vermieden wird. Solche Verspätungen müssen ja immer zu Umkehrungen der Erregungswellen führen. Sind diese Umkehrungen an verschiedenen Stellen und zahlreich, so haben sie die Chance, sich gegenseitig wieder in einer physiologischen Niederspannung aufzuheben: es kehren sich die Vektoren in so vielen heterogen durchlaufenen Fasern um, daß auch die Umkehrungen sich wieder gegenseitig kompensieren.

Im übrigen müssen wir beachten, daß gerade bei den sog. Verzweigungsblocks sich **echte** *myokardiale Niederspannungen* überlagern können. Man wird also wohl immer die Fläche von QRS ausmessen müssen. Doch ist selbst ein normaler Wert derselben nicht ein Zeichen für ein normales Myokard, da wohl in der Regel QRS durch partielle Umkehr von Erregungswellen vergrößert ist und erst die begleitende echte Niederspannung es wieder verkleinert.

Die Differentialdiagnose kann also eigentlich nur mit Hilfe klinischer Anhaltspunkte und mit Brustwand-EKG vorgenommen werden. In Abb. 147 sind 4 Beispiele von sog. Verzweigungsblocks wiedergegeben, die sich beliebig, oft um sehr bizarre und seltene Bilder, vermehren ließen. Wir glauben aber, daß die Trias Verspätung, Niederspannung und Aufsplitterung so charakteristisch ist, daß eine Fehldiagnose wenigstens dieser Gruppe, in die das EKG gehört, vermeidbar ist, wenngleich das Urteil über die genauere Genese des Bildes einiges Kopfzerbrechen bereiten mag.

Zur Diagnostik sei gesagt, daß sich in den meisten Lehrbüchern die seltsame Angabe findet, die Spannung von QRS dürfe 0,5 mV nicht überschreiten, oder die Breite von QRS müsse einen bestimmten Mindestwert (z. B. 0,12 sec) besitzen. Gegen diese Art der Klassifizierung ist dasselbe zu sagen, was wir oben gegen die Klassifizierung des Schenkelblocks gesagt haben: diese Grenzen sind willkürlich. Es bestehen überall fließende Übergänge. Wir müssen hier darauf verzichten,

---

[1] MAHAIM: Les Maladies du faisceau de HIS-TAWARA. — SCHERF: Wien. med. Wschr. **1927**, 3.

solche Übergänge bildmäßig zu belegen. Sie sind zahlreich, wenngleich das Lehrbuch sie meist verschluckt, weil sie die Typologie, die nicht existiert, erschüttern würden.

Was bezüglich Verspätung und Spannung gilt, gilt ebenso bezüglich der Typen (Links-, Rechtstyp) von QRS. Abb. 147 gibt vier verschiedene Typen wieder, die trotzdem alle vier die großen Charakteristica der „Verspätung mit

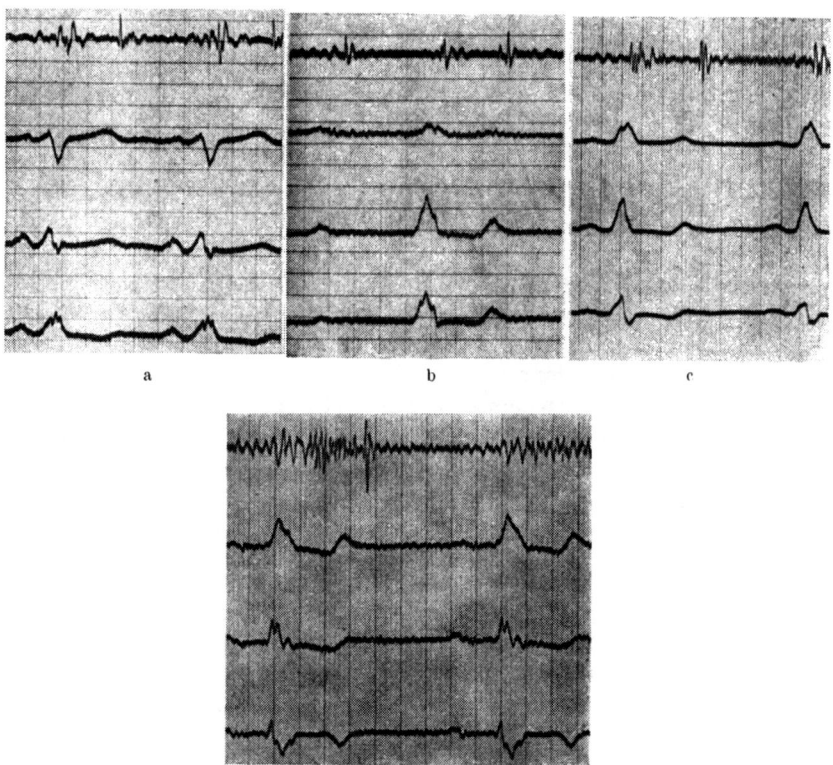

a   b   c

d

Abb. 147a—d. Vier Beispiele von sog. „Verzweigungsblock", einer Verspätung mit Niederspannung und (oder) Aufsplitterung von QRS. Die Abbildung zeigt vier verschiedene Typen von QRS, vom ausgeprägten Rechtstyp über Normtyp zum überdrehten Linkstyp. Ebensolche Übergänge gibt es bezüglich der Größe der Verspätung und des Ausmaßes der Niederspannung, die noch viel extremere Werte annehmen kann (vgl. Abb. 53!). Hier ist Wert darauf gelegt, daß mindestens eines der beiden Symptome, Niederspannung oder Aufsplitterung, zur Verspätung hinzutritt. Beachte, daß die Spannung nicht in Gesamtamplituden ($+$- und $-$-Werte addierend), sondern nur in der Maximalhöhe von R oder S, ausgehend von der Nullinie, gemessen werden darf. Mr/Ml in Klammern. Ordinaten, falls vorhanden, in 0,5 mV. a Rechtstyp. Maximale Spannung 0,5 mV (S_I), QRS 0,12. (4,4/8,2.) Genese unbekannt. Klinisch: Aortensklerose. 48 Jahre. RR 150/80. b Normtyp. Verspätung mit Aufsplitterung bei sehr langer a—v-Zeit. QRS 0,11. Diffuse Myokardschädigung nach Wolhynischem Fieber. (4,0/8,5.) Höchste Spannung 0,8 mV (R_{II}). RR 120/80. 40 Jahre. c Normtyp. Leichte Verspätung mit geringer Niederspannung. Zur Epikrise: vgl. Text. Klinisch: Myokardschaden unbekannter Genese. 39jähriger Mann (3,6/11,4). Herz vergrößert. Aortenform. Höchstspannung 0,57 mV (R_{II}!). RR 130/70. Die Niederspannung des sehr großen Herzens deutet auf starke Dilatation, die QRS-Form auf diffuse Myokardschädigung. d Linkstyp. Relative Niederspannung, starke Aufsplitterung. 60jähriger Mann. RR 160/80 (4,2/10,3). Aortenform angedeutet. Sklerose? R_I = 0,48 mV. Ein 5. Beispiel ist in Abb. 74 gegeben.

Aufsplitterung und Niederspannung" gemeinsam haben. Jeder Typ kann aus den verschiedenen oben angeführten Gründen eine Niederspannung und eine Aufsplitterung mit Verspätung bekommen.

Wir werden also eine Niederspannung um so pathologischer beurteilen, je mehr die Ursache der Niederspannung *kardial* und nicht extrakardial ist, je mehr echte und nicht scheinbare Niederspannung vorliegt (Brustwand-EKG!), je mehr Anhalt für *bleibende* Schäden besteht (Dauerzustand im Gegensatz zu beeinflußbaren akuten toxischen Zuständen). Wir werden die Niederspannung weiter um so schwerer bewerten, je größer sie ist, d.h. also je kleiner die Fläche von QRS ist. Abb. 147c deutet bei dem sehr großen Herzen auf Dilatation, nicht Hypertrophie, und die QRS-Form auf diffuse Schäden.

Wir werden die *Verspätung* um so pathologischer werten, je mehr sie auf diffuse Myokardschädigung, je weniger sie auf Schenkelblock allein deutet. Verspätung mit starken Aufsplitterungen ist schlechter als eine relativ glatte. Wir werden sie um so schwerer beurteilen, je breiter QRS ist. Nur die typischen und oft erheblichen *Rechts*verspätungen, also WILSON-Block mit niedriger Spannung, scheinen relativ harmlos zu sein. Wir werden stark verlängerte a-v-Zeit (Abb. 147b) als Zeichen diffuser toxischer Schädigung schwerer werten als eine Verspätung mit normalem a-v-Intervall.

Wir werden die *Aufsplitterung* um so schwerer werten, je mehr sie auf anatomisch disseminierte Schäden schließen läßt, also die Infarkte schwerer werten als plötzlich aufgetretene, im akuten Stadium befindliche Prozesse, die reversibel sein mögen, langsam sich entwickelnde Sklerosen mit Schwielen ebenfalls schwerer als Blocks mit hoher Spannung im Brustwand-EKG, deren Niederspannung vermutlich nicht auf Narben, sondern auf starke wechselseitige Kompensation abnorm laufender Erregungen beruht.

Wir müssen uns, mit anderen Worten, frei machen von den schematischen Diagnosen, das EKG in Anschauung übersetzen und nachdenken, wie es entstanden sein kann.

29. Das Syndrom von WOLFF, PARKINSON und WHITE.
(KENTsches Bündel, Antesystolie, Präexzitation.)

α) **Zur Genese des Syndroms.** Zu einer lückenlosen Darstellung der Deformierungen von QRS gehört ohne Zweifel auch jene eigentümliche Erkrankung, bei der QRS auf Kosten der PQ-Strecke verbreitert ist. Ihr Verständnis ist theoretisch leicht abzuleiten. Wie wir später erörtern werden, ist die lange isoelektrische Strecke vom Ende P bis Anfang Q nur dadurch bedingt, daß die Erregung im Reizleitungssystem herabläuft, dieses aber einen so kleinen Querschnitt hat, daß die Erregungswelle desselben nach außen kein genügend starkes Feld entwickeln kann und daher dem Abgriff bei der üblichen Empfindlichkeit der Apparaturen entgeht. Potentiale in der PQ-Zeit pflegen jedenfalls immer auf Kosten des *Vorhofs* zu entstehen.

Wie wir in Kap. 57 darlegen, ist die Latenz im RLS, die so als P-Q-Zeit entsteht, relativ lang. Gäbe es einen Weg, nennenswert große Fasermassen des Ventrikels vom Vorhof her *sofort* zu erregen, d. h. ohne den Weg über das RLS bis zum ,,Quellpunkt'' in Herzmitte, so müßte diese Latenz fortfallen, und, da das Myokard nunmehr von der Basis her zur Spitze erregt würde, müßte das zusätzlich entstehende Potential sich aus Komponentenschwärmen von Faserpotentialen (P_{a_1}) zusammensetzen, welche vorwiegend von der Basis zur Spitze ziehen (Abb. 148). Das heißt: Dieser Potentialanteil müßte **vor** Einsetzen des eigentlichen QRS entstehen und bezüglich seiner Richtung weitgehend von der *Herzlage* abhängen: steht das Herz steil, so ist der Vorschlag in Ableitung I wechselnd, in II und III positiv, liegt das Herz quer, so wird er in Ableitung I immer positiv sein, in Ableitung III aber wechselnd oder gar negativ werden.

Es gibt nun in der Tat eine Gruppe von EKG, bei denen die P-Q-Zeit auffällig kurz ist, die sich aber zugleich dadurch auszeichnen, daß QRS meist um denselben Betrag, um den PQ verkürzt ist, verbreitert ist. Solche Bilder sind zudem noch dadurch ausgezeichnet, daß die Störung häufig reversibel ist, und sich neben verbreitertem QRS ohne Übergang Schläge finden, wo PQ und QRS völlig normale Gestalt und Zeitdauer haben. Ein EKG dieser Art kann also nur dadurch zustande kommen, daß Teile des Myokards der Kammern vorzeitig in Erregung geraten, daß aber die Hauptmasse des Kammermyokards zu den normalen Zeiten mit der Erregung beginnt und endet. Diese partielle „*Erregungsverfrühung*" wie sie LEPESCHKIN nennt, „*Antesystole*" (HOLZMANN) oder „*Präexcitation*" (ÖHNELL[1]), wird meist nach den Entdeckern der Störung *Wolff-Parkinson-White-*(WPW)-*Syndrom*[2] benannt. Da man häufig die Annahme vertreten findet, die verfrüht erregten Bezirke der Kammer erhielten ihre Erregung direkt vom Vorhof über eine akzessorische Lei-

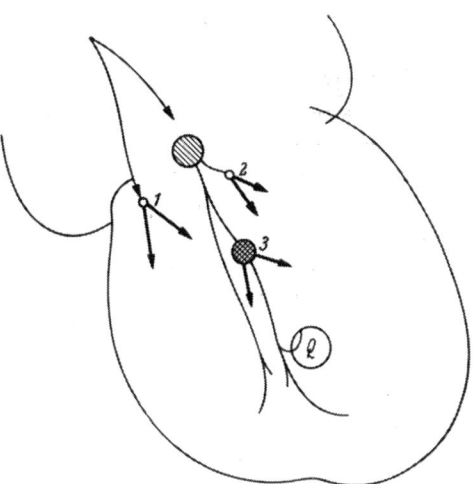

Abb. 148. Darstellung der 3 Möglichkeiten, wie eine Erregungsverfrühung *(Wolff-Parkinson White-Syndrom)* zustande kommen kann. *1* Die Erregung erreicht die Kammer über eine akzessorische Leitungsbahn (KENTsches Bündel). *2* Ein sehr hoch abgehender Seitenast des HISSchen Bündels kann abnorm kurz sein und das Septum erregen. *3* Ein Gebiet (gekreuzt schraffiert) um das HISSche Bündel kann abnorm erregbar sein. These 1 dürfte am häufigsten realisiert sein.

tungsbahn, die am Tier von KENT[3], am Menschen neuerdings von GLOMSET und GLOMSET[4] und WOOD[5] gefunden wurde, wird diese Abweichung des EKG auch oft einfach als „KENTsches Bündel" bezeichnet.

Die kritischen Arbeiten der letzten Jahre[6] haben bereits erkannt, daß eine allzu schematische Theorie der Ursache dieser Erregungsverfrühung nicht am Platze ist. Die Tatsache der verkürzten PQ-Zeit ist natürlich nur zu erklären mit einer vorzeitigen Erregung der Kammer, d. h. mit einer Umgehung der langen Latenz im RLS. Diese Verfrühung kann natürlich durch eine kürzere, anatomisch abnorme atrio-ventrikuläre Leitungsbahn bedingt sein. Sie könnte aber ebensogut auch so zustande kommen, daß die Erregung, vom Vorhof

[1] ÖHNELL: Acta med. scand. (Stockh.) Suppl. 152 (1944).
[2] WOLFF, PARKINSON and WHITE: Amer. Heart J. 5, 685 (1930).
[3] KENT: J. of Physiol. 48, 22 (1914).
[4] GLOMSET and GLOMSET: Amer. Heart J. 20, 389 (1940).
[5] WOOD, F. C., CH. C. WOLFERTH and G. D. GECKELER: Amer. Heart J. 25, 454 (1943).
[6] Vgl. FELDMANN: Z. ges. inn. Med. 2, 532 (1947). — ÖHNELL.

kommend, zwar die normale Leitungsbahn über das Hissche Bündel nimmt, dieses aber aus irgendeinem Grunde vorzeitig verläßt und an einer Stelle ins Myokard übertritt, welche normalerweise erst *rückläufig*, vom ,,Quellpunkt'' her, in Erregung versetzt wird (Abb. 148). Dies vorzeitige Verlassen kann 2 Gründe haben: 1. kann ein abnormer Ast des RLS hoch abgehen. Solche Verhältnisse sind von Mahaim beschrieben worden. Ist dieser hohe Seitenast sehr kurz, so ist die Leitungslatenz ebenfalls sehr kurz. Zweitens kann keinerlei anatomische Abnormität vorliegen, sondern das Myokard in der Umgebung des RLS kann abnorm erregbar sein, z. B. durch entzündliche Herde. Während die Erregung *normalerweise* das Hissche Bündel wie ein gut isoliertes Kabel durchläuft, kann sie bei pathologisch gesteigerter Erregbarkeit der umgebenden Fasern diese Fasern erregen, obgleich anatomische Synzytien *nicht* bestehen. Vom Nerven kennen wir solche Dinge inzwischen genau. Der Aktionsstrom der Fasern des RLS durchsetzt ja die Nachbarschaft, und während er in der Regel unterschwellig ist für das benachbarte Myokard, kann er bei gesteigerter Erregbarkeit desselben überschwellig werden. So etwas geschieht ganz ähnlich auch bei gekoppelten Extrasystolen. Es würde sich also um vorzeitige Erregung abnorm erregbarer Stellen durch den Aktionsstrom des normalen Hisschen Bündels handeln[1]. Von der großen Mehrzahl aller WPW-Kurven läßt sich mindestens wahrscheinlich machen, daß sie vom Vorhof her durch eine abnorme Erregungsbahn geleitet werden. Die beiden anderen Möglichkeiten sollen nur erwähnt werden, um zwei von sehr zahlreichen Mechanismen der Literatur als möglich zu kennzeichnen[2].

β) **Der Mechanismus der QRS-Deformation** ist aus dem eben Gesagten und unseren Kenntnissen der Leitungsstörungen leicht abzuleiten. In allen Fällen ist die Fläche von QRS vergrößert und meist auch die absolute Spannung von QRS erhöht. Das bedeutet also, daß sich die Erregungswelle in einem Teil der Fasern umgekehrt haben muß. Ein Blick auf Abb. 148 und 149 zeigt wie das geschieht: Die Erregung dringt aus einem basisnahen Punkt des RLS oder vom Vorhof direkt ins Myokard, und zwar in einen Teil, der normalerweise vom Quellpunkt her rückläufig und nach besonders langer Latenz erregt wird. In dem vorhofsnahen Myokardsaum rückt also eine Erregungsfront spitzenwärts vor, welche auf völlig unerregtes Gebiet trifft und in ihm mit langer myokardialer Leitungsstrecke solange geradeaus zur Spitze hin läuft, bis die normale Erregungsfront, vom Quellpunkt her aufsteigend, ihr begegnet. Wo sich die beiden Fronten treffen, hängt in erster Linie von der Latenzzeit, d.h. der PQ-Zeit der normalen Erregungswelle im RLS, ab. Ist diese Zeit lang, so wird die abnorme Front weit kommen und ein großes Areal erregen, d. h. also auch viel elektrische Spannung erzeugen.

Die abnorme Erregungsfront wandert freilich langsam. Da QRS oft um 60 msec verfrüht ist, kommt sie trotzdem bei rund 1 m/sec Leitungsgeschwindigkeit 6 cm weit! Es können also sehr große Teile der Kammer abnorm und verfrüht erregt werden! Je kürzer die PQ-Zeit, desto größer die Verfrühung, desto größer die vorzeitig erregte Fläche, desto größer also auch die Flächenzunahme von QRS.

---

[1] Die Parallele am Nerven: Vgl. Schaefer: Elektrophysiologie, Bd. 1, S. 349; am ZNS: Elektrophysiologie, Bd. 2, S. 248.

[2] Zur Literatur vgl. Öhnell.

Die Flächenzunahme kommt dabei so zustande, daß die Erregungswelle ohne physiologische Niederspannung ihr volles Potential entwickelt, wie eine Extrasystole. Das Negativitätsgefälle läuft, im groben gesehen, immer von der Basis zur Spitze, der zusätzliche Vektor läuft also zum normalen R gleichgerichtet! Das Potential dieses Vektors kann sich durch Ausbreitung im Myokard nur langsam entwickeln, denn die myokardiale Leitung ist langsam und die Ausbreitung erfolgt nur über die Myokardsynzytien. Daher ist die Steilheit im Anstieg dieser verfrühten Erregung immer kleiner als die normaler Erregungen und liegt meist zwischen 2,5 und 15 mV/sec[1].

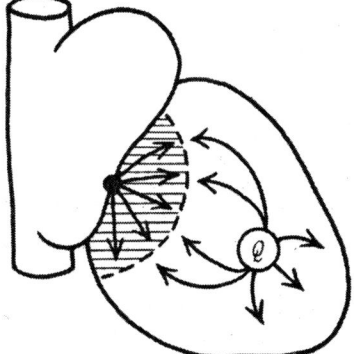

γ) **Der Ziehharmonika-(Concertina-)Effekt.** Die PQ-Zeit der normalen Erregungswelle ist nicht konstant. Zum Beispiel wird sie durch Arbeit, Sympathicuseinfluß und manche Drogen kleiner, durch den Vagus größer. Jede Variation ihrer Dauer bedeutet, daß sich die Erregungswellen in Abb. 149 an anderem Ort begegnen, daß also die Größe der QRS-Fläche schwankt. Unter Arbeit wird sie kleiner (Abb. 150). Das *Ende* von QRS wird nun immer von der Ausbreitung der normalen Erregungswelle bestimmt. So kann also die QRS-Breite in sehr wechselnder Weise variieren.

1. Die P-S-Zeit wechselt: Durch Arbeit wird die Normalwelle gegen P verfrüht („PQ" sinkt) und daher das Ende von S ebenfalls vorverlegt. Das läßt sich bildhaft mit dem *Einziehen einer Ziehharmonika* vergleichen (ÖHNELL). Dabei kann der Abstand vom Beginn P bis zum Beginn der vorzeitigen Erregungswelle konstant bleiben. Wird die PQ-Zeit der Normalwelle länger, so vergrößert sich die QRS-Fläche

Abb. 149. Genese der QRS-Deformation beim WPW-Syndrom. Der schraffiert gezeichnete Bezirk der Basis wird vom Vorhof her direkt erregt, also in ziemlich gerader Front von der Erregungswelle in Richtung der Pfeile durchsetzt. Die Erregungen in diesem Teil der Basis erleiden daher keine wechselseitige Kompensation ihrer Potentiale durch Divergenz der Erregungsrichtung und kehren sich gegen die Norm um. Sie erteilen daher dem Gesamt-EKG einen beträchtlichen Flächenzuwachs. Seine Größe hängt davon ab, wo sich die abnorme und die normale Erregungswelle treffen (gestrichelte Grenze), wie lange Zeit also die abnorme Erregung durch ihre Verfrühung hat, um der normalen Welle entgegen zu eilen.

durch wachsenden Anteil der verfrühten Welle und die Zeit P—S wird dabei auch länger. Das gleicht dem *Ausziehen der Ziehharmonika*.

2. Die P-S-Zeit bleibt konstant: Das ist nur möglich, wenn PQ der Normalwelle unverändert bleibt. Dabei muß also die Verfrühung früher oder später einsetzen, wenn sich der gesamte QRS-Komplex ändern soll. Dies wiederum setzt Änderungen des Überträgervorganges der verfrühten Welle voraus. Solche Prozesse sind freilich als wechselnde Refraktäritäten, Über- und Untererregbarkeiten der abnormen Überleitungsstelle leicht erklärbar. Meist sinkt bei wachsender Latenz der verfrühten Erregung auch die Anstiegssteilheit dieser Welle ab (ÖHNELL).

---

[1] Die Messung der Steilheit geschieht so, daß man eine Gerade durch den mittleren Anstieg von R zieht. Man mißt, wieviel mV (z. B. x) diese Gerade in einer beliebigen Zeit y ansteigt. x/y ist der gesuchte Wert. Für normale R-Zacken kann dieser Wert 100 mV/sec und mehr betragen und sinkt selbst bei R = 1 mV und einer R-Dauer von 0,1 sec, also einem Anstieg von 0,05 sec, nicht unter 20 mV/sec.

Übrigens findet sich bei Schwankungen der QRS-Form, also wechselnden Latenzen beider Erregungswellen, niemals eine Abkürzung der Latenz des Carotispulses gegen P (REINDELL und BAYER[1]). Das vorzeitig erregte Areal ist also hämodynamisch praktisch nicht wirksam. Es liegt meist auch im rechten Ventrikel.

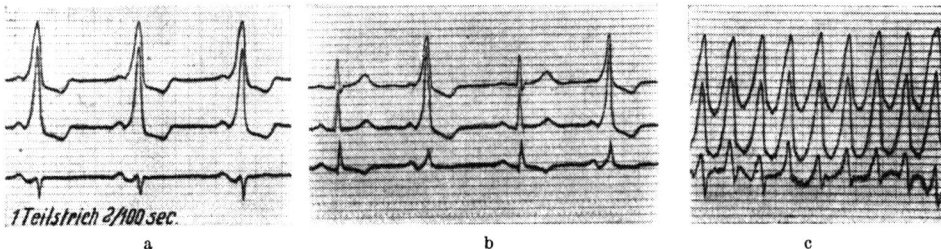

Abb. 150a—c. Beispiel eines spontan reversiblen WPW-Syndroms, das nach Belastung in einen Alternans von normalen und abnormen Schlägen übergeht. Stärkere Belastung macht, wahrscheinlich durch kreisende Erregung, eine paroxysmale Kammertachykardie. a in Ruhe; b 2—3 min nach mäßiger Belastung; c nach 50 Kniebeugen. Unter Belastung wird das abnorme QRS kleiner. [Aus REINDELL u. BAYER: Dtsch. Arch. klin. Med. 190, 4 (1942).]

δ) Eine **Abhängigkeit der QRS-Form von Lage- und Hypertrophieanomalien** sollte einer besonderen Erwähnung kaum bedürfen. Überlagert sich doch die verfrühte Erregung dem normalen QRS und dies kann selbstverständlich alle

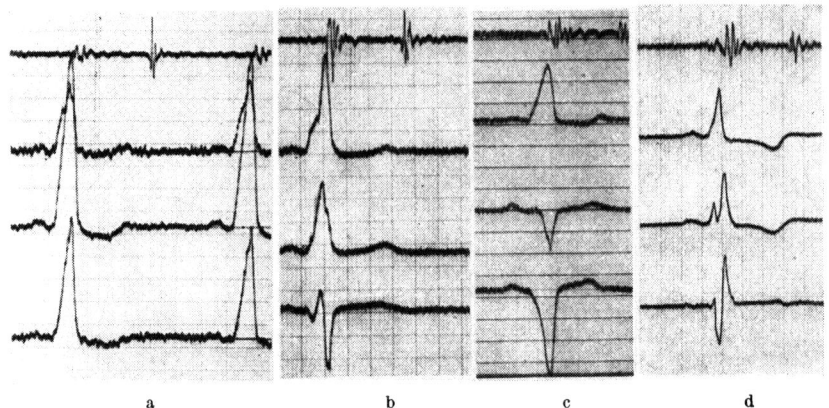

Abb. 151a—d. Vier Beispiele einer Erregungsverfrühung durch WPW-Syndrom (KENTsches Bündel). Gemeinsames Kennzeichen: PQ verkürzt! a Astheniker mit Hypertonie (RR 155/70). Herzgröße normal. Trotz der Hypertonie Normaltyp. Als Nebenbefund: QT auffallend kurz, mechanische Systole relativ lang. b Klinisch Mitralinsuffizienz. Röntgenologisch: Mitralform; Mr/Ml = 4,7/9,5. 35 Jahre. RR 125/85. c Hypotonie, RR 110/75. Herzmaße: 4,0/8,6. Trotz Hypotonie Linkstyp, zum Teil durch die abnorme Erregungsverfrühung bedingt. 35 Jahre. d Abnorme Form eines WPW-Syndroms. Keine Infarktanamnese! Herz etwas linksvergrößert, klinisch Coronarinsuffizienz. 52 Jahre, RR 140/70.

Typen besitzen. Abb. 151a und b gibt z. B. einen Normtyp und einen extremen Linkstyp der Normalwelle wieder. Der Typ der verfrühten Welle ist dabei fast gleich in beiden Fällen.

ε) **Typendifferenzen der verfrühten Welle** hingegen treten ebenfalls sehr ausgiebig auf und bedürfen einer Erklärung. In Abb. 151a und b hat die Präexzitation Normaltyp; in Bild c und d ist sie dagegen ausgesprochen linkstypisch. Wir müssen annehmen, und diese Annahme wird durch anatomische Befunde

---

[1] REINDELL u. BAYER: Dtsch. Arch. klin. Med. 190, 1 (1942).

bestätigt, daß die abnorme Überleitungsbahn sowohl zum rechten als auch zum linken Ventrikel führen kann. Im ersten Fall muß der Vorschlag von QRS linkstypisch sein (!), da ja die Erregung von rechts nach links läuft; im zweiten Fall ist sie rechtstypisch. Erst recht werden wir sehr wechselnde Typen erwarten, wenn Fall 3 der Abb. 148 realisiert sein sollte.

Es ist also nicht wunderbar, daß wechselnde Typen sowohl der Normalwelle als auch der verfrühten Welle sehr bunte Bilder von QRS erzeugen. Wir sind daher der Meinung, daß eine allzu detaillierte Typologie, wie sie oft versucht wird, nicht zu sonderlich großen neuen Einsichten führen dürfte.

ζ) ST und T ändern sich meist ebenfalls. Das hat wohl nur in seltenen Fällen eine Bedeutung. Wie wir später verstehen werden, muß jede Vergrößerung der QRS-Fläche T zu QRS diskordanter machen. Das sehen wir z. B. in Abb. 151 a bis c. Eine pathognomische Bedeutung der T-Änderungen ließe sich nur anerkennen, wenn sich der Ventrikelgradient ändert (vgl. S. 205 ff.).

η) Die **Differentialdiagnose** kann oft ganz erhebliche Schwierigkeiten machen. QRS ist ja das Ergebnis einer Verschmelzung zweier ganz getrennter Erregungswellen. Wir werden solche Verschmelzungen später als „Fusion beats" noch kennenlernen (Kap. 52 d.). Ist z. B. die Überleitung pathologisch lang und auch die „verfrühte" Welle nicht allzu früh, so kann die Differentialdiagnose gegen Schenkelblock, ja sogar gegen Verzweigungsblock schwierig sein. Auch könnte ein echter Schenkelblock ja einmal ein abnorm kurzes PQ haben, so wie das bei Normalschlägen vorkommt (Abb. 288 a). Es wäre dann eine Entscheidung unmöglich. In solchen Fällen führt oft nur die Reversibilität der Störung, z. B. nach Chinidin, zum Ziel (ÖHNELL). Die klarsten Anhaltspunkte gibt jedoch die Klinik.

ϑ) **Begleiterscheinungen.** Wie wir sahen, ist über die Genese des WPW-Syndroms eine Sicherheit noch nicht erzielt worden. Die drei in Abb. 148 skizzierten Mechanismen sind vielleicht alle möglich. Eine abnorme Vorhofkammerleitung erscheint für die Mehrzahl der Fälle zwar die plausibelste Erklärung. Aber was geschah in den Fällen, in denen trotz sehr genauer Untersuchung eine solche Verbindung nicht gefunden wurde ? Entzündliche Prozesse als Begleiterscheinungen des WPW-Syndroms sind beschrieben worden[1]. Sie stützen These 3 der Abb. 148. Diese These würde unter anderem erklären, warum eine so große Neigung zu Extrasystolen und Paroxysmen in vielen Fällen vorliegt. Freilich erklärt sie gar nicht die sehr auffällige familiäre Häufung, die offenbar auf einen Erbfaktor, also doch wohl auf morphologische Anomalien, hinweist (ÖHNELL, KOCH[2]). Die toxische Genese wiederum erklärt besser die immer vorhandenen subjektiven Beschwerden: anginöse Zustände, Herzklopfen. Freilich sind die WPW-Leute meist Vasomotoriker, was wieder die morphologisch-konstitutionelle Ursache zu stützen scheint (KOCH).

Die Frage ist einer Klärung noch nicht zugänglich, zumal auch die Neigung zu Extrasystolen und Tachykardien sich auf *beide* Theorien zurückführen läßt: Wir werden später sehen, welche Rolle die Theorie der *kreisenden Erregung* bei der Entstehung der Paroxysmen spielt. Eine solche Kreisbahn ist am besten

---

[1] Lit. bei LEPESCHKIN, § 549.
[2] KOCH: Z. Kreislaufforschg 1950, 347. — FELDMANN u. KOCH: Z. Kreislaufforschg 1943, 512.

durch eine abnorme Vorhof-Kammerleitung darstellbar. Doch läßt sich die Entstehung von Paroxysmen, Tachykardien und Extrasystolen ebensowohl durch
die Anwesenheit übererregbarer Myokardbezirke, die durch lokale Entzündungen
bedingt sind, erklären. Fälle, die bei ÖHNELL nicht selten sind und bei denen
ein Knotenrhythmus ohne QRS-Deformation, ein Sinusrhythmus aber mit
Erregungsverfrühung einsetzt, lassen sich nach meinem Dafürhalten zwanglos
nur durch eine zweite a-v-Leitung erklären: Entsteht die Erregung im HISschen
Bündel, so ist der Vorhof rückwärts und so spät erregt, daß die Welle über die
zweite Leitung immer auf eine absolut refraktäre Kammer trifft.

Zusammenfassung.

*1. Es gibt Verkürzungen von PQ, die auf Erregungsverfrühung der Kammer
beruhen. Diese kann theoretisch entstehen:*

a) durch akzessorische kurze Leitungsbahnen zwischen Vorhof und Kammer
(wahrscheinlich häufigster Fall).

b) durch abnorm früh aus dem RLS abgehende Äste.

*c) durch abnorm erregbare, toxisch geschädigte Stellen des Myokards neben
dem RLS und nahe am a-v-Knoten.*

*2. QRS ist dadurch verbreitert, daß sich von dem Punkt der abnormen Kammer-
überleitung eine Erregungswelle in der Basis des Myokards ausbildet, die ohne
physiologische Niederspannung allseits langsam fortschreitet. Es ist zu errechnen,
daß sie bis zu 6 cm des Myokards durchwandern kann.*

*3. Diese Welle erzeugt daher einen relativ hochgespannten zusätzlichen Potential-
vektor, der die Fläche von QRS erheblich vergrößert und deformiert, ST senkt und
T um den Betrag des Flächenzuwachses von QRS diskordanter macht.*

*4. Die Deformation von QRS ist um so größer, je früher die abnorme Welle,
je später die normale Welle startet.*

*5. Veränderungen der normalen Überleitungszeit bedingen eine veränderte Inter-
ferenz beider Wellen. Durch Arbeit wird die abnorme Welle verfrüht und QRS
normalisiert und verkürzt (Ziehharmonikaeffekt). Vagusreiz wirkt umgekehrt.*

*6. Die Ursache der Abnormität bedingt zugleich eine auffallende Neigung zu
Rhythmusstörungen (Extrasystolien, Tachykardien, Paroxysmen).*

*7. Die Erkrankung macht meist subjektive Störungen. Sie tritt gehäuft
familiär auf.*

IV. Die Theorie und Klinik von ST und T.

Wir haben bislang versucht, die Form des QRS-Komplexes auszuwerten und
sind darin — so hoffen wir sagen zu dürfen — etwas weitergekommen als bisher.
Es wird den Leser, der die neue EKG-Literatur kennt, überraschen, daß wir
in so altmodischer Weise bei einer so ausführlichen Analyse von QRS verweilten,
wo doch die Analyse von ST und T der Schrei des Jahrzehnts ist. Aber das
hat seine Gründe. Von QRS wissen wir, was wir haben: Seine Theorie ist relativ
gesichert. Von ST und T können wir das nicht behaupten. So wird also der
Leser verzeihen, wenn wir in den weiteren Abschnitten nicht alle Hoffnungen
befriedigen können. Das sichere Wissen vom EKG des Kammerabschnitts ist

in den vorstehenden Abschnitten enthalten. Wenn wir von dem klassischen Gebiet der Rhythmusstörungen absehen, deren Analyse ebenfalls über allen Zweifel erhaben ist, werden wir nunmehr sehr viel Spekulation zu bewältigen haben. Es muß unser Anliegen sein, hierbei besonders scharf zwischen Hypothese und Wissen zu unterscheiden.

30. Die elementaren Eigenschaften der Erregungswelle zur Zeit von ST und T.

α) **Die Daten des Erregungsrückganges der Einzelfaser.** Die für die QRS-Gruppe angewandten Grundsätze der Analyse bestanden in erster Linie darin, daß QRS in jedem Zeitpunkt das Ergebnis der *Interferenz* (bzw. der vektoriellen Summation) aller der Millionen Pfeile P_{a_1} ist, welche zu diesem Zeitpunkt irgendwo im Herzmuskel ablaufen. Diese Interferenz bzw. Summation war deshalb ziemlich leicht gedanklich zu analysieren, weil die Pfeile P_{a_1} sehr kurz sind: sie nehmen weniger als 1 mm Raum ein, und sie liegen daher innerhalb so kurzer Strecken des Myokards, daß die jeweils erregte Faser als geradlinig zu betrachten ist. Alles hängt also davon ab, wie viele Fasern gleichzeitig erregt werden und welche Richtung diese verschiedenen Fasern anatomisch haben; ferner welche der vielen verschiedenen Faserabschnitte vom RLS her gerade in Erregung verfallen sind. QRS ist also das Ergebnis folgender beider Bedingungen: 1. der Art der Erregungsverteilung durch das RLS auf dem gesamten Myokard; 2. der Richtung der jeweils gleichzeitig erregten Myokardfasern. QRS ist damit in erster Linie ein Ausdruck der Erregung des Myokards durch das *Reizleitungssystem*; damit soll seine Bedeutung für die Erkennung von myokardialen Abweichungen (Hypertrophie, Muskelschädigungen usw.) nicht herabgemindert werden.

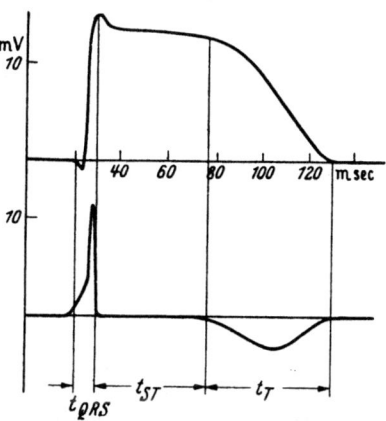

Abb. 152. Nachzeichnung eines mit Mikroelektroden aufgenommenen Aktionsstroms kleiner Myokardbezirke. Die Anstiegszeit beträgt je nach Polabstand 2—5 msec; an Einzelfasern beträgt sie 0,5 msec. Oben der monophasische Aktionsstrom; unten bei zwei unverletzten Elektroden mit rund 1,5 mm Abstand der Differentialstrom: er ist der Differenzenquotient des oberen. Er entspricht der Spannungsproduktion einer Faser von 1—2 mm Länge im Feld. Beachte das diskordante, elementare T! Die Pfeile ganz unten geben die Zeit der verschiedenen Abschnitte des elementaren Aktionsstroms an. Die Flächen von QRS und T in der unteren Kurve sind gleich groß. Originaloszillogramme sind in Abb. 153 wiedergegeben.

Das ist nun für diejenigen Abschnitte des EKG, welche der ST-Strecke und der T-Zacke entsprechen, grundsätzlich anders. Die Begründung folgt leicht aus den elementaren elektrischen Eigenschaften der Erregungswelle der Einzelfaser.

Nehmen wir nämlich diese Welle beim Hund mit Mikroelektroden auf, so wie es Abb. 152 zeigt, so finden wir, daß die Länge l_2 derjenigen Teile der Erregungswelle, welche den *Rückgang* der Erregung darstellen, mithin des Pfeils P_{a_2} (Abb. 18), zwischen 70 und 200 mm im Mittel schwankt[1]. *Der Pfeil P_{a_2} erstreckt*

---

[1] Bei großer Leitungsgeschwindigkeit ist l_2 groß, bei kleiner klein.

sich also, rein anatomisch gesehen, über das ganze Herz. Das würde folgendes
bedeuten: Selbst wenn das Herz von Spitze zur Basis von einer einheitlichen
Erregungswelle geradlinig durchlaufen würde, würde die Spitze beginnen, ihre
Erregung zu verlieren, wenn die Basis noch maximal erregt wäre.

Nun herrscht bekanntlich nach Eintritt der maximalen Erregung einige
Zeit in der Faser ein fast konstanter Zustand gleichmäßig andauernder, maximaler
Negativierung. Der Rückgang dieses Erregungszustandes geschieht dann relativ
rasch, so wie das in Abb. 152 dargestellt ist. Eigentlich entwickelt sich auf dem
Herzen also eine Spannung nur während der relativ kurzen Zeit dieses Erregungsrückganges; nur während dieser Zeit ist das Herz nicht in toto erregt, sondern
einzelne Teile des Herzens befinden sich noch in maximaler Erregung, während
andere schon beginnen, in den Ruhezustand zurückzukehren. Genau wie für
die Pfeile P_{a_1} und P_{a_2} läßt sich auch für die Länge dieses Bezirks, den wir nach
Abb. 18 mit l_T bezeichnen wollen, ein genaues Maß für jeden einzelnen Fall
angeben. Wir brauchen ja nur die alte Gleichung anzuwenden $v = l/t$, in diesem
Fall $v = l_T/t_T$, worin t_T die Zeitdauer dieses Abschnitts des raschen Erregungsrückganges darstellt (Abb. 152). In zwei beobachteten und ziemlich extremen
Fällen betrug l_T z. B. 34 und 87 mm, bei einem Hundeherzen. Wir sehen, daß
also die Länge eines solchen Bezirks starker Verschiedenheit der Potentiale
auch fast das ganze Herz überspannt. Unser erster Grundsatz, den wir der
Deutung ST und T zugrunde legen müssen, lautet also:

Die räumliche Ausdehnung beim Hundeherzen des Erregungsrückganges beträgt
7—20 cm; diejenige der Prozesse, welche die T-Zacke bedingen (das ist der steile
Teil des Erregungsrückganges bzw. des monophasischen Aktionsstroms) auch
noch 3,4—8,7 cm. Sie umfaßt also beinahe oder ganz die Länge des Herzens. Beim
Menschen werden die Ergebnisse ähnlich, die Längen eher noch größer sein.

β) **Der elementare Erregungsrückgang.** Würde dieselbe Überlegung, welche
wir für QRS machten, auch für ST und T gelten, so ließen sich die Potentiale
beim Rückgang der Erregung folgendermaßen konstruieren: Nehmen wir an,
die Erregungswelle laufe über die „freie Weglänge" der Muskelfaser geradlinig
hinweg. Dann treten die in Abb. 26 analysierten Verhältnisse ein: Auf der
begrenzten Faserlänge von etwa 1 cm muß jetzt ein Potentialvektor entstehen,
der dem beim Eintritt der Erregung auftretenden Potential entgegengesetzt ist.
(In Abb. 18 ist er mit P_{a_1} bezeichnet worden.) Das bedeutet: Im Erregungsrückgang wird die Faser von Moment zu Moment positiver, und je weiter sich
die Erregungswelle von einem Punkt entfernt hat, desto positiver ist die Faser
geworden. Diese Spannungsdifferenzen des Membranpotentials führen zu Strömen,
deren Verlauf dem des Erregungseintritts absolut entgegengerichtet ist.

Diese Tatsache ist ganz unabhängig von den relativen Zeitdauern, welche
Erregungseintritt und Erregungsrückgang in Anspruch nehmen. Da der Erregungsrückgang so sehr viel länger andauert, ist auch seine „Wellenlänge" l
sehr viel größer (Abb. 18): sie „paßt" nicht auf die freie Weglänge darauf. Daher
tritt das in Abb. 26 skizzierte Verhalten ein: Längs der zu kurzen Faser fällt
jeweils nur derjenige Teil des Gesamtpotentials ab, der der jeweiligen Potentialdifferenz an den beiden Enden der freien Weglänge entspricht. Es muß diese
Differenz natürlich immer kleiner sein als das maximale Potential des Erregungseintritts, dessen ganzer Vektor P_{a_1} auf die Faser paßt.

Es läßt sich nun sehr leicht mathematisch beweisen, daß längs einer Einzelfaser die Fläche, welche die Zeit-Potentialkurve des Erregungseintritts beschreibt, gleich der Fläche des Erregungsrückganges sein muß[1]. Diese Flächen sind nämlich mathematisch nichts als das Integral der gesamten Membranspannung mal der Leitungsgeschwindigkeit[2] (SCHAEFER und DÖRNER[3]). Für jede beliebige Faserlänge läßt sich also der Satz aufstellen: *Das zwischen 2 Punkten oder längs einer begrenzten Faserlänge auftretende Potential einer Erregungswelle beschreibt zwei Flächen, die sich entgegengesetzt gleich sind. Nenne ich die erste Fläche die elementare R-Zacke (Abb. 56), so ist die zweite die elementare T-Zacke (Abb. 152). Je länger der Erregungsrückgang andauert, desto länger und desto kleiner ist T. Die Fläche T ist gleich der Fläche R. Beide sind sich absolut entgegengesetzt (diskordant).* Wir nennen dies an der Einzelfaser auftretende elementare und streng diskordante T den „elementaren Erregungsrückgang". Dies Verhalten bestätigt sich denn auch in unseren Experimenten (vgl. Abb. 152).

γ) **Die Summation der elementaren T.** Da jedes Element des Myokards zum Gesamtfeld einfach additiv sein Potential beisteuert, überlagern sich alle Potentiale T der Einzelfaser genau so wie alle Potentiale R. Ist also QRS die vektorielle Summe aller elementaren R, d. h. aller Vektoren P_{a_1} nach Abb. 18, so ist das T des ganzen Herzens die Summe aller elementaren T. Da die Elemente R und T sich immer entgegengesetzt gleich sind, müssen sich auch die vektoriellen Summen aller R und T entgegengesetzt gleich sein, völlig unabhängig davon, in welcher Reihenfolge die einzelnen Myokardabschnitte inneviert werden. Natürlich muß ich den Ausschlagssinn der Flächen berücksichtigen. Erzeugt z. B. eine Faser in einer Ableitung ein R nach *unten*, so erzeugt sie eine gleich große Fläche T nach oben (Abb. 159). Summieren wir aber alle Flächen in QRS unter Berücksichtigung der Vorzeichen, d. h. rechnen wir R positiv, Q und S negativ, so muß die Fläche QRS entgegengesetzt gleich der Fläche T sein. Einem hoch positiven R muß also ein flächengleiches *negatives* T entsprechen.

Dies Verhalten bleibt in jedem Falle gültig. Denken wir uns z. B. nach Abb. 159 zwei Faserpotentiale überlagert, welche genau gleichgeformt, doch entgegengesetzt gerichtet sind und die mit einer kleinen Latenz gegeneinander auftreten, so werden sich die R-Zacken wegen ihres raschen Ablaufs nicht wechselseitig ganz kompensieren, wohl aber die elementaren T-Zacken. Aber in QRS tritt jetzt ein gleich großes R und S auf, und die Summe dieser Fläche ist, unter Berücksichtigung des Vorzeichens, ebenfalls Null.

Es besteht also das allgemeine Gesetz, daß *unabhängig von der wechselseitigen Latenz der elementaren Erregungen und ihrer Richtung die Summe aller QRS-Flächen gleich der Summe aller T-Flächen bleiben muß, unter Berücksichtigung des Vorzeichens. Jedem R entspricht ein diskordant negatives T, solange es sich nur um den elementaren Erregungsrückgang handelt.*

---

[1] WILSON, MACLEOD, BARKER u. JOHNSTON: Amer. Heart J. **10**, 46 (1935).

[2] Beweis: Die Fläche $F = \int_{t=0}^{t=\infty} \frac{dP}{ds} \cdot dt$, da das registrierte Potential das zwischen den Enden des Weges s der „freien Weglänge" auf der Muskelfaser abfallende Potential dP ist. Diese Spannungsdifferenz an den Enden der beobachteten Strecke mal der Zeit der Erregungsdauer ist die Fläche der Kurve. Da $dt/ds = 1/v$ (v = Leitungsgeschwindigkeit) und $\int dP$ gleich der maximalen Potentialdifferenz des monophasischen Aktionsstromes ist, so ist die *Fläche um so größer, je langsamer die Leitung erfolgt* und je größer das Membranpotential ist!

[3] SCHAEFER u. DÖRNER: Z. Kreislaufforschg **1950**, 582.

Das ist nun beim EKG des Menschen ersichtlich nicht der Fall: T ist zu R normalerweise *gleichgerichtet, konkordant*. Also kann dies T nicht als Ausdruck des elementaren Erregungsrückganges in der Einzelfaser angesehen werden. Vielmehr benimmt sich der Erregungsrückgang, im Vergleich zu dem aller anderen uns bekannten Organe, völlig abnorm. Bevor wir den Mechanismus dieses positiven T besprechen, das zu R gleichgerichtet (,,*konkordant*") ist, müssen wir eine andere Frage theoretisch lösen.

δ) **Die Rolle der Synzytien.** Ein Potential der Art von T muß also aus einer Spannungsdifferenz stammen, die sich unabhängig von dem Fortschreiten der normalen Erregungswelle, d. h. unabhängig von QRS, ausbildet. Diese Unabhängigkeit ist im Grunde immer schon angenommen worden und geht aus der großen inter- und intraindividuellen Variabilität der T-Zacke im Vergleich zu QRS deutlich hervor. Die alten Beobachtungen bleiben zur Erklärung der T-Zacke insoweit gültig, als sie uns den Sitz der Potentialdifferenz aufzeigen: Bekanntlich bildet die Spitze des Herzens ihr negatives Potential rascher zurück als die Basis. Es sei vorweg betont, daß das ein normaler Regelfall ist; es

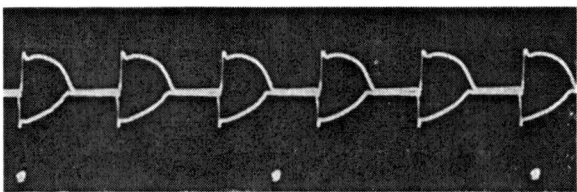

Abb. 153. Originaloszillogramm eines monophasischen Aktionsstroms, aufgenommen mit einer Mikrosogelektrode, von Basis (oben) und Spitze (unten) des Katzenherzens. Kathodenstrahl. Zeit unten in Sekunden. Der Ausschlag des Spitzen-Aktionsstroms ist der Deutlichkeit halber nach unten gerichtet, also kopfstehend, registriert. Beachte, daß der Aktionsstrom der Spitze die Negativität rascher zurückbildet! [Aus SCHAEFER, PENA u. SCHÖLMERICH: Pflügers Arch. **246**, 728 (1943).]

kann ebensowohl irgendein anderer Teil des Myokards seine Erregung rascher zurückbilden als der Rest. Das stellen wir daran fest, daß ein mit Mikroelektroden aufgenommenes monophasisches Potential an verschiedenen Herzteilen verschiedene Formen hat. Abb. 153 zeigt uns monophasische Aktionsströme vom Warmblüterherzen, gleichzeitig von Basis und Spitze mit Mikroelektroden aufgenommen. Wir erkennen, daß die elektrischen Potentiale der Spitze ihre Höhe rascher verlieren (ein weniger langes ,,Plateau" aufweisen) als die der Basis. Ein solches Verhalten muß nun zu eigentümlichen Resultaten führen. Bevor wir diese verstehen, müssen wir einige Mißverständnisse besprechen, die das Verständnis häufig erschweren.

Es ist nämlich eine unbestreitbare, nichtsdestoweniger aber wenig bekannte Tatsache. daß völlig voneinander getrennte Zellen auch dann kein Potential nach außen entwickeln, wenn eine total und maximal erregte Zelle neben einer total und absolut ruhenden Zelle liegt (Abb. 154). Wo immer wir beide Zellen durch einen Stromweg miteinander verbinden — immer ist die Summe aller Potentiale in einem geschlossenen Kreis gleich Null. Man versuche, in Abb. 154 eine beliebige Linie zu durchfahren, welche beide Zellen schneidet: jede solche Linie hat 4 Potentialsprünge zu überwinden, die sich alle gegenseitig aufheben. Da auf keinem der unendlich vielen möglichen Stromwege eine Potentialdifferenz herrscht, ist das ganze Gebilde stromlos. Man kann sich diesen Sachverhalt auch so vergegenwärtigen: die in Abb. 154 dargestellten Membranspannungen sind *statische* Ladungen, die nach außen hin elektrisch neutralisiert sind, denn jedem +-Ion an der einen Seite der Zellmembran steht ein —-Ion an der anderen gegenüber (,,elektrische Doppelschicht"). Elektrisch gesehen ist also ein solches System im Gleichgewicht. Wenn sich aber ein nach außen ableitbares Feld entwickeln soll, das an den Extremitäten eine meßbare Spannung erzeugt, so muß ja ein *Strom* fließen, d. h. es muß elektrisch ein Ungleichgewicht herrschen, das allein zu Stromfluß führt. Zellen nach Art der Abb. 154 sind aber im Gleichgewicht und erzeugen keine Aktionsströme, also auch keine außen ableitbaren elektrischen Felder.

Würden wir also die Muskelfasern von Spitze und Basis als unabhängig voneinander reagierende Einheiten betrachten, so wie das für QRS geschah, also als abgeschlossene Faserstrecken von, sagen wir 1 cm Länge, so müßte in jeder derartigen Strecke während des Potentialrückganges das in Abb. 152 registrierte und erläuterte negative T entstehen. Dies T entstände auch dann, wenn in toto die Spitze ihr Potential *eher* verlieren würde als die Basis! Wir hätten dann einfach den Fall der Abb. 154 vor uns! Es würde dann nur das *negative* T der Basis länger andauern als das der Spitze!

Diese Darstellung ist nun offenbar unzutreffend. Sie wird hier deshalb gebracht, um den neuen Standpunkt am Widerspruch besonders klar zu beleuchten. Wenn *T* zu *R* gleich-gerichtet ist, so kann das nur unter 2 Bedingungen möglich sein, die *zugleich* realisiert sein müssen: Es muß das Potential der Spitzenfasern eher wieder positiv werden als das der Basisfasern **und** es *müssen Spitze und Basis miteinander durch Synzytien verbunden sein, welche keine Zellgrenzen mit einseitigen Diffusionshindernissen, also elektromotorischer Wirksamkeit, enthalten*[1].

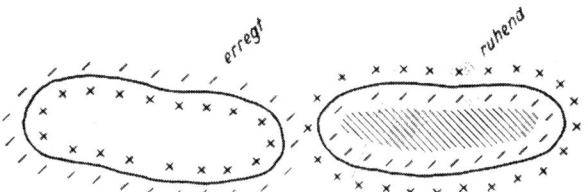

Abb. 154. Schema, welches das elektrische Verhalten einer total ruhenden und einer total erregten Zelle angibt, die ohne synzytiale Verbindung im Feld liegen. Ein Stromfluß zwischen beiden oder bei jeder der beiden Zellen ist ganz unmöglich. Das System erscheint im Feld potentialfrei!

ε) **Der inhomogene, insbesondere der apicobasale Erregungsrückgang.** Abb. 155 zeigt die Verhältnisse im Schema. Es sind in ihr 4 Fasern willkürlich herausgegriffen, von denen die unterste spitzenwärts, die oberste basiswärts liegen möge. Alle 4 sind durch zellgrenzlose Synzytien miteinander verknüpft. Wenn die untere Faser, angedeutet durch die dichte Schraffur, schon positiviert ist, so ist die Membran der oberen noch negativ oder wenigstens noch nicht so positiv geladen. Über die zellgrenzlosen Schichten hinweg bilden sich jetzt echte Potentialgefälle aus, so wie das Abb. 18 für den Aktionsstrom gezeigt hat. Die Ströme erzeugen längs der syncytialen Brücke, über die allein sie fließen, einen Spannungsabfall auf dem „Außenleiter“. Dieser erzeugt das Feld, das als T-Zacke des EKG an den Extremitäten abgreifbar wird. Es

---

[1] Es ist von ROTHSCHUH soeben (Verh. dtsch. Ges. Kreislaufforschg 1950) gesagt worden, daß eine Herzmuskelfaser nach Verletzung nur auf einer Strecke von etwa 1 mm von der Schnittstelle aus, im Lauf von rund 20 min, elektromotorisch inaktiv werde. Er schließt aus diesem Befund, daß die Faser im Abstand von 1 mm von Zellgrenzen abgeschlossen werde, die er morphologisch in den Glanzstreifen erblickt. Es bestünden also gar keine Synzytien. Nun gibt das Experiment zwar an, daß der Verlust an Ionen (Kalium) aus dem Zellinnern nur 1 mm weit fortschreitet, daß also ein Schutz gegen Verluste durch freie Diffusion besteht. Er sagt aber nicht, daß dieser Schutz durch eine elektromotorisch wirksame *Membran* bedingt wird. Vielmehr kann die Diffusionsbarriere durchaus die Eigenschaften einer Tonmembran haben, wie sie z. B. beim DANIELL-Element benutzt wird. Die konkordante T-Zacke ist ein *Beweis* für syncytiale Brücken, die durch keine elektromotorisch wirksamen Membranen nach Abb. 154 getrennt sind. Die Anwesenheit solcher Membranen hätte sich auch in Widerstandsmessungen an Einzelfasern zeigen müssen, doch ist das keineswegs der Fall, wie WEIDMANN mündlich bestätigt.

verdankt seine Entstehung also dem verschieden schnellen Erregungsrückgang an Spitze und Basis. Wir wollen den Mechanismus, der dieses Potentialgefälle erzeugt, den *apicobasalen Erregungsrückgang* bezeichnen. Er ist freilich nur der Spezialfall eines Verhaltens, das in analoger Weise auch Verschiedenheiten des Erregungsrückganges zwischen anderen Herzteilen möglich erscheinen läßt. Wir werden später sehen, daß unter gewissen Umständen, z. B. beim Infarkt,

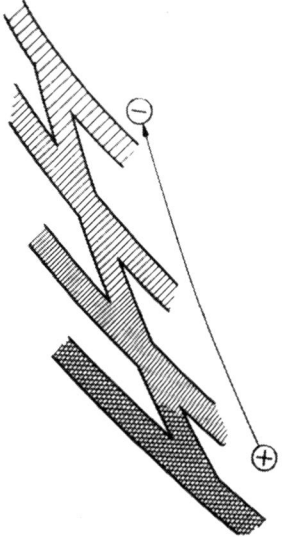

bestimmte Bezirke des Myokards ihre Erregung ebenfalls länger behalten als andere, obgleich sie keinesfalls an der Basis liegen müssen. Wir nennen daher in einem Oberbegriff alle Ungleichheiten des Erregungsrückganges in verschiedenen Myokardteilen. welche zu einem Potential längs größerer syncytialer Brücken führen, einen *inhomogenen Erregungsrückgang*.

Es sind also bei der Potentialentstehung von T zwei Dinge unabhängig voneinander zu betrachten: 1. Welcher Herzteil verliert sein Potential rascher und warum? 2. Wie ist dieser Herzteil mit den übrigen Muskelfasern syncytial verbunden? Denn während bei QRS der Vektor durch die *sehr kurzen* Faserstrecken bestimmt wird, in denen der Vektor P_{a_1} abläuft, wird der Vektor von T durch die anatomische Richtung dieser syncytialen Brücken bestimmt, also gerade durch diejenigen Elemente des Herzmuskels, welche bei der Entstehung und beim Typ von QRS offensichtlich **keine** Rolle spielen. *Während also QRS sowohl seiner Dauer als auch seiner Vektorenlage nach beherrscht wird durch die Art und Weise, wie den Myokardfasern die Erregung durch das RLS zugeleitet wird, ist Dauer und Vektor von T davon abhängig, wie die verschiedenen Muskelgebiete des Herzens ihre Erregung verlieren und wie*

Abb. 155. Schema des Zustandekommens eines apicobasalen Potentials, speziell beim Erregungsrückgang. Die obere, basiswärts gelegene Faser sei noch negativ, die spitzenwärts gelegenen Fasern sind stärker positiviert, je nach der Dichte ihrer Schraffur. Es entwickelt sich längs der Synzytien ein Potentialabfall in Richtung des Pfeiles.

sie protoplasmatisch miteinander verbunden sind. Das bedeutet also: Die absolute Größe und der Vektor von T sind unabhängig von Größe und Vektor von QRS und können ganz unabhängig von ihnen sich verändern.

Es muß übrigens an dieser Stelle bemerkt werden, daß es in unserer Darstellung vollständig gleichgültig ist, wo die Erregung zuerst beginnt oder zuletzt eintrifft. Für QRS z. B. ist es nur wesentlich, in welcher *Richtung* die Erregung fortschreitet und welche relative Verspätung die einzelnen Teile gegeneinander haben. Allerdings ist es kaum vorstellbar, daß die später erregten Teile des Herzens nicht auch diejenigen sind, auf die die Erregung der früher erregten zuläuft, da sonst ja vom später erregten Teil her die Erregung rückläufig in das noch von keiner Erregungswelle erreichte Zwischengebiet einströmen müßte. Für T aber trifft dieser Einwand nicht zu. Die Rückbildung des Potentials ist hier offenbar ganz unabhängig davon, wann die Erregung das betreffende Gebiet erreicht hat. Auch eine als letzte erregte Spitze wird ihr Potential rascher verlieren als die Basis. Allerdings wird auch bei T die relative Verspätung des Erregungsbeginns in den einzelnen Herzwandabschnitten dann eine Rolle spielen, wenn die Unterschiede im zeitlichen Beginn groß sind, verglichen mit der Dauer des Potentialrückganges. Wir werden hierüber unten bei der Besprechung der Verspätungsformen von T sprechen.

31. Der Gegensatz von Spitze und Basis und die Herzperistaltik.

Von den beiden soeben aufgeführten kardinalen Fragen zur Theorie von T soll uns die erste noch näher beschäftigen: Warum verliert die Spitze ihre Erregung rascher als die Basis? Das Phänomen selbst ist hinreichend oft bewiesen[1] (Abb. 153). Auch mit Mikroelektroden findet es sich immer wieder[2]. Wir sind nun nicht in der Lage, einen Beweis für die hier vorzutragende Hypothese zu liefern; wir sind erst dabei, ihn experimentell zu erbringen. Wir möchten aber als Erklärung folgende Annahme vorschlagen und begründen: *Jeder Herzmuskelabschnitt produziert ein Nachpotential, das ceteris paribus seiner mechanischen Spannungsleistung parallel geht.*

„Ceteris paribus" heißt: das elektrische Potential ist *auch* von anderen Faktoren abhängig, z. B. von stoffwechselchemischen. Wir haben jedoch oben (S. 12) das starke Potential, welches der Kontraktion parallel geht, nicht ohne Grund *kontraktives Nachpotential* genannt, denn es entsteht ja nur für die Dauer der kontraktiven Phase der Herzrevolution. Auf dem Höhepunkt dieser Kontraktion, also im *Beginn* der Erschlaffung, ist dies Potential aber *beendet!* Diese zeitliche Zuordnung ist freilich nicht so ganz exakt, wenn wir das ganze Herz betrachten, denn das Ende aller Potentiale fällt mit dem Ende von T, der Beginn der Erschlaffungszeit mit dem Beginn des 2. Tones zusammen, und beide Momente sind, wie der Vergleich am Normalen lehrt, oft, doch nicht immer identisch (vgl. Kap. 45). Wir müssen aber bedenken, daß T einerseits, der Beginn der hämodynamisch definierten Erschlaffungszeit andererseits sich auf ganz heterogene Elemente beziehen. Der 2. Ton beginnt z. B. dann, wenn der Herzinnendruck den Aortendruck unterschreitet. Das Ende von T liegt dort, wo die *letzte* Faser ihre Spannung soeben verliert. Beide Ereignisse haben nur indirekt miteinander zu tun und werden zwar annähernd, aber nicht exakt zur gleichen Zeit stattfinden. Die meiner Meinung nach überraschend gute Beziehung beider Momente deutet an, daß innerhalb dessen, was man vernünftigerweise erwarten kann, das elektrische Potential in der Einzelfaser erlischt, wenn diese Faser den Gipfel ihrer mechanischen Spannungsleistung überschreitet.

Unsere Theorie sagt nun weiterhin, daß die Spitze ihre Erregung deshalb eher verliert als die Basis, weil sie auch den Gipfel ihrer mechanischen Spannungsleistung eher erreicht. Es gibt viele Tatsachen, die auf eine raschere mechanische Kontraktion der Spitze hindeuten. Zunächst die direkte Beobachtung am schlagenden Herzen[3], insbesondere im Zustande des Absterbens[4]. Auch die direkten Filmaufnahmen der Oberflächenbewegung am Hund durch BURCHELL und VISSCHER[5] scheinen erkennen zu lassen, daß in der Kontraktionsphase die von der Spitze zurückgelegten Geschwindigkeiten proportional größer sind als die der Basis. Weiter findet sich der vergleichend-physiologische Anhalt aus den bekannten Tatsachen der Zoologie, daß viele Herzen niederer Tiere peristaltische Wellen aufweisen, sowie die Tatsache, daß sich auch das menschliche Herz ontogenetisch aus einem Schlauch mit Peristaltik entwickelt hat (BENNINGHOFF[6]). Endlich führen uns hämodynamische Überlegungen zum gleichen Ende: Die Spitze hat relativ wenig Blut, sie kann sich daher rascher aus der isometrischen

[1] SCHÜTZ: Erg. Physiol. **38**, 493 (1936).
[2] SCHAEFER, PENA u. SCHÖLMERICH: Pflügers Arch. **246**, 728 (1943). — ERK u. SCHAEFER: Pflügers Arch. **248**, 515 (1944). — ERK: Z. exper. Med. **114**, H. 3/4 (1945).
[3] LUTEMBACHER: Arch. Mal. Coeur **30**, 191 (1937); **31**, 25 (1938).
[4] HESSE: Pflügers Arch. **250**, 552 (1948).
[5] BURCHELL, H. B., u. M. B. VISSCHER: Amer. Heart J. **22**, 794 (1941).
[6] BENNINGHOFF: Anat. Anz. **57**, Erg.-Heft 185 (1923).

in die auxotonische Phase der Kontraktion begeben. Auch dehnt bekanntlich ein steigender Füllungsdruck das Herz nicht gleichmäßig; die kompensatorische Dilatation erfolgt vielmehr in der Längsachse des Herzens stärker als in der Querachse, während erst das geschädigte Herz rund wird (JARISCH und LOOS[1]). Auch das deutet auf eine aktive Differenzierung der Spitzenregion in mechanischer Hinsicht, eine Differenzierung, die bei Myokardschädigung verlorengeht.

Übrigens könnte man vermuten, daß besonders die Papillarmuskeln ihre Erregung am frühesten erhalten und am spätesten verlieren müssen, da sie ja die Segelklappen von Anfang bis Ende der Systole fixieren müssen (FALEIRO). Also könnte das Überdauern der Basiserregung in diesen Papillarmuskeln liegen und so das positive T bedingen[2]. Doch zeigt ja auch die *Oberfläche* des Herzens dieselben Differenzen zwischen Spitze und Basis und es ist wenig wahrscheinlich, daß der kleine Papillarmuskel allein ausreicht, T zu erzeugen. Er produziert zwar in sich selbst bereits einen inhomogenen Erregungsrückgang, da der isolierte Papillarmuskel der Katze allein schon ein positives konkordantes T besitzt, als Zeichen, daß sich Ansatz und Sehnenende elektrisch (und wahrscheinlich also auch mechanisch) anders verhalten (GARB und CHENOWETH[3]). Aber auch dies positive T ist zu schwach, um den Effekt an den Extremitäten zu erklären. Es entsteht vielmehr aller Wahrscheinlichkeit nach eine richtige „Herzperistaltik" auch beim Menschenherzen, welche das Blut zuerst aus der Spitze austreibt, so daß diese auch zuerst am Gipfel ihres Kontraktionszustandes angekommen ist. *Würden sich also unter gleichen sonstigen Bedingungen die Potentiale von Spitze und Basis wie die Mechanogramme verhalten, so müßte die Spitze auch ihr elektrisches Potential rascher verlieren[4]. Der rasche Potentialverlust der Spitze, der die Ursache der T-Welle ist, wäre also letzten Endes ein Zeichen für die bestehende „Herzperistaltik". Der „apicobasale Erregungsrückgang", also die raschere Repositivierung der Spitze gegenüber der Basis, könnte also als Ausdruck differenten mechanischen Verhaltens von Basis und Spitze gedeutet werden.*

Zusammenfassung.

Der „normale" Erregungsrückgang im einzelnen Herzmuskelelement erfolgt in der Reihenfolge des Erregungseintritts: Der spätest erregte Teil der Muskelfaser verliert die Erregung auch zuletzt („elementarer Erregungsrückgang"). Diese Art des Erregungsrückgangs muß unter allen Umständen ein negatives T erzeugen. Da T aber meist positiv (d. h. zu R gleichsinnig) ist, bedeutet das: einzelne Bezirke des Myokards (vorwiegend die Spitze) verlieren ihre Erregung rascher als andere (apicobasaler Erregungsrückgang). Hierdurch wird T positiv. Wahrscheinlich gründet sich das abweichende Verhalten der Herzspitze darauf, daß sie auch mechanisch eher den Höhepunkt der Kontraktion erreicht als die Basis („Herzperistaltik" durch eine „Melkbewegung").

---

[1] JARISCH u. LOOS: Wien. klin. Wschr. **1931**, Nr 26.

[2] LEPESCHKIN: Klin. Wschr. **1939**, 1509.

[3] GARB, S., u. M. B. CHENOWETH: Amer. J. Physiol. **156**, 27 (1949).

[4] Daß die elektrischen und mechanischen Zustandsänderungen des Muskels eng zusammenhängen, ist kürzlich für den Skeletmuskel eindringlich betont worden: KUFFLER: Ann. N. York Acad. Sci. **47**, 767 (1947).

32. Die sog. Differenzkonstruktion des EKG.

Die im vorigen Kapitel behandelten Tatsachen werden von der sog. *Differenzkonstruktion* zu einer einleuchtenden, doch einseitigen Erklärung des EKG benutzt. Bei der großen Beliebtheit, deren sich diese Konstruktion im europäischen Schrifttum erfreut, scheint es notwendig, kurz auf sie einzugehen.

Wie wir schon mit Abb. 21 darlegten, kann bei einem Abgriff von 2 Punkten die dabei registrierbare Potentialdifferenz als die Überlagerung (Differenz) zweier monophasischer Aktionsströme (MAS) angese-
hen werden. Das Prinzip, den Vorgang der Erregungswelle als Differenz zweier MAS darzustellen, erscheint insofern berechtigt, als wir ja ausdrücklich oben (S. 27 f.) festlegten, daß bei der Registrierung eines MAS eine Elektrode durch eine Verletzung ausgeschaltet werde. Tun wir das nicht, so werden eben *beide* Elektroden erregt. Die Differenz der beiden kann dann *formal* als Differenz zweier MAS dieser Elektroden aufgefaßt werden. Diese Anschauung bleibt auch dann richtig, wenn wir bedenken, daß im Organismus Verletzungen in der Regel nicht vorliegen. Die Verletzung dient uns ja nur als Hilfsmittel, um den MAS **einer** Elektrode zu registrieren! Das, was sowohl dem MAS als jeder Registrierung bioelektrischer Potentiale zugrunde liegt, ist der Spannungsabfall in und längs der Membran, wie das Abb. 18—21 darstellten.

Beim Übergang von der isolierten Faser zum Feld werden die Verhältnisse komplizierter. Es läßt sich jedoch leicht beweisen, daß eine einzelne Faser im Feld Potentialvektoren entwickelt, nach Art der Abb. 22 und 24, welche sich formal

Abb. 156. Schematische Darstellung der Differenzkonstruktion des EKG. Ableitung einmal von der unverletzten Basis und der verletzten Spitze (oben) und von der unverletzten Spitze und der verletzten Basis (Mitte) ergibt die monophasischen Aktionsströme von Spitzen- und Basisregion. Leiten wir dagegen von zwei unverletzten Stellen ab (unten), so wird als Differenz der beiden monophasischen Aktionsströme des EKG registriert. Das Schema ist für das ganze Herz zur gleichzeitigen Erklärung von R und T nicht anwendbar. Richtig hingegen ist es für parallelfaserige Muskelstreifen, deren Aktionsstrom sich in allen Abschnitten des Streifens gleichartig benimmt. Zur Erklärung der T-Zacke behält es seinen didaktischen Wert.

ebensowohl als Differenz zweier MAS darstellen lassen, die vom Anfang und Ende der Faser punktförmig abgeleitet und zur Differenz gebracht würden. Soweit gilt also die Theorie des MAS auch im Feld exakt; allerdings müßte der Abgriff der beiden MAS jeweils von den **Enden** der spannungserzeugenden Faser erfolgen.

Nun verliert die Spitze, wie wir sahen, ihre Erregung rascher als die Basis. Legen wir also eine Elektrode der Spitze, eine der Basis eines Herzens auf, so entsteht eine Spannungsdifferenz, welche sich formal wiederum als die Differenz zweier MAS darstellen läßt, welche sich vom freigelegten Herzen bei Ableitung von der Spitze gegen eine inaktivierte verletzte Herzstelle einerseits, von der Basis gegen eine Verletzung andererseits ableiten lassen (Abb. 156). Diese Darstellung ist auch noch korrekt. Man kann gegen sie allerdings einwenden, daß sie bislang in der Anwendung auf das EKG in unzulässiger Weise vereinfacht worden ist. Das zeigt sich in erster Linie daran, daß es ja ganz unmöglich sein muß, das Herz als MAS *zweier* Anteile aufzufassen. Welche Teile sollen es sein? Woher kennen wir ihre Potentialkurven?

Die bislang in der Literatur niedergelegten Beispiele, so das klassische der Abb. 157, geben den MAS zweier *Punkte* des Herzens wieder und schließen aus ihrem Verhalten auf gleiche Eigenschaften zweier imaginärer Herzhälften. In all diesen Versuchen ist ja denn auch entweder das resultierende EKG als Differenz der registrierten MAS eine zwar dem normalen EKG ähnliche, aber doch nicht mit ihm identische Kurve. (Welche Ableitung z. B. soll zum Vergleich mit dieser Differenzkurve der Abb. 157 herangezogen werden?) Oder es sind die MAS konstruiert, um ein registriertes EKG zu ergeben. Vor allem aber läßt diese Konstruktion vollkommen die *Faserrichtung* außer acht, die doch der wesentlichste Faktor für die Fom von QRS ist (vgl. SCHAEFER[1]). Damit steht die Differenzkonstruktion beziehungslos neben der Vektorkonstruktion und gibt, wie SELVINI[2] sehr richtig betont hat, nur die skalaren Eigenschaften des EKG (Größe, Kurvenform), nicht aber die vektoriellen wieder.

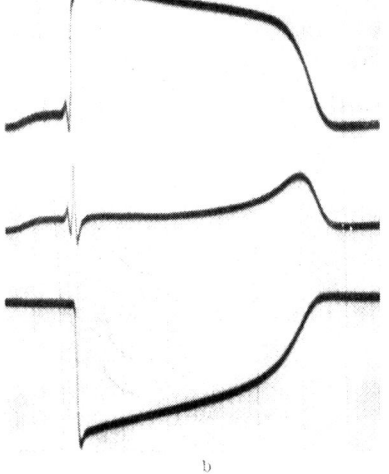

Das muß nun nicht grundsätzlich so sein. Man kann vielmehr, wie das ROTHSCHUH[3] absolut richtig dargestellt hat, für jedes Gebiet von Muskelfasern eine eigene Differenzkonstruktion

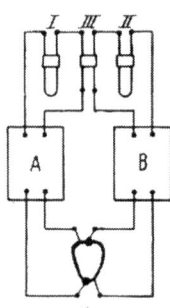

Abb. 157 a u. b. *Differenzkonstruktion des EKG aus der Registrierung eines EKG von der Spitze und der Basis des Schildkrötenherzens und der automatisch registrierten Differenz beider.* Links das Schaltschema der Anordnung. Mit Verstärker *A* wird das monophasische EKG der Basis registriert (Spitze verletzt) und in der oberen Kurve rechts aufgeschrieben; Verstärker *B* registriert dagegen die Spitze (untere Kurve rechts). Da die Basis sowohl eher erregt wird als auch die Erregung später verliert als die Spitze, ist die automatisch (elektrisch) registrierte Differenz beider (mittlere Kurve rechts) so beschaffen, daß sowohl Anfang wie Ende des Differenz-EKG die Ausschlagrichtung der Basis hat: R und T sind gleichsinnig gerichtet. (Wären die beiden monophasischen Anteile absolut gleich geformt und begänne der untere später als der obere, würde natürlich auch hier die registrierte Differenzkurve das Aussehen der Abb. 152 tragen: T wäre negativ.) (Aus WEBER: Die Elektrokardiographie, 4. Aufl. Abb. 67a, b, S. 81. Berlin: Springer 1948.)

derart ausführen, daß man relativ gleichverlaufende Fasermassen zusammenfaßt und für sie eine besondere Differenzkonstruktion durchführt. Für diese Konstruktion kann dann auch die Faserrichtung und die Projektion auf die 3 EINTHOVENschen Ableitungen berücksichtigt werden. Denkt man diesen Weg konsequent zu Ende, so kommt er auf dasselbe hinaus wie unsere Vektordarstellung in Abb. 78 und 82; man muß (was ROTHSCHUH noch nicht tut) so viel Differenzkonstruktionen machen als verschiedene Fasern erregt sind. Dann ist man am Ziel — aber leider nur für QRS.

Es läßt sich nämlich nun der entscheidende Einwand machen, daß es unmöglich ist, QRS und T aus *einer* Konstruktion zu erklären, da beide Potentiale sich an ganz verschiedenen Substraten ausbilden: QRS entsteht durch die vektorielle Überlagerung der Potentiale, deren Verlauf, wechselseitige Verspätung und Vektorrichtung *ausschließlich* durch die Erregungsverteilung vom RLS her bestimmt sind. T dagegen entsteht, wie wir eben sahen, durch den apicobasalen Erregungsrückgang und längs der syncytialen Verbindungen

---

[1] SCHAEFER: Arch. Kreislaufforschg **15**, 173 (1949).

[2] SELVINI, A.: L'interpretazione razionale dell'electrocardiogramma. Milano 1946.

[3] ROTHSCHUH: Klin. Wschr. **1948**, 195. — Arch. Kreislaufforschg **14**, 155 (1948).

im Herzen. Man kann zwei Potentiale, die auf ganz anderen Strecken, mit anderen Abgriffverhältnissen und anderen Feldern entstehen, unmöglich als Differenz zweier gleichartiger Prozesse an 2 Punkten der gleichen Faser darstellen. Man lese das folgende Kapitel und man wird zugeben, daß die hier vorgeschlagene Analyse des EKG und der T-Zacke die bisherige Differenzkonstruktion qualitativ und quantitativ überwindet.

Wir müssen aus alledem schließen: *Die bislang übliche Darstellung des EKG als der Differenz zweier (und **nur** zweier!) monophasischer Kurven ist nicht exakt. Sie teilt das Herz gleichsam willkürlich in 2 Hälften. Auch in der von* ROTHSCHUH *vorgeschlagenen Erweiterung der mehrfachen Differenzkonstruktion ist sie nicht anwendbar. QRS und T entstehen an verschiedenen Substraten und mit verschiedenen Bedingungen des Abgriffs im Feld. Es ist daher grundsätzlich nicht möglich, QRS und T quantitativ exakt aus der Differenz auch noch so vieler monophasischer Kurven zu registrieren. Die Differenzkonstruktion hat daher nur einen didaktischen Wert zur Erklärung von T.*

33. Die absolute Größe des T-Vektors bzw. seiner Komponenten.

a) Der elementare Erregungsrückgang.

Der elementare Erregungsrückgang entsteht längs aller freien Weglängen im Myokard und nach denselben Gesetzen der Vektorverteilung wie QRS. Er ist sozusagen das getreue Spiegelbild von QRS, freilich mit anderer Zeitdauer, doch mit derselben Fläche. Die Fläche des elementaren Erregungsrückganges ist immer entgegengesetzt (diskordant) gleich derjenigen von QRS, wobei also QRS auch unter Berücksichtigung des Vorzeichens der Flächen (R +, Q und S —) ausgemessen werden muß. Verbreitert sich R und wächst seine Fläche, so wird der elementare Erregungsrückgang im selben Ausmaß größer und muß also das gesamte Bild von T stärker beherrschen, d. h. T negativer machen.

Der Einfluß des elementaren Erregungsrückganges auf das integrale T ist ein rein additiver: er überlagert sich den Potentialvektoren der etwa noch vorhandenen inhomogenen (z. B. apicobasalen) Erregungsrückgänge, wie sich Potentialvektoren allgemein überlagern. Wir können also seine Lage und Größe gegebenenfalls durch vektorielle Addition oder Subtraktion errechnen bzw. konstruieren. Er entsteht unabhängig von den inhomogenen Erregungsrückgängen und verändert sich auch unabhängig von ihnen. Er entsteht ja auch an einem anderen Substrat, an den freien Weglängen, und nicht längs der syncytialen Verbindungen des Myokards.

Da er das flächengleiche Spiegelbild von QRS ist, bedeutet das, daß auf ihn die Gesetze der physiologischen Niederspannung durch Kompensation divergenter Potentialvektoren ebenso zutreffen wie auf QRS. Die Vektoren P_{a_2} (Abb. 18) laufen ebenso entgegengesetzt wie die Vektoren P_{a_1}. Wird für QRS diese Niederspannung aufgehoben, so hebt sie sich auch für den elementaren Erregungsrückgang auf. Das ist in der Flächengleichheit beider mathematisch exakt ausgedrückt.

Wir können nur die *Fläche* des elementaren Erregungsrückgangs exakt angeben. Diese Fläche kann aber in sehr wechselnder Weise verteilt sein. Sind die einzelnen Fasern des Myokards gut synchronisiert, so wird sowohl QRS als auch der elementare Erregungsrückgang eine kleine Fläche haben und daher

auch eine kleine Spannung. Im übrigen wird in Abb. 158 der Einfluß der Verteilung der Fläche ausführlich analysiert werden. Da nämlich, nach der Analyse
der Abb. 26, der elementare Erregungsrückgang immer die Summe von Spannungsdifferenzen ist, welche längs einer bestimmten und begrenzten freien Weglänge auftreten, ist diese Spannung um so größer, je größer diese Differenz.
Betrachten wir einen MAS, so bemerken wir, daß die Form seines Plateaus und
seines Abfalls uns darüber Auskunft gibt, wie groß diese Spannungsdifferenzen
zwischen zwei Punkten sind. Während des Plateaus sind sie z. B. fast gleich
Null. Im Abfall sind sie um so größer, je steiler dieser erfolgt. Eine Änderung
der Form der Erregungswelle wird also auch die Form des elementaren Erregungsrückganges ändern. Dieser ist ja ein Differenzenquotient des MAS, mathematisch

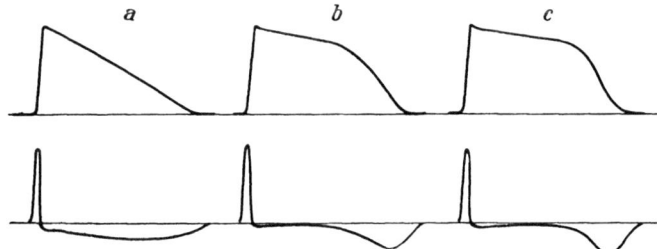

Abb. 158a—c. Der Einfluß eines veränderten monophasischen Aktionsstroms auf die Potentialentstehung in
der einzelnen Faser, den „*elementaren Erregungsrückgang*". a Plateauverlust. Die Faser weist eine ST-Senkung,
doch abgeflachtes T auf. b Normalfall. c Plateau verlängert: das „elementare" T ist vertieft. Die Fläche von T
(bzw. ST und T) ist in allen 3 Fällen gleich groß, und zwar gleich der Fläche von R. (In der Zeichnung erscheint
R etwas zu klein!)

gesprochen. Je steiler der Abfall, desto höher die Spannung des elementaren
Erregungsrückganges, desto kürzer natürlich seine Dauer, da steiler Abfall des
MAS ja immer identisch sein muß mit einem Abfall auf kurzer Strecke bzw. in
kurzer Zeit. Fällt der MAS gleichförmig schräg ab, so ist der elementare Er-
regungsrückgang ebenfalls konstant groß während der ganzen Strecke ST
(Abb. 158).

b) Der apicobasale Erregungsrückgang.

Der apicobasale Erregungsrückgang entsteht durch eine ungleichmäßige
Erregungsrückbildung von Spitze und Basis: das Plateau des MAS beider Regionen verhält sich verschieden. Es entsteht daher nach Abb. 155 ein Spannungsabfall, dessen Vektor sich ebenso benimmt wie andere Potentialvektoren auch.
Das Feld, das jede einzelne Faser entwickelt und dessen Potentialdifferenz an
den Extremitäten meßbar wird, ist also abhängig vom Dipolabstand, d. h. von
der Länge l dieses Vektors, und der absoluten Größe des Potentialunterschiedes.
Außerdem hängt die Stärke des Feldes von der Zahl der syncytialen Fasern ab,
längs deren das Potential entsteht.

α) **Der Unterschied des MAS an Spitze und Basis** ist sehr schwer exakt zu
fassen. Wir gehen gewöhnlich so vor, daß wir analog Abb. 153 von zwei Punkten
an Spitze und Basis einen MAS ableiten und deren jeweilige Potentialdifferenzen
als die *wirksamen* Potentialdifferenzen betrachten. Das ist einigermaßen richtig,
wenn wir gerade die Punkte größter Verschiedenheit des MAS erwischen.
Auch dann ist die Analyse jedoch nicht exakt. Das integrale Feld aller apico-

basalen Vektoren ist ja einfach die vektorielle Summe aller einzelnen Faservektoren. Es ist nun durchaus unwahrscheinlich, daß sich alle Fasern ganz
gleichartig verhalten. Wahrscheinlich werden vielmehr einige Fasern vom
Punkte eines besonders raschen Erregungsrückganges, der z. B. an der Herzspitze liegen mag, sich direkt mit der Region des langsamsten Erregungsrückganges an der Basis verbinden. Das wird jedoch in der Regel nicht möglich
sein. Es wird unzählbare Faserverbindungen auch zwischen Arealen geben,
deren MAS sich nicht gerade maximal stark, doch immerhin noch deutlich
voneinander unterscheiden.

Wir haben noch keine Vorstellung davon, wie die Topographie des Erregungsrückganges in verschiedenen Herzabschnitten aussieht. Erste orientierende Versuche haben uns gezeigt, daß die Herzmitte sich nicht mehr so sehr verschieden
von der Herzbasis verhält, daß also der apicobasale Unterschied des Erregungsrückganges sich vorwiegend zwischen Spitze und Mitte der linken Kammer
abspielt. Auch die Versuche GROEDELS[1], der am Menschenherzen unipolar und
direkt von der Oberfläche ableitete, zeigen ein zu R konkordantes T nur in der
Spitzenregion, während über Herzmitte und Basis T vorwiegend vom „elementaren", d. h. diskordanten Typus ist. Bevor wir detailliertere Kenntnisse haben,
sind wir also auf allgemeine Schematisierungen angewiesen. Es ist noch nicht
möglich, exakte Daten für die tatsächlich vorhandenen (wirksamen) Potentialdifferenzen zwischen Spitze, Herzmitte und Basis anzugeben.

β) **Die Länge der Vektoren.** Damit entfällt auch zunächst jede Möglichkeit,
die *Länge* der Vektoren des apicobasalen Erregungsrückganges zu bestimmen.
Es wäre z. B. durchaus denkbar, daß zwischen Herzmitte und Basis nur noch
ein elementarer Erregungsrückgang, d. h. ein rein diskordantes T, aufträte.
Dann würde der Vektor des apicobasalen Erregungsrückganges nur von Spitze
bis Mitte reichen und nur 3—5 cm lang sein.

Die Frage hat Bedeutung für die Brustwandableitungen, da hier so herznah
abgegriffen wird, daß die Vereinfachungen, die wir der Theorie auf S. 43 zugrunde legten, nicht mehr gültig sind. Für Extremitätenableitungen ist die
Frage ohne Belang. Das ist leicht zu beweisen. Denken wir uns eine lange Faser
in unendlich viele kleine Abschnitte zerlegt. Jeder Abschnitt entwickelt sein
Potential, das zum Gesamtfeld seinen Anteil additiv beiträgt. Dieser Anteil
hängt ab von der absoluten Feldstärke ΔP des Potentials längs dieses Faserabschnitts, vom inneren Widerstand ΔW und von der Länge Δl.

$$\text{Feldpotential} = K \cdot \frac{\Delta P \cdot \Delta l}{\Delta W} \qquad (K = \text{Konstante}).$$

Wie man sofort sieht, ist das Feldpotential ganz unabhängig davon, wie groß
ich Δl wähle, da ΔW direkt proportional zu Δl wächst. Betrachte ich einen
Potentialabfall bestimmter Größe, z. B. von 10 mV, der längs einer Strecke von
1 cm abfällt, so entwickelt er genau dasselbe Feld wie ein Potential von 10 mV,
das längs 3 cm abfällt. Der längere Vektor hat zwar seiner Länge wegen (Größe d
in Gl. (2) auf S. 43] das stärkere Feld. Aber der längere Vektor entsteht
längs einer längeren Faserstrecke, und deren innerer Widerstand ΔW wächst

---

[1] GROEDEL u. BORCHARDT: Direct Electrocardiography of the human heart, S. 48. New
York 1948.

um ebensoviel, daß die ins Feld abgegebenen Stromfäden im gleichen Verhältnis, wie die Feldstärke durch l steigt, wieder absinken. Der Effekt bleibt gleich.

Die Länge eines Potentialvektors hat keinen Einfluß auf die Feldstärke, sofern so hinreichend weit entfernt von dem Vektor abgegriffen wird, daß die vereinfachten Feldgesetze gelten.

γ) **Die Menge der Fasern.** Ganz anders dagegen die Zahl der vom apico-basalen Potentialunterschied betroffenen Fasern. Je größer die Muskelmassen sind, welche sich elektrisch different verhalten, desto stärker das Feld, das diese Potentialdifferenzen entwickeln. Ist also nur ein kleines Gebiet der Spitze imstande, seine Erregung rascher zurückzubilden als der Rest des Myokards, so ist der apicobasale Erregungsrückgang klein. Seine Größe ist ein Maß sowohl für die *absoluten Unterschiede* in der Potentialform (MAS Form) von Spitze und Basis als auch für die Größe des Muskelbezirks, welcher sich elektrisch different verhält.

δ) **Fortfall jeder physiologischen Niederspannung.** Endlich ist zu bedenken, daß alle Potentialvektoren des apicobasalen Erregungsrückganges eine minimal kleine physiologische Niederspannung aufweisen. Zwar laufen die Fasern in der Textur des Myokards winkelig zueinander und addieren sich daher vektoriell nur nach einem Parallelogramm der Kräfte, nicht mit dem vollen Betrag. Aber diese Verluste sind sehr klein gegenüber denjenigen, die entstehen, wenn eine Erregungswelle vom Quellpunkt divergent nach allen Richtungen ausstrahlt. Hier weisen ja alle Vektoren wenigstens annähernd die Richtung von Spitze zu Basis. Wir verstehen daher, daß auch kleine absolute Spannungsdifferenzen zwischen Spitze und Basis, ja vielleicht sogar relativ kleine Fasermassen, die sich different verhalten, relativ starke Potentiale an das Feld liefern, die im-stande sind, die Vektoren des elementaren· Erregungsrückgangs nicht nur zu neutralisieren, sondern zu überbieten und T zu positivieren. Man kann die Rechnung sogar quantitativ gestalten. Wenn, wie auf S. 59 ausgeführt ist, die physiologische Niederspannung von QRS nur $^1/_{10}$—$^1/_{25}$ des maximalen Zeit-Spannungsintegrals einer ventrikulären Extrasystole übrig läßt, so ist auch der elementare Erregungsrückgang auf diesen Bruchteil reduziert. Bei $^1/_{20}$ als Wert der Niederspannung würde daher $^1/_{10}$ der Fasermassen des Herzens genügen, um aus einem diskordant-negativen ein ebenso großes konkordant-positives T zu machen, falls in diesen Fasern eine apicobasale Spannungsdifferenz vom vollen Betrag der maximalen Aktionsspannung, also 80 mV, entsteht.

c) Der inhomogene Erregungsrückgang.

Der apicobasale Erregungsrückgang ist, wie schon gesagt, ein meist reali-sierter, normaler Fall der allgemeineren Möglichkeit, daß sich Herzabschnitte elektrisch verschiedenartig verhalten. Wir sind über solche Verschiedenartig-keiten nicht gerade sehr gut orientiert. Immerhin wissen wir, daß ein geschädigtes Myokard eine abnorm lange Dauer seines MAS aufweisen kann. Welcher Grad der Schädigung erreicht sein muß, ist unbekannt. Die *Anoxie* z. B. verkürzt den MAS, verlängert in keinem Stadium der Anoxybiose! Dagegen wissen wir sicher, daß die Ränder eines infarzierten Bezirkes eine lokal verlängerte Dauer des MAS aufweisen, und von der energetisch-dynamischen Herzinsuffizienz werden wir unten hören, daß sie die Erregungsdauer des ganzen Herzens verlängert. Letzteres macht an der T-Zacke nicht sehr viel, solange der apicobasale Unterschied der MAS-Dauer prozentual gleich bleibt. Nur lokale Differenzen führen ja zu neuen Spannungsabfällen längs derjenigen syncytialen Brücken, welche die heterogen reagierenden Myokardbezirke miteinander verbinden.

Wir werden in jedem Falle, in welchem es zu Abweichungen im Potential von T kommt, welche weder durch das Vorhandensein des elementaren noch des apicobasalen Erregungsrückganges erklärt werden können, inhomogene Erregungsrückgänge annehmen müssen. Für sie gelten dieselben Gesetze wie für den apicobasalen, so daß sich eine weitere Besprechung erübrigt. Als einzigen neuen Gesichtspunkt müssen wir anführen, daß die Potentialdifferenzen eines inhomogenen Erregungsrückganges um so größer sind, je größer die beteiligten Myokardbezirke und je differenter die Formen ihrer MAS sind. *Die Größe des Potentials ist also ein indirektes Maß für Umfang und Grad der Schädigung.* Der inhomogene Erregungsrückgang hat übrigens sehr viel eher Chancen einer Niederspannung durch Kompensation divergenter Potentialkomponenten zu unterliegen, z. B. dann, wenn eine geschädigte Stelle allseits von normalem Myokard umgeben ist und sich daher Spannungsdifferenzen nach allen Seiten gleich stark ausbilden und wechselseitig kompensieren. *Randständige Schäden kommen also immer besser zum Abgriff als solche, die mehr oder weniger allseits von normalem Gewebe eingeschlossen sind.*

Die absolute Größe der zur Zeit T im Myokard entstehenden Spannungen ist also das Ergebnis der Interferenz von Millionen elementarer Erregungsrückgänge mit den Potentialvektoren der inhomogenen (meist apicobasalen) Erregungsrückgänge längs der syncytialen Brücken. Die Kompliziertheit dieser Überlagerung wird es nötig machen, in einem eigenen Kapitel die Wege zu besprechen, wie T in diese Komponenten aufgelöst werden kann.

34. Über die Interferenz von apicobasalem (konkordantem) und elementarem (diskordantem) Erregungsrückgang. Die exakte Analyse von T. Der Ventrikelgradient.

a) Der Ventrikelgradient.

Wir müssen nun versuchen, aus den bislang entwickelten Grundanschauungen zu einer möglichst exakten Analyse des individuellen T zu kommen, es also in seine einzelnen Komponenten zu zerlegen. Das ist in der Tat bei vielen EKG heute exakt möglich. Betrachten wir die einzelnen Stufen im Detail.

Wir können zunächst die einfache Forderung aufstellen, den elementaren Erregungsrückgang, der ja aus der negativen Fläche von QRS ohne weiteres auszumessen ist, zu eliminieren, indem wir ihn von dem tatsächlich vorhandenen T subtrahieren. Bestimmen wir z. B. die Summe der Flächen von QRS und T planimetrisch und unter Berücksichtigung des Vorzeichens, so würde bei ausschließlich elementarem Erregungsrückgang die Summe Null sein, da jedem R ein gleich großes negatives T gegenüberstehen muß. Das gilt auch bei Überlagerung mehrerer, verschieden gerichteter Potentiale (Abb. 159).

Überlegungen der eben skizzierten Art haben schon WILSON[1] und Mitarbeiter dazu geführt, die Differenz der Flächen von QRS und T dazu zu benutzen, die Inhomogenität des Erregungsrückganges rechnerisch zu erfassen. Und zwar müssen wir nur die algebraische Summe der von QRS und T eingeschlossenen Flächen planimetrisch bestimmen und ausrechnen, wobei Flächen oberhalb der Nullinie positives, solche unterhalb negatives Vorzeichen erhalten. Jeder von Null abweichende Wert dieser Summe deutet einen nicht mehr elementaren, also inhomogenen Erregungsrückgang, an. Von ASHMAN und Mitarbeitern[2] ist dann dies Verfahren in großem Stil entwickelt worden. Da man nämlich eine solche Meßzahl für die Inhomogenität des Erregungsrückganges für jede Ableitung gesondert errechnen kann, kann dieser Inhomogenität ein Vektor zugeschrieben werden, der dieselbe Bedeutung einer *gerichteten* Größe hat wie die Vektoren von R und T des EKG in Ableitung I—III.

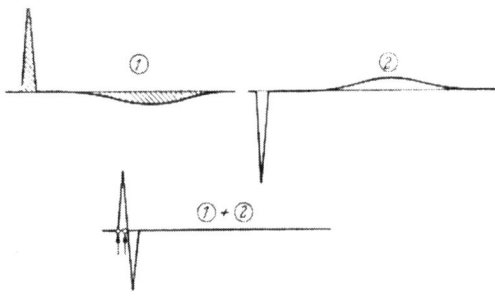

Das praktische Vorgehen wird unten ausführlich geschildert: Wir planimetrieren in jeder Ableitung gesondert die Summe aller Flächen QRS und T unter Berücksichtigung des Vorzeichens. Wir notieren uns den Summenwert mit seinem Vorzeichen und behandeln die drei so erhaltenen Werte für Ableitung I—III wie Vektoren. Wir können also je 2 von ihnen in das Diagramm der Abb. 84 eintragen und ermitteln einen Resultantenvektor, der die drei Projektionen in Ableitung I—III erzeugen würde (Abb. 160).

Abb. 159. Schema der Überlagerung des elementaren R und T bei zwei Fasern mit entgegengesetzter Richtung ihrer Erregungswellen. Die beiden Fasern mögen die Potentiale *1* und *2* erzeugen. Wird die 2. Faser um einen in Bild 3 durch die Pfeile angedeuteten Betrag später erregt als *2*, so macht das bei der algebraischen Summation des rasch ablaufenden R sehr viel, bei T nichts aus: R wird diaphasisch, T wird gleich Null. Die Flächen von QRS und T bleiben gleich groß, da in QRS jetzt R = S, also die Summe auch Null wird.

Der Vektor, der dann resultiert, gibt mir also die Richtung eines zusätzlichen Potentials an, welches sich dem elementaren Erregungsrückgang überlagert. Dieser neuartige Vektor wird von ASHMAN *Ventrikelgradient (ventricular gradient)* genannt; falls andere inhomogene Erregungsrückgänge nicht vorliegen, ist er mit dem apicobasalen Erregungsrückgang identisch, dessen Richtung wir also auf diese Weise bestimmt haben. Allerdings finden wir im Gradienten nur die *Richtung* und die *Fläche* wieder, also das Zeitspannungsintegral des apicobasalen Potentialunterschiedes. Wie groß in irgendeinem gegebenen Augenblick das Potential tatsächlich ist, ist aus der Größe des Gradienten noch nicht ohne weiteres zu entnehmen. Es ist genau so, als sei uns die Fläche einer T-Zacke, jedoch nicht ihre Form und Dauer bekannt: Die gleiche Fläche kann durch unendlich viele Formen von T geliefert werden und auch der Gipfel von T kann dabei in sehr erheblichen Grenzen schwanken.

[1] WILSON, MACLEOD, BARKER u. JOHNSTON: Amer. Heart J. 10, 46 (1935).
[2] ASHMAN u. BYER: Amer. Heart J. 25, 16, 36 (1943). — ASHMAN, GARDBERG u. BYER: Amer. Heart J. 26, 473 (1943). — ASHMAN: Amer. Heart J. 26, 495 (1943). — ASHMAN, FERGUSON, GREMILLON u. BYER: Amer. Heart J. 26, 697 (1943).

Trotzdem leistet der Ventrikelgradient dreierlei: er gibt uns zunächst in der Fläche des inhomogenen Erregungsrückganges ein Maß für die Stärke desselben; er gibt uns in seiner Richtung einen Anhalt dafür, ob der inhomogene Erregungsrückgang ein apicobasaler oder ein anders gearteter Erregungsrückgang ist. Er gibt uns drittens an Hand dieser Richtung zugleich eine Möglichkeit, die Größe des apicobasalen Erregungsrückganges in irgendeinem Augenblick exakt zu bestimmen, falls nur bestimmte Voraussetzungen erfüllt sind. Bevor wir diese Konstruktion besprechen, wollen wir die quantitativen Daten des normalen Ventrikelgradienten kurz erörtern.

Größe (d. h. Fläche) und Richtung des Ventrikelgradienten sind also von ausschlaggebender Bedeutung für die Frage, ob ein Herz sich normal verhält bzw. worin seine Abweichungen liegen. Ist z. B. T negativiert, so kann das ja ebensowohl durch einen Fortfall des inhomogenen als auch durch Flächenzuwachs des elementaren Erregungsrückganges bedingt sein, letzteres z. B. durch eine entsprechende Flächenzunahme einer R-Zacke im Schenkelblock. Ein Urteil, ob neben dieser Verspätungswirkung auch eine echte Änderung des apicobasalen Erregungsrückganges zu sehen ist, ist also nur durch Berechnung des Ventrikelgradienten möglich. Man mißt ihn in Mikrovoltsekunden (μVsec). (Zur Technik vgl. S. 225.)

Ein mittlerer Normalwert für den Gradienten ist 50 μVsec (ASHMAN und BYER, s. S. 206). Die Fläche von QRS beträgt in der Norm durchschnittlich 25 μVsec. Da der Gradient gleich der Summe QRS + T ist, ist also die T-Fläche ebenfalls rund 25 μVsec und QRS ungefähr gleich T! Je kleiner die Herzfrequenz, desto größer der Gradient. Mit steigender Frequenz nimmt also der apicobasale Erregungsrückgang ab, was wir unten noch besonders erörtern werden. Grobe Anhaltspunkte lassen sich aus einer Abbildung von ASHMAN ablesen, wo bei 60/min der Gradient etwa 60, bei 100/min etwa 38 μVsec betrug.

Die *Richtung des Gradienten* stimmt nach ASHMAN häufig mit der Richtung der QRS-Achse überein, weicht jedoch in der Mehrzahl der Fälle bei normalen Menschen von der QRS-Richtung so ab, daß der Winkel α nach EINTHOVEN für den Gradienten *kleiner* ist als für QRS. Das bedeutet zugleich, wie wir noch sehen werden, daß auch der Vektor von T normalerweise ein kleineres α hat als QRS, d. h. daß er *links* von R liegt.

Erhebliche Verkleinerungen des Gradienten bedeuten immer eine Abnahme des apicobasalen Erregungsrückganges, Vergrößerungen eine Verstärkung desselben oder das Auftreten eines neuen, inhomogenen Erregungsrückganges. Zwischen beiden ist dadurch zu differenzieren, daß eine starke Veränderung des Winkels α gegenüber dem α von QRS für einen *nicht* apicobasalen, neuen, inhomogenen Erregungsrückgang spricht.

b) Die exakte Konstruktion der Komponenten von T.

Es ist nun unter gewissen Voraussetzungen möglich, den apicobasalen und elementaren Erregungsrückgang für den Gipfel (und jeden anderen beliebigen Zeitpunkt) von T genau zu bestimmen. Wir müssen dabei folgende Annahmen machen: Die Konstruktion basiert darauf, daß wir den Winkel α des apicobasalen Erregungsrückganges aus dem Winkel α des Ventrikelgradienten kennen. Nun ist der Gradient ein Flächenvektor: er gibt an, in welcher Richtung im räumlichen **und zeitlichen** Mittelwert die Vektoren des apicobasalen Erregungsrückganges verlaufen. Ändert also der Integralvektor von T im Lauf der Zeit seine Richtung, z. B. bei einem biphasischen T, so ist aus den Flächenvektoren des Gradienten keinerlei Rückschluß auf die Richtung des Momentanvektors zur Zeit des Gipfels von T möglich, da ja der Gradientenvektor ein Mittel aller in der Zeit sich ändernder Richtungen angibt. Nun ist zum Glück die Richtung des Vektors T meist während der ganzen Dauer von T unverändert, was aus Vektordiagrammen hervorgeht. Man kann die relative Unveränderlichkeit der Vektorrichtung von T leicht dadurch erkennen, daß T in allen Ableitungen einphasisch ist und die Gipfel von T in allen Ableitungen streng synchron liegen. (Vgl. die analoge Situation bei QRS in Abb. 110.)

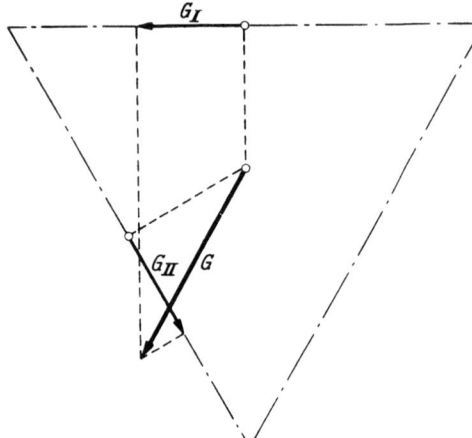

Abb. 160. Konstruktion des Ventrikelgradienten. Der Konstruktion liegt das EKG der Abb. 168a zugrunde. Die Differenz der Flächen QRS und T beträgt in Ableitung I −25, in Ableitung II +25 Mikrovoltsekunden. Daraus resultiert der Gradient G mit einem Winkel α von +120°. Diese Gradientenrichtung ist identisch mit der Richtung des inhomogenen Erregungsrückganges. Da α für einen normalen apicobasalen Erregungsrückgang zu groß ist, wird in diesem Fall ein anderer inhomogener Erregungsrückgang überlagert sein, den wir nicht abtrennen können und auch vorerst unberücksichtigt lassen wollen.

Diese Unveränderlichkeit des T-Vektors setzt übrigens voraus, daß sich der apicobasale und der elementare Erregungsrückgang nicht unabhängig voneinander zeitlich entwickeln. Vielmehr muß, wenn der Gipfel von T in allen Ableitungen denselben Vektor haben und außerdem vor und nach dem T-Gipfel seine Richtung unverändert beibehalten soll, der elementare Erregungsrückgang sein Potential nach demselben Zeitgesetz entwickeln und wieder zurückbilden wie der apicobasale. Das ist nun in der Tat auch aus der Theorie zu fordern. Wie ein Blick auf Abb. 162a lehrt, ist die Potentialdifferenz zwischen Spitze und Basis, d. h. zwischen den beiden Abfällen im MAS dieser Regionen, maximal zur Zeit der größten Steilheit des Abfalls. Das entspricht dem allgemeinen Gesetz, daß wenn zwei Prozesse mit verschiedener Zeitkonstante sich entwickeln, sie sich im absoluten Betrag dann am meisten voneinander unterscheiden, wenn die Prozesse selbst die steilste Änderung durchmachen. Wir wollen in diesem für den Kliniker gedachten Buch darauf verzichten, eine mathematisch exakte Ableitung zu geben, da uns das Verhalten anschaulich deutlich genug zu sein scheint. Wir folgern also: *Der apicobasale Erregungsrückgang wird, falls Spitze und Basis nach demselben allgemeinen Gesetz, nur mit verschiedenen Zeitkonstanten, ihre Erregung zurückbilden, sich zeitlich absolut parallel zum elementaren Erregungsrückgang entwickeln. Die Gipfel beider Prozesse liegen synchron.*

Die zweite Voraussetzung zum Gelingen unserer Konstruktion ist die, daß der Winkel α für R und den Gradienten merklich verschieden sind. Die dritte Voraussetzung ist die, daß andere inhomogene Erregungsrückgänge außer dem einen apicobasalen nicht existieren, und falls sie existieren, man sich zufrieden gibt, ihre Resultante mit dem apicobasalen Erregungsrückgang als integralen inhomogenen Erregungsrückgang zu messen.

Abb. 161 gibt nun ein Beispiel der exakten Analyse des EKG von Abb. 168a. T ist also die Resultante zweier Komponenten:

T_A sei der apicobasale (inhomogene),

T_E sei der elementare Erregungsrückgang.

T_J ist die Resultante beider, der Integralvektor von T zur Zeit seines Gipfels. Wir kennen die Richtung der beiden Vektoren T_A und T_E, da T_E immer streng diskordant zu QRS ist, also dem R-Vektor (unter Vernachlässigung von Q und S) einfach entgegengesetzt verläuft[1]. T_A aber ist in der Richtung mit der Vektorrichtung des Ventrikelgradienten identisch, dessen Berechnung wir soeben besprachen (Abb. 160). Die Richtung von T_J kann ich in üblicher Weise nach Abb. 84 ermitteln; die Größe von T_J zur Zeit des Gipfels von T ist aus der Vektorkonstruktion von T_J aus 2 Ableitungen ebenfalls in absoluten Werten ablesbar. Ist mir also T_J und die *Richtung* (nicht der Wert) der beiden Komponenten T_A und T_E bekannt, so kann ich auch deren Wert nach dem Parallelogramm der Kräfte leicht konstruieren. Diese Konstruktion ermittelt also die wahre Größe der Vektoren T_A und T_E und ist unabhängig von der Gültigkeit irgendeiner speziellen Theorie des EKG: *es ist eine elementare Analyse von T*.

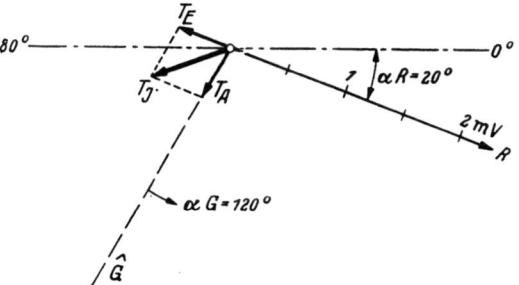

Abb. 161. Konstruktion der Absolutwerte des apicobasalen (T_A) und des elementaren Erregungsrückganges des EKG der Abb. 168a. Die Richtung von T_A ist durch die Richtung des Ventrikelgradienten G nach Abb. 160 gewonnen. T_J ist registriert und der Vektor analog zu Abb. 33 ausgemessen. Die Richtung von T_E ist durch die ebenfalls nach Abb. 33 konstruierte Richtung von R gegeben. Die Größen von T_A und T_E ergeben sich dann so, daß durch die Spitze von T_J Parallelen zur Richtung T_A und T_E gezogen werden. Die absolute Eichung aller Werte auf dem Vektor von R. (Es sind keine Flächen, sondern die Spannungen in Millivolt zur Zeit der Spitze von R und T zur Ausmessung herangezogen!)

Abb. 161 zeigt uns das Prinzip dieser Analyse. Sie ist freilich nur dann möglich, wenn der Vektor von T, T_J, mit dem Vektor von R einen einigermaßen großen Winkel bildet. Liegt T_J in der Richtung von R (konkordant oder diskordant gilt gleich), so ist die Größe von T_E und T_A leider nicht zu konstruieren. Es bleibt dann der Ventrikelgradient das einzig konstruierbare Maß. Ist der Gradient in allen Ableitungen positiv, so liegt (unabhängig von jeder nur denkbaren Form von QRS) ein apicobasaler Erregungsrückgang vor. Ist der Gradient negativ in einer oder mehreren Ableitungen, so ist der inhomogene Erregungsrückgang nicht mehr rein apicobasal.

Bei der Durchkonstruktion wirklicher Kurven finden wir übrigens, daß der elementare Erregungsrückgang zur Zeit des Maximums von T immer dann ziemlich genau $1/6$ der Höhe von R hat, wenn R eine normale, schlanke Form aufweist, also keine pathologische Verspätung mit Flächenvergrößerung vorliegt. Liegt diese jedoch vor, so ist der elementare Erregungsrückgang naturgemäß größer, da die Flächenzunahme von QRS nicht zugleich

---

[1] Liegt ein deutliches Q und S vor, so muß man den Vektor der *Fläche* QRS ebenso bestimmen wie den der T-Fläche: Die Flächen sind für Q, R und S getrennt in den 3 Ableitungen zu messen, unter Berücksichtigung des Vorzeichens zu addieren und nach Abb. 84 dann der wahre Vektor zu ermitteln, der die 3 gemessenen Flächen ergibt. Sein Winkel α ist dann in Abb. 161 zu benutzen.

auch eine Erhöhung von R mit sich bringt, während sich bei T eine Flächenzunahme vcr-
wiegend in der Vertiefung des negativen T äußert, da alle Potentiale einzelner Fasern mit
ihren langdauernden T-Zacken auch dann praktisch synchron ablaufen, wenn ihre R-Zacken
durch Verspätung *nacheinander* auftreten und QRS nur verbreitern (Abb. 159). Eine
prozentual gleich große Verbreiterung von T wie bei QRS ist ja nicht möglich, daher muß
das breite QRS mit vergrößerter Fläche ein relativ viel höher gespanntes elementares T
erzeugen als das schlanke!

Der normale Wert von $^1/_6$ der Spannung von R, den das elementare T hat, stimmt sehr
gut mit unseren direkten Beobachtungen am Hundeherzen, bei Ableitungen mit Mikroelektroden, überein.

Zusammenfassung.

*1. Der elementare Erregungsrückgang (T_E) schließt mit seiner Fläche dasselbe
Areal ein wie QRS, gemessen im Zeitspannungsprodukt (Mikrovoltsekunden).
T_E ist QRS absolut entgegengerichtet (Abb. 159).*

*2. Für jede Ableitung kann die Summe aller Flächen, die von QRS und T gebildet
werden, errechnet werden. Ausschläge nach oben zählen positiv, nach unten negativ.
Ist die Summe nicht gleich Null, so liegt ein inhomogener (meist apicobasaler)
Erregungsrückgang (T_A) vor.*

3. Für diesen ist eine Richtung nach Art der Einthoven*schen Vektorkonstruktion zu konstruieren. Dieser gerichtete Vektor des inhomogenen Erregungsrückganges T_A wird Ventrikelgradient genannt (Abb. 160).*

*4. Kenne ich durch Konstruktion des Ventrikelgradienten die Richtung von T_A
und ferner aus dem EKG Richtung und Größe von T (T_J), so kann ich die beiden
T zusammensetzenden Vektoren T_A und T_E auch ihrer Größe nach konstruieren.
(Elementaranalyse von T.)*

35. Die möglichen Ursachen einer Änderung von T.

In den vorigen Kapiteln sind alle Grundlagen erörtert, welche uns das Verständnis auch der pathologischen Änderungen von T ermöglichen. Wir möchten
jedoch zu Beginn dieses Kapitels noch einmal betonen, wie sehr wir uns hier auf
dem Gebiet der Hypothesen bewegen müssen. Wir wollen daher, um nicht
selbst in den von uns so sehr gerügten Dogmatismus zu verfallen, alle zur Zeit
denkbaren Möglichkeiten ins Auge fassen. Es ist selbstverständlich, daß es sich
dabei um Möglichkeiten der Erklärung handelt, welche uns nach dem Stand
derzeitiger physiologischer und physikalischer Einsichten gegeben sind. Doch
gerade hier wird das Mögliche selten getan. Zählen wir die einzelnen Faktoren auf.

a) Verspätung.

Weber schreibt bekanntlich der Verspätung einzelner Teile des Herzens
(Linksverspätung — Rechtsverspätung) den Hauptanteil am Zustandekommen
eines negativen T zu. Die Verspätung entstünde so, daß durch eine Myokardschädigung die Erregung verlangsamt geleitet wird. Die Myokardschädigung
bestünde im Fall eines stark hypertrophen Herzens darin, daß die verdickten
Herzmuskelfasern durch die längeren Diffusionswege nicht mehr hinreichend
mit Sauerstoff versorgt werden. Auf diese Darstellung wird unten (S. 241 ff) noch
eingegangen. Wir wollen hier nur die Frage prüfen, ob ein negatives T durch
bloße Verspätung einzelner Teile des Myokards gegeneinander erklärt werden
könne.

In der bisherigen Literatur wird der Einfluß der Verspätung meist an Hand
der Abb. 162 dargestellt: Wenn die Spitze z. B. ihre Erregung später erhalten
würde als die Basis, so würde ihr Potential auch entsprechend später abklingen.
Es entstünde ein zum normalen apicobasalen Erregungsrückgang genau umgekehrtes Verhalten. Ein Blick auf Abb. 162 zeigt aber auch, daß eine so große
Verspätung eines Teiles des Myokards nur entstehen kann, wenn auch im Erregungsbeginn, während QRS, ebenso lang anhaltende Potentialdifferenzen
zwischen den beiden verspätet gegeneinander erregten Myokardbezirken bestehen.
Denn die große Verspätung setzt lange Leitungszeiten im Myokard voraus,
also starke Vergrößerung der QRS-Flächen. Die Theorie zeigt nun, daß jede

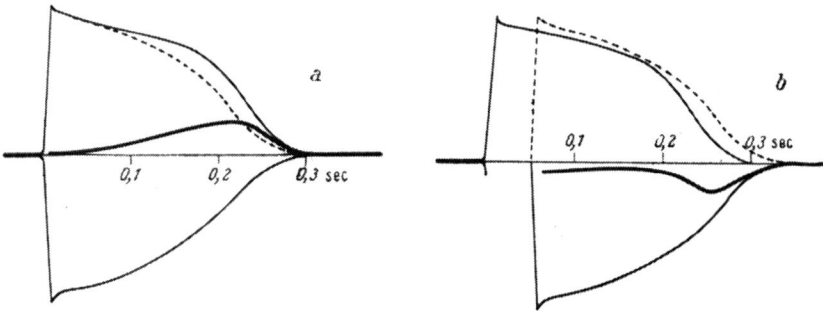

Abb. 162a u. b. Darstellung des Einflusses einer starken Verspätung der Erregungswelle in den Fasern der
Spitze auf T, entsprechend der Differenztheorie. Bild a zeigt das normale Verhalten. Unter der Annahme,
daß die Erregung in den Spitzenregionen und Basisregionen fast gleichzeitig beginne, doch an der Spitze
rascher verschwinde, ist die Spitze gegen Ende des MAS positiv gegenüber der Basis. Leiten wir also in Richtung Basis-Spitze ab (also Ableitung II), so muß längs der Syncytien ein Potential auftreten, das grob gesprochen
gleich der Differenz des elektrischen Zustandes von Spitze und Basis ist. Die Differenz beider ist dick gezeichnet:
ein positives T. — Bild b. Alle Fasern der Spitze seien gegen die Norm um 0,05 sec verspätet. Dadurch bleibt
die Spitze während des ganzen Erregungsrückgangs positiv gegen die Basis: T wird negativ. — Ausgezogen
nach oben: MAS einer Faser der Basisregion, als Prototyp aller Basisfasern; nach unten: MAS einer Spitzenfaser als Prototyp aller Spitzenfasern. Punktiert der MAS der Spitze, nur im gleichen Richtungssinn wie der
der Basis gezeichnet (die untere Kurve nach oben einfach umgeklappt). Dick ausgezogen: die Differenz
der beiden Kurven.

Änderung von T durch reine Verspätung nur dadurch zustande kommen kann,
daß die QRS-Fläche wächst, und T sich entsprechend dem Zuwachs an QRS
diskordant verändert. Der Ventrikelgradient kann dabei ganz unverändert
positiv bleiben, wie ASHMAN und wir selbst an Verspätungskurven fanden
(SCHAEFER und DÖRNER[1], SCHAEFER und KESSLER[2]).

*Ist also T bei einer Verspätung (Verbreiterung von QRS) negativ oder ab-
geflacht, so ist diese Veränderung solange reine Folge der QRS-Vergrößerung,
solange der Ventrikelgradient noch normal ist.*

Ist also T sogar negativ, so kann es bei sehr breitem QRS dennoch sehr viel
weniger negative Fläche haben als QRS positive Fläche hat: Der übliche normale
T positivierende apicobasale Erregungsrückgang bleibt überlagert. An diesen
Verhältnissen ändert sich auch dann nichts, wenn etwa andere Regionen als die
Spitze verspätet sein sollten. Die einzige Komplikation, die hier zu berücksichtigen wäre, ist die, daß die Verspätung z. B. der Spitzenregion den Mechanismus der *Melkbewegung* stört, weil die zu spät erregte Spitze nicht mehr rascher

---

[1] SCHAEFER u. DÖRNER: Z. Kreislaufforschg **1950**, 582.
[2] SCHAEFER u. KESSLER: Noch nicht veröffentlicht.

auf den Höhepunkt der Isotonie kommt wie die Basis. Doch ist das offenbar nicht der Fall, da, wie gesagt, auch große Verspätungen ganz normale apico-basale Erregungsrückgänge zeigen.

Da normalerweise die Fläche QRS ungefähr gleich der von T ist, muß also die Fläche von QRS auf das Doppelte wachsen, um den apicobasalen Erregungs-rückgang soweit zu kompensieren, daß T „isoelektrisch", d. h. Null wird. Wächst QRS weiter, also über 50 μVsec hinaus, so wird T negativ. Wie lange sich T bei einer Verspätung positiv halten kann, zeigt z. B. Abb. 123. Nur eine Flächen-analyse gestattet also zu entscheiden, ob ein T durch reine Verspätung oder durch eine myokardiale Schädigung negativ oder abgeflacht ist. Ein negatives T bei zwar hohen, doch wenig verbreiterten QRS-Hypertrophiekurven nur als Folge der Verspätung anzusehen, wird meist nicht möglich sein. Man überzeuge sich in jedem Fall durch die Rechnung von der Zulässigkeit einer solchen An-nahme.

Die Verspätung allein verändert T nur derart, daß der Flächenzuwachs von QRS eine entgegengesetzt gerichtete Flächenänderung von T induziert. Wird also ein positives R vergrößert, so wird T erst flacher und mit wachsendem R schließlich negativ. Die Größe des Ventrikelgradienten entscheidet darüber, ob neben der reinen Verspätung T noch andere Einwirkungen, z. B. Abnahmen des apicobasalen Er-regungsrückganges, erfahren hat. Letzterer kann durch eine Verspätung vollkommen ungestört und normal verbleiben.

b) Störungen der Herzperistaltik.

Wir sind uns zwar bewußt, daß die These von einer Herzperistaltik, also einer mechanischen Ursache des apicobasalen Erregungsrückganges, noch nicht experimentell bewiesen, sondern bislang nur durch freilich sehr einleuchtende Analogien wahrscheinlich gemacht ist. Doch erscheint diese These bei der Betrachtung pathologischer T-Formen so fruchtbar, daß wir ihre Erörterung auf breiter Grundlage wagen werden. Ist sie nämlich richtig, so muß jede Störung des normalen Kontraktionsprozesses der Kammerwände zu Änderungen von T führen. Da wir T-Änderungen besonders oft bei Vitien sehen, die mit besonders schweren Störungen der Muskelmechanik einhergehen, erscheint uns unsere These besonders verständlich. Sie ist ferner durch zwei Argumente gestützt, die besonders beweisend erscheinen. Bildet sich eine Störung der Muskelmechanik in kurzen Zeiten zurück, so können die begleitenden T-Änderungen in derselben kurzen Zeit verschwinden. Das ist z. B. bei der Hypertonie der Fall, die entweder im Tierversuch experimentell hervorgerufen wird und T bei plötzlichem Eintritt plötz-lich ändern kann, bei plötzlicher Wiederherstellung normalen Drucks T plötzlich normal werden läßt; oder die beim Menschen nach den heute üblichen Hyper-tonieoperationen ebenfalls T parallel mit dem Blutdruckabfall aus einer negativen in die normal positive Form zurückkehren läßt (s. unten). Wir haben zweitens sehr sorgfältige Versuche von SJÖSTRAND[1], nach denen die oben schon zitierten Beobachtungen ASHMANs bestätigt und erweitert werden: Die Höhe des positiven T sinkt mit steigender Herzfrequenz; sie sinkt stärker, wenn diese Frequenz-steigerung durch den orthostatischen Kollaps bei relativ leerem Herzen, als wenn

---

[1] SJÖSTRAND: Acta med. scand. **138**, 191 (1950).

sie durch höhere Schlagvolumina induziert ist. Wir haben endlich noch einen guten Hinweis auf die Richtigkeit unserer These in der Tatsache, daß bei der *Constrictio cordis*, beim *Panzerherz*, T nach WARBURG[1] sehr häufig zur reinen Diskordanz neigt. Wir verstehen das leicht aus der Tatsache, daß sich das Herz durch den Panzer nur noch in allen Teilen homogen, nicht aber an der Spitze rascher als an der Basis kontrahieren kann: Die Herzperistaltik wird durch den Panzer verhindert.

Wir bemerken bei der Betrachtung dieser Tatsachen sofort den Zusammenhang mit klinischen Problemen: alle Leiden, welche zu Invertierungen von T neigen, pflegen mit Dilatationen einherzugehen, die zwar zunächst „tonogen" sind und die Längsachse bevorzugen (S. 198), schließlich aber in eine myogene Erweiterung durch Elastizitätsverlust, unter Annahme der Kugelform, übergehen (Mitralherz). Jeder Aortendruck fordert sein Volumen, jede Anpassung des Herzens an steigende Arbeiten erfolgt unter Zunahme des diastolischen Volumens und unter Zunahme des Restbluts (MÜLLER[2]). In allen Fällen sind die Bedingungen für eine Kontraktion der einzelnen Muskelfasern mit Sicherheit verändert; in extremem Maße dann, wenn die elastischen Eigenschaften des Myokards zudem gestört sind. Wir sehen also die Dehnung des Herzens mit Steigerung des Restvolumens als einen der wesentlichsten Faktoren zur Änderung der Herzperistaltik und damit zur Abflachung von T an. Und zwar möchten wir glauben, daß der Einfluß der Schlagvolumina so zustande kommt, daß die Herzperistaltik dabei eine Veränderung in dem Sinne erfährt, daß sich die mechanischen Inhomogenitäten zwischen Spitze und Basis der linken Kammer vermindern, indem die Spitze gleiche mechanische Bedingungen wie die Basis vorfindet. Bei leerschlagendem Herzen kann sich auch die Basis offenbar sehr rasch, d. h. ebenso rasch wie die Spitze, in ihr auxotonisches Maximum begeben. Der Fortfall der mechanischen Inhomogenität scheint den Fortfall der elektrischen zu involvieren: der apicobasale Erregungsrückgang nimmt ab, verschwindet im Grenzfall und macht dem rein elementaren Erregungsrückgang Platz.

Es wird demnach gefolgert, *daß durch Eingriffe in die Herzmechanik bei Vitien oder starken Änderungen der Schlagvolumina mechanische Inhomogenitäten des Kontraktionsprozesses der linken Kammer zwischen Spitze und Basis sich vermindern bzw. fast ganz verschwinden können und daß sich dadurch auch der apicobasale Erregungsrückgang vermindert bzw. verschwindet und dem elementaren mit rein diskordantem T Platz macht.*

c) Änderungen des syncytialen Zusammenhangs.

Wie wir oben darlegten, entsteht das positiv-konkordante T des normalen EKG durch eine apicobasale Spannungsdifferenz, welche sich mit ihren Potentialvektoren längs syncytialer Brücken ausbildet. Die Länge dieser Brücken muß, wegen der weiten räumlichen Erstreckung der Inhomogenität des Erregungsrückgangs, zum mindesten einige Zentimeter betragen. Werden diese Brücken in ihrem Verlauf durch Narben mit neu sich bildenden Zellgrenzen unterbrochen,

---

[1] WARBURG: Ugeskr. for Laeg. (dän.) **1939**, 433.
[2] MÜLLER, E. A.: Erg. Physiol. **43**, 89 (1940); Pflügers Arch. **238**, 638 (1937); **241**, 427 (1934).

so tritt der in Abb. 154 skizzierte Fall ein: Spitze und Basis verändern zwar in verschiedenem Tempo ihre Membranspannung; aber durch das Fehlen einer Kontinuität bildet sich kein Spannungsabfall längs der Syncytien aus. Der „apicobasale" Erregungsrückgang wird abgeschwächt, der elementare tritt stärker hervor.

Wieweit eine solche Unterbrechung der Syncytien tatsächlich eine Rolle spielt, ist schwer zu entscheiden, um so mehr, als wir die Größe der Spannungs-differenzen von Ort zu Ort, also den *Spannungsgradienten*, nicht kennen. Bei disseminierten und sehr zahlreichen Narben mag er bedeutend sein. Wenige lokale Ausfälle begrenzten Umfangs werden nicht sehr viel Einfluß haben. Es bleibt vor allen Dingen ein etwaiger Spannungsabfall längs der noch intakten Faserstrecken erhalten. Wenn nämlich innerhalb der durch Narben abgetrennten, elektrisch selbständig gewordenen Strecke noch ein inhomogenes Verhalten besteht, so wie das z. B. für den kurzen Weg eines Papillarmuskels erwiesen ist, dann wird auch die Narbe diesen inhomogenen Erregungsrückgang nicht aufheben. Der in Abb. 155 gezeichnete Vektor würde nur in mehrere Teile zerschnitten sein, deren Gesamtfeld aber durch die Addition der Vektoren praktisch das gleiche wäre. Würde ein durch Narben oder Nekrosen ab-geteiltes funktionstüchtiges Muskelelement auch *mechanisch* homogenisiert, so würde sein apicobasaler Erregungsrückgang natürlich verschwinden, der ele-mentare allein hervortreten. Wir wissen nichts über den Einfluß einer Unter-brechung des Myokards durch inaktives Gewebe auf den Kontraktionsablauf des aktiven Teils. Man wird ihn freilich nicht vernachlässigen dürfen, da eine Muskelfaser, die zwischen unelastisches Narbengewebe eingespannt ist, ebenso-wenig eine normale Kontraktionsform aufweisen kann wie eine Muskelfaser am Rand eines Infarktes. Wenn aber die mechanische Kontraktionsform sich im MAS der Faser widerspiegelt, so müssen also Narben, Nekrosen und Infarkte auf diesem Umweg auch den Erregungsrückgang inhomogen machen, also T verändern.

d) Änderungen des monophasischen Aktionsstroms (Plateauverlust; Versteilung des Potentialrückganges).

α) **Plateauverlust und elementarer Erregungsrückgang.** Wir haben oben schon (S. 202) den Einfluß einer Formänderung des monophasischen Aktions-stroms (MAS) kennengelernt (Abb. 158). Da der „elementare" Potentialabfall längs einer Myokardfaser eine Art Differenzenquotient des Membranpotentials ist, gibt er die Steilheit der längs der Faser jeweils vorhandenen Potentialdiffe-renzen des MAS an. *Der elementare Erregungsrückgang ist also der Differenzen-quotient des MAS.* Das bedeutet nach Abb. 158: Jede Verbreiterung des Plateaus führt zu einer Verkürzung und Erhöhung des Potentials der elementaren (dis-kordanten) T-Zacke; jede Verlängerung des Potentialabfalls („Plateauverlust") führt zu einer Verbreiterung und Verflachung des elementaren T. Ist im Grenz-fall der Erregungsabfall des MAS eine schräge gerade Linie, so ist das elementare T ein konstantes, doch entsprechend niedriges diskordant-negatives Potential, das die ganze Zeitspanne vom Ende R bis Ende T einnimmt (Abb. 158a). Da der Abfall des Potentials im MAS in diesem Fall schon während der ST-Strecke eingesetzt hat, ist ST also gesenkt durch das diskordante Potential des Erregungsrückganges. Die Gesamtfläche der Senkung von ST + T ist auch jetzt wieder gleich der Fläche des elementaren R.

Wir wollen eine solche ST-Senkung eine **ST-Senkung durch Plateauverlust** *bezeichnen.* Sie würde für sich allein T konkordant positiver machen, und zwar um den Flächenbetrag, den die ST-Senkung einnimmt, da dieser Betrag ja aus dem elementaren T stammt, d. h. aus der Zeit T in die ST-Strecke vorverlegt wurde und nun den apicobasalen Erregungsrückgang weniger stark kompensiert.

β) **Plateauverlust und apicobasaler Erregungsrückgang.** Das im letzten Satz charakterisierte Verhalten wird nun in der Regel nicht eintreten können. Da nämlich der inhomogene, speziell der apicobasale Erregungsrückgang auf Spannungsdifferenzen beruht, welche durch ungleichen Abfall des MAS in verschiedenen Regionen des Myokards hervorgerufen werden, ist wohl deutlich, daß diese Differenzen um so kleiner sein müssen, je kleiner jeweils die absolute Höhe der Potentiale ist, deren Differenz zur Rede steht. Ein Plateauverlust, der *alle* Teile des Myokards ergreift, muß alle Potentiale zur Zeit T in ihrer absoluten Höhe gesenkt haben, da ja entgegen dem Normalzustand in der ST-Zeit bereits ein erheblicher Teil Spannung des MAS abgefallen ist (Abb. 158). Also wird selbst eine prozentual gleichartige Verschiedenheit im Erregungsrückgang zwischen Spitze und Basis *absolut* kleinere Differenzen ergeben: auch der apicobasale Erregungsrückgang sinkt ab. So wird also durch Plateauverlust sowohl das elementar-diskordante T als auch das apicobasale konkordante T verkleinert: T wird flach, bei gleichzeitiger ST-Senkung.

ST-Senkung und Abflachung von T sind die Kennzeichen eines allgemeinen Plateauverlustes im Myokard.

Diese Kennzeichen sind dennoch keinesfalls spezifisch. Es kann die ST-Senkung auf andere Weise zustande kommen (s. unten), es kann auch T auf mannigfache Veränderungen hin flacher werden. Wir müssen daher an dieser Stelle wieder die *Unspezifität elektrokardiographischer Befunde* betonen!

γ) **Der Einfluß der Plateauverlängerung mit versteiltem Abfall** ist der genau entgegengesetzte: ST bleibt länger isoelektrisch, T wird diskordanter durch Verkürzung und Vertiefung des elementaren Erregungsrückganges (die Fläche muß ja gleich bleiben, also bedingt die Verkürzung von T, die durch die kürzere Zeitdauer des Potentialabsturzes im MAS bedingt ist, eine Potentialsteigerung des elementaren diskordanten T; Abb. 158c). Da aber auch die Potentialdifferenzen der inhomogenen Erregungsrückgänge wachsen, wird auch die positiv-konkordante Komponente von T höher. Beide antagonistisch-konkurrierenden Veränderungen führen in der Regel wohl zu einer *Erhöhung* von T, da der apicobasale Erregungsrückgang quantitativ den elementaren an Größe um rund 100% übertrifft, also prozentual gleiche Veränderungen sich an ihm quantitativ stärker auswirken.

Plateauverlängerung mit Versteilung des Abfalls im MAS verlängert die iso-elektrische ST-Strecke, verkürzt T und macht es in der Regel positiver bzw. konkordanter.

Nach diesen formalen Überlegungen müssen wir nun die Ursachen einer Veränderung der „Erregungsform" (SCHELLONG), d. h. des MAS, besprechen.

δ) **Stoffwechselprozesse, welche das „Plateau" des Erregungsrückgangs beeinflussen.** Wir haben oben (S. 19ff) bereits erläutert, daß die elektrischen Prozesse des Erregungsrückganges sehr stark vom Stoffwechsel abhängen. Das kann man durch Registrierung des monophasischen Aktionsstroms (MAS) unter Einwirkung verschiedener Agenzien beweisen. So wird z. B. durch Halogenessigsäure[1] das „Plateau" abgeflacht, also durch ein Gift, welches den Glucoseabbau zerstört; im selben Sinn wirkt starke Anoxie, und zwar auch bei Ableitung kleinster Herzwandabschnitte[2] und länger dauernde Asphyxie[3]. Auch Calcium flacht das Plateau ab[4], wenngleich nur in starken Konzentrationen. In physiologischen Konzentrationsgraden scheint Calcium das Plateau (allerdings am Froschherzen) zu erhöhen[5]. Es kann schließlich unter starker Schädigung, durch Halogenessigsäure, aber auch durch erhöhten K-Ca-Gehalt der Ringerlösung[6], zu Aktionsstromformen kommen, die ganz kurz sind und bei denen man geradezu sieht, wie ein langdauerndes kontraktives Nachpotential nach und nach schwindet und nur mehr ein stabiler erster elektrischer Prozeß übrigbleibt, der dann dem Aktionsstrom eines Skeletmuskels sehr ähnlich sieht. Diesen Prozeß dürfen wir wohl als ein Phänomen sui generis, als ein Spitzenpotential betrachten (vgl. S. 31).

Die starke Stoffwechselabhängigkeit der späten Phasen des MAS bedingt nun eine ebensolche Abhängigkeit der ST- und T-Strecken des EKG, welche in erster Linie durch die Form des Erregungsrückgangs der verschiedenen Herzteile gebildet werden. Insofern kann man ST und T den „stoffwechselabhängigen Teil" des EKG bezeichnen. Wenn insbesondere *lokale* Prozesse den Stoffwechsel nur in Teilen des Myokards verändern, kann es zu **lokalen** Änderungen auch des MAS kommen. Wir haben solche Schäden niemals direkt registriert. Aber man muß sie folgerichtig vermuten; auch spricht die starke Verlängerung von QT (ohne QRS-Änderung) bei vielen (oder allen?) entzündlichen Myokarderkrankungen sehr dafür, daß das entzündete, also im Stoffwechsel stark veränderte Myokard eine längere Erregungsdauer aufweist[7]. Es ist unbekannt, ob ihr eine Verlängerung auch der mechanischen Prozesse parallel geht[8].

Es sei auch an dieser Stelle bereits darauf hingewiesen, daß *Digitalis* sowohl ST wie T verändert. Doch soll dieser Einfluß später im Zusammenhang mit den ST-Veränderungen ausführlich erörtert werden.

e) Hochspannung.

Wenn ein Stück Herzmuskelfaser durch Hypertrophie oder sonstwie eine höhere Feldspannung erzeugt, so wird es dieselbe sowohl bezüglich der elementaren R-Zacke wie auch bezüglich der elementaren, also diskordanten T-Zacke (nach Abb. 152) erzeugen. Da T, wie wir oben sahen, durch Interferenz des apicobasalen („konkordanten") und des elementaren (diskordanten) Erregungs-

---

[1] MALTESOS: Z. Biol. **95**, 211 (1934).
[2] ERK u. SCHAEFER: Pflügers Arch. **248**, 515 (1944).
[3] SCHÜTZ: Verh. dtsch. Ges. Kreislaufforschg **1939**, 15.
[4] HOLZLÖHNER: Z. Biol. **85**, 584 (1927).
[5] RODECK: Pflügers Arch. **249**, 470 (1947).
[6] RODECK: Pflügers Arch. **250**, 91 (1948).
[7] LEPESCHKIN: Das Elektrokardiogramm, S. 134. — HEGGLIN, vgl. Kap. 45.
[8] Man darf allerdings *nicht* allgemein sagen, daß Schädigung die lokalen elektrischen Prozesse verlängern. Anoxie und Asphyxie tun z. B. das Gegenteil! SCHÜTZ: Verh. dtsch. Ges. Kreislaufforschg **1939**, 15. — ERK u. SCHAEFER: Pflügers Arch. **248**, 515 (1944).

rückgangs zustande kommt, muß also jede Hochspannung von QRS ein zum Hauptausschlag QRS diskordantes T begünstigen, ein konkordantes aber vermindern. Dieser rein feldmäßig-elektrische Einfluß der Hochspannung auf T ist bislang überhaupt niemals beachtet worden. Nun ist die Lage des Vektors des apicobasalen Erregungsrückganges von dem Vektor von QRS praktisch vollkommen unabhängig, wie oben gezeigt wurde, denn ersterer hängt nur von dem elektrisch differenten Verhalten von Spitze und Basis (möglicherweise von der Güte der Herzperistaltik), letzterer nur von der Verteilung der Erregung durch das Reizleitungssystem ab. Also interferieren die beiden, T bestimmenden Prozesse in einer sehr wechselnden und komplizierten Weise. Hierüber soll das nächste Kapitel f berichten.

f) Die Konstruktion der T-Änderungen aus Änderungen des elementaren und des apicobasalen Erregungsrückganges.

Wir wollen nunmehr versuchen, die in Kapitel 34b erläuterte Konstruktion des T-Vektors und die Auflösung von T in seine beiden Komponenten T_E und T_A, den elementaren und den apicobasalen Erregungsrückgang, durchzuführen. Wir müssen uns dabei der Tatsache erinnern, daß T_A und T_E sich zeitlich parallel, d. h. nach dem gleichen Zeitgesetz, entwickeln müssen, sofern nicht lokale Änderungen am Myokard ganz abweichende, pathologische Formen des Erregungsrückgangs hervorrufen. Wir können daher die Gipfel von T als ein Gleichnis aller anderen Phasen von T behandeln.

Wir wollen den tatsächlich gemessenen Vektor im Gipfel des registrierten T den Integralvektor von T, also T_J nennen. Die Durchmusterung eines größeren Materials zeigte uns nun, in Übereinstimmung mit den Beobachtungen von v. ZARDAY[1], daß der Vektor T_J beim normalen EKG meist links vom Vektor von R zu liegen pflegt. Auch wenn das QRS durch reine Hypertrophie linkstypischer wird, bleibt T_J links von R; es wandert der T-Vektor also mit dem R-Vektor nach links[2]: die die Hypertrophiespannung erzeugenden Fasern des linken Ventrikels unterliegen also alle einem inhomogenen Erregungsrückgang. Wird die Hypertrophie besonders stark an linksweisenden Fasern auftreten, so sind besonders diese Fasern am inhomogenen Erregungsrückgang beteiligt. Liegt T_J rechts von R, so findet sich in den meisten Fällen ein Anhalt für eine Herzmuskelschädigung in der Anamnese (Scharlach, Diphtherie, Anginen usw.). (Falls R nicht einen eindeutigen Vektor hat, bei breiter Vektorschleife von QRS, ist statt des R-Vektors der Vektor der QRS-Fläche zu konstruieren. Hierüber vgl. S. 222.)

Es kann sich nun T sowohl durch Veränderung des elementaren Erregungsrückganges T_E als auch des apicobasalen (inhomogenen) Erregungsrückganges T_A verändern. Abb. 163 gibt Beispiele bei einem T_J, das linkstypischer als R ist (Normalfall). Wird T_A kleiner, z. B. durch Verminderung der „Melkbewegung" (hämodynamische Störung bei Vitien und Hochdruck bzw. Myokardschädigung), so wandert T_J notwendigerweise weiter nach links: *jede Verminderung*

---

[1] v. ZARDAY: Arch. Kreislaufforschg 7, 223 (1940). — Z. klin. Med. 140, 514 (1942).

[2] Außer eigenen Erfahrungen auch von ASHMANN und HIDDEN: Ann. int. Med. 12, 1682 (1939) bestätigt. DOERNER: Arch. Kreislaufforschg im Druck.

von T_A macht bei gleichbleibendem R die T-Zacke diskordanter und in der Regel kleiner[1] (Abb. 163 b).

Dasselbe geschieht aber auch dann, wenn die R-Zacke größer wird, wenn also Hypertrophie mit einer nicht durch den Abgriff bedingten Hochspannung vor-

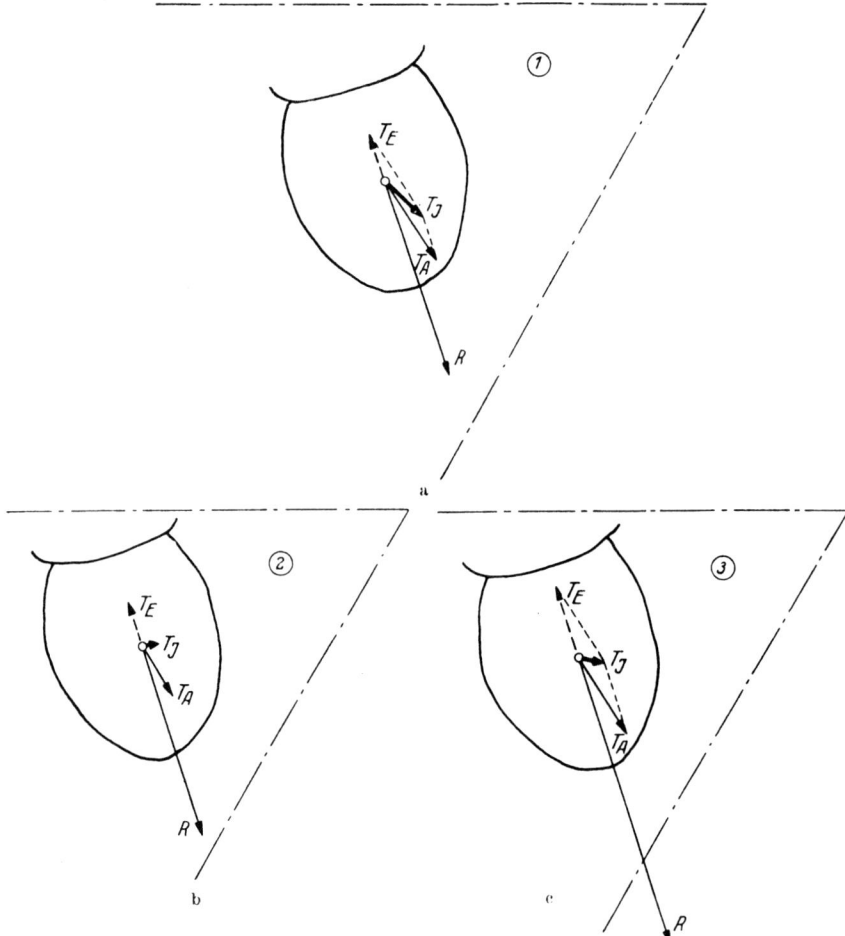

Abb. 163 a—c. Drei Beispiele für die Veränderung von T durch Änderungen von T_A oder T_E. Bild 1 gibt den Regelfall eines normalen EKG wieder. Der Integralvektor T_J des registrierten T liegt links vom Vektor R. T_E ist hier (der deutlichen Zeichnung zuliebe) gleich $1/4$ von R angenommen. (Es beträgt normalerweise nur $1/5$—$1/6$). Aus T_J und T_E läßt sich T_A konstruieren. Bild 2 zeigt, wie sich T_J (also das registrierte T!) ver- ändern würde, wenn T_A kleiner würde, ceteris paribus. T würde kleiner und linkstypischer, T_{III} wäre negativ. Bild 3 zeigt, daß das gleiche Ergebnis durch eine Vergrößerung von T_E, kenntlich an einer Hochspannung von R, erzielt würde. Es wird ausdrücklich betont, daß hier (abweichend von Abb. 161) nicht die Flächen von QRS und T, sondern die Momentanvektoren des Potentials auf der Spitze von R und T wiedergegeben sind. Nur für die Potentiale zur Gipfelzeit gilt, daß $T_E = 1/6$ R!

liegt. Dann wächst mit R ja auch T_E und auch dabei rotiert T_J von R weg, weiter links herum. Hypertrophie mit Hochspannung von R macht also allein schon ein diskordantes T.

---

[1] Die Größenänderungen sind allerdings ein wenig kompliziert. Der Interessent wird sie sich leicht durch ein paar Konstruktionen nach Abb. 163 klarmachen können.

Beide T-Änderungen, durch Verminderung des apicobasalen Erregungsrückganges und durch Steigerung des elementaren (Hypertrophie) machen T um so
diskordanter, je stärker die Veränderung ist. Dabei dreht sich der Vektor T_J,
falls er von vornherein links von R lag, gegen den Uhrzeigersinn. Je nach der
Schwere der Störung wird also zuerst T_{III} negativ, dann T_{III} und T_{II} und
zuletzt auch T_I.

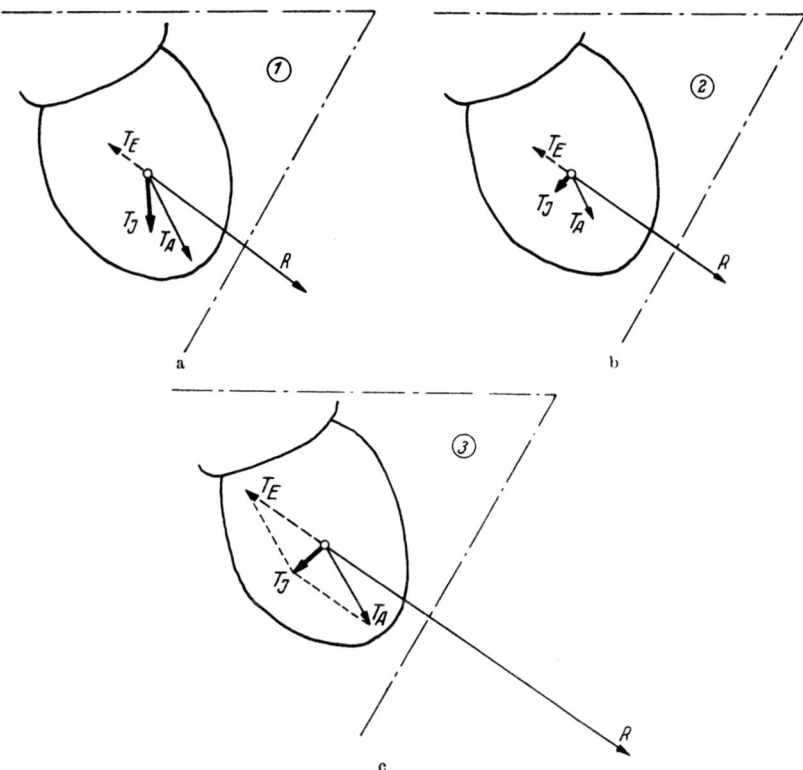

Abb. 164 a—c. Die gleiche Analyse von T wie Abb. 163, nur liegt T_J gegen die Regel *rechts* von R. Dadurch
würde unter den analogen Bedingungen wie in Abb. 163 T statt linkstypischer rechtstypischer, also bei
Verkleinerung von T_A oder Vergrößerung von T_E in Ableitung I zuerst negativ!

Liegt aber T von vornherein *rechts* von R, was also seltener der Fall ist und
meist durch eine gewisse Vorschädigung des Myokards bedingt zu sein scheint,
so geschehen dieselben Änderungen von T, nur dreht sich T in umgekehrtem
Sinn (Abb. 164): Je kleiner T_A, je größer T_E (Myokardschaden bzw. Vitium
und Hypertrophie), desto diskordanter wird auch jetzt T. Aus Gründen der
Vektorsummation kann aber T immer nur von R fortgedreht werden: es dreht
sich nie über R hinweg, etwa aus einer Lage rechts von R (Abb. 164, 1) in eine
Lage links von R (Abb. 163, 1 und 2).

Lag also R von vornherein rechts von R, so wird T bei fortschreitender Veränderung von T_A oder T_E diskordanter und in der Regel kleiner, dabei zuerst
in Ableitung I negativ, dann in I und II, endlich in I, II und III.

Wir können also einem EKG dann, wenn T nicht in *allen* Ableitungen negativ
ist, sofort ansehen, auf welchem Wege T in seine Diskordanz gewandert sein muß.

In Abb. 166a, b und d z. B. geschah das aus einer „Normallage": T lag links von R. Abb. 166c und e verhielt sich umgekehrt: hier lag T rechts von R.

Da der Fall eines rechts von R liegenden T-Vektors statistisch seltener vorkommt, wird zu erwarten sein, daß das Verhalten der Abb. 164 häufiger dann vorkommt, wenn T durch eine vorausgehende Schädigung des Myokards schon vor Eintritt der Hypertrophie oder der dynamischen Änderung („Melkbewegung") rechtsverschoben war. Diese Lageänderung des Vektors T_A, also des apicobasalen Erregungsrückganges, kann eigentlich nur auf inhomogenen, also *lokalen* Schäden des Myokards beruhen. Wir werden also die rechtsgedrehten, diskordanten T häufiger als schwerer zu beurteilen haben als die linksgedrehten. Das trifft allerdings nur für eine statistische Durchmusterung zu. Für den Einzelfall ist diese Regel wertlos. Der exakte Inhalt unserer Ableitung ist vielmehr dieser:

1. Ein rechts von R liegendes diskordantes T (T_I bzw. T_I und T_{II} negativ) beruht mit größerer Wahrscheinlichkeit auf einer Herzmuskelschädigung, die über seine Hypertrophie oder Störung der Muskeldynamik (Verlust der Melkbewegung) hinausgeht, als ein links von R liegendes diskordantes T (T_{III} oder T_{III} und T_{II} negativ).

2. In der Regel dreht sich der Vektor von T bei einer Abnahme von T_A oder Zunahme von T_E gegen den Uhrzeigersinn von R fort. (T_{III} wird zuerst negativ.)

3. Ist also T_I negativer (diskordanter) als T_{III}, so ist die Wahrscheinlichkeit, daß das Herz außer einer Hypertrophie noch myokardiale Schäden aufweist, größer.

4. Änderungen von T basieren (wenn andere inhomogene Erregungsrückgänge zunächst ausgeschlossen werden) entweder auf Verlust oder Minderung von T_A (Störung der Herzperistaltik, lokale Änderung des Stoffwechsels) oder auf einer Veränderung von T_E durch Änderung der QRS-Fläche (Hypertrophie mit Hochspannung, Verspätung mit Flächenvergrößerung von QRS; Niederspannung). Im zweiten Fall, bei reiner Änderung von T_E, bleibt der Ventrikelgradient unverändert!

5. Wird T_A kleiner oder T_E größer, so wird T diskordanter.

Es scheint, daß diese Analyse sowohl den Angaben ZARDAYs und unseren statistischen Befunden (DOERNER) Rechnung trägt, daß ein negatives T_I statistisch häufiger Dekompensationen aufweist als negativ-diskordantes T_{III}, daß aber T_I nicht auf eine schwere Schädigung des Herzens deuten *muß*, wie das auch die Beobachtungen von KINKEL, SPANG und WELSCH[1] beweisen.

g) Inhomogene Erregungsrückgänge.

Wir haben bislang nur zwei Komponenten von T betrachtet, allerdings diejenigen, die normalerweise als einzige aufzutreten pflegen. Es kann jedoch grundsätzlich beliebig viele Formen eines inhomogenen Erregungsrückganges geben, so viele nämlich, als Myokardbezirke vorhanden sein können, welche einen von ihrer Umgebung abweichenden Erregungsrückgang aufweisen.

α) **Lokale Temperaturdifferenzen** sind das beste Beispiel für das, was wir meinen. Es ist seit sehr langer Zeit bekannt, daß Erwärmung der Herzspitze T konkordant-positiver, Erwärmung der Basis T diskordant-negativer macht[2].

---

[1] KINKEL, SPANG u. WELSCH: Z. Kreislaufforschg **1948**, 368.
[2] Literatur bei LEPESCHKIN, § 374.

Mein Mitarbeiter ERK[1] hat diese Verhältnisse noch einmal systematisch untersucht und den Temperatureinfluß als den Sonderfall einer *Vitalitäts*änderung betrachtet. Ursache der Temperatureffekte ist die lokale Verkürzung des MAS durch Wärme, Verlängerung durch Kälte. Temperatureinflüsse intra vitam sind beim Menschen nicht gerade häufig: Abkühlung der Spitzenregion durch kalte Speisen, eine immer sehr geringgradige Abkühlung der Seitenwände durch die Atemluft (die wohl nie einen deutlichen Effekt macht) oder durch lokale Kälteeinwirkung auf den Thorax; Erwärmung durch Diathermie usf. Solche Temperaturänderungen machen inhomogene Erregungsrückgänge natürlich nur, wenn sie *lokal* auftreten. *Allgemeine* Auskühlung verbreitert das ganze EKG so, als ob die Zeit langsamer geschrieben würde, führt aber schließlich zu lokalen Leitungsstörungen (LUTZ[2]).

β) **Lokale Änderungen der „Vitalität"** können nun auch durch andere Eingriffe in das Myokard hervorgerufen werden. Wir müssen hierbei an Änderungen einerseits der *Form*, andererseits der *Dauer* des MAS denken. Anoxie ändert die Form (Plateauverlust); lokale Asphyxie mäßigen Grades macht anscheinend, wenn man vom Verhalten der Randbezirke eines Infarktes schließen darf, lokale Verlängerungen des ganzen MAS, so wie das andere Schäden des Myokards, die energetisch-dynamische Herzinsuffizienz HEGGLINS, auch tun (vgl. Kap. 45). Der wesentliche Punkt ist, daß solche Änderungen und Schäden lokal entstehen und auch auf umgrenzte Bezirke des Myokards beschränkt bleiben. Sobald sich das abweichende Verhalten einer umgrenzten Region generalisiert, entstehen keine Differenzen mehr innerhalb des Myokards und der inhomogene Erregungsrückgang wird homogen, sein Vektor verschwindet.

γ) **Neutralisations- (Hemmungs-) und Enthemmungsmechanismus (KIENLE).** Die Theorie fordert also ein Verhalten, wonach Eintritt einer lokalen Schädigung T durch Ausbildung eines inhomogenen Erregungsrückgangs verändert, falls die Schädigung die lokale Form oder Dauer des MAS verändert. Breitet sich die Schädigung aus oder tritt eine zweite Schädigung an einem anderen Orte des Myokards hinzu, welche einen zur ersten Schädigung gerade entgegengesetzten Potentialvektor produziert, so verschwindet die T-Abweichung wieder, da der inhomogene Erregungsrückgang neutralisiert wird. Ein solches Verhalten einer scheinbaren Normalisierung von T bei Generalisierung einer Schädigung hat KIENLE[3] beschrieben und *Hemmungsmechanismus*, später etwas weniger mißverständlich *Neutralisationsmechanismus* genannt. Er beschreibt ferner den umgekehrten Prozeß: daß ein EKG bei klinischer Besserung pathologischer wird, weil sich ein generalisierter Schaden lokal zurückbildet, an einer Stelle des Myokards aber noch weiter besteht, so daß es wieder zum Auftreten eines inhomogenen Erregungsrückganges kommt.

Lokale (inhomogene) Schäden des Myokards führen also zu sehr viel stärkeren Deformationen des EKG (besonders der T-Zacke) als allgemeine, wenn sie starke lokale Änderungen der Form oder Dauer des MAS und damit erhebliche inhomogene Erregungsrückgänge zur Folge haben. Generalisierung eines bislang lokalen Schadens

---

[1] ERK: Z. exper. Med. **114**, 590 (1945).
[2] LUTZ: Z. Kreislaufforschg **1944**, 625; **1948**, 269. — Klin. Wschr. **1943**, 727.
[3] KIENLE: Einführung in das „unipolare" Brustwand-EKG. Stuttgart 1948.

*normalisiert das EKG, Rückbildung dieser Generalisierung macht das EKG trotz
wirklicher und klinisch faßbarer Besserung des Herzens wieder abnormer (Neutrali-
sierung und Enthemmung nach* KIENLE*).*

δ) **Möglichkeiten der Analyse inhomogener Erregungsrückgänge.** Die Analyse von T als der Resultanten der beiden Komponenten T_A und T_E war oben
durch die Ausmessung des Ventrikelgradienten wenigstens in den meisten Fällen
möglich. Tritt zu den zwei bestimmenden Komponenten aber eine dritte hinzu,
der inhomogene Erregungsrückgang, so ist die Analyse nach Abb. 161 nicht mehr
möglich. Solange wir nicht einen anderen Anhaltspunkt für die Richtung des
inhomogenen Erregungsrückganges haben, können wir ihn nicht von seiner
normalen Variante, dem apicobasalen Erregungsrückgang, abtrennen. Ist ein
solcher Hinweis aber gegeben, z. B. in der Vektorlage einer Verletzungsspannung,
wie das die ST-Senkung beim Infarkt ermöglicht, so können wir Konstruktionen
wagen. Da der Infarkt aber der einzige Fall ist, wo solche Konstruktionen
möglich sind, wollen wir unsere Analyse bis zur Besprechung dieser Erkrankung
aufschieben. In allen anderen Fällen ergibt eine Analyse nach Abb. 161 einen
Gesamtvektor für alle inhomogenen Erregungsrückgänge gemeinsam. Da der
apicobasale Erregungsrückgang normalerweise mit seinem Vektor dicht *links*
am Vektor von R liegt, ist eine grobe Abweichung zwischen dem Vektor von R
und T immer auf inhomogene Erregungsrückgänge dann verdächtig, wenn T
trotz dieser Abweichung sehr groß ist. Die reine Diskordanz von T wird ja nach
Abb. 163 u. 164 ohne einen neuen inhomogenen Erregungsrückgang erklärbar.
Ist aber T *nicht* rein diskordant und trotzdem sehr hoch, und zwar so hoch, daß
in der Analyse nach Abb. 163 u. 164 der Vektor „T_A" sehr groß und so gelagert
ist, daß er unmöglich einem apicobasalen Erregungsrückgang entsprechen kann,
ist die Diagnose eines neuen inhomogenen Erregungsrückgangs gesichert.

Der praktische Weg führt hierbei nur über die Konstruktion des Ventrikelgradienten. Ist dieser vergrößert, also erheblich größer als 50 μVsec, und liegt
sein Vektor sehr stark abweichend von der anatomischen Herzachse, so ist ein
inhomogener Erregungsrückgang wahrscheinlich. Man kann dann eine freilich
sehr unsichere Lokalisierung des Schadens versuchen, indem man von dem
beobachteten Ventrikelgradienten einen theoretischen Normalgradienten vektoriell subtrahiert. Dieser Normalgradient müßte 50 μVsec betragen und 10 bis
20° links vom R-Vektor liegen. Doch ist diese Analyse, wie gesagt, unsicher
und grob.

Eine besondere Schwierigkeit soll wenigstens hier erwähnt sein: Was fangen wir an,
wenn QRS eine breite Vektorschleife hat, also ein Vektor von R eigentlich gar nicht angegeben
werden kann? In all diesen Fällen muß der Vektor der QRS-Flächen ebenso berechnet
werden wie wir den Ventrikelgradienten berechnen: wir bestimmen in jeder Ableitung alle
Flächen von Q, R und S getrennt, addieren unter Berücksichtigung des Vorzeichens (Flächen
nach unten zählen negativ) und behandeln die Flächensumme wie einen Vektor: tragen
sie in Abb. 84 ab und ermitteln den Integralvektor der QRS-Flächen. Diesem Integralvektor sind die Flächen T_E streng diskordant-entgegengerichtet!

Die größten Potentialdifferenzen werden naturgemäß an inhomogenen Erregungsrückgängen erzeugt, bei denen ein Areal des Myokards erhebliche Verlängerungen oder Verkürzungen des lokalen MAS aufweist. Bloße Änderungen
der *Erregungsform* sind weit weniger wirksam, da sie nie so große lokale Potential-

differenzen erzeugen können. Besonders bemerkenswert sind hier die *Herz-verletzungen*, sowohl die spitzen als auch die stumpfen Kontusionen, bei denen T oft invertiert wird, manchmal direkt wie ein Infarkt-EKG entsteht (WARBURG[1], SCHLOMKA[2]). Die T-Invertierungen lassen sich durch Konstruktion des Ventrikelgradienten sehr leicht als Folgen eines inhomogenen Erregungsrückgangs durch lokale, traumatische Myokardschädigung analysieren.

h) Die Wirkung der Herznerven.

α) **Die Tatsachen.** Wir haben die Änderungen von T bislang formal analysiert, ohne die Ursachen zu betrachten, welche diese Änderungen hervorrufen. Diese Betrachtung wird Aufgabe des nächsten Kapitels sein. Wir müssen jedoch den Übergang zu ihm durch Besprechung eines physiologischen Faktors vornehmen, dessen Bedeutung in der EKG-Diagnostik selten richtig gewürdigt wird: Das Myokard ist nervös versorgt. Diese Nervenfasern sind fast alle sehr dünn; NONIDEZ[3] hält sie für sympathisch, doch laufen in den Vagusästen so zahlreiche dünne Fasern, die unmöglich sensibel sein können, daß eine vagale Innervation auch des Myokards sicher ist.

Nun waren die Versuchsergebnisse der Vagusreizung von jeher sehr widersprechend bezüglich der Beeinflussung von T[4]. Das hat zwei Gründe: man hat am Tier gearbeitet, das meist ein negativ-diskordantes T hat; man hat Schlüsse am Menschen aus der Wirkung von Drogen gezogen, welche zwar gemeinhin als Vagomimetica bzw. Sympathicomimetica gelten, doch eine sehr viel komplexere Wirkung auslösen. Adrenalin z. B. hat eine stark vagale, Acetylcholin eine stark sympathische Komponente allein durch die Carotissinusreflexe, welche Blutdruckanstieg und -abfall begleiten. Man kann den effektiven Herztonus am ehesten noch an der *Herzfrequenz* ablesen[5]. Dabei zeigt sich dann, wenn man pharmakologische Wirkungen kritisch auswertet, daß der Vagus T positiver, der Sympathicus es negativer (flacher) macht (NORDENFELT[6]). Da jede periphere Sympathicuswirkung reflektorisch auf das Herz vagal wirkt, kann Adrenalin bei peripherer Vasoconstriction reflektorisch über den Carotissinus den Vagus erregen und T erhöhen[7]! Die Wirkungen der Arbeit sind meist acceleratorische, doch diese sind hinwiederum nicht rein: sie sind immer von Steigerungen des Schlagvolumens und des Restbluts begleitet! Sind also die T-Abflachungen reine Sympathicuswirkungen und spielt der Mechanismus der Herzperistaltik vielleicht nicht die Rolle, die wir ihm zugewiesen haben?

An der Bedeutung der Herzperistaltik für die Formung von T ist deshalb nicht zu zweifeln, weil wir ganz unabhängig von der Herzfrequenz bei Vitien

---

[1] WARBURG: Brit. Heart J. **2**, 271 (1940).

[2] SCHLOMKA: Klin. Wschr. **1933**, 1677. — Z. exper. Med. **92**, 552 (1934).

[3] NONIDEZ, J. F.: Amer. J. Anat. **65**, 361 (1939).

[4] Literatur bei LEPESCHKIN, § 316.

[5] Auch das trifft nach NORDENFELT nicht unbedingt zu, da der Vorhof isoliert durch den Bainbridge-Reflex sympathisch gesteuert werden könnte, bei vagaler Steuerung der Kammer. Wir möchten das freilich bezweifeln.

[6] NORDENFELT: Acta med. Scand. Suppl. **119** (1941).

[7] Näheres bei SCHAEFER: Elektrophysiologie der Herznerven. Erg. Physiol. **46**, 71 (1950).

und Hypertonien die Verkleinerung von G_J beobachten. Andererseits geben
KOPPERMANN u. WALZ[1] an, daß die bekannten T-Änderungen im Steh-EKG
reine Sympathicuswirkungen sind, da sie bei gleichen hämodynamischen Effekten
durch Sympathicolytica ganz aufgehoben werden. (Das Leerschlagen des Herzens
beim Valsalva hat keinen Effekt auf T!) Das Steh-EKG ist also nicht etwa
durch das kleine Blutangebot bedingt. Das gleiche geht aus Beobachtungen
von EWERT[2] hervor. Sympathicoprive Menschen (nach Hochdruckoperationen)
haben keine orthostatischen T-Änderungen[3]. Wir müssen aus diesen Tatsachen
schließen, daß der Sympathicus T abflacht, der Vagus T erhöht. Solange das
Herz normal oder zu wenig gefüllt ist, beherrscht also, bei normalem Druck und
Klappenspiel, der Antagonismus Vagus-Sympathicus weitgehend die Form
von T.

β) **Wie wirken die Herznerven?** Den monophasischen Aktionsstrom (MAS)
verkürzt Acetylcholin, verlängert Adrenalin (SCHÜTZ[4]). Wenn der Vagus T
erhöht, so wie das z. B. Abb. 180 zeigt, so muß der apicobasale Erregungsrückgang zunehmen, also der MAS an der Spitze weiter verkürzt oder an der Basis
verlängert werden. Der Vagus muß also an der Spitze stärker wirken als an der
Basis. Würde es auch für den Menschen zutreffen, was KING[5] für das Kaninchen
beschreibt, daß nämlich die Spitze frei von Nervenfasern ist, so ständen wir
vor einem ziemlich schwierigen Dilemma: der Vagus müßte dort die Erregung
am stärksten verkürzen, wo er am wenigsten hinkommt. Diesem Dilemma
sehen sich alle Theorien des EKG gegenüber, auch die Differenzkonstruktion!
Es zeigt uns, daß entweder die Vaguswirkung in den physiologisch vorkommen-
den Dosierungen anders verläuft als wir vermuten, oder daß die Nervenver-
teilung beim Kaninchen anders ist als beim Menschen. Der Sachverhalt ließe
sich nur durch Experimente klären.

γ) **Wann werden die Herznerven wirksam?** Offenbar z. B. bei den *Tages-
schwankungen* von T, die oft beschrieben wurden[6]; ferner bei allen Kreislauf-
regulationen, welche den Vagus- oder Sympathicustonus ändern. Abb. 180 gibt
ein offenbar stark vagal gesteuertes Herz mit einer für eine Mitralinsuffizienz
immerhin deutlichen Bradykardie. Wir dürfen jedoch den Einfluß des Vago-
sympathicus nicht überschätzen: wir möchten es für sehr unwahrscheinlich halten,
daß er bedeutenden Anteil an denjenigen T-Änderungen hat, die wir nunmehr
beschreiben wollen. Doch wird er sicher seinen Einfluß bei pharmakologischen
Reaktionen ausüben: unter Ergotaminderivaten, bei Adrenalin. Wieweit auch
der Befund von BODEN und BAYER[7] hierher gehört, daß unter Adrenalin bei
Frequenzzunahme das negative T eines Aortenvitiums sich normalisiert, bedarf
noch der genaueren Analyse. Wir glauben, daß direkte oder indirekte Änderungen der Herzperistaltik auch hier mindestens eine erhebliche Rolle spielen.

---

[1] KOPPERMANN u. WALZ: Verh. dtsch. Ges. Kreislaufforschg **1949**, 236.

[2] EWERT: Verh. dtsch. Ges. Kreislaufforschg **1949**, 199.

[3] Das stimmt auch mit unserer Theorie der Herzperistaltik überein: Das leerschlagende
Herz hat eine *normale* Peristaltik! Nur das gedehnte Herz verliert sie!

[4] SCHÜTZ: Erg. Physiol. **38**, 493 (1936).

[5] KING, A. B.: Bull. Hopkins Hosp. **65**, 489 (1939).

Literatur bei SCHAEFER: Elektrophysiologie, Bd. 2, S. 334.

BODEN u. BAYER: Verh. dtsch. Ges. Kreislaufforschg **1949**, 225.

36. Die klinische Analyse der T-Zacke. T bei der Hypertrophie.

a) Allgemeine Technik der Analyse. Allgemeine Gesetze der Deutung.

Wie uns eine Durchsicht der praktischen Beispiele in Abb. 166—168 lehren wird, ist eine exakte Analyse von T nicht ohne die relativ umständliche Berechnung des Ventrikelgradienten und den Versuch einer Interpretation eventüeller krankhafter Abweichungen desselben möglich. Aber schon das Urteil darüber, ob T eine zusätzliche Veränderung erfahren hat, die nicht bereits in der Flächenzunahme von QRS begründet liegt, ist nicht „mit einem Blick" zu gewinnen. Die Fläche von QRS verdoppelt sich sehr leicht, ohne daß wir das besonders bemerken. Die hohen schlanken Ausschläge erscheinen uns überhaupt immer relativ zu klein bezüglich ihrer Fläche, während wir die T-Flächen überschätzen.

α) **Technik der Analyse des Ventrikelgradienten.** Wir wollen, bevor wir eine Analyse des Falles geben, die allgemeinen Regeln bei der praktischen Auswertung erörtern. Wir bestimmen in 2 besonders geeigneten Ableitungen, deren Ausschläge besonders leicht meßbar sind, die Flächen QRS und T getrennt. Wir wollen die Flächen mit den Symbolen $\widehat{QRS}$ und $\hat{T}$ bezeichnen; außerdem fügen wir die Ableitung I—III als Index hinzu. Wir konstruieren also aus $\widehat{QRS}_I$ und $\widehat{QRS}_{II}$ oder $\widehat{QRS}_{III}$ den Flächenvektor, indem wir die Werte zweier Ableitungen in Abb. 84 eintragen und so behandeln wie sonst etwa die Millivoltzahl einer R-Zacke; wir erhalten dann den wirklichen Wert des Integralvektors der QRS-Flächen, den wir $\widehat{QRS}_J$ nennen wollen[1], und der natürlich immer ein wenig größcr ist als der größte Wert von $\widehat{QRS}$ in einer der 3 Ableitungen. Außerdem bestimmen wir den Winkel α, den $\widehat{QRS}$ mit der Horizontalen einnimmt; wir wollen ihn $α_{QRS}$ nennen.

Danach verfahren wir ebenso mit den Summen von $\widehat{QRS}$ und $\hat{T}$ in jeder Ableitung. Wir summieren beide (unter Berücksichtigung der Vorzeichen!) für jede Ableitung getrennt und erhalten die Werte für den inhomogenen Erregungsrückgang bzw., was dasselbe ist, für den Ventrikelgradienten der einzelnen Ableitungen. Wir wollen diese Komponentengradienten $\hat{G}_I$, $\hat{G}_{II}$, $\hat{G}_{III}$ nennen. Ihre Größe behandeln wir wieder wie einen Millivoltwert einer Zacke, setzen 2 uns besonders leicht errechenbare Werte von $\hat{G}_{I-III}$ in Abb. 84 ein und erhalten den resultierenden Integralvektor des Ventrikelgradienten, den wir $\hat{G}_J$ nennen. Uns interessiert sein absoluter Wert in Millivoltsekunden und sein Winkel mit der Horizontalen, $α_G$. Die Differenz $α_{QRS} - α_G$ nennen wir $\varDelta α$, der Vektorunterschied zwischen QRS und dem inhomogenen Erregungsrückgang. $\varDelta α$ ist also positiv, wenn $α_{QRS}$ größer als $α_G$ ist, wenn also $\hat{G}_J$ linkstypischer ist als $\widehat{QRS}_J$.

Um den Vergleich mit Normalwerten zu haben, müssen wir unsere Flächen in Mikrovoltsekunden (μVsec) angeben. Man bestimmt diesen Wert so, daß man ausmißt, wieviel Millimeter 0,1 sec in der Zeitschreibung auf unserer Kurve

---

[1] Der Index der Integralvektoren, deren Projektion die Flächen in den Ableitungen I bis III sind, wird mit dem Buchstaben *J* bezeichnet, um ihn nicht mit dem *I* der 1. Einthoven-Ableitung zu verwechseln!

ausmachen (z. B. x mm $= 0,1$ sec). Dann messen wir, wieviel Millimeter gleich 1 Millivolt ist (y mm $= 1$ mV). Dann ist 1 mm² unserer Kurve $= \dfrac{100}{x \cdot y}$ μVsec.

Die Planimetrierung erfolgt zweckmäßigerweise so, daß man mit durchsichtigem Florpapier mit Millimeteraufdruck die Flächen genau ausmißt. Ein ziemlich zuverlässiges Verfahren ist auch einfach das, daß man den Abstand t in Millisekunden (!) ausmißt, den die Schenkel der Q-, R- oder S-Zacke auf der Nullinie miteinander haben, und die Höhe v der Q-, R- oder S-Zacke in mV mißt. Der Inhalt der Zacke ist dann ziemlich exakt gleich $\dfrac{t \cdot v}{2}$ μVsec. Man muß natürlich jede Zacke (Q, R, S) getrennt ausmessen und als Werte von t exakt diejenigen auf der *Nullinie* nehmen (Abb. 165)! Für T ist eine ähnliche Vereinfachung zulässig, indem wir die Tangenten in den Wendepunkten des An- und Abstiegs der T-Zacken anlegen. Alles weitere siehe Abb. 165.

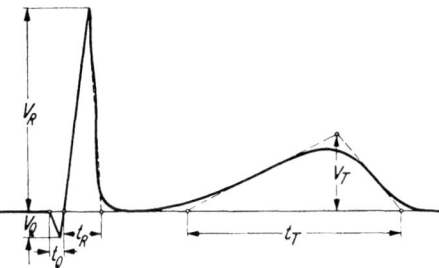

Abb. 165. Schema der raschen Bestimmung des Ventrikelgradienten. Man legt an alle Kurvenstücke Tangenten, nach Art der gestrichelten Linie, und bestimmt für jede Zacke getrennt die Dauer (t_Q, t_R, t_T) in Millisekunden und die Höhe in Millivolt (V_Q, V_R, V_T). Das Produkt beider ($V_Q \cdot t_Q$ usw.) muß durch 2 dividiert werden, um den Flächeninhalt der Zacke in Mikrovoltsekunden zu erhalten. Für klinische Rechnungen dürfte dies Verfahren hinreichend genau sein. Stehen bei der Anlegung der Tangenten allzu große Kurvenstücke über (z. B. in der ST-Zeit), so wird man für sie leicht ein neues Dreieck angeben können, das diese Fläche hinreichend genau umreißt. Sein Inhalt ist in jedem Fall $\frac{1}{2} \times$ Grundlinie $\times$ Höhe.

Die Fehlerbreite der Messung wird ganz schön dann illustriert, wenn wir die Integralwerte $\widehat{QRS}_J$ bzw. $\hat{G}_J$ aus zwei verschiedenen Paaren von Ableitungen errechnen, indem wir z. B. einmal Ableitung I + II, einmal I + III in Abb. 84 einsetzen. Theoretisch müssen natürlich beide Rechnungen dasselbe Ergebnis liefern, übrigens ganz unabhängig von allen theoretischen Annahmen über die Gültigkeit des EINTHOVENschen Dreiecks.

β) **Normalwerte.** Normal sind Werte für $\widehat{QRS}_J$ von 20—30 μVsec, für $\hat{G}_J$ vom doppelten von $\widehat{QRS}_J$. Der Winkel von $\hat{G}$ liegt normalerweise 10—20° links von $\widehat{QRS}_J$, also $\varDelta\alpha = + 10$ bis $+ 20°$! Wir sind jedoch nicht im Besitz größerer statistischer Zahlenreihen und möchten speziell wegen der Werte für $\varDelta\alpha$ die Grenzen der Norm heute noch nicht festlegen. Nach einer Materialsammlung bei ASHMAN und BYER[1] sind auch negative Werte von $\varDelta\alpha$ normal, wenn es sich um Herzen handelt, die gegen den Uhrzeiger rotiert sind, was man aus dem Auftreten von Q_I und S_{III} erkennen soll. Besonders bei sehr linkstypischem $\widehat{QRS}_J$ sind Rechtsabweichungen von $\hat{G}_J$ normal und $\varDelta\alpha$ kann $- 20°$ erreichen. Bei sehr rechtstypischem $\widehat{QRS}_J$ dagegen kann $\varDelta\alpha$ bis zu $+ 30°$ betragen. Die Variation von $\varDelta\alpha$ kann insgesamt $\pm 20°$ um einen mittleren Streuwert betragen und liegt bei linkstypischem $\widehat{QRS}_J$ für $\hat{G}_J$ vorwiegend nach rechts, bei rechtstypischem nach links.

---

[1] ASHMAN u. BYER: Amer. Heart J. **25**, 16 (1943).

γ) **Allgemeine Bedeutung pathologischer Abweichungen. 1. Fall.** $\hat{G}_J$ *ist kleiner als normal,* $\varDelta\alpha$ *ist normal.* Solche Fälle bedeuten in der Regel, daß ein normaler inhomogener, also der normale apicobasale Erregungsrückgang vermindert ist. Das kann die oben erörterten Gründe haben. Im äußeren Bilde ist T verkleinert, oft bereits diskordant geworden. Ursache ist bei Vitien, Hypertrophie und Hypertonie unseres Erachtens meistens eine gestörte Herzperistaltik.

2. **Fall.** $\hat{G}_J$ *ist zwar normal groß oder gar vergrößert, aber sein Vektor so abwegig,* daß er kaum mehr als ein normaler apicobasaler Erregungsrückgang angesprochen werden kann. Es muß also ein neuer inhomogener Erregungsrückgang mit hinzugekommen sein, der wohl in der Regel auf *lokale* Unterschiede in der ,,Vitalität" des Myokards hindeutet. Falls wir die Annahme machen, die beim Randgebiet des Infarktes sicher zutrifft, daß das geschädigte Myokardgebiet die *längere* lokale Negativität aufweist, so deutet der Vektor von $\hat{G}_J$ gleichsam vom Erkrankungsherd fort gegen Herzmitte (im statistischen Mittel gesehen); denn ein positiver Wert des Vektors bedeutet ja, daß QRS und T vorwiegend Flächen nach oben erzeugten. Im Einthoven-Dreieck nach Abb. 84 werden solche Ausschläge immer als Negativitätsgefälle von — nach + eingetragen. Der Vektor weist also gegen die positive Region, im Normalfall z. B. gegen die sich rascher repositivierende Spitze.

Machen wir die umgekehrte Annahme, daß die geschädigte Region den *kürzeren* MAS aufweist (z. B. bei lokaler Anoxie), so deutet der Pfeil von Herzmitte etwa in Richtung auf die geschädigte Region. Diese Richtungswerte sind grob und im einzelnen ungenau. Wir wissen aber aus den Arbeiten WENDTs[1], daß sie wenigstens ungefähr stimmen, da eben im statistischen Mittel die meisten Fasern vom geschädigten Bezirk gegen die Massenmitte der normalen Herzregion weisen.

Leider sind unsere Kenntnisse darüber, ob wir lokale Verlängerungen oder Verkürzungen bei Myokardschäden annehmen müssen, sehr unsicher. Mir scheint, meist wird der MAS *verlängert* sein. Damit würde jede stärkere Seitenabweichung des Vektors $\hat{G}_J$ nach rechts auf einen Schaden links weisen und umgekehrt. Ist dagegen die Spitzenregion geschädigt, so wird der apicobasale Erregungsrückgang sozusagen in sich selbst paralysiert, da die durch mechanische Einflüsse verkürzte Tätigkeit der Spitze toxisch oder stoffwechselmäßig wieder verlängert wird. *Es ist daher grundsätzlich eine Abnahme des apicobasalen Erregungsrückganges durch mechanisch-hämodynamische Faktoren nicht von einer solchen durch lokale Schäden der Spitzenregion aus dem EKG zu unterscheiden.* Wir werden unten hören, wie die Annahme hämodynamischer Faktoren überhaupt als existent bewiesen werden kann.

Wir müssen endlich beachten, daß $\hat{G}_J$ und $\varDelta\alpha$ völlig normal sein können, obwohl eine Herzschädigung vorliegt: wenn nämlich eine hämodynamisch-mechanische Störung der Herzperistaltik zugleich mit einer Verlängerung des MAS in Regionen auftritt, welche basiswärts oder überhaupt ,,nach innen" liegen. Eine generelle Schädigung der ,,Innenschichten", wie sie gerade die pathologisch-anatomischen Befunde wahrscheinlich zu machen scheinen, könnte einen Potentialvektor eines inhomogenen Erregungsrückganges erzeugen, dessen

---

[1] WENDT, L.: Abh. dtsch. Akad. Wiss. Berlin, math.-naturw. Kl. **1947**, Nr 6.

Negativitätsgefälle in Richtung Basis-Spitze weist und der also dem normalen apicobasalen Erregungsrückgang ungefähr gleichgerichtet ist. Immerhin ergibt sich jedoch: *Ein ,,Innenschichtschaden" kann T immer nur in Richtung eines verstärkten apicobasalen Erregungsrückganges verändern. Eine Abnahme des normalen T wird durch eine allgemeine Innenschichtschädigung nicht hervorgerufen.*

3. Fall. *Der Vektor von T wechselt seine Richtung.* Das tut er, wie gesagt, normalerweise kaum. In Abb. 167c z. B. sehen wir aber, daß T erst diskordant, dann konkordant wird. Das bedeutet, daß die verschiedenen Komponenten der Erregungsrückgänge zeitlich verschieden ablaufen. Der elementare Erregungsrückgang *allein* kann das nur, wenn QRS sehr breit und wechselsinnig ist, d. h. aus starken R- und S-Zacken besteht. Doch selbst dann ist, wie Abb. 137 und 1.0 beweisen, T meist von konstanter Vektorrichtung, d. h. in keiner Ableitung deutlich diphasisch. Wäre nun z. B. die Spitze in ihrem MAS insgesamt zwar verlängert, doch bei erheblichem Plateauverlust gegenüber der Basis, so könnte es geschehen, daß die Spitze zwar anfangs schon an Potential gegen die Basis verliert, dann aber Reste ihres Potentials trotzdem länger behält; sie wäre erst positiver, dann negativer als die Basis: T wäre erst konkordant, dann diskordant. Das findet sich nun nach unseren Erfahrungen nie. Wenn T diphasisch ist, ist es immer zuerst diskordant, dann konkordant! Damit scheidet die oben skizzierte, an und für sich so einleuchtende Erklärung aus. *Es überwiegt also gelegentlich anfangs der elementare, danach der apicobasale oder inhomogene Erregungsrückgang!* Das bedeutet, daß die größte Potentialdifferenz durch Inhomogenität sich später entwickelt als der steilste Teil des Erregungsabstiegs im MAS auftritt. Wir sehen solche Zufälle jedoch immer nur bei sehr flachem T also bei fast gleicher Stärke von T_E und T_A. Eine besondere Diagnose ist daraus zunächst nicht zu stellen.

δ) **Der wechselnde Einfluß der beiden Ventrikel auf T.** Die normale T-Welle wird praktisch allein durch die Muskelmassen des linken Herzens bestimmt. Insbesondere der apicobasale Erregungsrückgang entwickelt sein Potential an den mächtigen Syncytien dieses Herzteils. Das rechte Herz spielt *quantitativ* dagegen nur eine untergeordnete Rolle. Bewiesen wird diese Behauptung durch die Tatsache, daß auch bei großen Rechtsverspätungen des Herzens der apicobasale Erregungsrückgang T_A meist normal ist, während Veränderungen im linken Ventrikel sehr häufig erhebliche Verminderungen von T_A verursachen. Wir haben hier wieder den Einfluß des physiologischen *Linksüberwiegens*, diesmal auf die Gestaltung von T.

Wir schließen: *Änderungen von T deuten in der Regel auf Prozesse im linken Ventrikel.*

Anders, wenn lokale Schäden und damit Inhomogenitäten im Erregungsrückgang auftreten, die nicht dem normalen apicobasalen Erregungsrückgang zuzurechnen sind. In unserem Material fiel uns auf, daß alle Herzen mit Rechtsüberlastung T linkstypischer machen als es der Norm entspricht (T_{III} negativ). Alle linksüberlasteten Herzen aber weisen ein relativ rechtstypisches T auf (T_I klein bzw. negativ) (DOERNER[1]). Bedenken wir, daß beim rechtsüberlasteten Vitium tatsächlich auch die Pulmonaldrucke höher sind als in der Norm[2], so verstehen wir, daß solche Vitien eine relativ länger dauernde Erregung im rechten Ventrikel zeigen können. Drei Gründe können hierbei miteinander wirken, um diese lokale Erregungsverlängerung zu erzielen: 1. Die mechanischen Prozesse dauern länger, weil das auxotonische Spannungsmaximum später erreicht wird, und damit verlängert sich lokal QT. 2. Der Ventrikel mit dem höheren Blutdruck hat auch das höhere elektrische Potential: Hochspannung durch Zunahme

---

[1] DOERNER: Z. Kreislaufforschg (im Druck).
[2] LAGERLÖF, WERKÖ, BUCHT u. HOLMGREN: Verh. dtsch. Ges. Kreislaufforschg **1949**, 213.

der Wandspannung. 3. Der belastete Ventrikel ist leichter zugleich auch der geschädigte mit lokaler Verzögerung der elektrischen Repolarisation. Einige oder alle dieser 3 Gründe führen zum lokalen Überdauern der Erregung im überlasteten Ventrikel, lassen ihn also am Ende der Systole relativ negativer erscheinen und erzeugen daher einen inhomogenen Erregungsrückgang, welcher bei Rechtsüberlastung T nach links dreht und vice versa.

Wir schließen: *Einseitige Überlastungen rechts machen T relativ linkstypischer* (T_{III} neigt zur Negativität bei Mitralvitien), *einseitige Überlastung links macht T rechtstypischer* (T_I neigt zur Negativität). *Diese Beziehung ist eine relative; diesen Prozessen überlagern sich die übrigen Variationen von T: durch Änderung der Peristaltik, der Flächenvergrößerung von QRS usw.*

b) Die Erscheinungsform von T bei der Hypertrophie.

α) **Problematik.** Die QRS-Veränderungen bei der Hypertrophie haben wir oben bereits besprochen (S. 133 ff.). Es treten deutliche Typenabweichungen auf, die uns hier deshalb noch einmal beschäftigen, weil erfahrungsgemäß der Vektor von T immer links vom Vektor QRS zu bleiben strebt und daher bei der Linkshypertrophie normalerweise mit nach links wandert. Solange diese Wanderung im Rahmen der QRS-Veränderung bleibt, T also in allen Ableitungen zu R konkordant ist und T_{III} allein negativ wird, ist aus T nichts anderes als aus der veränderten Typologie von QRS herauszulesen. Meist jedoch wird T mehr oder weniger deutlich abgeflacht und vor allen Dingen diskordanter: der T-Vektor wandert weiter nach links als der QRS-Vektor. Wir haben in Abb. 163c nachgewiesen, daß eine solche Diskordanz mittleren Grades notwendigerweise auftreten muß, wenn sich der streng diskordante elementare Erregungsrückgang verstärkt. Unsere Frage muß also sein, ob eine Abflachung von T oder eine größere Diskordanz die bloße Folge der Verstärkung des elementaren Erregungsrückganges ist oder nicht. Wenn nicht, so ist zu entscheiden, ob die Verkleinerung des apicobasalen Erregungsrückgangs auf eine Myokardschädigung deutet.

Die erste Frage, ob die T-Änderung eine bloße Folge der Verstärkung des elementaren Erregungsrückganges ist, entscheidet sich durch die Errechnung des Ventrikelgradienten. Ist dieser normal groß und von normaler Richtung, so ist die T-Änderung bloße Folge der Vergrößerung der QRS-Fläche, also Folge der Hypertrophie an sich. Ist der Gradient verkleinert, so wird die Differentialdiagnose zwischen Myokardschädigung und Störung der Herzperistaltik zu stellen sein. Die bloße Veränderung von T, die als Hypertrophieform von KORTH[1] mit Diskordanz und leichter Senkung von ST beschrieben ist, ist kein Symptom, das auf eine Schädigung hindeuten muß.

Bei der Prüfung unserer These taucht endlich ein diagnostisches Problem auf: eine Hypertrophie ist intra vitam schwer zu fassen, da das Röntgenbild eine Dilatation von einer Hypertrophie nicht eindeutig abgrenzen läßt. Sind nicht viele Herz-EKG-Formen von scheinbarer Hypertrophie einfach Abweichungen dilatierter Herzen? Wenn Dilatation größere muskuläre Leitungszeiten bedingt, muß auch die QRS-Fläche wachsen, also eine relative Hochspannung entstehen!

---

[1] KORTH: Klinische Elektrokardiographie. — ZAPFE u. KORTH: Dtsch. Arch. klin. Med. **189**, 17 (1942).

Tritt an solchen Herzen nun eine Verminderung des apicobasalen Erregungsrückgangs auf, mit welchem Recht lehnen wir eine Myokardschädigung als
Ursache ab und lassen den Verlust einer Herzperistaltik gelten? Ist nicht jedes
gedehnte Muskelelement eo ipso geschädigt?

Endlich ist die Annahme Webers zu behandeln, daß das hypertrophe Herz
unter chronischem O_2-Mangel leide, da sich zwar die Muskelmasse, nicht aber
die Zahl der Capillaren vermehrt, wie auch in Amerika von Roberts und Mitarbeitern[1] bewiesen wurde. Hierdurch wachsen also die Diffusionswege; bedingt
sich dadurch notwendigerweise eine Schädigung?

β) **Was ist als reine Folge der Hypertrophie zu erwarten?** Hypertrophie macht
Hochspannung und Typenwandel. Beides bedeutet, daß Potentialvektoren P_{a_1}
in Fasergruppen auftreten, die vor der Hypertrophie gar nicht oder schwächer
vorhanden waren. Die Fläche QRS vergrößert sich entsprechend. Nehmen wir
als Maß dieser QRS-Fläche nicht den zufälligen Wert einer Ableitung, der unter
anderem lagebedingt ist, sondern den Integralvektor $\widehat{QRS}_J$ der Flächen, so
werden wir erwarten dürfen, daß er sich wenigstens annähernd proportional
der Zunahme des Herzgewichtes vergrößert[2]. Vergrößerungen des Herzgewichtes
auf das Doppelte werden das Maximum sein, was wir ohne Schäden für das
Myokard erwarten dürfen. Diese Grenze scheint aus den Beobachtungen Linzbachs ablesbar. Also würde auch $\widehat{QRS}_J$ aufs Doppelte, also auf rund 50 μVsec,
durch reine Hypertrophie ansteigen dürfen. Da die Hypertrophie meist einseitig verstärkt ist, wird sie nicht in dem beim normalen Herzen üblichen Ausmaß
der physiologischen Niederspannung unterliegen, da die Fasern, welche den
hypertrophen Gruppen entgegenlaufen, meist nicht gleich stark hypertrophieren.
Daher der Typenwandel (Abb. 121). Daher vielleicht eine $\widehat{QRS}_J$-Zunahme, die
etwas höher liegen könnte als die reine Gewichtszunahme.

Die Wirkung auf T ist aus folgenden Überlegungen ablesbar: Erfahrungsgemäß ist die Fläche QRS etwa gleich der Fläche T. Die Fläche T ist gleich
der Fläche des inhomogenen Erregungsrückgangs $\hat{G}_J$ plus des elementaren ($\hat{T}_E$
genannt). Das führt also zu den Rechnungen:

$$\widehat{QRS}_J = \hat{T}; \quad \hat{T} = \hat{G}_J + \hat{T}_E.$$

$\hat{T}_E$ ist notwendigerweise gleich dem negativen Wert von $\widehat{QRS}_J$, wie wir
oben sahen.

Also: $\widehat{QRS}_J = \hat{G}_J - \widehat{QRS}_J$; $\hat{G}_J = 2\,\widehat{QRS}_J = 2\,\hat{T}_E$.

Diese Größen sind nun leider sämtlich Vektoren, das Zeichen — und +
bedeutet daher vektorielle Addition und Subtraktion. Führen wir sie durch,
so sehen wir, daß ein Anwachsen von $\widehat{QRS}_J$ auf das Doppelte der Norm unter

---

[1] Roberts, J. T., J. T. Wearn u. I. Boten: Amer. Heart J. **21**, 617 (1941).

[2] Das Potential-Zeit-Integral der Einzelfaser ist proportional dem Produkt aus Querschnitt der Faser und Länge der Faser; der Querschnitt q nämlich erhöht mit seiner Vergrößerung das Potential P, die Länge l der Faser verlängert die Zeitdauer t, welche die Erregung auf ihr verweilt. Daher muß $P \cdot t$, also das Spannungs-Zeit-Integral, der Zunahme
von q und l, also der Zunahme des Gewichtes, proportional sein.

den oben gemachten Annahmen auch den Vektor der T-Fläche verändert, und zwar steht dieser im Fall der obigen Annahmen nach der Verdoppelung von $\widehat{QRS}$ auf $\hat{G}_J$ senkrecht und ist stark verkleinert. Da $\hat{G}_J$ meist nahe am Vektor von $\widehat{QRS}_J$ liegt, dürfen wir also sagen, daß T sehr klein wird und sein Vektor fast senkrecht zu QRS steht, also um 90° diskordant wird, wenn sich die QRS-Flächen verdoppeln. Würde (was häufig vorkommt) der Vektor des apico-basalen Erregungsrückgangs in derselben Richtung liegen wie der QRS-Vektor, so würde T durch Verdoppelung der QRS-Fläche gerade zu Null.

Nun liegen die glatten Verhältnisse ($\widehat{QRS}_J = ^1/_2\,\hat{G}_J$) natürlich nie exakt vor. Wir sehen aber, daß im extremen Fall T durch bloße Hypertrophie iso-elektrisch wird oder zwar sehr klein, aber um 90° diskordant zu QRS wird. Größere Diskordanzen können nach dem Ergebnis dieser Analyse nur unter sehr un-wahrscheinlichen Annahmen Folge einer *reinen* Hypertrophie sein. Sie treten natürlich sofort auf, wenn QRS durch partielle Blockaden oder verlangsamte Erregungsleitung *zusätzlich* in seiner Fläche vergrößert wird.

Die Analyse eines EKG zeigt uns den Grad der Diskordanz schon aus der Bestimmung des T-Vektors. Genauer ist natürlich die exakte Zerlegung des gemessenen T in seine Komponenten. Hierbei ermitteln wir ja den *wahren* Wert von $\hat{G}_J$ und brauchen die eben angestellte Überschlagsrechnung gar nicht vor-zunehmen. Ist nun $\hat{G}_J$ tatsächlich verkleinert, so ist T natürlich stärker zum elementaren Erregungsrückgang hinübergezogen als sonst, also noch diskordanter. Welche Diagnose wird als Ursache einer Verkleinerung des apicobasalen Er-regungsrückganges wahrscheinlich sein? Bei reinen Vitien und Hypertonien, die keinerlei frische Prozesse zeigen, sind Unterbrechungen der Synzytien durch Narben nicht gerade wahrscheinlich. Von Veränderungen der Form des MAS wissen wir nichts. „Plateauverluste" müßten zwar T abflachen, immer aber auch ST senken. So bleibt uns fast per exclusionem nur das Auftreten neuer inhomogener Erregungsrückgänge oder das Versagen der Herzperistaltik als Differentialdiagnose. Da ein inhomogener Erregungsrückgang *wahrscheinlich* den Vektor von $\hat{G}_J$ verlagert, wird also jede Verkleinerung von $\hat{G}_J$ bei normalem Winkel α wahrscheinlich eine Störung der Herzperistaltik sein, vor allen Dingen dann, wenn Vitium oder Hypertrophie an sich schon eine solche Annahme durch die veränderten hämodynamischen Beziehungen wahrscheinlich machen. Inhomogene Erregungsrückgänge als Folge lokaler Myokardschädigungen aber werden wir differentialdiagnostisch dann in Betracht ziehen müssen, wenn entweder der Winkel α von $\hat{G}_J$ stark abnorm ist oder ein Grund für eine gestörte Peristaltik des Herzens nicht auffindbar ist.

γ) Betrachten wir nun die **Tatsachen**. Abb. 166 gibt uns eine Reihe von EKG, bei denen ohne Vorliegen eines abweichenden Typs von QRS sich T in steigen-dem Maß verändert hat. In Bild a ist ST in Ableitung II und III etwas gesenkt, T erscheint überall etwas kurz und spitz. R ist auffallend hoch. In Bild b ist T_{III} diskordant. In Bild c ist T in II und III diskordant, doch sehr kurz und spitz, in Bild d wird T breiter, in e endlich sehr breit und diskordant. Von diesen Fällen hat Bild a und b normalen apicobasalen Erregungsrückgang von normalem Winkel $\varDelta\alpha$; Bild c und d hat stark reduzierte Werte für $\hat{G}_J$, c bei zu großem $\varDelta\alpha$, d bei normalem; Bild e zeigt kleines $\hat{G}_J$ und ganz abwegiges $\varDelta\alpha$;

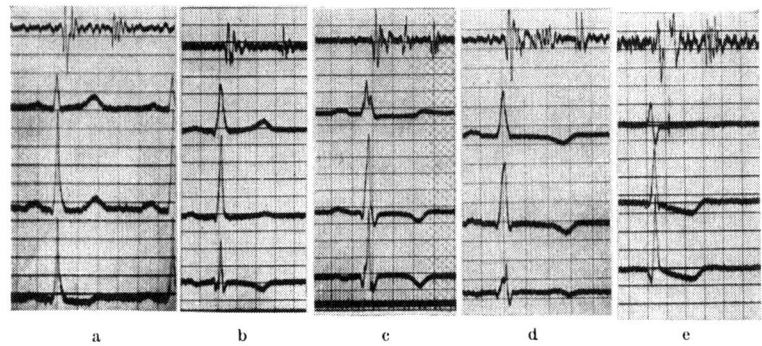

a   b   c   d   e

Abb. 166a—e. Verschieden starke Änderungen von T bei Herzen mit Klappenfehlern. T wird von Fall zu Fall negativer. Alle QRS-Gruppen zeigen Normaltyp. (Vgl. auch Abb. 130b, die ebenfalls hierher gehört!) Die exakten Auswertungen gibt die Tabelle. a Mitralinsuffizienz nach Anginen und Rheuma; die Erkrankung besteht seit 2 Jahren. Klinisch noch eben kompensiert. Mr/Ml = 5,2/8,3. Keine Fehlerform. RR 120/70. T nur etwas kurz. b Aorteninsuffizienz und Mitralinsuffizienz nach Rheuma, 6 Jahre alt, kompensiert. Mr/Ml = 5,8/12,8. Mitralform. RR 155/45. T nicht abnorm. c Mitral- und Aorteninsuffizienz (verdoppelter 1. Ton!) nach Rheuma. Frisches Leiden. Mr/Ml = 4,7/11,8. Aortenform angedeutet. RR 160/30. T abnorm, Störung der Peristaltik, vielleicht auch lokaler Muskelschaden. d Aorteninsuffizienz und -stenose, nach Rheuma und Diphtherie. Frische Erkrankung bei altem Herzfehler, leicht dekompensiert. Mr/Ml = 5,8/13,2. Aortenform. RR 160/90. T abnorm durch Störung der Peristaltik. e Mitralinsuffizienz und -stenose, unbekannte Ursache, Leiden 15 Jahre alt, dekompensiert. Mr/Ml = 9,8/12,8, Mitralform. RR 135/75. Als Nebenbefund starke Verkürzung von QT (78% der Norm) und der mechanischen Systole (83% der Norm), als Zeichen der relativ starken energetischen Insuffizienz nach HEGGLIN. T sehr abnorm durch lokalen Myokardschaden ($\mid\alpha$ von G ganz abwegig).

Auswertung zu Abb. 166.

Eine Änderung der Herzperistaltik durch das Vitium bzw. die Dilatation wird angenommen wenn der Wert für den Ventrikelgradienten abnorm klein ist, bei normalem Winkel α von G. Ist α von G dagegen abnorm, so wird ein inhomogener Erregungsrückgang durch lokale Myokardschäden diagnostiziert. (k) = nur in Ruhe kompensiert.

	a	b	c	d	e
$\widehat{QRS}_J$ (μVsec)	40	42	27	35	27
$\hat{G}_J$ (μVsec)	52	57	15	16	30
$\hat{T}$ (μVsec)	22	19	21	19	60
α QRS	$+64°$	$+35°$	$+20°$	$+36°$	$+90°$
$\alpha\,\hat{G}_J$	$+40°$	$+20$	$-30°$	$+18°$	$-90°$
α T	$+10°$	$-15°$	$-120°$	$-1\,0°$	$-90°$
$\varDelta\,\alpha_{\hat{g}}$ (QRS $\rightarrow$ $\hat{G}$)	$+25°$	$+15°$	$+50°$	$+20°$	$\pm180°$
Peristaltik geändert	—	—	(+?)	+	(+?)
Inhomogener Erregungsrückgang .	—	—	+	—	+
Kompensiert oder dekompensiert .	(k)	k	k	d	d
$\varDelta\alpha$ T (QRS $\rightarrow$ T)	$+54$	$+50$	$+140$	$+166$	±180

dies Herz ist als einziges deutlich dekompensiert. In Bild c und e ist ein inhomogener Erregungsrückgang durch die Analyse der Tabelle offenbart, der keinesfalls ein „apicobasaler" sein kann, da sein Winkel α zu sehr von der QRS-Richtung abweicht. Wir müssen annehmen, daß in beiden Fällen, besonders in e, die T-Zacke durch myokardiale Schäden deformiert ist, bei denen bestimmte Partien des Myokards pathologisch lange erregt, also *lokal* elektrisch verändert sind.

Abb. 167 zeigt diese Stufenleiter sehr viel deutlicher. Hier sind EKG mit linkstypischem QRS zusammengestellt. T_{III} ist also „normalerweise" negativ!

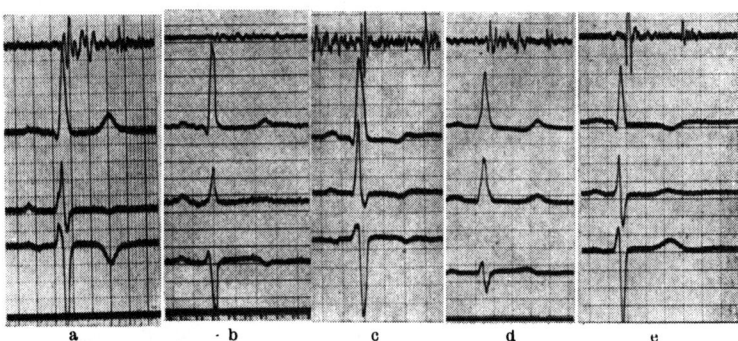

a   b   c   d   e

Abb. 167a—e. Fünf Fälle verschiedener T-Änderungen bei linkstypischem QRS. T wird von Fall zu Fall diskordanter, ist aber nach der Analyse der Tabelle nur in Bild e abnorm, in a—d passiv durch QRS-Vergrößerung verändert. a Mitral- und Aorteninsuffizienz nach Rheuma, 25 Jahre alt, kompensiert. Mr/Ml = 4,8/11,0. Keine Fehlerform. RR 185/45. b Mitral- und Aorteninsuffizienz nach Rheuma und Angina, 11 Jahre alt, noch eben kompensiert, Mr/Ml = 3,1/11,8. Aortenform angedeutet. RR 140/55. c Mitral- und Aorteninsuffizienz nach Rheuma, frischer Fall, kompensiert. Mr/Ml = 4,7/9,3, keine Fehlerform, RR 140/60. Das Ende T liegt weit vor dem 2. Ton. d Aorteninsuffizienz und Stenose. Leiden 19 Jahre alt, nach Rheuma, kompensiert. Mr/Ml = 5,3/11,2. Aortenform. RR 170/45. 46jähriger Mann. e Mitralinsuffizienz nach Scharlach, Diphtherie, 5 Jahre alt, kompensiert. Keine Fehlerform, wenig links vergrößert. RR 115/65. T abnorm, durch lokalen Muskelschaden mit inhomogenem Erregungsrückgang.

Auswertung zu Abb. 167.

	a	b	c	d	e
$\widehat{QRS}_J$ (µVsec)	53	55	78	71	42
$\hat{G}_J$ (µVsec)	78	58	57	73	13
$\hat{T}$ (µVsec)	36	0	21	20	34
α QRS	− 10°	− 20°	− 5°	+ 10°	− 30°
α $\hat{G}_J$	− 20°	− 20°	− 12°	+ 28°	+ 40°
α T	− 35°	−	± 180°?	+ 105°	+ 130°
$\varDelta\,\alpha_{\hat{G}}$ (QRS → $\hat{G}$)	+ 10°	0	+ 5°	− 20°	− 70°
Peristaltik geändert	—	—	—	—	+
Inhomogener Erregungsrückgang .	—	—	—	—	+?
Kompensiert oder dekompensiert .	k	(k)	k	k	k
$\varDelta\,\alpha$ T (QRS—T)	+ 25	—	180	− 95	− 160

Bild a zeigt T sehr kurz. Isoelektrische Strecken von dieser auffallenden Form (sehr lang und gerade) bei kurzem spitzem T sind niemals normal! Sie sind trotzdem oft nicht mehr als der Ausdruck einer vergrößerten QRS-Fläche (so auch hier), also einer Hypertrophie. In Bild b und c ist T dann fast ganz verschwunden, ist in d diphasisch, in e rein diskordant. Auffällig ist, daß in Abb. 167 gleich schwere T-Abweichungen bei sehr viel besserem klinischem Bilde als in Abb. 166 gefunden werden! Die ganze Abb. 167 enthält kein einziges EKG dekompensierter Herzen! Dem entspricht die Analyse des Ventrikelgradienten: $\hat{G}_J$ ist in a—d praktisch normal, eher sogar ein wenig groß, und nur in e klein und von abwegiger Lage ($\Delta\alpha = -70°$!).

Wir dürfen schließen: Die in Abb. 166 und 167 vorliegende Hypertrophie *allein* hat in Abb. 166a, b und 167a—d die T-Zacken verändert. Flachheit und Diskordanz von T sind das Ergebnis eines vergrößerten elementaren Erregungsrückganges T_E nach Abb. 163c u. 164c; sie sind *nicht* etwa ein Zeichen eines myokardialen Schadens! Erst die stark abweichenden Vektorlagen von $\hat{G}_J$ in Abb. 166e und 167e deuten auf inhomogene Erregungsrückgänge, die zwar klein sind, doch unmöglich einem apicobasalen Mechanismus entstammen können. Hier muß also ein neuer inhomogener Erregungsrückgang aufgetreten sein, der als *lokale* Myokardschädigung gedeutet werden könnte. Bild 166c und d können als bloße Abnahme des apicobasalen Erregungsrückgangs durch gestörte Herzperistaltik gedeutet werden.

Abb. 168 zeigt endlich 3 maximale T-Deformationen, die alle auch abnorme Werte von $\hat{G}_J$ oder $\Delta\alpha$ aufweisen. Bild b zeigt nur Abnahme des apicobasalen Erregungsrückganges, wahrscheinlich also nur gestörte Peristaltik; Bild a und c aber sind stark abwegige inhomogene Erregungsrückgänge, also möglicherweise lokale myokardiale Schäden!

Wir können diesen 3 Abbildungen bereits die Regel entnehmen:

1. Es ist fast unmöglich, nur aus dem Anblick des EKG zu diagnostizieren, ob T nur als Folge der Flächenänderung von QRS, also als Folge **nur** der Hypertrophie, verändert ist, oder ob ein sekundärer Faktor mitspielt.

Wir haben nun an unserem, auf 2300 Fälle begrenzten Material eine sorgfältige statistische Untersuchung begonnen, als deren erstes Ergebnis wir die Bedeutung der Diskordanz von T vorlegen konnten (DOERNER[1]). Wir finden nämlich, daß die Diskordanz von T bei allen Vitien und Hypertrophien ein relativ normales Ereignis ist, daß allerdings T besonders leicht bei Aortenvitien und schweren Hypertonien diskordant wird, also bei Zuständen, die mit besonders starker Belastung des Myokards unter besonders ungünstigen energetischen Bedingungen und bei besonders starken Störungen der hämodynamischen Faktoren der Austreibung einhergehen. Mitralvitien haben denn auch sehr selten ein diskordantes T (KINKEL, SPANG und WELSCH[2]).

Wir finden nun alle Stadien der Diskordanz, so wie das Abb. 163 erwarten läßt. Wir haben bei unserer Untersuchung noch nicht zwischen Diskordanzen durch Vergrößerung von QRS und durch Verkleinerung von $\hat{G}_J$ unterschieden. Eine exakte und vollständige Analyse von T nach unseren oben dargelegten Grundsätzen muß erst begonnen werden. Doch zeigt sich, daß die Diskordanz aus Anfängen, bei denen erst nur T_{III} und T_{II} negativ ist, in das *absolut-diskordante* Verhalten überführt, bei dem alle T-Zacken zu R entgegengesetzt sind, wobei also in der Regel auch T_I negativ wird. Wir möchten diese Grade der Diskordanz als Stadien einer Entwicklung ansehen, welche das Herz je nach der Schwere seines Klappenfehlers bzw. seiner Hypertonie nach und nach erreicht. Merkwürdiger-

---

[1] DOERNER: Diss. Marburg 1949. — Z. Kreislaufforschg (im Druck).
[2] KINKEL, SPANG u. WELSCH: Z. Kreislaufforschg **1948**, 522.

weise findet sich nun auf dem Wege dieser Diskordanz eine klinische Dekompensation statistisch nicht gehäuft, auch nicht bei absolut diskordantem T! Bedingung ist nur, daß der Vektor von T links von QRS lag. Da das *normale* Herz einen T-Vektor aufzuweisen pflegt, der linkstypischer ist als QRS, wie schon

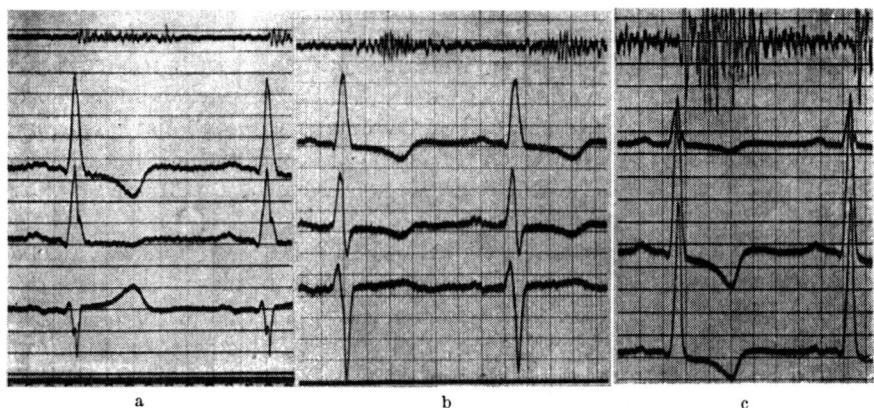

a   b   c

Abb. 168a—c. Stark diskordantes T bei drei Herzklappenfehlern, typischste Fälle meiner Sammlung. T in jedem Fall abnorm, über die QRS-Vergrößerung hinaus. a Mitral- und Aorteninsuffizienz nach Scharlach und Rheuma, 38 Jahre bestehend, kompensiert, Mr/Ml = 6,7/10,8, keine Fehlerform. RR 175/80. 59jähriger Mann. Inhomogener Erregungsrückgang durch Myokardschaden. b Aorteninsuffizienz und -stenose, Ursache unbekannt, 26 Jahre bestehend, kompensiert. Mr/Ml = 4,5/12,7, Aortenform. RR 120/70. QT und mechanische Systole gleichmäßig verlängert (125% der Norm), als Zeichen einer energetisch-dynamischen Insuffizienz. T diskordant durch Störung der Herzperistaltik. c Kombiniertes Mitralaortenvitium, Ursache unbekannt, 4 Jahre bestehend, etwas dekompensiert. Mr/Ml = 5,3/11,8, Mitralform, RR 125/50. T abnorm, vermutlich durch Störung der Peristaltik und Myokardschaden.

Auswertung zu Abb. 168.

	a	b	c
$\widehat{QRS}_J$ (μVsec)	71	52	125
$\hat{G}_J$ (μVsec)	41	13	38
$\hat{T}$ (μVsec).	78	42	95
α QRS	$+\ 15°$	$-\ 5°$	$+\ 90°$
$\alpha\,\hat{G}_J$	$+\ 100°$	$-\ 30°$	$+\ 100 + 130°$
α T	$+\ 165°$	$\pm\ 180°$	$-\ 105°$
$\Delta\alpha_{\hat{G}}$ (QRS $\rightarrow \hat{G}$).	$-\ 85°$	$+\ 25°$	$-\ 10° - 40°$
Peristaltik verändert	—	$+$	$+$
Inhomogener Erregungsrückgang . .	$+$	—	?
Kompensiert oder dekompensiert . .	k	k	d

v. ZARDAY[1] feststellte und wie wir bestätigen müssen, muß ja nach Abb. 163 die Diskordanz von T sich immer mit linkstypischem T entwickeln: der Vektor T wandert gegen den Uhrzeiger, gleich ob er durch Abnahme des apicobasalen oder Zunahme des elementaren Erregungsrückgangs verändert wird. Wir dürfen also schließen, daß die Diskordanz von T ein relativ normales Ereignis für alle Vitien und Hypertonien ist, das an sich keinen Rückschluß auf eine Myokardschädigung erlaubt. Die Diagnose eines Myokardschadens erscheint uns vielmehr in diesen Fällen als eine petitio principii.

---

[1] v. ZARDAY: Arch. Kreislaufforschg 7, 223 (1940).

Ganz anders aber, wenn der T-Vektor *rechts* von QRS liegt, wenn also zuerst T_I negativ wird (Abb. 164). Bei solchen Vektorlagen von T, welche sich im Uhrzeigersinn, rechtstypischer, von QRS weg in die Diskordanz bewegt haben, findet sich eine statistisch gesicherte Häufung von Dekompensationen. Wir schließen daraus also, daß das gegen QRS rechtstypische T entweder durch einen Myokardschaden entstand, z. B. einem zusätzlichen, neuen inhomogenen Erregungsrückgang seine Entstehung verdankt, oder sich bereits aus einer schon vor der Hypertrophie abnormen Lage des T-Vektors entwickelt hat. Mit der letzten Annahme stimmt überein, daß an unserem ,,normalen'' Material (Herzen ohne klinischen Befund) T-Vektoren rechts von QRS nur an Patienten gefunden wurden, welche eine typische Infektanamnese (Scharlach, Diphtherie usw.) aufwiesen.

Wir möchten diese Beobachtungen, unter Berücksichtigung ähnlicher Befunde der Literatur, in folgende weitere Arbeitshypothesen kleiden:

2. Die Diskordanz von T ist bei schweren Klappenfehlern (besonders Aortenvitien) und Hypertonien ein Ereignis, daß an den hämodynamischen Prozeß bzw. die Hypertrophie geknüpft ist und keinen Hinweis auf Myokardschäden erlaubt, falls der Vektor von T links vom QRS-Vektor bleibt.

3. Liegt T rechts von QRS, so deutet das mit einiger Wahrscheinlichkeit auf myokardiale Schäden. Isoliert negatives T_I oder T_I und T_{II} ist also schwerer zu diagnostizieren, als negatives T_{III} und T_{II}.

4. Aortenvitien und Hypertonien neigen stärker zur Diskordanz als Mitralvitien; also wiegt die Diskordanz im klinischen Bilde nicht so schwer. Der Grad der Diskordanz sagt nichts über den klinischen Zustand des Herzens bei diesen Fehlern aus [1].

5. Bei absoluter Diskordanz von T ist nicht zu entscheiden, ob sich der Zustand auf dem falschen Weg des rechtstypischen T oder dem normalen (linkstypischen T) entwickelt hat.

6. Die verschiedenen Grade der Diskordanz stellen eine Stufenleiter eines sich entwickelnden Prozesses dar. Diese Stufenleiter führt über Verkürzung von T (d. h. lange isoelektrische Strecke, Abb. 167a), Verkleinerung von T, Verschwinden von T bzw. sehr flach diphasisches T (Abb. 167b, c), flach diskordantes T (Abb. 118b, 119a, 166c) in absolut diskordantes T (Vektor T entgegengesetzt QRS: Abb. 166d, e; 167c, e).

7. Die Entwicklung der Verkleinerung bzw. Diskordanz von T erfolgt durch bloße Hypertrophie, falls $\hat{G}_J$ normal ist (Abb. 166a, b; 167a—d). Sie erfolgt *zudem* durch Abnahme des apicobasalen Erregungsrückgangs, d. h. als Folge einer durch das Vitium (die Hypertonie) gestörten Herzperistaltik, falls $\hat{G}_J$ sehr klein wird und unter den Wert der Fläche von QRS sinkt (Abb. 166d; 167e; 168a; 169b, d, e).

8. Mitralvitien zeigen ein absolut diskordantes T nur in klinisch relativ schweren Fällen. (Vgl. Abb. 166a und e!)

Speziell bei der Hypertonie müssen wir ergänzend hinzufügen, daß sie sich sehr ähnlich verhält wie die Aortenvitien, wahrscheinlich, weil in beiden Fällen die mittlere Wandspannung erhöht ist, bei der Aortenstenose durch erschwerte

---

[1] Literatur über Hypertonie in diesem Punkt: LEPESCHKIN, § 582.

Austreibung, bei der Aorteninsuffizienz durch nachdauernden Aortendruck auch in der Diastole und die Erhöhung des maximalen Ventrikeldrucks; beim Hochdruck aber herrscht in der ganzen Systole eine erhöhte Wandspannung. Wir möchten daher als 9. These anfügen:

9. *Die Hypertonie bewirkt je nach dem Grade des Hochdrucks ebenfalls ein diskordantes T. Vermutlich wirkt der Hochdruck im selben Sinn wie Aortenvitien,*

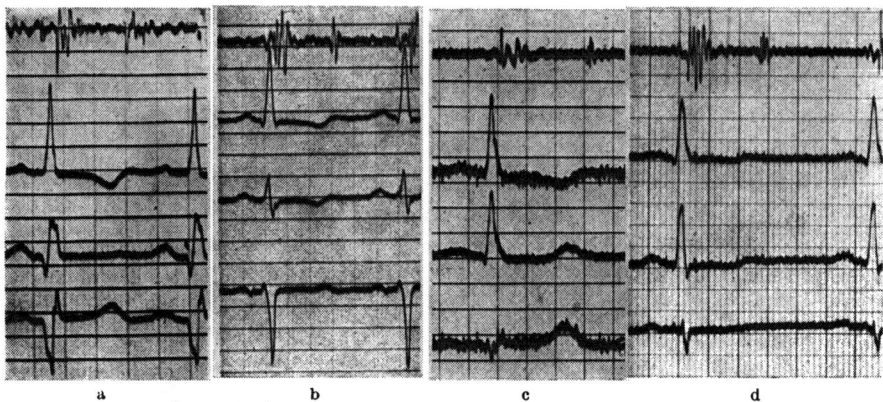

a   b   c   d

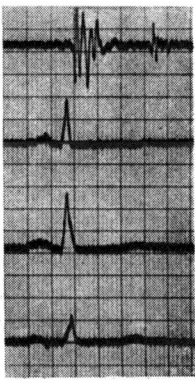

Abb. 169a—e. EKG bei starker Hypertonie. Diskordantes T. Analyse der EKG in der Tabelle! a Kompensierter Hochdruck. 50jähriger Mann. RR 200/120. Stark diskordantes T bei mäßigem Linkstyp von QRS. Rö.: Aorta breit; Mr/Ml = 5,2/9,4. Eiweiß schwach positiv. Keine Infekte in der Anamnese. T abnorm durch Myokardschaden. b Dekompensierter Hochdruck. 43jähriger Mann. RR 240/140. Diskordantes T bei extremem Linkstyp von QRS. Rö.: Aorta breit, Mr/Ml = 4,5/9 3. Senkung 4/22. Nierenschädigung. Eiweiß stark positiv. Atemnot. Leiden 2 Jahre alt. T abnorm durch Störung der Peristaltik? c Kompensierter Hochdruck. 51jähriger Mann, RR 260/140. Aortenknopf, Mr/Ml = 4,4/9,7. Diskordantes T bei Querlagetyp von QRS. T und ST abnorm durch Myokardschaden. d Dekompensierter Hochdruck. 44jähriger Mann, RR 190/110. Aorta breit, Aortenknopf. Mr/Ml = 4,8/7,9. Leber vergrößert, etwas Eiweiß. T nur noch sehr flach und diskordant. T flach durch Störung der Peristaltik. e Kompensierter Hochdruck. 44jähriger Mann, RR 165/100. Rheuma in der Anamnese, relativ frische Erkrankung. Aorta breit, Mr/Ml = 6,0/9,6. T flach. Es ist ungewiß, ob die T-Veränderung auf den offenbar frisch entstandenen und mäßigen Hochdruck, oder auf eine kürzlich abgelaufene rheumatische Myokarditis zu beziehen ist. T flach durch Störung der Peristaltik.

e

Auswertung zu Abb. 169.

	a	b	c	d	e
$\widehat{QRS}_J$ (μVsec)	30	37	32	30	34
$\hat{G}_J$ (μVsec)	14	29	40	28	28
$\hat{T}$ (μVsec)	21	18	37	7	12
α QRS	− 5°	− 35°	+ 30°	+ 25°	+ 50°
α $\hat{G}_J$	+ 35°	− 65°	+ 85°	+ 15°	+ 70°
α T	+ 155°	− 160°	+ 150°	− 90°	± 180°
Δα (QRS → $\hat{G}_J$)	− 40°	+ 30°	− 55°	+ 10°	− 20
Peristaltik verändert	+ ?	+	?	+	+
Inhomogener Erregungsrückgang	+	−	+	−	?
Kompensiert oder dekompensiert	k	d	k	d	k

durch Zunahme der Wandspannung, die entweder längere Zeit auf systolischen Werten bleibt (Vitium) oder während der Systole erhöht ist (Hypertonie).

Betrachten wir endlich die röntgenologischen Herzgrößen in Abb. 166—169, so stellen wir fest: bei gleicher Diskordanz von T hat das Hypertonieherz erheblich kleinere röntgenologische Durchmesser. Allerdings zeigen Hypertonien unter sich eine gewisse Regel dahin, daß die diskordanten T zugleich auch die größten Transversaldurchmesser haben, verglichen mit flach konkordanten T [1]. Wir können nun zwar Dilatation und Hypertrophie nicht unterscheiden, werden aber als 10. These anfügen dürfen:

10. *Die röntgenologische Herzgröße ist nicht bestimmend für das Ausmaß der Diskordanz von T [2], doch zeigt innerhalb der Hypertonien das größere Herz leichter ein diskordantes T.*

Es ist nunmehr die Frage, wieweit die Diskordanz von T Zeichen einer *Myokardschädigung* ist. Wie uns alle Fälle der Abb. 166—169 lehren, ist QRS auch bei den tief negativen T_I-Zacken nicht erheblich verbreitert. Die Verbreiterungen liegen auch im Rahmen der aus Abb. 115 zu erwartenden Werte, die ohne Annahme einer Leitungsschädigung nur aus der Zunahme der Wegstrecken zu erklären sind. Nun gibt es ohne Zweifel Fälle, wo QRS im Verlaufe des Leidens breit wird, auch bei reinen Hypertonien. Zugleich damit wird der Kreislauf schlechter und dekompensiert. Wie wir oben (S. 140) darlegten, bedeutet jede derartige Verbreiterung, welche in das Bild des Schenkelblocks überleitet, eine sichere Schädigung der Erregungsleitung, also eine „*Myokardschädigung*". Doch können wir uns nicht davon überzeugen, daß der Eintritt dieser Verbreiterung von QRS etwas mit der Diskordanz von T zu tun hat. Letztere bildet sich vorher aus und bleibt meist isoliert ohne QRS-Verbreiterung bestehen. Wir wollen hier nicht behaupten, daß unsere Darstellung endgültig bewiesen sei. Bekanntlich leitet ja WEBER und seine Schule das diskordante T aus einer Verspätung her und betrachtet also die QRS-Verbreiterung als das Endstadium einer extremen Verspätung. So einheitlich diese Darstellung auch aussieht und so didaktisch geschlossen sie auch sein mag, so läßt sich nicht leugnen, daß sie dogmatisch ist und weder der Vielfalt der Erscheinungen noch den physikalisch-physiologischen Beobachtungen der letzten Zeit gerecht wird. Wir haben uns oben bemüht, nachzuweisen, daß QRS und T nicht in der von der Differenztheorie geforderten einfachen Weise zusammenhängen können. Wir halten diese Darstellung für bewiesen, nicht für hypothetisch. Um so mehr müssen wir die zu stark vereinfachende Lehre von der Verspätung als der alleinigen Ursache dieser EKG-Abweichungen für hypothetisch halten. Wir möchten daher glauben, daß die folgende These den Tatsachen und Denkmöglichkeiten besser Rechnung trägt und weniger voreingenommen ist. Sie lautet:

11. *Wenn eine QRS-Verbreiterung auftritt, so tritt sie als völlig neues Ereignis, übrigens mit klinisch schlechter Prognose, wahrscheinlich also als Zeichen akuter Myokardschädigung, zu der Diskordanz von T hinzu.*

Sehen wir von dieser sicheren Myokardschädigung ab, so fragt sich also: ist die wachsende Diskordanz von T Zeichen einer wachsenden Myokardschädigung

---

[1] UHLENBRUCK: Z. Kreislaufforschg **1942**, 737.
[2] So auch GUNDERMANN: Diss. Köln 1936.

oder nicht ? Zur Beantwortung dieser Frage ist wenigstens in gewissem Umfang, nach unserer Theorie, die Analyse von T nach Abb. 163 imstande. Finden wir nämlich einen inhomogenen Erregungsrückgang, der sowohl seiner absoluten Lage nach als auch entsprechend seiner Lage relativ zu QRS unmöglich ein apicobasaler Erregungsrückgang sein kann, so ist als einzig wahrscheinliche Erklärung für sein Auftreten eine *lokale* Abweichung im elektrischen Verhalten des Myokards anzunehmen; diese aber kann wahrscheinlicherweise kaum etwas anderes als eine lokale Änderung der „Vitalität" sein, also eine lokale Myokardschädigung oder doch mindestens eine lokale Stoffwechseländerung. Nur schwere anatomische Deformationen des Herzens (angeborene Vitien) dürften andere, wahrscheinlichere Erklärungsmöglichkeiten bieten. Nun finden wir solche stark vom apicobasalen Typ abweichenden inhomogenen Erregungsrückgänge offenbar nicht selten. In unseren Beispielen sind sie aus Abb. 119c, 166c und e, 168a, 169a und c, also in den 29 Fällen der Abb. 118, 119 und 166—169, immerhin 6mal, zu konstruieren. Wir sehen vorerst keine Möglichkeit, solche EKG anders als Folge einer lokalen Myokardschädigung auszulegen; allerdings zu ihrer Erkennung auch keinen anderen Weg als die Analyse von $\hat{G}_J$ und des Vektors von T.

Leider ist nun das Verhalten von T nicht eindeutig. T wird nämlich in diesen Fällen von 3 Komponenten bestimmt: dem apicobasalen Erregungsrückgang T_A, dem elementaren Erregungsrückgang T_E und einem dritten, inhomogenen Erregungsrückgang durch *lokale* Abweichungen, den wir mit T_L symbolisieren wollen. Da uns aber nur T selbst und T_E (durch QRS) bekannt ist, ist die Differenzierung von T_A gegen T_L nicht möglich: beide erscheinen als Resultante zusammengefaßt in dem Vektor des inhomogenen Erregungsrückgangs, also in $\hat{G}_J$. Daß ein T_L überhaupt vorliegt, läßt sich also nur aus absolut abnormen Werten für $\hat{G}_J$ erschließen. Sind die $\hat{G}_J$-Werte aber normal, oder entspricht das α von $\hat{G}_J$ der normalen Lage bei kleinem Flächenwert von $\hat{G}_J$, so läßt sich trotzdem nicht ausschließen, ob nicht einem normalen T_A ein entgegengesetzt gerichteter Vektor T_L, der aber in anatomisch ganz anderen Regionen des Herzens entstanden ist, überlagert ist und T verkleinert; oder ob nicht einem verkleinerten T_A ein zufällig gleichgerichtetes T_L überlagert ist, das T normal erscheinen läßt. Die Frage ist daher aus der heute möglichen Analyse des EKG überhaupt nicht zu klären und wir können nur eine polemische Klärung aus anderen Erkenntnisquellen versuchen.

c) Polemik über die Myokardschädigung bei Hypertrophien.

Schon die Definition, was wir unter Myokardschaden verstehen wollen, ist schwierig, und wir unterliegen zu leicht dem bekannten Zirkelschluß: bei Myokardschäden toxischer Natur sehen wir flaches und (in schweren Fällen) diskordantes T; also ist jedes diskordante T ein schwerer Myokardschaden, jedes flache T ein leichterer. Solche Zirkelschlüsse übersehen die Vieldeutigkeit des EKG[1], das als Resultat *vieler* Komponenten zustande kommt und dessen Abweichungen von der Norm grundsätzlich nicht auf Veränderungen derselben *Komponente* bezogen werden dürfen, auch wenn diese Veränderungen in der *Resultante* einmal gleich aussehen sollten.

---

[1] Das betonen auch MOLL u. KORTH: Z. Kreislaufforschg 1948, 125.

Bei den Hypertonien z. B. sehen wir diskordante T vom gleichen Ausmaß wie bei schweren Vitien. Letztere sind Resultat einer Endokarditis, die meist (wie uns der Anatom lehrt) von einer mehr oder weniger schweren Myokarditis begleitet ist. Während wir also für die Vitien eine echte myokardiale Schädigung erklären könnten, können wir das nicht für die Hypertonie. Aber auch beim Vitium bildet sich das diskordante T meist erst *allmählich* aus; es war also *nicht* das Resultat einer Myokarditis. Dasselbe zeigt die Hypertonie. In beiden Fällen liegt anhaltende Wanddehnung durch abnorme Spannungen bei erhöhten Anfangsfüllungen vor. Das Herz ist also oft schon in der Ruhe überdehnt und erleidet in der Systole eine abnorme mechanische Spannungsbelastung. Berechtigt uns das zur Annahme einer Myokardschädigung?

Wir wollen das Für und Wider in folgender Erörterung zu klären suchen.

α) **Diskordanz von T bei normalem** $\hat{G}_J$ wird nach dem oben Gesagten nur als Folge der vergrößerten QRS-Fläche zu bewerten sein. Hypertrophien auf das Doppelte sind bei der linken Kammer keine Seltenheit; doch kann nach BÜCHNERs [1] Zusammenfassung der linke Ventrikel einseitig sogar bis zum 4fachen hypertrophieren. Da diese Hypertrophie einseitig ist, ist nicht abzuschätzen, wie sich dadurch allein QRS verändert; Flächenzunahmen auf das 4fache sind wahrscheinlich möglich (Abb. 167c) und damit wird T sicher tief diskordant. Die Diagnose Myokardschädigung ist nicht nur unbewiesen und unnötig, sondern wahrscheinlich auch falsch, solange $\hat{G}_J$ normal ist (Abb. 166a, b; 167a—d). Sie wird erst dann wahrscheinlich bzw. sicher, wenn QRS so verbreitert wird, daß eine Abnahme der myokardialen Leitungsgeschwindigkeit anzunehmen ist (Abb. 118a).

β) **Der Wert von** $\hat{G}_J$ **ist verkleinert, bei normalem Winkel** $\varDelta\alpha$ **von** $\hat{G}_J$. Wir finden dann ein diskordantes T, obgleich QRS so sehr nicht vergrößert ist. Die Diskordanz ergibt sich ja aus jedem Mißverhältnis zwischen QRS-Fläche und Größe des apicobasalen Erregungsrückganges. Wir betrachten dieses Ereignis in der Regel als eine Störung der Herzperistaltik (Melkbewegung). Wir haben hierzu freilich nur Analogie- und Wahrscheinlichkeitsbeweise anzuführen, betonen jedoch unseren Standpunkt deshalb so sehr, weil wir zeigen wollen, daß das EKG nicht die Sicherheit eines Nachweises myokardialer Schäden erlaubt, daß deren Annahme also ad hoc erfolgt und über unser gesichertes Wissen hinausgeht. Überdies erscheinen uns unsere indirekten Beweise nicht schlechter als die anderer Untersucher, welche eine Schädigung anzunehmen gewillt sind.

Unsere Gründe sind, kurz aufgezählt: alle Vitien und die Hypotonie unterliegen naturgemäß abnormen Bedingungen für den Mechanismus der Verkürzung der Myokardfasern, unter anderem deshalb, weil in fortgeschrittenen Stadien meist das Restblut erhöht ist. Der Einfluß der Blutfüllung auf T wurde von SJÖSTRAND schon erörtert (S. 212). BLUMBERGER [2] gibt ausdrücklich an, daß die Dekompensation der Hypertonie mit einer Senkung des Schlagvolumens einhergeht, also mit einer Zunahme der Restblutmenge. Endlich werden wir sehr davon beeindruckt, daß ein diskordantes T im Lauf sehr kurzer Zeiten verschwindet, wenn ein Hypertoniker nach SMITHWICK operiert wurde und der

---

[1] BÜCHNER: Arch. internat. Pharmacodynamie **78**, 115 (1949).
[2] BLUMBERGER: Verh. dtsch. Ges. Kreislaufforschg **1949**, 118.

Blutdruck zurückgeht (BRIDGES usw.[1], KOPPERMANN u. WALZ[2]). Die Hypertrophie besteht fort, doch die hämodynamischen Faktoren sind normalisiert. Als Gegenstück hierzu erscheint das *sofortige* Auftreten eines abnormen T bei einem Patienten, dem eine arteriovenöse Anastomose zwischen Cava und Aorta abgeklemmt wurde, wobei der Blutdruck steigt. Hier steht ein dilatiert-hypertrophes Herz momentan unter anderen hämodynamischen Bedingungen (DUCHOSAL[3]).

Wir wären nun freilich einseitig, wenn wir verschweigen wollten, daß alle Argumente auch im Sinn einer anderen Hypothese interpretiert werden können und werden: der Hypothese der Coronarinsuffizienz. Eine Entscheidung zwischen beiden Hypothesen ist mit Sicherheit noch nicht möglich. Wir wollen daher zunächst die Argumente dieser Hypothese erörtern.

γ) **Der Winkel α des inhomogenen Erregungsrückganges $\hat{G}_J$ ist abnorm.** Dieser Fall setzt eine neu auftretende Inhomogenität im Herzmuskel voraus und wir möchten von vornherein betonen, daß wir sie als durch lokale Durchblutungsstörungen bedingt betrachten müssen. Für die hier in Rede stehenden Fälle gehen wir also mit der Argumentation der Schulen WEBERs und BÜCHNERs einig. Wir wollen einen Katalog der Argumente dieser Schulen aufstellen und sie noch durch eigene Argumente erweitern.

1. *Die Ursache der Störung* kann im Zusammenwirken folgender Faktoren gesehen werden (vgl. BÜCHNER, l. c.).

$\alpha\alpha$) Der *Blutbedarf* des Herzens steigt mit steigender Herzarbeit, weil der O_2-Verbrauch ansteigt (STARLINGs Gesetz). Dabei steigt der O_2-Verbrauch jedoch erheblich stärker, wenn die Arbeit, die gleich dem Produkt aus Druck und Schlagvolumen ist, durch Erhöhung des Druckes ansteigt. Nur Erhöhungen der Schlagvolumina leisten ökonomische Mehrarbeit (GREMELS[4], GOLLWITZER-MEIER[5]). Gerade diejenigen Zustände aber, welche den O_2-Bedarf unökonomisch erhöhen (Hypertonien, Aortenvitien), neigen besonders stark zu Invertierungen von T. Auch ist die Inversion des Hypertonikers von T unter Belastung besonders tief, vertieft sich also bei weiter steigendem O_2-Bedarf (REINDELL und BAYER[6]) und auch im O_2-Mangel (RÜHL[7]).

$\beta\beta$) Das *Blutangebot* des hypertrophen Herzens ist nun aber verkleinert, weil die Arterienwand bei der Hypertonie hypertrophiert (SCHOENMACKERS[8]) und als dessen Resultat die Durchblutung des Hypertonieherzens gegen die Norm erheblich herabgesetzt ist, unter Umständen auf weniger als $^1/_3$ (VIVELL[9], DOCK[10]).

$\gamma\gamma$) Das *Anwachsen der Diffusionsstrecken* verstärkt dann diese Diskrepanz zwischen O_2-Angebot und O_2-Bedarf weiter. Beim hypertrophen Herzen kommt es nämlich nicht zur Vermehrung der Capillarzahl, obgleich der Durchmesser

[1] BRIDGES, JOHNSON, SMITHWICK u. WHITE: J. Amer. med. Assoc. 1946, 1476.
[2] KOPPERMANN u. WALZ: Verh. dtsch. Ges. Kreislaufforschg 1949, 236.
[3] DUCHOSAL: Mitteilung auf der Tagung der Schweiz. kardiol. Gesellschaft Lugano 1949.
[4] GREMELS: Arch. exper. Path. 169, 689 (1933); 182, 1 (1936); 194, 629 (1940).
[5] GOLLWITZER-MEIER u. KRÜGER: Pflügers Arch. 238, 279 (1937). — GOLLWITZER-MEIER, KRAMER u. KRÜGER: Pflügers Arch. 237, 68 (1936). — KIESE u. GARAN: Klin. Wschr. 1937, 1219.
[6] REINDELL u. BAYER: Arch. Kreislaufforschg 11, 207 (1942).
[7] RÜHL: Z. Kreislaufforschg 30, 393 (1938).
[8] SCHOENMACKERS: Verh. dtsch. Ges. Kreislaufforschg 1949, 124.
[9] VIVELL: Verh. dtsch. Ges. Kreislaufforschg 1949, 130.
[10] DOCK: J. of exper. Med. 74, 177 (1941).

der Myokardfaser wächst (ROBERTS u. a.[1], LINZBACH[2]). Schon HARRISON[3] hatte darauf aufmerksam gemacht, daß Faserdicken von mehr als 25 μ so lange Diffusionswege bedingen, daß die O_2-Versorgung gefährdet ist. Er bestimmte z. B. den Faserdurchmesser im Herzen verschieden großer Tiere und fand, daß das Herz um so bradykarder ist und seine Refraktärzeit um so länger, je dicker seine Fasern. Er glaubte, das sei deswegen so, um dem Sauerstoff längere Zeiten zwischen den Herzschlägen zur Verfügung zu stellen. (Die besonders geringe Beweiskraft dieses Argumentes wird gleich erörtert.) Freilich findet LINZBACH, daß ein Herzgewicht von über 500 g („kritisches Gewicht") in der Regel mit morphologischen Schäden vergesellschaftet ist, die er nur als O_2-Mangelschäden deuten kann.

$\delta\delta$) *Klinische Anhaltspunkte* zeigen, daß das Herz leistungsschwächer wird, wenn sich ST und T verändern (PAPAGEORGIOU und WEBER[4]). Insbesondere die Aortenvitien sind, wie wir selbst zu bedenken geben, besonders schlecht daran: die Aortenstenose arbeitet mit maximalem Innendruck bei minimalem Coronardruck, und die Aorteninsuffizienz gar läßt den Binnendruck des Herzmuskels nur dann absinken und gibt die Capillaren zur Durchströmung frei, wenn auch der Coronardruck wieder fast ganz absinkt: nämlich in der Diastole.

2. Was den **Ort** der Störung anbelangt, so müssen wir aus dem elektrischen Bilde eine *lokalisierte* Schädigung fordern. Nur diese macht einen inhomogenen Erregungsrückgang. Alle oben angegebenen Argumente aber nennen *allgemeine* Störungen. Nun findet sich bei der Anoxie im Tierversuch eine Anhäufung lokaler Nekrosen immer in den inneren Schichten des linken Myokards, und auch die hypertrophen Herzen scheinen eine ungleichmäßige Anordnung der Durchblutungsstörungen aufzuweisen. Es erscheint mir daher der Hinweis LEPESCHKINS[5] besonders bemerkenswert, daß die Innenschichten des Myokards unter einem relativ höheren Binnendruck stehen als die Außenschichten, so daß es hier viel leichter zu Capillardrosselungen kommen mag als außen. Wir müßten also einen „*Innenschichtschaden*" erwarten.

3. *Die Art der Störung* im EKG ergäbe sich aus dem Gesagten: ein inhomogener Erregungsrückgang, bei dem die Innenschichten länger erregt bleiben als der Rest des Myokards. Je nach dem Sitz des Störungsmaximums kann man verschiedene Richtungen des Vektors dieses inhomogenen Erregungsrückganges erwarten. Vor allen Dingen aber führt uns die obige Argumentation bereits in das Gebiet der *Coronarinsuffizienzen*, deren typisches Zeichen im EKG bekanntlich die ST-Senkung ist. Wir können solche ST-Senkungen, die bei Vitien und Hypertonien auftreten, tatsächlich nicht mit Änderungen des elementaren oder des apicobasalen Erregungsrückganges erklären. Die einzige Erklärung, die wir haben, ist die partielle Asystolie einerseits, der „Plateauverlust" andererseits. Vor allem der letztere müßte, wie wir in Abb. 158a sahen, zu ST-Senkung und T-Abflachung führen. Wir dürfen ihn als ein typisches Zeichen des O_2-Mangels

---

[1] ROBERTS, J. T., J. T. WEARN u. I. BOTEN: Amer. Heart J. **21**, 617 (1941).
[2] LINZBACH: Virchows Arch. **314**, 534 (1947).
[3] HARRISON, F. R.: Failure of the circulation. Baltimore 1935.
[4] PAPAGEORGIOU u. WEBER: Z. klin. Med. **139**, 259 (1941).
[5] LEPESCHKIN: Das EKG § 770.

werten, wie uns direkte Beobachtungen am Herzen mit Mikroelektroden gezeigt haben (ERK und SCHAEFER[1]). Der Prototyp solcher Veränderungen ist in Abb. 169c und e wiedergegeben.

ST-Senkungen bei flachem T werden daher als typisch für Schädigungen des Myokards angesehen, welche durch Stoffwechselstörungen bedingt sind und auf dem Plateauverlust des monophasischen Aktionsstroms beruhen.

Gegen diese Argumente läßt sich nun freilich mancherlei einwenden. Um die Quintessenz aller dieser Einwände vorwegzunehmen: es scheint, daß man die Gültigkeit dieser Argumente zwar für extreme Endzustände sicher erweisen kann, daß aber ein Zwischenbereich vorliegt, bei dem T-Veränderungen nicht auf solche Störungen zurückgeführt werden sollten, wenn nicht ein deutlich abnormes $\hat{G}_J$ nachweisbar ist. Die Gegenargumente würden wie folgt lauten:

αα) Auch bei schwersten Anoxien beobachten wir äußerst selten Invertierungen von T; vielmehr ist ST meist gesenkt, wie später erörtert wird, und geht in ein *positives* T über. Bei schwersten Anoxien ist ST und T sogar erhöht, und nur in einem sehr flüchtigen Zwischenstadium zeigt sich gelegentlich ein negatives T.

ββ) Die Verhältnisse sind bezüglich des O_2-Mangels denn auch wirklich niemals quantitativ durchgerechnet worden. Interessant ist z. B. die O_2-Atmung des Gehirns, welche je Gramm und Stunde fast höher liegt als die des Herzens[2]! Nun kann zwar der O_2-Bedarf des Herzens auf das 2—3fache ansteigen, der des Hirns nicht. Aber welche Sicherungen hat das Herz! Bei ihm spielt ein Faserdurchmesser (Diffusionsweg) von 20 μ sicher ebensowenig eine Rolle wie beim Gehirn (OPITZ), was unter anderem auch aus der Beobachtung LINZBACHS[3] hervorgeht, daß bei subendokardialen Infarkten eine Lage von 8 Myokardfasern überlebt, weil in solche Tiefen hinein der Sauerstoff selbst durch das dicke Endokard hindurch aus dem Herzlumen ausreichend diffundiert[4]! Vor allem aber besitzt das Myokard Myoglobin. Dieser Farbstoff, dem Hämoglobin verwandt, ist schon bei etwa 35 mm Hg O_2-Druck mit O_2 gesättigt. Da er eine dem Hämoglobin verwandte Bindungskurve für O_2 aufweist, bedeutet das, daß die O_2-Spannung im Gewebe auf etwa 17 mm Hg abfallen kann, und doch noch rund

---

[1] ERK u. SCHAEFER: Pflügers Arch. **248**, 515 (1944).

[2] Hirn: 3 cm³/g, h (zit. nach OPITZ: Naturwiss. 1948, 80); Herz z. B. 2,5 cm³/g, h [GOLLWITZER-MEIER, KRAMER u. KRÜGER: Pflügers Arch. **237**, 68 (1936)].

[3] LINZBACH: Z. ges. inn. Med. 1947, 144.

[4] Das Argument HARRISONS, das Herz schlage aus ökonomischen Gründen um so langsamer, je größer es sei, je dicker also seine Fasern, bringt ein teleologisches Prinzip in eine kausale Betrachtung. Zwar ist es richtig, daß in der Tierreihe das größere Herz auch langsamer schlägt, und auch bei der physiologischen Hypertrophie des Sportherzens trifft das zu. Niemand aber wird daraus den Beweis ableiten können, daß dies geschehe, weil sonst die O_2-Versorgung gestört sei, denn das „weil" müßte durch das „wie" einer solchen teleologischen Korrelation ergänzt werden: wie soll das größere Herz zu langsamerem Schlag gebracht werden? Man könnte freilich an einen durch Hypoxie ausgelösten Bezold-Jarisch-Reflex denken; aber ob der Elefant einen permanenten Notfallsreflex dieser Art hat? Wenig wahrscheinlich! Um so wahrscheinlicher, daß diese Bradykardien etwas mit den *Massen* zu tun haben. Je größer die bewegten Massen und je länger die durchlaufenen Wege, desto langsamer die Eigenfrequenzen solcher schwingender Systeme. Die Capillarisierung ist dann gerade so groß geworden, wie das aus anderen Gründen langsam schlagende Herz es braucht. Teleologische Argumente sind mit großer Vorsicht anzuwenden, wie man sieht!

$^3/_4$ des Myoglobins O_2-gesättigt sind. Ehe also der O_2-Vorrat im Myokard absinkt, muß die O_2-Spannung ganz erheblich absinken! Das wird durch bloße Verlängerung der Diffusionswege, also durch Hypertrophie allein, kaum geschehen können! *Der Muskel kann zu den niedrigen O_2-Spannungen arbeiten, weil seine Fermente sich auch dann noch voll mit O_2 sättigen.*

γγ) In der Tat findet sich denn auch am hypertrophierten Sportherzen niemals das typische Verhalten des negativ-diskordanten T, selbst nicht bei exzessiven Belastungen[1], obgleich dabei der O_2-Bedarf ebenfalls enorm ansteigt, und zwar unter Bedingungen, die denen des *ruhenden* Hypertonieherzens nichts nachgeben. So sehr viel mehr O_2 braucht das Herz denn nun quantitativ doch nicht unter erhöhten Aortendrucken, aber relativ kleinen Schlagvolumina! Und das Argument der erschwerten Diffusion trifft auch für das Sportherz zu! Mit den starken Hypertrophien schwerer Vitien und Hypertonien läßt sich allerdings das Sportherz nicht vergleichen.

δδ) Die T-Veränderungen sind endlich reversibel, und zwar sowohl nach einem Hochdruck, der durch Operation geheilt wurde[2], als auch nach akuten Glomerulonephritiden, wo stark diskordantes T auftritt, als auch nach Belastungen bei starken Hypertrophien (REINDELL und BAYER). Gerade das T der Glomerulonephritis aber hat BÜCHNER[3] mit der O_2-Mangelhypothese erklären wollen. Man kann aber bei der Glomerulonephritis nicht nur von einer anoxischen Schädigung sprechen! Mit demselben Recht könnte man das urämische Koma als eine Hypoxie des Nervensystems deuten. Es handelt sich aller Voraussicht nach um eine toxische Schädigung durch harnpflichtige Substanzen. Diese Schädigung entspricht ganz dem Mechanismus anderer toxischer Schäden auch, die wir unten kennenlernen werden, einschließlich der Reversibilität. Es ist also sehr wahrscheinlich, daß akut eintretende und reversible T-Änderungen eine *toxische* Genese haben.

εε) Weiter findet sich wenigstens in unserem Material bei allen Fällen von stark diskordantem T kein Anhalt für eine Coronarinsuffizienz, die doch sonst immer mit markanten subjektiven Beschwerden einhergeht.

ζζ) Die Durchrechnung unseres Materials ergibt (statistisch gesichert), daß die tief diskordanten T *nicht* besonders stark zur Dekompensation neigen, ja daß die absolute Größe des Vektors von T (unabhängig von seiner Richtung und Diskordanz) bei allen dekompensierten Herzen *kleiner* ist als bei den kompensierten. Das gilt auch für die Aortenvitien und Hypertonien, für sich allein betrachtet. Auch findet sich keine Abhängigkeit zur Linksdilatation. Zwar ist T um so diskordanter, je größer das Herz ist (röntgenologisch an Ml gemessen); doch ist T nicht etwa tiefer negativ, wenn das Herz dilatiert! *Man kann also keine Beziehung zwischen der Schwere des klinischen Zustandes und der Tiefe der negativen T-Zacke feststellen außer der, daß bestimmte Herzerkrankungen (Aortenfehler, Hypertonien) besonders stark diskordantes T aufweisen.* Diese Schlußfolgerung zieht auch UHLENBRUCK aus seinem Material[4].

[1] REINDELL u. BAYER: Arch. Kreislaufforschg 11, 207 (1942).

[2] BRIDGES, JOHNSON, SMITHWICK u. WHITE: J. Amer. med. Assoc. 1946, 1476. — KOPPERMANN u. WALZ: Verh. dtsch. Ges. Kreislaufforschg 1949, 236.

[3] BÜCHNER, l. c.

[4] UHLENBRUCK: Z. Kreislaufforschg 1942, 737. — GUNTERMANN: Diss. Köln 1936.

Damit scheint mir bewiesen, daß das negativ-diskordante T bei der Hypertrophie nicht immer als Ausdruck einer Coronarinsuffizienz oder O₂-Not betrachtet werden muß.

ηη) Endlich muß bemerkt werden, daß die mangelhafte Durchblutung, von der oben die Rede war (DOCK, VIVELL), einen *allgemeinen* Schaden verursachen müßte, während wir lokale Schäden nach dem EKG fordern müssen. Hieraus scheint uns der wichtige Gesichtspunkt ableitbar, daß die mangelhafte Durchblutung für sich allein nicht zur Erklärung der Schäden genügt. Allerdings wird diese Einschränkung durch den Gesichtspunkt LEPESCHKINs, der in Nr. 2, S. 242 aufgeführt ist, aufgehoben: die Innenschichten sind stärker geschädigt. Das aber schränkt die Beweiskraft anatomischer Befunde ein, welche Gefügedilatationen und Zelluntergänge im ganzen Herzen beschreiben.

d) Zusammenfassendes Urteil über die Frage der Myokardschädigung.

Fassen wir das Für und Wider zusammen, so werden wir die Tatsache für erwiesen halten, daß bei schweren Hypertrophien die Blutversorgung des Myokards mindestens gefährdet, wenn nicht bereits ungenügend ist. Doch kann diese Gefährdung erst in einem fortgeschrittenen Stadium der Hypertrophie zu Änderungen im Bilde des EKG führen, und auch hier kommen als Folge solcher Änderungen nur ST-Senkungen und abnorme Vektoren von $\hat{G}_J$ in Frage. Die Diskordanz von T allein ist kein Kennzeichen einer latenten oder manifesten Coronarinsuffizienz.

Trotzdem ist erwiesen, daß Herzen die Überschreitung eines „kritischen Herzgewichtes" von rund 500 g nicht ohne Schaden ertragen. KINKEL, SPANG und WELSCH[1] geben nun ausdrücklich an, daß T erst negativ wird, wenn dieses Herzgewicht überschritten wurde. Man wird abwarten müssen, ob sich diese sehr klare Formulierung an größerem Material bestätigt. Unser Material scheint, aus den Röntgensilhouetten erschließbar, andere Resultate zu geben. Trotz allem ist sicher, daß die Grenze von 500 g kritisch ist. Was unbewiesen ist, ist nur, daß die den Fortschritt der Erkrankung begleitenden T-Änderungen ursächlich auf die Schädigung des Myokards durch O₂-Mangel zurückgehen. Zwei Argumente stehen dem entgegen: Die klinische Verschlechterung bei Überschreiten des kritischen Herzgewichtes kann sehr wohl eine Folge myokardialer ischämischer oder anderer stoffwechselbedingter Schäden sein. Trotzdem kann die Änderung von T eine Folge der nunmehr einsetzenden Vergrößerung des Restblutes und Verkleinerung des Schlagvolumens sein. Ursache und Wirkung sind nicht eindeutig aufeinander beziehbar. So kann man z. B. mit BÜCHNER sagen, daß die rasche Rückbildung des diskordanten T nach der Smithwick-Operation (Sympathektomie) durch die Normalisierung des Drucks, d. h. durch den nun sinkenden O₂-Verbrauch bedingt ist. Man kann mit uns sagen, daß es die normalisierte Herzperistaltik ist. Wir glauben, daß die O₂-Mengen vor und nach der Operation so sehr unterschiedlich nicht sein werden, aber wir geben zu, daß alle exakten Beobachtungen am Herzen selbst fehlen.

Die Doppeldeutigkeit aller anderen Argumente wird durch unsere Polemik klar geworden sein. Sie bezieht sich auf sämtliche klinischen Befunde. Ist T

---

[1] KINKEL, SPANG u. WELSCH: Z. Kreislaufforschg **1948**, 522.

invertiert, weil das Herz O_2-Mangel leidet oder weil durch Verschlechterung seiner muskeldynamischen Arbeitsbedingungen das Schlagvolumen sinkt und das Restblut steigt? Meist scheint uns das letztere vorzuliegen, eben solange sich das elektrische Bild ohne inhomogene Erregungsrückgänge, also ohne lokale Schäden, deuten läßt.

Selbst wenn dann aber die Blutversorgung des Myokards kritisch wird, sollte man nicht die „O_2-Not" allein anschuldigen. Die CO_2-Anhäufung und der erschwerte Abtransport langsam diffundierender Stoffwechsel-Endprodukte müssen sicher ebenfalls eine Rolle spielen. Das wird unter anderem dadurch bewiesen, daß toxische, z. B. urämische, Hypertonien besonders stark zu T-Diskordanzen neigen (HOLZMANN[1]). Gegen O_2-Mangel ist das Herz durch Myoglobin gesichert, gegen CO_2-Überschuß nicht. Auch die Verstärkung der Symptome im schweren O_2-Mangel (Hypoxie-Test) sagt nichts hierüber, da der O_2-Mangel zu anderen Noxen hinzukommt, die lokale elektrische Veränderung aber kaum für bestimmte, z. B. anoxische, Stoffwechselabweichungen spezifisch sein dürfte.

Wir dürfen daher nicht allzu speziell von der O_2-Not sprechen, wenn wir eine *Ischämie* finden, und sollten nicht eine schädigende Ischämie annehmen, solange uns nicht das EKG durch ST-Senkungen und abnorme $\hat{G}_J$-Vektoren dazu zwingt. Zwingt uns das EKG aber dazu, und das geschieht offenbar häufig, so sollten wir aus den scharfsinnigen und vielseitigen Beobachtungen der BÜCHNERschen Schule den Schluß ziehen, daß das Myokard geschädigt ist. Was Ursache, was Folge solcher Schäden ist, ist schließlich klinisch gleichgültig. Ein Resultat bleibt ja sicher bestehen: Zwar ist die Prognose des diskordanten T nicht so schlecht, wie man einmal annahm (HAMMANN[2]). Aber schließlich ist das invertierte T, selbst wenn es nur durch eine Verkleinerung des apicobasalen Erregungsrückganges bedingt ist, bereits ein Zeichen hämodynamischer Insuffizienz und allein aus diesem Grund ein alarmierendes Symptom. Ja, selbst starke Typenänderungen mit Hochspannung als Folge der Hypertrophie können indirekte Zeichen eines geschädigten Herzens sein, obgleich QRS allein *sicher* nichts anderes als die Tatsache der Hypertrophie aussagt. Aber Hypertrophien vom 3—4fach normalen Herzgewicht sind eben nicht gleichgültig und führen notwendigerweise zu Schäden, da sie ja auch nie grundlos entstehen! Das lehrt uns nach REINDELL und BAYER[3] die Klinik, nicht das EKG! So zeigt also, wie wir meinen, das EKG nicht die Myokardschädigung an, aber es zeigt, daß das Herz unter schweren Bedingungen arbeitet. Sein Schicksal ist damit immer bedroht und es hängt von unübersehbaren Faktoren ab, ob und wie lange es dieser Bedrohung Widerstand leistet. So gesehen wird unser Streitfall — ein Streit um des Kaisers Bart.

Zusammenfassung.

1. Eine Hypertrophie vergrößert die Fläche von QRS und ändert seinen Typ. Damit wird zwangsläufig der Vektor des apicobasalen Erregungsrückganges geändert und T wird diskordanter.

---

[1] HOLZMANN: Klinische Elektrokardiographie, S. 266.
[2] HAMMANN: Verh. dtsch. Ges. Kreislaufforschg **1934**, 275.
[3] REINDELL u. BAYER: Arch. Kreislaufforschg **11**, 207 (1942).

2. T-Änderungen sind nur durch eingehende Analyse von T und Zerlegung in den apicobasalen (inhomogenen) Erregungsrückgang ($\hat{G}_J$) und den elementaren (T_E) zu diagnostizieren.

3. Ändert sich T nur durch die QRS-Änderung, so sagt es nicht mehr aus, als die QRS-Änderung selber auch aussagt.

4. Reine Hypertrophie auf das doppelte Normalgewicht des linken Herzens macht T fast zu Null oder doch um mindestens 90° diskordant zu QRS.

5. Wird T kleiner und diskordanter dadurch, daß $\hat{G}_J$ nur kleiner wird, ohne die Normallage seines Vektors nahe bei QRS zu verlieren, so wird das durch Störungen der Herzperistaltik erklärt, also als belanglose sekundäre Folge des Vitiums bzw. der Hypertonie betrachtet.

6. Myokardschädigungen sollten nur diagnostiziert werden, wenn $\hat{G}_J$ eine abnorme Vektorlage einnimmt oder ST deutlich gesenkt ist.

7. Myokardschäden dieser Art sind wahrscheinlich nach BÜCHNER durch relativ zu geringe Durchblutung, also durch Ischämie bedingt. Sie sind lokal *stärker ausgeprägt (z.B. in den Innenschichten). Allgemeine Schäden dieser Art können T nicht ändern.*

8. Man sollte nicht nur von O_2-Not sprechen, da neben dem O_2-Mangel auch andere Ursachen der EKG-Veränderungen wirksam sein können, die sich zur Zeit nicht abgrenzen lassen.

9. Myokardschäden bei ST-Senkungen und abweichendem $\hat{G}_J$-Vektor deuten in jedem Fall auf ein mechanisch-dynamisch unter Grenzbedingungen arbeitendes Herz. Das tun in gewissem Maß selbst die Änderungen von T, welche bloße Folge der gestörten Herzperistaltik oder einer starken Hypertrophie mit QRS-Hochspannung sind: beides entsteht nicht in starkem Ausmaß ohne sehr erschwerte Arbeitsbedingungen für das Herz.

10. Selbst wenn die T-Änderung sich als reine Peristaltikstörung oder Hypertrophiefolge erklären läßt, ist wegen der Doppeldeutigkeit aller EKG-Befunde eine Myokardschädigung nicht auszuschließen. Sie ist aber ebensowenig zu diagnostizieren. Die Entscheidung fällt nur durch die Klinik.

11. Aortenvitien und Hypertonien neigen stärker zur Diskordanz von T als andere Herzkrankheiten. Bei ihnen wiegt dieser Befund nicht so schwer. Dasselbe gilt für starke Linkstypen.

12. Ein gegen QRS stark rechtsverdrehter T-Vektor ist ein Zeichen für myokardiale Schädigung, da er nicht auf die harmloser erscheinenden Mechanismen zurückgeführt werden kann.

37. T beim „Herzmuskelschaden“.

a) Flaches T als Grenzfall der Norm.

War die Beurteilung der T-Zacke beim Vitium schon schwierig, so rückt sie bei der übergroßen Zahl der unklaren Fälle, die wir mangels besserer Diagnosen „Myokardschaden“ oder „Myokardschädigung“ bezeichnen, oft ins Unmögliche. Denn wir sind nicht in der Lage, die exakte Bedeutung solcher T-Veränderungen für den einzelnen Fall anzugeben, und das vorwiegend aus 2 Gründen: erstens

ist uns viel zu wenig über den Zusammenhang zwischen T-Form und patho-
logisch-histologischem Zustand des Myokards bekannt; zweitens sind die Schlüsse,
die wir ziehen, aus einem statistisch sehr breit variierenden Krankengut gewonnen,
das in den Einzelheiten enorme Abweichungen aufweist. So werden unsere

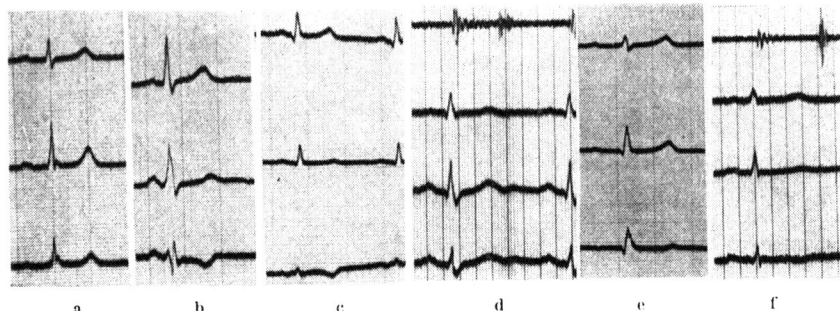

Abb. 170a—f. Sechs Beispiele klinisch, subjektiv und anamnestisch absolut normaler Herzen, deren T-Zacke
an der Grenze der Norm liegt, doch offenbar noch als normal betrachtet werden muß. Blutdruck in allen
Fällen normal.

Diagnosen weithin Wahrscheinlichkeitsdiagnosen. Zum Beispiel hat T im allgemeinen eine beträchtliche Höhe und ist zu R konkordant. Doch zeigt uns
bereits Abb. 170 eine Auswahl von T-Zacken an klinisch *und* subjektiv vollkommen gesunden Menschen, die von der üblichen Norm so weit abweichen,

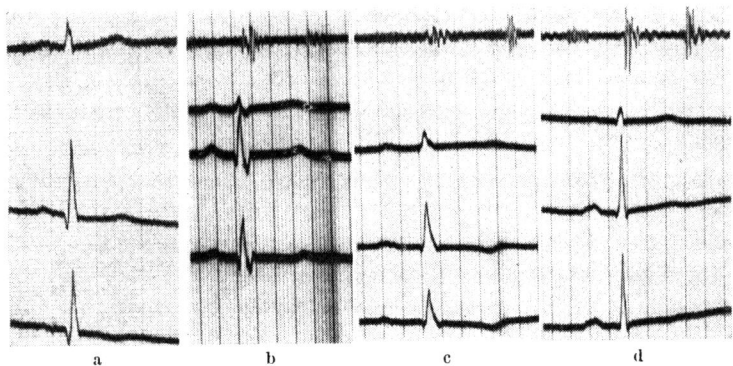

Abb. 171a—d. Vier Beispiele von T-Zacken an der Grenze der Norm, welche aber einen anamnestischen Befund
hatten, obgleich die klinische Untersuchung nichts ergab und die Menschen subjektiv gesund waren. In der
Anamnese: a Tonsillitis, b Anginen, c Diphtherie, d Scharlach.

daß wohl die meisten Beurteiler eine Herzmuskelerkrankung aus ihnen herauslesen würden. Wir finden solch abweichende Formen allerdings *selten* (nicht so
sehr selten!), doch wer sagt uns im Einzelfall, ob wir den seltenen Normalbefund
oder den häufigeren pathologischen Befund vor uns haben? Zwar muß nach den
Normalwerten von LARSEN und SKULASON[1] T in irgendeiner Ableitung mindestens 0,1 mV messen (und dabei konkordant sein!), eine Zahl, die von unserer
Abb. 170 durchaus bestätigt wird. Auch sollte das Verhältnis T:R nicht unter
1:8 sinken. (Lit. bei LEPESCHKIN, § 172.) Doch findet sich ohne Zweifel ein so

[1] LARSEN u. SKULASON: Nord. Med. 9, 350 u. 358 (1941).

flaches T wie in Abb. 170f in einer besonderen Häufigkeit in einem Kollektiv herzkranker Menschen. Wir dürfen dabei einem sehr beliebten Zirkelschluß nicht zum Opfer fallen: weil wir flaches T bei Herzkranken beobachten, ist nicht etwa ein flaches T Zeichen einer Herzkrankheit, so daß wir nunmehr unsere Diagnose nach der Abflachung von T stellen, statt auf dem Ausgangspunkt unserer Beobachtung zu fußen: daß flaches T bei Herzkranken häufiger ist als bei Gesunden.

Jede Diagnose eines Myokardschadens aus abgeflachten T-Zacken kann nur eine Wahrscheinlichkeitsdiagnose sein. Je flacher T, desto wahrscheinlicher ist das Herz nicht normal. Erst das diskordante T wird ziemlich sicher pathognomonisch.

Doch müssen wir auch hier vorsichtig sein. Abb. 171 zeigt 4 Fälle meiner Sammlung subjektiv und klinisch normaler Herzen, bei denen ausschließlich ein anamnestischer Anhalt, oft sogar ein nicht sehr eindrucksvoller, für eine Herzerkrankung vorlag. „Krank" sind diese Herzen also nur möglicherweise, und zwar nur in einem pathologisch-anatomischen Sinn: es mögen alte Narben vorhanden sein, die die Muskelmechanik des Herzens heute nicht mehr beeinträchtigen. *Nirgends so sehr wie hier, bei leichten Abweichungen von T und normalem QRS, ist also der klinische Befund ausschlaggebend und das EKG nur die Stütze einer an sich schon wahrscheinlichen oder sicheren klinischen Diagnose!*

b) T bei verbreitertem QRS.

T-Abweichungen bei verbreitertem QRS sind durch eine Analyse des Ventrikelgradienten sofort als solche zu erkennen. Freilich ist es recht schwierig, den Einfluß einer QRS-Verbreiterung auf T „abzuschätzen". T wird in seiner Fläche um den Betrag diskordanter, um den in QRS die positiven Flächen zunehmen. Im allgemeinen wird also eine Verbreiterung von R mit gleichzeitiger Flächenzunahme auch zu einer Abflachung oder, in stärkeren Fällen, zu einer Invertierung von T führen. Abb. 175a z. B. hat einen absolut normalen apicobasalen Erregungsrückgang!

Wenn wir nun, was nicht selten vorzukommen scheint, selbst bei breitestem QRS auch ein positives T haben, so ist das nur durch Zunahme eines inhomogenen Erregungsrückgangs zu erklären; Abb. 123 zeigte das in deutlicher Weise. Ein solches Bild setzt zu seiner Erklärung voraus, daß die Verspätung von QRS nicht ohne Rückwirkung auf den Mechanismus des apicobasalen Erregungsrückgangs geblieben ist. Man kann sich das insofern erklären, als die verspätet erregte Muskelpartie eben durch ihre Verspätung auch den Mechanismus der Kontraktion ändern kann, da das Zusammenwirken der Herzwandteile gestört ist. Ob die in Abb. 123 beobachtete Verspätung groß genug ist, um eine solche Erklärung zu rechtfertigen, bleibe allerdings dahingestellt. Anscheinend verändern auch Extrasystolen den apicobasalen Erregungsrückgang. Ehe man Theorien hierüber anstellt, wird man das Resultat weiterer Rechnungen abwarten müssen. In den bisher durchgerechneten Fällen hat sich gezeigt, daß der Wert von $\hat{G}_J$ sich durch reine (physiologische) Verspätungen, z. B. Extrasystolen und reversible Blocks, nicht allzustark vergrößert, seine Winkel aber fast unverändert bleiben[1].

Ist also der Ventrikelgradient normal oder wenig vergrößert, so ist eine Invertierung von T bei normaler Vektorlage von T und $\hat{G}_J$ eine reine Folge der Verspätung. Die T-Veränderung sagt nicht mehr aus als die QRS-Veränderung

---

[1] GÄRTNER: Noch unveröffentlicht.

auch, und wir müssen unsere diagnostischen Merkmale aus der Theorie des QRS-Abschnitts herleiten.

Besonderer Erwähnung bedarf die bei solchen EKG anzutreffende *ST-Senkung*. Hierüber vgl. S. 268.

c) T-Abweichungen bei normalem QRS.

Wie schon aus Kapitel 35 hervorging, können wir uns recht genaue Vorstellungen davon machen, welche *theoretischen* Möglichkeiten zur Deutung der T-Änderungen bei reinen Myokardschäden bestehen. Unsere Schwierigkeit besteht darin, daß wir nicht wissen, welche dieser Möglichkeiten im einzelnen Fall realisiert ist. Weder das EKG selbst noch die Klinik und pathologische Anatomie geben uns eindeutige Hinweise, wenngleich eine Reihe von Wahrscheinlichkeitsdiagnosen zu stellen sind. Versuchen wir im Bereich solcher Wahrscheinlichkeiten eine kurze Orientierung.

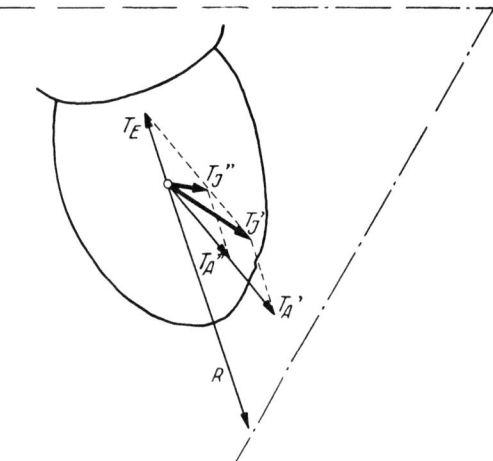

Abb. 172. Einfluß einer Abnahme des Potentials des apicobasalen Erregungsrückganges (T_A) auf T. R ist der Vektor von R. Ihm entspricht (analog Abb. 163) ein elementarer Erregungsrückgang T_E von genau entgegengesetzter Richtung, doch kleinerem Potential. T_E interferiert mit T_A nach dem Parallelogramm der Kräfte. T_A' ist die normale Größe, T_A'' die Größe beim Myokardschaden. Die Abnahme von T_A' auf T_A'' bedingt die Änderung des Integralvektors der T-Zacke, T_J von T_J' auf T_J'', wie die Konstruktion der Parallelogramme sofort erkennen läßt. Abnahme des apicobasalen Erregungsrückganges hat also Verkleinerung von T und stärkere Linksposition (Diskordanz) seines Vektors zur Folge. T_{III} wird dabei zuerst negativ, wie das Schema sofort zeigt. In der Abbildung sind die momentanen Potentialvektoren zur Gipfelzeit von R und T dargestellt und *nicht* die Flächen! Daher ist $T_E = \frac{1}{6}$ R und nicht gleich R!

α) **Unterbrechung syncytialer Zusammenhänge.** Toxische oder infektiöse Myokarditiden führen sehr oft zu disseminierten Zellschädigungen im Myokard, parallel mit denen sich T verändert. Es wäre also zunächst daran zu denken, daß sich diese lokale Schäden über eine Unterbrechung des syncytialen Zusammenhanges auswirken. Wie wir jedoch darlegten, setzt eine solche Unterbrechung voraus, daß die in kleine Fragmente zerteilte apicobasale Strecke nun auch mechanisch homogenisiert ist und in sich selbst einen reinen elementaren Erregungsrückgang produziert. Es ist möglich, aber keineswegs gewiß, daß es das gibt. Wir können also auch an dieser Stelle nichts Sicheres über die Rolle der disseminierten Nekrosen und der Unterbrechung der Syncytien bei der T-Änderung aussagen.

β) **Störung der Herzperistaltik.** Ist der Ventrikelgradient $\hat{G}_J$ klein, sein Winkel α aber normal, so wird unser erster Gedanke sein, daß der apicobasale Erregungsrückgang T_A vermindert ist. T wird dabei kleiner und diskordanter. Je mehr T_A verschwindet, desto diskordanter wird T, bis nur mehr der elementare Erregungsrückgang übrigbleibt (Abb. 172). Daher muß sich T genau wie bei den Vitien über ein negatives T_{III}, dann T_{II} und T_{III} in ein in allen Ableitungen negatives T verwandeln. So geschieht es ja auch meist, z. B. bei der Diphtherie (KIENLE[1], LEPESCHKIN[2], SPANG[3]). Wir entdecken dabei, auch an unserem Material, daß mit diskordanter werdendem T die Neigung zur Dekompensation zunimmt. *Diskordantes T ohne Vitium ist immer ein alarmierendes Symptom.*

Welche Ursachen können den apicobasalen Erregungsrückgang vermindern? Unterbrechung der Syncytien ist, wie eben ausgeführt, ein praktisch unbekannter Prozeß. Der Plateauverlust würde auch ST verändern und erlaubt daher getrennte Behandlung. Es bleibt also von den zur Zeit bekannten Faktoren nur die Störung der Herzperistaltik. Wie wir fanden, muß jede Änderung der Austreibungsbedingungen diese Peristaltik auch verändern. Steigerung der Herzfrequenz flacht T ab (SJÖSTRAND[4]). Da selten eine *natürliche* Steigerung der Herzfrequenz eintritt, ohne daß die Schlagvolumina steigen (nur rein psychogene Tachykardien würden eine Ausnahme machen!), bedeutet eine Frequenzsteigerung also immer auch eine reversible Arbeitsdilatation. Sowohl die Frequenzsteigerung mit ihrer QT-Verkürzung als auch die Dilatation müssen aber zu einer größeren Homogenisierung des Erregungsrückgangs führen. Kontrahiert sich nämlich das Herz von großem Ausgangsvolumen bei gleichem Schlagvolumen, so ist die prozentuale Verkürzung jedes Wandelementes aus rein mathematischen Gründen sehr viel kleiner, als wenn es sich aus kleinem Ausgangsvolumen kontrahiert. Je kleiner die Verkürzung, desto weniger Aussicht auf ein mechanisch differentes Verhalten der Teile, auf eine peristaltikartige Entleerung. *Das negative T ist daher unserer Meinung nach ein Zeichen der Dilatation mit begleitender Störung der Peristaltik. Diese freilich sind häufig Folgen einer myokardialen Schwäche mit vergrößerten Anfangsfüllungen bzw. vermehrten Restvolumina, und auf diesem Umweg erhält also die Diagnose ,,Myokardschaden`` bei diskordantem T wieder ihre Berechtigung.*

Ob bei dem Prozeß des Abbaus von T_A zuerst T_I oder T_{III} negativ wird, hängt davon ab, ob der Vektor von T *vor* der Erkrankung links oder rechts vom QRS-Vektor lag. Da er nach statistischer, wenngleich noch nicht exakt deutbarer Erfahrung meist an geschädigten Herzen rechts liegt, ist die Wanderung des T-Vektors über negatives T_I in die Diskordanz ein Zeichen dafür, daß diese Wanderung bereits bei abnormer Ausgangslage begann. Sie kann allerdings auch ein Zeichen dafür sein, daß sich dem normalen apicobasalen Erregungsrückgang ein inhomogener Erregungsrückgang hinzugesellt hat, dessen Vektor stark rechtstypisch ist, also T_I negativiert. Beides besagt dasselbe: zusätzliche Schädigung. Die Erfahrung der Klinik, daß ein negatives T_I besonders schlecht zu beurteilen ist, wird also durch die Analyse des EKG bestätigt.

Abb. 173 zeigt Beispiele einer Diskordanz von T bei Herzen sehr verschiedenen Typs, die jedoch alle dekompensiert sind. Bild a hat ein rechtstypisches QRS und ein fast exakt diskordantes T; bei Bild b und c ist die Diskordanz nicht so exakt, doch T_I negativ, der Zustand also nach unserer Analyse ernst zu bewerten. Dies wären die groben Anhaltspunkte, welche uns das EKG auf den ersten Blick offenbart. Eine wirklich gründliche Diagnose aber ist wiederum

[1] KIENLE: Diphtherische Herzkomplikationen. Stuttgart 1947.
[2] LEPESCHKIN: Das EKG, § 714.
[3] SPANG: Arch. Kreislaufforschg **12**, 343; **13**, 1 (1943).
[4] SJÖSTRAND: Acta med. scand. **138**, 191 (1950).

nur durch die exakte Analyse von T über den Ventrikelgradienten möglich. Wir wollen das an Hand der beigegebenen Analysen zu erläutern versuchen.

Berechnen wir in den Abb. 173a und c die Werte und Größen der Ventrikelgradienten, $\widehat{QRS}$- und $\hat{T}$-Flächen, so zeigt sich, daß in Bild a der Gradient $\hat{G}_J$

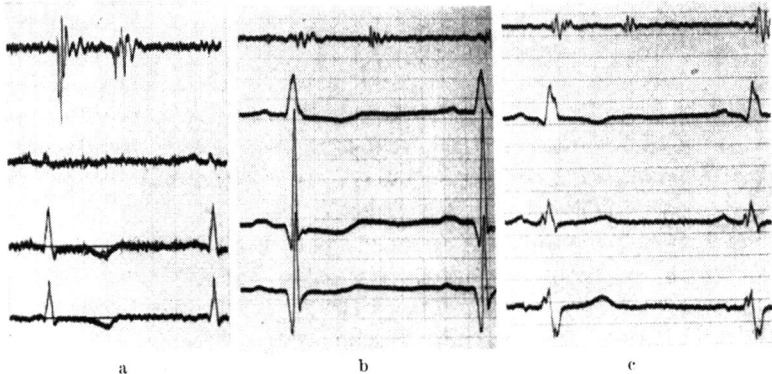

     a   b   c

Abb. 173a—c. Negatives T in Ableitung I oder mindestens 2 anderen Ableitungen bei Normaltyp oder mäßigem Linkstyp. Alle Herzen sind dekompensiert. Alle Blutdrucke normal. a Myokardschaden nach Rheuma. Rechtstyp. Herz beiderseits vergrößert. ST-Senkung vom Innenschichttyp. Zieht man die ST-Senkung ab, so ist T rein diskordant. Herzperistaltik gestört. b Myokardschaden bei Sklerose. Herz links vergrößert. ST-Senkung. Ohne diese ist T fast rein diskordant. c Myokardschaden unbekannter Genese. Herz beiderseits vergrößert. Dies EKG ist nicht so schwer zu beurteilen wie die beiden andern, da T_I bei Linkstyp negativ ist. Das Herz war auch nicht voll dekompensiert (latente Dekompensation). T-Diskordanz vermutlich nur durch Störung der Herzperistaltik.

Auswertung zu Abb. 173.

	a	b	c
$\widehat{QRS}$ (μVsec)	14	26	23
$\hat{G}_J$ (μVsec)	17	22	18
$\hat{T}$ (μVsec)	31	36	7
α_{QRS}	$+\ 95°$	$+\ 15°$	$+\ 40°$
α_{G_J}	$-105°$	$-\ 85°$	$+\ 55°$
α_T	$-\ 95°$	$-125°$	$+170°$
$\varDelta\alpha$ ($QRS \to G_J$)	$-160°$	$+100°$	$-\ 15°$
$\varDelta\alpha$ ($QRS \to T$)	$-170°$	$+140°$	$-130°$
Peristaltik geändert	$+$	$+$	$+$
Inhomogener Erregungsrückgang . .	$+$	$+$	$-$
ST-Fläche	15 μVsec	30 μVsec	$-$
α_{ST}	$-120°$	$-95°$	$-$

steil nach oben zieht und daß T durch ihn und den fast gleichsinnig laufenden elementaren Erregungsrückgang T_E beinahe absolut diskordant wird. Ein solcher Vektor von $\hat{G}_J$ kann keinesfalls einem apicobasalen Erregungsrückgang T_A entsprechen. Er kann vielmehr **nur** durch einen inhomogenen Erregungsrückgang entstanden sein, der nicht allzugroß ist, falls T_A vollständig vernichtet sein sollte. Ist T_A noch mit Teilen erhalten, so muß der inhomogene Erregungsrückgang sehr viel stärker entwickelt sein, da er ja T_A noch wegkompensieren muß. Dieser $\hat{G}_J$-Vektor nun liegt so, daß er eine Negativität spitzenwärts, eine

Positivität basiswärts angibt. Eine genaue Betrachtung von Abb. 173a zeigt, daß beinahe der ganze Wert von $\hat{G}_J$ sich als eine zwar schwache, doch deutliche ST-Senkung auffassen läßt. Diese beträgt 15 von 17 µVsec des $\hat{G}_J$ und liegt bei einem α von — 120°. Sie deutet also, wie wir noch ausführlicher erörtern werden, auf eine Region hin, welche verletzt ist, und welche von Fasermassen erreicht wird, deren unverletzte Enden basiswärts, deren verletzte spitzenwärts liegen Solche Potentiale müßten durch eine Schädigung der *inneren* Schichten des linken Kammermyokards möglich werden. Wir können daher das EKG der Abb. 173a nach unserer Analyse als ein solches ansprechen, bei dem der apicobasale Erregungsrückgang sehr stark reduziert und außerdem eine monophasische Beimischung entstanden sein muß, welche eine Schädigung der Innenschichten andeuten kann. Freilich ist diese Lokalisation nicht *eindeutig*, denn jede Schädigung, die einen analogen Vektor von $\hat{G}_J$ macht, ergibt dasselbe EKG. Doch meinen wir, daß es schwerlich ST-Senkungen gibt, welche auf andere Weise mit diesem Vektor zustande kommen.

Abb. 173c dagegen zeigt ein ganz simples Verhalten: Die Größe von $\hat{G}_J$ ist auf die von $\widehat{QRS}$ herabgesunken, obgleich sie doppelt so groß sein sollte, hat aber einen normalen Winkel α. T ist hier also diskordant durch die Abnahme eines normalen apicobasalen Erregungsrückganges! Hier liegt also vermutlich nur eine Störung der Herzperistaltik vor.

γ) **Inhomogene Erregungsrückgänge** können nun ganz vorherrschen. Die Unmöglichkeit, sie von einem veränderten apicobasalen Erregungsrückgang zu unterscheiden, macht allerdings jede exakte Analyse unmöglich (vgl. S. 222). Wir haben nur Hinweise, daß sie existieren und wie stark sie möglicherweise sind. Sie spielen mit Sicherheit eine Rolle, wenn $\hat{G}_J$ sehr weit entfernt vom Vektor von QRS liegt, also $\Delta\alpha$ (QRS—G_J) sehr groß ist. Das ist so in Abb. 173a, 175b, 176b. Doch wird man zugeben, daß es fast unmöglich ist, diese Tatsache eines nachweisbaren inhomogenen Erregungsrückganges dem EKG sofort anzusehen. Wir müssen das $\Delta\alpha$ von $\hat{G}_J$ durch exakte Berechnung ermitteln.

Eine solche Analyse hat freilich vorerst nur einen begrenzten Wert, und zwar aus zwei Gründen: Die Analyse ist erstens doppeldeutig, denn ein inhomogener Erregungsrückgang wird durch eine ST-Senkung ebenso hervorgerufen wie durch lokale Änderungen der Form und Dauer des monophasischen Aktionsstroms (MAS). Bei diesen aber ist es nicht möglich, eine Verlängerung der Basis von einer Verkürzung der Spitze zu unterscheiden. Zweitens fehlt uns jede *Erfahrung*, welche pathologisch-klinischen Prozesse am Myokard die besagten Veränderungen eines inhomogenen Erregungsrückganges bedingen. Ein Ergebnis von der Eindeutigkeit der Abb. 173a ist immerhin nicht die Regel, und auch gegen dies lassen sich Einwände aller Art erheben.

Trotzdem ist es keine Frage, daß man nur durch Analysen dieser Art weiterkommt. Wir müssen daher eine Berechnung und Analyse des bislang vorliegenden Materials vor allem unter Auswertuug exakter pathologisch-anatomischer, topographischer Befunde fordern. Doch schon jetzt gibt uns jede Analyse wertvolle Hinweise darauf, was wahrscheinlich und was unwahrscheinlich ist. Bei der

akuten Tonsillitis finden wir z. B. sehr rasch einsetzende und wieder verschwin-
dende T-Zacken, die auch nach Tonsillektonie auftreten können und ein fast
„coronares" Aussehen haben (KORTH[1]) (Abb. 174). Experimentell haben nun
WEICKER und RETZLAFF[2] gefunden, daß das Kaninchenherz durch den Preßsaft
menschlicher Tonsillen toxisch geschädigt wird und dasselbe EKG wie der Mensch
zeigt, dabei aber Entzündungen und Zelluntergänge *vorwiegend spitzennah* aufweist! Wenn wir also annehmen, daß die lokale vorwiegend spitzennahe Entzündung auch am Menschen auftritt und eine lokale Verlängerung des MAS der
Spitze macht, so entsteht hierdurch eine Aufhebung des physiologischen apicobasalen Erregungsrückganges, der ja auf der *kürzeren* Negativität der Spitze
basiert. Damit kommt der reine elementare Erregungsrückgang zum Vorschein
und T wird diskordant. Wirkt ein solcher toxischer Schaden zudem auf das ganze
Myokard im Sinn verminderter absoluter Herzkraft und (oder) verringerter
Elastizität, oder steigen die Venendrucke, so steigt zudem das Restblut und die
Peristaltik der Austreibung leidet Schaden. Es wirken dann der inhomogene
Erregungsrückgang durch lokale Entzündungen und die Verminderung des
apicobasalen Erregungsrückganges Hand in Hand.

δ) **Plateauverluste** sind schließlich dann zu erwarten, wenn der Stoffwechsel
der Myokardfaser ernsthaft geschädigt ist. Wir wissen sehr wenig über das
Ausmaß solcher Änderungen des MAS im Tierexperiment, noch weniger vom
Menschen. Doch scheint es wahrscheinlich, daß die T-Änderungen auf Insulin,
Diabetes, vielleicht auch Adrenalin hier angreifen. (Für den Basedow glauben
wir an vorwiegend hämodynamische oder nervöse Faktoren.) Plateauverluste
machen ST-Senkungen, ohne daß QRS verbreitert ist.

ST-Senkungen können, wie wir sehen, auch durch andere Prozesse zustande
kommen. Diejenigen durch Plateauverlust zeichnen sich dadurch aus, daß sie
zu QRS streng diskordant sind: sie sind ja ein Teil des „elementaren" T. Wir
dürfen daher nur solche EKG mit ST-Senkungen als durch Plateauverlust entstanden annehmen, bei denen $\hat{G}_J$ zwar verkleinert, aber von normaler Lage ist.
Bedingen die ST-Senkungen Flächen, welche zu QRS nicht streng diskordant
sind, so sind sie keinesfalls durch „Plateauverlust" bedingt.

Wir wissen besonders wenig über das Auftreten von Plateauverlusten beim
Menschen. Abb. 173b z. B., die auf den ersten Blick so anmutet, als sei ihre
ST-Senkung diskordant, zeigt bei der Analyse einen sehr stark abweichenden
inhomogenen Erregungsrückgang, der fast die Lage desjenigen in Abb. 173a hat.
Wir haben bei unseren noch spärlichen Analysen bislang keine Form einer ST-
Senkung gefunden, welche für Plateauverlust absolut charakteristisch wäre.

Das trifft wahrscheinlich auch für das **Digitalis-EKG** zu, bei dem in ausgeprägten Fällen ST-Senkungen von einer Flächengröße gefunden werden, welche
die QRS-Fläche weit übertreffen, allerdings fast exakt diskordant zu QRS sind.
Dennoch können sie nicht elementare Erregungsrückgänge durch Plateauverlust
sein, so wie es Abb. 158 schildert[3].

---

[1] KORTH: Atlas der klinischen Elektrokardiographie. 1949. S. 3.
[2] WEICKER u. RETZLAFF: Dtsch. Arch. klin. Med. **184**, 316 (1939).
[3] Zum Beispiel bei HOLZMANN: Klinische Elektrokardiographie, Abb. 120.

ε) **Digitalis** macht auch im Tierversuch in therapeutischer Dosis keine Änderung der Form des MAS, wie wir selbst in Übereinstimmung mit HEINRICH und WEBER[1] fanden. Die abweichenden Ergebnisse von SCHELLONG[2] und HEGGLIN und NOBILE[3], welche einen Plateauverlust feststellten, sind offenbar mit toxischen Dosierungen erhalten worden. Dagegen macht Digitalis deutliche Verkürzungen der Gesamterregungsdauer (QT-Zeit), und wir dürfen annehmen, daß solche Verkürzungen sich an verschiedenen Teilen des Myokards verschieden stark ausbilden. Übrigens sieht man beim Hund mit bloßem Auge, wie die ganze Herzmechanik unter Digitalis (allerdings auch unter Strophanthin, das auf das EKG erheblich weniger wirkt), verändert wird. Doch reicht die Beobachtung mit unbewaffnetem Auge nicht aus, die Ereignisse zu analysieren. Jedenfalls läßt sich aus alledem schließen, daß neue, inhomogene Erregungsrückgänge auftreten, die erst noch erforscht werden müssen. Trotz vieler Arbeiten wissen wir über die Elementarprozesse unter Digitalis außerordentlich wenig[4].

Die Bedeutung der Digitaliswirkung auf das EKG beruht im wesentlichen auch nur darauf, daß wir seine Wirkungen so leicht als eine Myokardschädigung deuten, wenn wir vergessen, den Patienten danach zu fragen, ob er digitalisiert ist. ST ist gesenkt, T oft tief diskordant. Manchmal ähnelt das Bild ganz dem bei Coronarinsuffizienz. Es können Zustände wie bei Schenkelblock auftreten. PQ ist verlängert, was darauf hinweist, daß die Erregungsleitung in bestimmten Regionen verlangsamt ist. Im Myokard selbst ist sie übrigens *nicht* verlangsamt, da QRS nie verbreitert, seine Fläche nie nennenswert vergrößert ist. Die Neigung zu Spontanerregungen ist vermindert, was unter anderem in der Senkung der Herzfrequenz zum Ausdruck kommt.

Die Zunahme der Neigung zu Extrasystolien der Kammer ist dabei wohl nur die sekundäre Folge der herabgesetzten Herzfrequenz, bei der nunmehr auch solche Reizbildungszentren zum Wort kommen, die bei der höheren Reizfrequenz refraktär blieben. Insgesamt also wirkt Digitalis senkend auf die Erregbarkeit des Myokards. Wir werden gleich zu erörtern haben, in welchen größeren Rahmen es damit gestellt ist.

d) Klinische Probleme des abnormen T.

α) **Die Unspezifität der Effekte.** Es steht einem Theoretiker, der auf eine immerhin nur begrenzte klinische Tätigkeit und Erfahrung zurückblicken kann, nicht zu, das so komplizierte Gebiet des „Myokardschadens" vom klinischen Standpunkt zu erörtern. Aber er kann eine Reihe von theoretischen Gesichtspunkten zur klinischen Diagnostik beisteuern. Eine fundamentale Tatsache enthebt ihn sowieso im Zusammenhang einer Darstellung des EKG einer detaillierten Darstellung myokardialer Schäden: *es gibt keine für bestimmte Erkrankungen spezifische Effekte im EKG.* Zwar neigt die Diphtherie in besonderem Maße zu Störungen der Erregungsleitung, die bis zum Bilde des Schenkelblocks

---

[1] HEINRICH u. WEBER: Z. klin. Med. **137**, 272 (1940).
[2] SCHELLONG: Z. exper. Med. **75**, 767 (1931).
[3] HEGGLIN u. NOBILE: Verh. dtsch. Ges. Kreislaufforschg **1939**, 136.
[4] Man kann der Hypothese HOLZMANNS vorerst zustimmen, daß Digitalis die Erregung der Innenschichten verkürzt. Freilich bleibt abzuwarten, ob sie sich bei der Analyse eines größeren Materials bestätigt.

fortschreiten und reversibel sind. Dabei sind offenbar Blockformen vom „überdrehten Linkstyp" besonders häufig (Abb. 139). Alle anderen Infektionskrankheiten und toxischen Muskelschäden dagegen beeinflussen QRS wenig (wie der
Scharlach, der es etwas zu verbreitern pflegt) oder kaum, ST und T dagegen in
einer ganz uncharakteristischen Weise, so uncharakteristisch, daß LEPESCHKIN[1]
sie als toxisch-anoxisch" bezeichnet, weil sie den Veränderungen bei allgemeiner
Coronarinsuffizienz so sehr gleichen. Auch glaubt LEPESCHKIN, daß sie auf
gleiche Ursachen wie die Coronarinsuffizienz zurückzuführen sind, da die Entzündung durch ihr seröses Exsudat Myokard und Capillaren voneinander ab-
drängt, eine Deutung, der man mindestens nicht mit Gründen widersprechen
kann. Wie aber die allgemeine Coronarinsuffizienz nicht unbedingt durch O_2-
Mangel wirkt, so wohl auch die Infekte nicht. Es ist nicht möglich, heute schon
die Ursachen dieser Wirkungen zu bestimmen.

Der Unspezifität der EKG-Veränderungen, die, von der Prädilektion der
Diphtherie für Leitungsschäden abgesehen, auch bei dieser Erkrankung zutrifft
(SPANG[2]), entspricht auch die bekannte Unspezifität der morphologischen Veränderungen, die bei Diphtherie, Scharlach, Anginen, CO-Vergiftung ziemlich
gleichartig sind (MÖNCKEBERG[3]). Im Verlauf ist freilich nach SPANG gerade
für die Diphtherie typisch, daß sie zuerst Leitungsstörungen, d. h. QRS-Deformationen macht. Später kommt es zu ST- und T-Veränderungen. Letztere
sind in der Regel nur durch inhomogene Erregungsrückgänge zu erklären. Es
wird also das Myokard lokal verschieden stark geschädigt. Wir erkennen das
nur durch die Analyse des EKG nach Abb. 161. Ist dagegen das Herz *allgemein*
geschädigt, so nimmt sehr oft der apicobasale Erregungsrückgang im Verlauf
der Schädigung ab, wohl immer bei eintretender Dilatation, und es kommt
zu der in Abb. 163 bereits demonstrierten Drehung des T-Vektors. Lag T links
vom QRS, so wird sich also T notgedrungen gegen den Uhrzeiger weiterdrehen
müssen: T_{III} wird zuerst, dann T_{II} negativ, eine theoretische Forderung, die
durch alle klinischen Erfahrungen bei Infekten und toxischen oder stoffwechsel-
bedingten Myokardveränderungen bestätigt wird (SPANG[2], KIENLE[4]). Trifft
eine solche Abnahme des apicobasalen Erregungsrückganges zudem auf ein
linkstypisches EKG mit Hypertrophie und Flächenzunahme von QRS, so
wandert T besonders energisch in die Diskordanz, aus *rein* elektrischen Gründen.
Man kann aus der verstärkten Neigung zur Diskordanz von T in solchen Fällen
wohl auf einen Myokardschaden schließen! Daß T-Änderungen durch Herz-
nerveneinfluß und durch den Einfluß der Füllungsschwankungen bedingt sein
können, wurde oben erwähnt (S. 212, 223) und darf nicht zu Fehldiagnosen
führen. Eigens aufgeführt sei, daß z. B. Hyperventilation, vermutlich über die
begleitende Alkalose, zu deutlichen T-Änderungen führt, die sogar Negativierung
von T zeigen können (THOMPSON[5]). Wir halten übrigens auch hierbei für

---

[1] LEPESCHKIN: Das EKG, § 812.
[2] SPANG: Arch. Kreislaufforschg **12**, 343; **13**, 1 (1943).
[3] MÖNCKEBERG: In HENKE-LUBARSCH' Handbuch der speziellen pathologischen Anatomie
und Histologie, Bd. 2, S. 402 ff. Berlin 1924.
[4] KIENLE: Diphtherische Herzkomplikationen. Stuttgart 1947. Weitere Literatur bei
LEPESCHKIN.
[5] THOMPSON, W. P.: Amer. Heart J. **25**, 372 (1943).

möglich, daß die durch Hyperventilation verursachte Hyperämie (MERCKER[1]) einen wesentlichen Anteil an der T-Deformation über eine Steigerung der Schlagvolumina hat.

β) **Ein typischer Fall:** Interferenz von zusätzlichem inhomogenem Erregungsrückgang und verkleinertem apicobasalem Erregungsrückgang. Wir geben in Abb. 174 ein sehr schönes Beispiel einer Myokardveränderung nach einer Tonsillektomie, das wir, mangels eigener Fälle akuter Erkrankungen, dem auch sonst für unser Kapitel sehr lehrreichen Buch KORTHs[2] entnehmen. Im Anschluß an eine Tonsillektomie, die durch einen soeben abgeheilten schweren Gelenkrheumatismus ratsam erschien, trat ein spitzes „coronares" negatives T in allen Ableitungen auf, das sich dann langsam zu einer nur in Ableitung III flach negativen T-Zacke zurückbildete. Die beiden in Abb. 174 dargestellten Zustände sind charakteristisch für zwei oft ganz unabhängig voneinander und isoliert auftretende Zustandsänderungen der T-Zacke. Das 1. Stadium ist nur durch das Auftreten eines inhomogenen Erregungsrückganges neuer

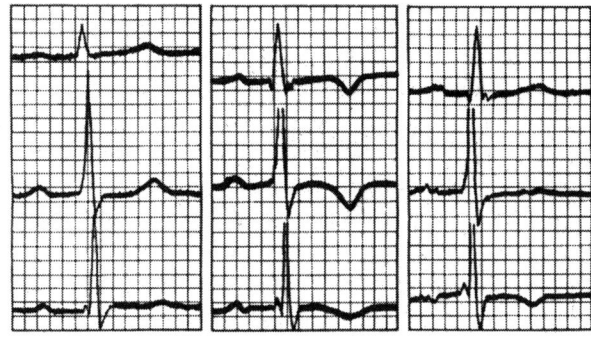

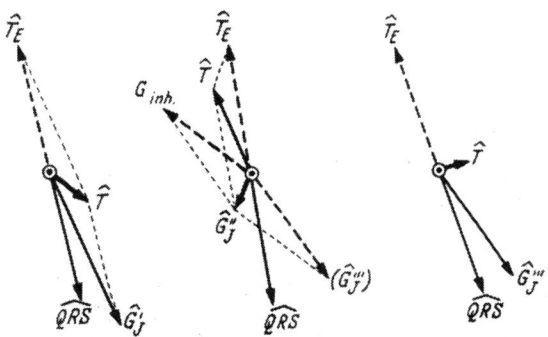

Abb. 174. Drei Zustände nach Tonsillektomie im Anschluß an Angina und akuten Gelenkrheumatismus. (EKG nach KORTH, Atlas der klinischen Elektrokardiographie, Tafel 2.) Die 3 Ableitungen sind **nicht** synchron aufgezeichnet! 1. Vor der Operation. Normales EKG. $\alpha_{QRS} = +75°$; $\alpha_T = +45°$, $\alpha_{GJ} = +65°$. $\hat{G}_J = 135\% \ \widehat{QRS}$. Unter dem EKG die Vektoren. T ist die vektorielle Resultante aus $\hat{G}_J$ und $\hat{T}_E$. $\hat{T}_E$ ist umgekehrt gleich $\widehat{QRS}$. 2. 10 Tage nach der Operation. „Coronares" T als Ausdruck einer lokalen Myokarditis oder einer ähnlichen Myokardveränderung. α_{QRS} unverändert, $\alpha_T = -115°$, $\alpha_{GJ} = +110°$. $\hat{G}_J = 35\% \ \widehat{QRS}$. Die Vektorkonstruktion zeigt den stark nach rechts gewanderten Vektor $\hat{G}''_J$, der nun nicht mehr ein apicobasaler Erregungsrückgang sein kann. Er ließe sich durch das Auftreten des (gestrichelt gezeichneten) neuen inhomogenen Erregungsrückganges $G_{inh.}$ erklären, der mit dem $\hat{G}''_J$ aus Bild 3 (ebenfalls gestrichelt) das gemessene G''_J ergäbe. Es wird bei dieser Konstruktion also angenommen, daß der apicobasale Erregungsrückgang zur Zeit der Aufnahme dieses EKG denselben Zustand wie zur Zeit von Bild 3 gehabt habe, nämlich G''_J. T ist die Resultante aus G''_J und T_E. 3. 7 Wochen nach der Operation. T ist nur in Ableitung III eben negativ. α_{QRS} unverändert, $\alpha_T = -10°$, $\alpha_{GJ} = +55°$. T ist diskordant, weil $\hat{G}_J$ nur noch $100\% \ \widehat{QRS}$ beträgt.

Art denkbar, der wahrscheinlich auf eine verlängerte lokale Erregungsdauer irgendeiner Herzregion bezogen werden muß. Er stellt das akute Ereignis dar, ist Ausdruck einer Entzündung, einer lokalen Änderung der „Vitalität". Das 2. Stadium hingegen zeigt keine deutlichen Abweichungen der Komponenten von T mehr, und

---

[1] MERCKER: Pflügers Arch. **246**, 577 (1943).

[2] KORTH: Atlas der klinischen Elektrokardiographie. Berlin und München 1949.

das negative T_{III} ist durch eine relativ geringfügige Verschiebung im Verhältnis von QRS-Fläche zu apicobasalem Erregungsrückgang erklärt: während letzterer vor der Tonsillektomie 135% vom QRS ausmachte (was auch schon ein wenig klein ist!), betrug er am Ende der ganzen Erkrankung nur 100% vom QRS. Dadurch muß T diskordanter werden, in Analogie zu Abb. 163. Der ganze Prozeß läuft bei vollkommenem Wohlbefinden ab!

Man kann gegen diesen Fall sowie gegen jede Analyse dieser Art einwenden, daß der Endzustand doch wahrscheinlich nur ein Zwischenstadium zwischen dem akuten Stadium des Myokardprozesses und der vollständigen Heilung sei, daß also beide Bilder auf *gleiche* Ursachen zurückzuführen sind. Das kann sein, aber es muß nicht sein. Unser Argument, warum zwei verschiedene Prozesse wahrscheinlicher sind, ist dies: in Bild 2 unserer Abbildung ist der Vektor von $\hat{G}$ aus der Normallage von $\alpha\,\hat{G}_J = 70°$ herausgedreht in ein $\alpha\,\hat{G}_J = 110°$. Zugleich ist $\hat{G}_J$ stark vermindert; T ist vorwiegend durch den elementaren Erregungsrückgang beherrscht. Wir werden kaum annehmen dürfen, daß der apicobasale Erregungsrückgang während der klinisch absolut symptomlosen Periode der „Erkrankung" verschwunden ist; er hat sich möglicherweise schon auf den am Ende der Beobachtungsserie (Bild 3) festgestellten Wert vermindert; diesen aber wird er noch aufweisen. Die starke Verkleinerung und Achsendrehung vom $\hat{G}_J$ ist also dem Hinzutreten eines inhomogenen Erregungsrückganges zu danken. Man kann, wie die Abbildung zeigt, sogar den Versuch machen, seine Größe zu konstruieren. Er weist dann so, daß die Herzspitze negativiert erscheint, in Übereinstimmung mit dem oben schon zitierten Befund, daß die Spitze Sitz von Herden, allerdings beim Kaninchen, ist. Klingt der Entzündungszustand ab, so dreht sich $\hat{G}_J$ wieder in die alte Lage und bleibt etwas vermindert. Ob diese Verminderung in Bild 3 wirklich auf eine Störung des apicobasalen Erregungsrückganges auch in diesem Fall zu beziehen ist, bleibe dahingestellt[1]. Sie sieht so aus wie die so sehr oft zu beobachtenden Daueränderungen von T bei dilatierten Herzen. Jedenfalls sind diese beiden Bilder klassische Repräsentanten der beiden Formen der T-Änderung: derjenigen durch inhomogene Erregungsrückgänge mit stark abweichendem Winkel α von $\hat{G}_J$, bei lokalen Myokardschäden mit verlängerter Erregungsdauer; und den chronischen Verminderungen des normalen apicobasalen Erregungsrückganges, meist durch Störungen der Herzperistaltik, bei normalem $\alpha\,\hat{G}_J$.

γ) **Komplikationen bei akuten Erkrankungen.** In Fällen schwerer akuter Erkrankungen wird nun das in Abb. 174 dargestellte Verhalten durch zwei Komplikationen verändert: es treten Leitungsstörungen, also Änderungen von QRS, und mehr oder weniger ausgeprägte ST-Senkungen auf. QRS-Änderungen sind Zeichen einer Schädigung entweder des spezifischen Systems an bestimmten Stellen, wenn nämlich der Typ von QRS neben der Fläche verändert ist; oder sie zeigen eine verlangsamte Erregungsleitung im Myokard an, wenn die Fläche

---

[1] Die Doppeldeutigkeit der T-Änderungen läßt ebensowohl die Deutung zu, daß sich die lokale Myokardänderung ihrerseits ungleich schnell in verschiedenen Teilen zurückgebildet habe und ein Rest noch bestehe, der dem normalen apicobasalen Erregungsrückgang genau entgegengesetzt gerichtet sei.

von QRS bei konstanter Typologie so verbreitert ist, als sei einfach die Zeit schneller geschrieben (S. 145). In beiden Fällen ist die begleitende T-Änderung aus der adäquaten Flächenzunahme des elementaren Erregungsrückganges zu berechnen (S. 249f.). T selbst, also der Prozeß des kontraktiven Nachpotentials, ist nur geändert, wenn sich außerdem $\hat{G}_J$ ändert.

ST-Senkungen sind hier noch nicht zu behandeln. Sie bedeuten entweder das Vorhandensein von „verletzten" Regionen oder von asystolischen Bezirken. Beides deutet *immer* auf akute Prozesse.

So ist also jedes EKG bei einer Myokardschädigung nach diesen 4 pathologischen Kennzeichen ausdeutbar:

1. T wenig diskordant, flach, meist T_{III} negativ, T_I positiv. $\hat{G}_J$ klein ($\leq \widehat{QRS}$), $\alpha\, G_J$ normal: Störung der Herzperistaltik wahrscheinlich. Vielleicht auch „Plateauverlust"?

2. T tief diskordant-negativ, coronare Form. $\hat{G}_J$ klein oder groß; $\alpha\, G_J$ stark abweichend: lokale Schäden mit lokal verlängerter Erregungsdauer; lokale Entzündung.

3. ST gesenkt (eventuell auch gehoben), lokale Verletzungen oder lokal asystolische Bezirke. (ST-Senkungen bei stark verbreitertem R rechnen hier nicht!)

4. QRS verbreitert. a) Typ normal: myokardiale Leitungsgeschwindigkeit wahrscheinlich verlangsamt. b) Typ abwegig; lokale Blocks im spezifischen System wahrscheinlich.

δ) **Erläuterung einiger Fälle.** Mit dem bislang Gesagten wird man immer imstande sein, die EKG-Diagnose bei einer Myokardschädigung zu stellen. Sie muß, wie man wohl einsehen wird, immer sehr unspezifisch sein und ist bezüglich der Natur der T-Änderung häufig durchaus doppeldeutig. Abb. 175 zeigt Änderungen von T bei breitem QRS mit vergrößerter Fläche. In Bild a ist der Typ normal; es könnte sich also um eine verlangsamte Erregungsleitung handeln. Wir finden solche Bilder nicht selten im akuten Zustand eines Infekts. Bild b—d zeigen Typenwandel, sind also offenbar Blockaden im RLS, Bild c könnte ein lokaler Ausfall an der Spitze sein, doch spricht hiergegen die normale Vektorlage des Ventrikelgradienten. So wird es sich hier um einen Linkstyp bei Hypertonie handeln, der durch einen Diabetes kompliziert sein mag. Bei Bild b ist zwar $\hat{G}_J$ sehr viel rechtstypischer als QRS, doch ist dieses so abnorm, daß $\hat{G}_J$ eine normale Lage einnimmt, also sehr wohl ein apicobasaler Erregungsrückgang sein kann. Wir können also sagen, daß alle Bilder in Abb. 175 T-Änderungen zeigen, die vorwiegend durch die QRS-Änderungen bedingt sind. T ist, elektrophysiologisch gesehen, normal!

Abb. 176 zeigt T bei einigen Fällen stark deformierter QRS-Komplexe. Bild a ähnelt bezüglich QRS sehr stark dem Bild 175b; beide haben fast gleiche Werte! Im Verhalten von T aber unterscheiden sie sich: Der apicobasale Erregungsrückgang erscheint vermindert, der Winkel des Ventrikelgradienten ist stark linkstypisch und gleicht dem des abwegigen QRS. Hier ist also, im Gegensatz zu 175b, die Herzperistaltik gestört oder ein neuer inhomogener Erregungsrückgang hinzugekommen. Die Diagnose einer Schädigung der Spitze durch Narben ist nicht mehr abzulehnen. Das EKG ist entschieden pathologischer als

17*

das der Abb. 175b! Das trifft vollends auf Abb. 176b und c zu, die beide neben stark abwegiger Form vom QRS abnorme Werte vom $\hat{G}_J$ aufweisen: bei Bild b einen sicher pathologischen inhomogenen Erregungsrückgang, der nach einer leicht anzufertigenden Konstruktion sehr stark links seitlich negativ, rechts

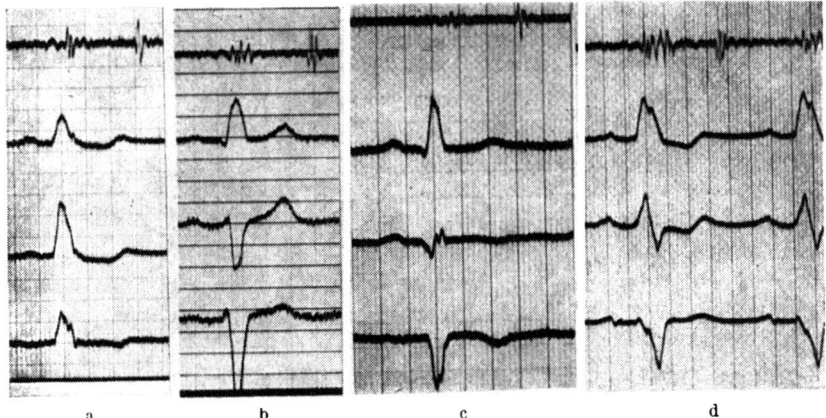

a   b   c   d

Abb. 175a—d. T bei Herzmuskelschädigung und gleichzeitig vorhandener Verbreiterung von QRS mit vergrößerter Fläche. Die T-Änderung ist vorwiegend durch QRS bedingt. T selbst ist nicht abnorm! a QRS: Normtyp. ST gesenkt, T noch fast konkordant, doch flach. RR 115/70. Rö.: Mr/Ml = 4,9/10,9. 32jähriger Mann, unbekanntes chronisches Leiden. Leitungsgeschwindigkeit im Myokard vermindert? b QRS: überdrehter Linkstyp, etwas verspätet. T stark diskordant. Anamnese: Diphtherie. 22jähriger Mann. RR 140/90. — Mr/Ml = 3,5/10,5. Leitungsblockade in Teilen des RLS der Spitzenregion? c QRS bei Linkstyp und fast konkordantem T. Vorwiegend Linkslage. Aortenform. Mr/Ml = 5,7/12,3. RR 195/100. Hypertonie, Diabetes. d QRS linkstypisch, stark verspätet, T diskordant. Klinisch Sklerose. RR 140/80. 47jähriger Mann. Mr/Ml = 5,0/8,0. Störungen im RLS wahrscheinlich.

Auswertung zu Abb. 175.

	a	b	c	d
$\widehat{QRS}$ (μVsec)	62	69	36	97
$\hat{G}_J$ (μVsec)	54	65	44	52
$\hat{T}$ (μVsec)	11	47	12	45
α_{QRS}	+ 60°	— 65°	— 30°	+ 45°
α_{G_J}	+ 70°	— 20°	— 20°	+ 55°
α_T	— 160°	+ 65°	+ 20°	+ 150°
$\Delta\alpha$ (QRS → G_J)	— 10°	— 45°	— 10°	— 10°
$\Delta\alpha$ T (QRS → T)	— 140°	— 130°	— 50°	— 105°
Peristaltik geändert	—	—	—	—
Inhomogener Erregungsrückgang . . .	—	?	—	—

positiv sein müßte, also eine Verlängerung der Erregungsdauer im Bereich des Lateralinfarkts anzeigt. Da der Patient an Angina pectoris litt, wird die Annahme einer vorwiegend linksseitigen Coronarstörung wahrscheinlich, wenn nicht gar ein Infarkt schon einmal stattfand, worauf die Deformation von QRS hindeutet: Überwiegen aufwärts- und rechtsweisender Fasern! Bild c zeigt Niederspannung mit Typenwandel von QRS, also ein schweres Bild, das auf umfangreiche Schäden im Myokard schließen läßt. Der Erregungsrückgang ist auch hier gleichgerichtet zu QRS, also abnorm stark linkstypisch; es treffen auf ihn die Kennzeichen aus Bild a zu: es kann sich nicht mehr um einen apicobasalen Erregungsrückgang handeln. Alle 3 Bilder sind also bezüglich ihrer T-Zacke pathologisch und weichen darin also übereinstimmend von Abb. 175 ab.

Abb. 177 zeigt die uns von der QRS-Analyse her bekannten tiefen S-Zacken, die nicht eigentlich als Linkstyp angesprochen werden können. Während bei normalen Herzen mit diesem QRS nun T in allen Ableitungen positiv zu sein pflegt (Abb. 137b, c), ist T hier negativ-konkordant in

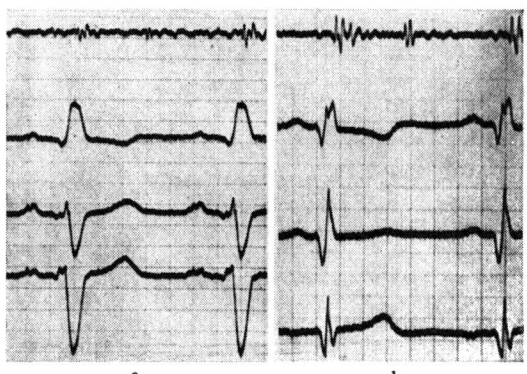
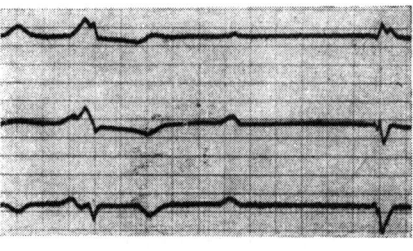

Abb. 176a—c. Beispiele eines abnormen T bei pathologischem QRS. a Überdrehter Linkstyp, vermutlich durch große Spitzennarbe nach Diphtherie und Rheuma. 60jähriger Mann. RR 135/70. Rö.: Linksverbreiterung. T vorwiegend durch QRS und Störung der Herzperistaltik verändert. b Stark deformierter QRS-Komplex; Anamnese unbekannt. 51jähriger Mann mit Angina pectoris an der Grenze der Kompensation. Vermutlich sklerotische Narben links seitlich, wenn nicht Infarkt, der unbemerkt blieb. Hierfür spricht auch der starke inhomogene Erregungsrückgang, der eine Positivität in der rechten unteren Herzregion anzeigt. Offenbar bleibt ein dem Lateralinfarkt der Abb. 203a analoger Teil des Myokards länger erregt. RR 125/80. Rö.: Herz etwas links vergrößert! c Schwerer Myokardschaden bei Hypertonie (190/95). QRS total deformiert. Rheuma in der Anamnese. Totaler a—v-Block. Im ersten QRS-Komplex ist ein P enthalten. Blutdruck normal. 51jähriger Mann. Vermutlich ebenfalls inhomogener Erregungsrückgang. Wahrscheinlich starke lokale Myokardschäden mit Störung der intraventrikulären Erregungsausbreitung.

Auswertung zu Abb. 176.

	a	b	c
$\widehat{QRS}$ (μVsec)	75	12	22
$\hat{G}_J$ (μVsec)	33	43	39
$\hat{T}$ (μVsec)	42	48	18
α_{QRS}	$-$ 65°	$+$ 15°	$-$ 55°
α_{G_J}	$-$ 50°	$+$ 115°	$-$ 50°
α_T	$+$ 100°	$+$ 130°	$-$ 45°
$\Delta\alpha$ (QRS $\rightarrow$ G_J)	$-$ 15°	$-$ 100°	$-$ 5°
$\Delta\alpha$ T (QRS $\rightarrow$ T)	$-$ 165°	$-$ 115°	$-$ 10°
Peristaltik geändert	$+$	?	$+$
Inhomogener Erregungsrückgang . .	$(+)$	$+$	$(+)$

Ableitung II und III. Eine deutliche und konstante ST-Senkung verändert $\hat{G}$ sehr stark; ziehen wir sie ab, so bleibt ein Erregungsrückgang, der zu QRS fast ganz konkordant und auch ziemlich groß ist. Wir dürfen schließen, daß auch hier wie in Abb. 176c der Vektor von $\hat{G}_J$ stark links verlagert ist. Wir werden aus der ST-Senkung einen inhomogenen Erregungsrückgang annehmen müssen, der auf lokale myokardiale Schäden deutet. Ein „Plateauverlust" als Ursache der ST-Senkung ist unwahrscheinlich, da damit die abweichende Lage des $\hat{G}_J$-Vektors nicht erklärt ist.

Abb. 178 endlich gibt ein *diphasisches T* wieder. Wir haben früher schon auseinandergesetzt, daß apicobasaler und elementarer Erregungsrückgang in

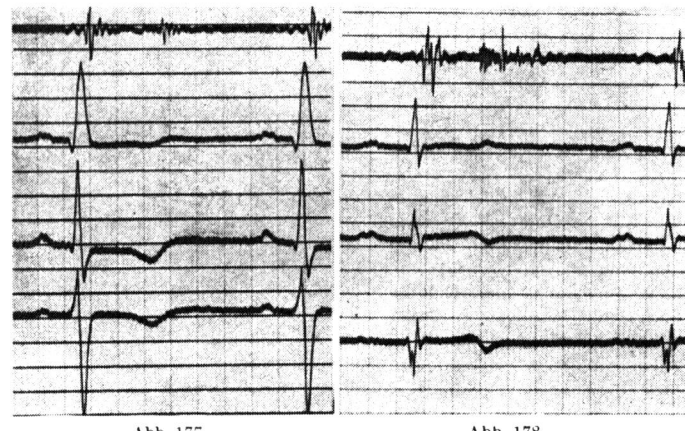

Abb. 177.   Abb. 178.

Abb. 177. T bei abnorm starkem S_{II} und S_{III}. Das T ist als normal zu betrachten, wenn man die QRS-Vergrößerung durch Hypertrophie beachtet und die deutliche ST-Senkung in Abzug bringt (vgl. Auswertung der Tabelle!). Das einzig Pathologische ist also neben der Linkshypertrophie die ST-Senkung, die auf eine lokale myokardiale Schädigung hinweist. Herz von Mitralform, kein Vitium, RR 110/70. Mr/Ml = 4,6/9,0.

Abb. 178. Diphasisches T durch zeitlich verschiedenes Verhalten von apicobasalem und elementarem Erregungsrückgang. Myokardschaden nach Anginen. Mr/Ml = 4,7/11,0. Aortenform. RR 115/70. QT = 95% der Norm, also ohne Abweichung. Der apicobasale Erregungsrückgang ist vermindert: Peristaltik gestört? (Herz vergrößert!)

der Regel die gleichen Maxima haben werden, so daß sie sich gegenseitig zu allen Größen eines monophasischen T subtrahieren können. Nun finden wir sehr häufig terminale diskordante T-Wellen, denen eine konkordante voraufgeht. Man kann diese Bilder so deuten, daß der elementare Erregungsrückgang sein Maximum später hat als der in seiner Höhe merklich abgeschwächte apicobasale. Diese Deutung wird vielleicht vorerst immer dann vorzuziehen sein, wenn die QT-Zeit normal oder eher etwas kurz ist, so wie es hier auch der Fall ist. Freilich gibt es EKG, wo QT deutlich verlängert ist. Man wird dann mit HOLZMANN[1] annehmen müssen, daß eine lokale Änderung des Stoffwechsels stattfand, welche überdauernde inhomogene Erregungsrückgänge erzeugt hat.

Auswertung von Abb. 177.

	Mit ST-Senkung	Ohne ST-Senkung
$\widehat{QRS}$ (μVsec)	46	46
$\hat{G}_J$ (μVsec).	57	48
$\hat{T}$ (μVsec)	49	
α_{QRS}	— 20°	— 20°
α_{G_J}	— 70°	— 30°
α_T	— 130°	
$\Delta\alpha$ (QRS → G_J)	+ 50°	+ 10°
$\Delta\alpha$ T (QRS → T)	+ 110°	
Peristaltik geändert	—	—
Inhomogener Erregungsrückgang	+	—
ST-Fläche	36 μVsec	
α ST.	— 125°	

[1] HOLZMANN: Verh. dtsch. Ges. Kreislaufforschg **1949**, 250.

ε) **Das flache T. Der Endzustand von T.** Es entspricht der Natur der ST-Änderung und des inhomogenen (nicht apicobasalen) Erregungsrückganges, daß sie auf *akute* Prozesse zu beziehen sind und selten Zeichen stationärer Zustände sind. Ausnahmen gibt es allerdings sehr wohl, die für ST unten besprochen werden. Der Endzustand einer myokardialen Veränderung ist dennoch wahrscheinlich eine bloße Verkleinerung des apicobasalen Erregungsrückganges. Es

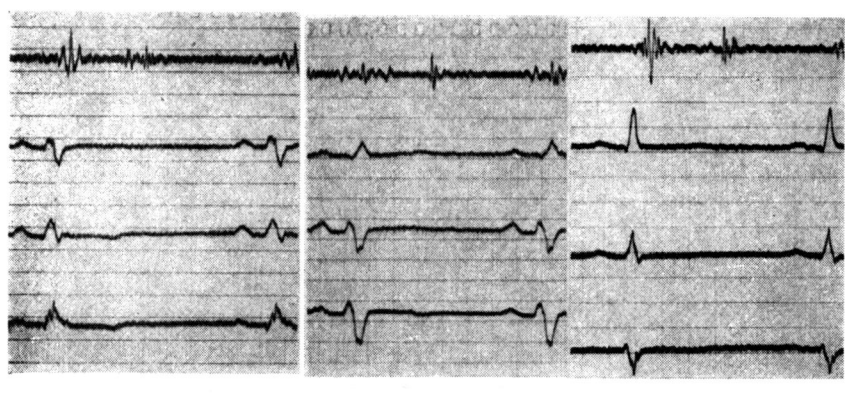

a   b   c

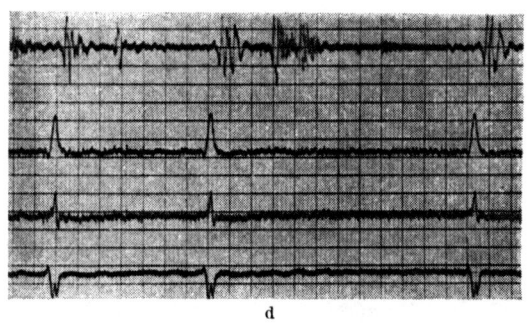

d

Abb. 179a—d. Vier charakteristische Fälle von flachem bzw. fehlendem T. Alle Bilder sind auch bezüglich T pathologisch. In b liegt neben einer Störung der Herzperistaltik sicher auch ein inhomogener Erregungsrückgang, also ein lokaler Myokardschaden, vor. a Allgemeine Niederspannung (echte myokardiale?). T vorwiegend diskordant. Der apicobasale Erregungsrückgang ist fast ganz verschwunden. Entsprechend starke Linksverbreiterung. Anamnese unspezifisch. Aortenform. 43jähriger Mann. b Überdrehter Linkstyp. Das elementare T durch einen inhomogenen Erregungsrückgang kompensiert. Diphtheriefolge. Lokale Schäden der Herzspitze? Mr/Ml = 4,5/10,3 28jähriger Mann. c Linkstyp. T fehlt. $T_A = T_E$. Anginen in der Anamnese. d wie c, doch zugleich absolute Arrhythmie mit Vorhofflimmern. R_{III} negativ gespalten, was auf Leitungsstörungen im Myokard deutet. Herzperistaltik gestört.

fehlt uns natürlich noch jede statistische Auswertung der Art, was auf akute Prozesse, was auf stationär-chronische Veränderungen zu beziehen ist. Bis solche Untersuchungen vorliegen, werden wir keine Angaben über inhomogene Erregungsrückgänge als Folge von stationär gewordenen Dauerschäden machen können. Die Verkleinerung des apicobasalen Erregungsrückganges aber ist wohl immer eine Folge der Dilatation im Sinne der veränderten Herzperistaltik.

In der täglichen Diagnostik spielt nun das flache T eine große Rolle und wie oft wird man vom Praktiker gefragt, wann denn die Abflachung von T pathologisch sei! Leider wissen wir die Antwort noch nicht sicher und auf die Frage, die in dieser Form gestellt wird, ist sie überhaupt nicht zu geben. T kann flach werden durch Hypertrophie und Zunahme der QRS-Fläche. Nur wenn QRS eine normale Fläche hat (um 25 µVsec), ist eine Abflachung von T überhaupt auf eine Verminderung des $\hat{G}_J$-Wertes zu beziehen. Vermindert sich dieser, läuft er jedoch nicht in Richtung von QRS ($\varDelta\alpha$ von $\widehat{QRS}$ zu $\hat{G}_J$ hat positive Werte), so kann T niemals verschwinden: es wird zwar flacher, doch nach Abb. 172 diskordant! Liegt aber der Vektor des apicobasalen Erregungsrückganges genau oder fast genau in der Richtung des Vektors der QRS-Fläche, so kann T dann ganz verschwinden, wenn $\hat{G}_J$ genau gleich $\widehat{QRS}$ wird, sich also elementarer (T_E)

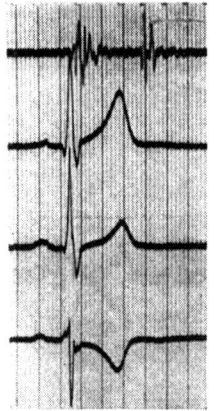

Abb. 180. Abnorm hohes T bei einer Mitralinsuffizienz nach Diphtherie. Mr/Ml = 4,6/10,9. Herzfrequenz bradykard (60/min). Wahrscheinlich vagales T! — Die Auswertung ergibt: QRS = 40 µVsec; α = +20°; T = 170 µVsec; α = — 10°. Der Ventrikelgradient ist 205 µVsec mit α = — 5°. Die normale Herzperistaltik erscheint verstärkt.

und apicobasaler (T_A) Erregungsrückgang genau kompensieren. Wir sprechen (mit einem wenig exakten Ausdruck) vom „*isoelektrischen T*". Die Normalfälle der Abb. 170 und 171 haben wohl bewiesen, daß es nicht absolut pathologisch zu sein braucht, wenngleich es sich in normalem Material selten, bei Herzkranken sehr häufig findet. Wir möchten T an sich für das Ergebnis statistischer Streuungen in der Größe von T_A und T_E halten, wobei es selten, aber eben doch gelegentlich zur Gleichheit beider kommt. Meines Wissens fehlen statistisch exakte Untersuchungen.

Abb. 179 zeigt nun pathologisch flache T-Zacken. In Bild a liegt Niederspannung von QRS vor. Diese muß sich, falls es sich um eine echte myokardiale Niederspannung handelte, natürlich auch in T ausdrücken. Ist QRS diphasisch, und zwar derart, daß R = S in der Fläche wird, so wie das in Ableitung I und II ungefähr der Fall ist, verschwindet nach Abb. 159a auch T_E. Ist T_A durch eine Störung der Peristaltik vernichtet, so ist T flach. Das liegt hier wahrscheinlich vor: Niederspannung, R = S und also besonders kleines T_E, und aufgehobenes T_A.

Auch inhomogene Erregungsrückgänge können T_E eben kompensieren: Abb. 179b müßte positives T_{III} aufweisen, das aber von einem linkstypischen $\hat{G}_J$ kompensiert wird. Bild c und d zeigen bei Linkstyp in QRS ein fehlendes T. Nach dem Aussehen des Kammerkomplexes ist das abnormste Bild a, das normalste c. Alle Bilder sind als qathologisch anzusehen, bei allen muß der Wert von $\hat{G}_J$ verkleinert sein.

Ein fehlendes T bei normalem QRS ist, so müßte unser Schlußurteil lauten, durchaus nicht unbedingt pathologisch. Bei abnormem QRS wird es selten normal sein, da dann zu seiner Entstehung Erregungsrückgänge notwendig sind, die meistens abnorme Vektorlagen aufweisen.

ζ) **Abnorm hohes T** finden wir beim sog. accelerierten, d. h. schnell wachsenden Jugendlichen[1], ferner bei „Vagotonikern", doch überraschenderweise ebensowohl beim gesteigerten „Sympathicotonus". Man könnte es also als Zeichen reiner vegetativer Dystonie auffassen und hat das auch getan[2]. Die Literatur ist unübersehbar und sehr widersprechend. Nun

---

[1] SCHMIDT-VOIGT: Z. Kinderheilk. **65**, 394 (1948).

[2] Literatur bei LEPESCHKIN: Man bedenke, daß vagoton und sympathicoton nur für den Innervationszustand des Herzens gelten und an seiner Frequenz abgelesen werden können!

haben neuerdings BREU und ZOLLNER[1] gefunden, daß in 264 Fällen von 9000 ein abnorm hohes T vorliegt, wobei sich in 60% der Fälle Stenokardie in der Anamnese fand, doch nur in 36% der Fälle ein objektiver Befund, außer dem abweichenden EKG. Acceleranswirkung hatte nicht vorgelegen. Von Vagustonus ist nicht die Rede, auch nicht von der Herzfrequenz. Die Verfasser glauben eine Myokardschädigung annehmen zu dürfen und wir müssen zugeben, daß das möglich ist. Die Doppeldeutigkeit aller T-Veränderungen läßt in unserem Fall die Deutung zu, daß ein inhomogener Erregungsrückgang mit verlängerter Erregungsdauer der Basis oder basiswärts gelegenen Schichten („Innenschichten") vorlag. Trotzdem dürfen wir annehmen, daß in anderen Fällen ein erhöhter Vagustonus allein die Ursache erheblicher T-Vergrößerungen ist (vgl. S. 223). Es ist sogar denkbar, daß das sog. „Kirchturm-T" bei langanhaltender Anoxie teilweise vagalen Ursprungs ist, da es sich mit Eintritt der bradykarden Vaguspulse herausbildet[2]. Wir erwähnen das besonders deshalb, weil man immer wieder in zu einseitiger Weise geneigt ist, bestimmte EKG-Veränderungen als typisch für eine ganz bestimmte Noxe zu halten. Wir kennen tatsächlich keinen einzigen spezifischen Effekt im EKG, und jede Diagnose bleibt ein mühseliger Kompromiß zwischen vielen Möglichkeiten und dem klinischen Zustand. Abb. 180 gibt ein Beispiel, bei dem aller Wahrscheinlichkeit nach eine vagale Tonisierung mit Bradykardie bei einem Herzfehler vorliegt.

38. Die Möglichkeiten einer Beeinflussung der ST-Strecke.

Wir haben bereits im vorigen Abschnitt die Bedeutung von ST-Senkungen in Kombination mit T-Änderungen erwähnt. Bekanntlich gilt nun die ST-Senkung inzwischen als eines der charakteristischsten Merkmale der Myokardschädigung, insbesondere bei mangelhafter Coronardurchblutung. Der ohne Zweifel häufig vorhandene Zusammenhang zwischen ST-Senkung und Ischämie des Myokards hat schließlich in Kreisen der deutschen Elektrokardiographie zu einer Art Reflexdiagnose geführt: man denkt bei jeder ST-Senkung ganz automatisch nur noch an die Coronarinsuffizienz. Gegen diese Einseitigkeit der Diagnostik haben sich zwar immer wieder unsere besten Experten gewandt — umsonst. Sie ließ sich bislang nicht einmal aus dem Schrifttum ausrotten, geschweige denn aus den Köpfen der Praktiker. Es scheint daher an der Zeit, die mannigfaltigen Möglichkeiten zu betonen, aus denen eine ST-Senkung entstehen kann. Jede derartige differentialdiagnostische Überlegung wird besser als alles andere von dieser Form einer Reflexdiagnose abhalten.

Es gibt folgende Möglichkeiten für das Entstehen eines zu R diskordanten Potentials in der ST-Strecke. (Wir betonen, daß wir statt von der ST-Senkung besser von der *Diskordanz* von ST sprechen sollten. Natürlich muß, wie sich zeigen wird und wie KIENLE[3] erst kürzlich aus klinischer Erfahrung ableitete, die ST-Senkung *typenabhängig* sein!) (Abb. 181.)

α) **ST-Senkungen können nur vorgetäuscht sein durch die Unmöglichkeit, eine richtige „isoelektrische" Nullinie zu ziehen.** Schlägt das Herz sehr tachykard, so ist unter anderem auch nach dem Ende von T die Spannungsproduktion noch nicht beendet: es entsteht eine starke U-Welle. Da jede Frequenzsteigerung bekanntlich vorwiegend auf Kosten der Diastole geht, tritt P bei hoher Frequenz sehr nahe an T heran und kann sich daher gelegentlich der U-Welle aufpfropfen. Zum Beginn von P ist also U noch nicht beendet, die wahre isoelektrische Linie

---

[1] BREU u. ZOLLNER: Dtsch. Arch. klin. Med. **185**, 416 (1940).

[2] Vgl. die Versuche von OPITZ und TILMANN: Luftfahrtmed. **1**, 153 (1936). Es zeigt sich an ihren Abbildungen, daß T schon erhöht ist, wenn die Frequenz sich zwar wieder verlangsamt, aber noch tachykarder ist als zu Versuchsbeginn.

[3] KIENLE: Das Belastungs-EKG, S. 277.

nicht erreicht[1]. Diese tritt vielmehr erst im PQ- und ST-Abschnitt hervor. Charakteristisch für diese scheinbare ST-Senkung ist also die *gleichmäßige* (scheinbare) Senkung von PQ und ST gegen den Beginn von P sowie Tachykardie mit einem P, das nahe am Ende von T liegt (Abb. 181a und 182). Diese schein-

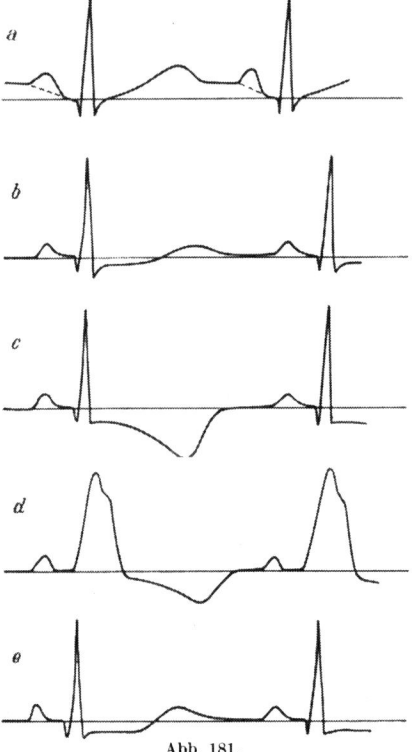

bare ST-Senkung durch U-Wellenpfropfung liegt wohl in erster Linie der von SJÖSTRAND[2] sorgfältig ermittelten Tatsache zugrunde, daß ST um so mehr gesenkt erscheint, je höher die Herzfrequenz ist. Da hohe Frequenz normalerweise meist durch hohe Schlagvolumina ausgelöst wird (Bainbridge-Reflex!), diese aber besonders hohe U-Wellen haben, ist der Zusammenhang besonders leicht verständlich. Da der Sympathicus T verkleinert, kann ein solches durch Acceleransreiz tachykardes Herz eine starke scheinbare

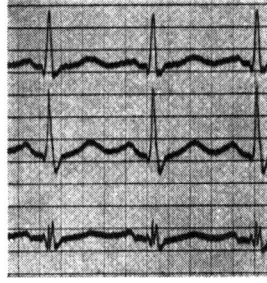

Abb. 181.   Abb. 182.

Abb. 181 a—e. Schematische Darstellung der wichtigsten Mechanismen, welche eine ST-Senkung bewirken. Die Abbildungsteile entsprechen den Abschnitten von Kap. 38. a Scheinbare ST-Senkung bei Tachykardie durch Vortäuschung einer falschen Nullinie. U-Welle, auf die sich P aufpfropft. Punktiert der Verlauf der Spannung ohne Vorhofstätigkeit! b ST-Senkung durch abnormen elementaren Erregungsrückgang, z. B. Plateauverlust, nach Abb. 158a. c ST-Senkung durch ungleichmäßige Rückbildung der Erregung in verschiedenen Teilen des Herzens, z. B. durch Überdauern der Erregung an der Spitze. d ST-Senkung nur durch Verspätung (bei Leitungsstörungen). e ST-Senkung durch monophasische Beimischung (Coronarinsuffizienz, Infarkt).

Abb. 182. ST-Senkung durch bloße Tachykardie (Tachykardieform von ST). ST und PQ muldenförmig gesenkt. Herzgesunder Mensch. Frequenz 125/min. Da PQ ebenso tief wie ST gesenkt ist, ist zu vermuten, daß das Ende von T *nicht* die Lage der isoelektrischen Linie angibt, daß sich vielmehr an T eine starke U-Welle anschließt, auf die sich dann P aufpfropft. Die isoelektrische Linie wird wahrscheinlich durch die Lage PQ-ST-PQ angegeben.

ST-Senkung *und* ein sehr flaches T zeigen. Wie oft wird hierbei einem etwas aufgeregten jungen Menschen, der bei der EKG-Aufnahme Herzklopfen hat, ein „Myokardschaden" angedichtet!

ST-Senkungen können weiterhin vorgetäuscht sein durch die *T-Zacke des Vorhofs*, die immer zu P diskordant ist (vgl. Kap. 53). In der Regel ist dies T_a des Vorhofs nur $1/6$ der P-Zacke hoch und wird dadurch unmerklich. Bei abnorm

[1] SÖDERSTRÖM: Arch. med. scand. **132**, Suppl. Nr. 217 (1948).
[2] SJÖSTRAND: Acta med. scand. **138**, 201 (1950).

hohem P aber wird dies T_a deutlich und deformiert ST. Das ist z. B. in Abb. 47 sehr schön zu sehen: hier kehrt sich T durch Arbeitsleistung um. Entsprechend dieser Umkehr ist auch ST deformiert: bei positivem T erscheint es gesenkt, bei negativem gehoben. ST-Verschiebungen aus der Nullinie, welche nicht über $1/6$ der P-Zacke hinausgehen und zu P diskordant sind, sind daher immer ohne Belang.

β) **Diskordante ST-Abweichung durch allgemein abnormen elementaren Erregungsrückgang (Plateauverlust).** Wie uns Abb. 158 zeigte, erzeugt jede Abflachung des Plateaus im monophasischen Aktionsstrom (MAS) des Faserelementes notwendigerweise ein zu R diskordantes Potential, das schon am Ende von R beginnt. Dies Potential ist nur ein Zeichen dafür, daß zu keiner Zeit die ganze Faser isopotentiell ist: am Ende von R schon beginnt sie sich zu repositivieren. Zugleich damit muß T abgeflacht sein (vgl. S. 214ff.) Da das Plateau des MAS ein kontraktives Nachpotential ist (S. 12), hängt es sehr stark von den die Kontraktion auslösenden Stoffwechselprozessen ab. Ändern sich diese, ändert sich also auch ST: ST ist gesenkt (Abb. 181b).

γ) **Der Erregungsprozeß erfolgt ungleichmäßig in verschiedenen Teilen des Herzens.** Diese Situation ist am einfachsten experimentell durch Erwärmung oder Abkühlung *umschriebener* Teile des Herzens modellmäßig nachzuahmen[1]. Man kann praktisch alle ST- und T-Änderungen, welche aus der Klinik bekannt sind, so erzeugen[2]. Das bedeutet nicht, daß diese Modellversuche zeigen, wie ST-Änderungen zustande kommen. Hier handelt es sich z. B. um *lokale* Änderungen, die zur ST-Senkung führen. Im vorigen Abschnitt handelte es sich um die *allgemeine* Abflachung des Plateaus, durch *allgemeine* Stoffwechseländerungen. Lokale Verkürzungen der Erregung führen zu einer Potentialdifferenz während des Erregungsrückganges, welche wir anläßlich der Änderungen von T bereits besprachen: ein neuer *inhomogener Erregungsrückgang* entsteht. Soll dabei jedoch auch ST schon gesenkt (oder gehoben) sein, so müssen verschiedene Bezirke des Herzens schon am Ende von R ein verschieden hohes Erregungspotential aufweisen. Eine bloße lokale Verlängerung oder Verkürzung des MAS verändert T, aber noch nicht ST! Erwärmung aber führt z. B. auch zu einer lokalen Steigerung aller Membranpotentiale. Die erwärmte Stelle wird also während der Systole *negativer* erscheinen als die kältere. Erwärmung der Herzspitze macht also eine ST-Senkung mit Erhöhung von T (durch Zunahme des apicobasalen Antagonismus!), während Abkühlung der Spitze ST in Ableitung II heben, T aber invertieren muß, so wie es ERK experimentell fand.

Außer Temperaturunterschieden verändert die *mechanische Spannung* die Höhe des MAS (vgl. S. 58). Auch kann die Größe des MAS lokal durch pathologische Stoffwechselprozesse, z. B. lokale Asphyxien, lokale Entzündungen, herauf- oder herabgesetzt sein. Die Region mit dem kleineren Potential des MAS, also z. B. die mechanisch weniger stark gespannte, erscheint weniger stark negativ als die anderen Regionen. Liegt eine solche Region z. B. spitzenwärts, so ist ST gehoben, liegt sie basiswärts, so ist ST gesenkt. Eine Region mit herabgesetztem Membranpotential erscheint immer elektrisch so wie eine verletzte

---

[1] Literatur bei LEPESCHKIN, 2. Aufl., S. 233.
[2] ERK: Z. exper. Med. 114, 590 (1945).

Region. Es ist durchaus denkbar, daß schwere Klappenfehler, z. B. angeborene Vitien, Muskelpartien aufweisen, welche nicht normal mechanisch gespannt werden (einseitige Hypertrophie; Ränder eines Septumdefektes usw.). Solche Herzen können, nur aus dieser Situation heraus, ST-Senkungen entwickeln (Abb. 181c, Abb. 196). Es ist über diese Verhältnisse nichts bekannt, aber sie dürfen nicht übersehen werden.

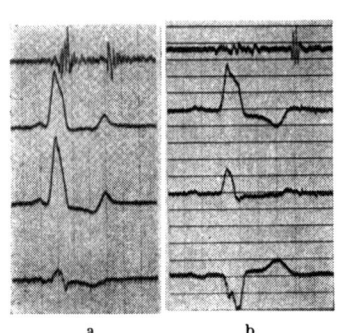

a   b

Abb. 183a u. b. ST-Senkungen bei Flächenvergrößerungen bzw. Verspätungskurven von QRS. ST ist nur durch die Verspätung verändert! Die ST-Senkung ist in Bild a am stärksten in Ableitung II (QRS normtypisch), in Bild b am stärksten in Ableitung I (QRS linkstypisch). *ST ist typenabhängig.* a Kompensiertes Herz, Zustand nach Diphtherie. WPW-Syndrom als wahrscheinliche Ursache der Flächenzunahme. 23jähriger Mann. Mr/Ml = 4,9/8,5. RR 100/60. $\widehat{\text{QRS}}$ = 144 μVsec, $\hat{G}$ = 126 μVsec. α_G = + 30°. Es liegt ein besonders hoher apicobasaler Erregungsrückgang mit normalem Vektorwinkel vor. b Schwere Herzerweiterung, am Rande der Kompensation. 61jähriger Mann. Hochdruck. RR 190/110, Mr/Ml = 5,8/13,4. Ursache des Leidens unbekannt. Leitungsverzögerung durch allgemeine Schädigung bei starker Linkshypertrophie und -dilatation. Deletäres Bild. Der apicobasale Erregungsrückgang ist vermindert ($\hat{G}_J$ = 33 μVsec, α_G = + 15°), doch noch vorhanden. Bei solcher QRS-Verbreiterung ist ST nicht als Zeichen einer Myokardschädigung zu werten, wenn nicht der inhomogene Erregungsrückgang eine abnorme Vektorrichtung hat.

Schließlich ist es denkbar, daß Teile des Myokards einen Plateauverlust erleiden, andere Teile nicht, wenn z. B. eine partielle Asphyxie bei lokalen Durchblutungsstörungen auftritt. Da ein bestimmter Grad der Anoxie und Asphyxie den Abfall des MAS verflacht und das Plateau beseitigt, werden derart veränderte Bezirke rascher repositiviert als andere. Liegen diese Bezirke relativ zu ihrer normalen Umgebung basiswärts, d. h. also wirklich an der Basis oder in den *Innenschichten*, so würde die Basis positiv gegen den Rest des Myokards erscheinen, ST also gesenkt sein. Eine solche ST-Senkung tritt *allmählich* auf und muß eine Neigung zeigen, in mehr oder weniger negatives T überzugehen. Sie ist, im Bilde unserer Analyse, eigentlich nichts anderes als ein langgestreckter inhomogener Erregungsrückgang. Theoretisch wäre zu erwarten, daß „muldenförmige" ST-Senkungen, die in flaches T übergehen, oder ST-Senkungen, die schräg abwärts in negatives T übergehen, hierher gehören.

δ) **ST-Senkungen durch Verspätung.** Für sie gilt uneingeschränkt, daß sie zum „elementaren Erregungsrückgang" gehören. Ist QRS sehr breit, so tritt die frühest erregte Faser schon in ihr elementares T ein, wenn die spätest erregte ihr R gerade beendet hat. Die Potentiale, welche sich dabei teils längs jeder einzelnen Faser, teils längs der Syncytien zwischen den verschieden erregten Fasern ausbilden, sind in jedem Fall für Erregungseintritt und Erregungsrückgang flächengleich! Wann es dabei zu einer ST-Senkung kommt, ist nur dann abzuschätzen, wenn man einen normalen MAS voraussetzt. Abb. 162 erlaubte z. B. eine solche Abschätzung: Verschiebungen um 0,05 sec, also Verbreiterungen von QRS auf 0,12 und mehr, müssen deutliche Potentiale während des ganzen Erregungsrückganges machen (Abb. 181d).

Abb. 183 gibt 2 Beispiele dieser Art. Daß die ST-Senkung normal ist, zeigt die Analyse des Ventrikelgradienten, der in beiden Fällen normal groß bzw. vergrößert ist und normale Winkel hat. Wäre also in diesen Fällen QRS nicht verbreitert, so wäre T normal konkordant-positiv. In solchen Fällen muß ST natürlich immer *diskordant* sein. Ist also R_I positiv, so ist ST_I gesenkt, ist R_{III} negativ, so ist ST_{III} gehoben: ST ist *typenabhängig* (KIENLE).

Ist in solchen Fällen der apicobasale Erregungsrückgang normal, so erscheint also bei linkstypischem QRS das T_{III} besonders hoch, da sich dem diskordanten und verstärkten elementaren Erregungsrückgang der normale apicobasale addiert,

während T_I negativ wird (Abb. 183 b).

ST-Senkungen dieser Art, bei verbreitertem QRS und normalem oder verkleinertem Wert des Ventrikelgradienten $\hat{G}_J$ und normalem $\alpha \hat{G}_J$ sind kein Anhalt für eine Coronarinsuffizienz!

ε) ST - Änderungen durch monophasische Beimischungen. Es ist das bedeutende Verdienst von SCHÜTZ[1], auf die Tatsache hingewiesen zu haben, daß sich im EKG ST-Verlagerungen finden können, welche durch monophasische Aktionsströme in einem Teil der erregten Fasern entstehen. Der Mechanismus ist immer so, wie er schon auf S. 30 geschildert wurde: sobald eine Erregungswelle unterwegs steckenbleibt, entsteht eine monophasische Spannung in dieser Faser. Es ist dabei gleichgültig, ob dies

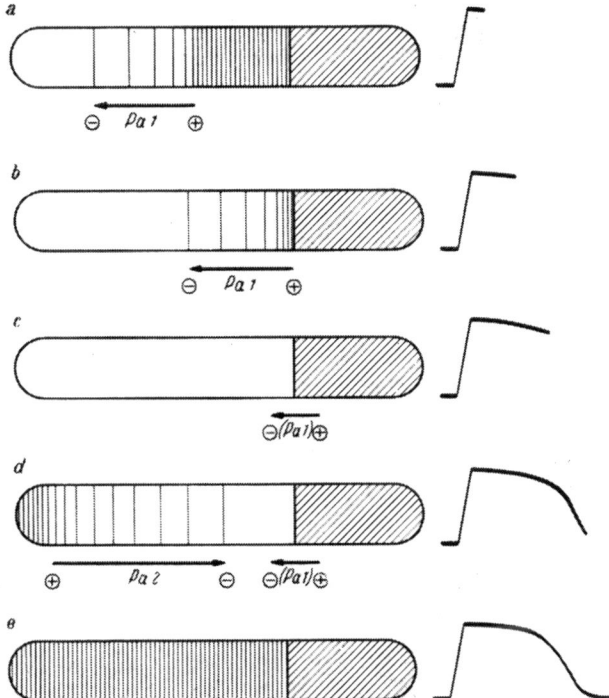

Abb. 184a—e. Darstellung der Aktionsspannung auf einer Herzmuskelfaser bei *partieller Asystolie*. Schraffiert ist der unerregte, weiß der erregte Bezirk. Die Dichte der Schraffierung gibt ein Maß für die Tiefe des lokalen Erregungszustandes. Schräg schraffiert sind die unerregbaren, in Asystolie verharrenden Teile der Faser. Senkrecht schraffiert die erregbaren Teile, die noch nicht (oder nicht ganz) erregt sind. Rechts neben dem Schaubild ist angedeutet, was bislang registriert worden wäre, wenn der im linken Bild angedeutete Zustand sich entwickelt hätte. Man erkennt, daß P_{a_1} gleichsam auf der Faser einfriert (Bild c); der unerregbare Teil behält ein Potential gegen den erregbaren, bis dieser (Bild d) sich ebenfalls wieder in Ruhe begibt. Die Länge der Pfeile bedeuten hier wieder anatomische Längenausdehnung, die Richtung weist vom positiven zum negativen Pol. Zur Darstellung vgl. Abb. 19.

Steckenbleiben durch eine Verletzung vor der 2. Elektrode bedingt ist (Abb. 19) oder durch irgendeinen Prozeß, der die Erregung blockiert und zur partiellen Asystolie der Faser führt (Abb. 184). Wenn wir beide Mechanismen, die lokale Verletzung und die partielle Asystolie, im folgenden unterscheiden, so nur wegen ihrer differenten Entstehungsweise, nicht wegen ihres physikalischen Abgriffs, der vollkommen gleichartig ist.

Betrachten wir die Vorgänge an einer Verletzung. Es möge an einen Bezirk des Herzens, der total verletzt (z. B. infarziert) und dadurch leitunfähig geworden

---

[1] SCHÜTZ: Erg. Physiol. **38**, 493 (1936). — Verh. dtsch. Ges. Kreislaufforschg **1939**, 15.

ist, die Erregung heranlaufen und vor ihm steckenbleiben (Abb. 184). An der Grenze zwischen dem noch normalen und dem total unerregbaren infarzierten Faserteil entsteht in dieser Faser ein monophasischer Aktionsstrom. Dies Potential bildet sich längs einer sehr kurzen Strecke aus; nach unseren Messungen

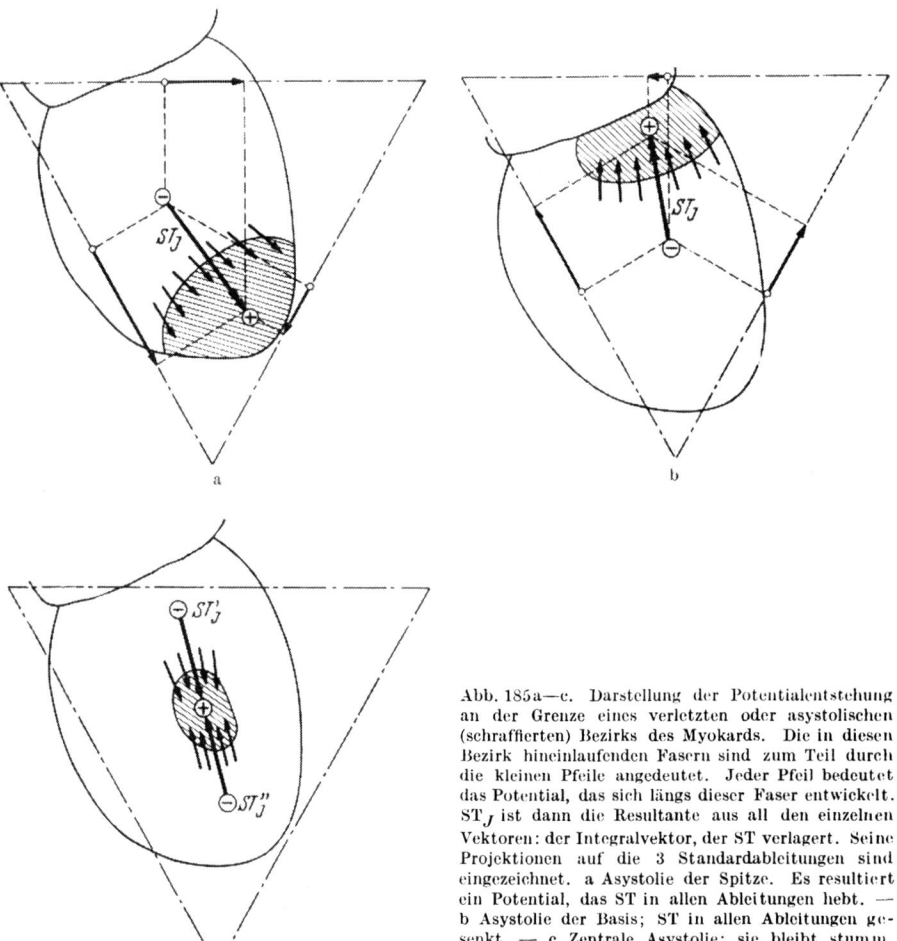

Abb. 185a—c. Darstellung der Potentialentstehung an der Grenze eines verletzten oder asystolischen (schraffierten) Bezirks des Myokards. Die in diesen Bezirk hineinlaufenden Fasern sind zum Teil durch die kleinen Pfeile angedeutet. Jeder Pfeil bedeutet das Potential, das sich längs dieser Faser entwickelt. ST_J ist dann die Resultante aus all den einzelnen Vektoren: der Integralvektor, der ST verlagert. Seine Projektionen auf die 3 Standardableitungen sind eingezeichnet. a Asystolie der Spitze. Es resultiert ein Potential, das ST in allen Ableitungen hebt. — b Asystolie der Basis; ST in allen Ableitungen gesenkt. — c Zentrale Asystolie: sie bleibt stumm, durch Kompensation aller Vektoren.

beträgt diese Strecke keinesfalls mehr als 2 mm. Auf dies monophasische Potential lassen sich nun alle Gesetzmäßigkeiten anwenden, die wir für den Eintritt der Erregung an normalen Fasern abgeleitet haben: das Potential entsteht *längs* der Faser; es läßt sich daher als Vektor darstellen; dieser Vektor hat etwa (und wahrscheinlich sogar genau) die Länge des Vektors P_{a_1} der Abb. 18.

Stellen wir uns nun nach Abb. 185 einen infarzierten oder sonstwie asystolischen Bezirk des Herzens vor. An der Grenze von erregtem zu verletztem bzw. nicht erregbarem Gewebe entstehen längs der Fasern ebensoviele Potentialvektoren wie Fasern partiell asystolisch oder verletzt sind. Alle Vektoren haben natürlich auch die *Richtung* der Fasern. Alle einzelnen Faservektoren setzen sich auch hier zu einem (virtuellen) Integralvektor zusammen, der die Richtung eines Potentials angibt, das die Form eines monophasischen Aktionsstroms hat.

Die Verhältnisse sind im Detail ein wenig kompliziert. Nehmen wir z. B. an, die Faser bleibe partiell asystolisch. Dann bleibt der Pfeil P_{a_1}, wie Abb. 184 zeigt, an der Grenze von normalem zu unerregbarem Gewebe solange stecken, bis P_{a_2} einwandert und die erregte Faserpartie sich wieder repositiviert. Die Länge von P_{a_1} an der Grenze hängt davon ab, ob diese Grenze scharf ist oder sich (als allmähliches Dekrement der Erregungsleitung) einige Millimeter breit über die Faser hinzieht. Im letzteren Fall kann P_{a_1} natürlich länger als 2 mm sein, bleibt aber auch dann nach allen Erwartungen auf wenige Millimeter beschränkt. Anders an der Grenze zu einer Verletzung. Wie Abb. 19 zeigte, bildet sich hier an der Grenze das bestehende Verletzungspotential während der Erregung zurück bzw. lädt sich um. Hier *fällt* also ein Potential *fort*, das vorher bestand. Letzteres hatte aber auch die Länge von 1—2 mm. Diesen Fortfall des Potentials können wir uns sehr wohl durch ein neu eintretendes Potential gleicher Größe, gleicher Vektorlänge aber umgekehrter Polung entstanden denken. Insofern sprechen wir auch hier von einem Potentialvektor, der während der Erregung entsteht.

Abb. 185 gibt nun 3 charakteristische Fälle von lokalen Asystolien oder Verletzungen wieder. Der schraffierte Bezirk ist nicht erregbar bzw. verletzt. Es kommt jetzt darauf an: 1. *wieviele* Fasern in diesen Bezirk laufen; 2. welche Richtung sie haben; 3. ob die Fasern in diesen Bezirk nur eintreten oder an der anderen Seite auch wieder austreten.

Alle Fasern, welche die Grenze überschreiten, entwickeln einen Partialvektor. Der Vektor ist, wie Abb. 19 und 184 zeigen, immer so gerichtet, daß der asystolische bzw. verletzte Teil positiv gegen den erregten erscheint. In Abb. 185 sind nur einige dieser Vektoren als pars pro toto eingetragen, und es muß betont werden, daß ihr Verlauf sehr stark schematisiert ist. (De facto laufen die Fasern wenig einheitlich, z. B. gekreuzt über die Grenze zwischen normalem und unerregbarem Gewebe, so daß unsere Pfeile nur das statistische Mittel der Faserrichtungen angeben!) Alle Vektoren erzeugen den Integralvektor ST_J. Dessen Projektionen auf die drei Einthovenschen Ableitungen lassen sich leicht angeben[1]. Ist der asystolische Bezirk *randständig*, so treten praktisch nur Fasern in ihn ein; liegt er an der Spitze, so erscheint diese während der Erregung positiv, d. h. der Vektor läuft gleichsinnig mit einem normalen R. ST wird also in allen Ableitungen gehoben. Liegt der asystolische Bezirk an der Basis, so erscheint die Basis positiv, der Integralvektor läuft zu R gegensinnig, muß also die ST-Strecke in allen Standardableitungen, maximal Ableitung II, *senken*. Liegt der Bezirk in der Mitte des Myokards, so treten an mindestens zwei seiner Seiten Fasern ein oder aus. In diesem Fall ist es gleichgültig, wie die die Grenze überschreitenden Fasern *normalerweise* von der Erregung durchsetzt werden. Im Fall der vorliegenden Asystolie kann die Erregung ja immer nur von außen an den Bezirk herantreten. Das bedeutet also, daß der asystolische Bezirk unter anderem eine Leitungsstörung darstellt und die Erregungswelle zwingt, einen Umweg zu machen. Die Vektoren des entstehenden „Grenzpotentials" aber laufen *immer* so, daß der asystolische Bezirk positiv ist. Im Fall der Abb. 185c bilden sich also 2 Gruppen von Partialvektoren aus, die sich zu 2 Integralvektoren vereinigen lassen: denen

---

[1] Die Richtung von ST_J ist also *fixiert* und nur von der Anatomie abhängig. Also muß auch, wie Selvini [Fol. Cardiologica **6**, Nr 2 (1947)] fand, der Vektor der ST-Verlagerungen eine konstante Richtung haben.

der auf beiden Seiten eintretenden Fasern. Sie sind sich entgegengerichtet und heben sich also auf: der Prozeß bleibt „stumm" (Beispiel: stumme Infarkte in Herzmitte).

Es zeigt sich also: *Bei partieller Asystolie (oder partieller Verletzung) des Myokards entstehen monophasische Potentiale, die bei spitzenwärts gelegenen Asystolien ST zu einem normtypischen R konkordant heben, bei basiswärts gelegenen Asystolien aber ST senken. Liegt der Bezirk* **nicht** *randständig, sondern allseits von normalem Myokard umgeben, so bleibt er stumm, falls an 2 entgegengesetzten Seiten des Bezirks gleich viele Fasern gleicher anatomischer Richtung in den Bezirk eintreten. Liegt der Bezirk randständig, treten also Fasern nur einseitig in ihn ein, so ist das Potential der ST-Strecke maximal. Zwischen beiden Extremen gibt es alle Übergänge.*

Als allgemeine Eigenschaft dieser ST-Veränderungen bemerken wir: Das Potential tritt mit Beginn der Erregung, also während der QRS-Gruppe, auf, und bleibt in konstanter Weise während der Systole solange bestehen, bis der elementare Erregungsrückgang einsetzt. Die ST-Senkung ist also konstant, die ST-Linie also *abszissenparallel*, jedenfalls im theoretischen Idealfall. Darin unterscheidet sich dieser Fall vom Plateauverlust, der diese Bedingung theoretisch nicht erfüllen muß (wohl erfüllen kann).

Falls die asystolischen Bezirke *randständig* sind, bildet sich in der Regel nur eine sehr geringfügige wechselseitige Kompensation aus in dem Sinn, daß sich Potentialvektoren genau oder fast entgegengesetzten Richtungssinns gegenseitig aufheben. Während also QRS immer eine „physiologische Niederspannung" aufweist, tun das diese Potentiale nicht. Daher: *Es können schon relativ kleine asystolische Bezirke mit niedrigen Faserzahlen hohe Integralvektoren einer ST-Senkung machen, falls die Bezirke randständig sind.*

ζ) **Wie kommen solche monophasischen Potentiale zustande?** Gelegentlich kann bei Monophasien durch Verletzung eine chirurgische *Verletzung* (Schuß, Stich) vorliegen; meist wird es sich um einen *Infarkt* handeln. Bei partiellen Asystolien kann es sich um folgende Ätiologien handeln: 1. Ein Teil des Herzens kann refraktär oder pharmakologisch unerregbar gemacht sein, was sehr selten vorkommen wird. 2. Die Erregungsleitung kann *allgemein* erschwert sein. Dann ist die Chance einer Herzpartie, nicht mehr von der Erregung erreicht zu werden, um so größer, je länger der Weg der Erregungswelle zu dieser Partie ist Wir kennen, wie wir oben schon streiften, folgende Prozesse, welche die Leitung der Erregungswelle erschweren oder gefährden: Anoxie, noch mehr Asphyxie, disseminierte Entzündungsherde oder sonstige toxische Myokardschädigungen, Digitalis.

Alle Prozesse zeigen nun in der Tat eine auffallende Ähnlichkeit im EKG: sie senken alle diskordant zu R die ST-Strecke. Eine Senkung dieser Art würde sich nach Abb. 185b als partielle Asystolie der Basis erklären lassen. Sollten die asystolischen Bezirke der Basis etwa diejenigen sein, welche zuletzt erregt werden, so wie das Abb. 82b zeigte? Wenn ja: sollte dann eine ST-Senkung dieser Art einfach dadurch zustande kommen, daß die Partien mit dem längsten Anmarschweg der Erregungswelle am ehesten von ihr nicht mehr erreicht werden? Wir schlagen daher die Hypothese zur Prüfung vor, *daß die ST-Senkungen bei den erwähnten Ätiologien partielle Asystolien der Basis durch eine allgemeine Leitungsschädigung sind*[1]. Wir möchten diese Hypothese als Grundlage weiterer

---

[1] Ob ST-Senkungen bei Tachykardie, bei denen eine allgemeine Leitungserschwerung durch Refraktärität angenommen werden könnte, hier anzuführen sind, bleibt fraglich: Die Tachykardien senken ST nach Abb. 181a wohl nur scheinbar!

Experimente betrachtet wissen, sind uns dabei natürlich klar, daß diese Hypothese eine der möglichen Annahmen darstellt. Speziell für die Anoxie werden wir bei der Coronarinsuffizienz die anderen Theorien besprechen. Sie gipfeln auch darin, anzunehmen, daß bestimmte Bezirke des Myokards (die meist auch histologisch besonders geschädigt sind) eine verkürzte Erregung oder eine Asystolie analog einer Verletzungsregion aufweisen; nur werden als Sitz dieser lokalen Störung nicht die Basis, (als spätest erregter Teil mit größter Trefferwahrscheinlichkeit der Leitungsstörung), sondern eben die maximal anatomisch geschädigten Bezirke, bei der Coronarinsuffizienz z. B. die Innenschichten des Myokards oder die Papillarmuskeln angegeben. Welche der Hypothesen recht hat, wird heute noch nicht zu entscheiden sein. Doch möchten wir die Aufmerksamkeit auf die Tatsache lenken, daß eine andere Ansicht als die geltende durchaus möglich ist und sogar ein einheitlicheres Schema *aller* ST-Senkungen ergibt. Allerdings schließt unsere Hypothese die etwas paradox anmutende Tatsache ein, daß der Sitz der histologisch maximalen Schädigung nicht auch zugleich der Sitz der monophasischen Potentialbeimischung sei. Doch erscheint diese Behauptung sofort weniger paradox, wenn man bedenkt, daß z. B. ausgedehnte histologische Befunde gerade in der Herz*spitze* beim Kaninchen nach septischen Infekten mit Tonsillenextrakt gefunden wurden, obgleich die EKG-Veränderungen denen der Coronarinsuffizienz mit ST-Senkung vollkommen gleichen. Diese aber zeigt Schäden im Innenbezirk der linken Kammer und in den Papillarmuskeln. Diese Schäden sind eng umschrieben. Sie könnten zwar durchaus im Sinne unserer Ausführungen über den Myokardschaden zu Unterbrechungen des apicobasalen Erregungsrückganges, kaum aber zu nennenswert großen ST-Verlagerungen führen, da sie ja alle nicht wandständig sind! So verlockend also die Theorie scheint, den histologischen Befund als Quelle der monophasischen Potentiale zu bezeichnen, so ist sie doch weder bewiesen noch die einzige mögliche Deutung des so vieldeutigen EKG-Befundes! Dagegen ist es durchaus plausibel, daß eine Herzpartie zwar partiell asystolisch bleibt; doch braucht sie deswegen nicht histologisch geschädigt zu sein: im Gegenteil! Da sie nicht arbeitet, müßte sie von anoxischen Schäden besonders wenig betroffen sein, denn ihre lokale Durchblutung ist ja nicht schlechter als die der anderen Herzbezirke. Die größte Schwierigkeit unserer Hypothese der partiellen Asystolie scheint nur zu sein, daß sie eine Leitungserschwerung allgemeiner Art voraussetzt, ohne daß die Leitungsgeschwindigkeit v vermindert ist. Denn QRS bleibt bekanntlich unverändert, müßte aber bei Veränderung von v verändert sein. Doch kann auch hier vermutet werden, daß Blocks an bestimmten Stellen (z. B. den Übergängen aus dem RLS) auftreten können, ohne daß die übrigen Teile des Myokards betroffen sind. Auch ist die Masse der geblockten Fasern sehr klein!

Bei allen monophasischen Beimischungen der erwähnten Art müssen wir bedenken, daß sie nur solange zustande kommen, als eine erregte Faserpartie *ohne Zellgrenze* in ruhendes (asystolisches) oder verletztes (unerregbares) Gewebe übergeht. Nur dann entsteht der Pfeil P_{a_1} für die ganze Dauer des Erregungsvorganges nach Abb. 19 und 184. Bei der Asystolie bedarf das keiner weiteren Erörterung. Bei Verletzungen, z. B. Infarkten, ist aber zu bedenken, daß das infarzierte Gebiet sich durch Heilungsprozesse absetzt. Es bilden sich neue Zellgrenzen. Sobald diese sich gebildet haben, läuft die Erregung in den noch intakten Zellen normal ab und es kommt nirgendwo zu monophasischen Potentialen. Das untergegangene Gewebe aber liegt abgetrennt und ohne Potentialentstehung daneben und stört nur noch dadurch, daß es für die tätigen Fasern einen Kurzschluß darstellt. *Mit fortschreitender Narbenbildung und Bildung neuer Zellmembranen an den noch intakten Faserstümpfen bilden sich also die monophasischen Beimengungen zurück. An ihrer Rückbildung ist geradezu der Prozeß der Vernarbung quantitativ abzulesen.*

η) **Das bogige ST** ist Gegenstand so mannigfacher Diskussionen geworden, daß eine besondere Besprechung notwendig scheint. Es handelt sich um eine Deformierung der ST-Strecke, welche ohne S, aus R, bogig in T übergeht, so daß eine „Muldenform" von ST entsteht. Hierbei ist, wie Abb. 44 b zeigte, ST oft auch in dem tiefsten Punkt der Mulde etwas gehoben, oft aber auch isoelektrisch (Abb. 190a) oder etwas gesenkt (Abb. 190b, 193). Während die Senkungen des ST in solchen Fällen wie andere ST-Senkungen auch betrachtet werden sollten, ist die Hebung von ST offenbar kein eindeutiges Symptom einer Schädigung des Myokards, gleich welcher Art. Die bogenförmige ST-Strecke allein aber, bei isoelektrischem Verlauf im Tiefpunkt der Mulde, ist ohne Frage keinerlei pathologisches Zeichen. Nachdem die ältere Literatur der 30er Jahre das Gegenteil behauptet hatte[1], darf heute als *sicher* angenommen werden, daß sich solche Deformationen nach Abb. 190a so häufig auch beim Gesunden finden, daß eine diagnostische Verwertbarkeit nicht vorliegt[2]. Insbesondere LARSEN und MAGNUSSON finden bei 905 Fällen das bogige ST bei Gesunden und Kranken in gleicher Häufigkeit. Es kann daher nicht von Bedeutung sein, wenn in anderen Fällen das bogige ST bei Coronarkranken gefunden wurde (RADNAI[3]) oder bei klinischer Besserung eines Herzleidens verschwand (BAMER[4]). Speziell BAMER unterscheidet allerdings den runden Abgang von R in ST (Abb. 190a) von der „Muldenform", bei der die Rundung der „Mulde" auf beiden Seiten ungefähr symmetrisch ist (z. B. Abb. 193b, Ableitung II). Ohne Zweifel *können* solche ST-Strecken krankhaft sein, aber sie müssen es nicht. Solange wir den Mechanismus dieser ST-Veränderung nicht kennen, ist es nicht möglich zu entscheiden, wann das EKG krankhaft ist und wann nicht. Es ist also diagnostisch nur in dem Sinne brauchbar, in dem KATZ[5] es in seiner Monographie verwendet: daß das bogige ST die Abnormität der ST-Strecke erhöht, also bei anderen pathologischen Zeichen als aggravierendes Moment anzusehen wäre. Hierfür spricht auch, daß nach KORTH[6] das muldenförmige ST gerade bei Digitalis zu sehen ist und stets ohne jede Verbreiterung von QRS[7], so daß „Verspätungen" oder schwerere Leitungsschäden dabei sicher nicht vorgelegen haben können.

---

[1] UHLENBRUCK: Die Herzkrankheiten, 3. Aufl., S. 364. Leipzig 1943. — Weitere Literatur bei EGGERS: Z. Kreislaufforschg **33**, 670 (1941).

[2] EGGERS l. c. — LARSEN u. MAGNUSSON: Acta med. Scand. 111, 488 (1942). — PETRIDES: Z. Kreislaufforschg **34**, 471 (1942). — RITTER: Münch. med. Wschr. **1942**, 395. — UNGHVÁRY: Klin. Wschr. **1941**, 449.

[3] RADNAI: Z. Kreislaufforschg **1940**, 553.

[4] BAMER: Z. Kreislaufforschg **1944**, 57.

[5] KATZ: Electrocardiography, S. 186. London 1946.

[6] KORTH: Arch. Kreislaufforschg 3, 1 (1938). — Klinische Elektrokardiographie, S. 98. Berlin u. Wien 1941.

[7] SCHELLONG u. STETZER: Dtsch. med. Wschr. **1936 II**, 1785.

Der *Mechanismus* der Deformation ist freilich schwer theoretisch zu erklären, und experimentell ist darüber gar nichts bekannt. Man kann daran denken, daß die Spannungsproduktion der Einzelfaser gelegentlich statt des glatten monophasischen Verlaufs nach Art der Abb. 20 doch eine reelle Spitze im Anstieg, eine „spike" aufweist, so wie es Abb. 18 andeutet und Abb. 153 speziell in der unteren Kurve der Herzspitze registriert (vgl. S. 31). Wir wissen, daß sich solche Spitzen sofort unter der Einwirkung einiger Stoffwechselgifte ausbilden; z. B. nach Monojodessigsäure. Sind solche Schäden begrenzt, dann entsteht unter anderem eine Spannungsdifferenz, die sehr wohl muldenförmig aussehen kann, wie eine einfache Differenzkonstruktion ergibt. Natürlich kann ebensowohl, was UNGHVÁRY meint, der S-Vektor verdreht sein, d. h. die Richtung der *spätest* erregten Fasern hätte sich geändert. Doch ist auch hier schwer einzusehen, wie das geschehen könnte, denn entweder müßten dann einige Basisfasern von der Erregung umgekehrt durchlaufen werden, oder ganz andere Fasergebiete, die einen entsprechenden S-Vektor erzeugen, müßten verspätet erregt werden. Wir haben für beides keine Anhaltspunkte. Schließlich könnte das S ganz ausgefallen sein, durch *partielle Asystolie* z. B. der Basisfasern, so wie es unserer oben angedeuteten Hypothese entspricht (S. 272). Doch hat diese Hypothese alle oben angedeuteten Schwierigkeiten auf ihrer Seite.

Zusammenfassung.

1. ST-Abweichungen können durch folgende Mechanismen zustande kommen: Der elementare Erregungsrückgang zeigt einen „Plateauverlust" im monophasischen Aktionsstrom (ST gesenkt); die Erregung bildet sich in verschiedenen Teilen des Herzens verschieden schnell zurück (ST gehoben oder gesenkt, je nach Lage der Teile); es liegt erhebliche Verspätung vor (ST diskordant in negatives oder diphasisches T übergehend); die Erregungswelle trifft entweder auf eine verletzte Region (z. B. Infarkt) oder auf eine schwer erregbare Region oder erleidet ein Dekrement (partielle Asystolie).

2. ST-Senkungen nur durch Verspätung haben normale Werte des Ventrikelgradienten.

3. Die ST-Abweichungen hängen vom Typ QRS ab, falls sie durch Verspätung oder Plateauverlust bedingt sind. Sie hängen von der Herzlage oder der anatomischen Lage der verletzten oder asystolischen Region in allen anderen Fällen ab (Typenabhängigkeit KIENLES).

4. Randständige Asystolien oder Infarkte entwickeln größere ST-Abweichungen als mittelständige, die ganz stumm bleiben können.

5. Die Richtung der ST-Abweichung bei Asystolien oder Infarkten hängt davon ab, ob dieselben basiswärts (ST-Senkung) oder spitzenwärts (ST-Hebung) oder dazwischen (ST wechselnd) liegen.

6. Toxische Myokardschäden, Digitalis und Asphyxie verschlechtern die Erregungsleitung. Es wird vermutet, daß sie ST-Senkungen dadurch verursachen könnten, daß die zuletzt erregten Teile des Herzens nicht mehr von der Erregungswelle erreicht und also asystolisch werden.

7. Bei Verletzungen und Infarkten tritt ST-Abweichung nur solange auf, als Myokardfasern offene Enden ohne Membran aufweisen. Heilen die Enden ab

18*

unter Bildung neuer Membranen, so verschwindet die ST-Abweichung. An ihrem
Verschwinden ist der Heilungsprozeß abzulesen.

    8. Die Richtung des Vektors der ST-Abweichung wird von der Richtung der
Fasern bestimmt, welche das monophasische Potential erzeugen.

39. Über den Anteil der verschiedenen Fasern am „Feld"
und den Abgriff monophasisch deformierter EKG.

Wir haben nun noch die theoretische Frage zu behandeln, wie stark quantitativ die ST-Strecke in allen Fällen, wo monophasische Beimengungen zum
EKG vorliegen, gesenkt wird, und welche physikalischen
Gesetze diese quantitativen Verhältnisse beherrschen. Es
ist ja immer nur ein Teil der Fasern des Myokards asystolisch oder verletzt. Zwar entsteht in jeder Faser die
volle monophasische Spannung, sagen wir 50 mV. Aber
die Faser liegt, eine unter vielen
Millionen, eingebettet in einem
leitenden Feld, das einen sehr
geringen Widerstand hat. Nun
hat SCHÜTZ[1] schon vor Jahren
eine anschauliche Vorstellung
entwickelt, wie man sich im
leitenden Felde den Abgriff
eines monophasischen Aktionsstroms vorstellen müsse, der
nur in einem Teil der Fasern
entsteht. Er hat dazu das Bild
der *Gabelelektrode* geschaffen,

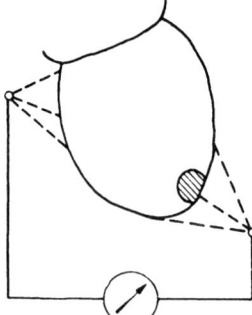
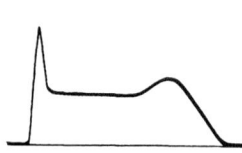

Abb. 186. Die anschauliche Darstellung eines Abgriffs von Teilen
des Herzens, die verletzt sind, neben Teilen, die normal reagieren,
durch das Bild der „Gabelelektrode" nach SCHÜTZ. Die beiden
Elektroden (schwarze Punkte) liegen im „Feld" neben dem
Herzen. Der verletzte Bezirk (schraffiert) wird nicht allein
abgegriffen; die Elektrode greift über das leitende Medium
gabelartig auch an unverletzten Stellen des Herzens an. Die
dadurch registrierte Spannung ist eine Mischung von monophasischen und diphasischen Teilen, wie es das Schema rechts angibt.

das uns Abb. 186 wiedergibt. Dies Bild ist zwar anschaulich, aber nicht quantitativ. Wir müssen eine Methode entwickeln, um uns die relativen Anteile von
monophasischem und diphasischem Potential verständlich zu machen[2].

    Eine solche quantitative Analyse ist theoretisch durchaus, wenngleich vor-
erst praktisch nur mit angenäherten Werten, möglich. Wir haben oben das
Prinzip der Addition der Felder besprochen, das wir in Abb. 187 noch einmal
anschaulich interpretieren. Da nämlich die Stärke der Stromschleifen im Feld
praktisch nur durch den hohen Innenwiderstand der Faser begrenzt ist, werden
2 Fasern die doppelte Menge Stromschleifen (exakt: die doppelte *Stromdichte*) im Felde erzeugen wie eine Faser. Denken wir uns also in Abb. 187
2 Raumröhren im Felde ausgeschnitten, so entsendet jede Faser „ihre" Stromschleife hindurch, und die Spannungsdifferenz an den Enden dieser Raumröhre,
gleich $i \cdot dr$ (Abb. 29), ist doppelt so hoch. Je mehr Fasern verletzt, desto größer
ceteris paribus das monophasische Potential, das sie beimischen: *der Betrag der*

[1] SCHÜTZ: Z. Kreislaufforschg **1940**, 423. — SCHÜTZ u. ROTHSCHUH: Z. exper. Med.
110, 143 (1942).
    [2] Vgl. die Einwände von DECKER und STRAUSS gegen die Gabelelektrode. Z. Kreislauf-
forschg **1940**, 202.

ST-Senkung ist unter anderem der Zahl der die Verletzungsregion betretenden Fasern proportional.

Wir werden später (S. 455) ableiten, daß jede Spannung einer einzelnen Faser unter normalen Verhältnissen an den Extremitäten bei optimaler bipolarer Ableitung mit einem Bruchteil von rund $5 \cdot 10^{-9}$ ihrer wahren Membran- bzw. Aktions- oder Verletzungsspannung abgegriffen wird. Der Rest geht im „Feld" verloren. Beträgt die Spannung des monophasischen Aktionsstroms 50 mV, so müssen ungefähr $x \cdot 50$ mV $\cdot 5 \cdot 10^{-9}$ Fasern zusammenwirken, um y mV Spannung in einer Einthoven-Ableitung zu produzieren. Sollen z. B. 0,25 mV Spannung durch eine ST-Senkung erzeugt werden, so sind dazu nach Durchrechnung 10^6 Fasern erforderlich. Die Gesamtzahl aller als Individuen reagierender Fasern hängt natürlich davon ab, wie groß wir die „freie Weglänge" ansetzen. Setzen wir sie gleich 1 cm, so gibt es in einem 300 g schweren Herzen rund 10^8 solcher Fasern, wenn wir die Zahlen aus S. 56 zugrunde legen. $^1/_{100}$ aller Fasern von der Länge 1 cm muß also die Grenze einer Verletzung überqueren, um $^1/_4$ mV Ver-

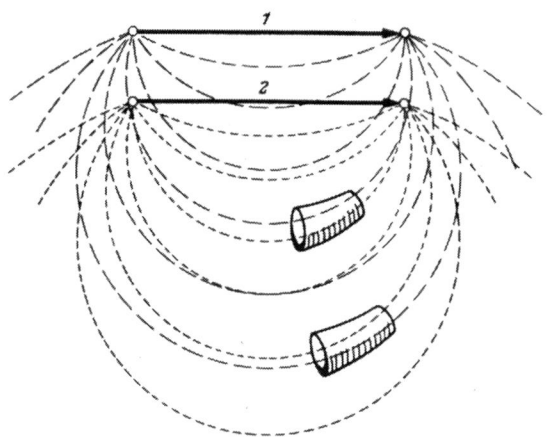

Abb. 187. *Schematische Darstellung der Art der Überlagerung zweier Faserpotentiale.* 1 und 2 seien die abgreifbaren Potentiale (P_{a_1} nach Abb. 184) zweier Fasern, die im homogenen Felde liegen und Stromschleifen aussenden. Gestrichelt die Stromschleifen von Faser 1, eng gestrichelt die von Faser 2. Durch zwei willkürlich herausgegriffene Raumstücke, die röhrenförmig abgegrenzt sein mögen, fließen nun 2 Stromfäden, während jede Faser einzeln in diesem Raumstück nur einen Faden entwickelt hätte.

letzungsspannung zu produzieren. Allerdings müssen diese Fasern alle in gleicher Richtung laufen, also keinerlei „physiologische Niederspannung" durch wechselseitige Kompensation zeigen!

Da diese Verletzungsspannung für die ganze Dauer der Systole, also rund 0,3 sec lang bestehen bleibt, ist auch das Spannungs-Zeitintegral der ST-Senkung schon bei kleinen Fasermengen beträchtlich. Wenn eine Einzelfaser rund $2,5 \cdot 10^{-7}$ mV Spannung an die Elektroden abgibt, so erzeugt sie also $2,5 \cdot 10^{-7}$ mV $\cdot$ 0,3 sec oder $7,5 \cdot 10^{-5}$ µVsec Fläche. Um den Betrag eines normalen Ventrikelgradienten von 50 µVsec zu erzeugen, müssen also rund 700000 Fasern verletzt sein, also ein relativ kleiner Bezirk, insgesamt $^1/_{150}$ der Herzmasse oder etwas mehr als 1 cm³! Man sieht, daß kleine lokale Defekte die tatsächlich beobachteten ST-Senkungen bereits erklären. Diese Rechnungen sind nur sehr angenähert richtig, doch sind die Fehler sicher kleiner als eine Zehnerpotenz.

Auf unser Problem angewandt bedeutet das: wenn in einem Herzen ein Konvolut von $2 \cdot 10^6$ Fasern verletzt ist, so erzeugen sie rund 0,5 mV Verletzungsspannung. Der Rest von $198 \cdot 10^6$ Fasern setzt seine Spannung durch Divergenz seiner Vektoren (physiologische Niederspannung) und dadurch, daß die Fasern alle zu verschiedenen Zeiten und sehr kurz tätig sind, auf fast den gleichen absoluten Spannungsbetrag herab. Die Addition der Felder sieht dann genau so aus, wie das Abb. 188 für nur 2 Fasern symbolisiert, welche parallel zueinander liegend nach Abb. 187 abgegriffen werden. Wir sagen mit SCHÜTZ[1], daß solche Potentiale, welche durch Addition monophasischer und biphasischer Abgriffe zustande kommen, durch „*monophasische Beimischung*" entstanden sind. Wenn das monophasische Potential der verletzten Fasern gleichgerichtet ist, so sprechen wir mit SCHÜTZ auch von „*monophasisch deformierten EKG*" (Abb. 188a). Daß beide Potentiale gleichgerichtet sind, ist Zufall. Wir können ebensogut Fasern vorfinden, bei denen die verletzte und die unverletzte von der Erregung in umgekehrter Richtung durchlaufen werden bzw. wir können Herzen haben, bei denen die Mehrzahl der unverletzten Fasern umgekehrt durchlaufen wird wie die Mehrzahl der verletzten. Wir erhalten dann das Bild der Abb. 188b. Um beide Fälle leicht voneinander zu unterscheiden, wollen wir Beimischungen nach Art der Abb. 188a als *konkordante monophasische Beimischungen*, solche nach Abb. 188b als *diskordante* bezeichnen.

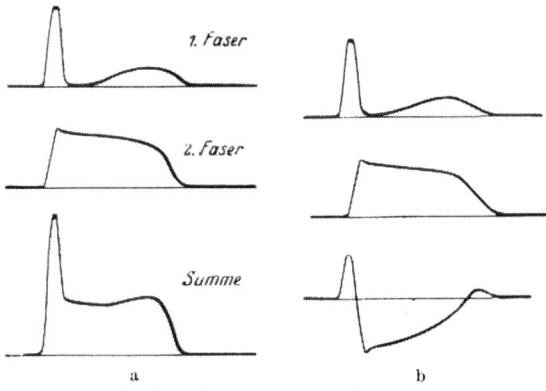

Abb. 188a u. b. Entstehung einer veränderten ST-Strecke aus dem gleichzeitigen Abgriff zweier Herzmuskelfasern, von denen eine verletzt ist. Der Abgriff erfolgt aus dem „Feld", z. B. von den Extremitäten. Die beiden Fasern erzeugen jede für sich ein Feld, das je eines der beiden Kurvenbilder ergeben würde. Ihre Summe ergibt dann das monophasisch deformierte EKG, die Summe kommt entsprechend der Abb. 187 zustande. Polung der Potentiale analog Abb. 185a. Bild a: R und der monophasische Potentialteil sind sich gleichgerichtet; es resultiert eine „*konkordante monophasische Beimischung*" oder „*monophasische Deformierung*". Bild b: R und der monophasische Anteil sind sich entgegengesetzt. Es resultiert die „*diskordante monophasische Beimischung*" mit ST-Senkung.

Wir können uns also den klassischen Ableitungen von SCHÜTZ anschließen, wonach sowohl das gehobene als auch das gesenkte ST-Stück durch den gleichen Mechanismus zustande kommt. Das gilt nicht nur für die Beimischung von bzw. Deformierung durch monophasische Komponenten, die durch Verletzung entstehen, sondern ebensowohl für alle Formen der Asystolie. Aus unseren Feldüberlegungen aber resultiert, *daß der monophasische Anteil der Beimischung bzw. Deformation einfach proportional der Zahl derjenigen Fasern ist, welche die Grenze zwischen verletztem und unverletztem Gebiet überqueren, vorausgesetzt natürlich, daß alle Fasern gleich gut abgegriffen werden, so wie das bei den Extremitätenableitungen der Fall ist.* (Der Partialabgriff der Brustwand bietet besondere Verhältnisse.)

Dies einfache Verhalten ist nur durch die Tatsache kompliziert, daß auch die ST-Senkung eine Niederspannung durch wechselseitige Kompensation der Vektoren aufweisen kann, wie das Abb. 185c zeigte. Weiter ist zu bedenken, daß die *Größe* des infarzierten Bezirkes sich nicht in der Größe der ST-Senkung ausdrückt: ein riesiger infarzierter Muskelkomplex z. B. ist absolut inaktiv und erzeugt gar kein Potential. *Potential wird nur von denjenigen Fasern erzeugt, welche die Grenze vom normalen zum absterbenden Gewebe überschreiten. Die Größe von ST wird also nur durch die Größe dieses Randbezirkes beherrscht.*

---

[1] SCHÜTZ: Z. exper. Med. **81**, 428 (1932). — Verh. dtsch. Ges. Kreislaufforschg **1939**, 15.

Zusammenfassung.

1. An den Extremitäten wird, bei Vorliegen einer Verletzung (Infarkt) oder einer partiellen Asystolie, eine monophasische Spannungsbeimischung registriert, deren Größe direkt proportional der Zahl derjenigen Fasern ist, welche die Grenze zwischen normalem und asystolischem bzw. verletztem Bezirk überschreiten. Im einzelnen sind die quantitativen Verhältnisse dadurch kompliziert, daß QRS meist eine physiologische Niederspannung aufweist, das monophasische Potential aber nicht; letzteres wird daher immer relativ übertrieben dargestellt.

2. ST-Hebungen, die gleichgerichtet zu R sind, werden als konkordante monophasische Beimischung oder monophasische Deformierung, ST-Senkungen, die diskordant sind, als diskordante monophasische Beimischung bezeichnet (SCHÜTZ). Beide können auf die gleichen Grundmechanismen zurückgehen; der Unterschied zwischen ihnen kann nur auf der anatomischen Lage der asystolischen oder infarzierten Bezirke beruhen.

3. Es ist möglich, wenigstens der Größenordnung nach richtige Rechnungen darüber anzustellen, wieviel Fasern verletzt sein müssen, um eine monophasische Deformierung bestimmter Spannung zu erzeugen.

40. Das EKG der Coronarinsuffizienz.

a) Theoretische Erörterung über die ST-Senkung.

Einer der klinisch wichtigsten Fälle einer ST-Senkung ist ohne Zweifel die *Coronarinsuffizienz*. Dieser von REIN[1] zuerst geprägte Begriff besagt, daß das Herz nicht genügend durchblutet wird. Er besagt übrigens nicht, daß das Herz nur ungenügend Sauerstoff erhält! Das ist nur *eine* der begleitenden Folgen der Coronarinsuffizienz, welche im übrigen sowohl ein Steigen der CO_2-Spannung als auch der Stoffwechselendprodukte im Gewebe bedingt. Die Folge einer solchen Minderdurchblutung ist jedoch sicher auch der O_2-Mangel. Denn alle Symptome der Coronarinsuffizienz (objektive im EKG und subjektive) lassen sich durch O_2-Mangel in der Atemluft hervorrufen oder verstärken. Diese Symptome der Coronarinsuffizienz treten übrigens um so deutlicher hervor, je größer der Blutdruck[2], je höher also der O_2-Bedarf ist (vgl. S. 241). *Damit ist allerdings nur bewiesen, daß O_2-Mangel den pathologischen Zustand, in dem sich das Herz befindet, verstärkt, nicht aber, daß er ihn auch hervorgerufen hat.*

Wenn wirklich O_2-Mangel die hervorragende Noxe der Coronarinsuffizienz wäre, so müßten mehrere Ursachen zum gleichen Resultat der Coronarinsuffizienz führen. Das ist auch der Fall. Bei genauem Hinsehen aber ist diese Art der Beweisführung nicht vollkommen schlüssig, denn die zahlreichen Ursachen der Coronarinsuffizienz sagen auch nur, daß O_2-Mangel eine unter vielen gleichartig wirkenden Noxen sein muß; sie sagt hingegen nichts darüber aus, ob nicht neben dem O_2-Mangel auch andere Folgen der betreffenden Ursachen für den gleichen Effekt der klinischen Insuffizienz, des Schmerzes und der EKG-Veränderungen anzuschuldigen sind. Betrachten wir zunächst das sehr einprägsame

---

[1] REIN: Z. Biol. **92**, 101, 115 (1932). — Verh. dtsch. Ges. inn. Med. **1931**, 247.
[2] RÜHL: Z. Kreislaufforschg **30**, 393 (1938).

Schema BÜCHNERs[1]. Nach ihm unterscheiden wir folgende Formen der Coronar-insuffizienz:

1. Eine Coronarinsuffizienz durch Einengung der coronaren Strombahn (Sklerose, Lues, Coronarkrampf, besonders Angina pectoris).

2. Eine Coronarinsuffizienz durch Herabsetzung der Sauerstoffspannung (Pneumonose, pulmonale Atelektasen, Mischblut bei Septumdefekten, Ductus Botalli, Erstickung) oder der Sauerstoffkapazität des Blutes (Anämie).

3. Steigerung des O_2-Bedarfs bei ungenügender Steigerung der Coronar-durchblutung.

Den 1. und 2. Fall können wir als *absolute* Coronarinsuffizienz, den 3. als *relative* bezeichnen. An der Existenz vom 1. und 2. kann kaum Zweifel bestehen; die Existenz einer relativen Coronarinsuffizienz hingegen scheint mir mindestens in dem Umfang fraglich, in dem er von den Schulen WEBERs und BÜCHNERs behauptet wird, die bekanntlich allein schon die Hypertrophie und Hypertonie als Quelle solcher relativer Insuffizienzen annehmen. Die Kritik dieser Annahme geben wir oben (S. 243).

Ist nun aber über die Existenz dieser Gruppen der Coronarinsuffizienz hinaus ihre einheitliche Genese als O_2-Mangelsymptom bewiesen? Bei der Einengung der coronaren Strombahn liegt im gleichen Maß wie beim Sauerstoff auch eine pathologische CO_2-Entfernung vor; auch ist der Abtransport fester gelöster Katabolite (Adenosintriphosphorsäure u. a.) erschwert, und zwar um so mehr, als deren Diffusion erheblich schwieriger geht als die der Blutgase. Niemand weiß aber, wie eine erschwerte „Entschlackung" der Gewebe relativ zum O_2-Mangel wirkt. Nach allem, was man vernünftigerweise vermuten kann, wirken alle Noxen unspezifisch und additiv; daher ist sicher nicht nur der O_2-Mangel eine Quelle pathologischer Vorgänge im Herzmuskel.

Selbst bei der 2. Gruppe ist in einigen Fällen neben dem O_2-Mangel die CO_2-Anhäufung ebenso stark: bei Pneumonosen, Atelektasen, Mischblut und Erstickung. Wer je im Tierversuch erlebt hat, wie ein Herz schon durch kürzeste Erstickungszeiten irreversibel geschädigt wird, durch 20 min absoluten O_2-Mangel bei Stickstoffatmung aber nicht, der wird skeptisch gegenüber allen Theorien, welche einseitig den O_2-Mangel als Ursache des Herzversagens betrachten. Auch die sensiblen Receptoren im Herzen sprechen, nach meinen Erfahrungen, auf CO_2 sehr stark, auf Anoxie aber nur sehr wenig an.

Wie können wir uns nun, unabhängig von der speziellen Noxe (CO_2, O_2-Mangel), den Mechanismus der ST-Änderungen bei der Coronarinsuffizienz vorstellen? Wir haben bei Untersuchungen an Katzenherzen mit Mikroelektroden fest-gestellt, daß der Sicherheitsfaktor der Erregungsleitung in der Hypoxie sinkt[2]. Das ist zwar kein direkter Beweis, doch ein starker Hinweis auf die Richtigkeit unserer oben erläuterten Hypothese, daß die Coronarinsuffizienz dadurch wirken könnte, daß die Leitfähigkeit des Myokards herabgesetzt wird. Solange die Störung geringe Grade aufweist, ist eine Asystolie nur der letzterregten Teile des Myokards zu erwarten: derjenigen Fasern also, welche S hervorrufen; sie müssen basisnah liegen, wie Abb. 82b zeigt, und ihre Asystolie muß nach Abb. 185b eine ST-Senkung vor allem in Ableitung II machen. Eben das,

---

[1] BÜCHNER: Die Coronarinsuffizienz. 1939.
[2] ERK u. SCHAEFER: Pflügers Arch. **248**, 515 (1944).

nämlich ein Maximum in Ableitung II, beobachten wir in der Tat[1]. Im Bild einer anderen, von Büchner vertretenen Hypothese (s. unten) müßten es die morphologisch geschädigten Bezirke sein, welche durch den Mechanismus nach Abb. 19 oder 184 eine monophasische Beimischung durch lokale Blockaden oder Verletzungen bedingen. Beide Mechanismen aber, die Leitungserschwerung und die lokale Verletzung, können nicht beliebig lange andauern. Leitungsschäden müßten zu Blockaden und damit zu endgültigen QRS-Veränderungen, lokale Verletzungen aber zur Abheilung, Narbenbildung und Bildung neuer Membranen, also zur Beseitigung der ST-Veränderung, führen. *Eine hypoxische ST-Senkung muß daher immer passageren Charakter haben.* Eben das fordert vom klinischen Standpunkt aus auch Korth[2].

Schreitet die Störung weiter fort, so wird nach unserer Hypothese außer den spätest erregten Teilen der Basis auch die Spitzenregion teilweise asystolisch. Es wird einfach bei zunehmender Unsicherheit der Erregungsleitung immer früher dazu kommen, daß die Erregung unterwegs steckenbleibt. Ist aber die Spitze auch asystolisch (oder antwortet sie nur schon mit einer verkürzten Erregung!), so tritt ein Potential auf, welches die Spitzenregion gegen Herzmitte positiv macht, also zum normalen R konkordant verläuft: ST wird gehoben, T wird abnorm hoch. Das erstickende Herz des sterbenden Menschen und das EKG bei schwerster Anoxie zeigen solche Bilder. Wir nennen sie mit Borgard anschaulich „Kirchturm-T"[3]. Sie sind das schwere 2. Stadium der harmloseren ST-Senkung. *Bei zunehmender Schädigung der Erregungsleitung geht also die ST-Senkung in eine ST-Hebung mit abnorm hohem T über, durch weiter um sich greifende partielle Asystolie auch der Spitzenregion. Soweit unsere Hypothese.*

Speziell für die Coronarinsuffizienz ist allerdings auch eine andere theoretische Deutung möglich und in der Literatur zur Zeit weitverbreitet. Wir wollen die andere Ansicht auch deshalb ausführlich erörtern, weil eine exakte Beweisführung zur Zeit weder für die eine noch die andere möglich ist. Nach Büchner findet sich nämlich bei vielen Coronarinsuffizienzen eine histologische Schädigung besonders der Innenschichten des Myokards und der Papillarmuskeln[4]. Nun würde eine Asystolie oder lokale Verletzung z. B. der Papillarmuskeln des linken Ventrikels ohne Zweifel fast dieselben Potentiale hervorrufen wie sie Abb. 185b andeutet, denn diese Muskeln werden ja von unten nach oben von der Erregung durchlaufen. Schwieriger ist die Deutung des „Innenschichtschadens", den Holzmann[5] sehr ausführlich als theoretische Basis erörtert. Ohne Zweifel sind die inneren Schichten des Myokards besonders geschädigt (histologische Nekrosen), vielleicht, weil sie unter besonders hohem Druck stehen und daher längere Zeit ischämisch bleiben[6]. Aber es müßte gefordert werden, daß die Faserrichtung der Innenschichten Vektorenrichtungen erzeugt, die sich gegenseitig zu den beobachteten Integralvektoren, die ST tatsächlich aufweist, nach Abb. 185

[1] Rühl: Z. Kreislaufforschg **30**, 393 (1938).
[2] Korth: Klin. Wschr. **1947**, 513.
[3] Borgard: Klin. Wschr. **1934 II**, 1642.
[4] Büchner, Weber, Haager: Coronarinfarkt und Coronarinsuffizienz. Leipzig 1935. — Büchner: Die Coronarinsuffizienz. Dresden u. Leipzig 1939.
[5] Holzmann: Klinische Elektrokardiographie.
[6] Lepeschkin: Das EKG, 2. Aufl., S. 469.

addieren. Solch eine Untersuchung ist noch nicht gemacht. Endlich aber ist, wie wir oben schon erwähnten, gar nicht gesagt, daß die kleinen ischämischen Schäden auch nach *außen* abgreifbare Potentiale entwickeln, da sie alle nicht randständig sind und daher nach Abb. 185c kaum erhebliche Potentiale produzieren dürften[1]. Freilich kann ihre Kontraktionsdauer verkürzt oder ihr Plateau lokal abgeflacht sein, so daß es zu den auf S. 268 beschriebenen Effekten kommt. Da Anoxie und Asphyxie das Plateau wirklich abflachen (vgl. S. 216), ist ein solcher Effekt durchaus denkbar (LEPESCHKIN[2]). Freilich sollte, wie wir auf S. 268 ausführten, eine so bedingte ST-Senkung anders, muldenförmig, aussehen, als sie das bei Coronarinsuffizienz tut. Auch ist das „Kirchturm-T" nicht ohne besondere Annahmen nach dieser Theorie zu erklären. Es tritt freilich erst mit der reflektorischen Höhenkollaps-Bradykardie auf und könnte also ein Vaguseffekt von einer sonst nicht zu beobachtenden Stärke sein. Es bedarf der Aufklärung durch das Experiment, was hier vorliegt.

Es steht also mit anderen Worten Hypothese gegen Hypothese; unsere Ansicht von der partiellen Asystolie als Folge universeller Leitungserschwerung hat den Vorteil, auf fast alle ST-Senkungen anwendbar zu sein. Die andere Ansicht ist dadurch ausgezeichnet, daß sie histologische Lokalisationen als Grundlage elektrischer Phänomene annimmt, wobei aber eine Reihe unbewiesener Prämissen gemacht werden. Asystolien oder Verletzungen aber werden in den meisten klinischen Fällen, entsprechend der Lehre von SCHÜTZ, als Ursache von ST-Veränderungen anzunehmen sein.

b) Das Bild der Coronarinsuffizienz im EKG.

Eine Durchsicht der Literatur zeigt uns die auffällige Tatsache, daß einige Lehrbücher, z. B. die von HOLZMANN und KORTH, die Diagnose Coronarinsuffizienz auf EKG-Formen beschränken, bei denen ST gesenkt, doch T entweder positiv oder doch mindestens nicht negativ ist (Abb. 189—191). Diese Diagnostik steht in Gegensatz zu den Annahmen der klassischen Abhandlungen von BÜCHNER und BÜCHNER, WEBER und HAAGER, in denen als Coronarinsuffizienz vorwiegend solche EKG abgebildet werden, bei denen T negativ ist. Diese Herzen zeigten dann zwar meist (nicht immer!) auch Veränderungen am Coronarsystem, doch hatten sie alle schwere anderweitige Defekte: Lues mit Aorteninsuffizienz, überhaupt schwere Vitien oder Hypertonien mit Hypertrophie. Die Beweisführung BÜCHNERs ist bei dem ganzen Fragenkomplex nun etwa folgende: Wenn eine Überlastung des linken Herzens vorliegt, finden wir gehäuft Nekrosen in den Innenschichten und Papillarmuskelansätzen des linken Ventrikels; war der rechte Ventrikel überlastet, sind die Nekrosen rechts. Da wir solche Nekrosen auch bei akuten O_2-Mangelversuchen im Experiment finden, scheint der Schluß gerechtfertigt, daß auch diese Nekrosen auf O_2-Mangel durch relative Coronarinsuffizienz (vgl. S. 280) zu beziehen seien. Da wir zudem bei Rechtsüberlastung

---

[1] So finden B. KISCH, L. H. NAHUM und H. E. HOFF [Amer. Heart J. **20**, 174 (1940)], daß intramurale Schäden, durch KCl, kaum einen Effekt auf ST machen, im Gegensatz zu selbst geringen Schädigungen der Oberfläche. Randständige Infarkte auch geringen Umfangs machen dagegen die erwünschte ST-Senkung sofort, wie SCHÜTZ bewies (Verh. dtsch. Ges. Kreislaufforschg **1939**, 38).

[2] LEPESCHKIN: Das EKG, S. 471.

eine ST-Senkung (meist mit diskordant-negativem T) in Ableitung II und III finden, bei Linksüberlastung aber (meist bei negativem T) in Ableitung I und II, erscheint die Senkung von $ST_{II, III}$ als Zeichen einer Rechtscoronarinsuffizienz, die Senkung von $ST_{I, II}$ als Zeichen einer Linkscoronarinsuffizienz. (Abb. 195b würde z. B. als Rechtsform, Abb. 195d als Linksform bezeichnet werden.)

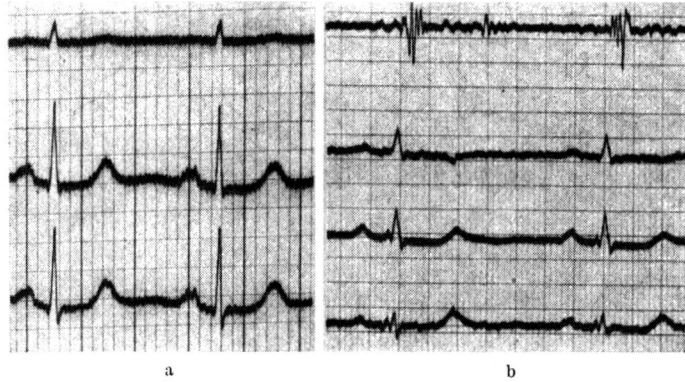

a   b

Abb. 189a u. b. *Akute Coronarinsuffizienz.* ST-Senkung in Ruhe. a 63jähriger Mann, Hypotonie (110/80), unterernährt. b Typische ST-Senkung mit relativer Niederspannung. T ebenfalls abnorm ($\alpha_T = + 115°$; $\alpha_{QRS} = + 35°$)

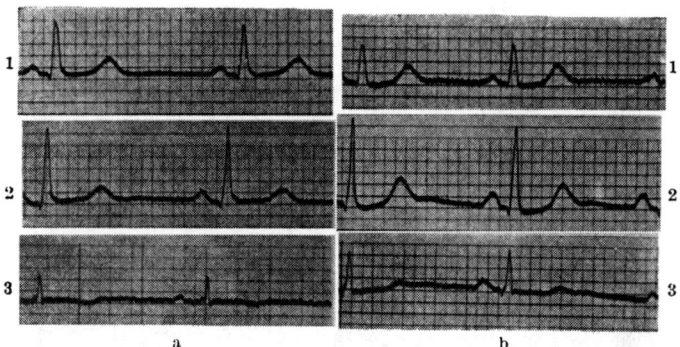

a   b

Abb. 190a u. b. Gesunder Mann vor und nach Belastung. Das Bild gleicht vollkommen dem einer chronischen Coronarinsuffizienz. a Vor Belastung, b nach Belastung. (Original der med. Univ.-Klinik Mainz.)

Wir möchten dieser Darstellung eine andere entgegensetzen, welche eigentlich beiden Standpunkten gerecht wird. Wir möchten dabei folgende Gruppeneinteilung vorschlagen:

1. Eine *allgemeine Anoxie oder Asphyxie,* z. B. durch O_2-Mangelatmung oder allgemeine Erstickung, macht zunächst eine ST-Senkung „klassischer Art" mit positivem T, wie es Abb. 189—192 zeigen. Wir möchten daher diese Form der isolierten ST-Senkung als Zeichen einer *allgemeinen* Störung im Herzmuskel auffassen, wie sie uns bei O_2-Mangel, aber auch bei einer Reihe anderer Ereignisse begegnet, denen sämtlich gemeinsam ist, daß sie den Sicherheitsfaktor der Erregungsleitung herabsetzen. Für diese ST-Senkung gibt es zur Zeit die beiden Hypothesen der Entstehung durch eine Verletzung (z. B. der Innenschicht) oder durch partielle Asystolie der Basis (vgl. S. 272).

Im Sinne dieser Annahme scheint uns auch zu sprechen, daß gerade die Erkrankung, bei der eine relativ *allgemeine* Störung der Coronardurchblutung, nämlich eine funktionelle Verengerung der Coronarursprünge vorliegt, im Anfang reine ST-Senkungen aufweist: die Angina pectoris. Eine weitere Veränderung

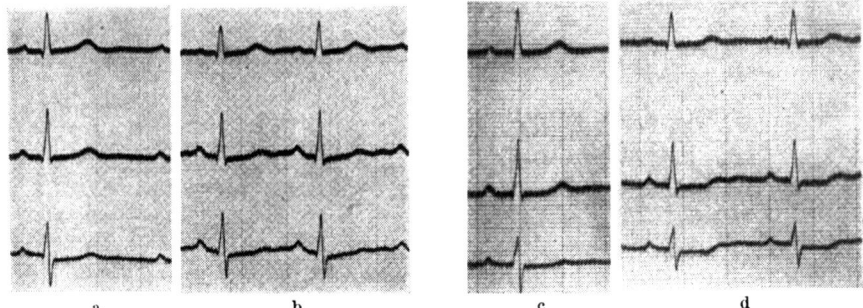

a   b   c   d

Abb. 191a—d. Chronische, latente Coronarinsuffizienz mit fast normalem Ruhe-EKG und ST-Senkung unter Belastung. 30jährige Frau, erblich belastet (Vater früh an Coronarinfarkt verstorben), klinisch o. B., starke anginöse Beschwerden. a In Ruhe, b nach Belastung, c in Ruhe nach Digitalisierung, d nach Belastung unter Digitalis. Beachte die Vertiefung der ST-Senkung durch Digitalis, trotz langsamer Frequenz!

des EKG durch Deformierung der T-Zacken, das sog. „*coronare T*", tritt erst hinzu, wenn das Herz bereits sekundäre Schäden (Leitungsblockaden, Infarkte, Dilatationen) aufweist. Das beweist jede Durchsicht der Literatur, vor allem aber die Versuche, eine Coronarinsuffizienz künstlich durch O_2-Mangelatmung[1],

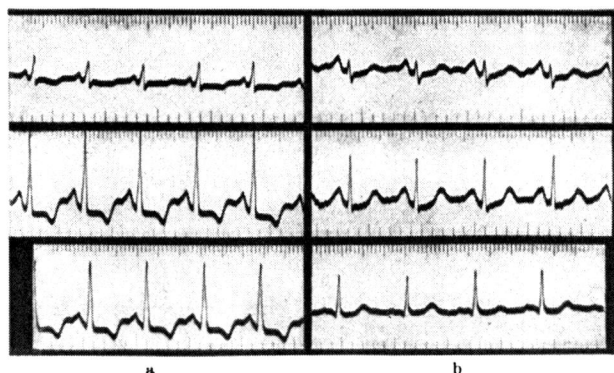

a   b

Abb. 192. Elektrokardiogramm einer Mitralstenose während (a) und nach (b) anginösen Beschwerden. (Nach PARADE: Verh. dtsch. Ges. inn. Med. **1936**, 339.) Manifeste Coronarinsuffizienz schon in Ruhe, extrem verstärkt unter dem akuten Gefäßkrampf, bei dem ein inhomogener Erregungsrückgang zur monophasischen Beimischung hinzutritt. Zu seiner Erklärung vgl. Kap. 72b.

Kollaps[2] oder Arbeit[3] hervorzurufen. Dabei läßt sich, wie besonders DUNIS und KORTH ausführen, der Einfluß der Hypertrophie, der ein diskordantes T macht.

[1] DUNIS u. KORTH: Dtsch. Arch. klin. Med. **183**, 230 (1938). — RÜHL: Z. Kreislaufforschg **1938**, 393.

[2] MEESSEN: Verh. dtsch. Ges. Kreislaufforschg **1937**, 198; **1938**, 275. — TATERKA: Beitr. path. Anat. **102**, 287 (1939).

[3] MICHAELIDES: Arch. Mal. Coeur **32**, 808 (1939). — HOLZMANN u. WUHRMANN: Dtsch. med. Wschr. **1936** I, 379, 641, 685 und zahlreiche andere.

von dem Einfluß der Coronarinsuffizienz, die eine muldenförmige ST-Senkung macht, sehr schön abgrenzen. Beide EKG sehen ganz anders aus und kommen nach unserer Meinung auch ganz anders zustande.

Die Annahme, eine allgemeine Coronarinsuffizienz könne eine über ST-Senkungen hinausgehende Invertierung von T machen, ist daher höchstens für gewisse Ausnahmefälle von schon anderweitig geschädigten Herzen zutreffend; die allgemeine Coronarinsuffizienz macht aller Voraussicht nach reine ST-Senkungen, *wobei natürlich durch ein stark gesenktes ST auch T nach unten gezogen wird, so daß es im Grenzfall isoelektrisch wird.* (Vgl. hierzu Kap. 72 b!)

ST-Senkungen dieser Art, die auf allgemeine Coronarinsuffizienz bezogen werden müssen, sind im übrigen erstaunlich selten und finden sich z. B. in unserem Material, das einer Kurpraxis mit chronischen Fällen entstammt, kaum. Das ist ein Beweis mehr für die Richtigkeit der von KORTH geäußerten Ansicht, daß ST-Senkungen durch Coronarinsuffizienz immer passager sein müssen und einer *akuten* Schädigung ihre Entstehung verdanken. Es gibt keine wochenlang anhaltenden akuten Myokardischämien, eher schon langanhaltende *entzündliche* Veränderungen. Eine langdauernde ST-Senkung ist daher eher auf eine Myokarditis als auf Coronarinsuffizienz verdächtig.

2. Wird bei einem solchen EKG nun T so verändert, daß ein inhomogener Erregungsrückgang mit stark abweichender Vektorrichtung entsteht, so ist die Annahme unabweisbar, daß zur *allgemeinen* Schädigung eine *lokale hinzugetreten ist!* Sie muß, nach unserer Theorie, im lokal differenten Verhalten des monophasischen Aktionsstromes, also in der Regel im lokalen Überdauern der Erregung ihre Ursache haben. Anoxie *verkürzt* den MAS. Das allein zeigt, daß die hier in Rede stehenden Schäden *nicht* reine Anoxien sein können. Wir halten sie, ebenso wie die Veränderungen im Randgebiet der Infarkte, für *Folgen* chronischen O$_2$-Mangels **und** chronischer Ischämie. Wenn bei einer latenten Coronarinsuffizienz (s. unten) eine solche T-Änderung hervorgerufen wird, so glauben wir, daß es sich um eine zusätzliche, ebenfalls latente *lokale* Schädigung handelt, die durch O$_2$-Mangel ebenso merklich wird, wie die allgemeine latente Schädigung durch die übliche ST-Senkung im O$_2$-Mangelversuch manifest gemacht wird. Eine experimentelle Coronarinsuffizienz z. B. ergibt niemals solche Bilder, wie sie lokale Myokardschäden der besprochenen Art liefern (LEPESCHKIN[1]). Geht also z. B. eine allgemeine Coronarinsuffizienz mit einer ST-Senkung in eine solche mit T-Veränderungen über, so ist der Schaden *lokal* geworden: der Prozeß ist in einem Ast der Coronarien z. B. so fortgeschritten, daß schwere Funktionsstörungen eintreten: das Bild zeigt Übergänge zum *Infarkt*. Wir finden denn auch häufig EKG-Bilder, die absolut dem Infarkt gleichen, mit Angina pectoris anfallsweise auftreten, aber nach wenigen Minuten reversibel sind (WILSON und JOHNSTON[2]. Es handelt sich um *lokale* Coronarspasmen, die praktisch bis zum Verschluß gehen. Allgemeine Anoxie — Angina pectoris als Allgemeinschaden mit ST-Senkung — Coronarspasmus — Infarkt sind also 4 Stadien einer Erkrankung, die gleichmäßig und allgemein beginnt und meist durch lokal besonders starkes Fortschreiten zum deletären Ende führt.

Herzen dieser Art, mit bereits eingetretenen lokalen Schäden, bilden das Hauptkontingent der Monographien von BÜCHNER und BÜCHNER, WEBER und HAAGER. Wir geben ähnliche Beispiele in Abb. 168a und 196a wieder.

---

[1] LEPESCHKIN: Cardiologia **2**, 236 (1938).
[2] WILSON, F. N., JOHNSTON: Amer. Heart J. **22**, 64 (1941).

3. Die 3. Gruppe der ST-Senkungen gehört nicht mehr in dieses Kapitel: ST-Senkungen bei Verspätungen (Abb. 183), bei Plateauverlust (Abb. 158, 193), das abwärtssteigende ST bei rein diskordantem T. *Doch wollen wir noch einmal betonen, daß auch die Gruppen 1 und 2 keinesfalls spezifisch für Coronarinsuffizienz sind!* Wie vorsichtig man selbst mit scheinbar ganz klassischen coronaren ST-Senkungen sein muß, zeigt Abb. 190!

Abb. 189 gibt eine Auswahl von typischen ST-Veränderungen, die aller Voraussicht nach allein auf eine akute Coronarinsuffizienz bezogen werden müssen. Die Grundform des EKG bei dieser Coronarinsuffizienz ist die sattel- oder muldenförmige ST-Senkung, bemerkenswert dadurch, daß ST zu R immer diskordant verschoben ist, also absolut vom EKG-Typ abhängt. Das ist altes Erfahrungsgut der Klinik und ist im „Prinzip der Typenabhängigkeit von ST" durch KIENLE neuerdings noch einmal besonders betont worden. Diese Typenabhängigkeit folgt aus der Theorie insofern, als bei *Lagetypen* ST-Senkungen durch partielle Asystolien mit ihrem Vektor ebenso gedreht werden wie das ganze Herz und der Vektor von R. Bei extremen Linkstypen (Linkshypertrophien) kommt es freilich sogar zu Positivierungen von T_{III} (HOLZMANN und WUHRMANN, MICHAELIDES, s. S. 284) und Hebung von ST_{III}. Wir müssen dies Verhalten der Ableitung III jedoch für das Diskordantwerden von ST, nach Analogie der Hypertrophiekurven, halten und als solches auch erklären. — In allen Fällen ist die deutlich oder mindestens noch angedeutet sichtbare konkordante T-Zacke zu sehen. Bei schweren ST-Veränderungen kann gelegentlich das diskordante ST in eine kurze, diskordante T-Spitze übergehen, der aber ein konkordantes T folgt, so daß T diphasisch wird. Das gilt selbst für das sonst so extreme Bild der Abb. 192.

c) Rechts- und Linkscoronarinsuffizienz.

Seit der Monographie von BÜCHNER, WEBER und HAAGER wird eine ST-Senkung in Ableitung I und II auf eine Coronarinsuffizienz vorwiegend des linken, eine Senkung von ST_{II} und ST_{III} auf eine solche des rechten Herzens bezogen. Die Durchsicht des Kurvenmaterials zeigt nun, daß ST bei allen Linkstypen in Ableitung I und II gesenkt ist, bei Rechtstypen aber in Ableitung II und III. Das ist identisch mit der Feststellung, daß ST in diesen Fällen zu R *diskordant* ist oder daß ST typenabhängig ist. Rechtfertigt diese Tatsache die Unterscheidung in Rechts- und Linkscoronarinsuffizienz?

Die Argumentation BÜCHNERs haben wir oben (S. 282) wiedergegeben. Unsere Gegenargumente sind:

1. ST ist an sich schon typenabhängig (KIENLE), und zwar, wie wir ergänzend hinzufügen, in zweifacher Richtung: durch jede Hypertrophie ändert sich, wie wir oben sahen, auch die Herzlage, ebenso durch Dilatation vorwiegend eines Ventrikels. Die Lageänderung ändert natürlich auch den Vektor der ST-Senkung, selbst wenn sich am Herzen selbst dabei gar nichts ändert. Daneben aber ändert sich ja auch der Integralvektor von QRS unabhängig von der Lage bei Hypertrophie. ST bildet sich aus Teilen des Myokards aus, die aller Wahrscheinlichkeit nach ebenfalls einseitig hypertrophieren, also den ST-Vektor, allerdings diskordant zu QRS, ebenfalls drehen, da die Zahl der eine ST-Senkung erzeugenden Fasern einseitig zugenommen hat.

2. Die reine ST-Senkung fanden wir als für eine *allgemein* wirkende Noxe charakteristisch. Das widerspricht der Annahme *lokaler*, rechts oder links vorherrschender Schäden.

Betrachtet man nun das in der Literatur vorgelegte Material der Rechts- bzw. Linkscoronarinsuffizienz, so sieht man sofort, daß es sich um typenabhängige ST-Senkungen in unserem Sinne handelt. Wir glauben daher, daß eine Seitendiagnose der reinen *allgemeinen* Coronarinsuffizienz nicht aus dem Verhalten von ST gestellt werden kann.

Ganz anders hingegen, wenn lokale Schäden hinzutreten und inhomogene Erregungsrückgänge machen. Dann finden wir T-Änderungen von ganz verschiedener Typologie: eine, bei der T in Ableitung I positiver, in III negativer wird, eine zweite, bei der sich T gerade umgekehrt verhält. Diese beiden extremen Typen können Übergänge zeigen. Den 1. Typ müssen wir als den der Rechtsinsuffizienz durch vorherrschende Schädigung der rechten Coronararterie bezeichnen. Deren Verzweigungsgebiet zeigt verlängerte Negativität; der Vektor des inhomogenen Erregungsrückganges läuft analog der Abb. 204a und ist negativ unten rechts, positiv oben links. Den 2. Typ müssen wir den der Linksinsuffizienz bezeichnen; sein Vektor läuft analog Abb. 204b.

d) Belastung und Coronarinsuffizienz[1]. Die latente Coronarinsuffizienz.

Da der Zustand der *akuten* Insuffizienz, wie gesagt, nicht beliebig lange anhalten kann, werden wir es in der Regel mit einer chronischen, d. h. *latenten* Coronarinsuffizienz zu tun haben. Wir können eine solche Erkrankung klinisch und im EKG also nur unter *Belastung* (durch Arbeit oder durch O_2-Mangelatmung) feststellen. Abb. 191 zeigt uns einen charakteristischen Fall einer jungen Frau, die, erblich belastet, recht erhebliche subjektive Beschwerden ohne objektiven Befund aufwies. Ich habe einen ähnlichen Fall erlebt, wo ein junger Arzt ohne jeden Befund etwa 14 Tage Herzschmerzen hatte, plötzlich an Fleckfieber erkrankte, in $1^1/_2$ Tagen starb und deutliche Coronarverengerung zeigte. Es ist außerordentlich schwer, die Differentialdiagnose zum Normalen zu stellen. Abb. 190 z. B. stammt von einem klinisch absolut gesunden Mann; die ST-Veränderungen sind schwerer als in Abb. 191, wo erhebliche Beschwerden vorlagen und sich mehrere namhafte Ärzte über die organische Grundlage des Leidens einig waren! Abb. 192 endlich ist ein Fall manifester Coronarinsuffizienz, der unter einem Anfall akuter Verschlimmerung durch Coronarkrampf sich zusätzlich sehr stark veränderte. Solche schweren Negativierungen von T, wie sie hier auftreten, scheinen sich uns, wie gesagt, immer auf die Anwesenheit *sekundärer* Schäden zu beziehen.

Die Grenzen des Normalen sind beim Arbeits- oder O_2-Mangelversuch sehr schwer angebbar, wie Abb. 190 schon zeigte. Man muß z. B. die Arbeit nach Alter und Geschlecht standardisieren; erst dann reagiert der Gesunde nie mit einer ST-Senkung (MASTER usw.[2]). Bei 10% O_2 in der Atemluft dagegen fand sich bei 19% der Gesunden ebenfalls eine ST-Änderung, die meist schon als abnorm

[1] KIENLE: Das Belastungs-EKG. Leipzig 1946.
[2] MASTER, A. M., R. FRIEDMAN, S. DACK: Amer. Heart J. 24, 777 (1942).

betrachtet wird (BURNETT[1]). Nach TWISS und SOKOLOW[2] ist pathologisch nur, wenn ST in Ableitung I mehr als 0,1 mV, in II und III mehr als 0,15 mV gesenkt wird. Selbst bei diesen Vorsichtsmaßregeln wird der *Einzelfall* nicht immer sicher beurteilbar sein: auch hier ist das EKG eine Unterstützung der klinischen Diagnose. Nach NYLIN z. B. zeigen nur 38% der Fälle von Angina pectoris einen Befund im O_2-Mangel, aber 62% nichts!

Eine Belastung ist nun keinesfalls eine für Coronarinsuffizienz spezifische Reaktion. Jeder Herzmuskelschaden, der eine Leitungserschwerung im Myokard macht, zeigt unter Belastung eine Vertiefung der Leitungsschädigung, deren Zeichen entweder im EKG verstärkt werden oder überhaupt dann erst deutlich hervortreten[3]. Das gleiche gilt für die O_2-Mangelatmung, welche zu EKG-Veränderungen bei Myxödem, Digitalis, Hyperthyreose, Infarkt, Angina pectoris und (wenn auch wenig) Diphtherie synergistisch wirkt und ihre ST-Senkungen verstärkt[4]. Ausschlaggebend für die Diagnose der Coronarinsuffizienz ist daher in allen Fällen und auch bei Belastung die Ausschaltung anderer Ursachen (also hormonaler und toxischer Störungen).

Die Unspezifität der Belastungsprobe[5] ist nur eine Seite der Unspezifität der ST-Senkung überhaupt. Sie geht so weit, daß Belastung sogar mit Digitalis zusammen ST verstärkt senkt (LIEBOW und FEIL[6]). Letztere haben wir ja oben schon theoretisch abgeleitet: wenn wir die ST-Senkung als eine monophasische Beimischung betrachten, so muß *jeder* Prozeß, der eine lokale Verletzung oder Asystolie des Myokards macht, auch eine ST-Senkung hervorrufen. Wir müssen also klären, ob eine ST-Senkung im speziellen Fall eine Coronarinsuffizienz ist oder nicht. Die Differentialdiagnose kann dabei nicht immer Sache des EKG sein. Zwar werden wir gleich eine Reihe von Kurvenzügen betrachten, die in sich selbst die Kennzeichen einer anderen Diagnose als der Coronarinsuffizienz tragen. Oft aber findet sich ein ganz unspezifisches EKG, das *nur aus dem klinischen Befund richtig gedeutet werden kann.*

41. Differentialdiagnose der Coronarinsuffizienz. ST-Senkungen aus anderer Ursache.

Wir haben schon im theoretischen Abschnitt über die ST-Senkung darauf hingewiesen, daß sie das Kennzeichen einer unspezifischen Störung ist, die wir nicht einmal genau kennen. Verletzung oder Asystolie, was es auch sein mag, entstehen auch durch den O_2-Mangel vermutlich nicht *direkt*, sondern indirekt durch Auslösung abwegiger Erscheinungen der Erregungsform oder -ausbreitung, die ihrerseits durch zahlreiche andere Ursachen in gleicher Weise auslösbar sind. Wir müssen also die Coronarinsuffizienz gegen solche anderen Ursachen differentialdiagnostisch abgrenzen. Eine solche Abgrenzung wird wohl nie vom EKG her vorgenommen werden können, denn der durch Coronarinsuffizienz ausgelöste Mechanismus unterscheidet sich ja eben nicht im elektrischen

[1] BURNETT, C. T., M. G. NIMS u. C. J. JOSEPHSON: Amer. Heart J. **23**, 306 (1942).

[2] TWISS, A. u. M. SOKOLOW: Amer. Heart J. **23**, 498 (1942).

[3] KIENLE: Das Belastungs-EKG, S. 240.

[4] Literatur bei LEPESCHKIN: Das EKG, S. 256, 293, 297, 407, 454 und 489. Zusammenwirken von Digitalis und Arbeit macht selbst am Gesunden oft recht schwere Änderungen von ST, sogar von T! I. M. LIEBOW u. H. FEIL: Amer. Heart J. **22**, 683 (1941).

[5] LAURENTIUS: Arch. Kreislaufforschg **10**, 346 (1942).

[6] LIEBOW, I. M. u. H. FEIL: Amer. Heart J. **22**, 683 (1941).

Bild von dem anderer Ursachen. Nun gibt es aber eine Reihe von ST-Senkungen, die ihrer Art und ihren Begleiterscheinungen nach sich sehr wohl als etwas Besonderes abgrenzen lassen. Bei ihnen ist oft (nicht immer) die Differentialdiagnose aus dem EKG möglich.

α) **ST-Senkungen grundsätzlich anderer Art** als wir sie bei Coronarinsuffizienz finden, lernten wir bei der *Verbreiterung von QRS* kennen. Wir verweisen auf das oben Gesagte (S. 268). Der „*Plateauverlust*" ist die 2. Quelle von ST-Senkungen ganz anderer Art: er ist aller Erwartung nach immer mit flachem T verknüpft. Wir wissen nichts über seine Häufigkeit und die Art seiner Entstehung. Wir haben noch nie von einem kranken Menschenherzen monophasische Aktionsströme registriert! Nach dem Vergleich mit dem Tierversuch ist es sehr unwahrscheinlich, daß in der Klinik ein O_2-Mangel vorkommt, der einen Plateauverlust verursacht: erst das stark dilatierte und tief anoxische Herz weist im Experiment einen Plateauverlust auf (SCHÜTZ[1], ERK und SCHAEFER[2])! Wahrscheinlich werden schon Stoffwechselstörungen erheblicher Art vor-

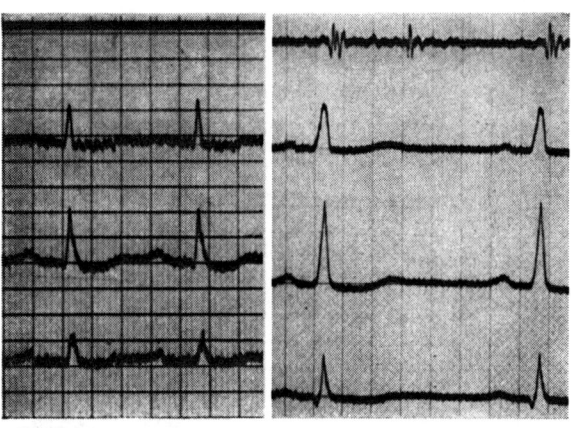

a   b

Abb. 193 a u. b. ST-Senkung bei sehr flachem T, wahrscheinlich also durch „Plateauverlust". a Tachykardie. 42jähriger Mann mit Atemnot, ohne typische Anamnese. RR 145/65, Mr/Ml = 5,1/7,5. Diese Form der ST-Senkung ist nicht durch die Tachykardie allein bedingt. T ist vermutlich durch einen sekundären Prozeß, wahrscheinlich durch Plateauverlust, abgeflacht. b wie a, doch ohne Tachykardie. 43jähriger Mann, alte Diphtherie, Tonsillenbefund. RR 130/80, Mr/Ml = 4,9/9,1, das Herz ist also vor allem nach rechts dilatiert. Herzmuskelschaden durch Diphtherie. Sehr ähnliche Bilder werden auch unter Digitalis erhalten.

handen sein müssen, ehe der MAS sein Plateau verliert. Diabetisches Koma[3], Hypoglykämie[4] und andere ähnlich schwere Allgemeinstörungen[5] scheinen allerdings so zu wirken. Sie machen erfahrungsgemäß ein EKG, das z. B. den in Abb. 193 und 194 wiedergegebenen Bildern gleicht. Wir möchten die EKG aus Abb. 193 für die Folge eines „Plateauverlustes" halten, doch müssen wir hinzusetzen, daß sich diese Annahme nur durch die Theorie wahrscheinlich machen läßt: sie ist durch keinerlei unmittelbare Erfahrung gesichert.

β) **Allgemeine Störungen von der Form der klassischen Coronarinsuffizienz** würden also im EKG eine isolierte ST-Senkung bei normalem oder fast normalem EKG hervorrufen. Obgleich nicht eigentlich hierher gehörend muß an erster Stelle die *Digitaliswirkung* genannt werden (Abb. 191c). Sie und die allgemeine Myokarditis machen dieselben Störungen, die wir aus Abb. 189—192 kennen.

[1] SCHÜTZ: Verh. dtsch. Ges. Kreislaufforschg **1939**, 15.
[2] ERK u. SCHAEFER: Pflügers Arch. **248**, 515 (1944).
[3] HEGGLIN: Arch. Kreislaufforschg 7, 1 (1940).
[4] HADORN: Arch. Kreislaufforschg 2, 70 (1938).
[5] HOLZMANN: Klinische Elektrokardiographie. Zürich 1945.

Wir hatten deshalb oben geschlossen, daß allen diesen Erscheinungen wahrscheinlich ein ähnlicher *Endmechanismus* zugrunde liegt: das vorzeitige Erlöschen der
Erregungswelle mit partieller Asystolie der spätest erregten Fasern. Es braucht
sich dabei, wie wir oben (S. 277) ableiteten, nur um sehr wenige Fasern zu handeln, auch kann der Bezirk der Asystolie *sehr kurz* sein! Er müßte nur gerade
eben 1—2 mm minimal betragen. QRS müßte er deswegen nicht nennenswert
beeinflussen, weil das Stromzeitintegral der R-Zacken dieser asystolischen Bezirke
minimal klein ist. Da das monophasische Potential in seiner vollen Stärke fast
0,3 sec lang besteht, die R-Zacke nur 1 msec lang ist, ist das Stromzeitintegral

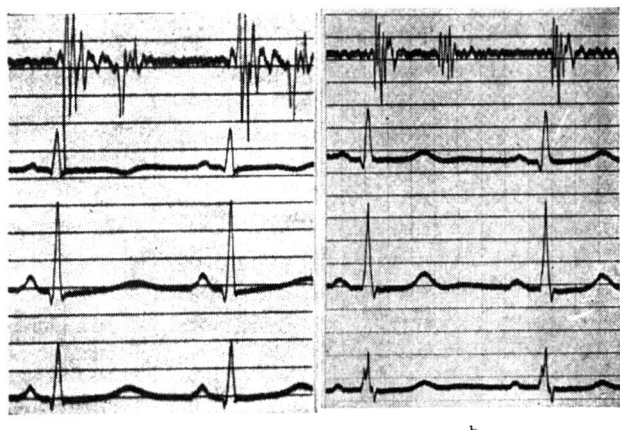

a   b

Abb. 194a u. b. ST-Senkung bei Fällen, bei denen möglicherweise ein Infekt vorliegt. Blutsenkung in allen
Fällen hoch. Coronarinsuffizienz nicht mit Sicherheit zu erschließen. a ST wenig gesenkt, aber auffallend
lang horizontal verlaufend. Klinisch: 24jähriger Mann mit myokardialer Insuffizienz unbekannter Ursachen. Mr/Ml = 4,4/7,8. Senkung 20/54. Ausgeprägte energetisch-dynamische Herzinsuffizienz: QT abnorm
lang, 120% der Norm. T dabei sehr breit, mechanische Systole dagegen auffallend kurz: 74% der Norm
(vgl. S. 325ff.). b ST vertieft abgehend, dann in Ableitung II schräg ansteigend. Kein Vitium. Senkung 22/46.
Herz nicht vergrößert. QT-Zeiten normal.

der ST-Senkung rund 300mal größer als der Ausfall an QRS! Die gemeinsame
Ursache der EKG-Veränderung wäre also das vorzeitige Dekrement.

Dieser Theorie steht diejenige einer *lokalen* Schädigung der Innenschichten
gegenüber, bei gleichwohl *allgemein* angreifender Noxe. Es ist nicht entscheidbar,
wer recht hat, denn auch die 2. Theorie hat, wie oben gesagt, ihre Vorzüge.

Entzündung (Kennzeichen: hohe Senkung!), vielleicht auch Stoffwechselstörung und typische Digitaliseffekte, die wir nicht näher kennen, sind die Ursachen der ST-Abweichung. Dem entspricht das klinische Bild. Ohne Hinweise
auf die Ursachen werden wir kein Recht haben, das EKG so zu deuten. Beide
Fälle der Abb. 194 hatten eine stark beschleunigte Senkung; Fall a hat zudem
eine typische Verlängerung von QT, die wir gleich als energetisch-dynamische
Herzinsuffizienz kennenlernen. Ein Hinweis auf eine Coronarinsuffizienz findet
sich nicht. Die *Tonsillitis* stellt ein erhebliches Kontingent dieser Fälle. Hierbei
kommt es dann oft zu gleichzeitig auftretenden ST- und T-Veränderungen, wie
Abb. 174 als Beispiel zeigte.

γ) **ST-Senkungen bei Hypertrophien und Hypertonien.** Die Vieldeutigkeit der
EKG-Veränderungen läßt nun ein praktisch sehr wichtiges Problem entstehen:

die Frage nach der Natur der ST-Senkungen, die wir bei hypertrophierenden Herzen und bei der Hypertonie finden. Abb. 195 gibt eine kleine Sammlung solcher Fälle. Alle Herzen hatten eine abnorme mechanische Leistung zu bewältigen. Ist die ST-Senkung in diesen Fällen ebenfalls ein Zeichen für (relativ) ungenügende Durchblutung des Myokards? Wir sind versucht, diese Frage ohne weiteres zu bejahen. Von den oben angeführten Ursachen, welche eine ST-Senkung hervorrufen, kann außer dem Plateauverlust keine einzige zutreffen, und ein Plateauverlust, den wir nach den experimentellen und klinischen Erfahrungen einer Stoffwechselstörung der Muskelfaser zuschreiben müssen, ist

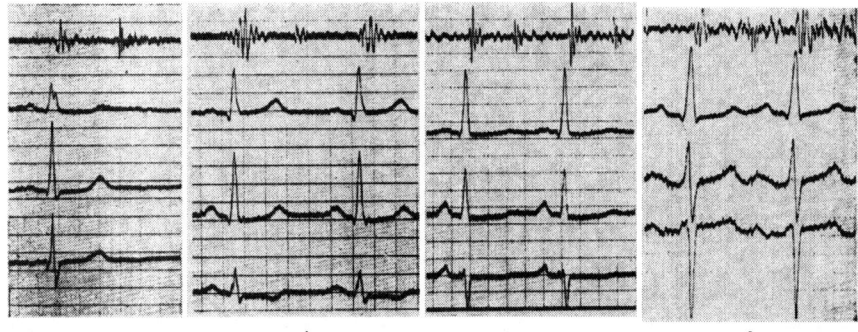

a   b   c   d

Abb. 195a—d. ST-Veränderungen bei Hypertonie oder Vitium. Beachte die Typenabhängigkeit in Bild b und d! a Mitral- und Aorteninsuffizienz. Offenbar Übergang zum diskordanten T_I. ST auffallend lang abszissenparallel. RR 125/50, Mr/Ml = 5,0/10,8. Mitralform; leicht dekompensiert. QT sehr kurz (86% der Norm). Eine coronare Genese der ST-Senkung ist nicht auszuschließen. b Hypertonie an der Grenze der Dekompensation. 35jähriger Mann. RR 145/90, Mr/Ml = 5,6/8,9. Aorta breit. Herzschmerzen. Wahrscheinlich liegt hier relative Coronarinsuffizienz vor. c 51jähriger Mann mit Hypertonie bei chronischer Nephritis. RR 195/100, Herz von Aortenform, links vergrößert. Beginnende Hypertrophieform des EKG. Plateauverlust? d 19jähriges kombiniertes Aortenvitium Mr/Ml = 5,6/11,3. Linkstyp. ST_{III} gehoben! Da auch PQ gesenkt ist, liegt vermutlich der Fall der Abb. 182 vor: die Nullinie geht tatsächlich durch PQ und ST, P sitzt auf der U-Welle, da das Herz sehr tachykard ist. — Elektrische (QT) und mechanische Systole relativ lang (120% der Norm) als Zeichen energetischer Insuffizienz (vgl. S. 328).

auch kaum bei diesen chronisch-stationären Zuständen anzunehmen. Andererseits spricht gerade die Konstanz und das Alter des Zustandes gegen die Coronarinsuffizienz. Auch fehlt sehr oft, wenn nicht in der Regel, der Schmerz, das sicherste Indiz der coronaren Durchblutungsstörung. Wir werden also dazu getrieben, andere Ursachen einer solchen ST-Senkung in diesen Fällen zu erörtern.

Soviel ich sehe, ist aber die Auswahl nicht groß: wir können an lokale Unterschiede der mechanischen Spannung einiger Myokardbezirke denken, welche zu verschieden hohen elektrischen Spannungen des MAS führen: wir fanden ja oben (S. 58) die elektrische von der mechanischen Spannung abhängig, allerdings nur beim EKG der Extremitäten und beim Skeletmuskel! Wir können zweitens daran denken, daß Schäden, welche als Folge der Überlastung auftreten, als solche das Myokard verändern, im gleichen Sinn wie Ischämie; daß aber Ischämie als *allgemein* angreifende Noxe insbesondere den Schmerz nicht im Myokard, sondern andernorts, z. B. an den Gefäßen auslöst, wie man ja auch schon vermutet hat. So wäre das Fehlen des Schmerzes erklärt und ST trotzdem als Folge des gleichen Prozesses gedeutet, der auch die Coronarinsuffizienz zur Ursache hat!

19*

Die Entscheidung ist unmöglich. Im Fall der Abb. 195a und b ist die „coronarähnliche" Genese der ST-Senkung mindestens wahrscheinlich, bei b fast sicher, da auch der Schmerz vorliegt. Bild a stammt von einem dekompensierten Herzen; zudem ist ST auffallend lang, also der Erregungsrückgang auch gestört, und QT ist kurz. Alles spricht für eine Myokardschädigung; es ist ein müßiger Streit, ob wir sie der relativen Coronarinsuffizienz oder einer sekundären Schädigung, etwa elastisch-mechanischer Art, des Myokards zuschreiben.

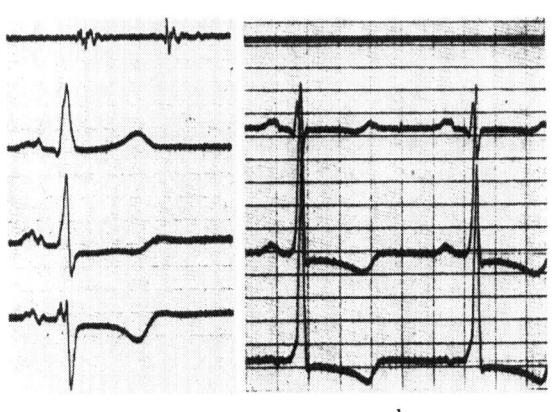

Bei Abb. 195c ist T fast verschwunden. Hier kann ein Plateauverlust vorliegen: es besteht auch eine chronische Nephritis, also eine Störung des Stoffmilieus der Muskelzelle! Bild d erst scheint mir nicht mehr den Myokardschaden aus dem Verhalten von ST zu offenbaren: die Tachykardie erklärt die Senkung von ST durch Pfropfung auf eine U-Welle, ST_{III} ist sogar gehoben. QT ist allerdings abnorm, und das mag auf eine gewisse energetische Insuffizienz deuten. So scheint es uns notwendig, in jedem Fall bei bekannten Herzleiden die Diagnose der Coro-

Abb. 196a u. b. ST-Senkung durch geringe Potentialentwicklung, wahrscheinlich in der „Innenschicht". Chronischer Zustand bei relativ schweren hämodynamischen Herzstörungen. a Neigung zu paroxysmalen Tachykardien. Herz links vergrößert, Mitralform. Mr/Ml = 4,3/10,8. RR 105/60. Anamnese: Anginen. Schädigung der Innenschicht wahrscheinlich. Lokal abnorme Erregungsdauer. Zudem inhomogener Erregungsrückgang ($\Delta\alpha = +75°$!). b 18jähriger Mann mit schwerer Mitralinsuffizienz. Mr/Ml = 4,3/9,0. RR 100/70. Atemnot. Das Herz hat Mitralform. Schädigung der Innenschicht, doch normaler apicobasaler Erregungsrückgang. Kein inhomogener Erregungsrückgang ($\Delta\alpha = 0$!). Der Zustand dieses Herzens ist, nur aus dem EKG, günstiger zu beurteilen als Bild a!

narinsuffizienz sorgfältig differentialdiagnostisch zu ventilieren. Sie ist nie selbstverständlich und sollte nur gestellt werden, wenn alle anderen Erklärungsmöglichkeiten versagt haben.

δ) **Komplikation durch lokale Schäden.** Freilich ist es dann schließlich gleichgültig, ob wir eine ST-Senkung bei schweren Vitien als Folge relativer Coronarinsuffizienz (also einer *allgemeinen* Störung) oder als Folge lokaler Schäden auffassen. Ein Hinweis auf letztere ist die erhebliche Änderung von T, vor allem auch des Ventrikelgradienten. Abb. 196 zeigt uns zwei hierfür sehr charakteristische Fälle. Beide Bilder haben eine tiefe ST-Senkung. Der Vektor dieser Senkung hat einen Winkel α von — 100°, d. h. er zeigt so, daß die Spitze negativ ist gegenüber der Basis[1]. Beide EKG stammen von schwerkranken Herzen.

Die Analyse zeigt im einzelnen (vgl. Legende!), daß beide EKG sehr verschiedene Komplikationen aufweisen. Besonders dann, wenn man die ST-Senkung als eine konstante Potentialbeimischung abzieht, bleibt in Bild a ein

---

[1] Einen sehr ähnlichen Fall bildet UHLENBRUCK (Herzkrankheiten, Leipzig 1943, S. 267) bei Hypertonie ab. OETTEL beschreibt ein noch extremeres Bild bei Septumdefekt nach Infarkt: Arch. Kreislaufforschg **9**, 125 (1941). Dieser Fall zeigt übrigens das gleiche $\alpha_{ST} = -100°$!

stark abweichender inhomogener Erregungsrückgang, während b fast normale Werte des Ventrikelgradienten annimmt. T ist in Bild b diskordant durch beträchtliche Hypertrophie mit Flächenvergrößerung von QRS; in Bild a ist T abnorm durch eine lokale Änderung der MAS-Dauer. Diese weist fast in dieselbe Richtung wie der Vektor ST: es muß also entweder an der Basis (was wenig wahrscheinlich ist) oder an den inneren Schichten des Myokards, die nach BÜCHNER auch die Nekrosen aufzuweisen pflegen, sowohl eine partielle Asystolie (Schädigung) als auch, wohl in unmittelbarer Nachbarschaft, ein Bezirk lokal verlängerter Erregungsdauer vorhanden sein. Diese Kombination von Schädigung mit Verletzungsspannung und benachbarter Verlängerung der Erregung

Auswertung zu Abb. 196.

	a	a Ohne ST-Senkung	b	b Ohne ST-Senkung
$\widehat{QRS}$ (μVsec)	46	46	70	70
$\hat{G}_J$	120	74	13	40
$\hat{T}$	85	46	59	31
α QRS	$-15°$	$-15°$	$+95°$	$+95°$
α G_J	$-60°$	$-90°$	$+115°$	$+95°$
α T	$-70°$	$-35°$	$-95°$	$-120°$
$\varDelta\alpha$ (QRS → G)	$+45°$	$+75°$	$-20°$	$0°$
α_{ST}	$-100°$	—	$-100°$	—

Zu jedem Bild ist eine Auswertung gemacht, bei welcher die ST-Senkung als Fläche abgezogen wurde und vollkommen außer Betracht blieb.

werden wir gleich beim Infarkt finden. Wir haben Grund, infarktähnliche Störungen auch hier anzunehmen. Bild b dagegen zeigt, wie gesagt, außer der ST-Senkung und der Hypertrophie nichts Abnormes, dies Herz ist daher wesentlich günstiger zu beurteilen als das andere!

Es ist Sache des Geschmacks, ob man lokale Störungen dieser Art als lokale Durchblutungsstörungen oder als lokale Schäden infolge lokaler Durchblutungsstörungen bezeichnet. Daß „Innenschichtschäden" dieser Art irgendwie der Durchblutung oder dem Mißverhältnis zwischen Blutbedarf und Blutangebot nach BÜCHNER zuzuschreiben sind, scheint uns doch wahrscheinlich, so sehr wir uns gegen die *Verallgemeinerung* dieser Annahme auf alle ST-Senkungen wehren möchten. Es ist jedoch weiterhin eine Frage der Zweckmäßigkeit, ob man solche Störungen als Folge einer *Coronarinsuffizienz* auffaßt: diese setzt eigentlich umfangreiche, allgemeine Schäden voraus, wenn nicht gerade (was natürlich vorkommt) nur ein kleiner Ast verengt ist. Wir möchten vorschlagen, aus Gründen der diagnostischen Klarheit die Bezeichnung Coronarinsuffizienz jenen Erkrankungen vorzubehalten, welche mit *allgemeiner* Minderdurchblutung des Herzens einhergehen und also eine vorerst *funktionelle* und passagere Schädigung bedeuten. Ihr klinisches Korrelat ist der Schmerz. Lokale Schäden als Folge des Mißverhältnisses von Blutbedarf und Angebot aber sollte man als *lokale coronare Myokardschädigung* bezeichnen.

Wie vorsichtig man mit der Diagnose „Coronarinsuffizienz" überhaupt sein muß, demonstriert endlich Abb. 197. Hier handelt es sich um eine Myokarditis bei Hepatitis epidemica. Das EKG zeigt eine sich kurzfristig ausbildende und *absolut reversible* ST-Senkung von einer so typischen Form, daß niemand an der Diagnose einer Coronarinsuffizienz zweifeln würde. Der passagere Charakter der Störung aber deutet auf rasch sich ändernde Verhältnisse. Es bleibt Hypothese, worauf man die Potentialbildung zur Zeit ST beziehen will. Jedenfalls bleibt auch hier ein Herzteil positiver, wie in Abb. 196. Er liegt hier nur etwas mehr rechts. Vielleicht ist es die ganze rechte Kammer. Als Ursache kommen in erster Linie lokale abnorme Refraktäritäten in Frage. Der Befund war nach 7 Tagen nicht mehr nachweisbar (SCHENNETTEN[1]).

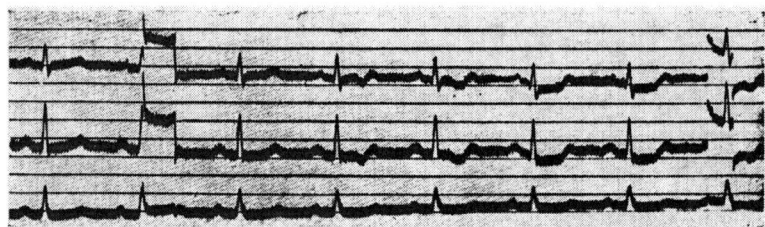

Abb. 197 Reversible ST-Senkung einer sonst für Coronarinsuffizienz typischen Form, die sicher nichts mit Coronarinsuffizienz zu tun hat. Myokarditis bei Hepatitis epidemica. Mr/Ml = 3/7. RR 90/60. Leicht dekompensiert. Beim 5. Herzschlag beginnt sich T zu ändern, beim 7. ist ST negativ. Der letzte, durch Eichung verzerrte Herzschlag zeigt den Beginn der Rückbildung an; wenige Schläge später wieder normales EKG! — $\alpha_{ST} = -140°$. [Aus SCHENNETTEN: Z. ges. inn. Med. 5, 56 (1950).]

Zusammenfassung von Kapitel 41 und 42.

1. Die Coronarinsuffizienz (C.I.) macht eine typische ST-Senkung, welche in unkomplizierten Fällen mit normalem T einhergeht. Sie entsteht durch Einengung der Coronarien, mangelhaften O_2-Gehalt des Blutes (absolute C.I.) und erhöhten O_2-Bedarf bei ungenügender Steigerung des Angebotes (relative C.I.).

2. Die Ursache der ST-Senkung ist nicht unbedingt nur der O_2-Mangel, wenngleich dieser die Senkung auch immer verstärkt. CO_2, Stoffwechselschlacken aber auch Entzündungen des Myokards und ihre Folgen sowie Digitalis führen zu gleichartigen ST-Senkungen. Letztere werden daher als relativ unspezifische Folgen eines durch mehrere Noxen auslösbaren Prozesses im Myokard angesehen.

3. Der Hypothese einer lokalen Schädigung mit Ausbildung einer Verletzungsspannung in den Innenschichten wird die einer lokalen Asystolie der Basis als Folge einer herabgesetzten Sicherheit der Erregungsleitung gegenübergestellt. Keine dieser Hypothesen ist zur Zeit definitiv bewiesen.

4. Die klassische Form der allgemeinen C.I. ist die isolierte ST-Senkung ohne andere Abweichungen im EKG. T bleibt normal, ist nur etwas nach unten gezogen. Der Ventrikelgradient bleibt normal, falls man die ST-Senkung rechnerisch eliminiert (Abb. 189a, 191).

5. Neben dem Allgemeinschaden kann eine lokale Schädigung des Myokards durch vorwiegende Erkrankung eines beschränkten Stromgebietes und des von ihm versorgten Myokardbezirks entstehen. Sie äußert sich in erster Linie in einer T-Änderung (coronares T). Wir nennen solche Schäden ,,lokale coronare Myokardschäden". Der Ventrikelgradient zeigt neben der ST-Senkung und nach seiner

---

[1] SCHENNETTEN: Z. ges. inn. Med. 5, 56 (1950).

rechnerischen Eliminierung einen abnormen inhomogenen Erregungsrückgang ($\alpha\,G_J$ stark abweichend vom $\alpha\,QRS$) (Abb. 192, 196).

6. Die ST-Senkung bei allgemeiner C.I. ist typenabhängig, da die Vektoren, die ST senken, von den Veränderungen mitgegriffen werden, welche QRS ändern. Aus diesem Grunde ist die Diagnose einer vorwiegenden Rechts- oder Links-C.I. aus dem EKG unserer Meinung nach nicht zu stellen (Abb. 195).

7. Sehr wohl ist hingegen ein lokaler coronarer Myokardschaden durch Konstruktion des Ventrikelgradienten zu lokalisieren. Negatives T_I deutet auf einen Schaden im Gebiet der A. coronaria sinistra, negatives T_{III} auf einen solchen der A. coronaria dextra (Vorderwand- bzw. Hinterwandtyp der chronischen C.I.) (Abb. 196).

8. Durch Belastung oder O_2-Mangelatmung wird eine latente C.I. meist manifest. Die dabei auftretende ST-Senkung ist jedoch unspezifisch und findet sich außer bei C.I. auch bei allen anderen ST-Senkungen, sogar bei Digitalis (Abb. 191)!

9. Außer durch C.I. entstehen ST-Senkungen bei entzündlichen Veränderungen, z. B. besonders leicht bei Tonsillitis, sowie als Folge von Stoffwechselstörungen (Koma) und inkretorischen Störungen, die wahrscheinlich mit Plateauverlust einhergehen (Abb. 194).

10. Reine ST-Senkungen bei normalem T, die nicht Folge einer C.I. sind, werden als Folge einer allgemeinen Schädigung angesprochen (Abb. 189a).

11. ST-Senkungen bei Vitien, Hypertrophien und Hypertonien, die nicht als bloße Folge eines normalen elementaren Erregungsrückganges, z. B. bei Verspätungskurven von QRS, angesprochen werden können, deuten wahrscheinlich auf myokardiale Schäden. Eine Sicherheit in diesem Punkt ist heute noch nicht zu geben (Abb. 195).

12. Breites QRS mit stark vergrößerter Fläche erzeugt ein ST, das nur als Folge der QRS-Verbreiterung gesenkt ist (Abb. 183), ebenso Tachykardie eine ST-Senkung, die bloße Folge einer falschen Nullinie ist (Abb. 182).

13. Es gibt ST-Senkungen, die wie eine echte allgemeine C.I. aussehen, von Schlag zu Schlag auftreten und verschwinden und sicher weder Folge einer C.I. noch einer Entzündung sein können (Abb. 197).

14. Eine echte C.I. mit reiner ST-Senkung ist immer ein relativ flüchtiger Zustand. Stationäre ST-Senkungen sind nicht C.I.

15. Besonders charakteristisch für echte C.I. ist der Herzschmerz.

16. Wir halten die Diagnose einer reinen und allgemeinen Coronarinsuffizienz aus dem EKG nur dann für sicher, wenn folgende 8 Kriterien erfüllt sind:

1. Diskordante ST-Verlagerung bei fast normalem QRS;

2. T darf nicht negativ sein; ist es negativ, so muß ST erheblich gesenkt sein und horizontal verlaufen.

3. QRS darf nicht eine erheblich vergrößerte Fläche aufweisen.

4. Das Herz darf nicht tachykard schlagen und die ST-Verlagerung darf nicht nur nach einer Extrasystole mit kurzem R-R-Intervall auftreten.

5. Die ST-Abweichung muß zwar im Moment konstant sein (Abb. 197!), darf aber nicht beliebig lange bestehen, da Coronarinsuffizienzen immer passagere Erscheinungen sind.

6. Es darf kein Digitalis gegeben worden sein.

7. Es sollen möglichst subjektive Symptome bestehen.

8. Eine akute Infektionskrankheit oder schwere Stoffwechselstörungen müssen als Ursache der ST-Senkung ausgeschlossen sein; ebenso darf kein Infarkt vorgelegen haben.

42. Der Infarkt (allgemeine Theorie).

Eine der klinisch wichtigsten Erkrankungen, welche zu Veränderungen von ST und T führt, ist ohne Zweifel der Infarkt. Er beansprucht jedoch eine von den übrigen ST- und T-Änderungen gesonderte Besprechung, weil er als einzige häufigere Erkrankung des Myokards niemals ST und T allein verändert: er ist immer mit mehr oder weniger schweren Veränderungen von QRS vergesellschaftet. Das ist wie folgt zu erklären: Während Myokardschäden der bislang besprochenen Art, ganz unabhängig von ihrer speziellen Ätiologie, meist nur kleine Bezirke des Myokards zu befallen pflegen, solange die Erkrankung nicht sehr fortgeschritten ist, entsteht beim Infarkt sofort bei Beginn der Erkrankung eine umfangreiche Läsion, die praktisch einen erheblichen Teil des Myokards aus der Funktion ausschaltet. Bei den bislang besprochenen Myokardschäden sind Änderungen von QRS daher begreiflicherweise nicht obligat; sie entstehen als Folge von sekundären Schäden am Reizleitungssystem oder in späten, schweren Stadien der Erkrankung und fehlen bei der Coronarinsuffizienz z. B. überhaupt. Bei Hypertrophien sind die Typenabweichungen von QRS Ausdruck physiologischer, sehr langsam sich entwickelnder Wachstumsprozesse und bleiben mehr oder weniger unabhängig von ST und T, da der apicobasale Erregungsrückgang sich nicht mit dem Typenwandel verändern muß.

Alles das trifft nicht mehr für den Infarkt zu. Bei ihm wird mit der Infarzierung eine große Fasermasse außer Funktion gesetzt, welche vorher zum Integralvektor von QRS nennenswerte Beiträge geleistet hatte. Es wird zugleich an der Grenze von Infarkt und normalem Gewebe ein Saum entstehen, in dem der Übergang zwischen beiden Regionen sich als Sitz einer Verletzungsspannung ausbildet, die in Analogie zu Abb. 19 und 184, 187 und 188 eine monophasische Beimischung bzw. Deformierung hervorruft, welche ST verlagert. Es wird, je nach dem Sitz der lädierten Region, der apicobasale Erregungsrückgang aus 2 Gründen gestört: es werden Fasern ausgeschaltet, welche Sitz der normalen Potentialdifferenz des apicobasalen Erregungsrückganges sind, und dieser Erregungsrückgang selbst wird dadurch verändert werden können, daß die Zerstörung größerer Myokardgebiete die Kontraktion und damit die „Herzperistaltik" verändert. Es wird endlich in dem zwar noch lebenden, doch geschädigten Randgebiet des Infarktes die lokale Erregungsdauer (der monophasische Aktionsstrom) verlängert sein und einen inhomogenen Erregungsrückgang erzeugen, der sich den eben aufgezählten T-Änderungen überlagert. Wir müssen versuchen, alle diese Änderungen je nach dem Sitz der Störung theoretisch zu bestimmen und am klinischen Material zu prüfen. Es wird sich dabei erweisen, daß unsere vektorielle Betrachtung und Analyse der Komponenten des EKG zu einer ausgezeichneten Deutung dieser Infarktbefunde führt.

Wir müssen bei den Folgen eines Infarktes unterscheiden, ob reines Myokard infarziert ist, einschließlich derjenigen spezifischen Leitungsfasern, welche in diesem Myokardabschnitt selbst verlaufen, oder ob neben dem infarzierten Myokardabschnitt auch noch Fasern des Reizleitungssystems betroffen sind, welche normalerweise einen *nicht* infarzierten Teil des Herzens erregt hätten und nun natürlich blockiert sind. Im 1. Fall beschränken sich die Folgen des Infarktes auf den Ausfall des infarzierten Myokardteiles bzw. auf das Entstehen einer Verletzungsspannung an seinen Grenzen; im 2. Fall treten zu solchen Veränderungen weitere hinzu, welche das Bild eines Schenkelblocks

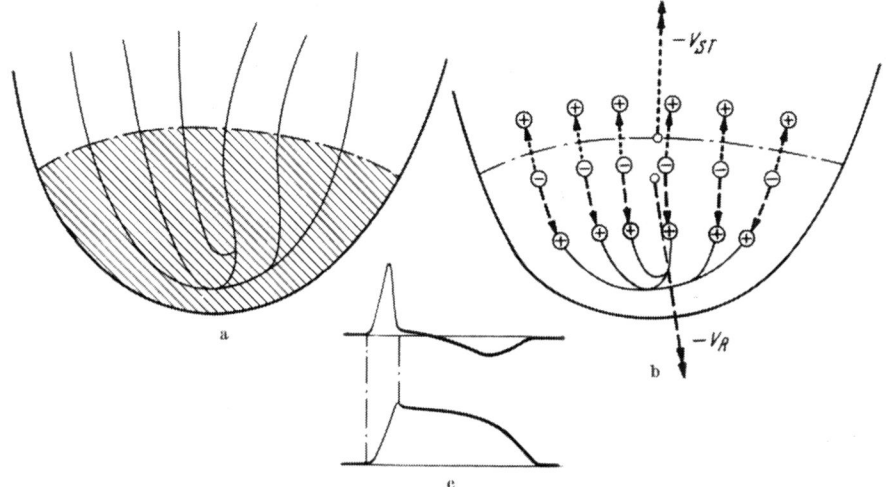

Abb. 198a—c. *Schematische Darstellung der Entstehung des Infarkt-EKG.* Es wird angenommen, der in a schraffierte Bezirk sei infarziert. Dünn ausgezogen die Hauptrichtungen der Muskelfasern. In b ist dargestellt: 1. das Verletzungspotential längs je einer der oben angedeuteten Fasern, das zum Infarkt hin negativ ist; 2. das Potential der Erregungswelle („Pa_1"), das bei der Ausbreitung der Erregung eintreten würde, dargestellt in einem Augenblick, wo die Erregung die Infarktgrenze eben überschritten hätte; dies Potential würde sich entwickeln, wenn der Infarkt **nicht** erfolgt wäre! Beide Potentiale fallen während der Erregung fort: das Verletzungspotential für die Dauer der *Erregung*, also während der ST-Zeit. Es *scheint* also ST ein Potential zu *entwickeln*, daß dem hier dargestellten entgegengesetzt ist. Das Potential V_R fällt fort, weil nach Infarzierung die Fasern nicht mehr leiten. QRS enthält daher diese Potentiale **nicht** mehr, es überwiegen also die zu V_R entgegengerichteten. Bild c: Oben das Potential V_R, das durch Infarzierung ausfällt; unten das monophasische Potential, das durch Fortfall der Verletzungsspannung *scheinbar* entsteht; beide Potentiale abgeleitet mit Elektroden, deren Verbindungslinie parallel zu den Vektoren V_{ST} und V_R liegt.

machen müssen. Denn der nicht infarzierte, aber seines spezifischen Erregers beraubte Myokardteil muß jetzt rückwärts, durch andere Syncytien, also *verspätet* und in abwegiger Richtung, von der Erregungswelle durchsetzt werden. Starke Änderungen der Breite und der Form von QRS müssen resultieren.

Betrachten wir zunächst, unabhängig von jeder speziellen Topographie eines Infarktes, die eintretenden elektrophysiologischen Ereignisse. Abb. 198 zeigt ein System von Fasern, welche vorwiegend parallel in einen infarzierten, randständigen Bezirk des Myokards hineinziehen. In diesen Fasern liefen nach Abb. 198b Potentialvektoren ab, welche sich zu einer Resultanten der angegebenen Art zusammensetzen würden. Es ist ersichtlich, daß dieser Vektor in dem Integralvektor des infarzierten Herzens bei der Bildung von QRS *ausfällt*. Die ausfallenden Vektoren sind in Abb. 198b gestrichelt gezeichnet.

Daneben aber entstand an der Grenze von gesundem zu infarziertem Gewebe eine Verletzungsspannung längs aller Fasern, welche diese Grenze überschreiten. Diese Verletzungsspannung wird während der Zeit der Diastole, also in T—P registriert. Während der Zeit, in der das Herz total erregt ist, besteht jedoch diese Spannung *nicht* mehr: sie fällt fort. Ja, vielleicht entsteht sogar, da das erregte Gewebe sich elektrisch umlädt, eine umgekehrte Spannungsdifferenz (vgl. Abb. 19).

Der Ausfall der Vektoren im infarzierten Gebiet selbst dauert nur über die Zeit von QRS an; der Ausfall der Verletzungsspannung dauert vom Moment total eingetretener Erregung bis zur vollständigen Repositivierung der normalen Myokardteile, grob gesprochen also von S bis Ende T. Die beiden ausfallenden Potentiale sind sich elektrisch entgegengesetzt, falls (wie Abb. 198 das zeigt) die Fasern alle praktisch parallel sind. Würden freilich im infarzierten Gebiet zahlreiche Fasern nicht mehr die Richtung beibehalten, welche sie beim Überschreiten der Infarktgrenze gehabt hatten, so wäre der Summenvektor dieser ausfallenden Potentiale P_{a_1} (nach Abb. 18) unter Umständen anders gerichtet als der Summenvektor der Verletzungspotentiale. Wir dürfen jedoch nach den Messungen WENDTs [1] annehmen, daß die Fasern wenigstens angenähert eine *mittlere* Richtung beibehalten, welche etwa in Richtung auf den Massenmittelpunkt des infarzierten Gewebes geht. Das ist natürlich nur ein statistisches Ergebnis: die zahllosen und wirr durcheinanderlaufenden Faserbündel bilden im *Mittel* eine Resultante, welche diese Richtung hat. Doch sind Ausnahmen denkbar und wahrscheinlich. Die gleiche Richtung der beiden ausfallenden Summenvektoren — V_{ST} und — V_R in Abb. 198 ist also zwar in gewissem Sinn wahrscheinlich, aber nicht streng obligat.

Im einzelnen ist aus der Analyse der Abb. 198 folgendes zu entnehmen:

1. Durch die Infarzierung entsteht ein Verletzungspotential an der Grenze des Infarktes, dessen Größe von der Zahl derjenigen Fasern abhängt, welche die Grenze überschreiten; es hängt auch davon ab, ob diese Fasern alle in gleicher Richtung laufen, da jeder elementare Vektor der Einzelfaser von ihrer anatomischen Richtung abhängt und auch hier eine wechselseitige Kompensation nach Art der Abb. 185c möglich wäre. Ist der Infarkt jedoch randständig, so werden praktisch die Fasern eine bestimmte Richtung bevorzugen, in der sie die Grenze überschreiten. Dadurch hat der Vektor dieser Verletzungsspannung, — V_{ST}, eine relativ hohe Spannung.

2. Dieser Vektor verschwindet von S bis Ende T. Das Potential, das während des *Kammerabschnitts* registriert wird, *scheint* also eine Komponente aufzuweisen, welche diesem Potential entgegengerichtet ist. Das soll durch das negative Vorzeichen in Abb. 198 symbolisiert werden. Die ST-Strecke zeigt also ein Potential, bei dem das infarzierte Gewebe positiv, das erregte ungeschädigte Gebiet negativ *erscheint!*

3. Die Infarzierung läßt alle Potentiale P_{a_1} (Abb. 18) ausfallen, welche normalerweise in dem infarzierten Gebiet ablaufen würden. Diese Potentiale kann man sich (virtuell) zu einem Summenvektor — V_R zusammengesetzt denken. Er fehlt im Gesamtbild des Integralvektors. Die Größe des fehlenden Potentials hängt ab: von der Masse der Fasern, die infarziert sind (große Infarkte verändern QRS in der Regel stärker). Es hängt ferner ab von

---

[1] WENDT: Abh. dtsch. Akad. Wiss. Berlin, Math.-naturw. Kl. **1947**, Nr 6. — Die physikalische Analyse des EKG. Leipzig 1946.

dem Grad wechselseitiger Kompensation der Fasern, die sie vor Infarzierung in diesem Gebiet aufwiesen. Würde z. B. ein Gebiet infarziert, dessen Fasern *alle* strahlenförmig auseinanderstrebend erregt würden, so würde ein solcher Infarkt ohne Einfluß auf QRS sein. Zentrale Infarkte der Septumgegend können auf diese Weise ganz unbemerkbar sein, falls nicht Schenkelblock zugleich auftritt[1].

4. Da die Fasermasse des Randgebietes, in dem die Verletzungsspannung entsteht, immer relativ klein ist, hat die ST-Veränderung durch Infarkt eine *relativ* niedere Spannung; da aber eine Niederspannung durch wechselseitige Kompensation divergenter Faserrichtungen weitgehend fortfällt, ist die Spannung wiederum relativ hoch. Im Endeffekt überwiegen diejenigen Faktoren, welche die ST-Veränderung relativ *hoch* erscheinen lassen. Je größer die ST-Veränderung, desto größer ist die Fläche, mit der infarziertes und normales Gewebe aneinanderstoßen, ceteris paribus (vgl. Kap. 39).

5. Der Vektor der Verletzungsspannung ist demjenigen Summenvektor, der die *ausfallenden* R-Zacken der infarzierten Elemente repräsentiert, entgegengerichtet. Das EKG nach Infarkt hat also ein QRS, in dem die *anderen* Fasern überwiegen, das also gegensinnig zu $-V_R$ deformiert ist. ST aber ist dadurch verändert, daß $-V_{ST}$, nämlich die Verletzungsspannung, *verschwindet*. Es ist also ebenfalls umgekehrt deformiert wie $-V_{ST}$. Es ergibt sich also: das EKG im Infarkt zeigt am QRS und ST grundsätzlich etwa entgegengesetzte Veränderungen. *Wird R kleiner oder gar negativ, so muß ST positiv werden und umgekehrt. Wird S kleiner, so muß ST negativ werden.* (Über Ausnahmen vgl. unten unter Nr. 7!)

6. Es muß beachtet werden, zu welcher Zeit das infarzierte Gewebe normalerweise in Erregung verfallen wäre. Handelt es sich um Gebiete, die relativ *früh* erregt werden, so sind auch die Ausfälle früh (zentrale und Spitzeninfarkte). Infarkte spät erregter Bezirke (Basis hinten) lassen QR anfangs fast unverändert, ändern aber das späte R und S.

7. Es muß endlich beachtet werden, daß die in Nr. 5 erläuterte grundsätzliche Diskordanz von QRS- und ST-Änderung bedeutende Ausnahmen zuläßt, wenn die Fasern im infarzierten Gebiet sehr wechselnde Lage aufweisen und nacheinander in verschiedenen Richtungen von der Erregung durchsetzt werden. Wenn z. B. nach Abb. 199 ein „Quellpunkt" der Erregung infarziert ist, so würde in diesem Gebiet normalerweise die Erregungswelle zuerst von der Mitte nach unten, später vorwiegend von der Mitte nach oben laufen. Dadurch produzierte das infarzierte Gebiet ein Teilpotential der QRS-Gruppe, das aus R und S bestand. Beide Potentiale verschwinden nach dem Infarkt, doch bleibt nach dem Infarkt nur die eine Grenze gegen das gesunde Gewebe, welche genau wie in Abb. 198 nur eine einzige monophasische Komponente erzeugt, die ST nach oben verlagert. In diesem Fall ist also ein S *verschwunden* und ST trotzdem

---

[1] Die Tatsache, daß die QRS-Deformation in der Regel nicht sehr groß ist, gemessen an der absoluten Flächenänderung von QRS in μVsec, beweist, daß innerhalb des infarzierten Bezirks bereits sehr starke physiologische Niederspannung und wechselseitige Kompensation der Fasern herrscht. Schon kleine Blocks machen nämlich, da die wechselseitige Kompensation fortfällt, erheblich größere QRS-Veränderungen!

positiv geworden, obgleich doch sonst jeder Verkleinerung eines S eine Negativierung von ST entsprechen sollte.

8. Die Änderungen von T sind im Einzelfall oft relativ kompliziert, was sich ohne weiteres verstehen läßt: interferieren doch jetzt Änderungen des elementaren und des apicobasalen Erregungsrückganges mit einem neu entstehenden inhomogenen Erregungsrückgang; denn auch die dynamischen Prozesse, die den apicobasalen Erregungsrückgang bestimmen, müssen unter allen Umständen durch größere Infarkte gestört sein: Die Muskelmechanik steht vor dem Problem, den Ausfall größerer Wandteile bei der Kontraktion zu kompensieren und es ist kaum vorstellbar, daß die Nachbarschaft des Infarktes dabei die alte Form der auxotonischen Zuckung beibehalten kann. Hier liegt noch ein fruchtbares Feld experimenteller Forschung.

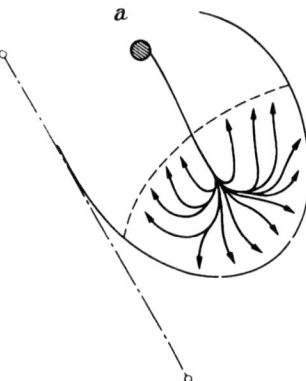

Abb. 199a—c. Ergänzung zur Abb. 198 für den Fall, daß im infarzierten Bereich Fasern sehr unterschiedlicher anatomischer Richtung von einem „Quellpunkt" ausgehen. Diese Fasern würden, auf die linke Gerade als Ableitung projiziert, Potentiale nach Art von Bild b entwickeln; erst würden die Fasern in Richtung der Herzachse nach unten hin überwiegen, etwas später (wegen ihres längeren Leitungsweges) die nach oben gerichteten. Es kann dadurch eine starke negative Komponente (S) *fortfallen*, und trotzdem die monophasische Deformierung vorwiegend positiv sein, entgegen der in Abb. 198c ersichtlichen Regel. (Bild c: Potentiale nach dem Infarkt.)

Trotz solcher Schwierigkeiten im einzelnen findet sich aber auch für T eine bemerkenswerte Regel folgender Art: Wie PARKINSON und BEDFORD[1] feststellten, ändert sich T meist gegensinnig zu ST. Diese Änderung, die sich etwa nach 24 Std schon ausgebildet hat, bleibt dann bis in die Endstadien der Vernar-

bung bestehen, überdauert also die ST-Änderung, welche ja sehr flüchtig zu sein pflegt. Die enge Korrelation von ST- und T-Vektor, die aus fast allen Kurven der Literatur hervorgeht[2], läßt trotzdem den Schluß unabweisbar erscheinen, daß die T-Änderung kausal mit der ST-Deformation verknüpft ist. Nun ist allerdings die T-Änderung relativ beständig und überdauert die ST-Änderung lange Zeit, oft monatelang. Schließlich aber pflegt auch sie sich zurückzubilden.

Aus Brustwandableitungen ist der zwingende Schluß zu ziehen, daß ein Teil der Deformation von T dadurch zustande kommt, daß die noch lebenden Teile in der Umgebung des Infarktes ihre Negativität länger behalten als der Rest des vollständig intakten Myokards. Der Beweis fließt daraus, daß Brustwandableitungen über dem infarzierten Bezirk eine sehr stark negative T-Zacke aufweisen, die nur so gedeutet werden kann, daß in jeder Faser, die gegen den Infarkt hin läuft, der infarktnahe Teil negativ bleibt, wenn der infarktferne Teil sich repositiviert. Im Infarkt selbst kann jedenfalls ein solches Potential nicht entstehen. Daß es sonst irgendwo im Herzen entstünde (etwa durch

[1] PARKINSON u. BEDFORD: Heart 14, 195 (1928).

[2] Ein ausgezeichnetes Material findet sich in der Monographie von KATZ!

partielle Asystolie der Basis analog einer ST-Senkung), ist unmöglich, da die auffällige Diskordanz zur ST-Änderung damit nicht erklärbar ist. Der für das deformierte T verantwortliche Herzteil ist in seiner Lage unbedingt durch den Infarkt
selbst bestimmt. Als Ursache für das abweichende Verhalten des Randbezirks
dürfen 2 Möglichkeiten angeführt werden: Der Randbezirk ist relativ schlecht
(nämlich durch Kollateralen der nichtinfarzierten Arterie) durchblutet; er

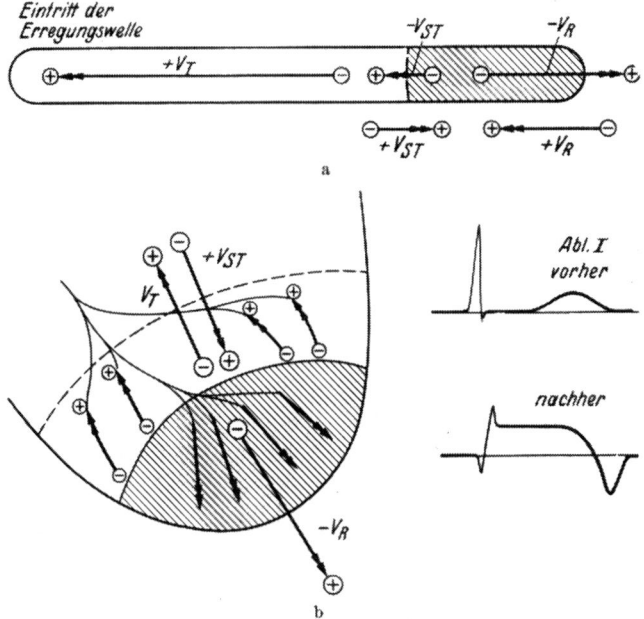

Abb. 200a u. b. *Prinzipielle Darstellung des wechselseitigen Verhaltens von QRS, ST und T nach Infarkt.*
a Verhältnisse an einer Myokardfaser. Der infarzierte Teil ist schraffiert. $-V_R$ der ausfallende Anteil des normalen R, $-V_{ST}$ die Verletzungsspannung, die zur Zeit ST fortfällt. $+V_T$ die T-Komponente, welche durch langsameren Erregungsrückgang der dem Infarkt benachbarten Strecke entsteht. $+V_{ST}$ und $+V_R$ die tatsächlichen
Veränderungen von ST und R. b Dasselbe, an einem ausgedehnten Infarktbezirk demonstriert. Den wechselnden Faserrichtungen entsprechend sind jeweils mehrere Komponenten und ihre Resultante für V_T, V_{ST} und
V_R gezeichnet. Der Buchstabe V bezeichnet jetzt also einen wirklichen Summenvektor, nämlich die Resultante.
Das EKG in Ableitung I vorher und nachher ist daneben gezeichnet. Die Erregungswelle tritt von oben
her auf den dünn gezeichneten Bahnen des Reizleitungssystems ein. Der Infarkt ist schraffiert. $-V_R$ der
Vektoranteil von QRS, der *ausfällt*; $+V_{ST}$ der während der ST-Zeit *wirklich* erscheinende Vektor, der der
Verletzungsspannung entgegengesetzt ist, da diese ja während ST *fortfällt!* V_T der Vektor des Erregungs-
rückganges. In QRS überwiegen durch den Fortfall von $-V_R$ die nach oben und links weisenden Fasern: Q_I!
ST und T sind sich entgegengesetzt.

benimmt sich ferner *mechanisch* anders, da ja durch den Ausfall der infarzierten
Muskelmassen mechanisch ein „Loch" entsteht, das nach Art eines Aneurysma
wirkt, sich passiv ausbuckelt, statt sich zu kontrahieren, und daher eine Störung
auch der noch kontraktionsfähigen Teile des Myokards in deren Kontraktions-
kurve hervorrufen muß. In Analogie zu dem, was wir oben über die Potentialentstehung des apicobasalen Erregungsrückganges vermuteten, muß ein so
gestörtes *mechanisches* Verhalten auch eine Störung des elektrischen Erregungsrückganges mit sich bringen.

Abb. 200 interpretiert auch dies Verhalten von T. Da nämlich dies differente
Verhalten sowohl aus Gründen der Durchblutung als auch der Muskelmechanik
nur die *Randzone* betrifft, entstehen hier Potentialvektoren, die zur Zeit T alle

so gerichtet sind, daß die dem Infarkt direkt benachbarte Partie der Myokardfaser noch negativ ist, wenn die weiter weg liegenden Teile sich schon positiviert
haben. Dieses Potential sei *Infarktteil von T* genannt und bildet sich also in denselben Fasern aus, in denen ST entsteht, hat also dieselbe Richtung wie ST
und ist dem Verletzungspotential $(-V_{ST})$ gleichgerichtet, dem Fortfall dieses
Potentials (V_{ST}) während der ST-Zeit also entgegengerichtet (Abb. 200a).
Andererseits ist, wie wir oben schon sahen, ST immer diskordant zu R verändert, da ja der Vektor $-V_R$ fortfällt, also QRS scheinbar mit dem umgekehrt
laufenden Vektor $+V_R$ deformiert wird. *Es ist also die Deformation von T der
Deformation von QRS konkordant; beide aber sind der ST-Änderung entgegengesetzt.*

Übertragen wir das Schema der Einzelfaser auf einen großen Infarkt
(Abb. 200b), so fällt der Summenvektor $-V_R$ fort, ebenso entsteht scheinbar
das Potential $+V_{ST}$, das also umgekehrt wie die (nicht mehr gezeichnete) Verletzungsspannung $-V_{ST}$ läuft und $-V_R$ gleichgerichtet, $+V_R$ (dem scheinbar
neu entstehenden QRS-Teil) entgegengerichtet ist. Denken wir uns diese Vektoren auf Ableitung I projiziert, so entstehen die nebenstehenden Kurven: Es
entsteht ein Q_I, R_I wird kleiner (Fortfall von $-V_R$) und ST wird positiv. Die
ganze Randzone vor dem Infarkt aber bleibt jetzt länger erregt. Es entsteht
in ihr also ein Erregungsrückgang von absolut gleicher Form, bedingt durch
das gleichartige Verhalten aller dem Infarkt unmittelbar angrenzenden Faserpartien, welche verzögert repositiviert werden. Der Summenvektor V_T dieser
Randzone ist zu V_{ST} entgegengerichtet und macht T_I negativ. — Das Verhalten
der Abb. 200b entspricht dem Spitzeninfarkt (Abb. 203b).

Aus Abb. 200 folgt also die oben empirisch abgeleitete Regel, daß T den (passageren)
ST-Änderungen entgegengesetzt verändert werden muß. Wir betonen, daß auch diese Regel
Ausnahmen zeigen wird, wenn ein deutlicher apicobasaler Erregungsrückgang gleichzeitig
verändert wird. Es ist ein Durchschnittsbefund. Daß diese Übereinstimmung nicht genau
sein kann, erhellt sich ja schon aus der Tatsache, daß sich noch große andere Gebiete des Myokards mit apicobasalem und elementarem Erregungsrückgang an der Bildung von T beteiligen.
Der apicobasale Erregungsrückgang ist nun offenbar nach dem Infarkt in allen denjenigen
Fällen verändert, wo Partien der Spitze oder der Basis selbst infarziert sind. Zu dem Vektor
V_T der Abb. 200b tritt dann noch eine Änderung des Vektors T_A der Abb. 163 hinzu. Es
zeigt sich also, daß wir beim Infarkt die Analyse dreier Prozesse des Erregungsrückganges
vornehmen müssen: Änderungen des apicobasalen Erregungsrückganges T_A (Abb. 163)
und des elementaren (T_E) sind zu ergänzen durch die veränderten Erregungsdauern der Grenzschicht zur Verletzungsregion, die wir T_V nennen wollen. Diese bilden also einen Vektor aus,
dessen Komponenten sich längs der Fasern der Grenzschicht erstrecken. Ihr Potential ist
ein neu auftretender inhomogener Erregungsrückgang. Da er der Verletzung der Infarktregion seine Entstehung verdankt, sei er als T_V (Verletzungs-T) symbolisiert (Abb. 201).

Die Konstruktion des Vektors der T-Zacke wird nun wenigstens insofern möglich, als
wir uns eine plausible Kombination aller Komponenten von T machen können. Da die Aus-
wertung der Flächen und die Konstruktion des Ventrikelgradienten aber durch die ST-
Senkung mit ihrem sehr großen Strom-Zeitintegral wenig zuverlässig wird, haben wir die
Momentanvektoren zur Zeit der Spitze von T nach dem Verfahren der Abb. 163 angewandt.
Die Konstruktion bezieht sich auf einen Hinterwandinfarkt. Es sei V_R und T_J der manifeste
Vektor von R und T vor dem Infarkt. Es läßt sich in Analogie zu Abb. 163 daraus ein apico-
basaler Erregungsrückgang T_A konstruieren, unter der Annahme, daß der elementare Er-
regungsrückgang $T_E = \frac{1}{6} V_R$ sei, was nach unseren Messungen ungefähr die Regel ist.
Nun ist nach dem Infarkt eine Verletzungsspannung in der Vektorrichtung, die mit ST
bezeichnet und aus den ST-Senkungen der 3 Ableitungen ausgemessen ist, entstanden.

Entgegengesetzt zu ihr muß also der Vektor T_V des inhomogenen Erregungsrückganges in der Grenzzone laufen. Es fragt sich, wie groß er ist. V_R hat sich durch den Infarkt etwas gedreht, vom Infarktbezirk fort, wie zu erwarten ist. Da T_J, der manifeste Vektor von T, gemessen ist, lassen sich für die Größe von T_V und die Lage und Größe von T_A nicht beliebige Annahmen machen, da ja T_E in Größe und Richtung und T_V der Richtung nach durch Messung festliegen. (Beide richten sich ja nach R bzw. ST.) Die Abb. 201 b versucht eine plausible Konstruktion, die natürlich eine Annahme unter mehreren möglichen darstellt. Doch würde ein größeres T_V bedingen, daß T_A größer und rechtstypischer wird, ein kleineres T_V aber, daß T_A kleiner und linkstypischer wird. Auf jeden Fall stehen Messung und Konstruktion nur unter der Bedingung miteinander in Einklang,

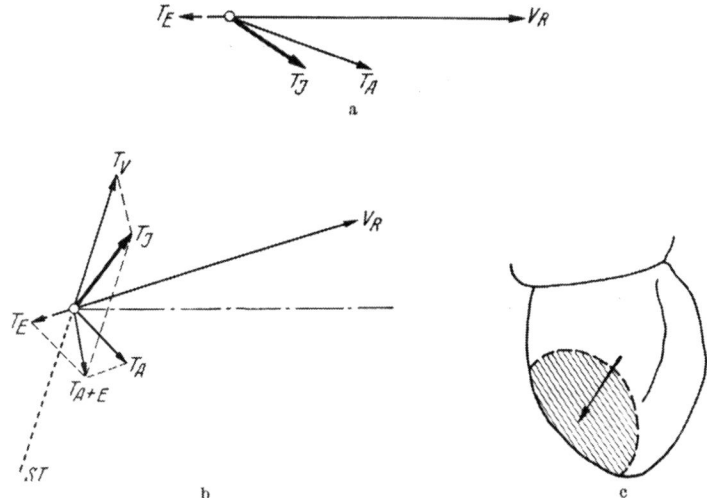

Abb. 201a—c. *Versuch einer Rekonstruktion der verschiedenen Spannungskomponenten von T beim Infarkt.* EKG der Abb. 205. a V_R ist der Vektor von R, T_J derjenige von T vor dem Infarkt, dargestellt in willkürlichen Einheiten, aber richtigen relativen Verhältnissen. T_A ist der konstruierte Vektor des apicobasalen Erregungsrückganges, nach Abb. 163. b Dasselbe nach dem Infarkt (Abb. 205c) V_R und T_J die *gemessenen* Vektoren von R und T zur Zeit ihres Gipfels. T_V ist der zum Vektor von ST entgegengesetzte Vektor des inhomogenen Erregungsrückganges der Verletzungszone. Seine Richtung ist gemessen (durch ST), seine Größe willkürlich angenommen. T_J kann dann nur als Resultante von T_V und T_{A+E} entstanden sein. T_{A+E} ist die Resultante des elementaren Erregungsrückganges (der durch V_R festgelegt ist und $^1/_6$ desselben, in umgekehrter Polung, beträgt) und des apicobasalen Erregungsrückganges, der durch T_{A+E} und T_E also auch festliegt. c Mutmaßliche Lage des Infarktes bei der gemessenen Lage des Vektors von ST.

daß durch den Infarkt auch der apicobasale Erregungsrückgang gestört ist. Er ist entweder sehr viel kleiner oder etwas kleiner und zugleich rechtstypischer geworden. Auch der Hinterwandinfarkt läßt also die Muskeldynamik des linken Herzens nicht ungestört. So künstlich die Konstruktion der Abb. 201 anmuten mag, so unabweisbar ist sie doch in ihrer prinzipiellen Berechtigung. Sie hat freilich nur dort einen Sinn, wo die Daten des EKG **vor** dem Infarkt ebenfalls bekannt sind, offenbart dann aber tiefe Einblicke in die elementaren Mechanismen, die der Infarkt auslöst.

43. Lokalisation und Stadien des Infarktes.

Vor jeder Erörterung über den Infarkt müssen wir der Fragwürdigkeit der Diagnose eingedenk sein. Wir werden es als sicher ansehen dürfen, daß infarktähnliche Zustände sich zurückbilden, weil sie auf einem akuten Krampf der Coronarien beruhten, der sich wieder löst. Ebensowohl aber werden wir Spätzustände sehen, welche durchaus einem Infarkt gleichen, bei denen aber das kennzeichnende klinische Symptom, der „Anfall", fehlt. Wir müssen wohl in

manchen Fällen annehmen, daß sich der Endzustand allmählich durch chronische
Verengerung der Coronarien herausgebildet hat, in einigen Fällen auch wohl
durch akute Coronarspasmen, welche zu dauernden Nekrosen führen[1]. Wir
müssen andererseits nach Tierversuchen annehmen, daß auch ein zeitweiser
(z. B. spastischer) Verschluß der Coronarien typische Infarkt-EKG macht, daß
aber, falls dieser Verschluß nicht allzulange (weniger als 45 min) dauerte, diese
Veränderungen total reversibel sind, sich freilich erst in Tagen zurückbilden,
aber morphologisch keine Spuren hinterlassen[2]. Aus dieser Genese geht schon
hervor, daß es fließende Übergänge zwischen Infarkt und Coronarinsuffizienz
in der *Klinik* geben muß. Können wir Fehldiagnosen bei solchen Übergangs-
fällen beim EKG vermeiden?

Die wesentlichste Sicherung gegenüber solchen Fehldiagnosen liegt wohl
in folgender Überlegung: Die sog. Coronarinsuffizienz ist in der Form, wie wir
sie oben kennenlernten, eine *allgemeine* Störung. Daher die relativ große Ein-
heitlichkeit aller Befunde, nur variiert durch die Typenabhängigkeit von ST, vorwiegend also durch die Herzlage. Der Infarkt hingegen ist eine *lokale* Störung und
daher selten so gelagert, daß er in das Schema der Coronarinsuffizienz hineinpaßt.
Wir werden daher zwar bunte Veränderungen von ST erwarten, doch eigentlich
niemals solche, die für die Coronarinsuffizienz charakteristisch sind. Eine zweite
sehr wesentliche differentialdiagnostische Eigentümlichkeit ist die, daß beim
Infarkt immer auch QRS verändert sein muß, während bei der Coronarinsuffizienz
in der Regel QRS praktisch unverändert bleibt. Solange nun QRS noch nicht
merklich verändert ist, werden wir einen klinisch infarktähnlichen Zustand als
Coronarkrampf deuten können, der noch reversibel ist. *Die gleichzeitige Änderung
von QRS und ST ist das den Infarkt am besten charakterisierende Ereignis.* Freilich ist die Änderung von QRS dann nicht eindeutig erkennbar, wenn nicht
ein EKG aus der Zeit **vor** dem Infarkt vorliegt.

Wie gesagt, ist die Beschränkung der Erkrankung auf lokale Myokardbezirke das Charakteristikum des Infarktes. Damit wird die Lokalisierbarkeit
das beherrschende Problem. Wenngleich es für den Patienten ziemlich gleichgültig ist, ob er einen Vorderwand- oder Hinterwandinfarkt erlitt[3] — der Arzt
wünscht eine topographische Diagnose. Sie muß zunächst die anatomischen
Möglichkeiten der Infarzierung aus der Verzweigung der Coronararterien berücksichtigen.

a) Die Lokalisation der Infarkte nach der Anatomie der Coronararterien.

Abb. 202a gibt eine topographische Skizze der Coronararterien. Wir können
an ihr einige typische Lokalisationen von Verschlüssen erkennen, welche zu
ebenso typischen Infarktbezirken führen. Diese sind in Abb. 202b—d dann
übersichtlicher, und zwar für jede typische Lokalisation einzeln, dargestellt. Sie
geben die anatomische Unterlage für die elektrischen Verhältnisse der Abb. 203.

---

[1] Vgl. Hochrein: Der Myokardinfarkt, 3. Aufl. 1945. S 69.

[2] Blumgart, H. L., D. R. Gilligan u. H. J. Schlesinger: Amer. Heart J. 22, 374 (1941).

[3] Die Prognose der Vorderwand-Spitzeninfarkte ist allerdings relativ die schlechteste;
doch kommt es in allen Fällen auf die *Größe* des Infarktes an! Vgl. Lepeschkin, § 692.

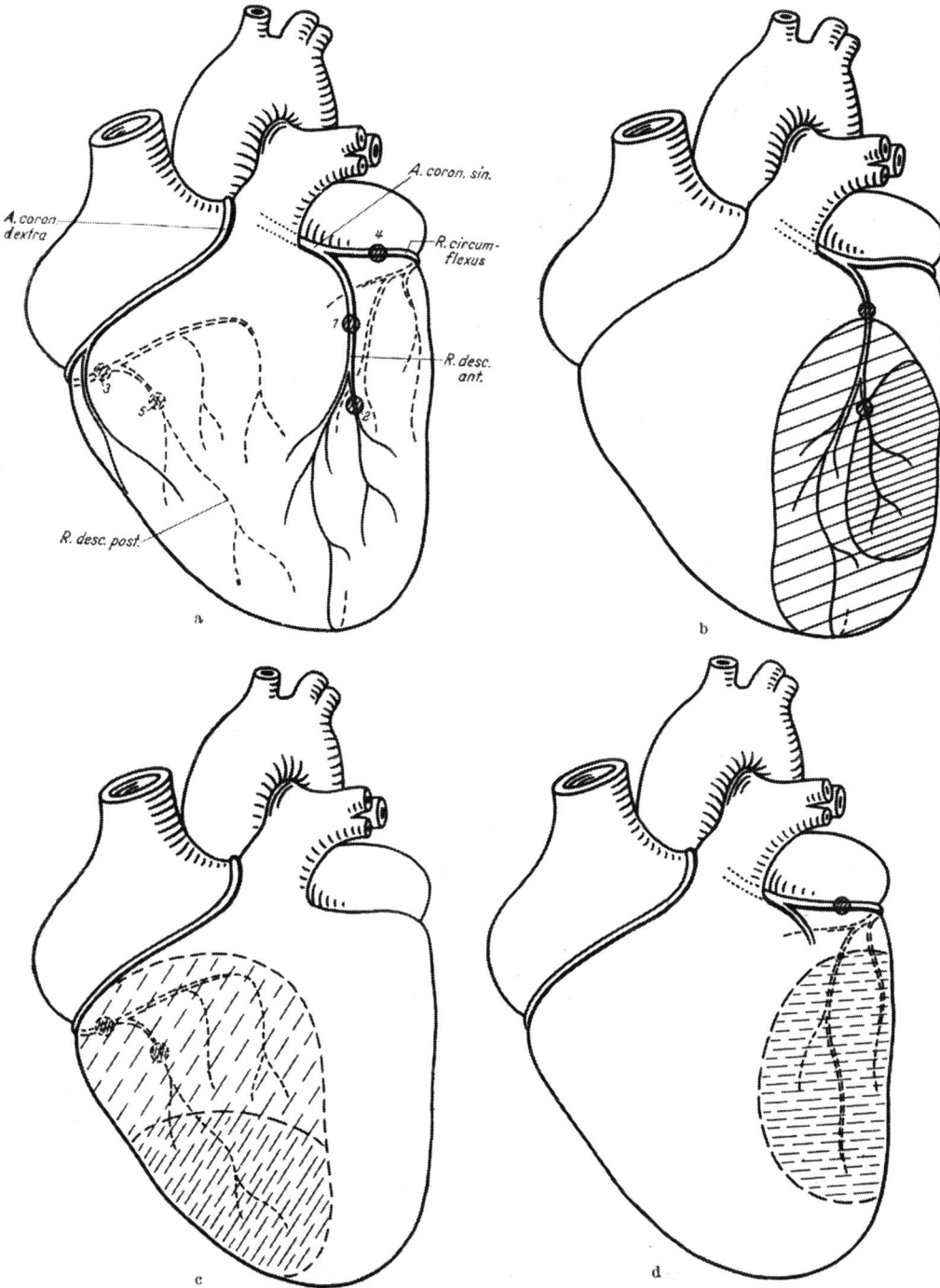

Abb. 202a—d. Schema der Coronararterien. Gestrichelt die Arterien der Hinterwand. a: Die dicken Punkte geben die Prädilektionsstellen des Coronarverschlusses an. *1* Vorderwand-Spitzeninfarkt; *2* supraapikaler Vorderwandinfarkt; *3* Hinterwandinfarkt; *4* und *5* Lateralinfarkte. b—d: Sitz der Infarktregion bei den im Bild a dargestellten Verschlüssen. Der infarzierte Teil ist schraffiert. b Vorderwand-Spitzeninfarkt (obere Verschlußstelle) bzw. supraapikaler Infarkt (untere Verschlußstelle; doppelt schraffiert). c Hinterwandinfarkt. Gestrichelt schraffiert, da die Hinterwand betroffen ist. Doppelt schraffiert der Verschluß des dicken linken Astes der Arterie *(5)*. d Lateralinfarkt, vorwiegend der Hinterwand, daher gestrichelt schraffiert.

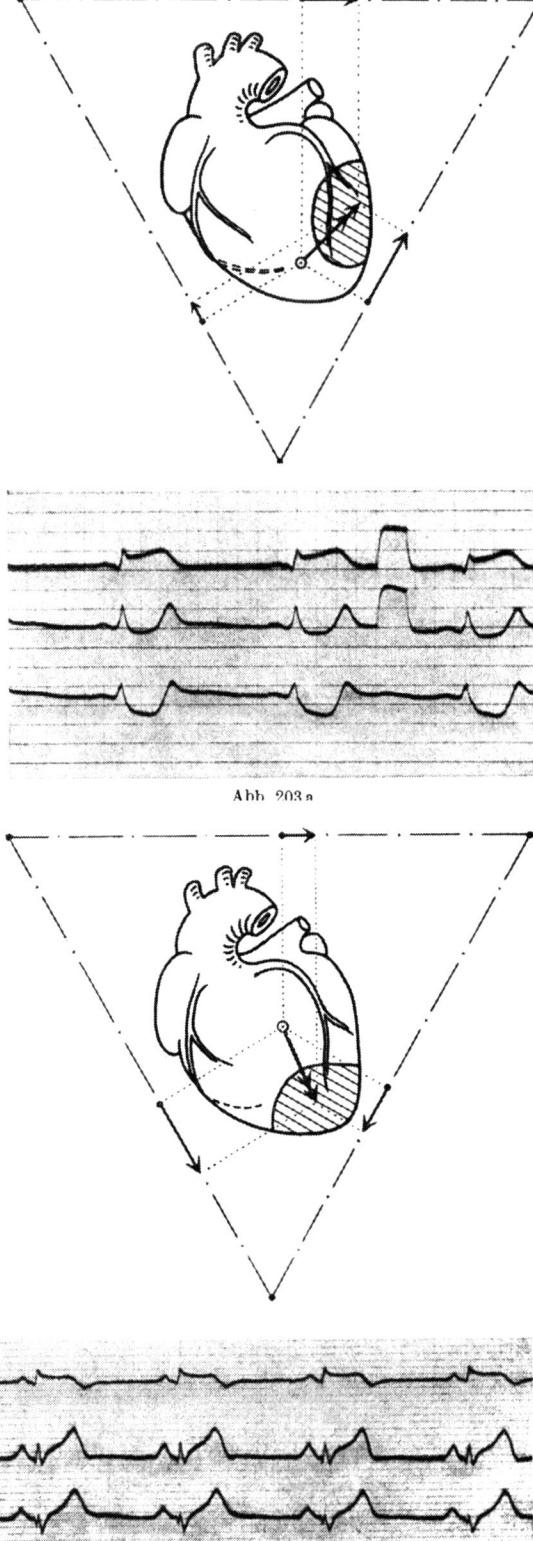

Abb. 203 a

Abb. 203 b.

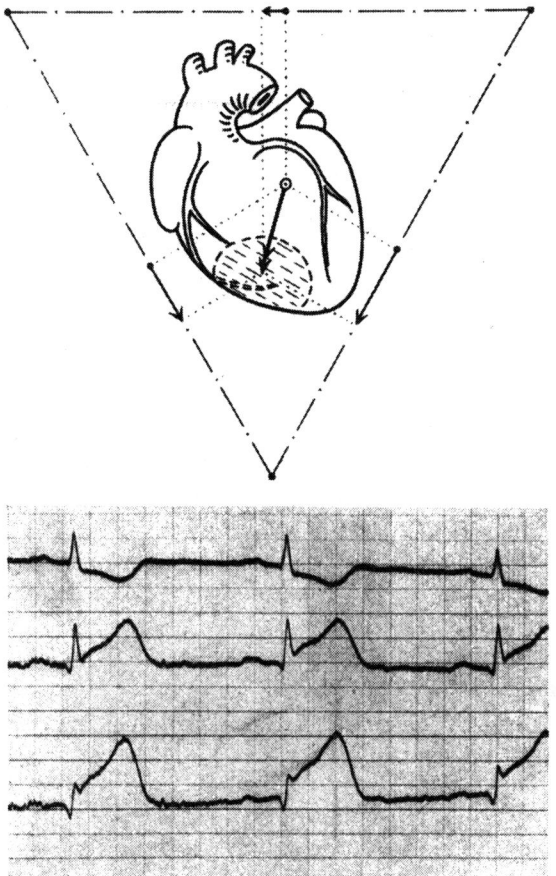

Abb. 203 c.

Abb. 203a—c. Schematische Darstellung der Verletzungsspannungen bei den 3 wesentlichsten Typen des Infarktes. a *Vorderseitenwandinfarkt* (Verschluß der A. coron. sin.). Die Erregungen treten im Durchschnitt von der Richtung des Quellpunktes (Abb. 80) her ein, also von rechts unten. Die Verletzungsspannung hat daher auch diese Richtung. Sie fällt in der ST-Zeit fort und erzeugt das im Pfeil angedeutete Negativitäts-gefälle einer ST-Verlagerung. ST_I ist positiv, ST_{II} und ST_{III} negativ. (EKG aus KIENLE: Das EKG, 1. Aufl., Abb. 182.) b *Spitzeninfarkt*. ST ist in allen Ableitungen gehoben. EKG-Befund autoptisch bestätigt. (Aus KIENLE: Vergleichende Herzdiagnostik, Abb. 723.) c Hinterwandinfarkt (Sitz der verletzten Region auf der Rückseite des Herzens). Verschluß der A. coron. dextra. ST in Ableitung I gesenkt, in II und III gehoben. (EKG aus KIENLE: Vergleichende Herzdiagnostik, Abb. 749.)

Wir erkennen also, daß es typische Lokalisationen gibt, welche ebenso typische Veränderungen der ST-Strecke machen müssen. Und zwar wird folgendes allgemeine Schema gelten:

Nr. in Abb. 202a	Verschluß der Arterie	Bezeichnung des Infarktes	ST I	ST II	ST III
1	Cor. sin., Ram. desc. ant.	Vorderwand-Spitzeninfarkt	+	+	0 —
2	Cor. sin., oberer Ast des Ram. des. ant.	Supraapikaler Vorder-wandinfarkt	? 0	? 0	? 0
3	Cor. dextra, Ram. desc. post.	Hinterwandinfarkt	0 —	+	+
4	Cor. sin., Ram. circumflexus	Lateralinfarkt	∓ 0	+	± 0
5	Cor. dextra, tiefer Ast des Ram. desc. post.	Tiefer Hinterwandinfarkt	—	+	+

0 kein deutlicher Ausschlag; ? wechselnder Ausschlag; + ST gehoben; — ST gesenkt.

Abb. 203 gibt die 3 häufigsten Infarktbilder zugleich im EKG und im Schaubild wieder. Die ST-Senkung im akuten Stadium richtet sich nach dem Schema
der Abb. 201. Man erkennt, daß die ST-Senkung durch eine Verletzungsspannung
bedingt wird, deren *grober* Verlauf der Richtung vom Quellpunkt zur Mitte des
Infarktbezirkes entspricht.

b) Die Stadien des Infarktes.

Die Schwierigkeiten der Infarktdiagnose aus dem EKG der Extremitäten,
heute einigermaßen überwindbar durch die später zu besprechenden Brustwandableitungen, bestehen vor allem darin, daß die ST-Änderungen flüchtig sind und
bei kleinen Infarkten, vor allem bei *nicht* randständigen, analog der Abb. 185c,
sehr klein sind oder gar ganz fehlen. Die QRS-Änderungen aber, die dauerhaft
sind, sind sehr schwer zu beurteilen, wenn sie nicht aus der Empirie heraus
bekannte, besonders typische Deformationen zeigen oder wenn nicht das EKG
vor dem Infarkt bekannt ist. Um dem Diagnostiker Anhaltspunkte zu geben,
wie sich das EKG akut und chronisch gemäß unserer oben abgeleiteten Theorie
verändert, sollen zunächst einige Verlaufsserien typischer Infarkte wiedergegeben
werden.

Zuvor noch einige allgemeine Bemerkungen über die Verhältnisse beim frischen
und beim alten Infarkt.

α) **Das Frühstadium.** Der wesentliche Unterschied zwischen dem frischen
Infarkt und dem Dauerzustand ist der, daß sich das infarzierte Gewebe in den
ersten Stunden nach dem Infarkt noch mehr oder weniger an der Erregung
beteiligt, sie wahrscheinlich noch fast normal leitet und nur die Form und Dauer
des lokalen monophasischen Aktionsstroms im Infarktgebiet ändert *(,,akutes
Frühstadium")*. Im Tierversuch finden BAYLEY und Mitarbeiter [1] am Hund als
erstes Zeichen der Coronarunterbindung ein tief negatives T, das nicht rein diskordant ist, also nicht als Aufhebung des apicobasalen und Hervortreten des
rein elementaren Erregungsrückganges allein gedeutet werden kann. Die Lage der
hier entstehenden T-Vektoren zeigt vielmehr, daß es sich in unserer Sprache um
die Ausbildung eines starken inhomogenen Erregungsrückgangs handelt, der
offenbar auf einer Verlängerung des MAS der infarzierten Partien beruht. Dies
früheste Stadium der *primären T-Änderung* erscheint fast in gleicher Form
noch einmal als Stadium der sekundären T-Änderung im Übergangsstadium.

Vom Menschen kennen wir die frühesten Stadien begreiflicherweise sehr
schlecht. Sehr früh tritt die ST-Senkung oder -hebung auf, geht rasch auf einen
Höhepunkt und klingt nach wenigen Tagen, oft schon nach Stunden, ab. Das
rasche Verschwinden der Verletzungspotentiale beobachtet ROTHSCHUH [2] auch
im Tierexperiment. Die schon verschwundene ST-Änderung läßt sich dann freilich durch O_2-Mangelatmung, wenigstens im Tierversuch, wieder zum Vorschein
bringen (SCOTT usw. [3]). Im ersten Stadium der starken ST-Veränderung ist T
abnorm hoch, doch QRS zunächst oft noch gar nicht verändert [4]. Die Änderungen
der Vektoren des Erregungseintritts (P_{a_1} nach Abb. 18), welche QRS bedingen,

[1] BAYLEY, R. H., J. S. LA DUE u. D. T. YORK: Amer. Heart J. **27**, 164, 657 (1944).
[2] ROTHSCHUH: Pflügers Arch. **251**, 262 (1949).
[3] SCOTT, jr., W. S., A. LESLIE, M. G. MULINOS: Amer. Heart J. **19**, 719 (1940).
[4] DRESSLER u. ROESLER: Amer. Heart J. **34**, 627 (1947).

sind gegen das Infarktereignis sehr viel stabiler als die Vektoren des Erregungs-rückganges. Der Erregungsrückgang ist, wie wir oben (S. 19) sahen, ein Stoff-wechselpotential und also auch bei Änderungen der Durchblutung sehr empfind-lich. Auf dieser Tatsache, daß QRS durch den stabilen Mechanismus der Er-regungsausbreitung, T durch den labilen Stoffwechselteil des Nachpotentials bedingt ist, beruht die zeitlich so differente Ausbildung der QRS- und T-Ver-änderungen beim Infarkt.

Bei fortbestehender lokaler Asphyxie setzt sich also ein Gebiet absolut „ver-letzten" Gewebes, das total asphyktisch ist, gegen das gesunde Gewebe unter Bildung einer Randzone ab. Hierdurch entsteht die „Verletzungsspannung", deren Fortfall in der S-T-Zeit die monophasische Deformierung bzw. Beimischung verursacht (*„definitives Frühstadium"*). Endlich aber bilden sich Narben. Die toten Enden der noch lebenden Muskelfasern schließen sich. Die bislang „offene" Zellwand, die ein Loch in der Membran darstellt, wird durch eine neu gezogene Zellgrenze geschlossen. Es liegt endlich neben dem elektrophysiologisch normalen Bezirk des gesund gebliebenen Myokards ein hiergegen völlig abgeschlossenes Gebiet bindegewebiger Narben, das wie inaktives Gewebe wirkt. Seine Wirkung ist natürlich nur noch die eines *Kurzschlusses* für die lebenden Fasern. Es bildet keinerlei eigene Potentiale mehr.

An dem Verschwinden der monophasischen Anteile der ST-Strecke kann dieser Prozeß der Vernarbung, also der Bildung neuer Membranen an der Demarkations-linie, quantitativ beobachtet werden.

β) **Das Übergangsstadium.** Wenn die ST-Senkung verschwunden ist, so ist doch das Verhalten der Randzone offenbar noch nicht normal geworden. Wie Abb. 205 und 206 zeigen, bleibt vielmehr die T-Änderung noch vermindert stark bestehen, wenn schon ST weitgehend oder ganz isoelektrisch geworden ist. Dies veränderte T bildet sich dann seinerseits erst im Verlaufe vieler Wochen oder Monate zurück. Diese besonders aus Brustwandableitungen deutlichen Ver-hältnisse zeigen an, daß die Randzone (Abb. 200) ihre Negativität auch dann noch länger bewahrt als der Rest des unverletzten Myokards, wenn die In-farzierungsgrenze vernarbt ist. Das kann durch abweichende Muskelmechanik dieser Fasern, die an die nicht mehr contractilen Teile des Infarktes angrenzen, das kann auch durch eine partielle Asphyxie des schlecht durchbluteten Randes bedingt sein. Die restitutio ad integrum wird hier sicher sehr viel länger dauern als das Nachlassen des Verletzungsstroms, der ja bekanntlich *immer*, selbst am ausgeschnittenen Organ ohne Reparationsmöglichkeit, in relativ kurzer Zeit erlischt (ROTHSCHUH, s. S. 308).

Das hierdurch bedingte Übergangsstadium zeichnet sich also durch QRS-Veränderungen und die oben beschriebenen, oft an Deutlichkeit noch zunehmen-den T-Veränderungen aus, die zur QRS-Änderung in der Regel konkordant sind. Da beim Spitzen- und Vorderwandinfarkt QRS_I negativer wird, ist also T_I ebenfalls negativ. Beim Hinterwandinfarkt hingegen herrscht Q_{III}, also Negativität von QRS_{III}, und mithin auch ein negatives T_{III} vor. Alle Schemata der üblichen Lehrbücher, insbesondere auch das von KATZ, zeichnen nun T_I und T_{III} bei Infarkten fast gleich hoch, doch entgegengesetzt. Das würde bedeuten, daß T_{II} beim Infarkt immer besonders klein, wenn nicht isoelektrisch ist. Obgleich diese Tatsache selten erwähnt wird, so ist sie doch an unserem Material statistisch sehr auffällig: von 31 Fällen ist T_{II} 17mal fast gleich Null! Auch die Beispielsammlung von KATZ zeigt T_{II} in 15 von 67 Fällen isoelektrisch

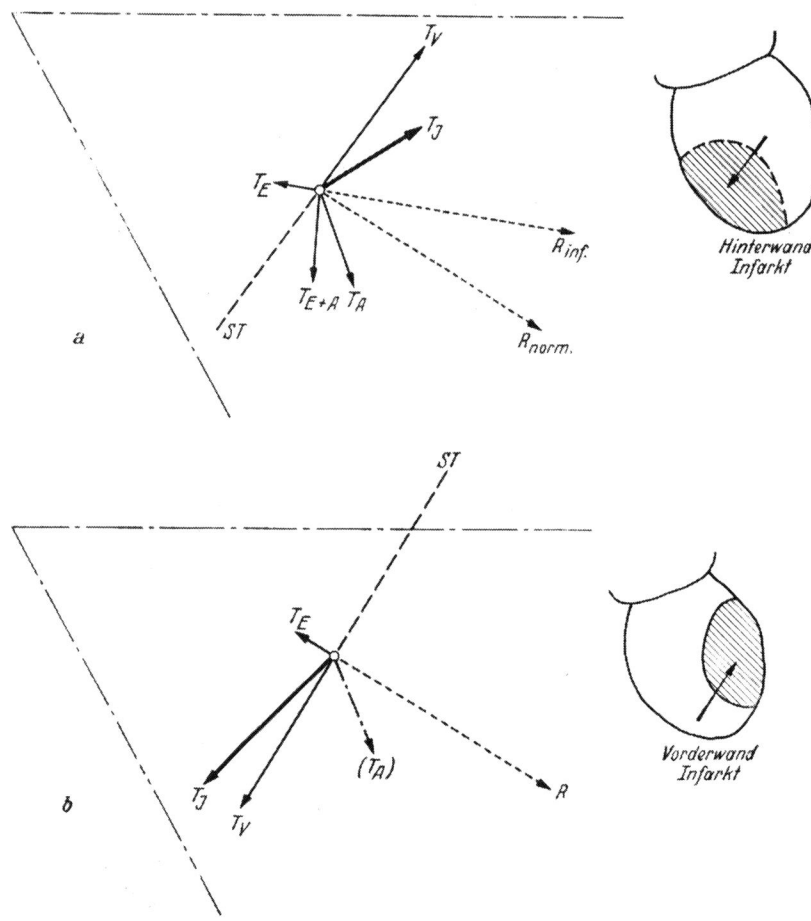

Abb. 204a u. b. Konstruktion des Vektors von T im Übergangsstadium des Infarktes. R die Lage des Vektors (in b unverändert normal, in a etwas linkstypischer als in der Norm, durch Ausfall rechtsweisender Fasern). T_E der elementare Erregungsrückgang, gleich $\frac{1}{6}$ des Vektors von R angenommen. T_A der apicobasale Erregungsrückgang, T_{E+A} deren Resultante, T_V die durch die Infarktverletzung gesetzte Veränderung der Randzone, welche ihre Erregung langsamer verliert als die übrigen Herzteile. Sie erscheint also gegen diese negativ. ST die Richtung der ST-Veränderung, also des Fortfalls des Verletzungspotentials, das T_V genau entgegengerichtet sein muß. T_J der Integralvektor der registrierten T-Zacke. a Hinterwandinfarkt. Lage in der Skizze angedeutet. T ist zu R vorwiegend konkordant. b Vorderwandinfarkt. T_A ist durch Ausfall der Spitzenbasisverbindungen zerstört. T ist zu R vorwiegend diskordant. T_{II} ist in beiden Fällen fast isoelektrisch.

und fast immer auffallend klein. Wir können daher das Schema von KATZ, das unten wiedergegeben wird, mit Recht als pathognomonisch ansehen. *T_I und T_{III} sind sich entgegengesetzt gleich, und zwar ist T_I beim Vorderwandinfarkt negativ, beim Hinterwandinfarkt positiv, T_{III} umgekehrt.* Dies Verhalten ist charakteristisch für das Übergangsstadium.

Ein Beweis, warum T_{II} eine so auffallende Neigung hat, isoelektrisch zu werden, läßt sich sehr leicht aus einer Vektoranalyse des Erregungsrückganges, analog zu Abb. 163

und 201, geben. Wird, wie in Abb. 204, einmal der Vektor der ST-Veränderung eines Hinterwandinfarktes, einmal der eines Vorderwandinfarktes (nach einem wirklich beobachteten
Fall) aufgetragen, so muß sich also nach Abb. 200 auf Grund des „inhomogenen Erregungsrückganges" ein T-Vektor der Randzone entwickeln, der ST entgegengesetzt läuft. Wir müssen
ferner bedenken, daß der apicobasale Erregungsrückgang beim Hinterwandinfarkt nur wenig
verändert sein wird, da Spitze und Basis des linken Ventrikels ja kaum betroffen sind; daß
aber beim Vorderwandinfarkt (noch mehr beim Vorderwand-Spitzeninfarkt) der apicobasale
Erregungsrückgang wohl immer zerstört sein muß [1].

Wie Abb. 204 dann zeigt, folgt aus jeder Vektorkonstruktion, welche vernünftige Annahmen über die Lage der Vektoren macht, daß der Integralvektor von T (T_J) beim Hinterwandinfarkt so zeigt, daß T_I positiv, T_{III} negativ, T_{II} minimal wird. Beim Vorderwandinfarkt läuft die Lage des Verletzungspotentials umgekehrt, und die Konstruktion führt
zu einem negativen T_I, positiven T_{III} und einem minimalen T_{II}. Es zeigt sich also, daß
Vektoranalyse und Erfahrung darin übereinstimmen, daß T_{II} dazu neigt, beim Infarkt
minimal zu werden. Allerdings gilt das nur für die beiden klassischen Infarkttypen. Es gibt
daneben offenbar häufiger atypische Infarkte mit atypischem Vektor eines inhomogenen
Erregungsrückganges, bei denen T_I klein, T_{III} aber groß wird (DRESSLER). Dieser Fall ist
identisch mit dem, daß der Vektor von T rechtstypischer als QRS ist. Wir fanden oben
(S. 217) solche EKG immer auf Myokardschäden verdächtig. Sie lassen sich durch ein T_V
analog dem des Vorderwandinfarktes der Abb. 204 b erklären.

Übrigens muß, da beim Vorderwand-Spitzeninfarkt der apicobasale Erregungsrückgang
wohl immer erheblich reduziert ist, T bei diesem Infarkttyp immer zur reinen Diskordanz
neigen. Solange noch ein „inhomogener Erregungsrückgang" vorliegt, die Randzone des
Infarktes sich also abweichend benimmt, ist die Diskordanz von T freilich noch gestört, da
T_V ja ganz unabhängig vom Vektor von R verläuft, den Vektor von T aber stark zu sich
herüberzieht. Wenn aber das EKG zum Endstadium hinstrebt, wird ja T_V zunehmend
schwächer werden und es bleibt dann fast nur noch der elementare, also diskordante Erregungsrückgang übrig.

Anders bei denjenigen Infarkten, bei denen Spitze und Basis des linken Ventrikels in
ihrer Masse erhalten sind. Hier kann sich ein apicobasaler Erregungsrückgang auch weiterhin
ausbilden und tut es auch. Solange der „inhomogene Erregungsrückgang" T_V das Bild
kompliziert, ist T natürlich nicht rein konkordant und wird beim Hinterwandinfarkt zu R
gegen den Uhrzeiger verdreht sein (Abb. 204 a). Fällt aber T_V fort, nähert sich also auch
dies EKG dem Endzustand, so wird T normaler und konkordanter.

Auf dem Wege zum Endzustand wird, im Falle des Hinterwandinfarktes, der Vektor
von T (T_J) eine eigentümliche Veränderung erfahren: während nämlich der Vektor von R
linkstypischer werden muß, weil die rechtsweisenden Fasern zum erheblichen Teil ausfallen,
wird T_J, das anfangs, wie Abb. 204 a zeigt, die Lage eines „überdrehten Linkstyps" aufweist,
mit dem Fortfall von T_V rechtstypischer. Es muß dabei zunächst dazu kommen, daß T_J
in der Richtung mit R zusammenfällt, also exakt konkordant wird. Solche Bilder, von denen
eines in Abb. 206 d wiedergegeben wird, sind also immer Hinterwandinfarkte, welche sich
auf dem Weg vom Übergangsstadium in das Endstadium befinden. Ein Vorderwand-Spitzeninfarkt, dessen T_V immer für Ableitung III positiv ist, kann niemals ein konkordant-negatives
T_{III} bei negativem R_{III} aufweisen.

Es wird in der Literatur immer wieder die besondere Form von T beschrieben: das „coronare" T, das „zeltförmig" ausgezogen, also spitz zulaufend sei. Es ist nun nicht ganz leicht,
wirklich typische Fälle eines solchen coronaren T zu finden. Auch die Literatur ist daran
nicht eben reich, und ein wirklich „zeltförmiges" T habe ich selbst niemals gesehen. Der
Kliniker läßt sich wohl zu sehr von der breiten Form des normalen T leiten, der gegenüber
das *diskordante* T fast immer auffallend kurz und spitz ist. Der elementare Erregungsrückgang
hat aber eine Form, die dem „coronaren" T schon sehr ähnlich sieht: vgl. Abb. 152. Das
kommt daher, daß in der einzelnen Faser das „Plateau" des monophasischen Aktionsstroms
ziemlich lang, der Erregungsrückgang also doch ziemlich steil ist. Jedenfalls erfolgt der

---

[1] Ist das einmal ausnahmsweise *nicht* der Fall, so ändert das am Prinzip unserer Ausführungen quantitativ nicht sehr viel: Der Vektor von T wird nur etwas mehr links gedreht,
also zur Spitze hin verschoben erscheinen.

[2] DRESSLER: Amer. Heart J. **25**, 313 (1943).

elementare Erregungsrückgang *sehr viel steiler* als der „apicobasale". Aus dem „zeltförmigen" T beim Infarkt folgt also nur, daß der neu auftretende Potentialvektor des verzögerten Erregungsrückganges der Randzone sich wie ein *elementarer* Erregungsrückgang benimmt: Die Erregung dauert zwar hier längere Zeit an als im normalen Myokardteil, sie fällt aber ebenso steil ab wie dort.

γ) Der **Endzustand** zeichnet sich dann dadurch aus, daß in ihm alle Zeichen einer „Verletzung", also monophasischer Komponenten, verschwunden sind. Es bleiben jedoch die QRS-Veränderungen bestehen, da diese ja nur auf dem *Ausfall* aktiven Gewebes beruhten. Nur falls langsam durch lokale Hypertrophie bestehende Ausfälle ersetzt werden, kann sich der Integralvektor von QRS noch einmal ändern, falls die monophasische Komponente sich einmal zurückgebildet hat. (Diese Rückbildung freilich muß bereits erfolgt sein, weil der Anstieg der monophasischen Komponente während des QRS-Abschnitts erfolgt und QRS naturgemäß verzerrt.)

Jede Änderung von QRS des Infarkt-EKG nach Rückbildung einer etwaigen monophasischen Komponente ist daher Zeichen einer Umstrukturierung der Myokardwand, entweder durch Hypertrophie oder durch Verlagerung normaler Herzwandteile in die entstandene Lücke.

Der Endzustand der T-Zacke hängt davon ab, in welchem Maße sich das inhomogene Verhalten der Randzone des Infarktes zurückgebildet hat und inwieweit der apicobasale Erregungsrückgang vernichtet worden ist. Sind z. B. die Inhomogenitäten verschwunden und die QRS-Änderungen an sich nicht sehr eindeutig, so kann der Vorderwandinfarkt das Bild einer reinen Myokardschädigung mit diskordantem T, der Hinterwandinfarkt aber das Bild eines abwegigen Lagetyps mit konkordantem T zeigen. Eine Diagnose ist dann aus dem Extremitäten-EKG überhaupt nicht mehr, aus dem Brustwand-EKG nur solange möglich, als nicht kompensierende Hypertrophien der Randzone unübersehbare Veränderungen von QRS und T bedingen, die theoretisch kaum zu analysieren sind.

Es haben sich insgesamt folgende Verhältnisse ergeben:

1. Der Myokardinfarkt durchläuft verschiedene Stadien: das akute Frühstadium, das definitive Frühstadium, das Übergangsstadium und das Endstadium.

2. Im akuten Frühstadium ist die Erregungsausbreitung und damit QRS noch kaum verändert, ST schon tief und im endgültigen Sinn verschoben, T wechselnd. Dieses Stadium dauert solange, bis die infarzierte Region definitiv unerregbar geworden ist.

3. Im definitiven Frühstadium ist die infarzierte Region unerregbar, ST ist verschoben, je nach Lage des Infarktes gehoben oder gesenkt, T zu ST gegensinnig verändert. QRS ist ebenfalls verändert.

4. Dem Ausschlagssinn nach ändern sich QRS und ST gegensinnig. Verkleinerung des positiven oder Vergrößerung eines negativen Teils von QRS bedingt Hebung von ST und umgekehrt. Es gibt jedoch bei größeren Infarkten Ausnahmen von dieser Regel.

5. An der Stärke der ST-Veränderung ist die Größe der Grenzfläche erkennbar, mit der infarziertes und gesundes Gewebe aneinanderstoßen.

6. Das Verschwinden der ST-Veränderung ist charakteristisch für die Bildung von Narben und geht dieser parallel.

7. Die Lokalisation des Infarktes hat folgenden Einfluß:

α) Ein Infarkt der **Vorderwand** *führt zur Hebung von* ST_I *und Senkung von* ST_{III}. *QRS zeigt eine Verkleinerung von* R_I *gegen den Zustand vor Infarkt und oft ein mehr oder weniger ausgeprägtes* Q_I *und tiefes* S_{III}. *Im Übergangsstadium ist* T_{II} *meist auffallend klein,* T_I *negativ,* T_{III} *positiv; T ist im wesentlichen diskordant zu QRS. Gegen das Endstadium hin wird T rein diskordant.*

β) Ein Infarkt der Hinterwand führt zur Senkung von ST_I *und Hebung von* ST_{III}. *QRS zeigt eine Vergrößerung von* R_I *gegen den Zustand vor dem Infarkt, während* QRS_{III} *negativer wird, meist durch ein deutliches* Q_{III}. *Im Übergangsstadium ist* T_{II} *auffallend klein,* T_I *positiv,* T_{III} *negativ. T ist vorwiegend zu QRS konkordant. Die Konkordanz nimmt zu während des Überganges in das Endstadium. Zeigt ein Infarkt-EKG absolut konkordantes T, bei negativem* R_{III} *und* T_{III}, *so kann es sich nur um einen Hinterwandinfarkt handeln.*

8. Im Übergangsstadium persistieren (und vertiefen sich sogar zunächst) die T-Änderungen, die zur ST-Änderung des definitiven Frühstadiums gegensinnig sind. Sie beruhen darauf, daß die dem Infarkt anliegende noch erregbare Randzone die Erregung langsamer verliert als normales Myokard.

9. Im Endzustand ist beim Vorderwand-Spitzeninfarkt der apicobasale Erregungsrückgang vermindert, T vorwiegend diskordant; beim Hinterwandinfarkt ist T meist konkordant.

44. Interpretation von Infarktbildern im EKG.

Wir hätten es bei der Diagnose des Infarktsitzes relativ leicht, wenn wir das EKG immer im Frühstadium oder gar aus der Zeit vor dem Infarkt in Händen hätten. In diesem Fall ist die Konstruktion des Vektors von ST immer zu empfehlen. Dieser Vektor weist, wenn wir ihn von der Herzmitte ausgehen lassen, gleichsam unmittelbar auf den Sitz des Infarktes. Hierauf hat erst kürzlich WENDT[1] aufmerksam gemacht. Die Tatsache, daß dieser Vektor von der Richtung der Fasern abhängt, welche die Infarktgrenze überschreiten, kann an dem groben Ergebnis dieses Richtungssinnes des ST-Vektors nichts ändern, da im statistischen Mittel die Fasern eben von dem Mittelpunkt des nicht infarzierten Teiles in den Mittelpunkt des infarzierten Teiles weisen.

Die Infarktdiagnose ginge auch noch an, wenn wir das Übergangsstadium mit deutlichen T-Veränderungen vor uns hätten. Diese jedoch können, wie uns ein Blick auf die vorigen Abbildungen lehrt, auch von anderen myokardialen Schäden bedingt sein. Sie erhalten eine diagnostische Sicherheit erst dadurch, daß entweder QRS in typischer Weise verändert ist (was wohl nur vom Q_{III} des Hinterwandinfarktes zu sagen ist) oder daß der klinisch-anamnestische Aspekt eindeutig ist, der also auch hier wieder eine erhebliche Rolle spielt. In dieser Unsicherheit werden uns, wie später erörtert wird, die Brustwandableitungen häufig weiterhelfen. Sehr übel daran sind wir jedoch bei alten Infarkten im Endstadium. Hier ist nicht einmal ein Q_{III} immer pathognomonisch. Das Brustwand-EKG gibt oft die einzige Möglichkeit der Diagnose, da es feinere Ausfälle im Myokard dadurch zu diagnostizieren gestattet, daß es den Integralvektor des Herzens von einem Punkte aus abtastet, wo solche Ausfälle leichter

---

[1] WENDT, L.: Abh. dtsch. Akad. Wiss. Berlin, math.-naturw. Kl. **1947**, Nr 6.

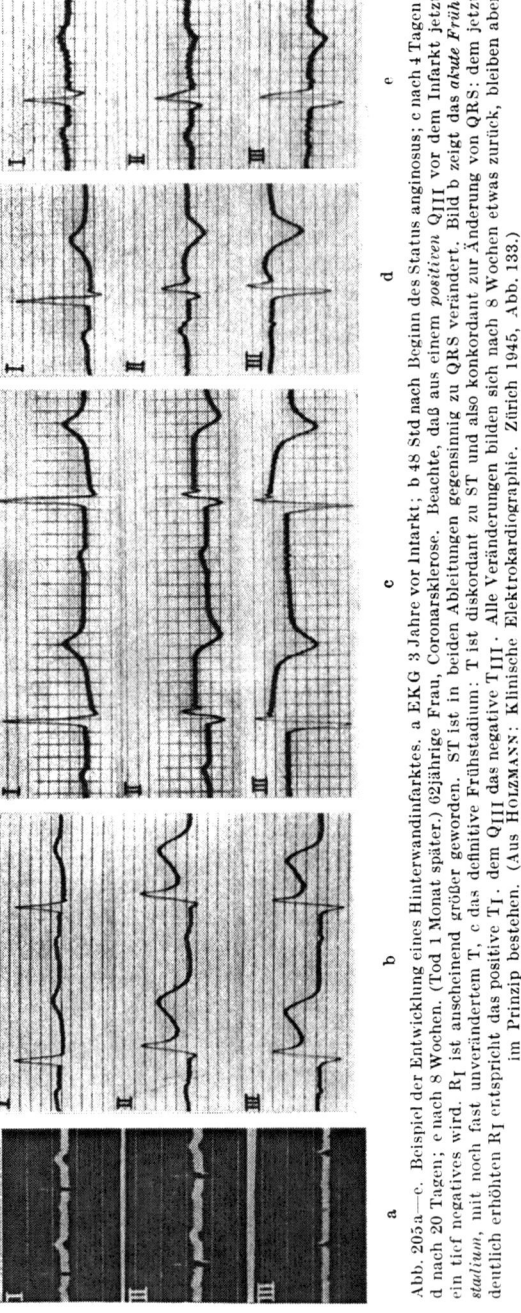

Abb. 205a—e. Beispiel der Entwicklung eines Hinterwandinfarktes. a EKG 3 Jahre vor Infarkt; b 48 Std nach Beginn des Status anginosus; c nach 4 Tagen; d nach 20 Tagen; e nach 8 Wochen. (Tod 1 Monat später.) 62jährige Frau, Coronarsklerose. Beachte, daß aus einem *positiven* Q_{III} vor dem Infarkt jetzt ein tief negatives wird. R_I ist anscheinend größer geworden. ST ist in beiden Ableitungen gegensinnig zu QRS verändert. Bild b zeigt das *akute Frühstadium*, mit noch fast unverändertem T, c das definitive Frühstadium: T ist diskordant zu ST und also konkordant zur Änderung von QRS: dem jetzt deutlich erhöhten R_I entspricht das positive T_I, dem Q_{III} das negative T_{III}. Alle Veränderungen bilden sich nach 8 Wochen etwas zurück, bleiben aber im Prinzip bestehen. (Aus HOLZMANN: Klinische Elektrokardiographie. Zürich 1945, Abb. 133.)

zu Verzerrungen des Vektors führen. Die Theorie ist kompliziert und wird später erörtert.

Ein Wort noch über die Sicherheit der topographischen Diagnose. Die hier dargelegte Theorie ist zwar imstande, die Entstehung der Infarktveränderungen zu erklären. Sie fußt zum Beweise ihrer Zuverlässigkeit dabei allerdings auf der Annahme, daß unsere bisherige Topographie exakt sei. Man kann nun in der Tat diese Topographie heute kaum mehr bezweifeln. Die Standarduntersuchung von BÜCHNER, WEBER und HAAGER hat ein so klares und reiches Material der Zuordnung von Infarktlokalisation und EKG vorgelegt, daß die Beziehungen feststehen. Wir fußen in all unseren Betrachtungen auf dieser fundamentalen Arbeit. Ihr Material ist dann kürzlich durch die prachtvolle Sammlung KIENLES[2] bereichert worden, aus der ebenfalls die anatomische Diagnose der elektrokardiographischen Zeichen klar hervorgeht. Wir befinden uns auf experimentell gut gesichertem Boden.

Betrachten wir nunmehr die klinischen Verlaufsformen an Hand einiger Beispiele, die wir freilich, da uns das klinische Material frischer Infarkte fehlt, der Literatur entnehmen müssen.

α) **Der Hinterwandinfarkt.** Abb. 205 zeigt klassisch schön in einem Fall von HOLZMANN, der vor und lange Zeit nach dem Infarkt beobachtet wurde, den Verlauf der 3 Stadien: das *akute Frühstadium* (Bild b), bei dem T noch beinahe im Stadium der Norm sich einer monophasischen Deformierung

überlagert; das „*definitive Frühstadium*", mit einer monophasisch deformierten ST-Strecke und nunmehr negativem T. T ist dabei nicht diskordant, sondern bei

---

[1] BÜCHNER, WEBER u. HAAGER: Coronarinfarkt und Coronarinsuffizienz. Leipzig 1935.
[2] KIENLE: Vergleichende Herzdiagnostik. Leipzig 1948.

stark negativiertem QRS ist es fast vollständig konkordant geblieben. Betrachten wir QRS: es hat sich in Bild c in allen 3 Ableitungen gegensinnig zu ST und gleichsinnig zu T verändert, ganz wie es der Theorie der Abb. 200 entspricht. Damit ist die Diagnose eines Infarktes gesichert. Seine Lokalisation ergibt sich aus dem Vektor von ST, dessen Negativitätsgefälle (da ST_{III} am stärksten positiv, ST_I aber negativ ist) von links oben nach rechts unten weist. Nach Abb. 203 kann es

sich also nur um einen Infarkt der Hinterwand handeln (Bild 203c). Sein Endzustand gleicht dem definitiven Frühstadium weitgehend, bis auf die ST-Senkung, die natürlich mit Bildung neuer Zellgrenzen gegen den infarzierten Bezirk verschwindet.

Ein ähnliches Bild bietet Abb. 206. An ihr ist noch deutlicher als an Abb. 205 zu sehen, wie der Vektor von T, analog der Abb. 204a, aus einer linksüberdrehten Position allmählich in einen normalen Linkstyp hineingeht: Anfangs ist T_{II} noch stark negativ; am Ende ist es isoelektrisch. Man beachte auch hier, wie ST zur Änderung von QRS diskordant ist; ferner wie T im Übergangsstadium zu ST diskordant wird.

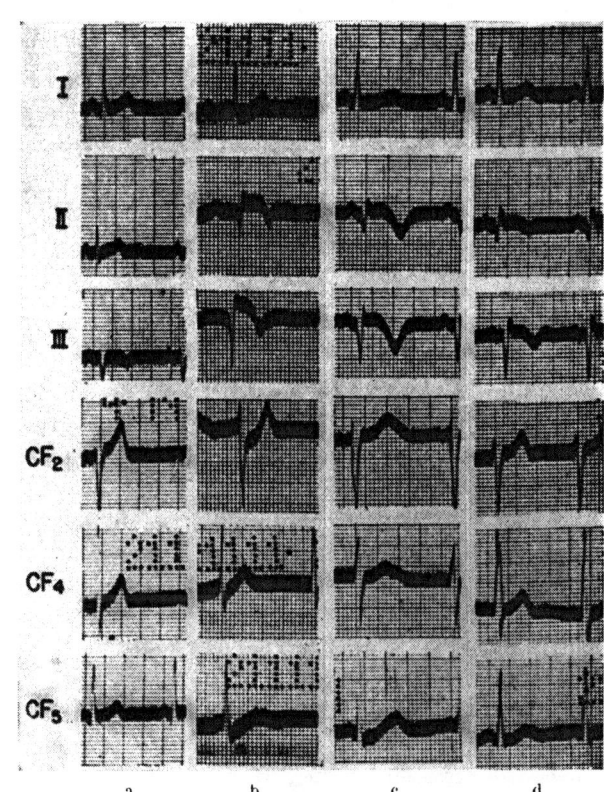

Abb. 206a—d. *Anderes Beispiel der Entwicklung eines Hinterwandinfarktes.* 54jähriger Mann. a Vor dem Infarkt; b endgültiges Frühstadium 3 Tage nach dem Anfall; c Übergangsstadium, 18 Tage nach dem Infarkt; d Zustand, der dem Endstadium nahestehen dürfte, 4 Monate nach dem Infarkt. (Aus KATZ: Electrocardiography, Fig. 140, S. 289.)

Schon in Abb. 206 ist deutlich, daß T_{II} fast zu Null wird. Noch auffälliger wird dies Verhalten beim Endzustand des Hinterwandinfarktes. Hier erlaubt das Zusammentreffen von tiefem Q_{III} (PARDEE- Q^1) und isoelektrischem T_{II} bei negativem T_{III} fast mit Sicherheit die Diagnose, jedenfalls dann, wenn auch der klinische Befund (Anamnese) die Diagnose stützt. Die Brustwandableitungen dürften eine größere Sicherheit auch nicht gewähren. Entscheidend für die Diagnose ist die Frage der Konkordanz oder Diskordanz von T. Wenn wirklich der *Endzustand* schon eingetreten ist, also T insgesamt niedrig und nicht mehr so auffallend spitz wie z. B. in Abb. 205d und 206c, dann ist ein konkordantes T

---

[1] PARDEE: Arch. int. Med. **46**, 470 (1930).

ja nur noch durch einen deutlichen apicobasalen Erregungsrückgang erklärlich. Ist aber nicht die Hinterwand, sondern etwa die Spitze selbst infarziert, so dürfte durch den Infarkt der apicobasale Erregungsrückgang wohl immer stark reduziert, der elementare also allein fast übriggelassen sein. T muß also diskordant werden. Nun kann man es QRS manchmal *nicht* sicher ansehen, ob es aus einem großen Infarkt der Spitzenregion oder nur aus einem Infarkt der Hinterwand stammt. Die Konkordanz von T aber zeigt sofort, daß die Spitze nicht mit infarziert sein kann. Freilich: es muß sich wirklich um den Endzustand handeln!

Abb. 207 gibt 2 Beispiele für Endzustände von Hinterwandinfarkten. Bild a zeigt das typische tiefe Q_{III}, Bild b dagegen ein fast ganz negatives QRS_{III}, ohne positives R. Dies Bild ist bezüglich QRS fast identisch mit Abb. 118c; die Differentialdiagnose kann aus dem Verhalten von T gestellt werden: Abb. 207b

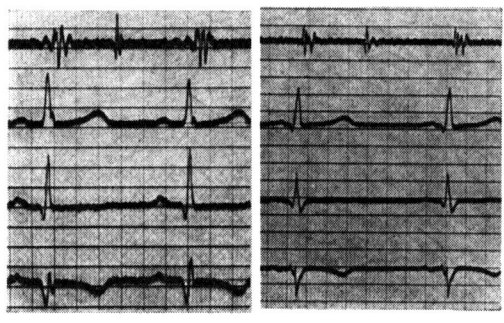

a   b
Abb. 207a u. b.   EKG von Hinterwandinfarkten aus dem Endzustand.

zeigt ein absolut konkordantes T, also einen apicobasalen Erregungsrückgang. Dabei ist T in keiner Weise „coronar". Es läßt sich also schließen, daß ein „Endzustand" vorliegt und die Spitze nicht alteriert ist. Freilich könnte auch ein extremer Linkslagetyp ein solches EKG aufweisen. Die Röntgenuntersuchung würde jedoch sofort ergeben, daß ein solcher nicht vorliegt.

β) **Der Vorderwandinfarkt.** Es ist nicht ganz leicht, in der Literatur Beispiele für Vorderwandinfarkte zu finden, bei denen das EKG aus der Zeit **vor** der Infarzierung mit abgebildet ist und die zugleich eine deutliche ST-Verlagerung haben. Der Vorderwandinfarkt hat nämlich häufig nur eine geringe ST-Veränderung, weil die Infarktgrenze hier sehr stark geneigt ist und einen vorderen infarzierten Bezirk von einem hinteren normalen abgrenzt. Daher liegt der Vektor der Verletzungsspannung vorwiegend in der Richtung vorn-hinten und projiziert sich nur wenig auf die Ableitungen in der Frontalebene. In solchen Fällen ist die Brustwandableitung besonders wesentlich, worüber noch berichtet wird. In ihr sind ja auch Vektoren, die senkrecht zur Frontalebene stehen, zu erfassen.

Abb. 208 zeigt ein gutes Beispiel aus der großen Materialsammlung von KATZ. Auch hier ist QRS typisch verändert, und zwar ist QRS_{III} jetzt positiver geworden. Analog ist ST_{III} gesenkt, T_{III} aber positiv, konkordant zu R_{III}. Wäre nicht nach 10 Wochen das negative T_I verblieben, so könnte aus dem Extremitäten-EKG gar nichts abgelesen werden.

Die topographische Diagnose der Abb. 208 ergibt sich aus der maximalen Senkung von ST in Ableitung III und dem stark positivierten R_{III}. Es muß eine Region vorn seitlich infarziert sein, analog Abb. 203a. Es fallen Fasern in QRS aus, welche linksweisend waren und R_{III} negativ machen; wahrscheinlich war die infarzierte Region vorher hypertrophiert!

Man wird nicht sagen dürfen, daß Abb. 208 für den Vorderwandinfarkt
schlechtweg charakteristisch wäre. Das verhindert allein schon die Tatsache,
daß es viele Arten des Vorderwandinfarktes gibt, entsprechend der weitver-
zweigten Verteilung der A. coronaria sinistra (Abb. 202). In Abb. 202b sind
2 typische Gebiete abgegrenzt, welche wir heute als Vorderwand-Spitzeninfarkt

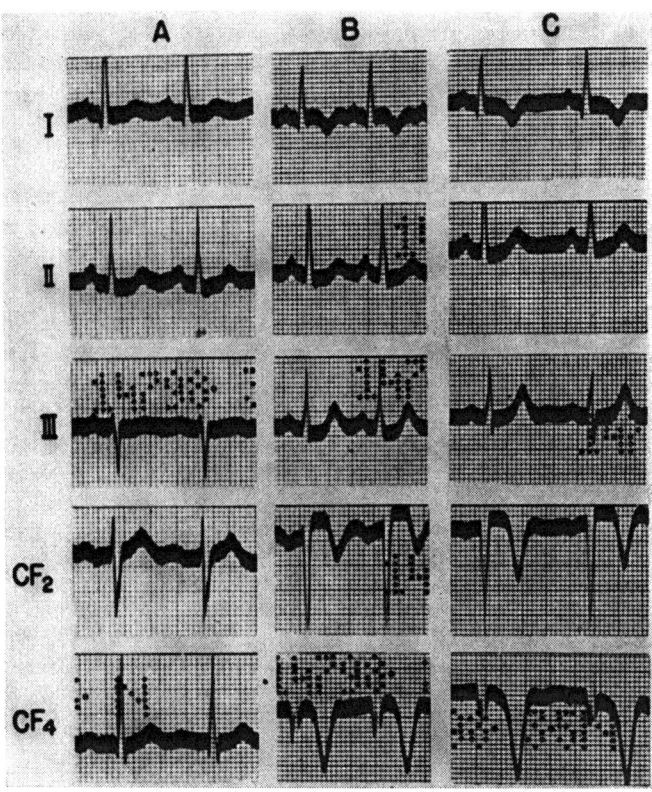

Abb. 208 A—C. Beispiel der Entwicklung eines Vorderwandinfarktes. 63jährige Frau. A 3½ Jahre vor dem Anfall;
B 4 Wochen nach dem Anfall; C 10 Wochen nach dem Anfall. Der vor dem Infarkt bestehende starke Linkstyp
ist vollständig verschwunden. R_I ist kleiner, QRS jetzt vorwiegend positiv geworden. ST_{III} ist gesenkt, ST_I
kaum gehoben. T ist konkordant zur Änderung von QRS verändert. Da R_I kleiner wird, ist T_I negativer. Die
Negativität von T_I ist alles, was nach 10 Wochen noch pathologisch ist, wenn man von den Brustwandableitungen
absieht. (Aus KATZ: Electrocardiography, 2nd Ed. Fig. 200.)

und nach HOLZMANN als supraapikalen Vorderwandinfarkt bezeichnen. Abb. 208
ist ein supraapikaler Vorderwandinfarkt, wie vorwiegend aus den dabei gemachten
Brustwanadbleitungen hervorgeht.

Der Vorderwandspitzeninfarkt ist im Extremitäten-EKG nur schwer vom
supraapikalen Vorderwandinfarkt zu unterscheiden. Den Ausschlag gibt hier
meist erst das Brustwand-EKG: ist die Spitze mit infarziert, so fehlt über ihr
auf der Brustwand R. Liegt freilich eine deutliche ST-Senkung oder -Hebung
vor, so kann die Diagnose oft aus dem Vektor gestellt werden. In Abb. 208 z.B.
lief dieser Vektor etwa parallel mit der III. Ableitung von unten rechts nach
oben links (ST_I war positiv, $ST_{II, III}$ negativ). Der Infarkt lag also supraapikal. In Abb. 209a läuft der ST-Vektor senkrecht zur Ableitung II, von rechts

nach links, der Infarkt erstreckte sich von der Spitze bis zur Basis. Ist der
Infarkt noch mehr rein spitzenwärts eingetreten, so läuft der Vektor endlich
senkrecht zu Ableitung III von rechts oben nach links unten (Abb. 209 b). Die
Konstruktion des Vektors von ST, die ja leicht auszuführen ist, sagt also sofort,
über welche Regionen sich der Infarkt erstreckt.

Den Wechsel vom Frühstadium zum Übergangsstadium gab Abb. 208 wieder.
Es wird jetzt, entsprechend dem anderen Vektorenverlauf gegenüber dem Hinter-
wandinfarkt (Abb. 203 a, c), das T des „inhomogenen" Erregungsrückganges in
Ableitung I negativ, in Ab-

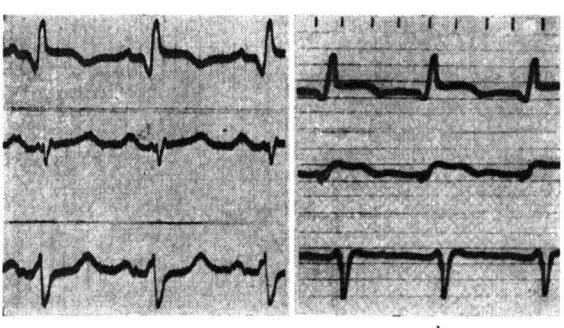

leitung III positiv sein.
Auch aus der T-Zacke
der Abb. 208 c geht dabei
klar hervor, daß die mittlere Richtung der Fasern,
welche die Infarktgrenze
überschreiten, parallel zu
Ableitung III von unten
nach oben läuft (T ist in
I und II gleich hoch, in
I negativ, in II positiv).
Also muß der Infarkt
supraapikal gelegen haben:
die Fasern traten von unten
rechts her in ihn ein.
Das Übergangsstadium der
Abb. 209 b würde auch T_I
negativ sehen, ebenso wie
T_{II}; darin würde dieser
Fall von Abb. 208 c ab-
weichen.

Abb. 209 a u. b. Zwei Beispiele verschieden weit zur Basis vordringen-
der Vorderwandinfarkte im Frühstadium. a Vorderwandinfarkt, der
von der Spitze bis nahezu zur Basis reichte, von hier auf die vordere
Septumhälfte übergriff und in den Septumschichten, welche den linken
Ventrikel begrenzen, bis zur Grenze des basalen Viertels entwickelt ist.
Thrombus im Ramus descendens links. EKG 1 Tag nach Beginn des
Anfalls. QT-Dauer normal (0,27" bei RR = 0,48"). b Vorderwand-
infarkt, der von der Spitze bis zum basalen Drittel reicht, in der vorderen
Septumhälfte sogar sich der Basis nähert und auf die spitzennahen
Bezirke des rechten Ventrikels übergreift. Spitze total zerstört. Throm-
bus im Ramus descendens links. EKG 3 Tage nach dem Anfall. Der
Zerstörung der Spitze entsprechend überdrehter Linkstyp von QRS.
Zeit in 0,1 sec oben. QT = 0,23", RR = 0,37", also normales QT.
(Aus BÜCHNER, WEBER u. HAAGER: Coronarinfarkt
und Coronarinsuffizienz, Abb. 6 und 9.)

Die *Endzustände* sind in der Regel auch beim Vorderwandinfarkt sehr typisch.
Es fallen auch bei ihm Regionen aus, welche an der *unteren* Seite des Herzens
liegen. Daher überwiegen bei ihm wie beim Hinterwandinfarkt nach *oben weisende*
Fasern. So wird QRS_{III} auch beim Vorderwandinfarkt vorwiegend negativ,
mindestens wenn auch die Spitze beteiligt ist. Doch sind diese Fasern, welche
QRS_{III} negativ machen, die *spät* erregten Fasern der intakten Basishinterwand;
sie bedingen, daß der negative Ausschlag der III. Ableitung *spät* erscheint: er
wird kein Q, sondern ein S. Dem S geht die Tätigkeit von Fasern voraus, welche
in regelrechter Richtung, also von oben rechts nach unten links, von der Erregung durchlaufen werden: die Fasern des rechten Herzens, des Septums und
der spitzenwärtigen Teile der Hinterwand.

Der Typ „RS" in Ableitung III und die meist deutliche Diskordanz von T
sind für den Vorderwandinfarkt charakteristisch. Abb. 210 gibt 2 Endzustände
wieder. Bild a ist in sich selbst evident durch den deutlichen RS_{III}-Typ
und die Diskordanz von T. Ein kleines Q_I ist häufig, doch wie Abb. 210 zeigt,
keineswegs immer zu sehen. (Falls vorhanden, sind es wohl die nun überwiegenden Fasern vom Quellpunkt zur *rechten* Spitze, welche dieses Potential machen.)

Bei sehr umfangreichen Infarzierungen der ganzen Spitze und eines Teiles der linken Seite gilt dann allerdings sehr stark die in Abb. 199 skizzierte Einschränkung unseres Schemas: die Zuordnung der Änderungen von QRS, ST und T folgt nicht mehr immer der einfachen Regel. Es wird dadurch schwierig, den Sitz des Infarktes *theoretisch* exakt anzugeben, zumal dann oft Störungen auch des Reizleitungssystems hinzutreten.

γ) **Infarkte nichttypischen Sitzes.** Hierzu gehören die reinen *Lateralinfarkte*, die *Septuminfarkte*, die Innenschichtinfarkte, sowie die (sehr seltenen) Infarkte umschriebener Regionen der Basis, die anatomisch nur durch zufälligen Verschluß eines kleinen Nebenastes einer Coronararterie entstehen können. Die *Lateralinfarkte*, deren Sitz Abb. 202d angibt, sind im EKG der Extremitäten nicht sehr charakteristisch. Bis jetzt ist mir nur 1 Fall von WOOD, WOLFERTH und BELLET[1] als autoptisch kontrolliert bekannt, der ein typisches EKG auf-

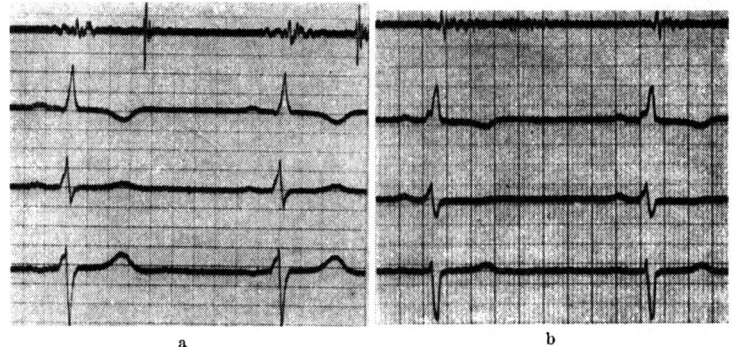

a   b

Abb. 210a u. b. Zwei Beispiele eines Endzustandes nach Infarkt der Vorderwand und Spitze.

weist. Ein Fall von HOLZMANN[2], ebenfalls autoptisch gesichert, sieht doch ganz anders aus als die amerikanischen Fälle. Bei diesen überwiegt die isolierte Senkung von ST_I und ST_{II}; QRS scheint wenig verändert (Abb. 211). Eine Erklärung des etwas seltsamen Verhaltens von ST findet man sofort, wenn man die Lage des Infarktes und die Ausbreitung der Erregung in dieser Region bedenkt. Abb. 211c gibt die Skizze dazu. Der Infarkt sitzt hoch, die Erregung tritt, vom Quellpunkt kommend, von links unten lateral in die Infarktregion ein.

Der Lateralinfarkt ist, wie schon seine amerikanischen Entdecker sagen, oft schwer von einer starken Digitaliswirkung oder einer Coronarinsuffizienz zu unterscheiden. Mit beiden teilt er ja auch die anatomische Genese: eine (durch Infarkt bedingte) partielle Asystolie der basalen, wenn auch lateralen Region. Er zeigt übrigens eine bemerkenswerte Abweichung der Art, daß T im Übergangsstadium *nicht* streng diskordant zur ST-Senkung ist. Das Schema der Abb. 200 ist also in irgendeinem Punkte für den Lateralinfarkt nicht vollständig. Ich vermute, daß der apicobasale Erregungsrückgang durch den Infarkt nur eine partielle Störung, und zwar der linken seitlichen Vektoren, erfährt und sich dadurch sehr stark rechts dreht. Dadurch wird T sehr viel rechtstypischer als es sollte. Die Verhältnisse sind im einzelnen schwer beurteilbar, solange nicht mehr autoptisches Material vorliegt.

HOLZMANN erwähnt dann noch den *Innenschichtinfarkt*, gibt allerdings an, daß seine Existenz noch etwas hypothetisch ist. Ein Infarkttyp dieser Art ist von KOSSMANN und DE LA CHAPELLE[3] seziert worden. Es ist freilich sehr schwer

---

[1] WOOD, WOLFERTH u. BELLET: Amer. Heart J. **16**, 389 (1938).

[2] HOLZMANN: Klinische Elektrokardiographie.

[3] KOSSMANN u. DE LA CHAPELLE: Amer. Heart J. **15**, 700 (1938).

vorstellbar, wie ein solcher Infarkt entstehen sollte, da ein isolierter Gefäß-verschluß, der nur die Innenschichten schädigt, kaum denkbar ist. Doch werden wir wieder auf die schon mehrfach zitierte Idee LEPESCHKINs[1] zurückkommen, die mir so einleuchtend und fruchtbar erscheint: daß nämlich die Innenschicht wegen des dort herrschenden hohen systolischen intramuralen Druckes nur diastolisch, nicht systolisch durchblutet wird. Alle chronischen Durchblutungs-störungen wirken hier also besonders stark. Wir möchten „Innenschichtinfarkte" daher vorerst als den morphologischen End-zustand einer chronischen Durchblutungsstö-rung betrachten. Sie wären also gleichsam konstant gewordene Coronarinsuffizienzen!

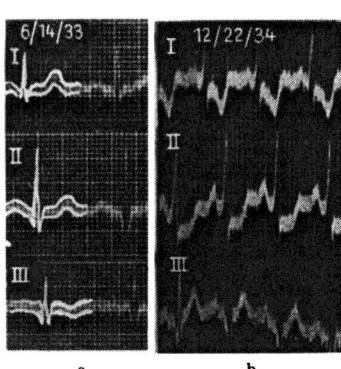
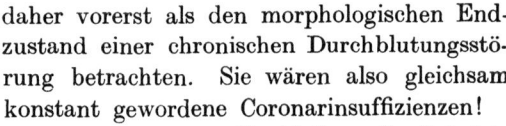
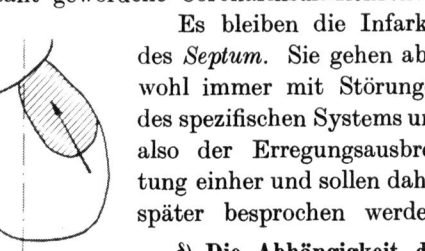

Abb. 211a—c. Beispiel eines Lateralinfarktes. Links EKG vor, rechts nach dem Infarkt im definitiven Frühstadium. $\alpha_{ST} = -120°$. Die beigegebene Skizze zeigt den Vektor ST in seiner Lage und den vermutlichen Sitz des Infarktes. (Aus WOOD, WOLFERTH und BELLET, Amer. Heart J. 16, 388.)

Es bleiben die Infarkte des *Septum*. Sie gehen aber wohl immer mit Störungen des spezifischen Systems und also der Erregungsausbrei-tung einher und sollen daher später besprochen werden.

δ) **Die Abhängigkeit des Infarkt-QRS vom EKG-Typ vor dem Infarkt.** Es wird jedem Beobachter auffallen, daß sich unter den EKG, die **vor** Eintreten eines In-farktes aufgenommen sind, auffallend viele *Linkstypen* befinden. In der Tat ist auch das typische tiefe Q_{III}, das für Hinterwandinfarkt so charakte-ristisch ist, von einer großen Zahl von Untersuchern auch ohne Infarkt beobachtet worden: zu 50% bei Angina pectoris, 35% bei Hypertonien, 13% bei luischen oder rheumatischen Klappenfehlern[2]. Auch reine Linkshypertrophie kann ein Q_{III} verursachen. Wir haben ein nicht auf Infarkt zu beziehendes Q_{III} auch bereits in Abb. 173b kennengelernt. Wir möchten nun hier darauf auf-merksam machen, daß eine exakte Diagnostik aus Veränderungen von QRS nur möglich wäre, wenn man das normale EKG vor dem Infarkt kennt. Da hypertrophierte Herzen mit Linkstyp z. B. offenbar besonders zu Infarkten neigen, kann es geschehen, daß ein linkstypisch-negatives R_{III} durch den Infarkt positiver wird, so daß ein Q_{III} und positives R_{III} entsteht. Das würde freilich mit einer Senkung von ST_{III} und einem positiven T_{III} einhergehen. Ein solches EKG benimmt sich dann *scheinbar* für QRS und ST-T nicht nach der Regel. In einem solchen Fall ist die ST-Senkung mit ihrem Vektor natürlich das maß-gebendere Ereignis[3].

ε) **Infarkte mit sekundären Veränderungen am EKG.** Ein relativ häufiges Ereignis bei Infarkten ist das Vorliegen einer *Niederspannung*. Rein theoretisch müssen wir uns zur Erklärung folgendes überlegen: Das EKG zeigt an sich

---

[1] LEPESCHKIN: Das EKG, § 770.
[2] LEPESCHKIN: 2. Aufl., S. 397.
[3] Ein Beispiel bei KATZ, Abb. 163.

immer schon eine physiologische Niederspannung dadurch, daß die vom Quellpunkt stark divergent auseinanderstrebenden Potentialvektoren sich gegenseitig aufheben. Daß eine nennenswerte Spannung bei dem sehr divergenten Faserlauf überhaupt zustande kommt, verdanken wir dem natürlichen Überwiegen einiger Faserbündel bestimmter Richtung. Beim normalen EKG sind es die vom Quellpunkt zur Spitze laufenden Fasern, welche Stärke und Richtung des R-Vektors vorwiegend bedingen. Ein jeder Infarkt der Spitze muß diese Potentiale auslöschen und führt damit zu einer Verstärkung der physiologischen Niederspannung. Ferner wirken die nunmehr inaktiven infarzierten Fasermassen und der fast immer auftretende Perikarderguß als Kurzschluß für die aktiven Fasern [1] (S. 70, Tabelle 2). Beides zusammen bedingt eine Niederspannung des Ekg mäßigen Grades, welche sich übrigens im Brustwand-EKG dann nicht so stark ausprägt, wenn partiell über nicht infarzierten Teilen des Herzens abgeleitet wird. (Daher sind Brustwandableitungen oft erstaunlich hoch geblieben.)

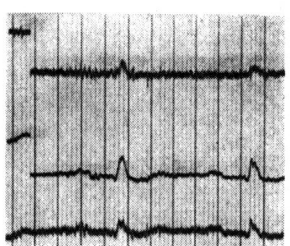

Abb. 212. Niederspannung bei Coronarinfarkt. 70jährige Patientin, RR 150/80. Röntgenbefund o. B. Kein Vitium, keine sonstige Herzanamnese. Der Infarktsitz ist wegen der Niederspannung nicht zu ermitteln. Nach den Brustwandableitungen Infarkt der Spitzenregion (R fehlt über V 4 bis V 6). Vermutlich alte Niederspannung, vertieft durch Fortfall spitzenweisender Fasern und Kurzschluß inaktiven Gewebes. (Städt. Krankenhaus Mannheim.)

Diese Faktoren der Niederspannung sind gleichwohl nicht sehr ausschlaggebend. Nun findet man jedoch häufig beim Infarkt ein EKG von sehr ausgeprägter Niederspannung. Allerdings lassen sich hierbei 2 Fälle unterscheiden, von denen nur einer die Annahme eines Myokardschadens rechtfertigt. Zunächst nämlich sehen wir in der Literatur, vor allem in der Sammlung KIENLEs [2], EKG-Kurven mit Niederspannung an den Extremitäten, mit normaler Spannung im Brustwand-EKG. Dies Verhalten erklärt sich also dadurch, daß sich der Integralvektor von QRS flach legt, und zwar vorwiegend in die sagittale Richtung hineinrutscht. Dadurch projiziert er sich nicht mehr auf die frontale Ableitungsebene der Extremitäten. Das Phänomen der Niederspannung ist ein scheinbares: es steckt nur eine (beim Infarkt sehr verständliche) Drehung des Vektors dahinter. Die 2. Gruppe von EKG aber zeigt Niederspannung auch in den Brustwandableitungen. Diese Niederspannung jedoch findet sich immer nur mit so erheblichen, für Infarkte ganz uncharakteristischen Änderungen von QRS vergesellschaftet, daß man sich schwer entschließen kann, sie als eine typische Infarktfolge anzusehen. In keinem mir bekannten Falle war gesichert, daß das EKG vor dem Infarkt normal hoch war. Immerhin mag das doch in anderen Fällen so gewesen sein. Dann aber handelte es sich sicher um sehr große Infarkte, die einen erheblichen Teil des Herzens außer Funktion setzten, oder um einen zugleich damit aufgetretenen Verzweigungsblock [3], der QRS stark verbreitert hat und aus den oben erörterten Gründen Niederspannung macht. In vielen Fällen wird

---

[1] Da sich der Perikarderguß erst langsam bildet, bildet sich eine solche Niederspannung auch langsam aus: COOKSEY u. FREUND: Amer. Heart J. 6, 608 (1931).

[2] KIENLE: Vergleichende Herzdiagnostik. Leipzig 1948.

[3] Fall von BÜCHNER, WEBER u. HAAGER: Coronarinfarkt und Coronarinsuffizienz, Abb. 58.

es sich hingegen um ein Herz gehandelt haben, das schon *vor* dem Infarkt auf
Grund alter Schäden (Dilatation und Insuffizienz, diffuse Schwielen) eine Nieder-
spannung aufwies. Ein Beispiel für Niederspannung bei Infarkt geben wir in
Abb. 212.

Die weitaus stärksten Effekte am EKG macht der Infarkt der *Septumregion,*
der zugleich das *Reizleitungssystem* schädigt. In allen diesen Fällen kommt es
also zu starken Veränderungen von QRS, die aus dem Infarktsitz allein, nach
den oben abgeleiteten Regeln, nicht zu erklären sind. Jede Verbreiterung von

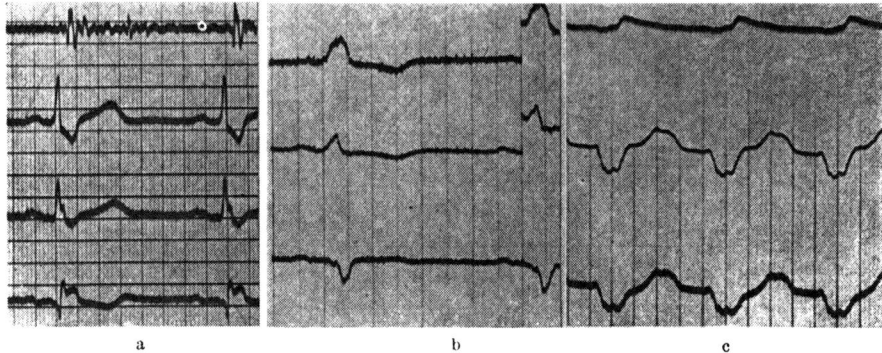

a   b   c

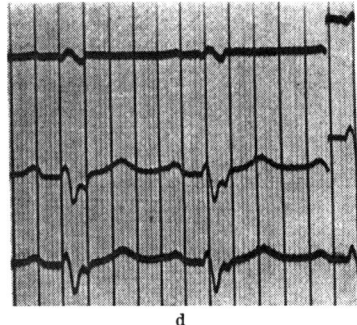

d

Abb. 213a—d. Vier Infarkte mit sekundären Veränderungen
im EKG. a Schenkelblock des rechten Schenkels durch die
ischämische Narbe. b Vorwiegend septaler Infarkt mit erheblicher Verspätung durch Blockaden im Reizleitungssystem.
c Großer Infarkt der Septum- und vermutlich auch der Spitzenregion. Es reagieren mit starker Verspätung, weil durch Umwege erregt, vorwiegend Fasern, die von unten nach oben
laufen. Genese des überdrehten Linkstyps also, wahrscheinlich
durch Ausfall der Spitzenregion. d Infarkt ähnlicher Art wie c,
doch offenbar weniger zentral sitzend. QRS hat daher nicht
so starke Verspätungen. Auch kann die Spitze nicht ganz
infarziert sein, da ein R sichtbar geblieben ist.

QRS, die nach dem Infarkt auftritt, deutet auf solche Schäden im Septum und
an den Hisschen Bündeln. Der Septuminfarkt ist aus ihnen am sichersten zu
erschließen.

Die Bilder können sehr wechselnd sein. Der Hinterwandinfarkt, der vorwiegend rechts sitzt, befällt oft zugleich auch septale Bezirke und macht zugleich
Bilder, die dem Block des rechten Schenkels gleich sind (Abb. 213a). Einen
atypisch sitzenden Infarkt als Ursache einer Leitungsstörung lernten wir in
Abb. 136a kennen. Abb. 213b zeigt einen ganz atypischen Fall mit starker
Verspätung von QRS durch einen Infarkt, der nur im Septum und hinten sitzen
kann. T ist wegen der Flächenvergrößerung von QRS diskordant. Abb. 213c und d
zeigen 2 weitere Fälle schwer gestörter Erregungsausbreitung. Was beide Fälle
auszeichnet, ist das ganz atypische Verhalten auch der Leitungsstörung. Wir
kennen solche Bilder nicht aus typischen Schenkelblocks. Sie sind Kombinationen
von Blocks mit schweren myokardialen Ausfällen[1]. Aus ihnen den Sitz des

---

[1] LEPESCHKIN: S. 400.

Infarktes zu lokalisieren ist wohl immer schwierig bis auf die Tatsache, daß das Septum mitbeteiligt ist. Ist T rein diskordant wie in Abb. 213c, so wird der Vorderwandinfarkt wahrscheinlich sein. Diese Wahrscheinlichkeit wird unterstrichen durch die Ähnlichkeit mit dem Linksschenkelblock: vermutlich saß also der Infarkt vorne und links bis zur Mitte. Bei Abb. 213d ist auch aller Wahrscheinlichkeit nach die linke Vorderwand bis ins Septum hinein betroffen, da alle Vektoren fast senkrecht von unten (d. h. Herzmitte) nach oben laufen.

Die Prognose solcher Herzen ist natürlich ernst: die Schwere eines myokardialen Ausfalls **und** einer Blockade wird kein Herz lange Zeit aushalten. Allerdings ist die Diagnose nicht immer so einfach wie man das wünschen möchte. Das Infarktereignis selbst ist oft im EKG gar nicht erkennbar. Bedenken wir, daß etwa 15% aller Blocks durch Infarkt entstanden sind[1], so werden wir sagen dürfen, daß alle hier zu behandelnde Diagnostik bei den Blockbildern schon erläutert ist. Der Verzweigungsblock, die dabei auftretende Niederspannung die atypischen Blocks sind nach Infarkt meist nicht anders beschaffen als nach anderen myokardialen Läsionen. Jeder Block ist also anamnestisch darauf zu prüfen, ob er nicht durch einen Infarkt hervorgerufen ist.

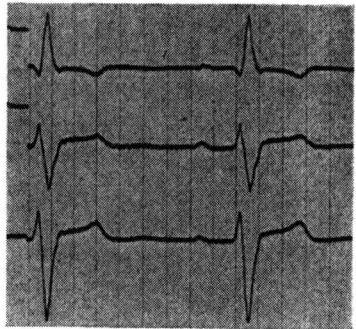

Abb. 214. Restzustand nach Vorderwandinfarkt, kompliziert durch QRS-Verbreiterung, wahrscheinlich durch universell verlangsamte Erregungsleitung. Wahrscheinlich bestand zunächst normale QRS-Dauer nach dem Infarkt. Die QRS-Verbreiterung ist das Ergebnis einer *allgemeinen* Leitungsverzögerung als Folge einer myokardialen Insuffizienz. Zustand im somnolenten Stadium schwerer Dekompensation mit multiplen Embolien. (Krankenhaus Mannheim.) Eichung zu Beginn 1 mV.

Eine abschließende Bemerkung noch über typische Infarkt-EKG mit verbreitertem QRS. Wie die Abb. 214 zeigt, handelt es sich um ein Bild, ganz ähnlich dem normalen Infarkt der Vorderwand, nur zeitlich gedehnt. Nach unseren oben für die Leitungsstörungen gegebenen Ausführungen könnte es sich hier also um eine *universelle* Leitungsstörung handeln. Ist PQ lang, so ist diese Diagnose recht sicher. Ist PQ normal, so muß in solchen Fällen mindestens das Myokard der Kammer die Erregung langsamer leiten. Abb. 214 stammt von einem schwer dekompensierten Herzen mit *altem* Infarkt. Es ist wohl sicher, daß der alte Vorderwandinfarkt zunächst ein normal breites QRS mit S_{III} erzeugte, dann aber die myokardiale Insuffizienz sekundär hinzutrat.

Eine abschließende Übersicht über die Infarktveränderungen des EKG gibt, wenngleich schematisch, Abb. 215. Sie ist übrigens aus Empirie gewonnen, bestätigt aber unsere theoretischen Ableitungen in jeder Hinsicht.

Zusammenfassung.

1. Lateralinfarkte sind daran zu erkennen, daß ST in fast allen Ableitungen, mindestens in I und II, gesenkt ist. Die Erregung trifft von links unten her gegen den infarzierten lateralen Bezirk, woraus sich der seltsame ST-Befund erklärt.

2. Septuminfarkte finden sich fast immer mit Störungen der Erregungsausbreitung vergesellschaftet. Diese können das Bild des Schenkelblocks, Verzweigungsblocks oder starker Aufsplitterungen von QRS aufweisen. Diese Bilder sind dann nicht so sehr für einen Infarkt, sondern mehr für die Leitungsstörung charakteristisch.

[1] MASTER, DACK u. JAFFE: Amer. J. med. Sci. **196**, 513 (1938).

3. Infarkte finden sich besonders häufig bei linkstypischem QRS. Wird ein vor dem Infarkt negatives R_{III} durch Vorderwandinfarkt positiver, so kann ein Q_{III} vorgetäuscht werden, das Verdacht auf Hinterwandinfarkt entstehen läßt.

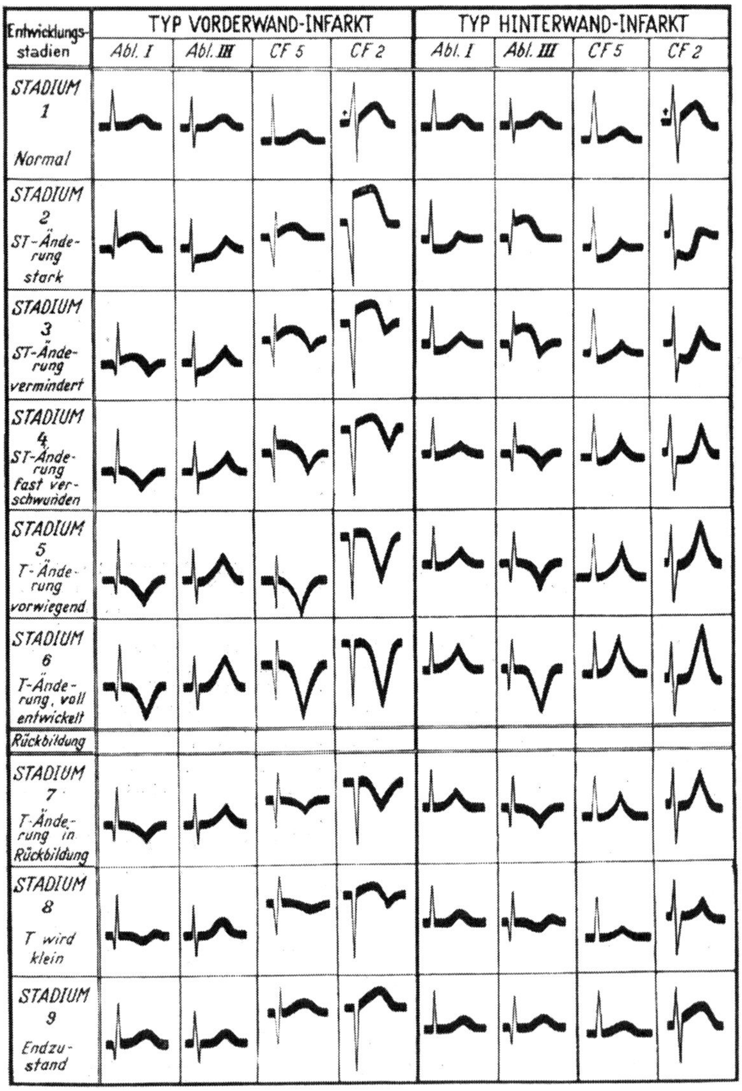

Abb. 215. Schema der Infarktveränderungen. (Aus KATZ: Electrocardiography, Fig. 136.)

T entscheidet dann durch seine typische Konkordanz (bei Hinterwandinfarkt) oder Diskordanz.

4. Es findet sich häufig Niederspannung bei Infarkt, doch nicht nur als Infarktfolge; vielmehr neigen offenbar myokardgeschädigte Herzen mit Niederspannung zu Infarkt.

45. Die Physiologie und Klinik der QT-Dauer.

Wie wir schon mehrfach hervorhoben, zeigt das Herz, abweichend vom Skeletmuskel (doch in Übereinstimmung z. B. mit dem Ureter!) ein starkes elektrisches Potential für die ganze Dauer seiner mechanischen Spannungszunahme. Auf dem *Höhepunkt* der mechanischen Spannung ist die elektrische Spannung erloschen. Das gilt freilich nur angenähert, wenn wir das ganze Herz betrachten; ob es für das Herzmuskelelement exakt gilt, können wir, trotz eifriger eigener Bemühungen in dieser Hinsicht, nicht sagen. Die Tatsache jedoch, daß sowohl die mechanisch-hämodynamischen als auch die elektrischen Prozesse von einer Vielfalt von Faktoren abhängen, macht es verständlich, daß Abweichungen vom Schema häufig gefunden werden.

Um solche Abweichungen beurteilen zu können, bedarf es einer Erörterung der theoretischen Grundlagen.

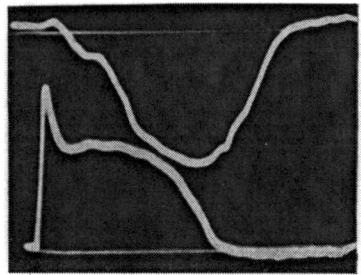

Abb. 216. Oszillogramm eines monophasischen Aktionsstroms und des isometrischen Mechanogramms eines der Elektrode benachbarten Myokardbezirks vom Hund. Oben das Mechanogramm eines kleinen Myokardbezirks, kopfstehend registriert, isometrisch. Unten der etwas verzerrte monophasische Aktionsstrom.

α) QT-Dauer und Dauer des elementaren Erregungsvorganges. Es ist zunächst hervorzuheben, daß sich die Dauer der elementaren elektrischen Prozesse, also des monophasischen Aktionsstroms (MAS), in der Dauer von QT widerspiegelt. Nur solange noch in irgendeinem Element des Myokards der MAS noch nicht abgelaufen ist, kann auch eine T-Zacke noch vorhanden sein. Sind alle MAS beendet, so muß auch T beendet sein. Allerdings läßt sich aus der Dauer des integralen QT des ganzen Herzens, wie es aus Extremitätenableitungen meßbar ist, nichts über die Dauer des MAS in der Einzelfaser entnehmen. Doch ist die Unsicherheit über diese Dauer nicht größer als die QRS-Dauer selbst. Das Ende von T ist identisch mit dem Ende des längstdauernden MAS. Wir wissen jedoch nicht, ob diejenige Faser, deren MAS zuletzt aufhört, ihre Erregung auch zuletzt erhielt. Würde sie das so tun, so wäre die Dauer des elementaren MAS gleich der QT-Dauer minus QRS-Dauer plus der Dauer des Erregungsanstieges in dem betrachteten Element. Letztere ist immer sehr kurz (1 msec) und zu vernachlässigen.

Wahrscheinlich liegen aber die Dinge selten so einfach. Das kommt daher, daß T ja durch den apicobasalen Erregungsrückgang bestimmt wird. Dieser hinwiederum setzt einen inhomogenen Erregungsrückgang in verschiedenen Teilen des Myokards aus ganz sekundären, z. B. muskelmechanischen Gründen voraus (Peristaltik!). Diese Gründe bedingen ein Zeitgesetz des Erregungsrückganges, das ganz unabhängig vom Zeitpunkt des Erregungseintritts ist. Es ist, mit anderen Worten, durchaus denkbar, daß die spätest repositivierte Basisfaser die Erregung durchaus *früher* erhalten hat als die frühest repositivierte Spitzenfaser. *Es ist also über die Dauer des MAS im* Element *nicht mehr zu sagen, als daß sie im Mittel zwischen der QT-Dauer und der QT-Dauer minus QRS-Dauer liegen wird.*

β) Die normale QT-Dauer. Es interessieren nun Änderungen der QT-Dauer aus verschiedenen Gründen, welche sich aus den Möglichkeiten ihrer Variation ableiten. QT kann *absolut* und *relativ* zum mechanischen Ereignis verändert sein. Es ist nämlich denkbar, daß der MAS auch im Element länger andauert als die Zeit bis zum Gipfelpunkt der mechanischen Spannung.

Abb. 216 gibt einen gewissen Anhaltspunkt über die Verhältnisse und zeigt, daß der Gipfel des Mechanogramms ungefähr, doch nicht genau dem Ende des monophasischen Aktionsstroms synchron liegt. Die Schwierigkeit des Urteils beruht darauf, zu entscheiden, ob die Abweichungen der QT-Dauer auf einer

rein elektrischen Veränderung beruhen, ob sie mit einer gleich großen und gleichsinnigen Veränderung des Mechanogramms einhergehen oder ob die elektrische
QT-Dauer sogar unverändert ist und nur das mechanische Geschehen am Herzen
langsamer oder schneller als normal abläuft.

Eine solche Unterscheidung von elektrischen Veränderungen, die mechanischen Veränderungen symbat oder antibat laufen oder von mechanischen Veränderungen unabhängig sind, ist nun sehr schwer zu treffen. Sie gelingt aus
folgender Überlegung heraus einigermaßen (wir verdanken die klare Abgrenzung
dieser Argumentierung in erster Linie HEGGLIN[1]).

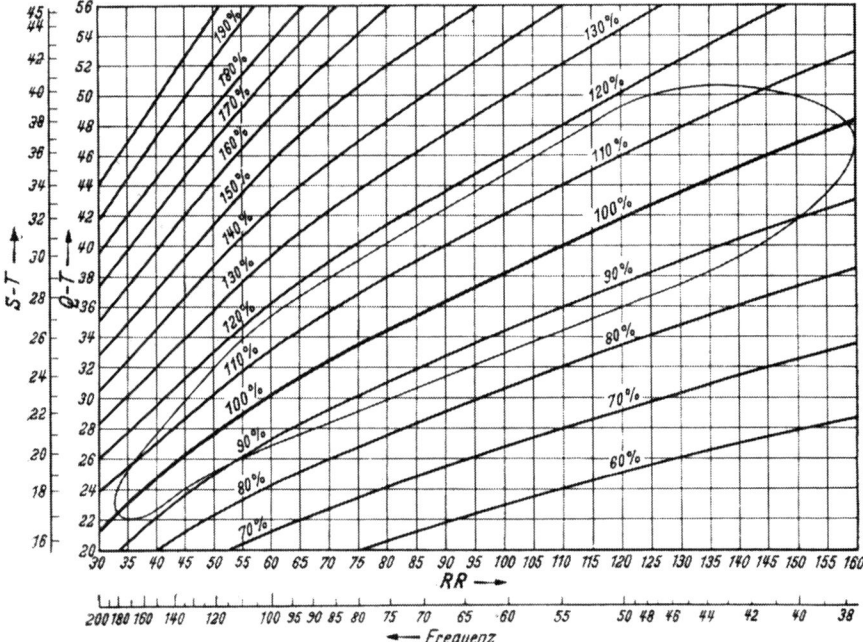

Abb. 217. Die Abhängigkeit der QT- und ST-Dauer von Schlagfrequenz und RR-Abstand des vorhergehenden
Herzschlages. In das Schema sind der Verlauf der Normalwerte und die prozentualen Abweichungen von diesem
Normalwert als Parameter eingetragen. Alle Zeitwerte in 0,01 sec, in der Abszisse oben die RR-Dauer, unten
die Herzfrequenz je Minute. Beispiel: Bei RR = 1,0 (= 60/min) wurde QT = 0,34 gemessen; das entspricht
etwa 88% der Norm; der Sollwert wäre QT = 0,385.

Die QT-Dauer zeigt eine ziemlich gesetzmäßige Abhängigkeit von der Herzfrequenz (Abb. 217). Sie sinkt mit steigender Frequenz. Die in dieser Abhängigkeit liegende Gesetzmäßigkeit zeigt zwar eine gewisse Streubreite des individuellen
Verhaltens, gestattet aber zu sagen, daß eine Abweichung um mehr als rund
15% nach oben und unten nicht mehr als normal betrachtet werden kann. Nach
HEGGLIN liegen die zulässigen Werte ± 0,02 sec von der Norm. *Wir können
also, bei Berücksichtigung der Herzfrequenz, einen normalen Streuungsbereich absoluter Normalwerte für die QT-Dauer angeben, gegen den der tatsächliche QT-Wert
absolut zu kurz oder zu lang ist.*

Der absolute QT-Wert muß naturgemäß zu groß werden, wenn eine pathologische *Verspätung* der Erregungsausbreitung, also QRS-Verbreiterung vorliegt.

[1] HEGGLIN: Die Klinik der energetisch-dynamischen Herzinsuffizienz. Basel 1947.

Eine solche Verlängerung ist *nicht* durch myokardiale Prozesse bedingt, welche den MAS des *Elementes* verändert haben. Sie ist also hier uninteressant und muß eliminiert werden. Wir ziehen daher den Betrag der QRS-*Verbreiterung* (d. h. die Zeit, um die QRS die normale Dauer *übertrifft*), von der QT-Dauer ab. Dies Verfahren ist zwar nicht genau, wie aus unseren obigen Bemerkungen hervorgeht; berücksichtigt es doch gar nicht die Tatsache, daß die spätest erregten Fasern durchaus nicht auch die sein müssen, welche den MAS am längsten behalten. Auch ist die tatsächliche Verspätung großer Teile des Myokards nicht einfach aus dem Betrag der QRS-Verbreiterung abzulesen. Aber wir kennen kein besseres Vorgehen. Die so korrigierte QT-Dauer bei QRS-Verbreiterung nennen wir nach LEPESCHKIN[1] die „*reduzierte QT-Dauer*".

Die absolute bzw. reduzierte QT-Dauer folgt nun einer Gesetzmäßigkeit, für die von sehr vielen Untersuchern recht verschiedene Formeln angegeben wurden. Keine dieser Formeln hat einen biologischen oder physikalischen Sinn: sie interpretieren alle nur empirisch gefundene Mittelwerte möglichst genau. Wir wollen uns daher nur auf die Wiedergabe derjenigen Formel beschränken, welche die Tatsachen unseres Erachtens besonders gut **und** einfach wiedergibt. Nach HEGGLIN und HOLZMANN ist nämlich $QT = 0{,}39 \sqrt{RR}$, wenn RR die Dauer von R bis R des *voraufgehenden* Schlages, gemessen in Sekunden, ist[2].

Bei der formelmäßigen Darstellung der Abhängigkeit des QT von der Herzfrequenz hat sich gezeigt, daß bei ein und demselben Individuum *keine* der Formeln den ganzen Bereich der QT-Dauer richtig wiedergibt. Vielmehr zeigt die Kurve der QT-Dauer bei der Frequenz von 94/min einen scharfen Sprung. Offenbar tritt bei weiterer Erhöhung der Herzfrequenz ein ganz anderer, vegetativ gesteuerter Mechanismus hinzu, der die elektrischen Prozesse im Myokard auf andere Weise beeinflußt als es die bei niederer Frequenz eingreifenden Regulationsmechanismen tun[3]. Wir wissen nicht, *was* passiert. Doch mahnt uns der Befund, daß QT-Veränderungen verschiedenen Einflüssen verdankt werden können und auch aus diesem Grunde jede allzu schematische Darstellung falsch wird.

γ) **Mechanische und elektrische Systolendauer.** Es hat sich nun herausgestellt, daß unabhängig von den Absolutwerten auch ein Vergleich mit mechanischen Prozessen möglich ist. Wir benutzen als mechanischen Bezugspunkt den einzigen klinisch festzulegenden: den Beginn des 2. Tones, also das Ende der mechanischen Systole. In 54% aller Fälle liegt dies Ende absolut synchron mit dem Ende von T. Abweichungen von $\pm 0{,}02$ sec von dieser Koinzidenz sind nicht mehr als normal zu betrachten (HEGGLIN). Es kann also QT länger, gleich lang und kürzer sein als die mechanische Systole.

Die Tatsache, daß QT in der Regel so lang ist wie die mechanische Systole, berechtigt wohl zu der Bezeichnung „*elektrische Systole*" für die QT-Dauer, sofern man sich darüber klar bleibt, daß der Begriff „Systole" hier nicht hämodynamisch zu verstehen ist. (Seine sehr allgemeine Wortbedeutung, etwa bei Goethe, sollte diese Einseitigkeit der Anwendung sowieso verbieten!)

Es tritt übrigens bei der Berechnung der mechanischen Systolendauer ein eigenartiges Problem auf: die mechanischen Ereignisse beginnen nämlich gegenüber den elektrischen mit einer gewissen Latenz. Wenn auch diese Latenz am Skeletmuskel bei extremster Empfind-

---

[1] LEPESCHKIN: Das EKG, 2. Aufl., S. 126.

[2] HEGGLIN u. HOLZMANN: Z. klin. Med. **132**, 1 (1937). Die erste Formel dieser Art wurde von FRIDERICIA aufgestellt: Acta med. Scand. **53**, 469, 489 (1920): $QT = 0{,}381 \sqrt[3]{RR}$. Weitere Literatur bei SCHAEFER: Elektrophysiologie, II, S. 63.

[3] GEPPERT: Arch. Kreislaufforschg **15**, 64 (1949).

lichkeit der mechanischen Schreibsysteme auf Null gedrückt werden konnte[1], so sind doch die ersten mechanischen Zustandsänderungen, die man registriert, praktisch belanglos: sie erzeugen so gut wie keine mechanische Spannung. Beim normalen EKG beginnt ein meßbarer Spannungsanstieg im Ventrikel etwa auf der Spitze von R. Was geschieht nun, wenn QRS verbreitert ist? Eigene Messungen zeigten uns, daß die Dauer vom Beginn Q bis zum Beginn des 2. Tones (die „mechanische Systole") bei Schenkelblocks im Mittelwert ganz normal ist[2]. Korrigieren wir aber diese Systolendauer auf die „reduzierte Systolendauer", indem wir die Verbreiterung von QRS in Abzug bringen, so wird die Systole in fast allen Fällen deutlich zu kurz! Wir können daraus den Schluß ziehen, daß die mechanischen Ereignisse, welche die Systolendauer beherrschen, auch beim Schenkelblock unbeeinflußt vom Block beendet werden; daß also die geblockten, verspäteten Areale der Kammer mechanisch nicht sonderlich wirksam sind. In der Tat werden sie relativ klein sein, wie wir oben sahen (S. 148), da schon wenige Prozent der Fasermasse, bei einer Umkehr der Erregungsrichtung durch den Block, QRS enorm deformieren. Der größere Teil des Ventrikels arbeitet unverzögert und regelrecht und bewirkt dadurch normale mechanische Systolendauern. Wir halten dies Ergebnis für bedeutungsvoll, da es die mechanische Leistung des Blockherzens gar nicht so ungünstig erscheinen läßt.

δ) Wir haben also folgende Fälle zu unterscheiden:

I. Die QT-Dauer ist verändert bei normaler Dauer der mechanischen Systole (Q—2. Ton).
    1. QT ist absolut zu lang.
    2. QT ist absolut zu kurz (Abb. 195a).

II. Die QT-Dauer ist verändert bei gleichzeitig veränderter mechanischer Systole.
    1. QT ist zu lang, die mechanische Systole zu kurz (Abb. 194a, Abb. 218a).
    2. QT ist zu kurz, die mechanische Systole zu lang (Abb. 102b).
    3. QT und die mechanische Systole sind beide zu kurz (Abb. 166f).
    4. QT und die mechanische Systole sind beide zu lang (Abb. 168b, 195d, 218b).

III. Die QT-Dauer ist normal, die mechanische Systole allein verändert:
    1. Die mechanische Systole ist verkürzt.
    2. Die mechanische Systole ist verlängert (Abb. 66).

ε) **Die Bedeutung dieser 8 Fälle** ist dadurch oft schwierig zu erkennen, daß die Dauer der mechanischen Systole ein sehr sekundäres Ereignis ist. Sie hängt nämlich von der myokardialen mechanischen Leistung einerseits, vom Schlagvolumen und vom Aortendruck andererseits ab. Das Ende der Austreibung ist ja erst erreicht, wenn das Herz sein Schlagvolumen gegen den Aortendruck hat auswerfen können. Der Moment des Schlusses der Aortenklappen hängt dabei von der auxotonischen Zuckungskurve einerseits, von den Verhältnissen im Windkessel andererseits ab. Es besteht also schon keine enge Korrelation zwischen der Dauer der mechanischen Systole und den mechanischen Ereignissen in den Myokardelementen, geschweige denn zwischen mechanischer Systole und QT!

Die *mechanische* Systole ist absolut verkürzt, wenn ein relativ insuffizientes Herz ein relativ kleines Schlagvolumen gegen hohen Aortendruck oder ein sehr

---

[1] GÖPFERT u. SCHAEFER: Naturwiss. **1947**, 348.

[2] HARMENING: Diss., in Vorbereitung. Die einzelnen Werte streuen natürlich beträchtlich nach beiden Seiten. Doch kann unseres Erachtens kein *prinzipieller* Einfluß des Schenkelblocks auf die Systolendauer vorliegen, der z. B. die Anwendung der „reduzierten QT-Dauer" als Norm rechtfertigt.

kräftiges Herz ein relativ großes Schlagvolumen gegen einen kleinen Aortendruck auswirft. Eine Verlängerung der mechanischen Systole hingegen findet sich durchwegs bei einer Erhöhung des Aortendrucks und normalem Schlagvolumen, sobald das Myokard insuffizient wird, wobei eine langsam zunehmende Dekompensation schließlich wieder mit versagendem Kreislauf eine Verkürzung der Systolendauer bewirkt[1]. Wir sehen also, daß das Verhalten der mechanischen Systolendauer sehr unübersichtlich ist. Eine sehr kurze Systole kann bei niedrigem Blutdruck ein Zeichen eines sehr muskelkräftigen Herzens, bei hohem Blutdruck hingegen bei eintretender Dekompensation ein Zeichen des Versagens sein. Auch HEGGLIN betont, daß sowohl Verlängerung als auch Verkürzung der Systole ein Zeichen von Insuffizienz sein kann.

Auf dem Hintergrund dieser Schwierigkeiten ist die Auswertung der QT-Dauer besonders interessant. Wir haben hierbei folgende Tatsachen festzustellen:

Liegt das Ende T vor dem Beginn des 2. Tones, so hat das relativ wenig Bedeutung, selbst wenn der Zeitunterschied 0,02 sec überschreitet (HEGGLIN).

Liegt das Ende T mehr als 0,02 sec hinter dem Beginn des 2. Tones, so handelt es sich um ein pathologisches Herz (Fall I 1, II 1, III 1).

Die Gruppe I 1 (QT isoliert verlängert) findet sich vorwiegend bei Patienten mit Hypertonie, Infarkten, Schenkelblock, toxischen Myokardschäden (HEGGLIN[2]) und nach PHANG und WHITE[3] bei jeder Herzvergrößerung, auch der kompensierten, mehr noch der dekompensierten.

Die Gruppe II 1 hingegen (QT zu lang, mechanische Systole zu kurz) findet sich in erster Linie bei der von HEGGLIN so definierten *energetisch-dynamischen Herzinsuffizenz*. Es handelt sich hierbei um eine diffuse Stoffwechselstörung des Myokards: es sind *alle* Stoffwechselprozesse alteriert, der MAS aller Elemente verlängert, falls T eine normale oder fast normale Konfiguration hat. Die reine QT-Verlängerung bei normalem T ist also das beste Kriterium für eine *homogene myokardiale Schädigung* durch einen abnormen Stoffwechsel. Sie ist gleichsam so entstanden, daß sich die ST-Strecke (d. h. das Plateau des monophasischen Aktionsstroms) in allen Myokardfasern gleichmäßig verlängert, wobei die Inhomogenitäten des Erregungsrückgangs, also z. B. der apicobasale Erregungsrückgang, normal bleiben. Ist dagegen die myokardiale Schädigung auch inhomogen, also lokal begrenzt, so entsteht der bei der Theorie der T-Zacke behandelte inhomogene Erregungsrückgang mit einer Änderung von T! Diese T-Änderungen sind also gleichsam ein Sonderfall verlängerter QT-Zeiten, bei dem diese Verlängerung auf kleine Gebiete des Myokards beschränkt bleibt. So geben also QT und T gute Anhaltspunkte für die Diagnose *allgemeiner oder lokaler myokardialer Schäden*.

Verständlich wird die Änderung der QT-Zeit dadurch, daß das Ende des MAS ja ein vom Stoffwechsel stark abhängiges kontraktives Nachpotential ist (vgl. S. 10ff. und 19ff.). Wir finden dies Verhalten daher bevorzugt bei

---

[1] BLUMBERGER, KJ.: Verh. dtsch. Ges. Kreislaufforschg 1949, 118.

[2] Die oft zitierte Behauptung, geschädigte Herzen mit negativem (diskordantem) T zeigten eine kürzere QT-Dauer [OPPENHEIMER u. ROTHSCHILD: J. amer. med. Assoc. 69, 429 (1917)] hat sich bei exakter Nachprüfung an größerem Material nicht bestätigt: QT ist auch hier etwas verlängert! (SCHLOMKA u. WITZENRATH: Z. Kreislaufforschg 1938, 281)

[3] PHANG, S. H., u. P. D. WHITE: Amer. Heart J. 26, 108 (1943).

akuten und *allgemeinen* Störungen des Stoffwechsels, z.B. beim Insulinschock, beim Coma diabeticum und hepaticum, Exsiccose, Hypochlorämie, Morbus Addison[1], ferner bei K-Mangel, z. B. bei der paroxysmalen Lähmung[2]. Die Verkürzung der mechanischen Systole ist also ein Zeichen einer energetisch-mechanischen Minderfunktion.

Bilder dieser Art sind, falls nicht exzessive Veränderungen vorliegen, wenig imposant. Nur eine genaue Ausmessung der QT-Strecke und der Strecke Q—2. Ton erlaubt eine Beurteilung, wenn das Ergebnis mit den Sollwerten nach Abb. 217 verglichen wird. Wir wollen uns daher eine ausführliche Bebilderung ersparen und verweisen auf die oben bei den Gruppen angegebenen Abbildungen. Nur als Beispiel einer exzessiven energetisch-dynamischen Herzinsuffizienz sei Abb. 218 wiedergegeben. In ihr ist die Diskrepanz zwischen mechanischer und elektrischer Systole so sinnfällig, daß sie kaum übersehen werden kann. Doch sollte auch in Fällen, in denen elektrische und mechanische Systole gleich lang sind, also Ende T und Beginn 2. Ton zusammenfallen, bei allen energetisch schwachen Herzen eine Messung vorgenommen werden. Es können ja *beide* Werte gleichmäßig ver-längert sein! Vor allem aber ist bei diesen energetischen Störungen T meist auf-fallend lang und offenbar die Ursache des verlängerten QT.

ζ) **Hypocalcämie.** Eine gewisse Sonderstellung beansprucht die *Hypocalc-ämie*. Bei ihr kann QT isoliert verlängert sein, doch verlängert sich meist zu-gleich auch die mechanische Systole (Gruppe III 2). Das besondere Kennzeichen der QT-Verlängerungen durch Ca-Mangel ist die Verlängerung der isoelektrischen ST-Strecke bei normalem T. Das erlaubt, bei diesen EKG von einer QT-Ver-längerung vom *hypocalcämischen Typ* zu sprechen[3]. Ursache des differenten Verhaltens bei Hypocalcämie ist, daß der apicobasale Erregungsrückgang prak-tisch nicht geändert ist, daß also das Plateau *aller* monophasischen Potentiale in allen Fasern des Myokards gleichmäßig verlängert wird, was auch experi-mentell erwiesen wurde[4].

Man hat also, falls andere Noxen auszuschließen sind, in der QT-Dauer ein relativ gutes Maß für den Ca-Spiegel des Blutes. Ca-Überschuß verkürzt nämlich QT ebenso[5], wie Ca-Mangel es verlängert. Die Parallelität ist aber quantitativ nicht sehr zuverlässig. Über-haupt werden die Ca-Wirkungen sehr verschieden beurteilt. Ca in niedriger Konzentration verlängert z. B. am Frosch die Erregungsdauer zunächst[6]. Doch scheint die Übersicht über das klinische Material den Befund zu sichern, daß eine Verlängerung von QT für Hypo-calcämie, eine Verkürzung für Hypercalcämie spricht.

Alle diese Überlegungen bedürfen noch der Ergänzung dahin, daß QT eine auffällige *Altersabhängigkeit* zeigt: im Alter ist die QT-Dauer gegen die Jugenddurchschnitte ver-längert. Diese Verlängerung beträgt z. B. bei 60 Jahren gegenüber dem Durchschnitt des 20jährigen etwa 2%, ist also im Grunde zu vernachlässigen[7].

Fassen wir unsere praktischen Ergebnisse zusammen:

1. Die QT-Dauer ist ein wichtiges Kriterium zur Beurteilung der energetisch-dynamischen Funktion des Herzens.

---

[1] HEGGLIN: Die Klinik der energetisch-dynamischen Herzinsuffizienz. Basel 1947.

[2] JUNG u. JANZEN: Verh. dtsch. Ges. Kreislaufforschg **1939**, 217.

[3] HEGGLIN u. HOLZMANN: Z. klin. Med. **132**, 1 (1937). — HEGGLIN: Arch. Kreislauf-forschg **13**, 173 (1943). — HOLZMANN: Klinische Elektrokardiographie. Zürich 1945.

[4] HEGGLIN u. NOBILE: Verh. dtsch. Ges. Kreislaufforschg **12**, 136 (1939).

[5] Frhr. v. DUNGERN u. FUNDNER: Z. exper. Med. **106**, 433 (1939).

[6] RODECK: Pflügers Arch. **249**, 470 (1947).

[7] SCHLOMKA u. RAAB: Z. Kreislaufforschg **1936**, 673.

2. Es sollte bei einer eingehenden EKG-Analyse die absolute QT-Dauer in Relation zu dem von der Schlagfrequenz abhängigen Sollwert gesetzt werden. (QT **absolut** *verkürzt oder verlängert.)*

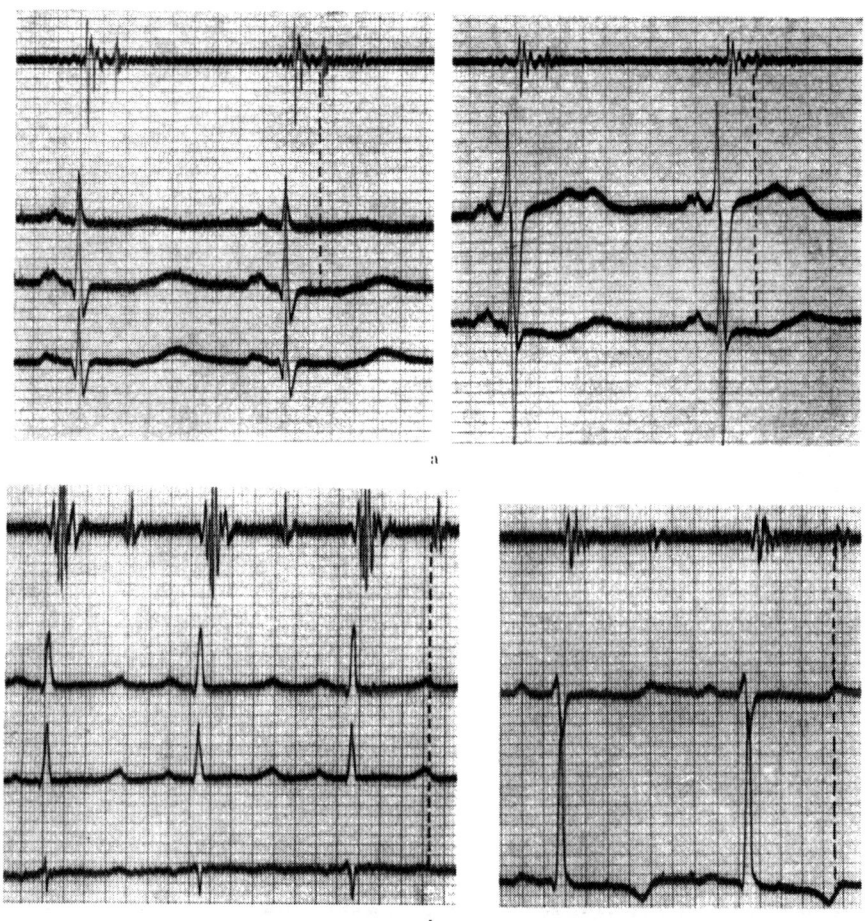

Abb. 218 a u. b. *Beispiele einer Verlängerung von QT.* a QT-Verlängerung vom toxischen Typ bei energetisch-dynamischer Herzinsuffizienz. T ist sehr breit, ST nicht auffallend lang. QT gegen den Mittelwert um 0,165 verlängert, Q—2. Ton aber gegen den Mittelwert *verkürzt*, um 0,175 sec. Pylorusstenose mit Exsiccose. Blutdruck 85/65. 241 mg-% Cl-Ion; 11 mg-% K; 10,4 mg-% Ca im Serum. 104 mg-% Rest-N. Die Kurven stellen die Ableitung I, II und III und daneben die Brustwandableitungen linkssternal (oben) und apical (unten) gegen WILSON-Elektrode dar (also ungefähr V_2 und V_4). b QT-Verlängerung vom hypocalcämischen Typ. QT und die mechanische Systole verlängert. Auffallend langes ST bei normal breitem T. QT um 0,11, die mechanische Systole um 0,09 sec verlängert. 5,8 mg-% Ca, 52jährige Frau. Ableitungen wie Bild a. (Aus HEGGLIN: Die Klinik der energetisch-dynamischen Herzinsuffizienz. Basel 1947.)

3. Es sollte darüber hinaus auch die Dauer der mechanischen Systole, die gleich der QT-Dauer ($\pm$ 0,02 sec) sein sollte, beachtet werden: sie kann unabhängig von QT verlängert und verkürzt sein.

4. Ca-Mangel bewirkt eine nicht mit Herzinsuffizienz einhergehende Verlängerung von QT bei gleichzeitig normaler oder auch verlängerter mechanischer Systole. Dabei ist T normal lang, die ST-Strecke isoelektrisch und verlängert. (EKG vom hypocalcämischen Typ, Abb. 218b).

5. Verlängerung von QT bei Verkürzung der mechanischen Systole und zugleich langem, verbreitertem und deformiertem T spricht für energetisch-dynamische Herzinsuffizienz. (Diffuser Schaden, Abb. 218a.)

6. Die Ursache schwerer QT-Verlängerung mit Deformation und Verlängerung von T besteht in Veränderungen des Stoffwechsels und damit einhergehenden Störungen des Erregungsrückganges.

7. Ist QT verlängert bei gleichzeitiger Deformation von T, so sind die myokardialen Schäden nicht homogen, wie bei reiner QT-Verlängerung, sondern inhomogen verteilt: Die Schädigung ist auf bestimmte Areale des Myokards beschränkt oder in ihnen verstärkt.

46. Die U-Welle.

Die U-Welle ist ein Ereignis besonderer Art, dessen Pathologie sehr wenig, dessen Physiologie mindestens ungenügend bekannt ist und dem wir deshalb einige kurze Bemerkungen schenken wollen, weil die U-Welle ein für die noch zu besprechenden Extrasystolien keineswegs belangloses Phänomen ist. Zudem scheint mir, daß gerade durch Arbeiten der letzten Jahre eine Theorie der U-Welle möglich wird, welche geeignet ist, ein wenig Klarheit in ihre Physiologie und Pathologie zu bringen. Da uns eigentlich nur die aus einer solchen Theorie zu ziehenden Folgerungen interessieren, dürfen wir die umständliche und wenig bedeutsame Phänomenologie etwas stiefmütterlich behandeln.

Die Existenz der U-Welle bedeutet, daß in der Diastole inhomogene Potentialverhältnisse innerhalb des Myokards entstehen. Wir schließen mit diesem Satz übrigens von vornherein alle Theorien aus, welche U auf Potentiale an Arterien oder auf Strömungspotentiale an Arterienwänden beziehen. Meiner Ansicht nach können solche Potentiale in keinem Fall ein so bedeutendes Feld entwickeln, daß sie z. B. an den Extremitäten abgreifbar sein könnten. Das ist nur einer Spannungsquelle von großem aktivem Querschnitt möglich und eine solche steht uns nur im Myokard zur Verfügung[1].

Inhomogenitäten der behaupteten Art im Myokard sind grundsätzlich durch 2 Vorgänge denkbar: durch echte katabolitische Nachpotentiale, insbesondere acidotische Nachpotentiale (S. 17) und durch Potentiale, die als Folge der plötzlich mit der Diastole einsetzenden Dehnung entstehen. In beiden Fällen muß jedoch vorausgesetzt werden, daß diese Potentiale in den verschiedenen Herzwandabschnitten in verschiedener Stärke entstehen. Wäre U die Folge eines katabolitischen Nachpotentials, so würde das Ungleichmäßigkeiten im Stoffwechsel verschiedener Myokardbezirke voraussetzen. Mir scheint eine solche Annahme nicht sehr wahrscheinlich. Wäre U aber Folge einer inhomogenen mechanischen Dehnung, so würde das nur bedeuten, daß der Dehnungsdruck des mit der Diastole einströmenden Blutes nicht alle Teile des Herzens gleich stark erfaßt.

Die Polung der U-Welle ist meist so, daß sie in Ableitung II am stärksten und positiv ist. Der Vektor von U liegt also etwa in der Richtung der Herzachse, die Basis erscheint negativ gegenüber der Spitze.

---

[1] Aus ganz anderen Überlegungen folgert auch PAPP, daß U im Myokard entsteht: Brit. Heart J. 2, 9 (1940).

Nun kennen wir eine Trias von Tatsachen, die eine rationelle Theorie der U-Welle enthalten: 1. Jede Dehnung macht das Myokard negativ[1], um so mehr, je stärker die Dehnung. 2. Jede Negativität steigert zugleich den Ruhetonus (cellulären Tonus[2]); die Dehnung des Myokards steigert den Ruhetonus ebenfalls[3], offenbar weil sie das Myokard auch negativiert. (Umgekehrt sinkt der celluläre Tonus der Myokardfaser, wenn sie sich positiviert[4].) 3. Jede Negativierung und Tonuserhöhung steigert zugleich die Erregbarkeit der Myokardfaser und bereitet ihre Erregung vor.

Wir dürfen diese Tatsachen in der Synopsis wohl so interpretieren, daß das einströmende Blut die Kammerwand dehnt, an der Basis jedoch mehr als an der Spitze. (Die Spitze hat entsprechend dem Lumen ja die *relativ* viel dickere Wand! Auch rein mathematisch-physikalisch muß der mittlere intramurale Druck an der weniger stark gekrümmten Basis größer sein!) Diese stärkere Dehnung der Basis macht sie gegenüber der Spitze negativ. Dadurch wird ein Potential erzeugt, das einen ganz analogen apicobasalen Richtungssinn aufweist wie T. Es scheint mir das nicht zufällig. Vielmehr ist die längere Erregungsdauer der Basis, die T verursacht, mitsamt der Herzperistaltik vielleicht auch einfach auf die eiförmige Struktur des Herzens und den relativ größeren Radius der Basiskrümmung zurückzuführen.

Nun steigt, wie wir hörten, bei jeder Negativierung die Erregbarkeit. Offenbar wird durch das einströmende Blut das *ganze* Herz gedehnt und also auch negativiert. Die Basis unterliegt dieser Negativierung nur in stärkerem Maß und macht sie daher außen sichtbar. (Eine gleichmäßige Dehnung und Negativierung würde von außen isoelektrisch erscheinen, ebenso wie ST!) In der Tat finden NAHUM und HOFF[5], daß Extrasystolen mit Vorliebe während der U-Welle, zugleich mit einer übererregbaren Phase, auftreten. Während wir bislang dazu neigten, diese übererregbare Phase *nur* auf katabolitische, acidotische negative Nachpotentiale zu beziehen (die außerdem vorliegen und das ihre dazu tun), treten jetzt die Dehnungspotentiale als weiteres Agens hinzu. Mir scheint, daß ihre Rolle bedeutend ist, zumal die Myokarddehnung am *Vorhof* sehr wesentliche Effekte macht: sie beschleunigt den Herzschlag[6], führt unter Umständen zu Herzflimmern (bei der Überdehnung der Mitralstenose z. B.!) und reiht diese altbekannten Dinge zwanglos in die U-Welle und die Auslösung der Kammerextrasystolen ein.

Die Klinik der U-Welle paßt gut zu der eben skizzierten Theorie: besonders hoch ist U z. B., wenn die Blutdruckamplitude hoch ist[7], wenn also auch das Schlagvolumen und die Dehnung des Myokards groß sind; ebenso wird U durch Arbeit, Adrenalin, Insulin, Hyperthyreodismus vergrößert[8], Prozesse, die alle die hämodynamische Dehnung verstärken, entweder durch Vergrößerung des

---

[1] SEGERS: Arch. internat. Physiol. **52**, 291 (1942).

[2] SCHAEFER: Ärztl. Forschg **1949**, 185. Der gesteigerte celluläre Tonus drückt sich unter anderem in einer Verkürzung bzw. Spannungszunahme der Faser aus.

[3] AKAT u. WINTERSTEIN: Arch. internat. Physiol. **50**, 390 (1948).

[4] BOZLER: Amer. J. Physiol. **139**, 477 (1943). — Experientia **4**, 213 (1948).

[5] NAHUM u. HOFF: Amer. Heart J. **17**, 585 (1939).

[6] THTSO: Pflügers Arch. **238**, 738 (1937).

[7] VESA: Acta Soc. Medic. fenn. Duodecim B **26**, 14 (1939).

[8] Literatur bei LEPESCHKIN, § 221.

Schlagvolumens oder Erhöhung der systolischen Spannung. Ein pathologisches
Ereignis ist U nie. Wir finden Beispiele in den Abb. 48b, 118g und 189a.

Eine pathologische Bedeutung hat hingegen eine *negative U-Zacke*. Sie findet
sich bei Hochdruck (NAHUM und HOFF, s. S. 333), bei Herzinfarkten (PAPP) und
als Folge der Ischämie bei Angina pectoris[1], wo sie unter Umständen als einziges
krankhaftes Zeichen bestehen bleiben kann. Die Erklärung dürfte in allen Fällen
darin liegen, daß die durch Ischämie besonders geschädigten Bezirke besonders
stark gedehnt werden, z. B. die Nachbarschaft des Infarktes bzw. diejenigen
Regionen, die bei Coronarverengerung den Infarkt am ehesten aufweisen:
Spitze und Hinterwand unten. Hierdurch kehrt sich natürlich die Polung von U
im Vorzeichen um. Das negative U liegt unmittelbar hinter T.

Die hier vorgetragene Theorie hat einige Folgerungen für die Deutung des
EKG in der Klinik. Zunächst deutet also jedes hohe U auf ein hohes Schlagvolumen oder, genauer gesagt, auf eine rasche, energische Dehnung des Herzens
in der Anfüllungsphase, die zudem ungleichmäßig erfolgt. Das erhöhte Schlag-
volumen geht, eben wegen dieser Ungleichmäßigkeit, offenbar mit einem guten
Tonus der Muskulatur einher: das Herz wird eiförmig und nicht rund sein (Kap. 31).
Andererseits muß jedes deutliche U, das etwa auch bei hohen Frequenzen vor-
liegt, eine Verschiebung der Nullage vortäuschen, so wie wir das schon oben
(S. 265ff.) bei der ST-Senkung bei Tachykardie besprachen. Das Schema der
Abb. 181a hatte das näher erläutert. Läßt der nächste Herzschlag der U-Welle
Zeit, abzuklingen, ist also mit anderen Worten das Herz bradykard, so ist die
Zeit vor Beginn der P-Zacke wirklich isoelektrisch, die durch den Fußpunkt
von P gezogene Linie ist eine echte Nullinie. Ist dagegen das Herz tachykard,
so überlagert P sich der U-Welle und der Beginn von P ist *nicht* isoelektrisch
(Abb. 182). Das heißt andererseits: je langsamer die Herzfrequenz, desto höher
scheint ST zu liegen, ein Ergebnis, das SJÖSTRAND[2] ganz unabhängig von uns
empirisch fand und das hier seine natürliche Erklärung findet.

Wir dürfen die U-Welle zugleich als ein *negatives Nachpotential* betrachten,
das in den verschiedenen Teilen des Herzens verschieden groß ist. Obgleich wir
der Meinung sind, daß dieses Nachpotential durch Dehnung erzeugt wird, so hat
sich doch in allen physiologischen Untersuchungen herausgestellt, daß jede
Negativierung der Myokardfaser die gleichen Allgemeinwirkungen hervorruft,
wie sie auch zustande kommen möge. Die in den folgenden Kapiteln zu besprechende wesentlichste Folgerung wäre die, daß die *Erregbarkeit* des Myokards
parallel zur Größe des negativen Nachpotentials anwächst. Nun ist die U-Welle
allerdings nur ein *relativer* Indicator des tatsächlich vorhandenen Nachpotentials,
da sie ja nur mit dem Betrag der Verschiedenheit dieses Nachpotentials in verschiedenen Herzteilen meßbar wird. Im *allgemeinen* jedoch wird eine hohe
U-Welle auch hohe Nachpotentiale mindestens in Teilen des Herzens, vor allem
also in der an sich schon sehr viel erregbareren Basisregion, voraussetzen. Das
bedeutet: jeder Extrareiz, der irgendwo an einem solchen Herzen in der Basisregion angreift, hat eine größere Chance, Extrasystolen auszulösen. Herzen mit
hohen U-Wellen, d. h. in der Regel mit hohen Schlagvolumina, neigen also nur
aus diesem Grunde zur Extrasystolie. Zur Erklärung gehäufter Extrasystolen

---

[1] HOLZMANN: Cardiologia 14, 94 (1949).
[2] SJÖSTRAND: Acta med. scand. 138, 201 (1950).

beim Basedow z. B. hat man meines Erachtens keine andere Erklärung nötig, wenngleich natürlich nicht behauptet werden soll, daß andere Erklärungen, in Form konkurrierender Ursachen, nicht auch möglich sind. Was für den Basedow gilt, gilt vice versa für alle Herzen mit gesteigerten Schlagvolumina, und ein Teil der Erscheinungen des Cor nervosum mag hier eingereiht werden. (Ein anderer Teil ist sicher auf erhöhte *Herzreflexe* zu beziehen, wie wir andernorts darlegten[1].)

Eine der hier vorgetragenen Erklärung nahestehende hat auch LEPESCHKIN[2] vorgetragen. Allerdings meint LEPESCHKIN, daß die Spitze stärker gedehnt werde als die Basis, was zwar rein hämodynamisch vorstellbar wäre, aber nicht mit den Beobachtungen der Physiologen übereinstimmt, da die gedehnte Muskelfaser negativer und erregbarer wird, was vor allem auch für die Theorie der Vorhofsdehnung von Bedeutung ist und Tachykardien und Flimmern bei Vorhofsdehnung erklärt.

Zusammenfassung.

1. Die U-Welle ist wahrscheinlich ein durch die ungleichförmige Dehnung des Myokards erzeugtes Potential.

2. Hohe U-Wellen deuten in der Regel auf hohe Schlagvolumina bzw. besonders rasche Dehnung vorwiegend der Basis.

3. Der U-Welle wird in der Regel eine erhöhte Erregbarkeit parallel gehen mit Neigung zur gekoppelten Extrasystole.

4. Eine negative U-Zacke deutet an, daß andere Bezirke des Herzens stärker gedehnt werden als die normalerweise am stärksten gedehnte Herzbasis. Sie ist daher oft ein Hinweis auf myokardiale Läsionen, insbesondere durch Infarkt und lokale Ischämie.

V. Rhythmusstörungen
und extraventrikuläre Leitungsstörungen. Die Theorie von P.

47. Übersicht über diesen Abschnitt.

Die in diesem Abschnitt zusammengefaßten Kapitel mögen dem Kliniker sehr heterogen erscheinen. So ist wohl ein Wort der Einführung und Übersicht gerechtfertigt, aus welchem hervorgeht, in wie hohem Maß die Entstehung pathologischer Rhythmen mit Leitungsstörungen zusammenhängt. Die P-Zacke vollends ist klinisch ja vorwiegend als Symbol des Zeitpunktes der Vorhofserregung bedeutend: aus ihr ist die Überleitungszeit vom Vorhof auf die Ventrikel ablesbar; zugleich ist jede Inversion der P-Zacke meist ein Kennzeichen fehlortiger Reizbildung.

Die Entstehung des Herzschlags ist bekanntlich im Sinusknoten lokalisiert. Es gibt am Tierherzen eine Region, welche sich dadurch auszeichnet, daß in ihr die elektrischen Erregungsprozesse beginnen, und zwar offenbar so, daß sich diese Region langsam elektrisch negativiert. Solche elektrischen Vorläufer der Sinuserregung waren schon von RIJLANT[3] beschrieben worden; BOZLER[4] hat sie

---

[1] SCHAEFER: Klin. Wschr. **1943**, 553. — Ärztl. Forschg **1949**, 517.

[2] LEPESCHKIN: Das EKG, S. 138.

[3] RIJLANT: Arch. internat. Physiol. **33**, 325 (1931).

[4] BOZLER: Amer. J. Physiol. **138**, 273 (1943).

neuerdings sorgfältig, freilich an Kaltblüterherzen, studiert. Die elektrische Negativität des Schrittmachers steigt auf einen Grenzwert, bei dessen Erreichen die Erregung einsetzt (Abb. 219). Diese schwachen lokalen, nur auf den Schrittmacher beschränkten Potentiale sind trotz allem nicht rein elektrisch verständlich: sie sind der Ausdruck von Ionenverschiebungen im Innern der Muskelfaser (z. B. einer Abnahme des Kaliums oder was immer es sein mag), die offenbar durch einen *Stoffwechsel* erzwungen sind. (Unsere Vorstellungen sind hier wieder sehr im Fluß.) Diese Stoffwechselprozesse stören die Sinusregion und reizen sie ständig. Von der Stärke dieses Stoffwechselreizes einerseits, von der Erregbarkeit der Myokardfaser am Sinus andererseits hängt die Frequenz der Sinusreizung ab[1]. Daß die Faser nicht mit einer Dauererregung antwortet, hängt mit ihrer Refraktärzeit zusammen: die Natur kennt Dauererregungen der Art, daß ein Element sich andauernd im Stadium höchster Tätigkeit (d. h. maximalen Stoffwechsels) befindet, nur sehr selten. Sie schaltet vielmehr hinter die Erregung die Refraktärität und erzeugt damit die rhythmische Antwort auf den kontinuierlichen Reiz. Die Reize auch des Sinus sind aller Voraussicht nach kontinuierlich, die Antworten aber rhythmisch. Änderungen der Erregungsfrequenz sind also, wie wir nunmehr verstehen, auf Änderungen von Reizstärke oder Erregbarkeit der erregbarsten Stelle des Herzens zu beziehen; Änderungen des Reizortes aber sind immer ein Zeichen dafür, daß andere Stellen des Myokards entweder stärkere Reize empfangen oder erregbarer sind als eben der normale Ursprungsort am „Sinus".

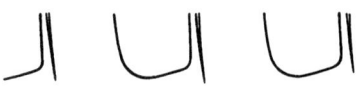

Abb. 219. Langsame Negativierung der Schrittmacherregion des Sinus einer Schildkröte. Vor jedem Herzschlag steigt die Kurve langsam an, eine Zunahme der lokalen Negativität anzeigend. Die Erregung geht nach oben über das Bild hinaus und zeigt 2 Abschnitte. Zeit 1 sec. Die Kurve gibt elektrische Potentiale wieder, obgleich sie mit einem magnetischen System auf Ruß geschrieben ist. [Aus BOZLER: Experientia 4, 213 (1948).]

Der Ort der Erregungsentstehung ist immer derjenige, der mit der größten Frequenz tätig ist: wir nennen ihn den Schrittmacher. Er muß deshalb Ursprungsort aller Erregungen sein, weil er auf Grund seiner hohen Eigenfrequenz bei jedem neuen Schlag automatisch als erster erregt wird und durch das Phänomen der Erregungsleitung alle anderen Teile des Herzens in seinen Schritt zwingt. Ist aber diese Erregungsleitung gestört, so ist auch der Schrittmacher nicht mehr imstande, alle Teile des Herzens zu erregen: Die von ihm abgetrennten Gebiete schlagen in eigenem Takt. Wanderungen des Schrittmachers können also in zwei Ereignissen ihre Ursache haben: 1. darin, daß andere, frequentere Teile des Herzens auf Grund ihrer Frequenzerhöhung die Erregungsentstehung an sich reißen; 2. darin, daß der normale Sinusschrittmacher zwar immer noch der schnellst schlagende Teil ist, aber durch Leitungsblockaden bestimmte Teile des Herzens isoliert sind und selbständig schlagen. Beide Fälle sind häufig Folgen gemeinsamer Ursachen: so wenn allgemeine Entzündungen des Myokards oder toxische Schädigungen vorliegen, welche Teile des Herzens zunächst reizen und übererregbar machen, andere Teile schon geschädigt und leitunfähig gemacht haben. Es ist eine allgemeine Erscheinung in der Stufenleiter aller Zellschädigungen, daß eine Noxe zunächst die Erregbarkeit steigert und reizt, dann

---

[1] Vgl. die Arbeiten BETHES, die dieser Darstellung weitgehend zugrunde liegen: BETHE: Pflügers Arch. **244**, 1 (1940). — Klin. Wschr. **1941**, 33.

schließlich aber lähmt und blockiert. So wundern wir uns nicht, wenn fehlortige Reizbildungen und Leitungsstörungen neben- oder nacheinander bei der gleichen Erkrankung zum Vorschein kommen.

Schwankungen des Schrittmachers innerhalb der dem Sinus benachbarten Region sind häufig, im Tierreich bei zahlreichen Spezies offenbar sogar die Regel. Auch beim Menschen durften sie, mindestens unter pharmakologischem Einfluß oder bei Vagusreiz, keine sehr große Abnormität darstellen[1].

Störungen der Reizbildung mit Verschiebung des Schrittmachers spielen sich nun in erster Linie im Vorhof ab, der wegen des Fehlens eines Reizleitungssystems am ehesten zu Erregungen neigt, welche nicht am „normalen" Reizort entstehen und trotzdem die Kammer normal erregen, da sie ja diese in der Regel nur über das Hissche Bündel erreichen. Wird aber der Vorhof an anderer Stelle als am Sinus erregt, so ändert sich der Integralvektor des Potentials, also der Typ der P-Zacke mehr oder weniger, während die Relation von P zu Q, die sog. Überleitungszeit, vollkommen normal bleiben kann. P ist also ein sehr wichtiger Indicator für *kleine* Änderungen in der Lage des Schrittmachers. Lassen sich pharmakologische Prozesse ausschließen, so ist eine solche Änderung von P also ein Zeichen für abnorme Reizprozesse oder Erregbarkeiten im Vorhof. Beides aber muß Folge lokaler abnormer Stoffwechselprozesse sein. Es wäre dabei zu einseitig, immer nur an Entzündungen zu denken; die Entzündung ist nur *ein* Beispiel für das Zustandekommen abwegiger Stoffwechsellagen der Zellen.

Wie wir sagten, ist jede Erhöhung der Reizstärke bzw. der Erregbarkeit gleichbedeutend mit einer Erhöhung der Reizfrequenz. Findet also eine solche Veränderung im Schrittmachersinus statt, so haben wir die Tachykardie bzw. Bradykardie. Die Tachykardie kann bei extremer Steigerung des Verhältnisses Reizstärke zu Erregbarkeit bis zu paroxysmalen Werten gesteigert werden. Da nun die Kammer, insbesondere wahrscheinlich das Hissche Bündel, eine längere Refraktärzeit aufweist als der Vorhof, ist sie nicht fähig, so hohen Frequenzen zu folgen wie dieser: sie antwortet nur auf jeden 2. oder 3. Schlag des Vorhofs, falls letzterer hinreichend frequent arbeitet. Wir nennen das einen *partiellen Block*; eigentlich ist diese Bezeichnung falsch, wenn wir unter Block eine Störung der Erregungs*leitung* verstehen: es handelt sich um gar keine Störung der Leitung in diesem Fall, sondern um die normale Folge abnorm hoher Vorhoffrequenzen. Im Grenzfall gehen diese Frequenzen zum Vorhofflattern über. Erst wenn die Frequenzen so hoch sind, daß auch der Vorhof sie nicht mehr in toto mitmachen kann, ist das Vorhofflimmern eingetreten, das dann zugleich mit einer Reihe weiterer Ereignisse einhergeht, die noch zu besprechen sein werden.

Die Reihe dieser Frequenzabnormitäten ist also im Grunde das äußere Zeichen einer Reihe von Reiz- und Erregbarkeitsanomalien, die jenen zugrunde liegen. Erinnern wir uns dabei der im vorigen Kapitel erwähnten Tatsache, daß jede Dehnung die Erregbarkeit steigert und einen kräftigen Reiz darstellt: wir erkennen dann, daß die ganze Folge abnormer Frequenzverhältnisse und Reizentstehungen eine Angelegenheit abnormer Dehnungen, d.h. Füllungen, Stauungen, Zerrungen sein *kann*. Das Flimmern der Mitralstenose ist der beste Beweis hierfür. Neben

---

[1] Unter Acetylcholin am Tier nachgewiesen von ATHANASIOU und GÖPFERT: Pflügers Arch. **245**, 265 (1941); am Menschen bei Vagusreiz: LEVINE, HELLEMS, DOW u. GOWDEY: Amer. J. Physiol. **156**, 19 (1949). (Intrakardiale Ableitung.)

solchen mechanisch-hämodynamischen Faktoren stehen dann die Myokard-schäden, die Toxine, Entzündungen, Anoxie, Ischämie, als ebenbürtige Kon-kurrenten.

Die Doppelnatur aller solcher Noxen, die teils (in mäßiger Stärke auftretend) die Erregbarkeit steigern, teils als Folge extremer Schäden Erregbarkeit und Leitfähigkeit aufheben, führt uns zur Besprechung eines weiteren sehr eindrucks-vollen Zustandsbildes, des Zerfalls der Herzeinheit im Wogen und Flimmern. Wie wir oben schon sahen, ist die Einheit des Herzschlages, insbesondere der Kammern, dadurch gewährleistet, daß sich die Erregung von einem Punkte aus über ein zunächst sehr schmales Bündel der Reizleitung in alle Teile des Myokards der Kammern ausbreitet. Diese Ausbreitung bedingt, daß relativ kleine Teile des Myokards ihre Erregungen individuell aus dem spezifischen System beziehen. Durch Messungen an Hundeherzen ist es gelungen, nachzuweisen, daß mindestens alle 6 mm auf der Oberfläche der Kammer ein neuer Bezirk beginnt, der seine Erregung von einer neuen Einheit des Reizleitungssystems bezieht. Sonst wäre die schnelle Ausbreitung der Erregung auf der Oberfläche bei einer so langsamen Leitungsgeschwindigkeit im Myokard nicht zu erklären[1]. Zerfällt nun dieses System der Erregungsleitung dadurch, daß eine *universelle* Noxe das Herz schä-digt, so werden diese Elemente des Myokards selbständig und arbeiten unab-hängig voneinander und nebeneinander. Da sie erregbar sind und durch die Noxe, welche das Leitungssystem schon schädigt, meist zunächst nur erregbarer gemacht werden, ehe auch sie sterben, werden sie Sitz eigener autonomer Reiz-zentren. Wir haben also einen einheitlichen Entwicklungsgang bei *allgemeinen* Noxen über Leitungsverzögerungen (Verspätungen) und Blockaden zu Wogen und Flimmern. Greifen die Noxen nur *lokal* an, so machen sie meist auch nur lokale Reizsteigerungen und Ausfälle, d. h. zuerst Extrareize mit Extrasystolen, dann lokale Nekrosen und Ausfälle der Elektrizitätsproduktion mit inhomogenen Erregungsrückgängen, also Änderungen von QRS und T.

Es wird durch diese gedrängte Übersicht deutlich geworden sein, auf welche Weise lokale und allgemeine Noxen zu gleichen prinzipiellen Störungen führen; daß je nach dem Sitz solcher Störungen alle Stadien von Verlagerung des Schritt-machers, Tachykardie und Paroxysmus zu Leitungsblockaden, Extrasystolen und Wogen und Flimmern erzeugt werden können. Das ist der Grund, warum wir diese Dinge hier gemeinsam behandeln wollen. Zwar ist sehr vieles an diesen Kapiteln, wie es scheint, endgültig gelöst und wir dürfen uns manchmal recht kurz fassen. Um so erstaunter wird man sein zu lesen, wie vieles selbst an lieb-gewordenen Vorstellungen absolut Dogma oder Hypothese ist, und wir werden uns bemühen darzustellen, wie man zur Erklärung der Tatsachen mit einem Minimum spezieller, nur das EKG betreffender Hypothesen auskommt.

48. Die nomotope Reizentstehung, Sinusrhythmus, Tachykardie, Bradykardie, Sinusarrhythmie.

Wie gesagt, entsteht der normale Herzschlag im Sinus auf Grund chemischer Stoffwechselreize, deren Natur uns unbekannt ist. Viele Versuche, ein „Hormon" der Reizentstehung zu entdecken, haben zu Banalitäten geführt: es war ent-

---

[1] SCHAEFER u. TRAUTWEIN: Pflügers Arch. **251**, 417 (1949).

weder Kalium oder Acetylcholin oder ein ähnlich wie diese beiden wirkender
Stoff unbekannter Konstitution, was den Herzschlag veränderte[1]. Kein Wunder:
es bedarf keiner „Hormone", ein System anzuregen, das bei kleiner Reizschwelle keine „Akkommodation" zeigt. Was Akkommodation ist, wissen wir
nicht. Wir wissen also nicht, warum manche Systeme rhythmisch reagieren,
wenn ein Dauerreiz konstanter Größe sie trifft, manche aber nur mit einer „Ein-
schaltzuckung" bei Beginn der Dauerreizung. Wir können durch Ca-Entzug
erregbare Gebilde wie Nerven und Muskeln zu spontan rhythmisch reagierenden
Gebilden machen. Rhythmik ist eine Frage der lokalen Struktur der erregbaren
Membran. Man kann Rhythmik in Modellen und physikochemischen Formeln
verständlicher machen[2]. Das letzte Geheimnis ist nicht entschleiert.

Wir müssen es uns versagen, auf Hypothesen der Literatur einzugehen. Moderne Vorstellungen scheinen sich wieder etwas den Annahmen WEBERS[3] zuzuneigen, welche dem Verfasser anfangs allzu einfach schienen, daß nämlich der Stoffwechsel selbst eine wesentliche
Rolle bei der Entstehung des Reizmaterials, ja vielleicht sogar bei der Produktion von elektrischer Spannung spielt, indem durch den Stoffwechsel größere Moleküle in elektrisch aktive
kleinere zerfallen. Freilich geht es auch dabei recht kompliziert zu, und die deutschen land-
läufigen Vorstellungen sind wohl alle nicht wirklich treffend. Sehr interessant ist die Tatsache, daß sich Rhythmen und Perioden aller Art sowohl am einfachen Modell des Medusen-
ringmuskels, als auch am noch einfacheren, weil physikalisch ganz übersehbaren Modell
rein elektrischer Glimmlampenschaltungen (sog. Kippschwingsysteme) nachahmen lassen
(BETHE[4]). Wir werden auf Analogien und Unterschiede zum Herzen später zurückkommen.

Der Sinus schlägt spontan. Aber er steht unter dem Einfluß der Herznerven,
die vorwiegend verlangsamen. Durchschneidet man *alle* Herznerven, so schlägt
das Herz sehr viel schneller. Man kann den Strom zentrifugaler Vagusimpulse in
den Herznerven sehr schön oszillographisch darstellen[5]. Dieser Strom ist sehr
stark vom reflektorisch wirksamen Einstrom sensibler Erregungen abhängig, die
aus Carotissinus, sensiblen Herzreceptoren, Aortenbogen, ja aus allen Gebieten
der Körperperipherie herkommen und teils den Vagusdepressor, teils den Sym-
pathicus-Accelerans aktivieren. Je erregbarer die Receptoren der Peripherie
oder des Kreislaufzentrum, desto variabler der reflektorische Zustrom frequenz-
regulierender Impulse zum Sinus.

a) Sinustachykardie.

Im Fall einer tachykarden Reizbildung im Sinus können wir folgende Mechanismen unterscheiden:

α) **Direkte Wirkungen auf den Sinus.** Hierhin gehören zunächst Dehnungen
des Sinus durch steigende Schlagvolumina und Venendrucke. Wie wir oben
sahen, macht die Dehnung eine Depolarisation mit Steigerung der Erregbarkeit.
Bei gleichem Reiz, aber gesteigerter Erregbarkeit schlägt das nicht abkommo-
dierende rhythmische Organ schneller (Abb. 220). Dehnung macht also eine
direkte Tachykardie[6]. Solche Tachykardien haben wir vor uns bei Arbeit,
Erhöhung der Venendrucke bei Stauungen (Mitralfehler, insbesondere Stenose!).

---

[1] Literatur bei SCHAEFER: Elektrophysiologie, II, S. 65 ff.
[2] BETHE: Naturwiss. **1946**, 86. — BONHOEFFER: Naturwiss. **1943**, 270.
[3] WEBER: Z. Kreislaufforschg **1939**, 186.
[4] BETHE: Klin. Wschr. **1941**, 33. — Pflügers Arch. **244**, 1 (1940); **246**, 485 (1943).
[5] SCHAEFER: Erg. Physiol. (im Druck).
[6] TIITSO: Pflügers Arch. **238**, 738 (1937); **242**, 685 (1939).

Vielleicht gehört auch die Tachykardie bei isolierter Dextrokardie hierher (Schmidt[1]), da das fehlgestellte Herz bei rechtmäßiger Lage der großen Gefäße durchaus abnorme Zugkräfte in der Sinusregion entwickeln könnte. Neben der *Erregbarkeit* kann auch der lokale Stoffwechsel *direkt* geändert werden: im Fieber (da alle chemischen Prozesse bei höherer Temperatur schneller verlaufen), bei lokalen Entzündungen am Sinus (Myokarditis!). Endlich kann die Erregbarkeit oder die Reizstärke (unbekannt wer von beiden stärker) geändert werden durch Hormone, die ebenfalls lokal angreifen: Adrenalin beschleunigt, Acetylcholin verlangsamt. Freilich ist dies Schema nur bei kleinen Dosierungen gültig und erleidet selbst da gelegentlich Ausnahmen. Die Dinge sind bei der hormonalen Wirkung ganz ungewöhnlich kompliziert[2].

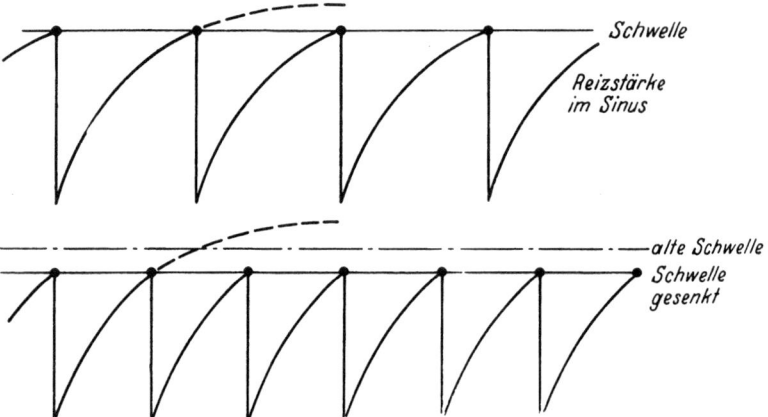

Abb. 220. *Schema des Zustandekommens der Herzfrequenz.* Ein ständig im Sinus wirksamer Prozeß (Stoffwechsel) akkumuliert mit der Zeit einen Reizstoff (oder irgendeine beliebig formulierbare Reizenergie), die nach Erreichen einer von der Erregbarkeit des Sinus abhängigen Schwelle die Erregung (den Herzschlag) auslöst. Die Ansammlung dieser Reizenergie möge (was sehr wahrscheinlich zutrifft) in einer sog. Exponentialkurve erfolgen. Würde kein Herzschlag auftreten, so würde die Reizenergie ein Maximum erreichen, das nicht überboten werden kann (gestrichelt gezeichnet). Die Erregung hingegen vernichtet alle Reizenergie wieder bis zum Wert Null. Ist die Schwelle hoch (oben), so ist die Frequenz langsam, d. h. es dauert nach jedem Herzschlag relativ lange Zeit, bis die Schwelle von der Reizenergiebildung wieder erreicht ist. Wird die Schwelle nur um $^1/_8$ (= 12,5%) gesenkt, so steigt (Bild unten) die Frequenz erheblich, um 50%, an! (Die Werte sind allerdings zufällig und hängen davon ab, wie tief die Schwelle oben unter dem Maximum der Energiebildung liegt.) Das Schema setzt keinerlei spezielle Annahmen über die Natur des Reizes voraus. Es dürfte daher im Prinzip zutreffen.

β) **Reflektorische Wirkungen.** Es darf als sicher gelten, daß das Herz einem Dauertonus sowohl sympathischer als auch vagaler Fasern unterworfen ist; die vagalen überwiegen jedoch in der Wirkung. Reflektorische Frequenzsteigerungen sind daher sowohl durch Sinken des Vagustonus als auch durch Zunahme des Acceleranstonus möglich; es ist jedoch fraglich, ob es je (die Atropinwirkung und die künstliche Reizung im Tierversuch natürlich ausgenommen) zu einer isolierten Wirkung von Vagus *oder* Sympathicus kommt. Wahrscheinlich geht jede Steigerung des reflektorischen Vagustonus mit einer reflektorischen Senkung des Sympathicustonus einher und vice versa. Diese Kopplung dürfte im Kreislauf-

---

[1] Schmidt: Ärztl. Forschg **1948**, 130.

[2] So kann Acetylcholin in seiner Wirkung umgewandelt werden: Asher: Der Wirkungswandel neurovegetativer Arzneimittel. Bern 1941. Eigene Erfahrungen (unveröffentlicht) am Straub-Herzen waren ähnlich; auch Adrenalin wirkte nicht immer beschleunigend.

zentrum selbst durch kollaterale Hemmung der antagonistischen Halbzentren erfolgen [1]. Zwischen beiden Halbzentren herrscht ein konstitutionell bedingtes Gleichgewicht, das natürlich auf die Morphologie der Neuronenbahnen zurückgeführt werden muß, welche Vagus- und Sympathicuszentrum verknüpfen. Es gibt also Menschen mit einem relativ kleinen und solche mit einem hohen Vagotonus des Herzens. (Das geht selten oder nie mit Vagotonie in anderen Erfolgsorganen einher! Man sollte den Begriff des Vagotonikers ausrotten; er ist viel zu schematisch!)

Sinkender Vagustonus entsteht durch Atropin, durch Entnervung, durch Entlastung der Pressoreceptoren, also durch sinkenden Blutdruck oder Narkose der pressosensiblen Receptoren. Steigender Acceleranstonus entsteht durch Arbeit, Vorhofsdehnung (wahrscheinlich über den sog. Bainbridge-Reflex), und psychisch bei Aufregung, allgemeiner Sinnesreizung usw. Ich glaube, daß alle peripheren Sinnesorgane, insbesondere das Gehör, Kollateralen in alle Ursprungskerne des Sympathicus im Rückenmark abgeben: der Sympathicustonus ist ein getreues Spiegelbild des Reizeinstroms aus der Peripherie, also des Kontakts mit der Umwelt.

Eine Kombination direkter und reflektorischer Wirkungen auf den Sinus ist vielleicht die Tachykardie beim leerschlagenden Herzen, entweder durch Zentrifugalkräfte [2] oder durch orthostatischen Kollaps. Die reflektorische Wirkung ist nach dem Obigen von selbst erklärt; eine direkte Wirkung ist möglich, doch nicht sicher erwiesen, ihr Mechanismus unklar. Das leerschlagende Herz reibt endlich mit seinen Endokardflächen aufeinander, es kommt fast immer zu subendokardialen Blutungen, die wir z. B. auch bei starken Gasembolien regelmäßig sahen [3]. Wahrscheinlich kommt es durch solche mechanische Reize zur Erregung eines Schutzreflexes, der, aus der Kammer sensibel ausgelöst, das Herz *bradykard* macht. Wir nennen diesen Reflex den *Bezold-Jarisch-Reflex*. Wir werden ihn gleich weiter erörtern. Er erklärt die oft brüsken Übergänge von Tachykardie in Bradykardie.

b) Sinusbradykardie.

Direkt wird sie sehr selten ausgelöst, beim Myxödem wahrscheinlich hormonal, ebenso beim schweren chronischen Hunger. Konstitutionell ist sie gelegentlich, erworben häufiger als Folge eines starken Trainings anzutreffen. Wieweit im letzten Fall bereits eine *reflektorische* Bradykardie vorliegt, ist schwer zu entscheiden. Digitalis, von dem man lange meinte, daß es direkt wirke, scheint seine Frequenzänderungen mindestens auch über den „Vagusstoff" zu bewirken [4]. Ob freilich der zu beobachtende absolute Stillstand des Vorhofs nach Digitalis [5] *rein* reflektorisch ist, ist schwer beurteilbar. Da andere Reizbildungszentren den Schrittmacher übernehmen, ist es kaum anzugeben, bis zu welchen Frequenzen der Sinus in solchen Fällen gedrosselt ist. Immerhin gibt es Bradykardien von 24/min, sogar mit gelegentlichen Herzstillständen, die offenbar rein peripher, weil atropinresistent sind [6].

---

[1] Vgl. SCHAEFER: Erg. Physiol. **46**, 71 (1950).

[2] GAUER: Feder. Proc. **8**, 54 (1949).

[3] SCHAEFER u. GÖPFERT: Z. exper. Med. **111**, 448 (1942).

[4] GUGGENHEIM: Schweiz. med. Wschr. **1947**, 657; Die biogenen Amine, S. 119. — NIELSEN: Amer. Heart J. **1939**, Nr 17, 515.

[5] CAVINESS: Amer. Heart J. **25**, 128 (1943).

[6] BRUCE PEARSON: Brit. Heart J. **7**, 85 (1945).

Reflektorisch entsteht Bradykardie vor allem durch Reizung der Presso-receptoren bei Blutdruckanstieg und durch den schon erwähnten BEZOLD-JARISCH-Reflex, der ein *Myokardreflex* ist[1]. Dieser Reflex tritt bei einer Reihe chemischer Myokardnoxen in Funktion: unter Veratrin[2], bei Myokarditis, wahrscheinlich bei Dekompensation und beim Infarkt[3] und beim Ikterus, insbesondere bei der Hepatitis epidemica[4]. Bei Schreck und ähnlichen psychischen Bedingungen sowie durch CO_2[5] kommt es zu einer rein zentralen Bradykardie, ebenso bei erhöhtem intrakraniellem Druck.

c) Klinik der Frequenzänderungen des EKG.

In gewissem Maß ist also die Herzfrequenz Sache der Konstitution, wenn-gleich man immer sorgfältig nach einleuchtenderen Ursachen suchen sollte: man pflegt „konstitutionelle" und „zentrale" Einflüsse meist zu überschätzen und dabei reflektorische, toxische, direkte Ursachen der Frequenzänderung oft zu übersehen! Eine Bradykardie abzubilden sollte sich erübrigen. Eine Tachykardie war uns früher schon als Quelle scheinbarer ST-Senkungen erschienen. Das trifft vor allen Dingen dann zu, wenn P auf der T-Zacke reitet (Abb. 221 a). Es ist dann unmöglich, eine Nullinie zu ziehen. Die Beurteilung von ST wird dadurch bei jeder Tachykardie schwierig bzw. unmöglich. Erst recht wird die Deutung des EKG kompliziert, wenn durch toxische Reize am Sinus extreme Frequenzen entstehen. P verschwindet dann ganz in ST oder T; QRS wird durch Refrak-tärität meist stark deformiert. T ist fast immer negativ, da bei so hohen Fre-quenzen keine Melkbewegung und also kein apicobasaler Erregungsrückgang mehr möglich ist. (Dieses Negativwerden von T ist ein ganz normaler Vorgang![6]) Abb. 221 b zeigt ein EKG bei mäßiger Tachykardie, ein relativ häufiges Bild mit den hohen schlanken R-Zacken; das flache T sollte nur dann bewertet werden, wenn es auch bei normaler Frequenz bestehen bleibt. In Abb. 221 c zeigt dann ein EKG extreme Tachykardie. Auch bei ihm wäre es falsch, mehr als diese extreme Tachykardie herauslesen zu wollen. Das sehr viel abnormere Bild der Abb. 221 d dagegen ist in QRS so abnorm, daß hieraus schon auf myokardiale Schäden (ab-norme Leitungswege, vermutlich verschiedene Narben) geschlossen werden kann. Die tiefe ST-Senkung ist hingegen zum Teil durch einen monophasischen Vorhofs-aktionsstrom bedingt. Derselbe Patient zeigte nämlich kurze Zeit später ein Vor-hofflattern der gleichen Frequenz, in der hier die Kammer schlägt. Hierbei ist deutlich zu sehen, daß die ST-Senkung, vor allem in Ableitung III, vorwiegend auf die P-Welle zu beziehen ist. In Ableitung II freilich ist ST zusätzlich ge-senkt. Dies Bild ist, im Gegensatz zu den 3 anderen, schwer pathologisch.

d) Sinusarrhythmien.

Der Sinus steht unter der Herrschaft der Herznerven. In diesen aber laufen Impulse, welche eine sehr verwickelte Periodik aufweisen: ihre Zahl nimmt in

---

[1] DAWES: J. of Pharmacol. **89**, 325 (1947).

[2] JARISCH: Arch. Kreislaufforschg **7**, 260 (1940). — AMANN u. SCHAEFER: Pflügers Arch. **246**, 757 (1943). — GÖPFERT: Pflügers Arch. **249**, 230 (1947).

[3] SCHIMERT: Z. klin. Med. **145**, 1 (1949).

[4] SCHAEFER: Klin. Wschr. **1943**, 553.

[5] GÖPFERT: Pflügers Arch. **249**, 209 (1947).

[6] SJÖSTRAND: Acta med. scand. **138**, 191 (1950).

wenig übersichtlicher Weise mit der Zeit zu und ab (SCHAEFER und MARGUTH[1]). Als Resultat dieses wechselnden Vagustonus des Sinus sehen wir Frequenz-schwankungen, bei denen wir eine atemsynchrone von einer länger dauernden Periodik unterscheiden können. Diese Schwankungen pflegen in der Regel nicht sehr groß zu sein. Unter bestimmten Umständen aber kann die Frequenzschwankung beträchtliche Werte annehmen, wobei wir extreme Schwankungen vor allem bei „vegetativ Labilen" antreffen. Wir dürfen nicht vergessen, daß der Begriff der vegetativen Labilität ein rein deskriptiver ist und speziell bei den Frequenzschwankungen des Herzens gar nichts aussagt: er enthält ja nur, daß das Herz von sehr stark schwankenden Impulsintensitäten vom Kreislaufzentrum her beschickt wird. Als Erklärungsmöglichkeit sollten wir stark wechselnde Reize der Kreislaufreceptoren in Betracht ziehen, z. B. starke Füllungsschwankungen der Vorhöfe. Oft wird trotz allem der ganz unklare Faktor einer „labilen Konstitution" die einzig mögliche Definition sein.

Speziell die respiratorischen Schwankungen sind hier sehr lehrreich. Sie lassen sich beim Menschen vielleicht als ein wechselnder Bainbridge-Reflex deuten, vor allem da wir stark atemsynchrone Impulse in sensiblen Herznerven fanden, die auf Vorhofsdehnung ansprechen und den Bainbridge-Reflex auslösen: jede Inspiration erhöht die Dehnung der Vorhofswand und löst dadurch Tachykardie aus (AMANN

---

[1] SCHAEFER u. MARGUTH: Noch unveröffentlicht.

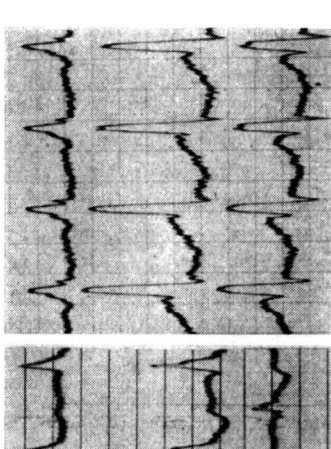
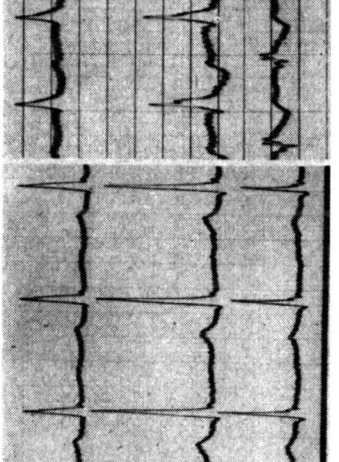
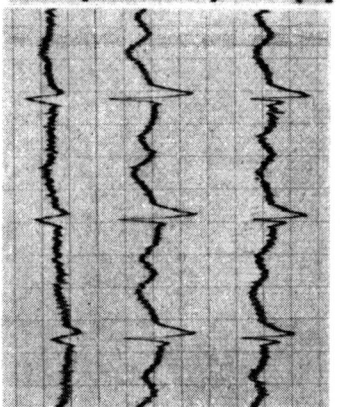

Abb. 221a—d. *Beispiele von Tachykardie.* a Frequenzsteigerung eines schon in Ruhe frequenten Herzens durch Arbeit. P beginnt schon im absteigenden Teil von T. Die Nullinie wäre am ehesten durch die PQ-Strecke zu legen. b Mäßige Tachykardie, relativ hohe und schlanke R-Zacken, häufiges Bild, nicht als Myokardschädigung zu beurteilen. T flach durch Tachykardie. c Extreme Tachykardie. Reizursprung wahrscheinlich im Sinus. Wahrscheinlich liegt P im Ende von T verborgen, als kleine positive Zacke in Ableitung II am besten zu sehen. T diskordant, QRS etwas deformiert, beides wahrscheinlich durch die extreme Frequenzsteigerung. Eine Myokarderkrankung ist also trotz des abnormen Aussehens des Kammerabschnitts nicht zu erschließen. d Extreme Tachykardie mit monophasisch deformiertem Vorhof (später trat Vorhofflattern mit 2:1- und 3:1-Block auf). ST-Senkung in III vorwiegend, in II teilweise durch den Vorhofsaktionsstrom vorgetäuscht. QRS abnorm. Pathologisches Bild nur durch die QRS-Form und die hohe Reizfrequenz sowie die P-Deformation.

und SCHAEFER[1]). Beim Hund ist diese Art der Frequenzschwankung exzessiv und aller Wahrscheinlichkeit nach größtenteils direkt zentral bedingt. Wir haben uns angewöhnt, von einer *respiratorischen Arrhythmie* zu sprechen, obgleich es sich im strengen Sinn nicht um eine Arrhythmie handelt, sondern um periodische Schwankungen der Herzfrequenz. Abb. 222 gibt ein besonders krasses Beispiel vom Menschen. Man ist versucht, solche Bilder als echte Arrhythmien zu deuten. Die Beziehung der Frequenzschwankung zur Atmung klärt die Sache auf. Etwas überraschend ist in Abb. 222, daß gleichsam zwei bevorzugte Frequenzwerte vorhanden sind, ein exspiratorischer und ein inspiratorischer. Ein solches Verhalten, nach Abb. 222b, ist ungewöhnlich und findet sich nicht bei normalen respiratorischen Frequenzschwankungen. Doch sind systematische Untersuchungen dieser Art nicht gemacht und die Kompliziertheit der respiratorischen Einflüsse auf den Puls ist sehr groß (PONGS[2]). Es bleibt trotzdem zu bedenken, ob nicht speziell in Abb. 222 eine Wanderung des Schrittmachers zu Orten wechselnder Frequenzen vorliegt. Die Abbildung soll daher in erster Linie das Vorgehen bei der Analyse solcher Arrhythmien zeigen.

Wir können die Frequenzänderung innerhalb einer Atemrevolution als Maß der Frequenzlabilität dieses Herzens betrachten. SCHLOMKA[3] hat zur Beurteilung das *Rhythmiemaß* RM eingeführt. In SCHLOMKAS Formulierung ist es nicht standardisiert und daher ein wenig willkürlich. Wir wollen darunter folgendes verstehen: Wir bestimmen in einer zusammenhängenden Folge von 16 Schlägen die 4 längsten und die 4 kürzesten Zeitintervalle, berechnen die beiden Summen dieser vier, nehmen deren Differenz, teilen diese durch vier. Dieser Wert sei RM. (Bei SCHLOMKA wird eine beliebig lange Folge von Schlägen genommen, auch die Zahl 4 der längsten und kürzesten Schläge ist nicht obligat.) Besser ist der *Rhythmusindex*, nach SCHLOMKA einfach der Wert RM, ausgedrückt in Prozent der mittleren Pulszeit der beobachteten Zeitperiode. Auch dieser Index sollte mathematisch eindeutiger definiert werden, doch ist das wohl nur durch die sehr umständliche Kurve der Häufigkeitsverteilung möglich, die in Abb. 222b wiedergegeben ist. Eine einfachere und ebenfalls genaue Methode ist die, von einer beliebigen zusammenhängenden Folge von Herzschlägen, die möglichst lang sein sollte, den mittleren RR-Abstand t_{med} zu bestimmen, ferner den Mittelwert aller derjenigen RR-Dauern, die größer sind als der Mittelwert *aller* Herzschläge (t_{max}) und ebenso den Mittelwert aller RR-Dauern, die kleiner sind (t_{min}). Man teilt damit also alle RR-Dauern in 2 Klassen, die der relativ langen und die der relativ kurzen, ein. Der Ausdruck $\dfrac{t_{max} - t_{min}}{t_{med}}$ ist ein prozentuales Maß der Abweichung aller Schläge nach oben und unten. Wir wollen es *prozentuales Arrhythmiemaß* nennen. Selbstverständlich hat auch die übliche, aus der Statistik bekannte „*mittlere Abweichung*" einen ähnlichen Sinn, ist aber umständlicher zu berechnen.

Neben respiratorischen Arrhythmien gibt es sicher auch solche, deren Periodik länger ist als die Atemphasen. Wir kennen solche langdauernden Schwankungen des Vagustonus der Herznerven aus der direkten Oszillographie (SCHAEFER und MARGUTH), wir kennen sie ebenso aus Blutdruckregistrierungen, wo sie von TRAUBE und HERING beschrieben wurden. Das Kennzeichen aller dieser *Scheinarrhythmien*, die tatsächlich nur Ausdruck einer vegetativen Periodik der Kreislaufzentren sind, ist das kontinuierliche An- und Abschwellen der Frequenz: es gibt keine Sprünge derart, daß ganz unregelmäßig kurze mit langen RR-Intervallen abwechseln. Nimmt RR kontinuierlich zu und ab, so liegt wohl immer eine solche echte Periodik vor, die nur das Zeichen eines labil reagierenden Kreislauf-

---

[1] AMANN u. SCHAEFER: Pflügers Arch. **246**, 757 (1943).

[2] PONGS: Der Einfluß tiefer Atmung auf den Herzrhythmus. Berlin 1923.

[3] SCHLOMKA: Z. Kreislaufforschg **1937**, 510.

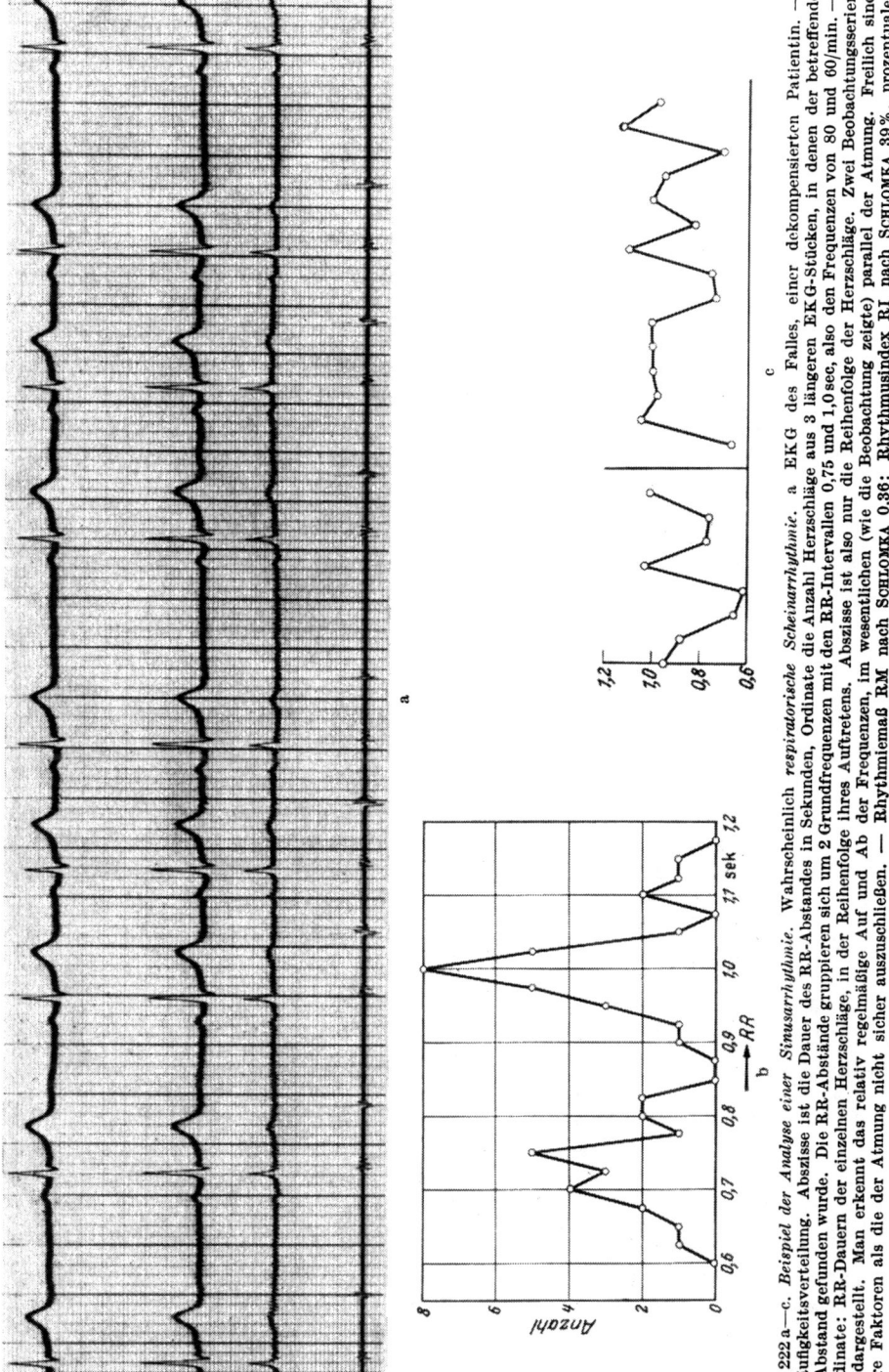

Abb. 222 a—c. *Beispiel der Analyse einer Sinusarrhythmie.* Wahrscheinlich *respiratorische Scheinarrhythmie.* a EKG des Falles, einer dekompensierten Patientin. —
b Häufigkeitsverteilung. Abszisse ist die Dauer des RR-Abstandes in Sekunden, Ordinate die Anzahl Herzschläge aus 3 längeren EKG-Stücken, in denen der betreffende
RR-Abstand gefunden wurde. Die RR-Abstände gruppieren sich um 2 Grundfrequenzen mit den RR-Intervallen 0,75 und 1,0 sec, also den Frequenzen von 80 und 60/min. —
c Ordinate: RR-Dauern der einzelnen Herzschläge, in der Reihenfolge ihres Auftretens. Abszisse ist also nur die Reihenfolge der Herzschläge. Zwei Beobachtungsserien
sind dargestellt. Man erkennt das relativ regelmäßige Auf und Ab der Frequenzen, im wesentlichen (wie die Beobachtung zeigte) parallel der Atmung. Freilich sind
andere Faktoren als die der Atmung nicht sicher auszuschließen. — Rhythmiemaß RM nach SCHLOMKA 0,36; Rhythmusindex RI nach SCHLOMKA 39%, prozentuales
Arrhythmiemaß 26%, berechnet aus einer längeren EKG-Serie des gleichen Falles.

zentrums ist. Allerdings können sich atemsynchrone und längerperiodische Frequenzschwankungen gegenseitig überlagern, doch immer analog zu Abb. 222. Erst wenn völlig ungeordnete Sprünge der RR-Dauern vorliegen, darf man von *echter* Sinusarrhythmie sprechen. Freilich möchte man bezweifeln, ob es so etwas gibt, da eine solche Arrhythmie Unregelmäßigkeiten in einem Elementarvorgang voraussetzt, dem derartige Unregelmäßigkeiten kaum zugeschrieben werden können. Doch kennen wir aus dem Tierversuch zahlreiche Fälle, wo die Herzfrequenz gleichsam zwischen 2 antagonistischen Einflüssen stehend hin- und hergerissen wird: peripher-hormonal durch Adrenalin beschleunigt, zentral-reflektorisch durch den Vagusreflex verlangsamt. Es kann hierbei zu zeitlich sehr rasch wechselnden Intensitäten der Vagustonisierung kommen, die ähnlich brüske Frequenzschwankungen hervorruft. Die Schwierigkeiten bei der Beurteilung solcher Bilder sind um so größer, als man den Sinusreiz im EKG ja nicht sieht, und eine Abgrenzung echter Sinusarrhythmien gegen Blocks und Extrasystolen oft unmöglich wird. Eine kurze Erörterung der klinischen Problematik kann daher nur im Rahmen der Rhythmusstörungen erfolgen (S. 363 ff.).

49. Allgemeine Theorie der Extrasystolie.

Der normale Reizursprung im Sinus würde, wenn man ihn „unbeeinflußt" reagieren ließe, mit *absoluter* Regelmäßigkeit in rhythmischer Erregung verharren (Abb. 220). Dieser Satz, so selbstverständlich er klingt, ist gleichwohl in dieser allgemeingültigen Form unbewiesen, wenn auch kein einziges vernünftiges Argument gegen ihn vorgebracht werden kann. Aber wir sind gezwungen, für jede Abweichung von der absoluten Regelmäßigkeit „Extrareize" anzuschuldigen, über deren Natur und Angriffsort wir uns Rechenschaft geben müssen. Es ist nun so, daß durchaus auch Extrareize im normalen Sinus denkbar sind, die nur kurze Zeit einwirken und wieder verschwinden, etwa mechanische Zerrungen, plötzliche Dehnungen usf. Doch können solche Reize nicht allzu häufig auftreten, und ihre Unregelmäßigkeit müßte in jedem einzelnen Fall begründet sein. Freilich gilt das für jeden anderen Reizursprung, der unregelmäßig zu Erregungen führt, genau so. Die Schwierigkeiten, eine einzelne Extrasystole hinreichend zu erklären, sind also nicht gering. Betrachten wir vorerst die allgemeinen Bedingungen.

Reize können an jedem Ort des Myokards angreifen. Ob sie zum Erfolg führen, hängt von der lokalen Erregbarkeit einerseits, der Reizstärke andererseits ab. Nun wechselt die Erregbarkeit an allen Punkten des Herzens rhythmisch mit dem vom normalen Sinusreiz hervorgerufenen Herzschlag: unmittelbar im Anschluß an den Erregungsbeginn bis zum Ende des monophasischen Aktionsstroms ist das Herz unerregbar[1]. Sobald sich das Myokard repositiviert, kehrt auch die Erregbarkeit wieder. Bleibt im Anschluß an die Erregung ein sog. negatives Nachpotential bestehen, so ist sogar für die Dauer desselben die Erregbarkeit erhöht; das Herz geht also aus der Unerregbarkeit über eine sehr kurzdauernde Untererregbarkeit (die relative Refraktärphase) in eine Übererregbarkeit über. Letztere wird dann noch durch die die U-Welle begleitenden Prozesse gesteigert (vgl. S. 334).

---

[1] SCHÜTZ: Erg. Physiol. **38**, 493 (1936).

Greift in diesen phasischen Ablauf nun ein *Einzelreiz*, also ein zeitlich begrenztes Ereignis, ein, so hängt es ganz davon ab, in *welche* Phase dieser Reiz fällt, ob er gar nicht, vermindert, normal oder vermehrt zur Reaktion führt (Abb. 223). Wirkt ein Reiz zwar jeweils nur kurze Zeit, doch in regelmäßigen Abständen wiederholt auf einen Punkt des Myokards ein, so kommt es zu einer Art Schwebung zwischen der Frequenz dieses Extrareizes und der rhythmischen Änderung der Myokarderregbarkeit. Beobachtet man den Herzschlag nur relativ kurze Zeit, wie das beim EKG normalerweise geschieht, so wird man leicht den Eindruck der Regellosigkeit haben, der bei langen Beobachtungsreihen dem einer exakt rhythmischen Schwebung weichen würde.

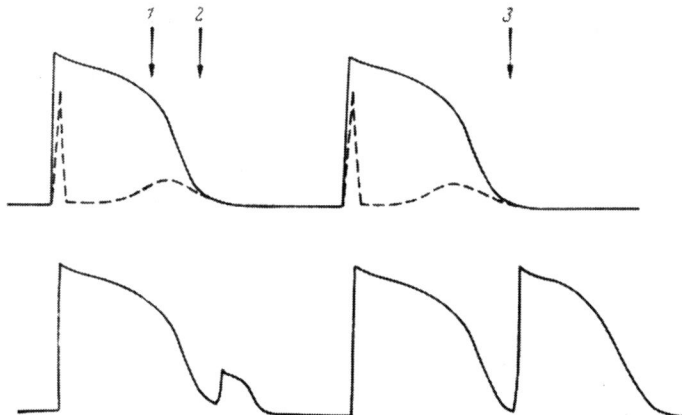

Abb. 223. *Schema der Erregbarkeit des Myokards für Extrareize zu verschiedenen Zeiten.* Oben die Darstellung zweier Herzrevolutionen mit ihrem monophasischen Aktionsstrom und (punktiert) dem Extremitäten-EKG. Die Pfeile 1—3 geben die Lage dreier Extrareize an. Unten derselbe Abschnitt der Herzrevolution, wie er mit Extrareizen verlaufen würde: Reiz 1 bleibt unbeantwortet (er fällt in die absolute Refraktärzeit); Reiz 2 wird mit einer kurzen, lokalen Erregung, dem „Aktionsphänomen" nach SCHÜTZ, beantwortet (er fällt in die relative Refraktärzeit). Reiz 3 führt zu einer normalen, vorzeitigen Reaktion, der Extrasystole.

Das Bild wird weiterhin dadurch kompliziert, daß die meisten Reize an einer Stelle des Myokards, und zwar durch lokale Stoffwechselprozesse entstehen, die durch den normalen Herzschlag nicht unbeeinflußt bleiben. Wir können grundsätzlich 2 Grenzfälle des Verhaltens unterscheiden. Zunächst den, daß die Prozesse des Extrareizes in einer Rhythmik ablaufen, die vom Herzschlag selbst ganz unbeeinflußt ist: Der Extrareiz benimmt sich so wie ein künstlich von **außen** zugeführter Reiz, mit regelmäßigem Abstand zwischen den einzelnen Extrareizen. Wir wollen solche Reizquellen *„äußere Extrareize"* nennen. Für sie gilt das eben geschilderte relativ einfache Verhalten. Ist dagegen die Reizquelle ein Stoffwechselprozeß in der Myokardfaser selbst, der zum Erregungsstoffwechsel enge Beziehungen hat oder gar mit ihm identisch ist, so wird im anderen Extremfall alles Reizmaterial, das sich zu einem gegebenen Zeitmoment angehäuft hat, durch die Erregung, die der Schrittmacher auslöst, vernichtet. Solche Reizquellen wollen wir *„innere Extrareize"* nennen. Innere Extrareize entstehen in jedem Teil des Myokards. Wird also ein Myokardteil vom Schrittmacher abgehängt (durch Blockade der normalen Erregungswellen), so werden diese inneren Extrareizquellen wirksam: die jeweils schnellst reagierende Partie des Herzens übernimmt hinter der Blockade das Kommando und entwickelt sich zum neuen

Schrittmacher. Wir drücken das meist so aus: der blockierte Herzteil entwickelt eine „*Automatie*". Das ist sensu strictiori falsch: er kann nun, ungehindert vom schnelleren Schrittmacher, seine inneren Reize zur Erregungsbildung heranreifen lassen.

Speziell für den Sinus sind nun die Bedingungen zur Entstehung einer Extrasystole besonders einfach. Wir sprechen zunächst von allen Reizen, die am Ort des normalen Schrittmachers angreifen, als von *nomotopen Reizen, Extrareizen bzw. Extrasystolen*, von allen anderen als von *heterotopen*. Ein nomotoper

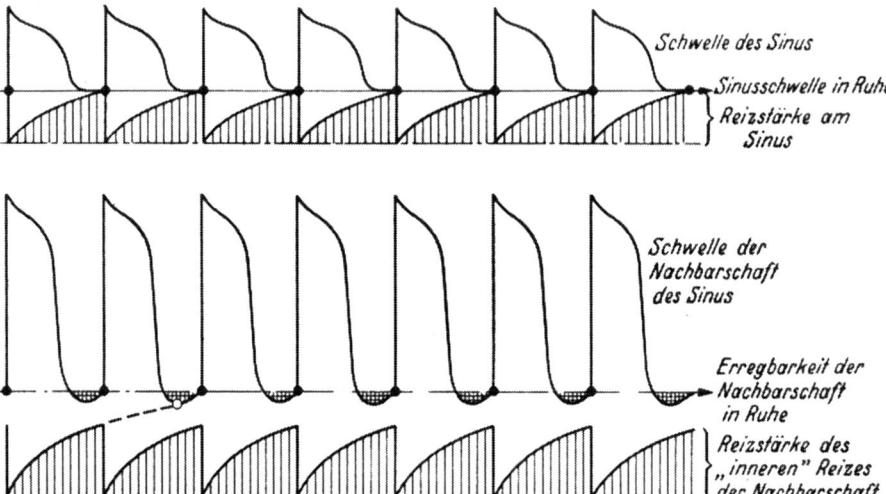

Abb. 224. *Schema der rhythmischen Reizbildung am Sinus (oben) und in dessen Nachbarschaft (unten).* Oben ist der chemisch-elektrische Reizprozeß als langsam anwachsende gestrichelte Fläche dargestellt. Hat der Prozeß die Sinusschwelle erreicht, so erregt er (dicker Punkt im Erregungsbeginn); es wird dann ein elektrischer Prozeß ausgelöst, dargestellt als monophasischer Aktionsstrom, der zugleich die Schwelle bis zur Unerregbarkeit (Refraktärität) steigert. Die lokale Sinuserregung greift in die Nachbarschaft über und erregt auch diese: sie entwickelt ein stärkeres elektrisches Feld, da sie größere Muskelmassen besitzt. Das wird mit dem größeren monophasischen Aktionsstrom symbolisiert. Im Anschluß an die Erregung möge in diesem Fall die Erregbarkeit übernormal hoch werden (doppelt schraffierte Fläche unterhalb der normalen Erregbarkeit). Die Nachbarschaft zeigt auch rhythmische Erregung, doch mit langsamerer Eigenfrequenz. Würde die Nachbarschaft unabhängig vom Sinus arbeiten, so würde der Reizprozeß bei ihr den gestrichelten Verlauf nehmen und in der nächsten Phase der Übererregbarkeit zur Erregung führen. Tatsächlich wird aber der lokale Reizprozeß mit jeder vom Sinus her eingeleiteten Erregung unterbrochen, das Reizmaterial vernichtet: die Reize der Nachbarschaft sind „innere" Reize.

Extrareiz, der durch „innere Extrareize" ausgelöst wird, ist nun in der Tat kaum vorstellbar. Ein jeder derartiger Reiz wirkt einfach als Erhöhung der normalen Sinusreizstärke, d. h. er führt nur zur Zunahme der Frequenz. Extrasystolen im Sinus könnten demnach immer nur auf „äußere Extrareize" zurückgeführt werden. Freilich müssen wir bedenken, daß der Sinus kein einheitliches Gebilde ist: ein ganzes Areal nahe der Einmündung der großen Venen neigt zu frequenter Spontanrhythmik, und es ist wohl sicher so, daß schon normalerweise die Reizorte ein wenig variieren, wie wir S. 337 sahen. Wir können uns also sehr wohl vorstellen, daß zwei eng benachbarte Partien der Sinusregion mit abweichender Eigenfrequenz gleichzeitig erregbar sind.

Trotzdem ist die Extrasystole in der Regel nicht sinusnah ausgelöst; *im Schrittmacher selbst* entstanden wäre sie begrifflich nicht von einer Sinusarrhythmie zu unterscheiden. Wir müssen nun zuerst die allgemeinen Bedingungen unter-

suchen, welche einer Extrasystolie mit fern vom Schrittmacher sitzendem Reizzentrum zukommen.

α) **Allgemeine Koordination zweier Myokardpunkte.** Abb. 224 zeigt uns die
Verhältnisse schematisch für den Fall zweier relativ eng benachbarter Punkte.
Im Sinus entsteht, auf Grund der besprochenen lokalen Stoffwechselvorgänge,
der regelmäßig zur Erregung führende Reiz. Er löst auf seinem Gipfel die Erregung des Sinus aus, die zu einer temporären Unerregbarkeit führt, die seinem
monophasischen Aktionsstrom annähernd parallel geht. Diese Erregung leitet
sich in die Nachbarschaft fort. Bei sehr eng benachbarten Regionen können
wir die Leitungszeit, die zu dieser Überleitung gebraucht wird, als zu klein vernachlässigen. Die Nachbarschaft gerät ebenfalls in Erregung und parallel damit
in eine temporäre Unerregbarkeit, der sich dann (in diesem Falle) eine kurzdauernde Phase der Übererregbarkeit anschließen möge (in Abb. 224 dicht schraffiert). Am benachbarten Orte wirken nun aber ebenfalls lokale chemische Stoffwechselprozesse als Reiz. Da sie in der Regel „innere" Reize sind, werden sie mit
jeder vom Sinus eintreffenden Erregung vernichtet. Würde das nicht der Fall
sein, so würde (z. B. beim Ausbleiben eines Sinusreizes) die lokale Reizbildung der
Nachbarschaft den in Abb. 224 unten anfangs gestrichelten Verlauf nehmen und
ihrerseits auch erregen, aber später als es der Sinus tut. Normalerweise kommt
diesem lokalen Reizprozeß mit langsamer Schlagfrequenz der Sinus zuvor. Ist
also der Extrareiz ein „innerer" Reiz, der langsamer zur Erregung führt als der
Sinus (der mit anderen Worten eine geringere „Eigenfrequenz" hat), so kommt
es niemals zur Extrasystolie. Es ist übrigens hierbei ganz gleichgültig, ob diese
Reizbildung der Nachbarschaft sofort neben dem Sinus oder weiter entfernt
von ihm stattfindet. Im letzteren Falle vergeht zwar eine meßbare *Leitungszeit*
zwischen der Erregung im Sinus und der von ihm induzierten Erregung an der
entfernten Stelle. Die Interferenz des Sinusrhythmus mit dem lokalen Rhythmus
erfolgt trotzdem in absolut gleicher Weise. Schrittmacher bleibt der frequentere
Herzteil.

β) **Allgemeine Bedingung der Extrasystolenentstehung.** Soll ein Extrareizzentrum wirklich Reizwirkung erlangen, so darf dieser Extrareiz kein „innerer"
Reiz sein, es sei denn, daß er schneller schlägt als der Sinus und dann den Schrittmacher übernimmt. In diesem Fall, der später zu besprechen sein wird, *muß*
dann allerdings der Sinus ein „äußerer" Reiz sein, da sonst keinerlei Extrasystolie, sondern nur eine fehlortige Dauerreizbildung zustande kommt. Bleiben
wir also zunächst bei dem Regelfall, daß die Extrareize langsamer schlagen als
der Sinus. Auch hierbei werden wir 2 Fälle zu unterscheiden haben:

1. Der Sinusreiz bleibt — aus welchen Gründen auch immer — vom Extrareiz ganz unbeeinflußt, benimmt sich selbst also wie ein „äußerer" Reiz. Der
Extrareiz erreicht in regelmäßigen Abständen seine Reizschwelle und bringt sein
Reizmaterial zur „Entladung". Ist zu diesem Zeitpunkt die Umgebung des
Extrareizes erregbar, so überträgt sich diese Extraerregung auf die Nachbarschaft,
wird endlich nach dem Alles- oder Nichtsgesetz überall hin fortgeleitet und führt
zur Extrasystole. Ist freilich das Herz eben vom Sinus her erregt und refraktär,
so entlädt sich der Extrareiz ohne äußeren Reizerfolg. Falls es zur Extrasystole
kommt, so pflegt in der Regel der nächste Schlag des Sinus zu einer Zeit

aufzutreten, wo die Umgebung des Sinus und das übrige Herz noch in der Extrasystole begriffen und daher unerregbar sind. Da der Rhythmus des Sinus definitionsgemäß unabhängig von diesen Extraerregungen weiterläuft, sich entlädt usf., so kommt es erst dann wieder zur Sinuserregung, wenn der nächste Sinusschlag normalerweise fällig ist. Der in die Refraktärzeit der Extrasystole fallende Schlag dagegen fällt aus. Es entsteht eine Pause, die wir *echte kompensatorische Pause* nennen wollen (Abb. 225). Die Frage bei dieser Darstellung ist allerdings, wie der Extrareiz ein „äußerer" Reiz sein kann, der zwar erregt, aber nicht selbst erregt wird. Dies schon oft erörterte Dilemma soll uns aber erst unten (S. 353 ff.) beschäftigen.

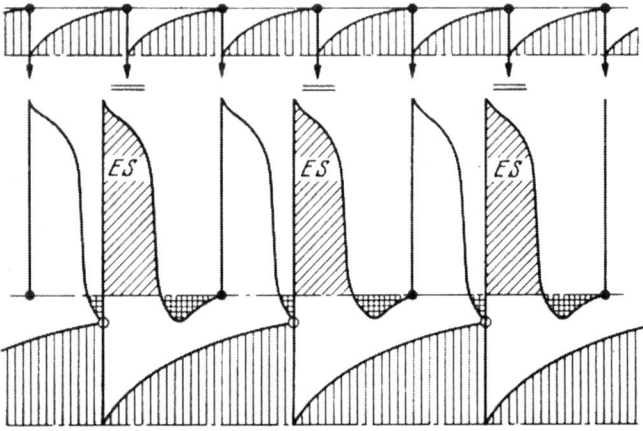

Abb. 225. *Darstellung der Entstehung sinusnaher Extrasystolen.* Durch ein Reizzentrum, das wesentlich langsamer schlägt als der Sinus, das aber (abweichend von Abb. 224) „äußere" Reize bildet, deren Material durch die normale Sinuserregung nicht ergriffen und vernichtet wird. Bedeutung der Kurven wie in Abb. 224. Die Erregbarkeitskurve des Sinus ist fortgelassen. Die Extrareize erregen an den mit Kreisen angezeichneten Punkten, wo ihre Reizstärke die Schwelle der „Nachbarschaft", d. h. des sinusnahen Extrasystoliezentrums, erreicht. Die hierbei ausgelösten Extrasystolen sind schraffiert. Die Anfänge normaler Erregungen sind durch Punkte bezeichnet. Jeder zweite Sinusreiz fällt in die Refraktärphase einer Extrasystole. Dadurch entsteht die *echte kompensatorische Pause.*

2. Der Sinusreiz kann nun — aus Gründen, die zu erörtern sein werden (S. 359) — auch ein „innerer" Reiz sein bzw. sich wie ein solcher benehmen: er wird von der Extrasystole mit erregt, verliert sein schon angesammeltes Reizpotential und beginnt bei der Extrasystole von neuem mit der Reizbildung (Abb. 226). In diesem Fall kommt es auch zu einer Ungleichheit der Intervalle, da die Extrasystole früher einfällt als die normale Systole tun würde. Aber das nachfolgende Intervall ist nicht länger, sondern gleich lang wie das normale *(Extrasystole ohne kompensatorische Pause).* Ist der Extrareiz rhythmisch, so kann der Eindruck einer kompensatorischen Pause entstehen, aber irrigerweise, da man die Länge des normalen Intervalls nicht zum Vergleich hat *(Extrasystolenserien mit scheinbarer kompensatorischer Pause).*

3. Daß in Abb. 225 eine kompensatorische Pause auftritt, ist zufällig und nur dadurch bedingt, daß der nächste Sinusreiz in die Refraktärzeit der Extrasystole fällt. Das wieder liegt nur dann vor, wenn die Frequenz des Sinusschlages, die Refraktärzeit des Herzens und der Moment des Extrareizes ein ganz bestimmtes zeitliches Verhältnis zueinander haben. Durch die tatsächlich beobachteten

Zahlenwerte dieser 3 Größen ist die Entstehung der kompensatorischen Pause *wahrscheinlich*, notwendig ist sie trotzdem nicht. Wir dürfen nie vergessen, daß sie ein *zufälliges* Produkt dieser 3 Werte ist. Ist z. B. die Sinusfrequenz und die

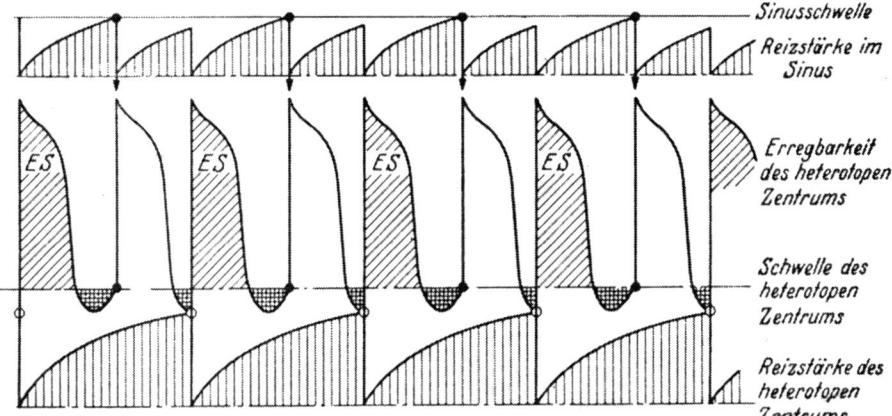

Abb. 226. Wie Abb. 225, nur ist der Sinusreiz als „innerer" Reiz gezeichnet, d. h. sein Reizmaterial wird bei *jeder* Erregung, auch bei der Extrasystole, vernichtet. Extrasystolie mit *fehlender* (bzw. mit *scheinbarer*) kompensatorischer Pause.

Frequenz der Extrasystolen relativ klein, das Herz also bradykard, so wächst die Wahrscheinlichkeit, daß bei relativ kurzer Refraktärzeit die Extrasystole so früh in das natürliche Sinusintervall fällt, daß die Refraktärzeit dieser Extra-

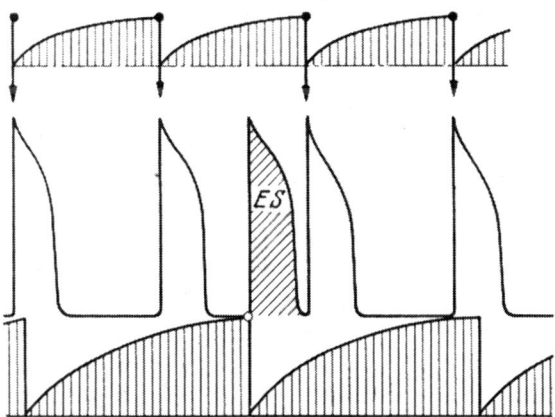

Abb. 227. *Schema echter interpolierter Extrasystolen.* Sinusreiz und Extrareiz sind „äußere" Reize, der Sinusreiz ist relativ bradykard, die Diastole also lang, was für diese Art Extrasystolen Bedingung ist. Das kurze Intervall liegt hinter der Extrasystole!

systole beim nächsten Sinusschlag schon beendet ist. Es fehlt dann eine kompensatorische Pause. Wir nennen solche Extrasystolen *echte interpolierte Extrasystolen.* Sie kommen also bei Bradykardie und bei abnorm kurzen Refraktärzeiten vor (Abb. 227).

4. In den Fällen 1—3 war der Sinus Schrittmacher. Es ist nun durchaus möglich, daß ein weiter spitzenwärts gelegenes Reizzentrum einmal Schrittmacher wird, also schneller schlägt als der Sinus. Ist der Sinusreiz nun ein „äußerer" Reiz, also nicht beeinflußt von den Extrareizen, der Extrareiz aber

ein „innerer" Reiz, so bildet sich eine sehr merkwürdige Extrasystolie: eigentlich ist das Extrazentrum jetzt Normalzentrum, der Sinus aber benimmt sich wie ein Extrasystoliezentrum. Dadurch werden die Extrasystolen, d. h. die Schläge aus dem sinusfernen Zentrum, diejenigen mit dem kleineren Intervall. Sie erscheinen interpoliert. Diese Interpolation ist aber nicht echt, da es sich in Wahrheit um eine Verschiebung des Schrittmachers in die Peripherie handelt. Wir nennen solche Extrasystolen also *scheinbar interpolierte Extrasystolen* (Abb. 228). Im Grunde sind hierbei also die Sinusschläge Extrasystolen im Schrittmacherrhythmus eines sinusfernen Reizzentrums.

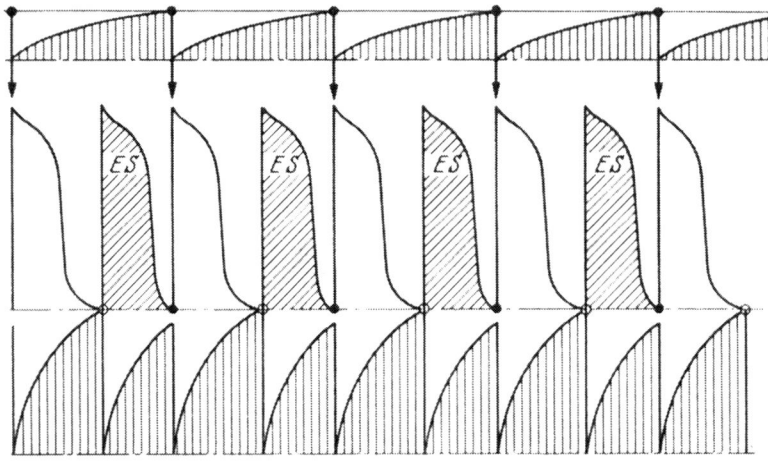

Abb. 228. *Schema scheinbar interpolierter Extrasystolen.* Es wird hierbei angenommen, daß der Extrareiz ein „innerer" Reiz ist, der schneller schlägt als der Sinus, dessen Reiz ein „äußerer" Reiz sein muß. Die Extrasystole ist der Schlag nach der langen Pause. Das Sinusintervall ist gleich der Summe zweier aufeinanderfolgender Schlagintervalle des Herzens. Sonst wie Abb. 224—227. Diese Abbildung gibt einen ähnlichen Zustand wieder, wie er bei der „*Interferenzdissoziation*" vorliegt.

5. Im Grunde identisch mit dem vorigen Fall ist der, daß der Sinus plötzlich, z. B. reflektorisch unter rasch einsetzendem Vagustonus, verlangsamt wird. Die weiter spitzenwärts gelegenen Reizzentren, die ja immer automatisch arbeiten, aber „innere" Reize produzieren, werden in ihrer Reizbildung nun plötzlich nicht mehr vom Sinusschlag unterbrochen: ihr Reiz wächst bis zur Schwelle, bis zum Einsatz der Erregung, an. Dabei übernimmt natürlich der schnellste von ihnen die Auslösung der nächsten Systole. Wir nennen solche heterotopen Systolen „*Ersatzsystolen*", da sie nicht eigentlich „Extrasystolen" sind. Im Grund ist es eine flüchtige Verlagerung des Schrittmachers. Der Reiz solcher Ersatzsystolen ist ein „innerer" Reiz. Auch das unterscheidet sie von den Extrasystolen.

γ) **Der Begriff der Parasystolie.** Wir haben im vorhergehenden immer die Voraussetzung gemacht, daß die Extrasystolen durch einen Dauerreiz hervorgerufen werden. Wie aber nun, wenn eine Extrasystole nur einmal auftritt oder wenigstens sehr selten erfolgt? Die historische Entwicklung der Lehre von der Extrasystolie ging ja den Weg, daß sie das Beispiel der *einmal* künstlich gesetzten Extrareizung auf die Verhältnisse am Menschen übertrug. Als daher viele Formen wiederkehrender Extrasystolenserien sich als Interferenz zweier Reizbildungszentren deuten ließen, kamen KAUFMANN und ROTHBERGER[1] zur Annahme, daß solche Bilder durch ein ständiges Reizbildungszentrum verursacht werden, das langsamer als der Sinus schlagend eine Periodik verursacht. Wir wollen hierbei mit BETHE unter *Rhythmik* die Tatsache verstehen, daß ein bestimmtes Ereignis (der Herzschlag z. B.) regelmäßig wiederkehrt, unter Periodik die Tatsache, daß mehrere an sich rhythmische Ereignisse zu Gruppen zusammentreten, die in sich geschlossen und konstant sind und sich in regelmäßigen Abständen wiederholen. (Einfachstes Beispiel: ein Bigeminus, dessen Periode aus jeweils einem Normalschlag und einer Extrasystole besteht.) Nun glaubten KAUFMANN und ROTHBERGER die Tatsache erklären zu müssen, daß der Extrareiz nicht bei jedem normalen Schlage wieder auf Null reduziert wird, was doch eigentlich zu erwarten wäre, falls er ein „innerer" Reiz ist. Sie diskutierten mit anderen Worten die Problematik der Tatsache, daß der Extrareiz in der Regel ein „äußerer" Reiz ist, und nahmen zur Erklärung an, daß dieser Reiz über eine „*Schutzblockierung*" verfüge. Diese Annahme ist zunächst hypothetisch. Wir kennen die Prozesse an der Extrareizstelle nicht aus unmittelbarer Beobachtung. Wir möchten jedoch aus Gründen der Vorsicht die Hypothese der Schutzblockierung durch die Definition des „äußeren" Reizes ersetzen. Leider geben uns die zahlreichen Modelle der Extrasystolien (BETHE) gerade in diesem Punkt auch keine Aufklärung. Es ist uns kein Modell bekannt, das anders als mit „äußeren" Reizen Extrasystolien oder Periodenbildungen imitiert. Die Beispiele an anderen periodenbildenden Organen können schlecht als Modelle des Herzens angesprochen werden, da wir ihr Verhalten ebensowenig wie das des Herzens vernünftig erklären können. Wir müssen also zur Notiz nehmen, daß die Natur aller Extrareize problematisch bleibt und sie keinesfalls mit dem „normalen" Stoffwechsel identisch sein können, von gewissen Ausnahmen abgesehen, die gleich besprochen werden. Für unsere klinische Anwendung bedeutet das, daß Extrasystolen in der Regel durch lokale abwegige Reizprozesse ausgelöst sein müssen.

Nun sind aber noch 2 weitere Probleme zu erörtern, bei denen wir uns auch formal nicht mehr mit den üblichen Darstellungen einverstanden erklären können. Zunächst ist es die Frage, warum der Extrareiz nicht immer, sondern nur ab und zu wirksam ist. Hier wurde von KAUFMANN und ROTHBERGER der Begriff der „*Austrittsblockierung*" geschaffen: der Reiz wird zeitweise daran gehindert, auf die Umgebung überzutreten. Während nun die Annahme der „Schutzblockierung" mindestens in der Definition des „äußeren" Reizes notwendig und mit anderen Erscheinungen der Elektrophysiologie verträglich ist, ist die Hypothese der Austrittsblockierung ad hoc erfunden. Es ist daher wichtig, zu betonen, daß sie sich als überflüssig erweist. Wir werden im nächsten Abschnitt darlegen, daß alle Erscheinungen der Extrasystolie, von der einzelnen Extrasystole bis zur Bigeminie und Periodenbildung, aus einem Prinzip, nämlich dem des regelmäßig schlagenden zweiten Reizbildungszentrums, zu erklären sind. Man kann ein solches Zentrum wohl ein „parasystolisches" nennen, weil es ja *neben* dem Schrittmacher schlägt. Man soll damit aber nicht die Ansicht verknüpfen, als gebe es *außer* der „Parasystolie" noch eine „Extrasystolie".

---

[1] KAUFMANN u. ROTHBERGER: Z. exper. Med. **11**, 40 (1920). — Naunyn-Schmiedebergs Arch. **97**, 209 (1923).

Ein ebenfalls wesentlicher Punkt der Extra- und Parasystolielehre ist die Erklärung der Tatsache, warum der Sinusreiz als ein „äußerer" Reiz *erscheint*. Tatsächlich ist es ja so, daß der Sinus in seinem Reizrhythmus in der Regel nicht durch den Extrareiz beeinflußt wird. Man könnte das durch eine „Schutzblockierung" des Sinus erklären, doch ist es sehr schwierig sich vorzustellen, wie der Sinus geschützt sein soll, erst recht, wie er als „äußerer" Reiz aufzufassen wäre. In der Tat ist eine solche Annahme nicht immer nötig. Abb. 229 zeigt, daß die Erregung sowohl vom Sinus zum Extrareizzentrum als auch umgekehrt

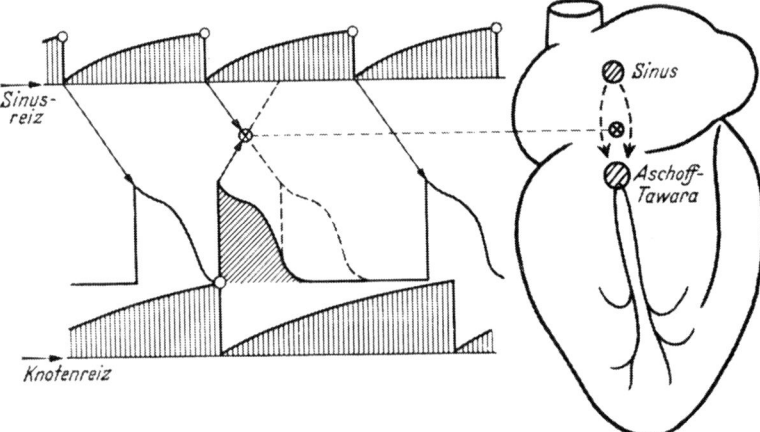

Abb. 229. *Schema der kompensatorischen Pause* durch Begegnung der normalen und der extrasystolischen Welle zwischen Sinus und Extrareizzentrum. Der Extrareiz möge im ASCHOFF-TAWARA-Knoten entstehen. Der Weg vom Sinus dorthin ist im Schema und in der anatomischen Skizze durch gleiche Höhenabstände symbolisiert. Im Schema links wird diese Strecke in einer Zeit durchlaufen, die der Verschiebung von links nach rechts zwischen Pfeilanfang und Pfeilende entspricht. Die Erregung vom Sinus und vom Knoten bei dessen Extrasystole löschen sich an dem Kreuz im Kreis gegenseitig aus. Dadurch bleibt der Sinus vor der Erregung der Extrasystole geschützt: sein Reizprozeß *erscheint* als „äußerer" Reiz, ohne es zu sein. Punktiert die Lage der ausfallenden Normalsystole.

Zeit braucht. Unter den am Herzen üblichen Verhältnissen dürften z. B. mindestens 0,20—0,25 sec verstreichen, bis die Erregung vom Sinus in die tiefsten Teile des Reizleitungssystems und die ersten Anfänge der myokardialen Leitungsbahn übergetreten ist. Startet nun in der Diastole eine Erregung im Myokard, so pflanzt sich, entsprechend der doppelsinnigen Erregungsleitung, die Erregung rückwärts zum Sinus hin fort. Sie würde hierbei den Sinus häufig in einer Zeit treffen, wo dieser soeben seine Erregung gehabt und gegen den Vorhof hin abgesandt hat. Tatsächlich muß also die rückläufige (extrasystolische) Welle der normalen Sinuserregung irgendwo begegnen. Erregungswellen, welche sich auf der gleichen Leitungsbahn begegnen, löschen sich bekanntlich gegenseitig aus[1], da sie beide in ihre wechselseitigen refraktären Phasen hineinlaufen. So löschen sich auch die Erregungswellen von Sinus und Extrasystoliezentrum aus: der Sinusreiz ist blockiert, es kommt zur kompensatorischen Pause einerseits (Abb. 229), andererseits zu einer natürlichen „Schutzblockierung" des Sinus durch seine eigene Erregungswelle. Man braucht also zum Mechanismus des Sinusreizes in diesem Fall keine besonderen Annahmen zu machen: er ist kein

---

[1] HOFFMANN: Z. Biol. **64**, 113 (1914).

„äußerer", sondern ein „innerer" Reiz; aber er **erscheint** wegen dieser Blockade als ein „äußerer" Reiz.

So einleuchtend und sicher auch meistens zutreffend das Schema des retrograden Schutzes des Sinus durch die Begegnung der Erregungswellen ist, so versagt es doch gelegentlich. Wir werden unten in Abb. 237 b einen Fall kennenlernen, bei dem es nicht zutrifft: es gibt Fälle von voll kompensierenden Pausen auch bei Vorhofssystolen, bei denen aber der Extrareiz den Sinus längst vor dem Normalschlag erreicht und zur Erregung gebracht haben müßte, so daß also die Pause nur teilweise kompensierend sein dürfte. Dies Verhalten ist durch direkte Reizung am Menschenherzen von GROEDEL und BORCHARDT ebenfalls erwiesen und mit den gleichen Schlußfolgerungen erläutert worden, die auch wir ziehen: Da alle Daten, Reizpunkt, Normalintervall und kompensatorische Pause in diesen Fällen bekannt waren, ist ein Zweifel an der Art der Berechnung schlecht möglich.

Für solche Fälle müßte also doch der Mechanismus der „Schutzblockierung" herhalten, wenn wir nichts Plausibleres vorschlagen können. Nun ist freilich denkbar, daß der Sinus retrograd nur mit sehr viel größerer Latenz erregt wird, als er direkt von sich aus die betreffende Vorhofsstelle erregen kann. Solche „*irreziproke Erregungsleitung*" ist für einige Kaltblüterherzen experimentell von v. SKRAMLIK[2] nachgewiesen worden. Der Mechanismus ist unklar. Doch sollten wir bedenken, daß die Myokardfasern vermutlich vom Sinus her divergent ausstrahlen, daß also die Erregung vom Sinus weg auf vielen Wegen zum Ziel kommt, während es von irgendeinem Punkt des Vorhofs zum Sinus hin nur einen sehr schmalen direkten Weg gibt. Wenn im Vorhofssyncytium zwischen benachbarten Fasern Bahnung zustande kommt, so wie das für Nerven bewiesen ist, dann hat es eine Erregungswelle, die in einem sehr kleinen Faserbündel wandert, schwerer als eine Erregung, die den geraden Weg geht und alle benachbarten, von ihr sich abzweigenden Fasern synchron mit erregt. — Wir möchten aber auch eine andere Überlegung zur Diskussion stellen: daß nämlich der Sinusreiz erst nach einer gewissen Zeit der Vorbereitung für die nächste Erregung ein „innerer" Reiz wird. Beim Nerven finden sich nämlich zwei deutlich getrennte Phasen der Erregungsentstehung, eine erste, die passiv als lokale Entladung einer Membran gedacht werden kann, eine zweite, bei der diese Entladung dann in einen neuen, aktiven Prozeß der Membranveränderung überleitet. Sollte das am Myokard ebenso sein, dann könnte man sich denken, daß erst mit dem Beginn des 2. Stadiums der lokale Erregungsprozeß am Sinus von benachbarten Myokardfasern her zur Mitentladung zu bringen ist. Doch kennen wir die Einzelheiten aller dieser Erregungsvorgänge so wenig, daß wir nicht mehr als solche vagen Hypothesen zur Erklärung zur Verfügung haben.

δ) **Die Theorie der Periodenbildung.** Interferieren nun ein nomotoper Sinusreiz und ein heterotopes Reizzentrum miteinander, so hängt das Ergebnis der Interferenz zunächst von der wechselseitigen Frequenz der beiden Reizzentren ab (Abb. 230—233). Der Extrareiz führt zu einer Erregung, wenn er nicht in die Refraktärzeit der Normalsystole fällt. Der Sinus erregt, wenn seine Erregung nicht von der rückläufigen Extrasystolenwelle ausgelöscht wird. Je länger das Herz refraktär ist, desto weniger Chance hat der Extrareiz, in die nicht refraktäre Phase zu fallen, desto seltener werden also die Extrasystolen sein. Je langsamer der Extrareiz, verglichen mit dem Sinusreiz, schlägt, desto mehr neigt das Herz zu bigeminusartigen Bildern oder noch selteneren eingestreuten Extrasystolen. Je näher die Frequenzen der beiden Reizzentren beieinanderliegen, desto mehr neigt das Herz zu eigenartigen Periodenbildungen mit serienweise gehäuften Extrasystolen, die mit Phasen ohne Extrasystolen abwechseln. Aus den Abbildungen ist ersichtlich, wie kleine Änderungen der Schlagfrequenzen zu relativ großen Änderungen der Extrasystolie führen. Sie zeigen, daß alle

---

[1] GROEDEL u. BORCHARDT: Direct Electrocardiography of the human heart. New York 1948.

[2] v. SKRAMLIK: Pflügers Arch. **184**, 1 (1920); **206**, 716 (1924).

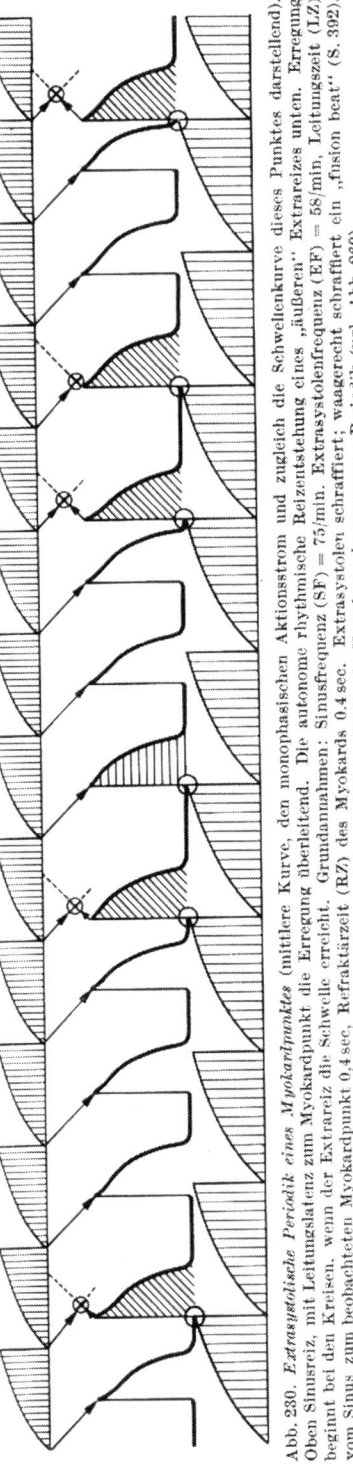

Abb. 230. *Extrasystolische Periodik eines Myokardpunktes* (mittlere Kurve, den monophasischen Aktionsstrom und zugleich die Schwellenkurve dieses Punktes darstellend). Oben Sinusreiz, mit Leitungslatenz zum Myokardpunkt die Erregung überleitend. Die autonome rhythmische Reizentstehung eines „äußeren" Extrareizes unten. Erregung beginnt bei den Kreisen, wenn der Extrareiz die Schwelle erreicht. Grundannahmen: Sinusfrequenz (SF) = 75/min. Extrasystolenfrequenz (EF) = 58/min, Leitungszeit (LZ) vom Sinus zum beobachteten Myokardpunkt 0,4 sec, Refraktärzeit (RZ) des Myokards 0,4 sec. Extrasystolen schraffiert; waagerecht schraffiert ein „fusion beat" (S. 392). Der Sinus nach Abb. 229 vor der Extrasystole geschützt. Gleitende Kupplung, langgezogene Periodik (vgl. Abb. 260).

erdenklichen Periodenbildungen aus solchen Ansätzen konstruierbar sind. Auch scheinbar einzeln auftretende Extrasystolen können aus der Existenz eines ständig arbeitenden Reizbildungszentrums erklärt werden, wenn man entsprechende Annahmen über die quantitativen Daten der Schlagfrequenzen und der Refraktärzeiten macht. Je seltener eine Extrasystole auftritt, desto seltener schlägt natürlich auch das Extrareizzentrum, wobei man die Faustregel hat, daß der Extrareiz z. B. in Wirklichkeit doppelt so frequent ist wie die Extrasystolie, wenn die Refraktärzeit $\frac{1}{2}$ des normalen Sinusintervalls beträgt, da im statistischen Mittel dann nur die Hälfte aller Extrareize das Herz außerhalb der Refraktärperiode treffen.

Quantitativ ergibt sich unter den Bedingungen der Abb. 230—233 folgendes, falls Sinus- und Extrareiz beide „äußere" Reize sind:

1. Solange der Sinus Schrittmacher ist, schlägt jedes denkbare Extrareizzentrum langsamer als er.

2. Der Extrareiz ist in jedem Fall ein „äußerer" Reiz, falls der Sinus Schrittmacher ist (Ausnahme: Die Ersatzsystole).

3. Die Extrasystolie ist eine Schwebung zwischen dem Extrareiz und dem Sinus. Es treten soviel Extrasystolen hintereinander auf, als die Differenz zwischen dem Reizintervall des Extrareizes und dem des Sinus in der Diastolenzeit enthalten ist. (Diastolenzeit: die nicht refraktäre Periode, also Ende T bis Anfang Q für die Kammer.)

4. Die Extrasystole fällt in stets wechselnde Phasen der Diastole, d. h. der Abstand vom Beginn der Extrasystole zum Beginn der vorigen Normalsystole ist nicht fest, sondern gleitend (*„gleitende Kupplung"*)[1].

5. Je länger die Refraktärzeit relativ zur Periodendauer, desto seltener die Extrasystole.

6. Je gleichartiger die Frequenzen von Sinus und Extrareiz, desto längere Perioden von Extrasystolen entstehen, gefolgt von Perioden ohne Extrasystolen. Die Periodenlängen beider verhalten sich wie die Diastolenzeit zur Refraktärzeit.

Diese 6 allgemeinen Regeln erfahren einige quantitative Abweichungen, *wenn der Sinusreiz ein „innerer" Reiz ist*, der durch die Extrasystole

---

[1] Unter *Kupplung* verstehen wir nach KAUFMANN und ROTHBERGER das der Extrasystole voraufgehende Intervall.

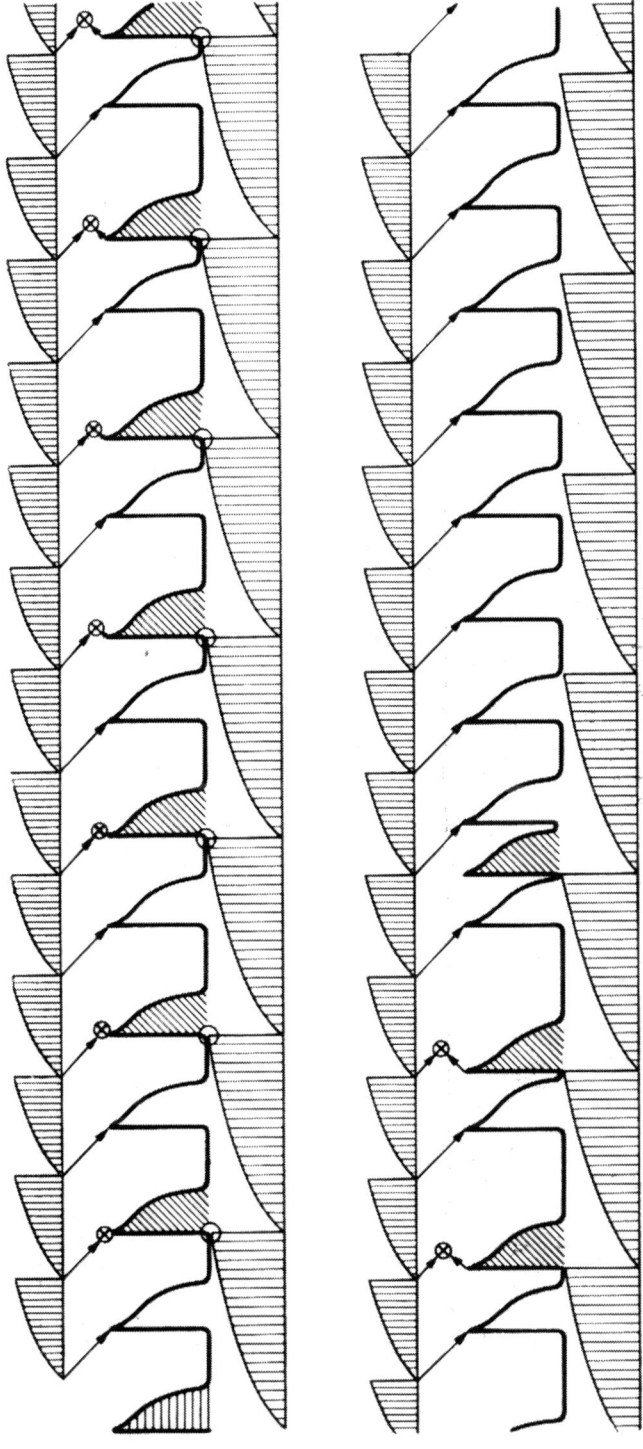

Abb. 231. Wie Abb. 230, nur ist die Extrasystolenfrequenz auf 38/min gesunken. Es entsteht eine Schwebung zwischen Extrareiz und Sinusreiz von sehr langer Periodik, da der Extrareiz fast genau $^1\!/_2$ der Frequenz des Sinusreizes hat. Eine Periode mit Bigeminie wechselt mit einer Periode ohne Extrasystolen. Die untere Abbildung ist die Fortsetzung der oberen!

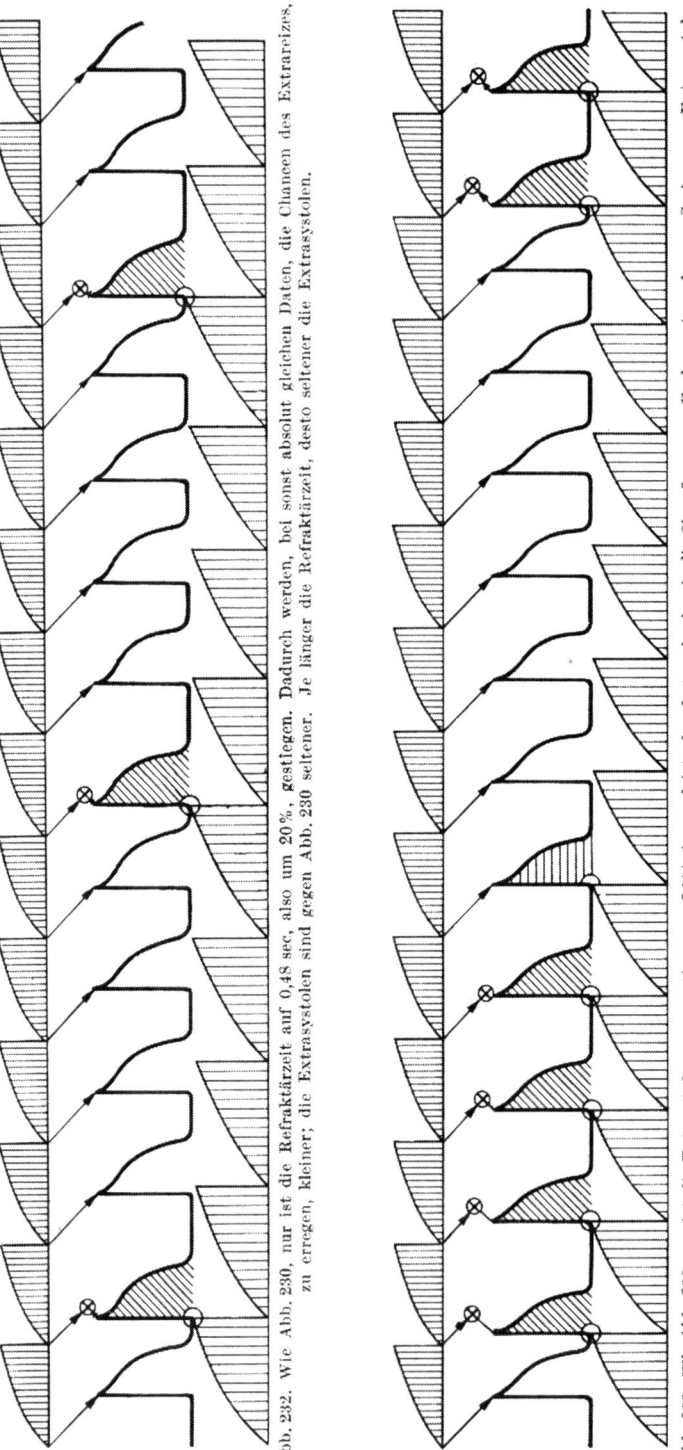

Abb. 232. Wie Abb. 230, nur ist die Refraktärzeit auf 0,48 sec, also um 20%, gestiegen. Dadurch werden, bei sonst absolut gleichen Daten, die Chancen des Extrareizes, zu erregen, kleiner; die Extrasystolen sind gegen Abb. 230 seltener. Je länger die Refraktärzeit, desto seltener die Extrasystolen.

Abb. 233. Wie Abb. 230, nur ist die Extrareizfrequenz gestiegen, auf 68/min, und ist also fast so hoch wie die Sinusfrequenz. Es kommt zu langen Serien von Extrasystolen ohne zwischengeschaltete Normalschläge. Je benachbarter die Reizfrequenzen, desto leichter kommt es zu gehäuften Extrasystolen.

phasenversetzt wird, wie das Abb. 226 darstellt und wie das bei sinusnahe Extrasystolen meist der Fall ist. Daß die sinusnahe Extrasystole meist mit einer solchen Phasenversetzung einhergeht, liegt daran, daß bei ihr der Mechanismus der Blockade, wie er auf S. 354 geschildert ist, unmöglich wird. Der Extrareiz hat einen so kurzen Weg, daß er am Sinus fast immer vor Beginn der „normalen" Sinuserregung eintrifft. Die Erregungswellen begegnen sich also nicht mehr. Bei einer solchen Phasenversetzung fällt die Extrasystole immer in die gleiche Phase der Systole, da die Extrasystole ja den Schlag des Sinus rückwärts festlegt. Wir haben eine „*fixe Kupplung durch inneren Sinusreiz*". Es können sich hierbei sehr seltsame Perioden entwickeln, die Extrasystolen z. B. enorm selten werden, wenn die Frequenz des Sinus nahe am Doppelten oder Vielfachen des Extrareizzentrums liegt. Sind z. B. die beiden Frequenzen 75 und 38,5, so kommt auf 20 Normalschläge eine Extrasystole!

ε) **Variation der einfachen Bedingungen. Fixe Kupplung.** Im vorigen Absatz wurde vorausgesetzt, daß der Extrareiz ein „äußerer" Reiz ist und der Sinus sich (durch die Begegnung der Erregungswellen) wie ein äußerer Reiz verhält. Nehmen wir an, daß letzteres

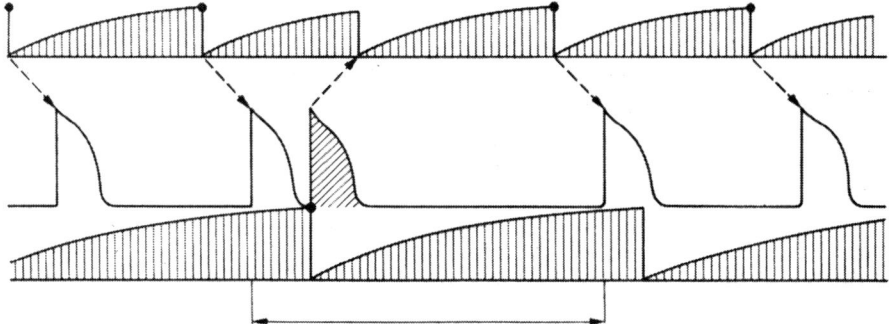

Abb. 234. *Extrasystole mit teilweise kompensierender Pause.* Bradykarder Sinus. Die Extrasystole erregt den Sinus rückwärts und versetzt ihn in seiner Erregungsphase (d. h. erregt ihn vorzeitig). Das angezeigte Intervall ist kleiner als 2 normale Sinusintervalle.

nicht der Fall ist, so ändern sich die Bedingungen. Ein Sinus als echter „innerer" Reiz würde dann gefunden, wenn er relativ bradykard ist, so daß die Extrasystole den Sinus erreicht, bevor dieser schon in spontane Erregung gerät: er würde vorzeitig erregt und begänne gleichsam seine neue Schlagperiode zu früh. Dadurch würde die kompensatorische Pause verkürzt (*„teilweise kompensierende Pause"*) (Abb. 234). Es ist ferner der Fall denkbar, daß die Extrasystole den Sinus rückwärts auf einem abnormen Umweg erreicht, den die normale Erregungswelle nicht beschreitet. Dann würde der Fall einer Extrasystolie ohne kompensatorische Pause vorliegen. Der Sinus begänne seinen nächsten Schlag immer in festem Abstand (nämlich im Abstand seines normalen Schlagintervalls) von der Extrasystole (Abb. 235). Das kann man ebensogut auch folgendermaßen ausdrücken: Zwischen Sinusschlag und Extrasystole besteht ein *konstantes Intervall*. Wir nennen dies Verhalten „*feste Kupplung*".

Im Fall der Abb. 235, bei dem also der Sinus durch jede Extrasystole phasenverschoben wird, muß man beachten, daß der erste postextrasystolische Sinusschlag zum letzten präextrasystolischen Sinusschlag einen Abstand hat, der *mehr* als das Doppelte des normalen Sinusintervalls beträgt. Ist dies Verhalten der „*übertriebenen kompensatorischen Pause*" anzutreffen, so deutet das in erster Linie auf einen der Abb. 235 analogen Mechanismus der Extrasystolie, also einen „inneren" Sinusreiz. Da wir solche „übertriebenen kompensatorischen Pausen" gelegentlich finden, wenngleich sehr viel seltener als teilweise kompensierende Pausen, wird der theoretisch geforderte Mechanismus wohl tatsächlich vorkommen.

Abb. 234 würde übrigens, wenn wir vom ersten Schlag einer Serie von Extrasystolen absehen, auch feste Kupplung zwischen Extrasystole und voraufgehendem Normalschlag zeigen, da ja jede Extrasystole durch die Erregung des Sinus gleichsam dieselben Anfangsbedingungen zur Interferenz der beiden Reizzentren wiederherstellt. Wir wollen solche feste Kupplungen, wie sie uns Abb. 234 und 235 zeigen, *feste Kupplungen durch Rückkopplung* oder auch einfach *rückgekoppelte Extrasystolen* nennen, da ja (ganz analog der Radiotechnik) das Extrareizzentrum rückwärts greifend das Sinuszentrum erregt und in Synchronisation zwingt. Diese Form der festen Kupplung ist nun durchaus nicht die einzig denkbare und wahrscheinlich auch nicht die einzig vorhandene. Vermutlich spielt der Prozeß flüchtiger übererregbarer Phasen, den wir oben (S. 333) besprachen, eine viel größere Rolle. Wie schon

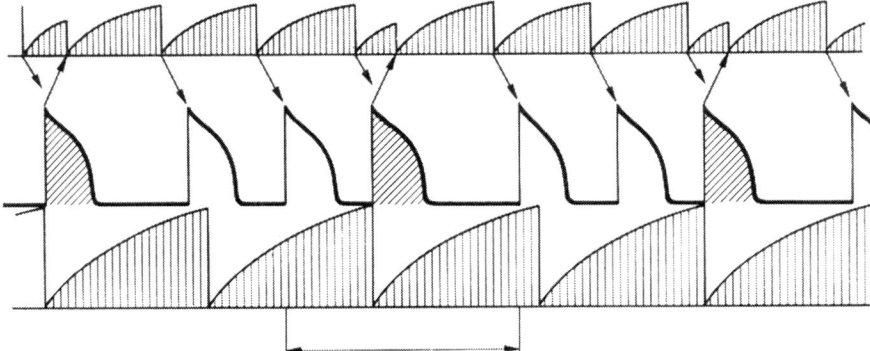

Abb. 235. *Extrasystolie mit übertriebener kompensatorischer Pause und mit fester Kupplung.* Erregung des Sinus durch die Extrasystole auf Umwegen. Jede Extrasystole hat den gleichen Abstand von der voraufgehenden Normalsystole. Abweichend von Abb. 234 ist die Leitungszeit zwischen Sinus und Extrareiz auf die Hälfte reduziert (sinusnäherer Reiz!). Das angezeigte Intervall unten ist größer als 2 Sinusintervalle.

Abb. 224 andeutete, kommt dabei folgender Mechanismus in Frage: fast alle Erregungsprozesse wachsen nicht linear, sondern in exponentieller Progression an; d. h. sie steigen vom Nullwert aus sehr schnell, dann aber fortwährend langsamer werdend, an. Gegen den Endpunkt des Reizvorganges, wenn also die Schwelle erreicht ist, ist der zeitliche Zuwachs

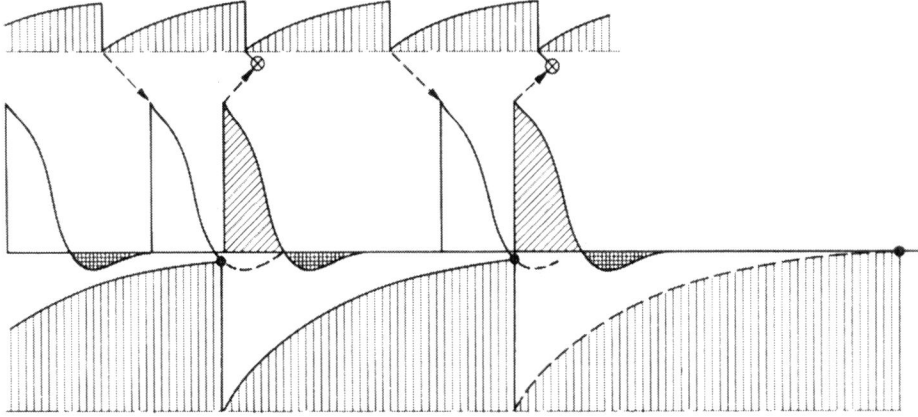

Abb. 236. *Rückgekoppelte Extrasystole durch übererregbare Phase.* Anfangs ist die Interferenz der normalen Sinusschläge mit dem Extrareiz dargestellt. Übernormale Phase doppelt schraffiert. Der Extrareiz erregt immer zu Beginn der übernormalen Phase. Der Sinus ist durch Auslöschen der sich begegnenden Erregungswellen vor dem Extrareiz geschützt. Gestrichelt gezeichnet, wie die Schwelle in der übernormalen Phase weiter absinken würde, wenn die Extrasystole nicht eingesetzt hätte. Am Ende des Bildes ist dargestellt, wie sich Schwelle des Myokards und Intensität des Extrareizes entwickeln würden, wenn eine Erregung ausbliebe.

des Reizprozesses klein. Steigt in dieser Phase die Erregbarkeit kurzzeitig, so taucht die verkleinerte Schwelle gleichsam momentan in den schon fast konstant gewordenen Spiegel des Reizprozesses hinein. In dem Augenblick, wo die Erregbarkeit aber bis zur Höhe des Reizprozesses absinkt, hat dieser per definitionem die Schwelle erreicht: die Erregung beginnt (Abb. 236). Da dieser Prozeß sich im Extrareizbildner selber abspielt, ist also dessen Frequenz, die wir bislang durch die normale Erregbarkeit gesteuert dachten, nunmehr durch den Zeitpunkt und die Tiefe der Übererregbarkeit gesteuert. Bislang nahmen wir an, daß die Erregung des Extrazentrums einsetze, wenn sein Reiz die normale Schwelle des Myokards an der

Stelle des Reizzentrums erreicht habe. (So ist es vergleichsweise am Ende der Abb. 236 dargestellt.) Nunmehr ändert sich die Schwelle rhythmisch, und so tritt also die Erregung zum Zeitpunkt der frühesten Begegnung von Erregbarkeits- und Reizstärkenkurve ein. Dadurch ist die Extrasystole aus 2 Gründen fest an die Systole gekoppelt: sie beginnt erstens immer zur Zeit der (kurzdauernden) übererregbaren Phase; zweitens steuert dieser Zeitpunkt jetzt auch den Reizprozeß, so daß dessen Schlagfrequenz auf ein ganzzahlig Vielfaches der Sinusfrequenz zwangsläufig eingestellt wird. Wir wollen diese Form der Extrasystolie *rückgekoppelte Extrasystolie bei übererregbarer Phase* nennen.

Dieser Mechanismus der Ankopplung durch Übererregbarkeit wurde bereits von HOLZMANN[1] für die Auslösung der Extrasystolen erörtert; der Nachweis der übernormalen Phase am Tier- und Menschenherzen ist alt, wurde in direkter Form freilich erst von SEGERS[2] durch Messung der myokardialen Erregbarkeit erbracht, vorher durch Beobachtung einer in der übererregbaren Phase verbesserten Erregungsleitung (Aufhebung von a-v-Block u. dgl.[3]).

Die übernormale Phase ist sicherlich variabel in ihrer Größe (vielleicht parallel der U-Welle? HOFF und NAHUM[4]). Jede solche Variabilität bedingt aber nach Abb. 236 eine festere oder losere Ankopplung des Extrasystoliezentrums an den Sinusschlag. Je größer die Übererregbarkeit ist, je tiefer also in Abb. 236 die Schwelle sinkt, desto eher kommt es zu einer Extrasystole. Die übernormale Phase ist ferner sehr variabel in ihrer *Dauer*. Wir wissen von Nerven und Muskeln, daß eine einmal eingeleitete Erregung die Erregbarkeit so lange Zeit steigern kann, daß eine Salve von Erregungen ausgesandt wird. Unter Prostigmin tut das z. B. jede motorische Endplatte. So werden wir auch beim Herzen Fällen begegnen, wo eine einmal ausgelöste Extrasystole eine Salve weiterer Extrasystolen nach sich zieht. Das deutet freilich immer auf ein sehr labiles lokales Reizzentrum, ist aber durch zahlreiche Analogien aus der Elektrophysiologie verständlich. Wir werden also hier zum Mechanismus der *Paroxysmen* übergeleitet[5].

ξ) **Synopsis.** Wir haben damit eine fast verwirrende Vielfalt von Mechanismen kennengelernt, welche Rhythmik, Periodik und Kupplung der Extrasystolen beherrschen. Man mag etwas befremdet bemerken, daß wir den in der Literatur inzwischen herausgearbeiteten Unterschied zwischen Extrasystolie und Parasystolie ganz fallen lassen und unsere Ausführungen nur auf dem Schematismus der Parasystolie, also eines zweiten Reizzentrums, aufbauen. Aber wir meinen, daß es kein Experiment gibt, welches beide Arten der Extrareizbildung zu unterscheiden gestattet, daß die oft bemerkten Übergänge zwischen beiden (vgl. HOLZMANN[6]), nur durch diese unsere einheitliche Betrachtung einfach zu erklären sind und daß die *Seltenheit* einer Extrasystole mit dem langen Intervall des Extrareizes erklärt werden kann. Freilich wird eine solche Erklärung sehr gezwungen, wenn man Extrasystolen betrachtet, die, meist einige nacheinander, einmal in der Woche oder einmal am Tage auftreten. Hier muß also wohl noch ein bislang nicht behandelter Faktor eingreifen: es ist die Wirkung der Herz-

---

[1] HOLZMANN: Klinische Elektrokardiographie. Zürich 1945.
[2] SEGERS: C. r. Soc. Biol. Paris **135**, 409 (1941).
[3] Zahlreiche Literatur bei SCHAEFER: Elektrophysiologie II, S. 337.
[4] HOFF u. NAHUM: Amer. J. Physiol. **124**, 591 (1938).
[5] Auch am physikalischen Modell BETHES findet sich diese Analogie: man kann eine Glimmlampe durch einen Reizstoß übererregbar machen und damit zur „Dauererregung". d. h. zum dauernden Aufleuchten bringen. BETHE: Pflügers Arch. **246**, 485 (1943). Das Phänomen ist also wirklich universell.
[6] HOLZMANN: Klinische Elektrokardiographie, S. 583. Zürich 1945.

nerven. ECKEY[1] hat nachgewiesen, daß sich beim Menschen die Periodik von Extrasystolen durch Vagusreiz (Doryl, Carotis-Sinusdruck) verschieben läßt; das gleiche gilt für den Sympathicus. Negativ und positiv chronotrope Wirkungen sind also nicht auf den Sinus beschränkt, sondern erstrecken sich auf die *ganze Kammer!* Die Betrachtung der Herznerven führt uns zu ähnlichen Annahmen, die freilich indirekt sind: in den nicht einmal wenigen Nerven, welche vom Vago-sympathicus kommend über den Vorhof auf die Kammer übertreten, finden wir zahlreiche dünne marklose oder kaum markhaltige Nervenfasern, denen eine Funktion nicht zugeschrieben werden kann und die ihrem histologischen Aufbau nach sehr wohl vegetative Effektoren sein können. Während nun das Prinzip der sensiblen zentripetalen Innervation wohl immer so ist, daß relativ wenige und dicke Fasern zur Auslösung von Reflexen genügen, die bekannten Depressor-reflexe z. B. wohl immer durch ein paar Dutzend Fasern (wenn es hoch kommt!) geleitet werden, ist das Prinzip der effektorischen Innervation technisch nicht so sparsam durchzuführen: hier müssen ja Fasern an jede Zellregion herangehen, in der etwas reguliert werden soll. Eine chronotrope Wirkung auf das Myokard setzt also *zahlreiche* Fasern voraus. Die Funktion ist wohl nie eine Notfalls-funktion. (Diese wird, wie wir fanden, durch sehr wenige und sehr dicke Fasern des effektorischen Vagus an den Sinus besorgt.) So kann die Reaktions- und Leitungszeit sehr groß, der Faserdurchmesser also klein sein. Wir halten es daher für wahrscheinlich, daß die Herznerven die lokalen Erregbarkeiten des Myokards ständig kontrollieren. Ein Schub positiv chronotroper Impulse in sympathischen Fasern ist also wohl imstande, eines der überall vorhandenen Automatiezentren des Myokards für kurze Zeit zu aktivieren, die Eigenfrequenz zu erhöhen und damit eine Salve von Extrasystolen auszulösen, welche normalerweise durch das zu langsam schlagende Automatiezentrum *nicht* ausgelöst werden. Bedingung für diese Erklärung ist freilich, daß solche Salven von Extrasystolen dann schnellere Eigenfrequenz erhalten als der Sinus: das neu aktivierte Zentrum wird Schritt-macher. (Da es mit „inneren" Reizen arbeitet, kann es nur analog Abb. 224 oder 228 arbeiten.) Die vollkommen „spontane" Extrasystolie ist also ent-weder eine solche mit verlegtem Schrittmacher oder mit interpolierten Extra-systolen.

Wir möchten glauben, daß es keine Formen der Extrasystolie gibt, welche sich nicht auf Grund dieses ganz elementaren Schemas der Parasystolie deuten lassen. Daß in unserer Theorie eine große Variation aller einzelnen Faktoren gefordert wird, entspricht jeder Beobachtung am Herzen: nichts ist so labil wie die heterotope Reizbildung. Dabei wechselt die Sinusfrequenz (direkt, reflektorisch, S. 340f.), die Refraktärzeit, die lokale Erregbarkeit, die Frequenz der Parasystoliezentren. Nichts in diesem System geschieht eigentlich „spon-tan". Wir glauben auch nicht, daß es spontane Extrasystolen sensu strictiori gibt. Was wir eben als solche bezeichneten, sind *reflektorisch* induzierte Extra-systolen, durch Atmung, Blutdruck, Psyche über den Vagus-Sympathicus-Antagonismus gesteuert. Nehmen wir äußere Reize wie Entzündungen, Ver-wachsungen, Contusio, Compressio cordis hinzu, so ist die natürliche Variation der Bedingungen so groß, daß wir alles erklären können. Wir brauchen dabei

---

[1] ECKEY: Arch. Kreislaufforschg **5**, 1 (1939).

keinen Begriff wie Austrittsblockierung, Parasystolie gegen Extrasystolie, Sinus-
schutzblockierung usf. zu erfinden. Alles regelt sich nach den altbekannten
Gesetzen der Elektrophysiologie: der Eigenfrequenz als einer Naturkonstanten
jedes erregbaren Organs, der Refraktärzeit und übernormalen Phase, dem wechselnden Tonus der Herznerven. Das einzige Problem, das ungelöst bleibt, ist
der Unterschied zwischen „äußeren" und „inneren" Reizen.

50. Sinusnahe Extrasystolen; sinu-aurikulärer Block.

Nach der prinzipiellen Erörterung der Extrasystolien bleibt uns nun die
Erörterung darüber, wie wir den Sitz des Extrareizes lokalisieren können und
wie wir gegebenenfalls einfache Extrasystolien mit ihren notwendigerweise an sie
gebundenen Sekundärerscheinungen (den kompensatorischen Pausen z. B.) von
anderen Störungen des Herzens, insbesondere Leitungsstörungen, unterscheiden
können. Zunächst die allgemeine topographische Diagnose der Sinusextrasystolie.
Wie wir oben schon darlegten, ist es kaum anzunehmen, daß der Schrittmacher,
und zwar ganz genau er selbst, eine Extrasystole zeige. Man könnte sich kaum
den Mechanismus hierzu vorstellen; wenn aber von außen ein Eingriff (Dehnung,
Impulse in Herznerven) eine plötzliche Änderung der Herzfrequenz hervorrufen
würde, so würde eine solche Frequenzänderung besser als echte Sinusarrhythmie
zu bezeichnen sein. Zustände, welche alle Kennzeichen echter Extrasystolien
zeigen, also regelmäßiger Grundrhythmus mit kompensatorischen Pausen oder
eine der anderen definierten Rhythmus- oder Periodenbildungen, die wir besprachen, können wohl immer nur durch Extrareize in der *Nachbarschaft* des
Sinus erzeugt sein. Da der Sinus ein weites Areal ist, dessen zahlreiche Elemente
sicher über eigene Automatie verfügen, ist eine solche Erklärung sehr vernünftig.
Wir wollen also besser von *sinusnahen Extrasystolen* sprechen.

Das allgemeine Kennzeichen sinusnaher Extrasystolen ist eine Rhythmusstörung, welche sich in eine der theoretischen Gruppen der Abb. 225—236 ein-
ordnen läßt, wobei der Extrareiz sowohl in P als auch QRS—T absolut normales
Aussehen hat. Ausnahmen von dieser Regel werden gleich noch besprochen.
In Abb. 237 werden einige Beispiele solcher sinusnaher Extrasystolen wiedergegeben. Die Analogie zu den theoretischen Abbildungen und damit die Diagnose
liegen auf der Hand.

Da die Erregung im Sinus sich im EKG nicht abbildet, können Störungen der
Reizbildung im Sinus und der Reizleitung vom Sinus auf den Vorhof nur indirekt
erschlossen werden. Fällt z. B. ein Herzschlag total aus (einschließlich P) oder
ist ein Intervall PP besonders lang, so erhebt sich die Frage, ob der ausfallende
oder stark verspätete Herzschlag seinen Ursprung einem normalen verspäteten
Sinusreiz verdankt und der Sinus selbst für die Dauer der Schlagpause ausgesetzt
hat, oder ob der Sinus selbst rhythmisch schlug und nur die Erregungsleitung
auf den Vorhof aussetzte. Kommt es zum Bilde einer Sinusextrasystolie ohne
kompensatorische Pause, so tritt die Frage auf, ob es sich nicht einfach um eine
Sinusarrhythmie gehandelt habe, welche eine Extrasystole vortäuscht. Extrasystolen, Blocks und Arrhythmien können also zu gleichen Bildern im EKG
führen. Gibt es Möglichkeiten einer *zuverlässigen* Differentialdiagnose?

Offenbar nicht, wenn „zuverlässig" so viel heißt wie nachweisbar. Jede
Differentialdiagnose gründet sich auf indirekte Beweise; dabei ist immer ein

gerütteltes Maß an Annahmen mit im Spiel. Wir wollen die dogmatische Seite des Kapitels daher sorgfältig erörtern. Wir pflegen von folgenden Voraussetzungen in der Beurteilung auszugehen, die uns teils evident scheinen, teils

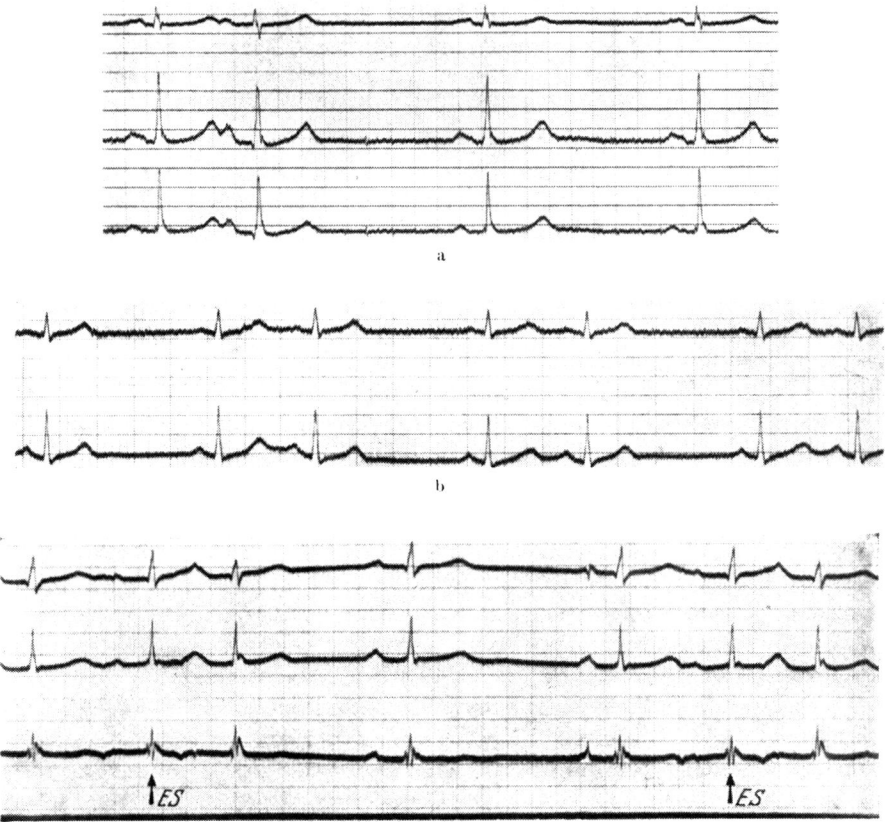

Abb. 237 a—c. *Die drei klassischen Fälle möglicher Extrasystolen, dargestellt an sinusnahen Extrasystolen.* a Sinusextrasystole ohne kompensatorische Pause. Der normale Sinusreiz ist ein „innerer" Reiz (analog Abb. 226). (Die beiden der Aufnahme voraufgehenden PP-Intervalle betrugen 0,96 und 0,99 sec). b Sinusextrasystole mit kompensatorischer Pause. Das normale Schlagintervall ist ungefähr gleich $^1/_2$ des Abstandes vom 1. zum 3. Schlag, wie andere Teile des EKG zeigten. Gekoppelte Extrasystolen durch sinusnah einwirkendes zweites Dauerreizzentrum (analog Abb. 225). (Nur Ableitung I und II.) c Interpolierte Extrasystolen. Die Normalschläge in der Mitte sind ungefähr so lang wie ein Intervall mit Extrasystole zusammen am Anfang. Beachte, daß analog Abb. 227 und 228 das Intervall nach der Extrasystole das kürzeste ist!

wenigstens aus Tierversuchen oder Analogien aus der allgemeinen Physiologie belegt sind.

1. Der Sinus schlägt, sich selbst überlassen, regelmäßig. (Freilich wird er stark arrhythmisch durch ungleichförmig einfallende Serien von Aktionsströmen aus dem Vagus oder Sympathicus.)

2. Fällt ein Herzschlag einschließlich P aus, in einer Serie sonst ganz regelmäßiger Schläge, so wird dieser Ausfall also (nach Satz 1) nicht dem Sinus, sondern der Fortleitung vom Sinus zum Vorhof zur Last zu legen sein (sinuauriculärer Block, *s-a-Block*).

3. Findet sich bei normalem P und QRS ein regelmäßiger Rhythmus von P, doch zwischendurch ein verkürztes Intervall, mit nachfolgendem normalem PP-Intervall, so liegt eine sinusnahe *Extrasystole ohne kompensatorische* Pause vor.

4. Findet sich ein regelmäßiger Rhythmus von P, doch zwischendurch ein verkürztes Intervall, mit Verlängerung des nachfolgenden Intervalls, so daß verkürztes und folgendes verlängertes Intervall 2 Normalintervalle lang ist, so liegt eine sinusnahe Extrasystole mit kompensatorischer Pause vor.

5. Findet sich regelmäßiger Rhythmus von P, doch zwischendurch ein Schlag, der ein normales Intervall in 2 Teile teilt, so liegt eine *interpolierte Extrasystole* vor.

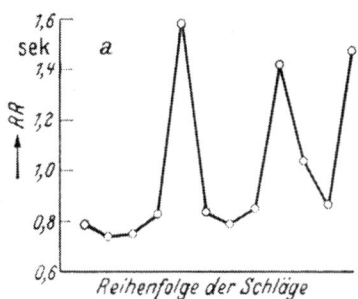

Diese 5 Sätze fußen, wie man sieht, auf der Annahme eines absolut regelmäßigen Sinusrhythmus. Nun ist aber kein Sinusrhythmus absolut regelmäßig. Wenn bei einem Fall nicht ein Vergleichs-EKG zur Verfügung steht, das diesen regelmäßigen Rhythmus nachweist, bleibt jeder der obigen 5 Sätze unsicher. Man kann im einzelnen folgendes gegen sie einwenden:

Gegen 1: Es ist fraglich, ob man nicht doch eine echte Sinusarrhythmie als möglich annehmen darf (vgl. hierzu oben S. 346). Der Sinus ist ein großes Areal mit vielen Elementen. Der Schrittmacher kann *wandern*, was voraussetzt, daß ein Teil des Sinus, der besonders schnell schlug, vorübergehend unterdrückt wird. Das kann unter nervösem Einfluß geschehen. (Entnervte Herzen zeigen aller Voraussicht nach wirklich absolut gleichmäßigen Sinusrhythmus.) Der Nach-

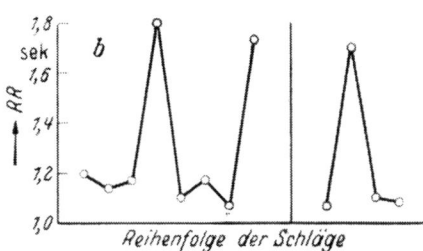

Abb. 238 a u. b. *Sinusarrhythmien, von denen fraglich ist, ob sie echt oder respiratorisch sind.* a Normal frequenter Grundrhythmus mit 3 langen Intervallen. Mittelwert der beiden Intervallarten 0,83 und 1,49 sec. b Relativ bradykarder Grundrhythmus mit sehr langen Intervallen. Mittelwerte der Intervalle 1,12 und 1,73 sec. Dargestellt ist die Länge des Intervalls als Ordinate in der Reihenfolge der Herzschläge (als Abszisse). Bild b besteht aus 2 getrennten EKG-Aufnahmen.

weis echter Sinusarrhythmie im Sinn des wandernden Schrittmachers setzt voraus, daß die Intervallschwankungen weder respiratorisch (wie Abb. 222) noch durch s-a-Block, noch durch Extrasystolen erklärt werden können. In Abb. 238 sind 2 Fälle dieser Art wiedergegeben. Der Nachweis fehlender respiratorischer Ursache ist schwierig, wenn nicht gleichzeitig die Atmung mit geschrieben wird. Die Bedingung ist in Abb. 238 nicht erfüllt. Für Bild b würde sich, falls die Rhythmik atemsynchron wäre, eine Atemfrequenz von 11/min ergeben, was noch glaubhaft ist. Ein s-a-Block kommt in keinem Fall in Frage, da der Mittelwert der langen Intervalle merklich weniger als das Doppelte der kurzen ist. Extrasystolen sind als Erklärung keinesfalls möglich. Da Arrhythmien dieser Art schwerlich *rein* peripher entstehen können, möchten wir am ehesten glauben, daß sie durch ein Zusammenwirken eines plötzlich (reflektorisch) gesteigerten Vagustonus und des Fortfalls der inspiratorischen Sinusdehnung in der

Exspiration zustande kommen. Die Existenz *echter* Sinusarrhythmien (auch am entnervten Herzen), dagegen möchten wir bezweifeln.

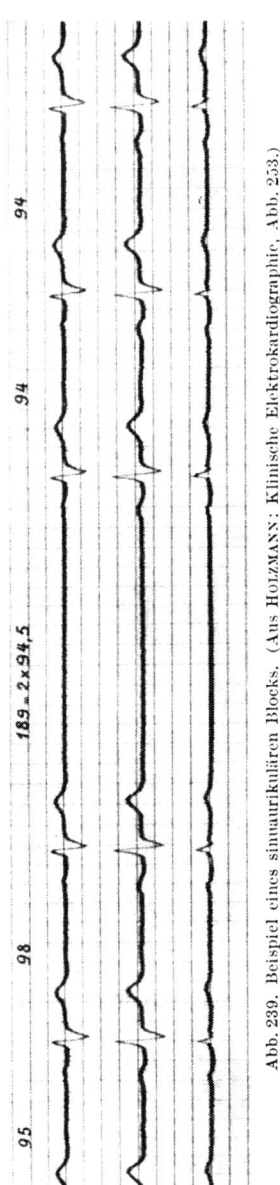

Abb. 239. Beispiel eines sinuaurikulären Blocks. (Aus HOLZMANN: Klinische Elektrokardiographie, Abb. 253.)

Gegen 2: Versuche, den Vorhof vom Sinus durch partielle Unterbindungen der Vorhofsmuskulatur abzuschneiden, zeigten, daß der Sinus auf sehr breitem Weg, mindestens auf 3 Bahnen (PANNIER[1]), den Vorhof erregt, daß bei Ausfall einer Bahn die Nachbarbahn beschritten wird, wobei sich P deformiert, da die Erregungswelle nicht mehr die normalen Wege beschreitet (ROTHBERGER und SCHERF[2]). Hierbei kehrt sich dann die Richtung der Erregungswelle in großen Gebieten um, genau wie beim Schenkelblock der Kammer. Das fanden wir soeben mit Mikroelektroden am Hundeherzen[3]. Es ist daher schwer vorstellbar, daß es einen *echten* sinuaurikulären Block der Art gibt, daß eine Sinuserregung den Vorhof gar nicht mehr erreicht. Sind daher die Bedingungen von Satz 2 auch exakt erfüllt (absolute Regelmäßigkeit des P-Rhythmus, ein Intervall dabei exakt gleich 2 Normalintervallen), so ist dennoch eine Erklärung schwierig. Ich halte es für das beste, anzunehmen, daß auch in diesen Fällen durch inkonstante vagische Tonisierung ein im Sinus gebildeter Reiz sowohl in seiner Stärke plötzlich vermindert wird (vagische Verkleinerung des Sinusaktionsstroms[4]) als auch die Fortleitung durch Erhöhung aller Schwellen der benachbarten Vorhofselemente erschwert wird. Es würde sich also gleichsam um eine Kombination von lokaler Sinusdämpfung und funktionellem Block handeln, ausgelöst durch den Vagus und das von ihm freigesetzte Acetylcholin. Abb. 239 gibt ein Beispiel eines solchen sog. s-a-Blocks.

Gegen 3—5: Da die Tätigkeit des Sinus nicht unmittelbar aufgezeichnet werden kann, ist es unmöglich festzustellen, ob der Reizursprung gewandert ist. Da eine Extrasystole dem Begriff nach einen neuen Reizursprung voraussetzt, ist es also praktisch unmöglich, Sinusextrasystolen exakt zu diagnostizieren. Da die P-Zacke in ihrer Form unverändert ist, kann bei Extrasystolen der hier behandelten Art der Reiz nur *sinusnah* entstanden

[1] PANNIER: Archives de Biol. **51**, 271 (1939).
[2] ROTHBERGER u. SCHERF: E. exper. Med. **53**, 792 (1926). — SCHERF: Z. exper. Med. **57**, 188 (1927).
[3] BRENDEL, RAULE u. TRAUTWEIN: Pflügers Arch., im Druck.
[4] ATHANASIOU u. GÖPFERT: Pflügers Arch. **245**, 265 (1941).

sein; er würde sonst andere Ausbreitungswege im Vorhof, also Änderungen von P, bedingt haben. Selbst dann, wenn P etwas deformiert ist, kann die Extrasystole sinusnah entstanden sein, da es zahlreiche Verbindungswege vom Sinus zum Vorhof gibt (ROTHBERGER und SCHERF, s. S. 366). Nun ist zwar das Zustandekommen eines zweiten, sinusnahen Reizzentrums eine leicht erklärbare, ja banale Angelegenheit. Doch setzt, wie wir in Abb. 225 und 226 sahen, jede Extrasystolie *voraus*, daß ein „äußerer" und ein „innerer" Reiz wirksam sind, daß also eines der beiden interferierenden Reizzentren von der Erregungswelle, die das andere Zentrum auslöst, ganz oder fast ganz unbeeinflußt bleibt. Diese Tatsache ist unbestreitbar, obgleich es äußerst schwierig ist, sich einen solchen Prozeß vorzustellen. Alle Reize wirken, so nehmen wir heute an, über die Anhäufung entweder chemischer Reizstoffe oder elektrischer Potentiale. (Ich vermute, daß beide Aussagen auf dasselbe herauskommen.) Welche Stoffe und Potentiale gibt es, die eine Myokardfaser erregen und nicht durch eine aufgezwungene Erregung (von der Nachbarschaft her, durch Erregungsleitung) beseitigt wurden? Vielleicht toxische Produkte oder Stoffwechselprodukte nicht myokardialer (z. B. entzündeter) Zellen? Aber wieso verschwindet dann ein solcher Stoff durch die Extrasystole, denn diese vernichtet doch den lokalen Reizprozeß, und dieser beginnt nach der Extrasystole wieder von vorne?

Man hat dies Dilemma selten erörtert. Es ließe sich, soweit wir urteilen können, nur durch Hilfsannahmen erklären, die experimentell noch nicht gestützt sind[1]. Wir dürfen daher mit einigem Recht sagen, daß, so klar die Verhältnisse bei künstlich gesetzten Extrasystolen sind, die Reizentstehung der Extrasystole beim kranken Herzen vollkommen unerklärt ist. Die Analogie mit dem „äußeren" Reiz des physiologischen Experimentators hat uns meist dazu verführt, das Problem überhaupt nicht zu bemerken.

Die *klinische Nutzanwendung* aus diesen kritischen Anmerkungen ist die: man stelle sich den Erklärungswert eines „heterotopen Reizzentrums" nicht zu groß vor. Man bedenke immer, daß es auch am normalen Herzen Extrasystolen geben kann. Man sei sich bewußt, wie schwer die Differentialdiagnose zwischen s-a-Block, Extrasystolie und Arrhythmie im Sinusgebiet ist. Man beachte, daß man bei allen sinusnahen Rhythmusstörungen viel mehr als bisher die Rolle eines plötzlich sich ändernden Vagustonus bedenken muß. Man wäre, glaube ich, erstaunt, wie einförmig die Rhythmik des Herzens wäre, wenn es keine Nerven hätte! Eine gewisse Vorstellung von dieser Einförmigkeit vermitteln uns übrigens die am a-v-Knoten als Schrittmacher entstehenden Rhythmen, die von ganz ungewöhnlicher, fast mathematischer Konstanz zu sein pflegen, weil eben hier die direkten nervösen Angriffspunkte sehr viel schwächer sind.

Wir wollen zum Abschluß und als Ergänzung unserer klinischen Nutzanwendung drei sehr problematische EKG betrachten. Im ersten EKG (Abb. 240) bemerken wir eine allmählich einsetzende und schwindende Bradykardie; zugleich mit ihr wird der Vorhof deformiert. Eine Extrasystolie kann nicht vorliegen: sie erklärt nicht die bradykarde Phase. Diese kann vielmehr nur das Ergebnis echter Sinusarrhythmie sein und ist aller Wahrscheinlichkeit nach

---

[1] Eine solche, wie gesagt, ganz grundlose Annahme der Literatur ist z. B. die, daß das Zentrum der Extrareize oder der Sinus gegen die von andern Orten herkommende Erregungswelle durch eine einseitige Blockade geschützt sei.

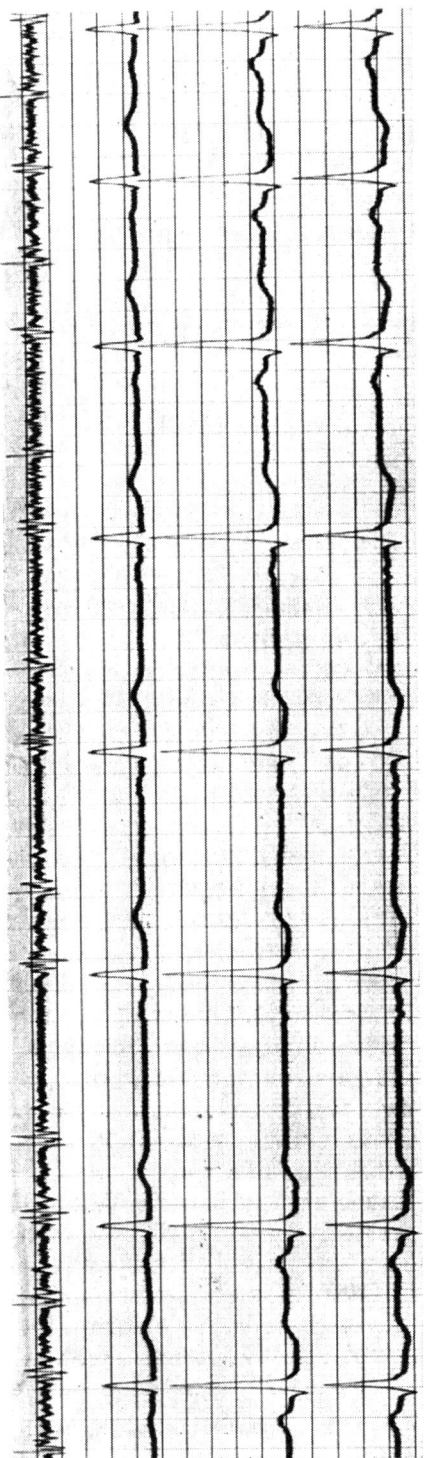

Abb. 240. Wandernder Schrittmacher, zugleich mit wechselnder Erregungsfrequenz. Die frequenten Reize stammen aus dem Sinus.

respiratorisch. Zugleich mit der respiratorischen Frequenzänderung des Schrittmachers wandert aber der Schrittmacher; wahrscheinlich wird der bisherige Schrittmacher durch den Vagus so stark gedrosselt, daß eine Nachbarregion schneller wird und den Schrittmacher übernimmt. Da sie andere Leitwege zum Vorhof hat, deformiert sich dieser; wie wir oben (S. 337) sahen, ist das ein normales und experimentell wohl geklärtes Ereignis. Abb. 240 stellt also einen *durch respiratorischen Vagusreiz wandernden Schrittmacher* dar.

Abb. 241 könnte bei oberflächlicher Betrachtung als Sinusextrasystolie mit kompensatorischer Pause gedeutet werden. Das kurze, mir zur Begutachtung vorgelegte Stück zeigt aber einen merkwürdigen Anfang: 3 schnell aufeinanderfolgende Schläge. Diese lassen sich, da das Intervall zwischen 1 und 3 gleich dem zwischen 3 und 4 bzw. 5 und 6 ist, als interpolierte Extrasystole deuten, wofür auch spricht, daß 1—2 länger ist als 2—3 (analog Abb. 228). Andererseits ist das regelmäßig wiederkehrende Intervall das von 3—4, 5—6, das gleich 1—3 ist. Wir werden also schließen, daß die Schläge 2 und 5 Extrasystolen sind. Dabei ergibt sich freilich die merkwürdige Tatsache. daß 2 eine echte interpolierte Extrasystole ist (Abb. 227), die bei sinusnahem Reizort eigentlich nicht entstehen sollte, da der Sinus von dieser Extrasystole erregt und phasenverschoben werden muß. Für diese Extrasystole ist also der Sinus „äußerer" Reiz. Extrasystole 5 hingegen benimmt sich wie eine „normale" sinusnahe Extrasystole, erregt den Sinus und bewirkt, daß der Sinus von hier ab seinen Rhythmus neu beginnt (Extrasystole ohne kompensatorische

Pause, Abb. 226). Freilich ließe sich das Bild auch als extreme respiratorische Arrhythmie, ja sogar als sinuaurikulärer Block deuten, bei dem zwischen 3—4 und zwischen 5—6 je 1 Sinusreiz nicht übergeleitet wurde. Eine Differential-diagnose läßt sich einfach nicht stellen. Bei der Diagnose Extrasystolie wird der Theorie zwar Genüge getan, doch bleibt unklar, warum der Sinus einmal von der Extrasystole erregt wird, einmal nicht. Das Beispiel zeigt, wie unvollkommen trotz aller Analyse unsere Kenntnisse vom Schrittmacher sind.

Abb. 242 endlich würde wohl ohne weiteres als rückgekoppelte Extrasystolie gedeutet werden, wenn wir nicht hinzusetzten, daß das Intervall 2—3 das normale

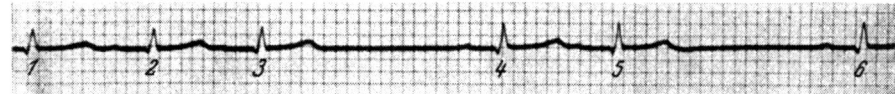

Abb. 241. Fragliche interpolierte Sinusextrasystole (Nr. 2) und Extrasystole ohne kompensatorische Pause (Nr. 5). (Ableitung I.) (EKG von Dr. SCHÖLMERICH: Med. Klinik Marburg.)

Schlagintervall des Sinus ist, wie das auf 5 folgende Intervall beweist. Handelt es sich also um Extrasystolen ohne kompensatorische Pause (Abb. 226)? Nein, denn dann müßte die Verteilung der Pausen anders, nämlich das Intervall 2—3 gleich 5—6 sein. Da aber 1—3 gleich 5—6 ist, handelt es sich bei den Schlägen 2

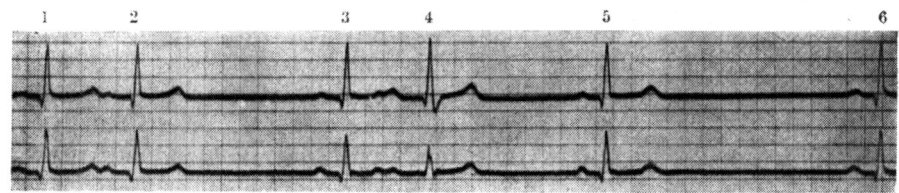

Abb. 242. Echte interpolierte sinusnahe Extrasystolen. Das Intervall zwischen 5. und 6. Schlag gibt die Dauer des normalen Sinusintervalls an. (Ableitung I und II.)

und 4 um echte interpolierte Extrasystolen (Abb. 227). Daß es sich um eine echte Interpolation eines Reizes handelt, der ganz unabhängig vom Sinus ist, und bei dem sich sowohl der Sinus als auch das Extrasystolenzentrum als „äußere" Reize benehmen, beweist die Verschiebung von P. Während das P 2 noch nach T 1 kommt, liegt P 4 vor T 3; der Extrareiz, der nach dem 5. Herzschlag ein-setzt, fällt offenbar in die Refraktärität von Systole 5, ebenso wie bei Systole 6. Es handelt sich um eine echte Schwebung, analog Abb. 231, nur daß hier, ab-weichend vom Schema der Abb. 231, der Sinus „äußerer" Reiz ist und von der Extrasystole nicht erregt wird. Zur Erklärung müßten wir auch hier auf die hypothetischen Ausführungen über den Sinusreiz zurückgreifen, die wir S. 355 machten.

Zusammenfassung.

1. Sinusnahe Extrasystolen sind in der Regel gekennzeichnet durch Schläge, die bei absolut normalem P, QRS und T und normaler oder wenig verlängerter PQ-Zeit in einen regelmäßigen Grundrhythmus eine Abweichung bringen. Sie treten meist mit teilweise kompensierender Pause oder ohne kompensatorische Pause auf; doch können sie auch interpoliert sein (Abb. 237, 242).

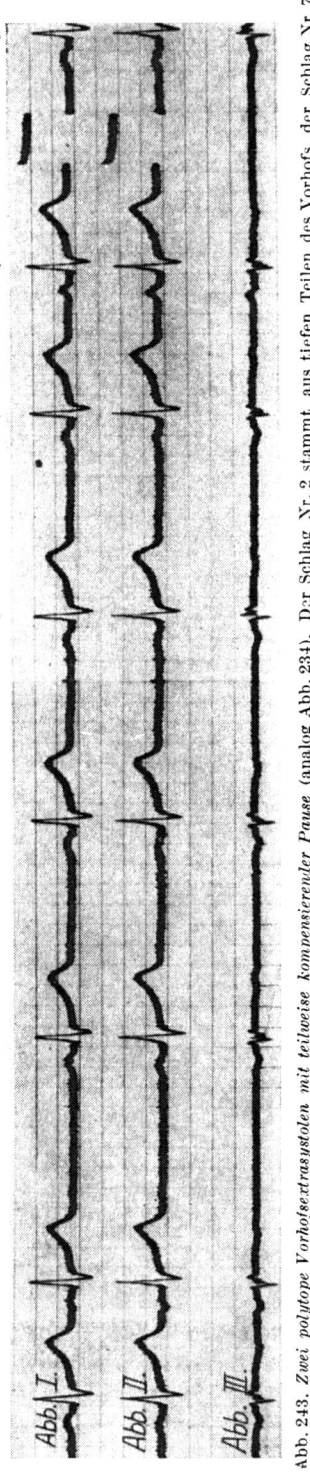

Abb. 243. *Zwei polytope Vorhofsextrasystolen mit teilweise kompensierender Pause* (analog Abb. 234). Der Schlag Nr. 2 stammt aus tiefen Teilen des Vorhofs, der Schlag Nr. 7 aus sinusnahen Teilen.

2. *Fällt ein Herzschlag, einschließlich P, in einer sonst fast regelmäßigen Serie von Schlägen aus, so wird das als Zeichen eines sinuaurikulären Blocks betrachtet (Abb. 239).*

3. *Sinusarrhythmien sind meist respiratorisch-vagal bedingt und können sprunghafte Frequenzänderungen zeigen, die einem sinuaurikulären Block ähneln. Entscheidend ist ihre Synchronisation mit der Atmung (Abb. 238).*

4. *Arrhythmien mit kleinen P-Änderungen können auf einen wandernden Schrittmacher in Sinusnähe bezogen werden, wenn die PQ-Zeit fast konstant bleibt (Abb. 240).*

5. *QRS und T können bei kleinem voraufgehenden Intervall durch Refraktärität verändert sein.*

51. Die Vorhofsextrasystole.

Das Kennzeichen der Vorhofsextrasystole müßte sein, daß P deformiert ist, aber vor QRS steht. Das Ausmaß der Deformation von P würde Rückschlüsse erlauben, wo im Vorhof die Extrasystole beginnt. Hier gelten die für QRS oben erläuterten Gesetzmäßigkeiten der Vektoranalyse: Die Richtung des P-Vektors hängt von der Richtung und wechselseitigen Interferenz der einzelnen Faserkomponenten ab. Denn jede Vorhofsfaser entwickelt längs ihrer Oberfläche das gleiche Potential, das auch die Kammerfaser entwickelt (Abb.18). Eine sinusnahe Extrasystole wird relativ kleine Deformierungen von P zeigen, es sei denn, sie fällt so früh in die relative Refraktärzeit, daß die normalen Leitungswege im Vorhof noch unerregbar, und nur abnorme Umwegsleitungen erregbar sind. Daß solche Umwege vom Sinus her leicht beschritten werden können, wurde oben schon erwähnt (S. 366).

Als allgemeine Regel kann gelten: je tiefer das Reizzentrum im Vorhof sitzt, desto mehr überwiegen im Integralvektor des Vorhofs die von unten nach oben weisenden Fasern, die also P in allen Ableitungen negativ machen. Zwischen dem normalen Sinussitz und dem tiefen Sitz von Vorhofsextrasystolen sind alle Übergänge möglich. Ein ziemlich in Vorhofsmitte (von der Projektion auf die Frontalebene her beurteilt) sitzendes Reizzentrum würde Partialvektoren erzeugen, welche radial nach allen Richtungen streben und sich gegenseitig kompensieren: P wird klein, meist vor allem besonders *kurz*, weil ja auch der Gesamtleitungsweg einfach halbiert wird und mit ihm die Leitungszeit, die sich in der Dauer von P ausdrückt. Setzen wir für das Vorhofsmyokard ebenfalls 1 m/sec mittlere Leitungsgeschwindigkeit an[1], so würde die Erregungswelle also 2 cm in 0,02 sec, also innerhalb des Strichabstandes unserer üblichen Siemens-Zeitschreibung, durchwandern.

Abb. 243 gibt in einem EKG 2 Vorhofsextrasystolen, eine sinusnah, eine mehr zum unteren Teil des Vorhofs hin. Die sinusnahe Extrasystole (7. Schlag der Abbildung) zeichnet sich durch kurzes P aus. PQ ist bei ihr nur wenig verkürzt. Die sinusferne Extrasystole (2. Schlag) hat negatives P_{II} und P_{III}, PQ

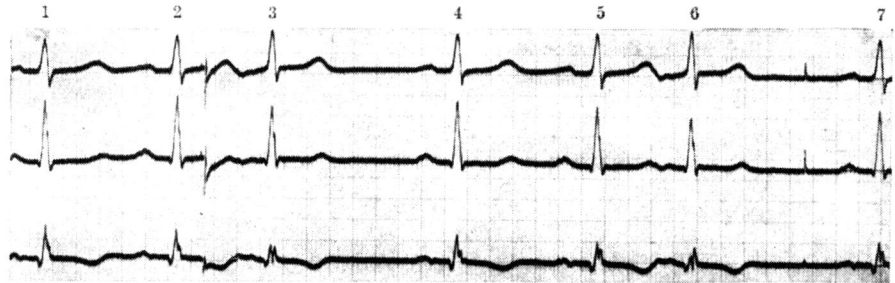

Abb. 244. Rückgekoppelte Vorhofsextrasystolen in Trigeminusform, analog Abb. 235 oder 236. Zwischen 2. und 3. Schlag ein Artefakt. Extrasystolen sind der 3. und 6. Schlag der Serie. Echte kompensatorische Pause.

ist deutlich verkürzt (0,13 gegen 0,16 normal). Es handelt sich in beiden Fällen um eine Extrasystole mit teilweise kompensierender Pause, welche analog Abb. 234 zustande kommt.

Ob eine Extrasystole des Vorhofs eine teilweise kompensierende oder eine echte kompensatorische Pause aufweist, hängt von zufälligen quantitativen Daten ab. Trifft die vom Extrasystoliezentrum zum Sinus zurücklaufende Erregung am Sinus „zu spät" ein, so hat dieser seine Erregungswelle gerade ausgesandt und die beiden Erregungswellen bringen sich *vor* dem Sinus, im Vorhof, zum Erlöschen und die Pause ist voll kompensierend. Trifft die Extrasystole „zu früh" ein, so erregt sie ihrerseits auch zu früh den noch nicht spontan erregten Vorhof. Abb. 244 zeigt eine rückgekoppelte Extrasystolie, wahrscheinlich bei übererregbarer Phase, mit echter kompensatorischer Pause. (Die Extrasystole beginnt natürlich in der übererregbaren Phase des Vorhofs!)

Der Normalfall der Vorhofsextrasystole ist der mit teilweise kompensierender Pause und normalem QRS-T-Abschnitt. Von diesem Normalfall gibt es jedoch Abweichungen, welche differentialdiagnostisch Schwierigkeiten machen. Abweichungen in der kompensatorischen Pause sind dabei nach dem oben Gesagten leicht zu erklären. Abweichungen von QRS und T sind dann zu erwarten, wenn die Extrasystole so frühzeitig auftritt, daß die Kammer sich noch in einem *teilweise refraktären Zustand* befindet. Daß es hierzu überhaupt kommen kann, ist darauf zurückzuführen, daß die Vorhofsabschnitte mit ihrer höheren natürlichen Schlagfrequenz auch eine kürzere Refraktärzeit haben, eine Kombination, die man bei allen erregbaren Organen beobachten kann. Die partielle Refraktärität

---

[1] Am Hund beträgt der Wert im Mittel exakt 0,8 m/sec. BRENDEL, RAULE u. TRAUTWEIN: Pflügers Arch., im Druck.

äußert sich in Verzögerungen der Erregungsleitung, vor allem also in Verlängerungen der Zeit, welche die Erregung zum Lauf vom Vorhof in die Kammer braucht, und die sich in dem PQ-Intervall äußert (vgl. S. 374). Eine solche Refraktärität speziell des Überleitungsgewebes kann bei sehr frühzeitigen Vorhofsextrasystolen einen a-v-Block machen, so daß ein vorzeitiges P ohne QT erscheint[1]. Daneben gibt es Deformierungen, vor allem Verbreiterungen von QRS, eventuell Änderungen von T, wenn Teile des Myokards verzögert erregt werden und damit ein abweichender Erregungsrückgang zustande kommt (Abb. 245). Letzterer kann erst recht aus *hämodynamischen* Gründen verändert sein, da das Herz in der frühen Extrasystole ja frustran oder mindestens mit sehr kleinem Schlagvolumen schlagen kann. Solche Änderungen von QRS und

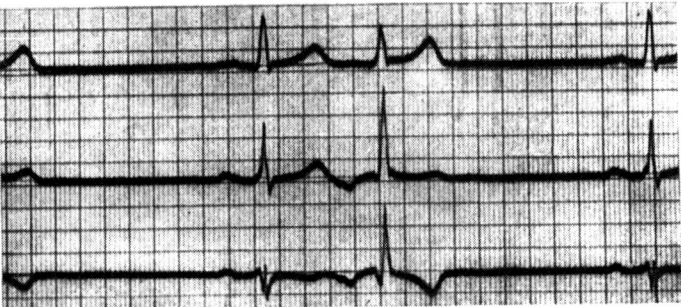

Abb. 245. Beispiel einer *Vorhofsextrasystole* mit Veränderung von QRS und T durch das zu kurze Intervall. QRS ist im Typ etwas verändert, und zwar weniger linkstypisch. Da sich in diesem Fall (bei gleicher QRS-Breite) der elementare Erregungsrückgang auch verändert, muß T linkstypischer werden. (Der diskordante elementare Erregungsrückgang verändert T ja umgekehrt wie R!). Die Größe des Ventrikelgradienten hat sich dabei nicht deutlich verändert, d. h. der apicobasale Erregungsrückgang ist gleichgeblieben, T ist nur durch Veränderung des QRS-Typs verändert. Die QRS-Änderung deutet bei dem relativ großen präextrasystolischen Intervall auf verzögerte Erholung.

T sind also mit der Annahme einer Vorhofsextrasystole wohl vereinbar. Die erwähnten Verlängerungen von PQ, die in Abb. 242 sehr deutlich zu sehen sind, widerstreiten den Verkürzungen von PQ, welche durch den kürzeren Leitungsweg gegeben sind. Beide Effekte können sich also wechselseitig kompensieren. Der Vergleich von Abb. 244 und 245 zeigt übrigens, daß ein Herz bei gleichem präextrasystolischem Intervall kaum Refraktärerscheinungen zeigt (Abb. 244), das andere wohl (Abb. 245). Wir werden Refraktärerscheinungen bei Intervallen von 0,4 sec und mehr daher bereits als eine nicht mehr normale *Verzögerung* der Erholung betrachten müssen; sie liegt in Abb. 245 vor.

Die *Veränderungen von P* selbst sind nur dann eindeutig zu beurteilen, wenn neben abwegigen P-Formen auch normale zu finden sind. Die Differentialdiagnose gegenüber solchen P-Deformationen, die *ständig* sind, wird daher später erörtert. Respiratorische Schwankungen von P sind notwendigerweise, da sie vorwiegend Lageänderungen sind, von analogen Typenänderungen von QRS begleitet. Fehlen solche, wie z. B. in Abb. 240, so ist die Diagnose echter Verschiebungen des Reizursprungs innerhalb des Vorhofs berechtigt.

Entstehen Extrasystolen abwechselnd an verschiedenen Stellen des Vorhofs (*„polytope Extrasystolen"*), so ist das ein Hinweis darauf, daß abnorme Reize

[1] WEINBERG u. KATZ: Amer. Heart J. **19**, 519 (1940).

vorliegen, die an mehreren Stellen zugleich angreifen. In der Regel werden solche Reize organischen Ursprungs sein; die rein „nervöse" Genese (durch Wanderung des Schrittmachers unter Vagusreiz z. B.) wird hierbei unwahrscheinlich, wenn auch nicht auszuschließen sein.

Zusammenfassung.

1. *Vorhofsextrasystolen zeigen bei in der Regel völlig normalem QRS und T ein abweichendes P, entweder diphasisch oder in 2 oder 3 Ableitungen negativ, mit verkürzter PQ-Zeit. PQ ist um so kürzer, je näher am a-v-Knoten der Extrareiz entsteht. Die Pause ist in der Regel teilweise kompensierend.*

2. *QRS und T können, abweichend von der Regel, durch Refraktärität verändert sein, wenn das voraufgehende Intervall sehr kurz ist (z. B. P der Extrasystole noch ganz in T fällt) (Abb. 245).*

52. Extrasystolen und Rhythmen aus der Kammer.

a) Extrasystolie und Rhythmik aus dem Reizleitungssystem (RLS).

Das eigentliche Problem der Kammerextrasystolie ist die topographische Diagnostik. Von ihr abgesehen bieten die Kammerextrasystolen wenig Schwierigkeiten in der Beurteilung. Wir wollen daher mit der Topographie beginnen. Als Entstehungsort des Extrareizes kommt sowohl das Reizleitungssystem als auch das Myokard in Frage. Eine Möglichkeit, in diesem weiten Bereich zu lokalisieren, hat man naturgemäß nur, wenn man die Auswirkungen des abnormen Reizortes theoretisch oder empirisch genau übersieht. Solange QRS und T unverändert sind, muß die Extrasystole aus demjenigen Teil des RLS stammen, wo die beiden Schenkel noch vereinigt sind; sie muß also sehr nahe am ASCHOFF-TAWARA-Knoten sitzen. Wir dürfen alle Extrasystolen mit unverändertem QRS und T, welche nicht aus dem Vorhof stammen, als *knotennahe Extrasystolen aus dem Reizleitungssystem* bezeichnen.

Die Differentialdiagnose gegen die Vorhofsextrasystolen ist nicht so ganz einfach. Es hängt alles davon ab, welche Zeiten bei der Überleitung vom Vorhof auf die Kammer von der Erregungswelle gebraucht werden, wo diese Zeiten verstreichen (in a-v-Knoten, im Reizleitungssystem?) und ob die Leitungsgeschwindigkeit rückwärts (antidrom) ebenso groß oder kleiner ist als in der a-v-Richtung. Leider sind nun unsere Kenntnisse hier nicht allzu fest fundiert. Machen wir folgende theoretische Erläuterung (Abb. 246): Nach unserer Vorstellung von den Potentialvektoren, die wir im nächsten Kapitel entwickeln werden, muß P beendet sein, wenn die weitest vom Sinus entfernte Vorhoffaser soeben total erregt wurde. Der a-v-Knoten ist nun sicher nicht der weitest entfernte Punkt[1]. Er wird also aller Voraussicht nach schon zur Zeit von P erregt; wir wissen allerdings nicht den exakten Moment. Nun läuft die Erregung vom a-v-Knoten im HISschen Bündel abwärts. Als erstes tritt sie in die Papillarmuskeln über. Bei einem normal großen Herzen wird dieser Weg rund 7 cm

---

[1] Von einem oberen und unteren a-v-Knoten zu sprechen, wie man das in Amerika tut (KATZ, Electrocardiography), scheint nach den zuverlässigen anatomischen Kenntnissen MAHEIMs (Maladies organiques du FAISCEAU de HIS, S. 22) nicht zweckmäßig. Wir sprechen daher auch nicht von oberem oder unterem Knotenrhythmus.

lang sein. Die Leitungsgeschwindigkeit im falschen Sehnenfaden wurde nun allerdings recht verschieden hoch angegeben; die besten Werte sind die von Maeno[1] mit 2—3,5 m/sec und die von Draper und Weidmann[2] am ausgeschnittenen falschen Sehnenfaden des Hundes von 1,3—3,2 m/sec (im Mittel 2 m/sec). Rechnen wir den höchsten Betrag von 3,5 m/sec, so verstreicht also vom a-v-Knoten bis zum Papillarmuskel die Zeit von 0,02 sec. Nun ist aber die Zeit vom Ende P bis Anfang Q, die PQ-Zeit (wie alle diese Werte frequenz- und zudem altersabhängig), bei einer mittleren Herzfrequenz von 60/min rund 0,085 sec[3].

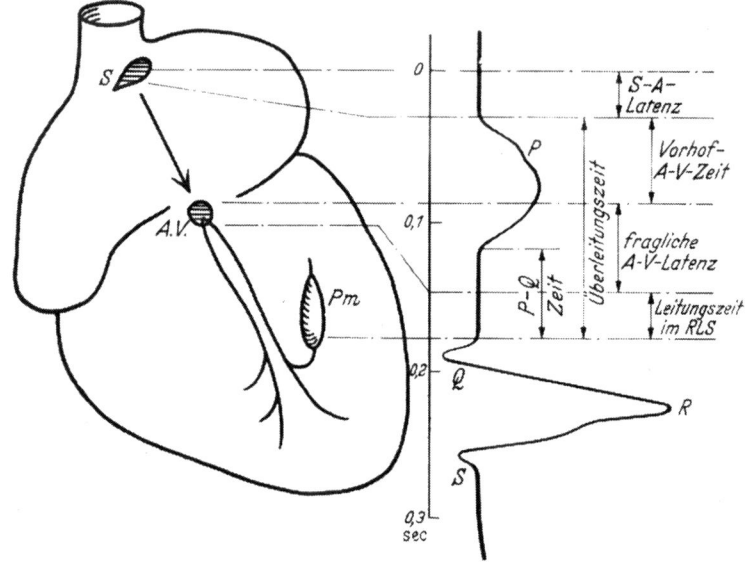

Abb. 246. *Schema der Zeitverhältnisse bei der Vorhofkammer-Überleitung.* Anatomie und Phasen des EKG werden einander zugeordnet. S Sinus; A.V. Atrioventrikularknoten; Pm Papillarmuskel. Hypothetisch ist der Wert der s-a-Latenz die Zeit, die zwischen dem Erregungsbeginn im Sinus und dem Beginn von P verstreicht, und die a-v-Latenz, die die Erregungswelle in der Gegend des Atrioventrikularknotens verliert. Die Vorhof-a-v-Zeit ist die Zeit vom Beginn P bis zum Beginn der Erregung des a-v-Knotens; auch sie ist hypothetisch und wahrscheinlich kürzer als P (vgl. Text).

Dieser Wert ist aber noch zu klein für die Leitungszeit zwischen Ende Vorhof und Anfang Myokard, da der a-v-Knoten ja schon *während* P beginnt, erregt zu werden. Wir müssen also rund 0,1 sec als Zeit für diese Leitung ansetzen, von der nachweislich 0,02 oder 20% im RLS verbraucht werden. Was macht aber die Erregungswelle in den 0,08 sec? Sie verschwindet uns aus den Augen, und niemand weiß, was sie anfängt!

Ich habe einmal die Hypothese aufgestellt, daß die Zeit als „synaptische Latenz" im a-v-Knoten selbst verstreicht. Doch ist sie für solche Latenzen eigentlich recht lang. Setzen wir den kleinsten Wert für die Leitungsgeschwindigkeit im RLS, 2 m/sec, ein, so sind bei 7 cm Leitungsweg 0,035 sec nachgewiesen; selbst wenn der a-v-Knoten erst am *Ende* von P erregt würde, so blieben also 0,05 sec übrig, von deren Verwendung wir nichts wissen.

Diese Zeit von 0,05 sec ist nun durchaus nicht obligat. Wir werden unten sehen, daß es sehr kurze PQ-Zeiten gibt, bei denen offenbar diese strittige Strecke

[1] Maeno: Fukuoka-Ikwadaigaku-Zasshi (jap.) **23**, 46 (1930).
[2] Draper u. Weidmann: J. of Physiol. (Brit.), im Druck.
[3] Albers u. Scheer: Z. Kreislaufforschg **1940**, 193.

von dem betreffenden Herzen restlos eingespart wird. Diese Zeit ist also nicht nur ohne Erklärung, sie ist auch inkonstant. Beides erschwert unser Vorhaben einer exakten Diagnostik von Extrasystolen aus dem RLS ungemein. Betrachten wir den extremen Fall der Abb. 247. Würde die Extrasystole an der vorhofs-

seitigen Grenze des a-v-Knotens ent-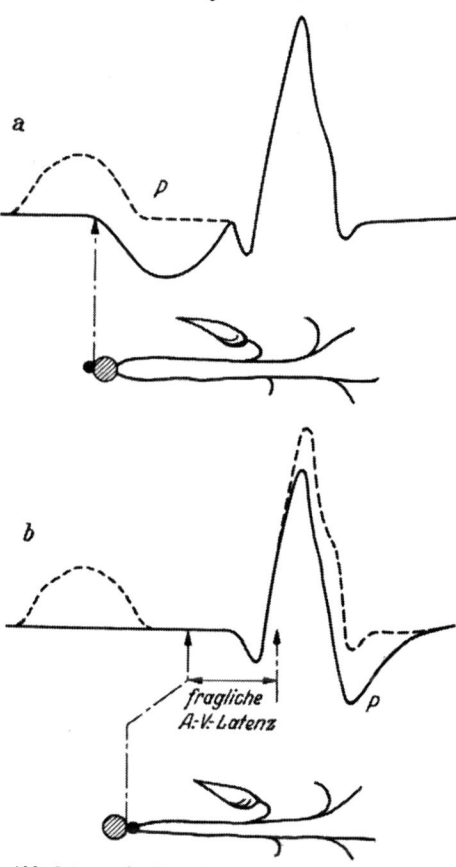
stehen, an einer Stelle also, wo
die Erregung ohne Latenz in das
Vorhofsmyokard übertreten kann,
so begänne relativ zum Beginn von
Q das P der Extrasystole zu einer
Zeit, wo normalerweise das rechtläufige P noch nicht beendet wäre.
Dies extrasystolische P ist, da die
Erregung im umgekehrten Sinne
läuft, negativ. Es füllt praktisch
die ganze sonst isoelektrische PQ-
Zeit aus (Abb. 247a). *(a-v-Extrasystole ohne P-Latenz.)*

Ganz anders, wenn die Extrasystole an einem Ort entsteht, wo
die fragliche Latenz im a-v-Knoten
zum Vorhof hin noch durchwandert
werden muß. Hier kann also die
negative P-Zacke erst beginnen, nachdem diese ganze Latenz von 0,05 bis
0,1 sec zur Überwindung des a-v-
Hindernisses abgelaufen ist. Da bei
der Wanderung der Erregung vom
Ort der Extrasystole zum Papillarmuskel sehr viel weniger Zeit verstreicht als bei der Rückleitung zum
Vorhof, beginnt jetzt QRS *vor* P;
letzteres deformiert nur QRS. Ist
P an sich schon klein, so geht es
ganz in QRS unter. Sind die Latenzen noch größer (bei langen PQ-
Strecken müssen sie ja unter Umständen 0,15 sec und mehr betragen),
so beginnt P noch später und kann

Abb. 247a u. b. Zwei Beispiele extremer Lage von P und QRS bei Extrasystolen aus der Region des a-v-Knotens. Der schwarze Punkt im Schaubild gibt den Sitz des Reizzentrums an. a Reiz *vor* dem a-v-Knoten: P hat keine a-v-Latenz und beginnt sofort mit dem Reiz, ist negativ (da rückläufig erregt). Punktiert das normale EKG aus Abb. 246. b Reiz hinter dem a-v-Knoten: P hat a-v-Latenz, überlagert sich daher QRS und ist kaum sichtbar. Bei größeren a-v-Latenzen kann P noch erheblich später liegen und sogar in T fallen (Abb. 249d)!

unter extremen Bedingungen sogar in T fallen. Es ist dann oft nicht mehr möglich, eine solche verspätete P-Zacke von einem partiellen a-v-Block mit abnorm langem PQ zu unterscheiden, wenn das Ereignis sich nicht mit nor-malen Schlägen vergleichen läßt. Haben wir also eine *ständige* fehlortige Reiz-bildung hinter dem a-v-Knoten vor uns, so wird die Differentialdiagnose gegen eine Überleitungsstörung oft unmöglich. *(a-v-Extrasystole mit P-Latenz.)*

Wir finden nun neben Extrasystolen sehr häufig einen ständig verlagerten Schrittmacher hier in den obersten Partien des RLS lokalisiert. Das *kann*

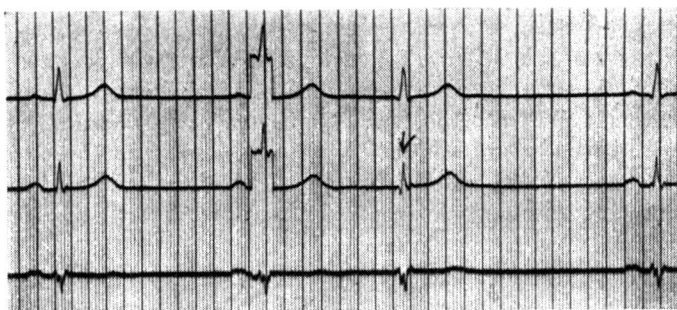

Abb. 248. *Extrasystole aus dem a-v-Knoten mit P-Latenz.* Die Extrasystole ist durch einen Pfeil gekennzeichnet. P selbst ist nicht sichtbar und verbirgt sich wahrscheinlich unter dem leicht deformierten QRS der Extrasystole (analog Abb. 247 b). 46jähriger Arbeiter mit Pyelitis. Die Extrasystolie ist ein Nebenbefund. (Krankenhaus Mannheim.) Die Sinusbradykardie begünstigt die Extrasystolenbildung. Teilweise kompensierende Pause (analog Abb. 234).

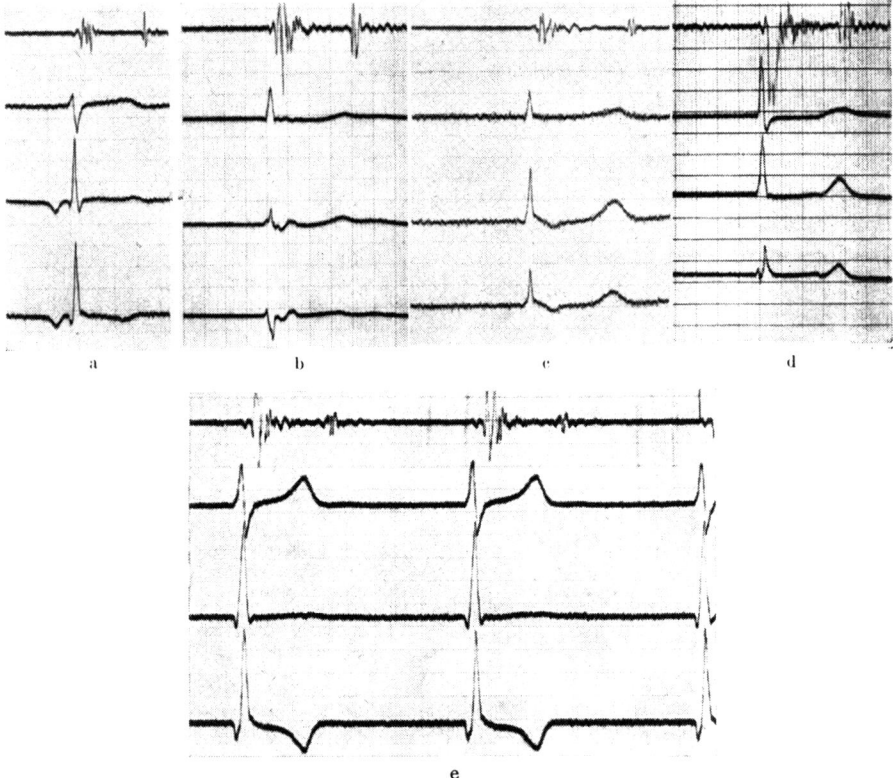

Abb. 249 a—e. Beispiele eines in die a-v-Knotenregion verlagerten ständigen Schrittmachers. Alle Bilder zeigten ganz regelmäßige Schlagfolge von absolut gleichartigem QRS-T und P, so daß hier nur jeweils ein Schlag abgebildet werden mußte. a Sehr kurze PQ-Zeit mit negativem P. Vermutlich liegt der Schrittmacher in dem zum Vorhof liegenden Teil des ASCHOFF-TAWARA-Knotens. Ein Reizursprung in knotennahen Teilen des Vorhofs läßt sich natürlich nicht ausschließen, da keine normalen PQ-Intervalle zum Vergleich zur Verfügung stehen (Knotenrhythmus ohne P-Latenz, Abb. 247 a). RR-Intervall 0,8 sec. b Schrittmacher im a-v-Knoten, doch Knotenrhythmus mit P-Latenz (analog Abb. 247 b). P sitzt direkt hinter R und ist diphasisch. RR-Intervall 1,36 sec. c Ähnliches Bild wie b, bei etwas normalerer QRS-Form. P sitzt in der ST-Strecke und ist in Ableitung II und III negativ. RR-Intervall 1,57 sec. d Relativ spät liegendes P (kurz vor T!), negativ in Ableitung II und III. Enorme Bradykardie (vgl. Abb. 275 a). e Knotenrhythmus ohne P; entweder sitzt P in QRS, oder es liegt ein retrograder A-V-Block bei einem Vorhof vor, der absolut untätig bleibt. (Letzteres ist wenig wahrscheinlich.) Der Sitz des Schrittmachers ist hier nicht mehr bestimmbar. RR-Intervall 0,9 sec bedeuten, daß die Leitung vom Vorhof her versagt. Falls aber P nicht sichtbar ist oder sich QRS überlagert (und zwar immer an der gleichen Stelle) ist die Diagnose eines verlagerten Schrittmachers zu stellen, und solche Bilder gehören also in dieses Kapitel und nicht unter die Leitungsstörungen. Da echte Extrasystolien aus dem a-v-Knoten und seiner Nachbarschaft ausgesprochene Seltenheiten sind, muß ich einige charakteristische Lokalisationen des Schrittmachers ohnehin mit Bildern solcher ständig verlagerter Reizbildung belegen.

Abb. 248 zeigt eine echte Extrasystolie aus dem a-v-Knoten mit P-Latenz. Abb. 249 dagegen gibt Einzelschläge aus Serien wieder, bei denen ein absolut regelmäßiger Rhythmus vorlag, also *alle* Schläge aus einem Schrittmacher des

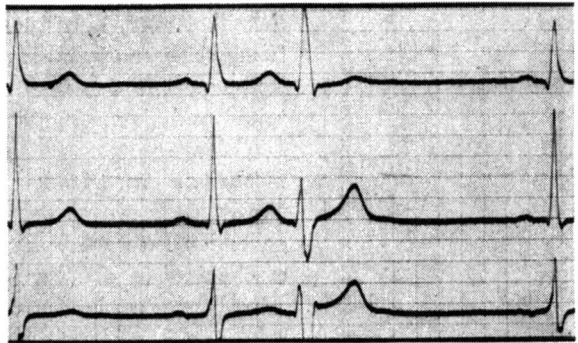

Abb. 250. *Extrasystole aus dem oberen Reizleitungssystem*, mit teilweise kompensierender Pause (Abb. 234). P offenbar in QRS oder T verborgen. (In T der voraufgehenden Systole kann das sonst deutliche P nicht stecken!) QRS und T der Extrasystole leicht deformiert, doch im Typ der Normalschläge. Diese Deformation ist daher möglicherweise, bei dem kurzen präsystolischen Intervall, analog Abb. 245, auf partielle Refraktärität der Kammer zu beziehen. Es kann aber eher an eine Desynchronisierung der Erregung von linker und rechter Kammer gedacht werden, also einen Reizursprung peripher von der Teilungsstelle des RLS. T ist fast ausschließlich passiv durch QRS, nämlich durch den vergrößerten und im Typ veränderten elementaren Erregungsrückgang, verändert.

a-v-Knotens stammten. Man nennt eine Verlagerung des Schrittmachers in diese Region „*Knotenrhythmus*“. (Das Wort ist kurz, aber unschön und wenig klar. Man sollte schon die Zeit und Druckerschwärze nehmen und wenigstens *a-v-Knotenrhythmus* sagen.) Wir finden bei diesen Rhythmen aus dem a.-v-Knoten *alle* Eigenschaften der entsprechenden Extrasystolen (die Rhythmusstörung natürlich ausgenommen). Die Beispiele der Abb. 249 mögen daher zugleich als Beispiele der sehr viel selteneren Extrasystolen gelten. — Die a-v-Knotenrhythmen zeigen also auch P-Latenzen und fehlende P-Latenzen. Abb. 249 gibt die ganze Skala der Latenzen wieder, ausgenommen solche, wo P ganz kurz vor Q beginnt. Solche Bilder scheinen extrem selten zu sein. Man kann daraus vielleicht den *indirekten* Schluß ziehen, daß die Latenz im a-v-Knoten selbst zum Hisschen Bündel hin entsteht und daß eben diese *eng begrenzte* Region des Latenzursprungs nicht zugleich Sitz von Extrasystolen längs ihrer an sich schon kurzen Erstreckung sein kann: entweder beginnt der Reiz *vor* der Stelle mit Latenz oder *hinter* ihr, niemals mitten in ihr. Entweder sitzt also P vor Q oder weit hinter ihm. Eine Statistik fehlt hier noch, müßte aber ein bemerkenswertes Resultat für die Kenntnis der Latenz im a-v-Knoten haben.

Übrigens sei bemerkt, daß unsere Beispiele in Abb. 249 eine enorme Konstanz der RR-Intervalle zeigen, wie sie von Sinusrhythmen mindestens ungewohnt ist. Die fehlende

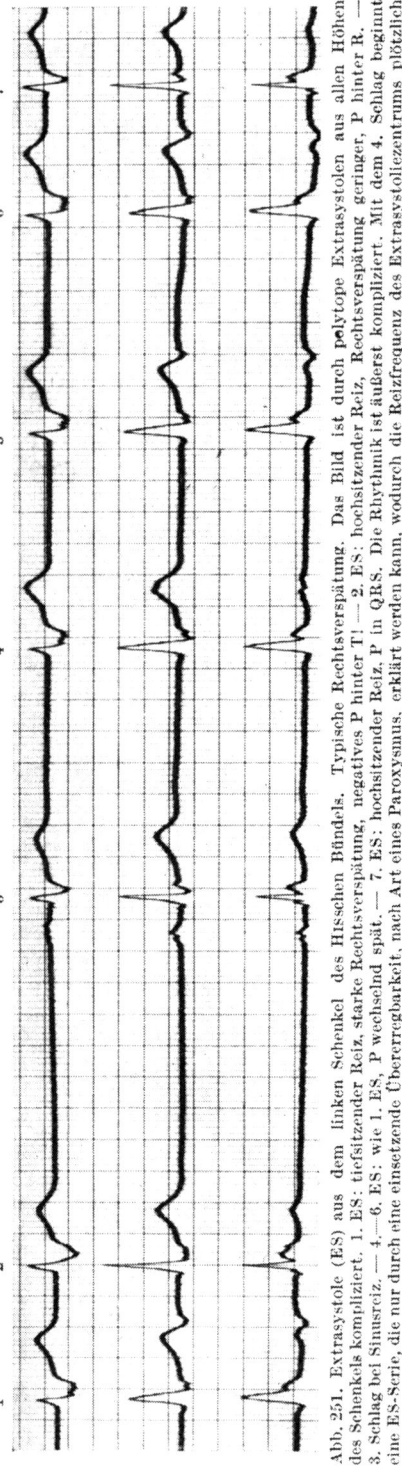

Abb. 251. Extrasystole (ES) aus dem linken Schenkel des Hisschen Bündels. Typische Rechtsverspätung. Das Bild ist durch polytope Extrasystolen aus allen Höhen des Schenkels kompliziert. 1. ES: tiefsitzender Reiz, starke Rechtsverspätung, negatives P hinter T! — 2. ES: hochsitzender Reiz, Rechtsverspätung geringer, P hinter R. — 3. Schlag bei Sinusreiz. — 4.—6. ES: wie 1. ES, P wechselnd spät. — 7. ES: hochsitzender Reiz, P in QRS. Die Rhythmik ist äußerst kompliziert. Mit dem 4. Schlag beginnt eine ES-Serie, die nur durch eine einsetzende Übererregbarkeit, nach Art eines Paroxysmus, erklärt werden kann, wodurch die Reizfrequenz des Extrasystoliezentrums plötzlich erhöht wird.

Frequenzsteuerung durch die Herznerven wird an solchen Bildern deutlich: man sieht, wie einförmig alle Rhythmen des Herzens würden, wenn nicht der Sinus so labil und so stark beeinflußt wäre!

Je tiefer ins RLS hinab der Reizursprung einer Extrasystole wandert, desto mehr muß sich die Form von QRS deformieren. Der Reiz kann ja nur im linken oder rechten Schenkel sitzen; zwar breitet er sich vom Reizort nach beiden Seiten aus, doch muß er, wenn er z. B. im linken Schenkel sitzt, ein Stück diesen linken Schenkel heraufwandern, bis er an der Teilungsstelle den rechten Schenkel erreicht und diesen dann herunterwandert. Die Diagnose ist schwierig, wenn die hierbei zu erwartenden QRS-Deformationen auch, wegen des kleinen voraufgehenden Intervalls, als Refraktäritätserscheinungen deutbar sind (Abb. 250). Eine Extrasystole, die wirklich als eine solche des RLS bezeichnet werden kann, darf nicht tiefer sitzen als bis zur ersten größeren Verzweigung des betreffenden Schenkels. Sitzt sie tiefer, so ist sie wegen der sehr langwierigen Ausbreitungswege selbst in dem Schenkel, den sie erregt, von einer myokardialen Extrasystole nicht zu unterscheiden. Die Verspätungen, die im äußersten Fall bei Extrasystolen aus dem RLS zwischen der Erregung des linken und rechten Schenkels (und also auch Ventrikels auftreten können, sind also gleich der doppelten Leitungszeit im RLS, also rund 0,04 sec. Es können also beträchtliche Verbreiterungen von QRS auftreten. Die Form von QRS solcher Extrasystolen ist sehr ähnlich den Schenkelblockformen. Eine Extrasystole aus dem linken Schenkel z. B. muß das Aussehen eines Wilson-Blocks haben und entsteht ja auch auf ganz analoge Weise (Abb. 251). Sitzt der Reiz im rechten Schenkel, so ist die linke Kammer verspätet. Da sie die mächtigere ist, müßte ihr Potential das Bild von QRS bestimmen: es muß ein rechtstypischer Vorschlag in das sonst fast normale QRS überleiten. Ich habe kein Beispiel dieser Art und vermute, daß Extrasystolen aus dem rechten Schenkel sehr selten sind.

b) Extrasystolen aus dem Myokard der Kammern.

α) **Übergangssystolen aus tiefen Teilen des RLS.** Es erscheint bei der Variabilität des RLS und der Vielfalt der möglichen Reizorte heute noch fast unmöglich, den Sitz des Reizursprungs aller Kammerextrasystolen anzugeben. Die Sache wird dadurch noch schwieriger, daß wir im Experiment bislang nur die Oberfläche des Herzens haben reizen können. Wir kennen also mit Sicherheit nur die Bilder bei subepikardialen Reizursprüngen. Solche subepikardialen Extrasystolen sind immer sehr breit (Abb. 258); man wird als Regel aufstellen können: je näher der Extrareiz einem großen Stamme des RLS sitzt, von dem aus eine schnelle Verteilung der Erregung in alle Abschnitte des Herzens möglich ist, desto schmaler ist QRS. Die Extrasystole zeigt vor allem immer eine relative Hochspannung, aus den in Abb. 42 bereits analysierten Gründen.

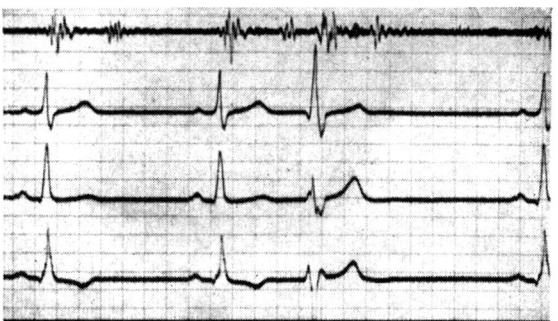

Abb. 252. Extrasystole mit annähernd voll kompensierender Pause, wahrscheinlich aus einem tiefen Punkt des linken RLS; die Erregung breitet sich im späteren Verlauf stärker als normal von unten nach oben links aus. Teile des linken Myokards werden dabei in anderer Richtung als normal durchlaufen.

Der mehr oder weniger weitgehende Fortfall der physiologischen Niederspannung vergrößert die QRS-Fläche bis auf das 25fache der normalen Werte[1]. Es gibt nun alle Übergänge von breiten, offenbar subepikardialen Extrasystolen und von Extrasystolen mit schmalem QRS, die aus einer Stelle des RLS stammen müssen, von wo aus die Erregung sich rasch in alle übrigen Abschnitte des Herzens transportieren läßt (sog. *Septumextrasystolen*). Abb. 252 gibt z. B. eine Extrasystole mit dem Bild der Linksverspätung. Unter „Linksverspätung" muß hier allerdings etwas anderes verstanden werden, als was wir bislang so bezeichneten: würde der gesamte linke Schenkel mit allen seinen Zweigen synchron über den a-v-Knoten vom rechten Schenkel her erregt werden, so müßte das EKG in seinem Typ im wesentlichen normal bleiben, da der QRS-Typ wegen der so sehr viel größeren Muskelmassen des linken Ventrikels hauptsächlich von diesem bestimmt wird. Freilich wollen wir zugeben, daß *alle* Faktoren: die Leitungsgeschwindigkeit im RLS, das Vorhandensein inkonstanter Anastomosen zwischen linkem und rechtem Schenkel (MAHAIM[2]) und endlich die Versorgung der verschiedenen Myokardbezirke durch die verschiedenen Äste des RLS, noch so wenig überschaubar sind, daß allzu genaue topographische Diagnosen nicht am Platze sind. In Abb. 252 würden wir also nichts weiteres als die Angabe wagen, daß ein Ast vorzeitig innerviert sein muß, der seitlich hochliegende Teile der linken Kammer erregt.

[1] GÄRTNER: Diss. Heidelberg, in Vorbereitung.
[2] MAHAIM: Les maladies organiques du faisceau de HIS-TAWARA. Paris 1931.

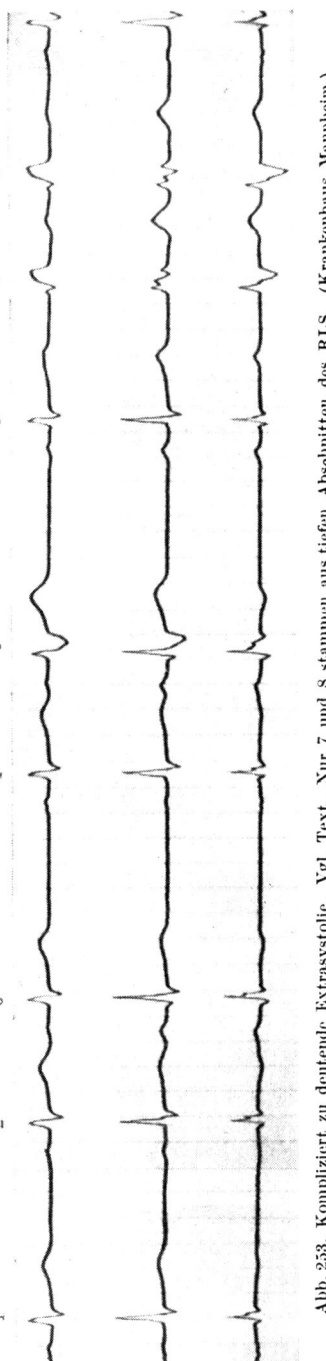

Abb. 253. Kompliziert zu deutende Extrasystolie. Vgl. Text. Nur 7 und 8 stammen aus tiefen Abschnitten des RLS. (Krankenhaus Mannheim.)

Abb. 253 gibt eine interessante differentialdiagnostische Aufgabe zu diesem Kapitel. Ohne Frage handelt es sich um eine polytope Extrasystolie. Das Problem beginnt nun schon mit der Frage, welche Systolen Extrasystolen sind. Die Schläge 1, 2, 4 und 9 haben ein negatives und flaches P_{III}; 3,5 und 6 haben normales P. Trotzdem müssen 1, 2, 4, 6 und 9 als Normalsystolen, 3, 5, 7 und 8 als Extrasystolen betrachtet werden. Bei 7 und 8 ist das selbstverständlich. Daß 3 und 5 Extrasystolen sind, geht daraus hervor, daß beide ein Q_{II} und Q_{III} haben, daß der Abstand P bis Gipfel R bei beiden verlängert ist und daß der Abstand 1—2 genau $1/_2$ von 6—9 ist, was 1, 2, 6 und 9 zu Normalsystolen stempelt. Auch müßte, wenn 3 z. B. eine Normalsystole wäre, 2 eine interpolierte Extrasystole aus Sinusnähe sein, was schlecht zu dem ganzen Bilde paßt. Woher stammt nun die 3. Systole? Offenbar aus Sinusnähe, denn PQ ist vollkommen normal und gleich PQ in Systole 1 und 2. Die Deformation von QRS kann also nur durch Refraktärität bedingt sein! Was für 3 zutrifft, muß nun auch für 5 gelten. So sehr dieser Schlag danach aussieht, eine Extrasystole aus dem linken Hisschen Schenkel zu sein, so sicher kann das (wegen PQ!) nicht stimmen! Da das voraufgehende Intervall 4—5 kürzer als 2—3 ist, ist die stärkere QRS-Deformation als stärkere Refraktärität zu deuten. Nur 7 und 8 sind also fraglos Extrasystolen aus tiefen Teilen des RLS.

β) **Über die Richtung der Erregungswelle im Myokard.** Wir werden uns bei der Analyse von Bildern, wie Abb. 252, mit Nutzen eines allgemeinen Prinzips der Vektoranalyse bedienen können: wenn nämlich an QRS-Deformierungen nur „*Verspätungen*" beteiligt sind, wenn also große Teile des Myokards zwar verspätet, aber doch rechtläufig von der Erregung durchsetzt werden, ohne daß es in irgendeinem Teil des Myokards zur Umkehr der Wanderungsrichtung in Myokardfasern kommt, so muß die Summe aller positiven und negativen Flächen von QRS konstant bleiben. Und zwar müßten wir alle von der QRS-Kurve nach oben umrahmten Flächen ausplanimetrieren und von ihnen die ebenso planimetrierten Flächen nach unten abziehen. Das Ergebnis muß bei *reinen* Verspätungen konstant bleiben. Das ergibt sich aus der Tatsache, daß jede Faser einen individuellen und konstanten Beitrag zu QRS liefert, und sich alle Einzelpotentiale vektoriell und planimetrisch addieren. In Abb. 252 sehen wir, daß in Ableitung II und III ein negativer Flächenanteil des Extrasystolen-QRS entstanden ist, dem keinesfalls ein entsprechend kompensierender Zuwachs an positiver Fläche gegenübersteht. Es müssen also Fasern ihre individuellen Potentialvektoren und Potential-flächen umgekehrt haben: d. h. sie sind in umgekehrter Richtung als normal von der Erregung durchlaufen worden. Jede gröbere Verspätung (auch die in Abb. 251) muß übrigens zur Umkehr der Erregung in zahlreichen Fasern führen, nämlich in den Randgebieten des verspätet erregten Bezirks: hier dringt ja aus dem nichtverspäteten Teil des Myokards die Erregung auf dem Muskel-wege vor, und zwar so weit, wie die langsame muskuläre Leitung Zeit hat, inner-halb der Verspätung, die das RLS mit seiner Erregungswelle aufweist, zu kommen. Beide Wellen treffen sich dann sozusagen auf einer zur verspäteten Region hin verschobenen Grenze[1].

Wir können also annehmen, daß eine Extrasystole, deren Gesamtfläche QRS, auf die obige Weise vorzeichengerecht planimetriert und summiert, gleich der des Normalschlages

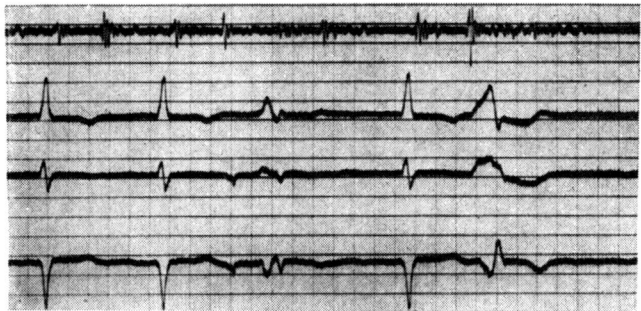

Abb. 254. Eine ES aus dem RLS, mit deutlicher Verspätung ohne gröbere Umkehr der Erregungswellen, und eine ES aus dem Myokard, mit partieller Umkehr der Erregung.

ist, eine ES mit reiner Verspätung ohne Umkehr der Erregungsrichtung ist. Solche Extra-systolen sind wohl nur bei Erregung aus dem RLS denkbar. Abb. 254 zeigt uns ein Beispiel einer solchen Extrasystole neben einer Extrasystole mit deutlicher Umkehr der Erregungs-welle, die aus myokardialen Bezirken stammt.

Hat übrigens die Erregung sich über das ganze Myokard ausgebreitet, so schreitet sie rückwärts auch in den Vorhof und bis zum Sinus. Hierdurch erzeugt sie, wie oben und unten (S. 354, 389 f.) näher erläute rtist, wechselnd gestaltete, bald voll, bald teilweise kompensierende Pausen. Die P-Zacke tritt dabei während des QRS der Extrasystole auf, ist nicht immer, doch meist deutlich an den kleinen unregelmäßigen Zacken zu erkennen. Ein fehlendes P (bei retrogradem a-v-Block) ist wohl eine Seltenheit. P kann übrigens auch dadurch schein-bar fehlen, daß die Erregung des normalen Sinusreizes und der Extrasystole an der a-v-Grenze gleichzeitig starten und in den Vorhof hinein, also aufeinander zulaufen. Sie treffen sich dann in Vorhofmitte, wie das Abb. 229 andeutete. Dabei entwickeln beide Teilwellen Potential-vektoren nach Abb. 266, welche sich entgegengerichtet sind und sich aufheben. Der vor-letzte Schlag in Abb. 260 scheint diesen Mechanismus aufzuweisen: er hat offensichtlich, im Gegensatz zu der vorhergehenden Extrasystole, kein P in QRS überlagert!

γ) **Die Topographie subepikardial ausgelöster Extrasystolen.** Zur topogra-phischen Diagnose solcher Extrasystolen, die aus oberflächlichen Myokardteilen stammen, steht uns nun die Empirie des Experimentes zur Verfügung (Abb. 255). Und zwar stimmen Affe und Mensch in den Befunden auffallend gut überein

---

[1] Man könnte sich zur Erklärung eines QRS konstanter Flächensumme höchstens noch vorstellen, daß sich in einem Teil des Myokards zwar die Erregungswelle umgekehrt, in einem anderen aber ebenfalls, und daß sich beide Effekte wieder zum normalen Flächeninhalt von QRS kompensieren. Der Fall ist zwar denkbar, wenngleich auch sehr unwahrscheinlich.

(STORM[1] am Affen, BARKER, MACLEOD und ALEXANDER am Menschen[2]). Auch neuere Erfahrungen am freigelegten Menschenherzen von GROEDEL geben prinzipiell gleichartige Resultate[3]. Alle diese Extrasystolen haben breites QRS.

Können wir nun die Gestalt von QRS in eine Regel fassen? Das ist in der Tat möglich, und das Resultat unserer Analyse ist ebenso einfach wie überraschend. Man kann sich die Vektorschleifen der QRS-Abschnitte konstruieren oder, was noch einfacher ist, aus einer allgemeinen Analyse nach Abb. 109b die Hauptachse der Vektorschleife daraus ermitteln, welche Ableitung minimales

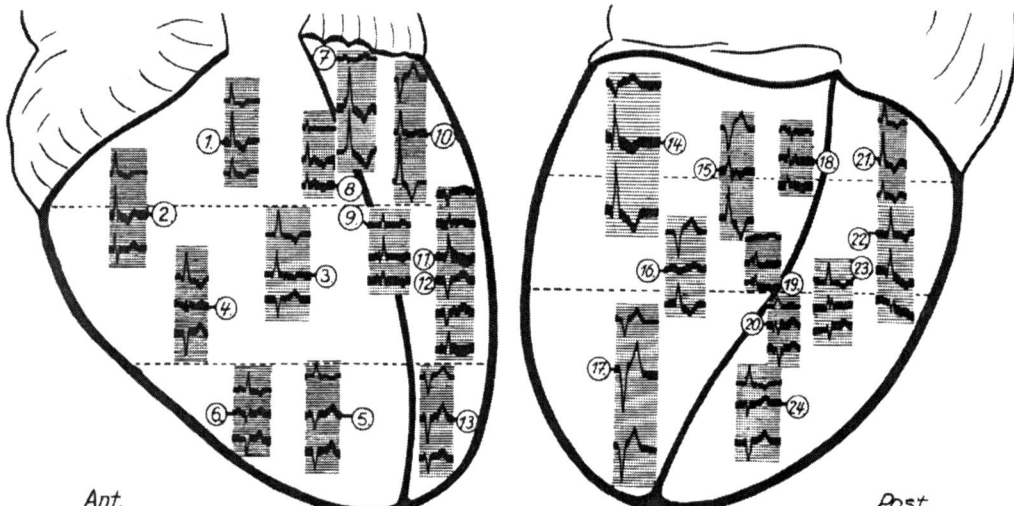

Abb. 255. Die Topographie der subepikardialen Extrasystolen. Die von den verschiedenen Reizpunkten des Affenherzens auslösbaren Extrasystolen sind jeweils neben dem Reizpunkt aufgeklebt. Nach STORM, aus LEPESCHKIN: Das EKG, 2. Aufl., S. 342, Abb. 113.

QRS hat und in welcher Ableitung QRS maximal ist und ob es positiv oder negativ ist. Tragen wir die so ermittelten Hauptrichtungen des Vektors von QRS in eine Herzkarte ein und vereinigen wir die Befunde von STORM am Affen und BARKER usw. am Menschen, so gewinnen wir Abb. 256. Diese Karte der Hauptvektoren subepikardialer Extrasystolen ist ein ziemlich genaues Gegenbild zur Karte der Erregungsausbreitung auf der Herzoberfläche (Abb. 80). Während dort alle Erregungen von einem „Quellpunkt" herzukommen scheinen, zielen sie hier alle auf eine solche Zentralregion hin. Außerdem sind die Potentiale von QRS um so höher, je weiter weg von dieser Zentralregion sich der Reizpunkt befindet. Wir dürfen aus diesen Ergebnissen schließen, daß die Erregung mit langsamer Leitungsgeschwindigkeit solange im Myokard wandert, bis sie auf ein Bündel des RLS stößt, daß sich die Erregung dann längs dieses Bündels rückwärts (antidrom) ausbreitet. Erregen wir allerdings an einem Punkt, von wo aus der Weg zu einem der beiden Schenkel besonders weit ist (z. B. Basis hinten), so wandert die Erregung vorwiegend längs eines Schenkels, und da dieser seine Äste

[1] STORM: Diss. Batavia 1936, zit. nach LEPESCHKIN.

[2] BARKER, MACLEOD u. ALEXANDER: Amer. Heart J. 5, 720 (1930).

[3] GROEDEL u. BORCHARDT: Direct Electrocardiography of the human heart. New York 1948.

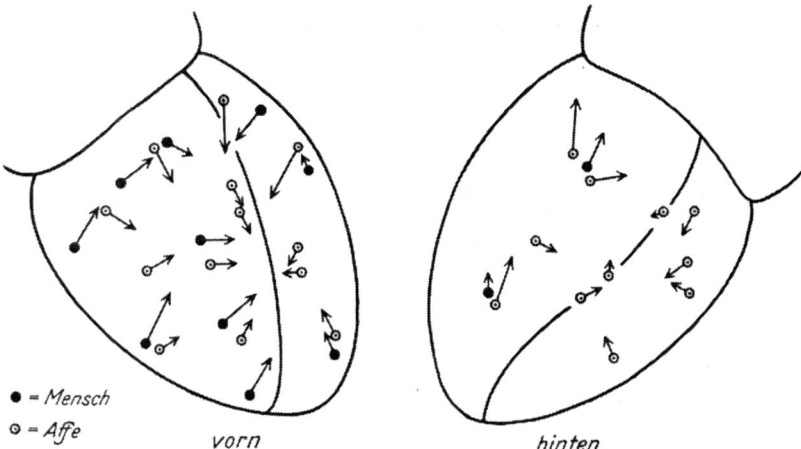

● = Mensch
◎ = Affe   *vorn*   *hinten*

Abb. 256. Darstellung der R-Vektoren (bzw. des Negativitätsgefälles) von künstlich ausgelösten Extrasystolen vom Menschen und Affen. Die Ergebnisse der Untersuchungen von STORM und BARKER und Mitarbeiter sind in ein gemeinsames anatomisches Schema eingezeichnet worden. Beide Herzen zeigten in den Normalschlägen Normaltyp von QRS. Die Länge der Pfeile gibt die relative Größe des Ausschlags von R an, die Richtung ist mit der Richtung des Negativitätsgefälles im EINTHOVENschen Dreieck (Abb. 75) identisch. Die Vektoren der Hinterfront des Herzens sind auch von hintenher betrachtet. In der üblichen Darstellung der Frontalebene müssen sie also seitenverkehrt werden. (Die Richtung der Pfeile gibt die mittlere Richtung der Erregungs- ausbreitung an.)

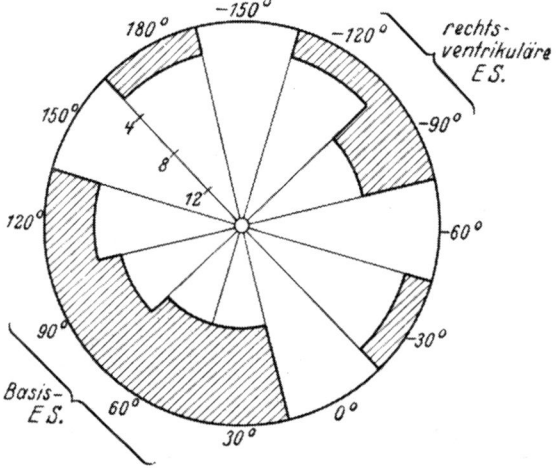

Abb. 257. Analyse des R-Vektors einer Sammlung von 38 Kammerextrasystolen. Es wurde von jedem EKG zuerst der EINTHOVENsche Winkel α_N (Abb. 33) des normalen R berechnet, dann derselbe Winkel α_{ES} vom R der Extrasystole. Die Differenz $\alpha_{ES} - \alpha_N$ ist als $\varDelta\alpha$ in das Kreisschema eingetragen. Der Kreis ist in Sektoren zerlegt, welche Werte zu beiden Seiten der angegebenen Mittelwerte von $\varDelta\alpha$ zusammenfassen. Die schraf- fierte Füllung gibt an, wieviel Fälle von jedem $\varDelta\alpha$ unter den 38 vorhanden waren. Für ein normtypisches EKG mit einem $\alpha = 60°$ für R des Sinusschlages ist das Diagramm so in bezug auf die Herzlage justiert, daß die Ver- bindung vom Kreismittelpunkt zur Peripherie zugleich die Richtung des Vektors im Körper angibt: eine Extra- systole mit einem $\varDelta\alpha$ von + 30° kommt also senkrecht von oben nach unten. Dadurch wird das Schema un- abhängig von der individuellen Herzlage; die gefundenen $\varDelta\alpha$-Werte sind ohne weiteres als *Normalrichtungen* bei anatomischer *Normallage* des Herzens zu werten und mit den Vektorpfeilen der Abb. 256 zu identifizieren. Dadurch ist eine topographische Diagnose möglich. Beachte, daß die Extrasystolen 2 Gruppen bilden, um die $\varDelta\alpha$-Werte von + 60° und — 90°.

immer nach obenhin entsendet, wandert von jedem Abgang dieses linken hinteren Astes des RLS eine neue Teilwelle nach oben. So kommt es, daß gleichlaufende Potentiale lange Zeit nach oben weisen, obgleich doch der Reizpunkt selbst an der oberen Grenze des Herzens liegt. — Erregen wir aber an einem Punkte des Myokards, wo es gleich weit sowohl zum linken wie zum rechten Schenkel ist (hintere Kranzfurche), so wird die Erregung nach *allen* Seiten gleichmäßig fortschreiten: es kommt zu einer sehr starken wechselseitigen Kompensation der divergent entstehenden Faserpotentiale und -vektoren und damit zu besonders kleinem QRS.

Unsere topographische Diagnose wird sich also auf 2 Faktoren stützen können: die Größe von QRS, und die Richtung des QRS-Hauptvektors. Je kleiner QRS,

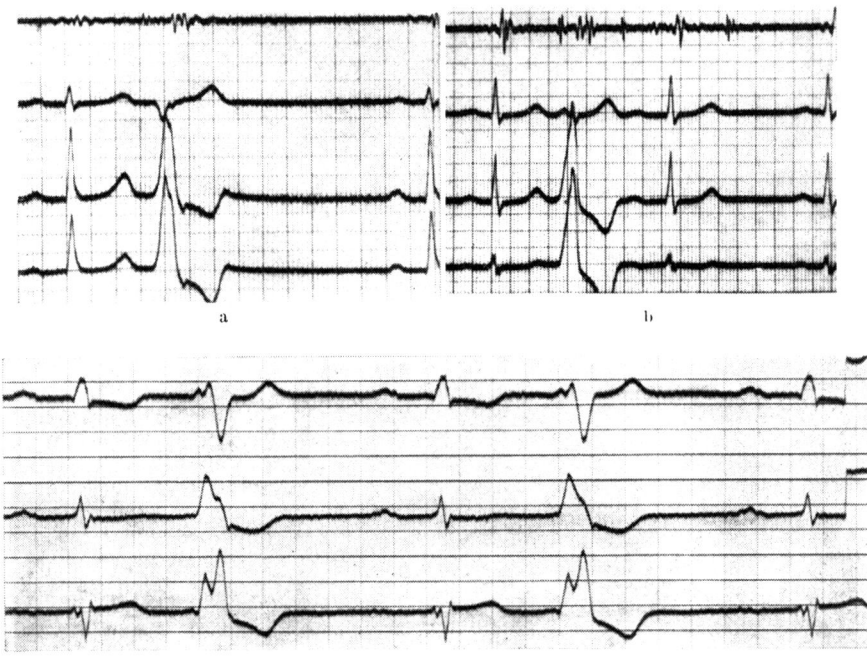

Abb. 258 a—c. Drei Beispiele von Extrasystolen vom Basistyp. Es sind sehr extreme Werte von $\varDelta\alpha$ (Abb. 257) herausgesucht. a Normalschlag: $\alpha_N = 80°$, $\alpha_{ES} = 100°$, $\varDelta\alpha = 20°$. Die Extrasystole stammt also vermutlich aus der oberen linken Ecke der Basis. Übertriebene kompensatorische Pause. b Interpolierte Extrasystole. $\alpha_N = 50°$, $\alpha_{ES} = 90°$, $\varDelta\alpha = 40°$. Die Extrasystole stammt aus etwas mehr abwärts gelegenen Teilen der linken Basis. (PQ des 2. Normalschlages ist durch Refraktärität verlängert; P schlägt absolut regelmäßig!) c Gekoppelte Extrasystolie (Bigeminie). $\alpha_N = 15°$, $\alpha_{ES} = 135°$, $\varDelta\alpha = 120°$. Der Ursprung liegt vermutlich noch tiefer als bei Bild b, etwa entsprechend Punkt 10 in Abb. 255.

desto näher an der Kranzfurche ist das Potential zu lokalisieren. Maximale Potentiale entstehen auf der Mitte der beiden Ventrikelsphären. QRS-Komplexe, deren Vektoren vorwiegend nach links weisen, entstehen auf dem rechten Ventrikel und vice versa. Hohe Potentiale, deren Vektoren senkrecht nach oben weisen, entstehen vermutlich auf der Hinterfläche des linken Ventrikels.

Die Klinik der Extrasystolen zeigt nun, daß eine bestimmte Typologie mit außerordentlicher Häufigkeit auftritt, eine andere ganz fehlt (Abb. 257). Offenbar gibt es diejenigen Extrasystolen, welche an der Herzspitze links ausgelöst werden, ausgesprochen selten, solche, welche basisnah ausgelöst werden, besonders oft. Das entspricht der Tatsache, daß die Herzspitze an sich wenig erregbar ist.

Bei dieser typologischen Abgrenzung des QRS der Extrasystolen müssen wir freilich der Tatsache Rechnung tragen, daß die Herzlage nicht konstant ist, die Extrasystole aber unabhängig von der Herzlage beurteilt werden muß. Wir gehen daher so vor, daß wir nicht nur den Vektor der R-Zacke der Extrasystole berechnen, sondern zugleich auch den des normalen R. Bestimmen wir für beide den Winkel α, und nennen wir das α von R der Extrasystole α_{ES}, das α von R des Normalschlages α_N, so gibt uns die Differenz der beiden Winkel, $\alpha_{ES} - \alpha_N = \Delta\alpha$, ein Maß der Lage des Reizursprunges. Freilich ist auch dieses Maß nur zuverlässig, solange der Vektor des normalen QRS *lagebedingt* ist. Bei Hypertrophien oder gar bei Schenkelblocks wird die Methode unbrauchbar. Abb. 257 gibt die Verteilung der verschiedenen Größen von $\Delta\alpha$ wieder. Wir erkennen sowohl an Abb. 257 als auch an der (hier nicht bildlich wiedergegebenen) Verteilung der Winkel α_{ES}, daß die Einteilung in 2 Gruppen von Extrasystolen durchaus berechtigt ist. Freilich sind die Spielbreiten im Aussehen der Extrasystolen innerhalb einer Gruppe sehr groß.

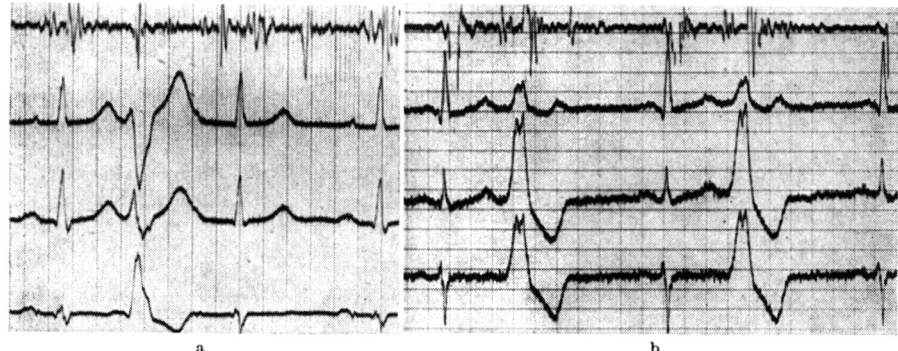

a   b

Abb. 259 a u. b. Zwei Basisextrasystolen mit fast gleichem *relativem* Vektor, falls die Herzlage korrigiert wird. Beide Extrasystolen stammen von der linken Ecke der Basis, etwas spitzenwärts. a Interpolierte ES, $\alpha_N = 30°$, $\alpha_{ES} = 120°$, $\Delta\alpha = 90°$. b Gekoppelte Extrasystolie (Bigeminie) bei starkem Linkstyp. $\alpha_N = -5°$, $\alpha_{ES} = 75°$, $\Delta\alpha = 80°$.

Die eine der in Abb. 257 dargestellten Gruppen von Extrasystolen, und zwar die weitaus häufigste, zeigt ein QRS der Extrasystole, dessen R-Vektor von oben links nach unten rechts weist, und zwar je nach der Herzlage mehr oder weniger stark. Solche Extrasystolen können nach den experimentellen Ergebnissen nur aus Basisnähe stammen. Wir nennen sie *Extrasystolen vom Basistyp (vom häufigen Typ)* oder einfach *Basisextrasystolen*. Abb. 258 und 259 geben Beispiele wieder, und zwar zeigt Abb. 258 3 Beispiele von sehr verschiedenem Wert für $\Delta\alpha$, wobei also die eine Extrasystole (Bild a) mit kleinem $\Delta\alpha$ mehr aus Basismitte, die andere (Bild c) mehr aus der linken Basisecke stammen muß, sofern die Ergebnisse der Abb. 256 zu verallgemeinern sind. Abb. 259 zeigt 2 Beispiele von gleichem Winkel $\Delta\alpha$, wo also die Verschiedenheit der Extrasystolen nur durch die stark verschiedene Herzlage entsteht, beide Extrasystolen aber solche vom Basistyp sind. Allen Extrasystolen vom Basistyp ist das hoch positive R_{III} gemeinsam. Das ist ihr Kennzeichen gegenüber den Extrasystolen aus der zweiten (selteneren) Gruppe, die Abb. 260 und 261 darstellen. Diese Bilder zeichnen sich durch ein tief negatives R_{III} aus. Ihr R-Vektor läuft von rechts unten nach links oben; sie können nach Abb. 257 nur aus dem rechten Herzen stammen. Wir nennen sie daher *rechtsventrikuläre Extrasystolen*. Die beiden Abbildungen geben Extreme des QRS-Typs der Extrasystolen wieder.

Typische *linksventrikuläre Extrasystolen* scheint es nach dieser Analyse nur selten zu geben. Ihr $\Delta\alpha$ müßte rund 180° sein. Ich habe keine eindeutigen Beispiele; die in Abb. 257

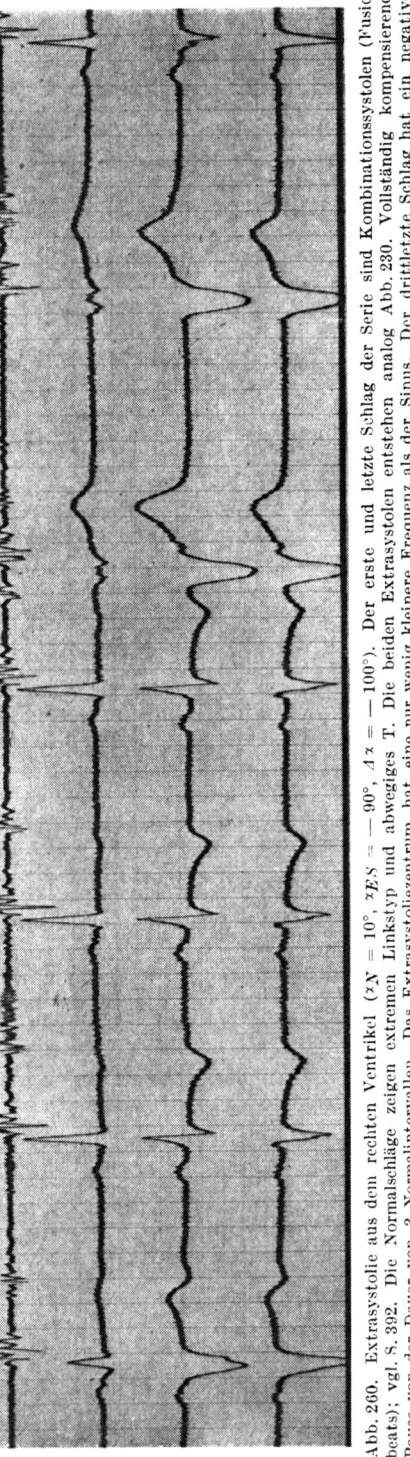

Abb. 260. Extrasystolie aus dem rechten Ventrikel ($\bar{z}_N = 10°$, $\bar{z}_{ES} = -90°$, $\Delta z = -100°$). Der erste und letzte Schlag der Serie sind Kombinationssystolen (Fusion beats); vgl. S. 392. Die Normalschläge zeigen extremen Linkstyp und abwegiges T. Die beiden Extrasystolen entstehen analog Abb. 230. Vollständig kompensierende Pause von der Dauer von 3 Normalintervallen. Das Extrasystoliezentrum hat eine nur wenig kleinere Frequenz als der Sinus. Der drittletzte Schlag hat ein negatives (retrograd erregtes) P in QRS, der vorletzte nicht.

wiedergegebenen Fälle haben alle sehr extreme QRS-Typen ihrer Normalschläge. Gefordert werden müßte bei normtypischem QRS Negativität von R_I bis R_{III} der Extrasystolen. Die Seltenheit solcher Bilder zeigt, daß die spitzenwärts gelegenen Myokardpartien des linken Herzens sehr wenig erregbar sind und Extrasystolen offenbar kaum produzieren. Was man bislang als linksventrikuläre Extrasystolen ansprach, gehört fast stets in die Gruppe der Basisextrasystolen. Auch scheint es Extrasystolen vom Typ der an der hinteren Basis experimentell ausgelösten kaum zu geben. Sollte eine statistische Sicherung an größerem Material diese Angaben bestätigen, so dürfte man wohl sagen, daß Extrasystolen am schwersten in solchen Gebieten entstehen, welche vom Zentrum des RLS besonders weit entfernt sind; denn die hintere Basis empfängt ja ihre Erregung bekanntlich ganz zuletzt.

Die Darlegungen dieses Abschnitts zeigen die große Unsicherheit in der topographischen Diagnostik der Kammerextrasystolen, die in erster Linie von der ununterscheidbaren Überlagerung dreier Einflüsse auf die QRS-Form herrührt: der Herzlage, individuellen Variationen in der Struktur des RLS und Variationen in der Mächtigkeit der Muskelmassen (z. B. Hypertrophie als Ursache eines Linkstyps). Widersprüche in der Literatur sind wohl zu verstehen, und es ist durchaus nicht so, daß die QRS-Gruppe der Extrasystole *nur* durch eine Ausbreitung im Myokard zustande kommt, wie WENDT[1] sagt, ohne daß das RLS daran beteiligt wäre. Zwar würde eine *rein* myokardiale Ausbreitung der Erregung nicht viel mehr Zeit beanspruchen, als die QRS-Dauer tatsächlich beträgt, wenn die Erregung auf geradem Weg laufen könnte. Das aber kann sie nicht: die Umwege und lokalen

---

[1] WENDT: Arch. Kreislaufforschg **9**, 341 (1941).

Latenzen bei der Übertragung der Erregung von Faser zu Faser sind groß. Es ist sogar fraglich, ob das Myokard über *größere* Strecken überhaupt ohne Dekrement leitfähig ist[1]. Vor allem aber ist die Richtung des R-Vektors der Extrasystole zwar oft, doch durchaus nicht immer identisch mit dem Weg, den eine rein muskuläre Leitung gehen würde und der immer im groben gesehen vom Reizpunkt weg zur Herzmitte hin zielt. Das beweist ein Blick auf Abb. 256 und die Analysen von WENDT.

Trotz all dieser Unsicherheiten scheint wenigstens eine Einstufung in die beiden oben beschriebenen Gruppen immer möglich, und eine genauere Diagnose wird, wenn die Winkel α berechnet sind und die Analyse nach Abb. 257 durchgeführt wird, wenigstens meistens gelingen.

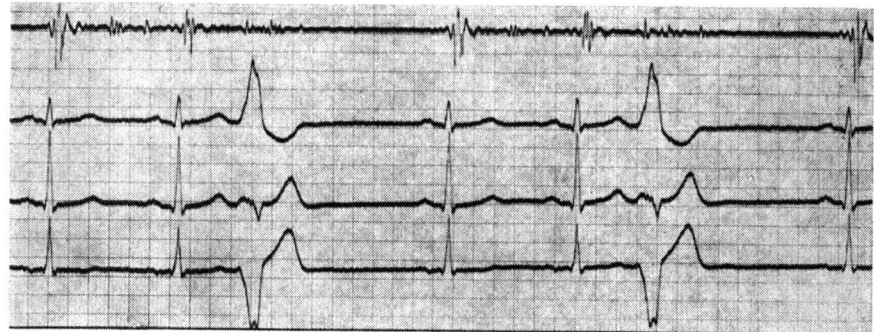

Abb. 261. Trigeminie mit 2 Normalschlägen und einer rechtsventrikulären ES ($\alpha_N = 70°$, $\alpha_{ES} = -30°$, $\varDelta\alpha = -100°$). Trotz des anderen Aussehens kommt die ES aus derselben Herzregion wie die von Abb. 260. Die Unterschiede sind durch den Herztyp bedingt. Etwas „übertriebene kompensatorische Pause", analog Abb. 235.

δ) **Die T-Zacke der Kammerextrasystolen.** Eine seltsame Beobachtung soll kurz erwähnt werden. Berechnen wir z. B. in Abb. 261 den Ventrikelgradienten, also den inhomogenen Erregungsrückgang, so finden wir, daß er einen Winkel α von 54° hat, gegenüber dem normalen Schlag, dessen inhomogener Erregungsrückgang ein α von 6° aufweist. Das bedeutet: Der apicobasale Erregungsrückgang erfährt durch die Extrasystolie eine Veränderung: er wird gedreht. In Abb. 260 z. B. dreht er sich von + 28° des Sinusschlages auf — 71° bei der Extrasystole. Diese Drehung hat *nichts* mit der Verspätung zu tun: diese wird ja durch die Analyse des Ventrikelgradienten gerade ausgeschaltet. Der Effekt liegt weit über der Fehlergrenze. Eine genaue Untersuchung fehlt noch. Sollte der Befund allgemein zutreffen, so ist eigentlich nur anzunehmen, daß die Extrasystole (und zwar nur die aus der Kammer!) auch die Muskelmechanik selbst ändert. Ungenügende Kammerfüllung macht den Effekt nicht, da eine frühzeitige Vorhofsextrasystole einen ganz normalen apicobasalen Erregungsrückgang behalten kann.

c) Die Periodik der Kammerextrasystolen.

Eindrucksvoller als am Vorhof ist an der Kammer die gleichzeitige Anwesenheit zweier Reizbildungszentren zu bemerken: die *polytope Extrasystolie* (im Gegensatz zur weitaus häufigeren *monotopen*). Je polytoper, desto größer die Wahrscheinlichkeit, daß eine allseits angreifende organische Noxe besteht: disseminierte Entzündungen, Nekrosen, toxische Schäden. Ist daneben auch der Sinusschlag pathologisch verändert, so erscheint das Bild ernst und die Prognose entsprechend schlechter. Eine Reizbildung an 2 Orten muß im übrigen nicht bereits eine gefährliche Sache sein.

---

[1] ROTHSCHUH: Verh. dtsch. Ges. Kreislaufforschg **1950**, 226.

Durch die Anwesenheit mehrerer Reizzentren kann die Periodik einer Extrasystolie kompliziert werden. Meist läßt sich das Bild aber in die klassischen Perioden auflösen. Folgt jedem Normalschlag in festem Intervall eine Extrasystole, so handelt es sich um eine *Bigeminie* (Abb. 258c, 259b), die wohl meist analog Abb. 236 durch eine übererregbare Phase entsteht. Freilich kann bei Bradykardie des Sinus eine feste Kupplung auch nach Abb. 234 auftreten: Die

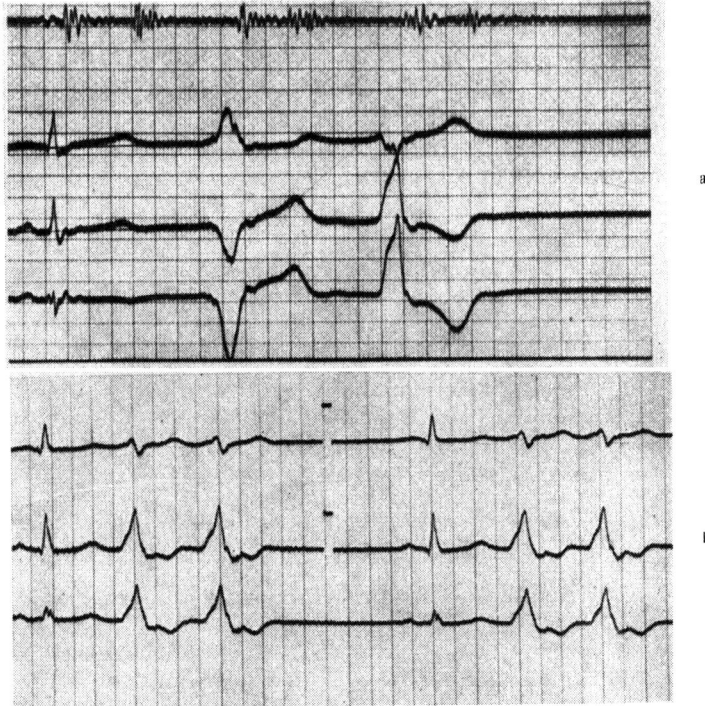

Abb. 262 a u. b. Zwei Beispiele gekuppelter Doppelextrasystolen. Die erste ES wird vermutlich durch die übererregbare Phase des Normalschlages, die zweite ES aber durch eine besonders starke Übererregbarkeit im Anschluß an die erste ES ausgelöst. a Gekuppelte Doppel-ES mit verschiedenem Reizursprung. Erste ES rechts ventrikulär ($\Delta \alpha = -90°$), zweite ES vom Basistyp ($\Delta \alpha = +60°$). b Gekuppelte Doppel-ES vom gleichen Reizort. 76jähriger Patient, digitalisiert. Anämie und Herzinsuffizienz. Stauungsleber. Systolisches Geräusch ($\alpha_N = 50°$, $\alpha_{ES} = 80°$, $\Delta \alpha = 30°$). Basis-ES. (Krankenhaus Mannheim.)

Extrasystole erregt den Sinus vorzeitig und stellt damit immer wieder gleiche Ausgangsbedingungen für die Interferenz der beiden Reizzentren her. (Freilich ist dann die Pause notwendigerweise nur teilweise kompensierend, was sich aber bei einer konstanten bradykarden Bigeminie nicht nachweisen läßt.)

Ebenso wie ein Bigeminus ist ein *Trigeminus* zu erzeugen; Abb. 235 gab ein theoretisches Beispiel, das in Abb. 261 realisiert ist. Solche Trigemini können im übrigen auf alle möglichen Weisen zustande kommen, nicht nur nach Abb. 235, wo ja speziell vorausgesetzt ist, daß der Sinus „auf Umwegen" erregt wird. In Abb. 261 z. B. scheint der Abstand der beiden Extrasystolen gleich dem wahren Intervall des Extrareizes zu sein: jeder Extrareiz führt zur Extrasystole.

Die beiden bislang besprochenen Formen des Bigeminus und Trigeminus entstehen auf eine uns verständliche Weise. In der Regel ist das Intervall des Extrareizes gleich dem Intervall der Extrasystolen. Es gibt nun Fälle, bei denen

mehrere Extrasystolen aufeinanderfolgen. Abb. 260 gab ein Beispiel. Auch hier
kann, wie wir in diesem speziellen Fall sahen, das Schema der einfachen Interferenz zweier Reizzentren zutreffen (Abb. 230). Es gibt nun aber bei Kammerextrasystolen Fälle, wo dies Schema versagt: die Extrasystole ruft ihrerseits
eine weitere Erregung, meist an einem anderen Orte, hervor: es koppelt sich
eine zweite Extrasystole an. Abb. 262 gibt ein Beispiel. Wie solche *gekuppelten
Doppelextrasystolen* zustande kommen müssen, lehrt Abb. 262b. Hier ist der
Abstand beider Extrasystolen so kurz, daß nicht einzusehen ist, warum nicht
eine dritte Extrasystole in der langen postextrasystolischen Pause nachfolgt.

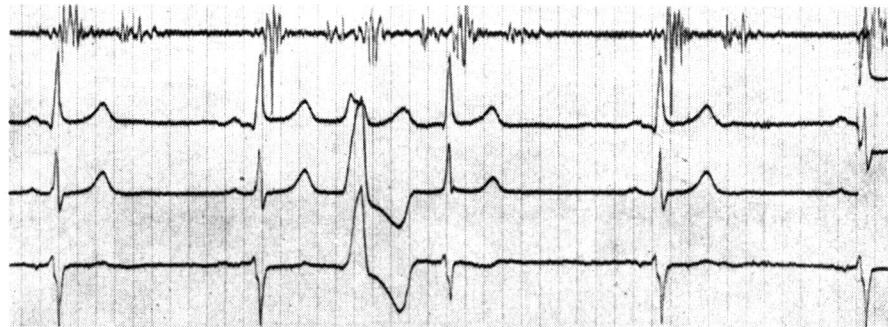

Abb. 263. Tetrageminie. Es folgen (in regelmäßiger Periodik, was hier nicht sichtbar ist) 2 Normalschläge, eine
Kammerextrasystole vom Basistyp und eine Extrasystole aus dem AV-Knoten aufeinander. Daß der 4. Schlag eine
Extrasystole ist, wird aus seiner zeitlichen Lage ersichtlich: bei sehr konstantem Sinusrhythmus liegt er deutlich
zu früh; ein P geht ihm nicht voraus, folgt allerdings auch nicht. Durch die kurz voraufgehende Kammer-
extrasystole ist das Überleitungsgewebe erregt worden und offenbar noch refraktär und blockiert. Der letzte
Normalschlag ist durch die Eichung verzerrt.

Tatsächlich muß also zur Auslösung dieser Extrasystole eine ganz andere Reiz-
bedingung vorgelegen haben: eine plötzlich einsetzende starke Übererregbarkeit.
Wir kennen diesen Mechanismus aus der Elektrophysiologie sehr wohl: mit
frequenter Reizung vertieft sich die Übererregbarkeit; zugleich aber setzt bei
frequenter Reizung auch ein Hemmungsprozeß ein, den wir „Wedensky-Hem-
mung" nennen. Beide antagonistische Prozesse gehen ein Wettrennen miteinander ein, in dem anfangs immer die Übererregbarkeit, am Ende aber immer
die Hemmung obsiegt. So geht die Erregung bei rhythmischer Reizung aus
einer aufsteigenden „Treppe" bald in eine absteigende Hemmung über. Es
hängt von zufälligen Faktoren ab, wie die quantitativen Verhältnisse beider sind.
    Ein solches System ineinandergreifender Erregbarkeitssteigerung und Hem-
mung muß auch bei der gekuppelten Doppelextrasystolie vorliegen. Sie als
Effekt von „Austrittsblockierungen" am Reizort zu erklären, erscheint Willkür.
Das Phänomen reiht sich in eine große Zahl ähnlicher Erscheinungen der Bio-
logie ein.
    Wir finden oft recht kompliziert anmutende Formen solcher gekuppelter
Doppelextrasystolen. So die in Abb. 263 wiedergegebene *Tetrageminie:* 2 Normalschläge, eine Kammerextrasystole vom Bassityp und eine Extrasystole aus
dem vorhofsnahen a-v-Knotengebiet.
    Bezüglich der *kompensatorischen Pausen* bei Kammerextrasystolen finden wir
folgende allgemeine Regel: je weiter entfernt vom Sinus-Schrittmacher der

Extrareiz liegt, desto längere Zeit braucht die Erregungswelle, um vom Sinus dorthin oder von dort zum Sinus zu gelangen. Unter normalen Verhältnissen muß eine Extrasystole, die am Vorhof einfällt, den Sinus sehr rasch rückwärts erregen, bevor er spontan schlägt, und sein Reizmaterial entladen (Abb. 226). Der kurze Leitungsweg gestattet ein rasches und vorzeitiges Auslöschen des Sinusreizes: die kompensatorische Pause fällt fast ganz weg oder wird doch nur „teilweise kompensierend". Ist aber das Reizzentrum weit entfernt, so sind die Wege lang: der Extrareiz würde den Schrittmacher in der Regel erst erreichen,

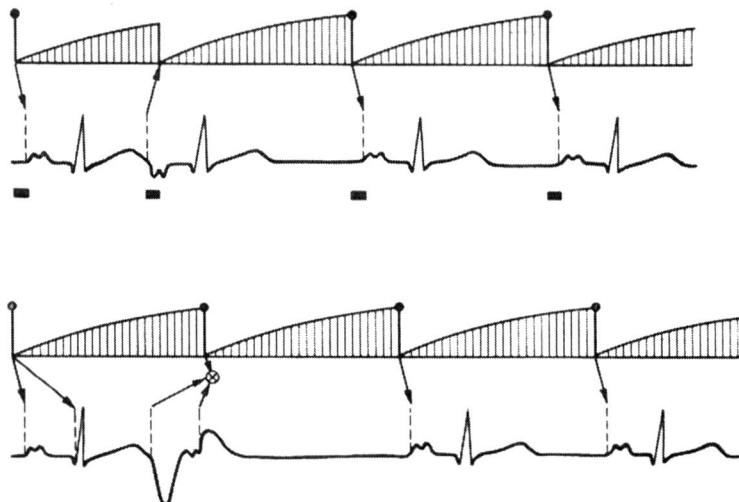

Abb. 264. Schematische Darstellung der kompensatorischen Pause bei kurzem (oben) und langem (unten) Leitungsweg zwischen Sinus und Extrareiz. Oben eine Vorhofsextrasystole. Die Dauer der Erregungsleitung vom Sinus bis zum Vorhof und vom Extrasystoliezentrum rückwärts zum Sinus ist unter dem EKG schwarz markiert. Oben: Der Sinus wird vorzeitig erregt, teilweise kompensierende Pause der Vorhofs-ES. Unten: Der Sinus wird nicht von der Extrasystole erregt. Da die Leitungszeit zu lang ist (Kammerextrasystole!) trifft die Erregung sehr viel später ein als im oberen Bild: die Erregungswellen treffen sich im Vorhof und löschen sich dort aus. Die Pause ist voll kompensierend. Oberste Reihe der Sinusreiz, wie in Abb. 224. In der zweiten Abbildung zu Beginn ist auch die Zeit mit Pfeil markiert, welche die normale Erregungswelle braucht, um bis zum Extrareizzentrum zu gelangen.

nachdem er spontan geschlagen hat; die Erregungen treffen sich im Vorhof und löschen sich aus (Abb. 229). Die Pause ist voll kompensierend. Abb. 264 gibt die Verhältnisse im Schema wieder. Kammerextrasystolen haben also um so eher eine vollständig kompensierende Pause, je weiter peripher sie entstehen.

Zum Abschluß geben wir in Abb. 265 ein recht kompliziert erscheinendes Bild, das sich aller Wahrscheinlichkeit nach aber als einfache Interferenz des Sinusreizes mit einem einzigen Extrasystoliezentrum darstellt. Die Systolen 1 und 2 sind normale Sinussystolen und geben die Sinusfrequenz an; 3 ist eine Extrasystole aus der Kammer; es scheint sich ihr ein retrograd erregtes P zu überlagern. Jedenfalls wird der Sinus durch die 3. Systole retrograd erregt und entladen. Der nächste Sinusreiz fällt in die Systole 4, die ebenfalls eine Extrasystole ist. QRS der 4. Systole ist merklich schmäler als das der dritten. Das kann nur auf verminderte Refraktärität zu beziehen sein, da alle QRS-Gruppen, die ein kurzes Intervall zum voraufgehenden Normalschlag haben, breiter sind als die anderen. Die Systolen 5, 8 und 11 sind dann Sinusschläge. Systole 6 ist wie 3, 9 und 12 eine rechtsventrikuläre Extrasystole; bei allen ist die Kupplung nicht fix, sondern *etwas* gleitend: ein maximales Intervall zwischen Normalschlag und Extrasystole ist 2—3, ein minimales 8—9. Dem maximalen Intervall gehen 2 Normalschläge, dem minimalen 2 Extrasystolen vorauf. Man kann dahinter die

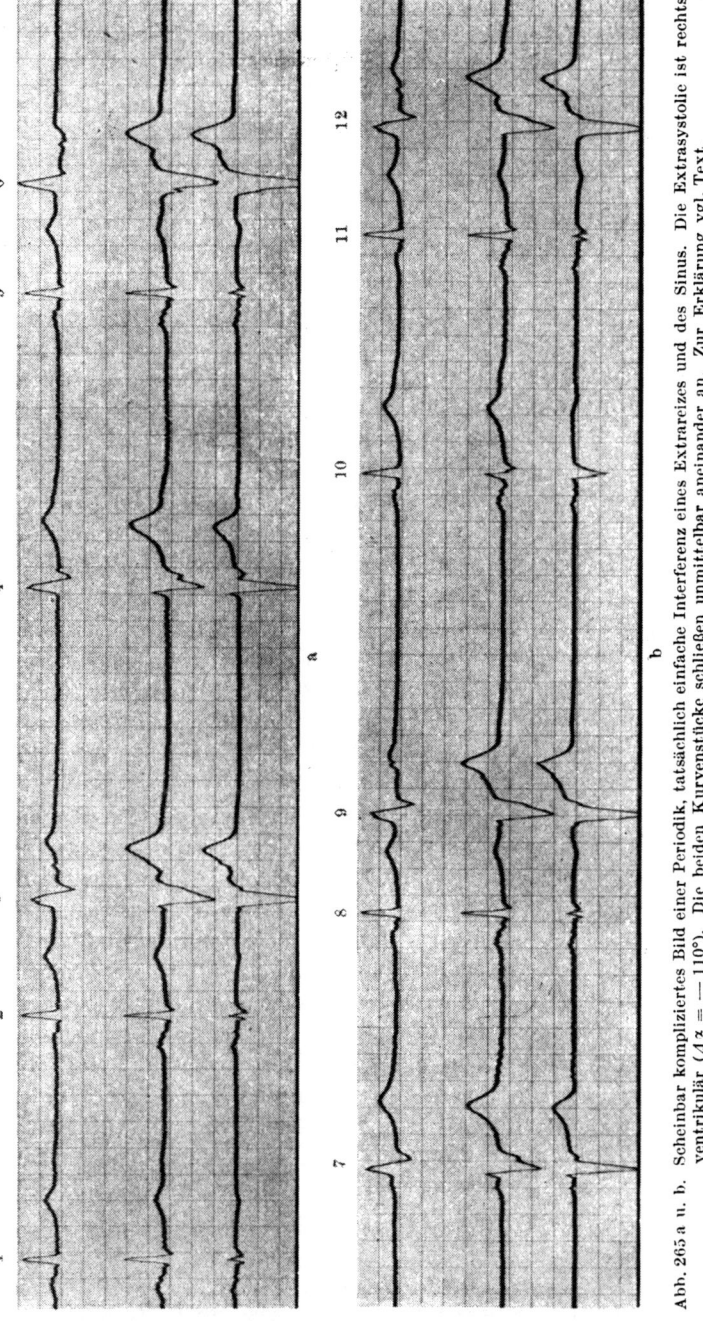

Abb. 265 a u. b. Scheinbar kompliziertes Bild einer Periodik, tatsächlich einfache Interferenz eines Extrareizes und des Sinus. Die Extrasystolie ist rechts-ventrikulär ($\varDelta \alpha = -110°$). Die beiden Kurvenstücke schließen unmittelbar aneinander an. Zur Erklärung vgl. Text.

Regel vermuten, daß das Intervall um so länger ist, je länger das Extrasystoliezentrum nicht hat schlagen können. Es mag sich bei den kurzen Intervallen also um übererregbare Phasen und, im Zusammenhang damit, um wechselnde Latenzen handeln: je erregbarer, desto kürzer das Intervall, desto früher nämlich ist die Schwelle durch den Extrareiz erreicht. Systole 10 mag ein „fusion beat" sein (s. unten). Systole 7 zeigt zwar ein P, aber die normale Erregung trifft in der Kammer sicher zu spät, d. h. nach erfolgter Erregung durch die Extrasystole ein. Die wechselnden Erregbarkeiten mögen auch die deutliche Irregularität des Extrareizes erklären: Schlag 3 setzt zu spät, 4 und 7 dagegen auffallend früh ein. Der der Extrasystole 3 voraufgehende Extrareiz fiel in die Systole 1. Die hier gegebene Deutung ist nicht streng beweisbar; sie ist ein Versuch, der zeigen soll, daß recht komplizierte Bilder mit altbekannten Annahmen der Elektrophysiologie einfach zu interpretieren sind.

d) Kombinationssystolen (Fusion beats).

Bei der Entstehung von Kammerextrasystolen kann es dazu kommen, daß eine Erregung gleichzeitig von 2 Reizzentren in die Kammer eintritt, z. B. vom regulären Weg (Sinus-Vorhof) her und von einem Reiz im Myokard (Abb. 230). Die Erregungswellen begegnen sich. Es kommt dabei zu mehr oder weniger großen Verkürzungen des Extrasystolen-QRS, da ja der umständliche Weg der Erregungsausbreitung für einen Teil von der schnellen, rechtläufigen Systole abgenommen wird. Man nennt solche Schläge *Kombinationssystolen* oder *Fusion beats*[1]. Die Form von QRS hierbei ist sehr vielgestaltig und hängt außer von den oben schon aufgezählten Variablen auch davon ab, in welchem relativen Zeitverhältnis beide Erregungswellen die Kammer betreten. Daher ist hier jede Analyse praktisch unmöglich. Zu erkennen sind solche Kombinationssystolen daran, daß eine EKG-Form ähnlich anderen, im gleichen Fall beobachteten Kammerextrasystolen auftritt, nur kürzer; dieser Extrasystole pflegt ein P kurz vorherzugehen. Abb. 260 zeigt als ersten und letzten Schlag eine solche Kombinationssystole. Auch Abb. 282 und 283 enthalten solche Fusion beats und möglicherweise ist auch die 10. Systole in Abb. 265 ein solcher. Es handelt sich bei dieser Extrasystolenart um eine häufig anzutreffende, belanglose Abart, die oft (wenn nicht meist) als polytope Extrasystolie diagnostiziert und damit in falscher Weise allzuschwer beurteilt wird.

Die Diagnose solcher Kombinationssystolen ist in der Regel aus dem Verhalten der P-Zacke zu stellen. Da die Kombinationssystole nämlich meist die Fusion eines Normalschlages mit einer Extrasystole ist, geht ihr ein normales P voraus. Liegt der Beginn des extrasystolischen Anteils der Erregung *hinter* dem Beginn des normalen QRS, so ist auch die PQ-Zeit normal und der Anfang des QRS der Kombinationssystole entspricht dem Anfang des Normalschlages. Beginnt dagegen die Extrasystole *vor* der normalen Erregungswelle der Kammer, so ist PQ verkürzt und auch der Anfang von QRS schon deformiert. Es ist dann das Bild von einer „Präexzitation" nicht zu unterscheiden und schließlich handelt es sich auch um eine solche. Nur der Erregungsursprung dieser „Präexzitation" ist ein anderes als der beim klassischen WPW-Syndrom. Die Differentialdiagnose stützt sich in diesen Fällen darauf, daß neben den fraglichen Kombinationsschlägen Extrasystolen vorliegen, welche in ihrem Anfang dem Beginn des Kombinations-QRS entsprechen.

53. Pathologie der P-Zacke.

Wir möchten in diesem Zusammenhang allgemein die Pathologie der P-Zacke erörtern. Daß diese Erörterung an dieser Stelle erfolgt, ist darin begründet, daß Änderungen von P nicht ohne Kenntnis der Extrasystolie verständlich sind,

---

[1] BUTTERWORTH u. POINDEXTER: Amer. Heart J. 28, 149 (1944). — MALINOW u. LANGENDORF: Amer. Heart J. 35, 448 (1948).

daß ihre Kenntnis andererseits bei allen Leitungsstörungen und vor allem bei der Genese von Vorhofflimmern und -flattern vorausgesetzt werden muß.

Das erste Problem der P-Zacke ist die Frage, in welchem Abstand vom Sinus P *beginnt* (Abb. 246). Wir kennen weder den Moment des Sinusreizes noch die Leitungslatenz in der sinu-aurikulären Bahn. Am Katzenherzen liegen rund 0,02 sec zwischen dem Beginn des Sinusreizes und dem steilen Anstieg des Vorhofsaktionsstromes[1]. Es ist nicht wahrscheinlich, daß die Werte beim Menschen sehr viel größer sind[2]. Allerdings hängt das Urteil hierüber davon ab, ob die

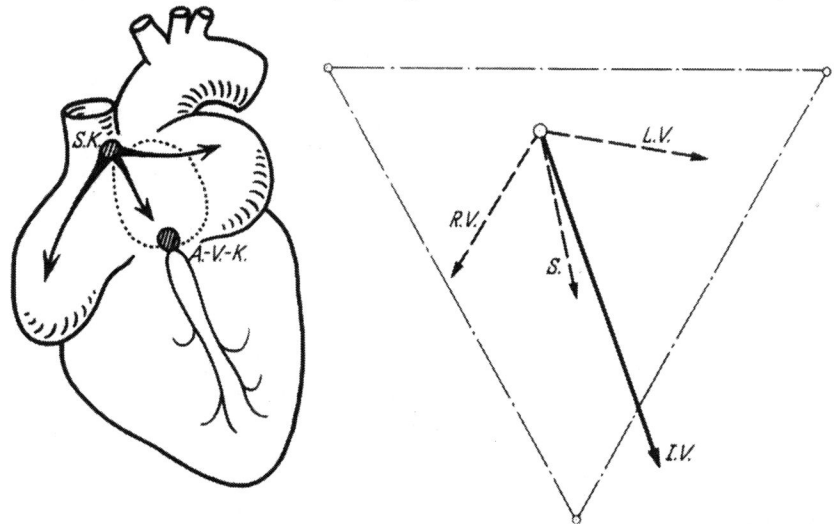

Abb. 266. *Schema der Erregungsausbreitung im Vorhof.* Links die anatomische Lage der Erregungswege in richtiger topographischer Beziehung zur Frontalebene. S.K. Sinusknoten; A.-V.-K. Atrioventrikularknoten, mit dem Hisschen Bündel. Punktiert die Ebene des Septums, von vorn gesehen. (Sie läuft von rechts hinten nach links vorn. Drei Gruppen von Vorhofsfasern sind gedanklich isoliert. Rechts sind im Dreiecksschema ihre Teilvektoren dargestellt. (R.V. Rechter Vorhof, L.V. linker Vorhof, S. Septum.) I.V. der Integralvektor aller Vorhofsfasern, die Resultante der 3 Komponenten.

Erregung in den ersten, vom Sinus abstrahlenden Muskelbündeln schon meßbare elektrische Felder erzeugen kann, während z. B. die Erregungswelle im Reizleitungssystem solche Felder sicher noch *nicht* erzeugt. Ausschlaggebend ist der Querschnitt der jeweils gleichzeitig aktiven Muskelmassen des Vorhofs. Ist dieser Querschnitt zu klein, so ist das Feld auch unmeßbar klein.

Die Wahrscheinlichkeit scheint mir dahin zu gehen, daß vom Sinus aus die Erregung gleich in sehr starke Muskelbündel übertritt, welche einen sichtbaren Aktionsstrom hervorrufen. Normalerweise sind es mindestens drei. Ist das eine oder andere derselben blockiert, durch pathologische Störungen der Erregungsleitung, so ist der Querschnitt anfangs natürlich kleiner, also auch das Potential schwächer.

Wir dürfen nun folgende allgemeine Annahmen machen: Wie Abb. 266 zeigt, liegt der Sinusknoten ungefähr in der Mitte der beiden Vorhöfe. Von hier aus

---

[1] RIJLANT: Arch. internat. Physiol. **33**, 325 (1931). — KISCH, GROEDEL u. BORCHARDT: Experim. Med. **5**, 426 (1947).

[2] GROEDEL u. BORCHARDT: Direct electrocardiography, New York 1948, geben bei einer Welle, die wahrscheinlich der Sinuserregung entspricht, und die sie bei direkter Ableitung am Menschen finden, 0,02 sec Latenz zwischen dem Beginn des Sinus- und des Vorhofs-EKG an.

tritt die Erregung ziemlich gleichmäßig nach allen Seiten aus. Die Existenz besonderer Reizleitungsbündel im Vorhof von spezifischer Struktur ist nach den großen Erfahrungen Kochs[1] nicht nachweisbar. Auch unsere eigenen oszillographischen Messungen mit Mikroelektroden zeigen, daß die Erregungswelle im Vorhof des Hundes homogen und rein muskulär, mit rund 0,8 m/sec Geschwindigkeit, sich ausbreitet. Sie strahlt allseitig vom Sinus radiär aus, so daß die Latenz an beliebigen Orten des Vorhofs einfach von ihrem anatomischen, geradlinigen Abstand vom Sinus abhängt[2, 3]. Wir dürfen trotzdem 3 wesentliche Ausbreitungswege gedanklich abtrennen: den im Vorhofsseptum, der geradewegs zum Aschoff-Tawara-Knoten läuft und die in die Masse des linken und des rechten Vorhofs und der Herzohren. Die 3 gedanklich abgeteilten Muskelbündel des Vorhofs enthalten nun ein ziemlich wirres Geflecht von Fasern, bei dem wir mit Recht annehmen dürfen, daß im statistischen Mittel die Ausbreitungsrichtung radial vom Sinus weg in die Peripherie verläuft. Da sich an jeder Myokardfaser ein Potentialvektor ausbildet, gelten die Gesetze der vektoriellen Konstruktion für den Vorhof genau so wie für die Kammer. Solange noch eine der sehr kurzen, 1 mm langen Erregungswellen auf einer Faser wandert, wird ein Potential erzeugt. Die Überlagerung aller dieser Potentiale bildet die P-Zacke, die also dem QRS der Kammer analog ist. Ist der ganze Vorhof in Erregung, so herrscht ein isoelektrischer Zustand. Erst wenn die Erregung sich wieder zurückbildet, entsteht eine T-Welle[4]. Da am Vorhof ein apicobasaler Erregungsrückgang meist nicht vorhanden ist, verschwindet die Erregung in der Reihenfolge, in der sie in den verschiedenen Herzabschnitten begann: es herrscht ein rein elementarer Erregungsrückgang vor. Dieser drückt sich in einer diskordanten T-Welle aus. Genau wie an der Kammer ist auch am Vorhof die T-Welle langgedehnt und daher (da ihre Fläche gleich der des viel kürzeren P sein muß, vgl. S. 193) sehr flach. Als Faustregel gilt, daß Ta, wie wir diese T-Welle des Atriums nennen, etwa $\frac{1}{6}$ der Höhe von P aufweist, wie das auch zwischen R und T der Kammer der Fall ist (Abb. 267; ein Schlag in Abb. 283a).

Die Ta-Zacke geht, wie man aus den Zeitverhältnissen leicht berechnen kann, normalerweise in QRS bzw. in der ST-Strecke unter. Da Ta nur $\frac{1}{6}$ von P ist, wird seine Höhe also meist sowieso unmerklich sein. Anders, wenn Ta abnorm hoch wird, weil auch P abnorm hoch ist, oder wenn das normale Bild von P und Ta durch Verletzung oder Infarkt monophasisch deformiert ist[5]. Dann überlagert sich also sowohl der PQ-Strecke als auch dem „isoelektrischen" S-T-Intervall eine merkliche Potentialdifferenz des Vorhofs. Dieses Potential trägt, analog der U-Welle (S. 333) dazu bei, in solchen Fällen die Festlegung der Nullinie des

---

[1] Koch, W.: Der funktionelle Bau des menschlichen Herzens. Berlin u. Wien 1922.

[2] Brendel, Raule u. Trautwein: Pflügers Arch., im Druck.

[3] Eyster u. Meck: Amer. J. Physiol. **134**, 513 (1941), geben an, daß beim Hund vom Sinus zum unteren Vorhofsrand nur 0,02 sec, bis zu den äußersten Rändern des rechten Vorhofs nur 0,03 sec verstreichen. Die Zeiten erscheinen reichlich kurz, wenngleich auch die Wege klein sind (2—3 cm etwa). Wir selbst fanden Latenzen bis 53 m/sec.

[4] Hering: Pflügers Arch. **144**, 1 (1912). — Boden: Münch. med. Wschr. **1921 II**, 1104. — Hahn u. Langendorf: Acta med. Scand. **100**, 279 (1939). — de Boer: Cardiologia **2**, 292 (1938).

[5] Abramson, Fenichel u. Shookhoff: Amer. Heart J. **15**, 471 (1938). — Lauer u. Frey: Z. Kreislaufforschg **1948**, 211. — Unghváry u. Obál: Klin. Wschr. **1940**, 369. — Z. exper. Med. **108**, 1 (1940).

EKG unmöglich zu machen. Weder PQ noch ST sind dann isoelektrisch
(Abb. 47). Ist die Zeit *vor* T noch durch eine deutliche U-Welle gehoben, so
ist die Nullinie grundsätzlich nicht zu ziehen. Bei einigermaßen bradykardem
EKG freilich ist die sicherste Festlegung die durch den Beginn von P. — Deutlich
ist Ta wegen seines schwachen Feldes normalerweise nur bei Ableitungen aus dem
Ösophagus[1].

Eine monophasische Deformierung braucht nicht immer auf eine Verletzung oder auf
einen Infarkt bezogen zu werden. Das Dekrement der Erregungswelle innerhalb des Vorhofs
tut nach Abb. 184 genau dasselbe. Da es ein allgemeines Gesetz des Herzens zu sein scheint,
daß die apicaleren Teile langsamer reagieren und sich also auch langsamer erholen als die

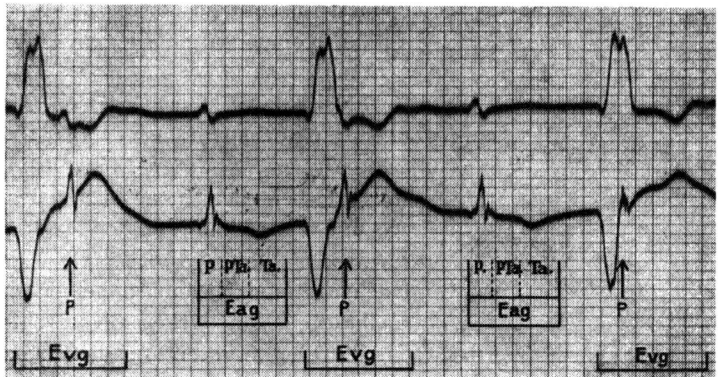

Abb. 267. Das komplette Elektro-Atriogramm (Eag) bei Ableitung aus dem Ösophagus des Menschen bei
komplettem a-v-Block. Die Vorhofserregung läuft wegen des Blocks ganz ungestört vom Kammerschlag ab.
P P-Zacke, PTa das PT-Zwischenstück (isoelektrische Strecke); Ta die T-Zacke des Vorhofs, diskordant.
(Aus HOLZMANN: Klinische Elektrokardiographie, Abb. 16, S. 49.)

sinuswärts gelegenen, muß ein sehr frequenter Sinusreiz zwar noch die sinusnahe Nachbarschaft erregen, nicht oder wenigstens schwächer dagegen die kammerwärtigen Abschnitte.
Letztere bleiben daher elektrisch positiv: es kommt zu *einer monophasischen Deformierung
durch Dekrement*. So etwas findet sich beim Vorhofsflattern und erklärt die später zu besprechenden eigentümlichen Veränderungen von P bei diesen Zuständen.

Die gedankliche Abtrennung dreier verschiedener Muskelbündel des Vorhofs
ist deshalb zulässig, weil es mathematisch gleichgültig ist, wie wir die Unzahl
einzelner Faserkomponenten und deren elektrische Vektoren zu Gruppen zusammenfassen. Wir können uns also eine Gruppe, die in den rechten Vorhof
läuft (RV, in Abb. 266), eine andere Gruppe im Septum (S), eine dritte im linken
Vorhof (LV) zu Teilvektoren zusammengefaßt denken. Ihre Summe ergibt den
Integralvektor des Vorhofs. Eine der charakteristischsten Eigenschaften dieses
Integralvektors (IV) ist, daß er normalerweise seine Richtung nicht wechselt,
d.h., daß P in allen Ableitungen monophasisch ist. Die Erregungswelle durchsetzt also den Vorhof vorwiegend in einer Richtung, nicht in wechselnden Richtungen zu verschiedenen Zeiten wie bei der Kammer. Das macht die Analyse
so einfach. Betrachten wir die Lage der Teilvektoren, so sehen wir, daß der des
rechten Vorhofs am stärksten in Ableitung III, schwächer in Ableitung II

---

[1] DEGLAUDE u. LAUBRY: Arch. Mal. Coeur **32**, 121 (1939). — HOLZMANN: Klinische Elektrokardiographie, S. 48. Zürich 1945. — DE CHÂTEL u. HUSSEY: Z. klin. Med. **131**, 450 (1937). —
Bei Vorhofsperikarditis ist PQ gesenkt. MAHR u. WALZ: Verh. dtsch. Ges. Kreislaufforschg
1950.

erscheint; in Ableitung I wird er negativ. Der linke Vorhof wird optimal in Ableitung I (positiv) abgeleitet, der Integralvektor aber optimal in Ableitung II. Letzteres ist eine alte Erfahrungstatsache.

P ist in der Regel klein, im Durchschnitt am höchsten in Ableitung II und mißt hier im Mittel 0,14 mV[1]. Werte über 0,5 mV sind immer, doch selbst kleinere als 0,5 mV oft pathologisch. Die Fläche von P ist durchschnittlich rund 3,8 μVsec groß (im Integralvektor bzw. in der größten P-Zacke der 3 Ableitungen) und hat einen EINTHOVEN-Winkel α von $+49°$[2]. Die Gründe für die Kleinheit von P liegen in dem geringen Querschnitt der aktiven Muskelmasse des Vorhofs.

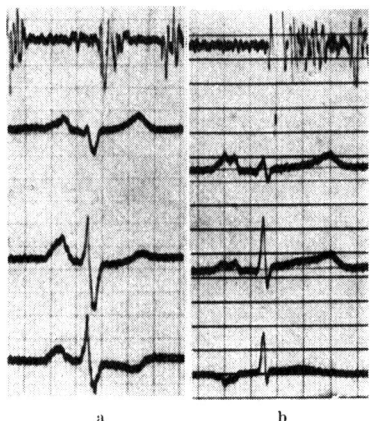

a   b

Abb. 268 a u. b. P pulmonale (Bild a) und P mitrale (Bild b). a Zugleich Rechtstyp. Klinisch: Mr/Ml = 5,3/10,8. Mitralinsuffizienz und Stenose. b Mitralinsuffizienz und Stenose. Mr/Ml = 5,9/10,0. P_{III} negativ, wahrscheinlich durch einseitige Linkshypertrophie mit Überwiegen von L.V. in Abb. 266.

wobei der wenig einheitliche Verlauf der Muskelfasern noch dazu beiträgt, durch wechselseitige Kompensation der Vektoren P zu verkleinern.

Vergrößerungen von P sind nach dem über die Hochspannung von QRS Gesagten zu analysieren (S. 64 ff.). Erfahrungsgemäß steigt P bei allen Belastungen des Vorhofs an, und zwar schon bei der Muskelarbeit in reversibler Weise (Abb. 269a). Eine solche Hochspannung ist um so bemerkenswerter, als ihr durch den stärkeren Kurzschluß durch das Blut der gefüllten Vorhöfe ein Faktor der Niederspannung entgegenwirkt. Die Hochspannung kann also nur *mechanisch*, durch höhere mechanische *Spannungsleistung* bewirkt sein. Zu ihr gesellt sich in Fällen chronischer Überlastung der Vorhöfe eine echte neue Hochspannung durch Hypertrophie, die bei angeborenen Vitien ganz erstaunliche Höhen von P erzeugen kann, welche fast in Konkurrenz mit normalen R-Zacken treten. Wir nennen solche abnorm hohen P-Zacken deshalb, weil ihnen meistens eine starke Belastung des *kleinen* Kreislaufes entspricht, *P pulmonale* (Abb. 268a). Geht dem P pulmonale, wie in Abb. 268a, ein ausgeprägter Rechtstyp parallel, so ist aus dem EKG allein *fast* (!) mit Sicherheit die Kreislaufstörung zu diagnostizieren. Bessert sich der Kreislauf, so gehen P und Rechtstyp oft zusammen zur Norm zurück.

Die Vergrößerung von P sollte übrigens weniger aus absoluten, als aus relativen Werten erschlossen werden, da es Faktoren gibt, welche P und QRS gemeinsam nur durch den Abgriff vergrößern oder verkleinern. Ist P mehr als 20% von R, so wird Anhalt für pathologisch hohes P vorliegen.

Die *Dauer* von P beträgt normalerweise 0,08—0,12 sec, sinkt übrigens mit steigender Herzfrequenz in mathematisch komplizierter Weise. Man hat vermutet, daß die beiden Ventrikel nicht synchron erregt werden, da der linke Ventrikel vom Sinus weiter entfernt liegt als der rechte. Schlüssige Beweise hierfür sind mir nicht bekannt. Auch möchte ich glauben, daß der Asynchronis-

---

[1] LEPESCHKIN, S. 102.
[2] CHEVALIER u. THAON: Arch. Mal. Coeur **42**, 333 (1949).

mus nicht groß sein kann, selbst wenn er existiert. Er kann wohl nur dann nennenswerte Maße erreichen, wenn die Leitungswege wachsen, wenn also der Vorhof *zugleich dilatiert* und hypertrophiert ist. Hierbei macht die Dilatation P länger und weniger hoch (durch längere Leitungswege und größere Kurzschlüsse), die Hypertrophie aber macht P höher (durch Zunahme der Muskelmasse und Zunahme der mechanischen Spannung). Als Resultante der beiden antagonistischen Prozesse bleibt P meist normal hoch, wird aber breiter.

Nun zeigt P schon in der Norm meist 4 kleine Zacken [1]. Das kommt daher, daß der Querschnitt der jeweils aktiven Muskelmassen durch den stark inhomogenen Aufbau der Vorhofswand schwankt. Tritt die Erregung in dicke Teile des Vorhofs ein, so ist das Potential für kurze Zeit höher, als wenn danach die Erregung in die dünnen Herzohren eintritt. Durch die immer etwas einseitige Hypertrophie der Vorhöfe werden diese Inhomogenitäten noch übertrieben: P wird stark gezackt. Da die Bedingungen für solche Kombinationen von Hypertrophie und Dilatation vorwiegend bei Mitralfehlern vorliegen, nennen wir diese P-Form mit mehrgipfligem, verbreitertem, doch nicht oder wenig erhöhtem P das *P mitrale*. Da der linke Vorhof hierbei in der Regel stärker als der rechte betroffen ist, ist der Teilvektor L.V. (Abb. 266) stärker verändert: das P mitrale ist in Ableitung I besonders stark ausgeprägt (Abb. 268b). In Ableitung II wird bei Linkshypertrophie des Vorhofs P leicht negativ, durch Überwiegen von V.L.

Die einseitige Bevorzugung eines der Teilvektoren von P durch einseitige Hypertrophie kann also, wie wir sehen, zu Lageänderungen des Integralvektors von P führen. Dabei setzt jedoch offenbar die Erregung in beiden Vorhöfen praktisch synchron ein; andernfalls müßte ja Ableitung I z. B. bei Verspätung links mit einem negativen Vorschlag von P beginnen und dann diphasisch positiv werden. Abb. 268 zeigt, daß das weder beim P pulmonale noch beim P mitrale der Fall ist. Deutliche einseitige Verspätungen dagegen müssen zu diphasischen P-Zacken, mindestens aber zu deutlichen Vektorendrehungen des Integralvektors derart führen, daß P in einer Ableitung anfangs, in einer anderen am Ende die größeren Spannungswerte zeigt. Es gibt nun in der Tat solche EKG. Abb. 269 zeigt Beispiele von abweichenden Vektorlagen von P, welche über ein isoliertes negatives P_{III} zum negativen P in allen Ableitungen gehen. Das isoliert negative P_{III} ist normal, wenn es lagebedingt ist; dies kann nur der Fall sein, wenn auch QRS linkstypisch ist (Abb. 269a). Ist das nicht der Fall und zudem P_{II} diphasisch, so ist der Vorhof abnorm (Abb. 269b). Das stark diphasische P in allen Ableitungen ist mindestens immer verdächtig auf abnorme Erregungsausbreitung, manchmal durch einseitige Hypertrophien. In Abb. 269c ist P anfangs in allen Ableitungen negativ, PQ sehr kurz (0,085). Diese Kombination von verkürztem PQ und abnormem P-Vektor deutet jedoch auf eine fehlortige Reizentstehung [2]. Das in allen Ableitungen negative P kann nur entstehen,

---

[1] RIJLANT: C. r. Soc. Biol. Paris 114, 933 (1933). — TRENDELENBURG: Z. exper. Med. 92, 20 (1933).

[2] Wir möchten verkürztes PQ bei abnormem P grundsätzlich als eine Störung des Schrittmachers auffassen. Wieweit dabei sinu-aurikuläre Blocks eine Rolle spielen, ist schwierig zu entscheiden. Der Sinus dürfte wohl durch retrograde Erregung immer vorzeitig erregt werden. Vgl. die abweichende Darstellung von SPÜHLER: Cardiologia 3, 244 (1939).

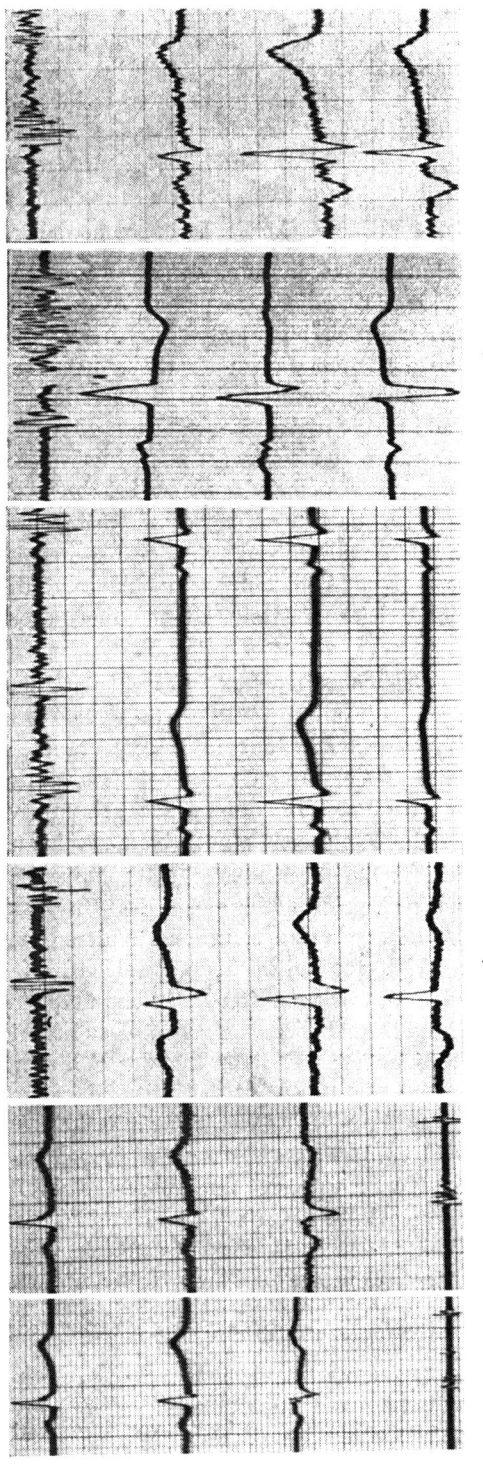

Abb. 269 a—c. Fünf Beispiele typischer abnormer P-Zacken verschiedener Genese. Alle Schläge des EKG zeigen die gleiche abwegige P-Bildung und sind vollkommen regelmäßig. a Lagebedingtes negatives P$_{III}$. Kennzeichen: Linkstyp von QRS. Gesunder Pykniker, vor und nach Belastung. Beachte die Zunahme von P durch die Arbeit! b P$_{III}$ negativ ohne Linkstyp, nicht lagebedingt. P mitrale, einseitige Linkshypertrophie (Überwiegen von V.L. in Abb. 266). Starke U-Welle. Mitralinsuffizienz und Stenose. Mr/MI = 4,5/10,6. c Diphasisches P mit verkürzter PQ-Zeit. Der Schrittmacher ist gegen den A-V-Knoten hin verlagert. d Diphasisches P$_{III}$: Linkshypertrophie mit Linksverspätung des Vorhofs. Leitungswege verlängert. Starker Vorhofston, systolisches Geräusch. Angeborener Herzfehler. Mr/MI = 4,5/11,7. e Negatives und deutlich vergrößertes P$_{II}$ und P$_{III}$. Schrittmacher sitzt im rechten Vorhof. P pulmonale zusätzlich. PQ entsprechend kurz: 0,10.

wenn die Erregung *anfangs* von unten links nach oben rechts wanderte. Man wird hier also annehmen müssen, daß der Schrittmacher im tiefen linken Vorhof sitzt und ein Teil der Erregungswelle in umgekehrter Richtung wandert. Wir kennen dies Verhalten ja schon von der Vorhofsextrasystole. Anders wenn P$_{III}$ diphasisch ist, und zwar der negative Teil nachfolgt (Abb. 269d): der Vektor des späten P-Teiles läuft offenbar in den linken Ventrikel, seine Lage entspricht ganz V.L. in Abb. 266. Eine Hypertrophie, die bei Sinusreiz P$_{I–III}$ negativ macht, ist nach Abb. 266 kaum vorstellbar. Ist endlich P$_{II}$ und P$_{III}$ tief negativ, bei etwas positivem P$_{I}$, so liegt der Schrittmacher sicher nicht mehr im Sinus: er ist in tiefere Abschnitte des rechten Vorhofs oder gar an den Anfang des a-v-Knotens heruntergerutscht (Abbildung 269e). Entsprechend ist PQ kurz.

Zum Abschluß einige seltene Abweichungen. P kann so klein werden, daß es kaum mehr sichtbar ist. Das kann z. B. der Fall sein bei einem in Vorhofsmitte sitzenden Schrittmacher, bei dem also alle Fasern radiär auseinanderlaufen und sich gegenseitig fast vollständig mit ihren divergenten Potentialen kompensieren. P kann jedoch auch vollständig fehlen. Wir lernen solche Beispiele unten kennen: das Bild entsteht durch einen sinu-aurikulären Block, wenn die Kammer Schrittmacher wird. Liegt zudem ein retrograder a-v-Block vor und ist der ganze Vorhof nicht mehr automatisch, so würde P de facto nicht mehr auftreten. Die Kombination so vieler Bedingungen ist aber sehr unwahrscheinlich. So wird sich P wohl in der Regel in einem QRST-Komplex verbergen: der Vorhof wird vom Kammer-Schrittmacher rückwärts erregt, seine Systole

Tabelle 7. *Differentialdiagnose der P-Veränderungen.*
(„Hypertrophie" bezieht sich nur auf den Vorhof!)

	P und PQ normal lang	PQ verkürzt	P und PQ verlängert
P ausgeprägt mehr-gipflig	P mitrale (Abb. 268b)	—	P mitrale
P abnorm hoch (> 20% R)	P pulmonale (Abb. 268a)	—	P mitrale plus pulmonale
P normal hoch	o. B.	WPW-Syndrom (Abb. 151)	Leitungsstörung im Vorhof
P abnorm niedrig	o. B.; Dilatation (Abb. 118a—d)	—	Dilatation oder Leitungsstörung
P_I am größten, positiv	Hypertrophie des linken Vorhofs (Abb. 268b)	—	Hypertrophie und Dilatation des linken Vorhofs
$P_{II, III}$ negativ	Schrittmacher ver-lagert (Abb. 269e)	Schrittmacher kammernahe (Abb. 269c, e)	—
P_{III} allein negativ	Linkslage (Abb. 268a) Linkshypertrophie (P mitrale) (Abb. 268b, 269b)	—	—
P_{III} diphasisch (+ —)	Linkshypertrophie (Abb. 269d)	—	Linkshypertrophie mit Linksverspätung
P_{III} diphasisch (— +)	—	Schrittmacher ver-lagert (Abb. 269c)	—
P monophasisch deformiert	Vorhofsflattern (frequent) (Abb. 272) Vorhofsinfarkt	—	—
P fehlt oder nicht sichtbar	Kammerrhythmus mit retrogradem a-v-Block		P auf T gepfropft (a-v-Verzögerung) (Abb. 291)

erfolgt synchron mit der der Kammern. Man wird oft durch solche Bilder zu falschen Annahmen über totale a-v-Blocks geführt. Ähnlich irreführend kann sein, wenn sich ein normales P bei normalem Schrittmacher der T-Zacke aufpfropft, wenn PQ also abnorm lang ist. Hier ist die a-v-Leitungsstörung das primäre; wir werden diese Bilder später kennenlernen.

Zusammenfassung.

1. Die Überleitungszeit vom Sinus auf den Vorhof bis zum sichtbaren Beginn von P ist wahrscheinlich kurz (etwa 0,02 sec).

2. Beide Vorhöfe beginnen ihre Erregung, falls nicht die Leitung einseitig verzögert ist, fast gleichzeitig.

3. Der Vorhof erzeugt eine P-Zacke analog dem R der Kammer. Man kann P aus 3 Gruppen von Vorhofsfasern entstanden denken: den in den linken und rechten Vorhof und ins Septum ziehenden.

4. Einseitige Hypertrophie eines dieser Teile verlagert den Vektor von P. Links-hypertrophie des Vorhofs macht P_{III} vorwiegend negativ.

5. P ist so klein, weil die Muskelmassen des Vorhofs klein sind. Der Vorhof hat eine T-Zacke (Ta), die rund $^1/_6$ der P-Zacke hoch ist. Sie ist normalerweise nicht sichtbar. Monophasische Deformierung tritt durch Verletzung (Infarkt) und Dekrement (Vorhofsflattern) auf.

6. Die Veränderungen der Größe und Dauer sowie Gestalt von P spiegeln Veränderungen der Wanddicke, der Dilatation sowie Verlagerungen des Schrittmachers wieder (vgl. Tabelle 7).

7. Kurzes PQ bei negativem P_{II} und P_{III} deutet auf einen kammerwärts verlagerten Schrittmacher.

54. Vorhofsflattern.

Das Kapitel, mit dem wir uns nun beschäftigen, ist zwar theoretisch sehr umstritten und keinesfalls schon geklärt; doch die praktische Deutung des EKG, das Flimmern oder Flattern zeigt, ist äußerst einfach und die praktischen Nutzanwendungen aller Flimmertheorien bislang noch sehr gering. Wir nähern uns dem theoretischen Problem am besten von der Seite, daß wir die Erhöhung der Sinusreizfrequenz betrachten. Einer Steigerung dieser Frequenz ist theoretisch nur die Grenze der Sinusrefraktärzeit gesetzt. Wir wissen nicht, wie groß diese Refraktärzeit ist. Sicherlich aber muß sie kleiner als $^1/_5$ sec sein, denn wir kennen Vorhofsfrequenzen von einer Größe bis zu 300/min, von denen anzunehmen ist, daß der Vorhof hierbei noch als Ganzes schlägt und daß die Reize noch vom Sinus ausgehen. Für letzteres, den Sinus als Schrittmacher bei so hohen Frequenzen, haben wir freilich keine Beweise; unsere Annahme gründet sich auf den Wahrscheinlichkeitsschluß, daß der Sinus ebensowohl schneller reagiert als der Vorhof, wie seinerseits der Vorhof schneller reagiert als alle anderen nachfolgenden Teile: daß also normalerweise die Eigenfrequenz und die maximale Frequenz, in der ein Herzteil schlagen kann, um so kleiner wird, je weiter peripher, je sinusferner er liegt.

Nehmen wir diese Regel — die sich an Vorhof und Kammer durchaus bewährt — als gegeben an, so verstehen wir den Mechanismus des Vorhofsflatterns sehr wohl: ein eminent starker Reiz erregt den Sinus mit maximaler Frequenz. Sinus und sinusnahe Vorhofsteile können dieser Frequenz noch folgen. Je weiter zur Kammer hin die Erregung aber gelangt, desto langsamer verschwindet die Refraktärzeit der voraufgehenden Erregung: die Erregungswelle versandet in der Refraktärphase der voraufgehenden Erregung. Es bildet sich schließlich bei konstanter Sinusfrequenz ein Gleichgewicht aus zwischen Refraktärität und Erregung: an einer bestimmten Stelle des Vorhofs setzt das Dekrement ein: von hier ab ist der Vorhof ebenso total gehemmt wie ein Nerv oder Muskel, der mit zu hohen Reizen beschickt wird, da jeder neue Reiz die Refraktärität des voraufgehenden einfach verlängert.

Es entsteht dadurch derselbe Zustand, den wir in Abb. 184 gezeichnet haben: ein monophasischer Potentialabgriff durch den Potentialunterschied zwischen der refraktären Vorhofskammergrenze und der im Rhythmus des Sinus erregten und ruhenden Sinusregion. Der Vorhofsstrom wird monophasisch deformiert oder ganz monophasisch, je nach der Größe der refraktären Bezirke. Das macht das eigen-

tümliche Potentialbild beim Vorhofsflattern aus (Abb. 270), welches man
meist als „*Flatterwellen*" bezeichnet,
was aber mit solchen monophasisch
deformierten P-Zacken identisch ist.

Die hier vorgetragene Theorie des De-
krementes, identisch mit derjenigen einer
partiellen Asystolie, welche schon KISCH [1]
zur Erklärung des Herzalternans heran-
zog, ist, wie wir zugeben wollen, noch nicht
experimentell am Herzen gesichert. Es
fehlen fast alle Beobachtungen über das
Schicksal der Erregungswelle im Vorhof,
die direkt und zuverlässig sind. Unsere
Theorie stützt sich jedoch auf zahlreiche
Analogien aus der allgemeinen Physiologie
langsam reagierender Muskeln und markloser Nerven.

Einer so hohen Vorhofsfrequenz
vermag nun auch die Kammer meist
nicht zu folgen. Es gibt dabei alle
Übergänge von größter Kammertachykardie zu Vorhofsflattern, und
mir scheint die Tatsache, daß die
Kammer endlich nicht mehr jeden
Vorhofsschlag beantworten kann, nur
von den zufälligen Faktoren der Refraktärzeit im Überleitungsgewebe
abzuhängen. Ist das Überleitungsgewebe noch refraktär, so leitet es
ebenfalls entweder mit Dekrement
oder überhaupt nicht mehr. Im letzteren Fall fällt ein Kammerschlag
aus: nur jeder 2. Vorhofsreiz wird
beantwortet. Ist die Refraktärzeit
des Reizleitungsgewebes noch größer,
so kommt es zur Überleitung nur
jedes 3. oder 4. Vorhofsschlages. Wir
sprechen in solchen Fällen von *partiellem Block* (2:1, 3:1, 4:1-Block).
Diese Bezeichnung ist sensu strictiori
falsch, denn es handelt sich nur um
einfache Phänomene der Refraktärität. Wir wollen ihn aber schon aus
historischen Gründen, und weil er
schließlich mehr deskriptiv als theoretisch ist, beibehalten.

[1] KISCH: Der Herzalternans. Dresden
u. Leipzig 1932.

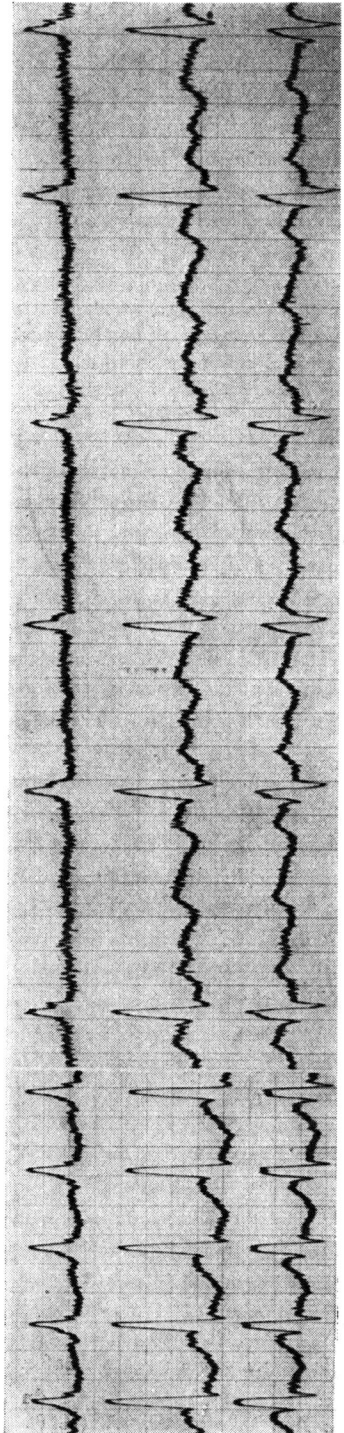

Abb. 270 a u. b. Übergang von extremer Tachykardie in Vorhofsflattern mit partiellem Block. a Tachykardie. Der Vorhof „flattert" hier genau so wie in Bild b, das 3 Wochen früher aufgenommen wurde. Nur hat sich die Refraktärzeit der Kammer und des Überleitungsgewebes inzwischen verkürzt. Herzfrequenz 230/min. b Partieller Block, wechselnd zwischen 2:1 und 3:1, mit untersetzter WENCKEBACH-Periode (vgl. Text). Der 2., 3. und 4. Schlag wiederholen sich regelmäßig mit ihren variablen Abständen. PQ dieser Schläge der Reihe nach: 0,31—0,38—0,32, mit den vorausgehenden Erholungszeiten (R—R) von 0,65—0,49—0,59; je kürzer RR, desto länger PQ. Vorhofsfrequenz 270.

Man kann nun fragen, warum das Reizleitungsgewebe nicht ebenfalls ein Dekrement der Leitung aufweist, so wie wir es für die entlegenen Vorhofsteile angenommen haben. In der Tat liegt ein solches Dekrement auch vor, es entgeht nur in der Regel der Beobachtung. An Abb. 270b können wir aber sehr wohl sehen, daß das QRS mit kleinem vorausgehendem R-R-Intervall relativ zu den „Flatterwellen" später einsetzt als das QRS mit großem vorhergehendem RR-Intervall. Je rascher die Erregungsleitung nach der Refraktärität wieder beansprucht wird, desto langsamer ist die Leitung; für den 1. oder sogar den 2. Vorhofsschlag kann sie zu einem echten Dekrement entarten.

Es ist übrigens zu vermuten, daß dies Dekrement so gut wie ausschließlich in den sehr dünnen Fasern des a-v-Knotens lokalisiert ist: ihre histologische Struktur ist so abweichend von allen anderen Herzfasern[1], daß man Grund hat, hier auch abweichende Daten der Refraktärzeit anzunehmen. Wir werden hiervon unten hören. Übrigens sind die Probleme, warum einmal ein Dekrement mit ständigem Block und ständiger monophasischer Deformierung im Vorhof, einmal ein partieller Block am RLS auftritt, recht kompliziert, freilich nicht etwa ungelöst. Wir müssen uns diese Theorie aus Raummangel hier ersparen.

Die hier vorgetragene Theorie des partiellen Blocks und der Flatterwellen weicht von den üblichen Darstellungen etwas ab. Sie ermöglicht es uns jedoch, alle Verhältnisse bei der Tachykardie auf einen gemeinsamen Nenner zu bringen, der dann auch auf die anderen Überleitungsstörungen paßt. Denn das einzig Variable am Herzen ist nunmehr das Verhalten der Refraktärzeiten, von denen wir wissen, wie stark sie durch Stoffwechsel, Ionen, Herznerven und Hormone beeinflußt werden[2]. Jede Verlängerung der Refraktärzeiten macht einen Faktor des partiellen Blocks. Tritt ein solcher nicht auf, so befindet sich die Refraktärität bzw. die Erholungsgeschwindigkeit des Herzens im Gleichgewicht mit der Herzfrequenz: vor jedem neuen Herzschlag ist das Herz bereits wieder vollständig erholt und *normal* erregbar. Bei verlängerter Refraktärität kann das Herz unvollständig erholt (Dekrement; Überleitungszeit verlängert) oder unerregbar geblieben sein (Block). Wechselt das Herz zwischen einem 2:1-Block und einem 3:1-Block ab, wie in Abb. 270b, so ist nach dem frühen Kammerschlag mit 2:1-Block die Refraktärität so vertieft, daß sie sich jetzt erst nach dem 3. Vorhofsschlag wieder zurückgebildet hat und auch danach bleibt die Refraktärität noch groß genug für einen 3:1-Block. Nachdem aber zweimal eine lange Ruhepause eingetreten ist, ist nun nach dem 2. Vorhofsschlag das a-v-Gewebe eben wieder erregbar, wenngleich verlangsamt leitend. Es gibt so eine ganz unauffällige Periodik von 4 Schlägen, mit einem kurzen Intervall (2:1-Block), einem längeren Intervall (3:1-Block, doch ist der Schlag zu Beginn des Intervalls wegen der längeren a-v-Leitung verspätet) und einem langen, d. h. normalen 3:1-Intervall. In Anlehnung an die später zu besprechenden Verhältnisse wollen wir auch diese Periodik eine WENCKEBACH-Periodik nennen, in diesem Fall nur eine solche mit wechselndem Blockverhältnis. Und da gleichsam in dieser Periodik das Grundverhältnis der Frequenzen von Vorhof zu Kammer im Verhältnis 2:1 herabgesetzt ist, scheint der passendste Ausdruck eine *untersetzte Wenckebach-Periode* (vgl. S. 434 und 441).

Das Aussehen der Flatterwellen bedarf noch einer kurzen Erläuterung. Es scheint aus Brustwandableitungen sicher zu sein[3], daß in der Regel, so auch in Abb. 270, die Erregung

---

[1] MAHAIM: Les maladies organiques du faisceau de HIS-TAWARA. Paris 1931.
[2] SCHÜTZ: Erg. Physiol. 38, 493 (1936).
[3] Nach den schönen Bildern HOLZMANNS: Klinische Elektrokardiographie. Zürich 1945.

des Vorhofs mit einem Ausschlag nach oben beginnt, also mit steilem Anstieg und flachem Abfall. Bei der hohen Frequenz des Vorhofs darf man übrigens nicht übersehen, daß die Leitungslatenz zwischen Vorhof und Kammer so lang wird, daß das QRS manchmal zu dem *vorletzten* Vorhofschlag gehört und nicht zu dem, auf dem es „reitet" (z. B. Abb. 270)! Es gibt nun aber Flatterwellen, die sicher mit einem Ausschlag nach *unten* beginnen (Abb. 271). Hier befindet sich also das Reizbildungszentrum offenbar nicht mehr im Sinus, sondern irgendwo zwischen Sinus und a-v Knoten. Die Erregung verläuft vorwiegend antidrom, von unten nach oben, analog Abb. 269 e, und die PQ-Zeit ist kurz: QRS beginnt am *Ende* des auslösenden negativen P und nicht mitten im Abfall des nächsten! Wir wollen solche Flatterwellen, die auch keine deutliche monophasische Deformierung erkennen lassen, allerdings wegen ihrer Hochspannung sicher irgendwo ein Dekrement haben, *Vorhofflattern bei sinusfernem Reizort* bezeichnen.

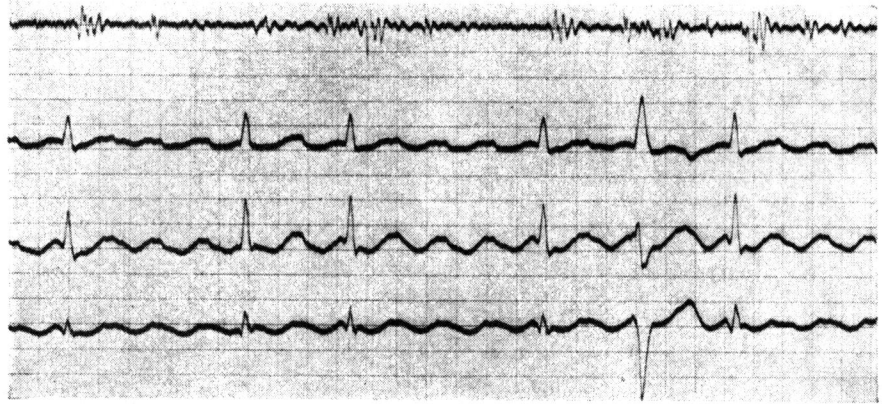

Abb. 271. Vorhofflattern bei sinusfernem Reizort. Die Flatterwellen bestehen aus breiten und überhöhten *negativen* P-Zacken von erheblicher Regelmäßigkeit; die Kammer schlägt dagegen etwas irregulär, wenngleich auch immer in Zusammenhang mit einer Flatterwelle. Doch sind die Abstände PQ nicht konstant und auch nicht gesetzmäßig schwankend. In der Regel ist QR = 0,15. Die Abweichungen sind nur als Unregelmäßigkeiten der Vorhofserregung deutbar. Vorhofsfrequenz 375/min. Eine Extrasystole aus dem RLS.

Es muß nun nicht immer eine Periodik nach Art von Abb. 270 b auftreten; das tut sie nur, wenn die relative Refraktärzeit zufällig gerade so liegt, daß ein Reiz des Schrittmachers in sie hineinfällt (vgl. hierüber S. 430 ff.). Fällt eine Serie von Reizen in die absolute Refraktärzeit und keiner von ihnen in die relative, so kommt es zu einem *partiellen Block mit konstantem Untersetzungsverhältnis.* Abb. 272 gibt Beispiele verschiedener solcher Blocks. Bild b zeigt, daß es offenbar recht lange absolute Refraktärzeiten gibt, welche das Ende von T merklich überdauern.

Zusammenfassung.

1. Unter Vorhofflattern verstehen wir einen so frequenten, vom Sinus her angeregten Vorhofsschlag, daß Teile des Vorhofs, die relativ weit kammerwärts liegen, refraktär und partiell asystolisch bleiben. Dadurch wird die P-Zacke monophasisch verzerrt, und zwar vergrößert und im abfallenden Schenkel verlängert (Abb. 270, 272). Wir nennen diese deformierten P-Zacken Flatterwellen.

2. Die nachfolgende Kammer hat meist eine noch längere Refraktärzeit, so daß nur jeder 2., 3. oder noch seltenere Schlag des Vorhofs übergeleitet wird. Man spricht fälschlich von partiellem a-v-Block (Abb. 272).

3. Das Überleitungsgewebe des a-v-Knotens kann ein Dekrement aufweisen, das sich von Schlag zu Schlag verstärkt: QRS hat eine von Schlag zu Schlag wachsende

Latenz gegen den Vorhof. Hierbei ist auch nur jeder 2., 3. oder spätere Vorhofsschlag übergeleitet. (Untersetzte Wenckebach-Periode, Abb. 270b.)

4. Die Flatterwellen können auch negativ sein, d. h. nach unten ausschlagen. Es wird vermutet, daß sie an einem sinusfernen Reizort entstehen (Abb. 271).

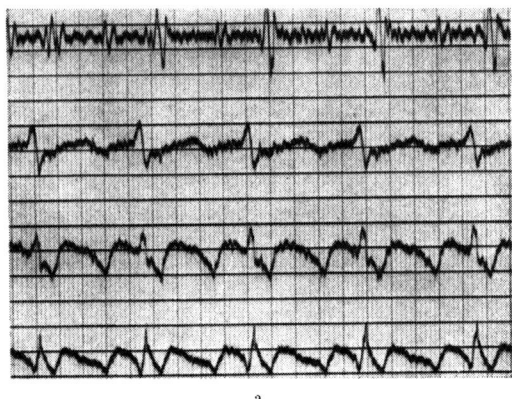

a

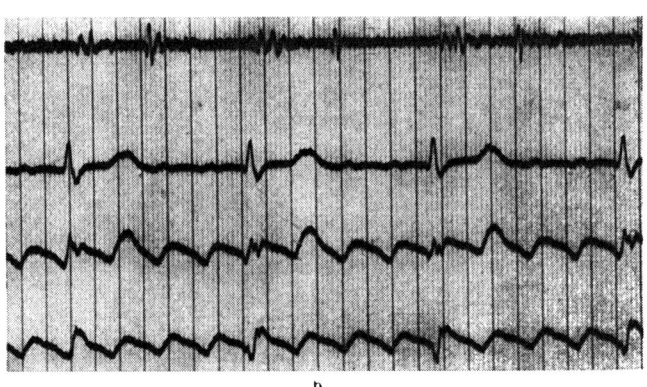

b

Abb. 272a u. b. Zwei Beispiele von Vorhofflattern und partiellem Block mit konstantem Untersetzungsverhältnis und ohne QRS-Periodik. a 2:1-Block. PQ vermutlich 0,16. QRS reitet auf seinem eigenen Vorhofreiz. Vorhofsfrequenz 270. b 4:1-Block, mit langer absoluter Refraktärzeit der Kammer. PQ = 0,15 oder 0,34. Die Zuordnung von P und QRS ist nicht so sicher wie in Bild a, doch ist wegen des stärkeren Untersetzungsverhältnisses eine langsamere a-v-Leitung zu erwarten. Vorhofsfrequenz 320.

5. Ist bei normalen Flatterwellen die Zahl der Vorhofsschläge je Kammerschlag konstant, so sprechen wir von partiellem a-v-Block mit konstantem Untersetzungsverhältnis (Abb. 272).

55. Vorhofflimmern[1].

a) Diagnostik.

Vorhofflattern kann sich jederzeit in einen langsameren regulären Sinusrhythmus zurückverwandeln; ebensowohl gibt es alle Übergänge, intraindividuell und interindividuell, zu noch höheren Frequenzen der Vorhoftätigkeit. Nun ist allerdings auch dem sinusnahen Vorhofteil eine Grenze gesetzt, jenseits deren er

[1] Zusammenfassende Übersicht: WENCKEBACH u. WINTERBERG: Die unregelmäßige Herztätigkeit. 2 Bde. Leipzig 1927. — WINTERBERG: BETHE-BERGMANNS Handbuch der Physiologie VII/1, S. 663. — DE BOER: Erg. Physiol. 21, 1 (1923).

nicht mehr schlagen kann. Diese Grenze liegt in der Gegend von 350/min. Abb. 271 liegt vielleicht schon jenseits dieser Grenze, und hierauf mag die abweichende Gestalt der P-Wellen zurückzuführen sein. Sobald die typische, monophasisch deformierte, einheitliche P-Welle nicht mehr zu sehen ist, sprechen wir von *Vorhofflimmern*.

Auch diese Grenze ist allerdings Willkür. In welchem Maß, illustriert Abb. 273. Es kann bei einer Frequenz von 300/min noch zu regelrechten P-Wellen kommen, die etwa so breit sind wie die normalen. In einem anderen Zustand erhält dann derselbe Vorhof bei 300/min, also gleicher Frequenz, offenbar partiell asystolische Bezirke und damit typische ,,Flatterwellen", die allerdings bereits unregelmäßig gestaltet und niedrig sind und auch eine sehr unregelmäßige Übertragung auf die Kammern bewirken. Vor allem an letzterem erkennen wir, daß der Vorhof uneinheitlich reagiert. Es besteht ein Zwischenstadium zwischen homogenen Vorhofserregungen und irregulärer Aktion: wir sprechen von *Flimmerflattern (Fibrilloflutter)*.

Es sind übrigens von STOCKER[1] kleine Zwischenwellen in allen isoelektrischen Abschnitten des EKG beim Tier gesehen worden. die, bei noch normalem Sinusrhythmus des ganzen Herzens, wohl mit einiger Wahrscheinlichkeit auf partielle Systolen größerer Vorhofsabschnitte zu beziehen sind. Am Menschen wären solche Wellen, analog dem Tierexperiment, am ehesten nach elektrischen Unfällen zu erwarten. Doch beschreibt hier die referierende Literatur nur die bekannten Erscheinungen des Vorhof- und Kammerflimmerns[2]. Nur HECHT und JOHNSTON geben an, in einem Fall ein kurzes Auftreten einiger Vorhofsflatterwellen beim Menschen gesehen zu haben[3]. Es beschreibt BLUMBERGER[4] dann jüngst eine vollständige Trennung der P-Zacke in 2 Zacken mit verschiedenem Vektor, als Vorbote des Flimmerns. (Hier mag eine echte Interferenz zweier Reizzentren vorliegen.) Wir dürfen also die Wahrscheinlichkeit eines *partiellen und transitorischen Flimmerflatterns* wohl zugeben. Durch direkte Beobachtung am Sinus fand BOZLER[5] übrigens echte oszillierende lokale Potentialschwankungen, die wir vielleicht, da wir solche Schwankungen auch vom Muskel und Nerv kennen, als die universelle Grundlage zur Entstehung solcher Flimmerphänomenen betrachten können.

Das Kennzeichen des echten Vorhofflimmerns ist: kleines, häufig sogar fast ganz fehlendes P; unregelmäßige Tätigkeit der Kammer *(absolute Arrhythmie)*; hohe Frequenz der erkennbaren Vorhofsströme; meist absolute Irregularität auch der Vorhoftätigkeit (Abb. 274).

Die absolute Arrhythmie der Kammer besagt folgendes: Der Reiz der Vorhöfe selbst ist offenbar absolut arrhythmisch. Daß die Kammer auf Grund von Vorhofsreizen schlägt, ist durch die alten Versuche L. FRÉDÉRICQs[6], daß eine Unterbrechung der a-v-Verbindung die Arrhythmie aufhebt und bei fortbestehendem Vorhofsflimmern regulärer, bradykarder Kammerrhythmus entsteht, bewiesen. Die absolute Arrhythmie der Vorhofsreize aber zeigt an, daß die Zahl der reagierenden Elemente so groß und die Art ihrer Wechselwirkung so kompliziert ist, daß eine Regel im Auftreten der Erregung am a-v Knoten nicht mehr gefunden wird. Das aber besagt zwangsläufig: die Größe des jeweils synchron reagierenden Vorhofsareals muß sehr klein sein. Hierdurch erklären sich auch die Kürze der Flimmerwellen und ihre niedrige Spannung: *es sind relativ wenige Fasern gleichzeitig aktiv.*

---

[1] STOCKER: Z. Kreislaufforschg **1940**, 753.

[2] JELLINEK: Elektrische Verletzungen. Leipzig 1932, S. 319. — KOEPPEN: Erkrankungen der inneren Organe nach elektrischen Unfällen. Berlin 1942. (Beih. Mschr. Unfallheilkde Nr 34.)

[3] HECHT u. JOHNSTON: Amer. Heart J. **19**, 237 (1940).

[4] BLUMBERGER: Z. Kreislaufforschg **1948**, 540.

[5] BOZLER: Experientia **4**, 213 (1948).

[6] FRÉDÉRICQ: Arch. internat. Physiol. **2**, 281 (1905).

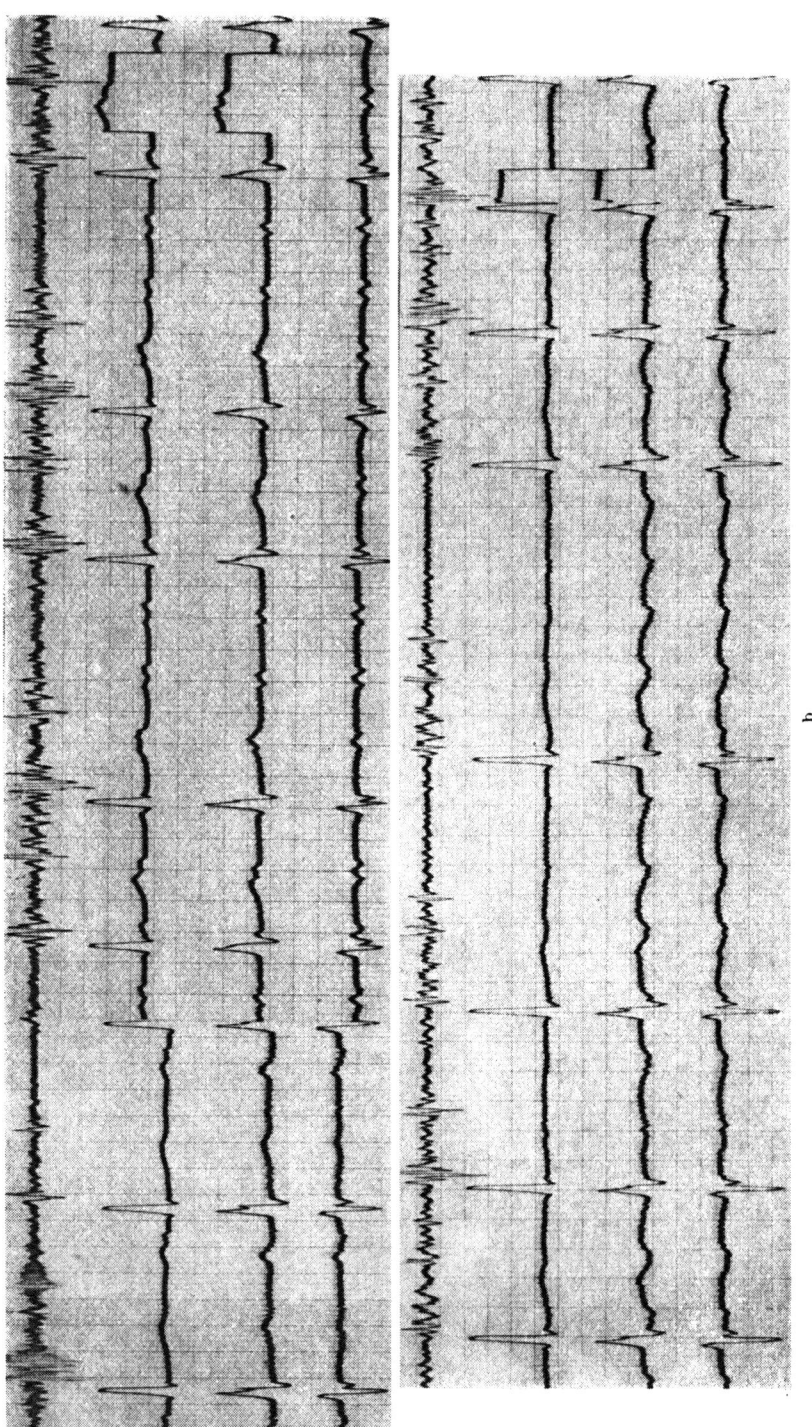

b

Abb. 273a—c. Flimmerflattern beim gleichen Patienten in 3 verschiedenen Stadien. a EKG im normalen Zustand, Sinusrhythmus (15. 10. 41). b (unteres Bild!) Bild a ist in echtes Flimmerflattern übergegangen (30. 10. 41). Unregelmäßiger Block, nicht etwa absolute Arrhythmie. Der Block wechselt der Reihe nach zwischen 2:1, 3:1, 4:1, 5:1. 2:1, 2:1. PQ ist um so länger, je kürzer die Intervalle; dadurch ist RR nicht immer ein genaues Vielfaches der Flatterfrequenz. Die Unregelmäßigkeit des Blocks deutet auf die dem echten Flimmern analoge Inkonstanz der Vorhofserregungen; mittlere Frequenz 300. c (oben rechts!) Bild des gleichen Patienten vom 20. 3. 43. Wiederum wechselnder Block bei hoher Frequenz (300) des Vorhofs: doch haben die Vorhofswellen nicht mehr die Form von Flatterwellen, sondern erscheinen als diphasische P-Zacken (heterotope, sehr frequente Reizbildung).

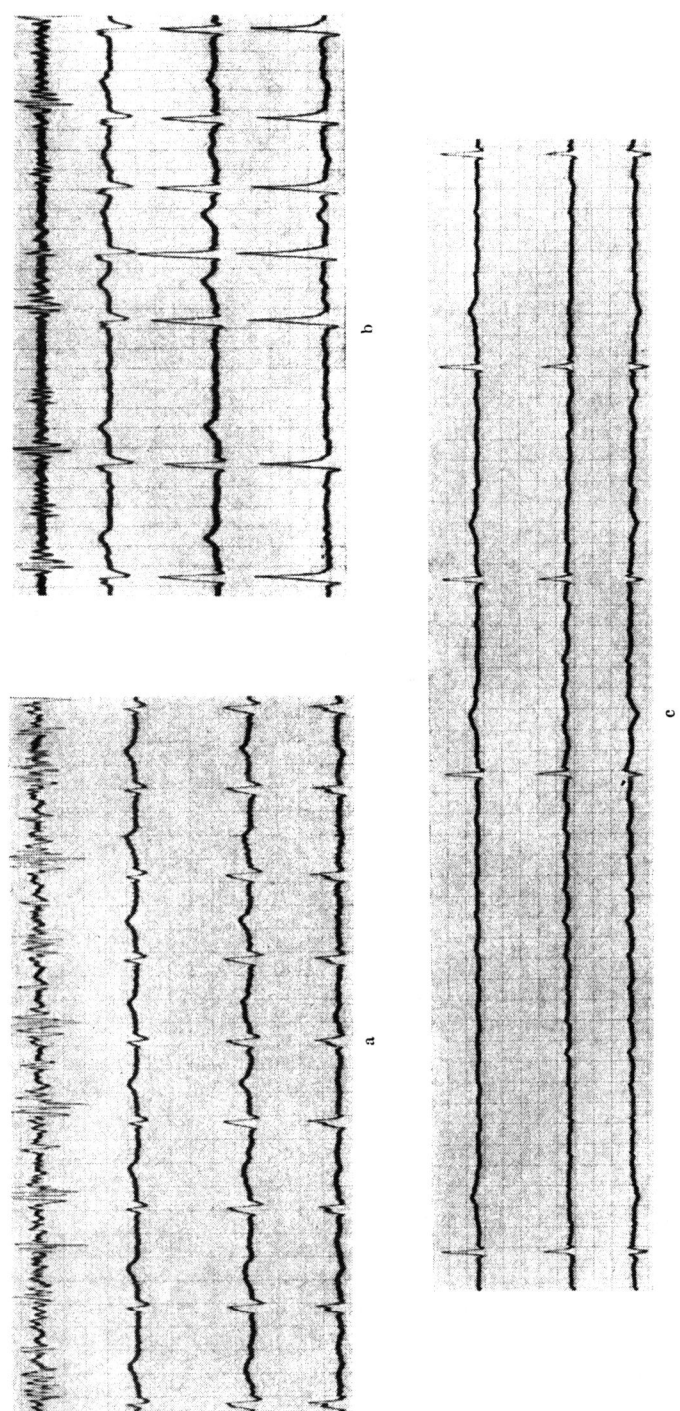

Abb. 274a—c. Drei Beispiele von Vorhofflimmern mit verschiedener Frequenz und Regularität der Kammer. a Sehr tachykarde und fast regelmäßige Form von absoluter Arrhythmie bei Vorhofflimmern. Die Diagnose ist nur bei genauer Betrachtung zu stellen. b Wechsel zwischen tachykarden und relativ normalen Kammerfrequenzen bei absoluter Arrhythmie und Vorhofflimmern. Starker Rechtstyp als Zeichen eines schlecht kompensierten Kreislaufs. Das hohe R ist für viele Fälle absoluter Arrhythmie charakteristisch. c Sehr bradykarde absolute Arrhythmie mit Vorhofflimmern. Die a-v Region ist während der langen Pausen asystolisch.

Aus dieser Bemerkung leitet sich das klinisch interessierende Verhalten der Kammertätigkeit ohne weiteres ab. Schon bei den partiellen Blocks schlug ja der Vorhof selbst nicht mehr zu jedem Kammerschlag und beim Vorhofflimmern hört die Fördertätigkeit des Vorhofs praktisch ganz auf. Nun hat zwar der Vorhof eine relativ große Bedeutung für das Schlagvolumen der Kammer: er wirkt als Puffer des kontinuierlichen Rückstroms aus den Venen für die Zeit, während der die Segelklappen geschlossen sind. Aber diese Puffertätigkeit bleibt ja auch beim Flimmern weitgehend erhalten: Der Vorhof dehnt sich systolisch und entleert sich auf Grund seiner elastischen Wandeigenschaften in der Diastole. Aber Füllung und Entleerung sind nicht mehr so vollständig, da auch die elastischen Größen andere werden; vor allem aber fällt die aktive Vorhofssystole fort, welche den Vorhof praktisch ganz entleert. Genaue Messungen der Herzleistung beim Vorhofflimmern zeigen jedenfalls, daß die Herzleistung um 30% gesenkt ist, wenn das Flimmern akut einsetzt, sich zwar dann adaptativ verbessert, aber immer unter der Norm bleibt (JONES und SCHLAPP[1]). Suffizienz oder Insuffizienz leitet sich trotzdem *nur* von der Frequenz und Leistung der Kammerschläge ab.

Die Frequenz der Kammer hängt davon ab, wie oft im Mittel ein übertragungsfähiger Vorhofsreiz in die erregbare Phase des Überleitungsgewebes fällt. In dieser Bedingung sind folgende Variablen enthalten: 1. die statistisch absolut zufälligen arrhythmischen Verhältnisse an der Vorhofkammergrenze im Vorhof; die Erregung kann relativ oft oder relativ selten eintreten; sie kann relativ stark oder relativ schwach sein; 2. die Erregbarkeit des Überleitungsgewebes; 3. die Dauer der absoluten und relativen Refraktärzeit des Überleitungsgewebes. — Eine häufige Überleitung bedeutet entweder starke Vorhofsreize, die relativ oft auftreten, oder relativ erregbarer a-v Knoten. Eine sehr irreguläre Überleitung bedeutet immer nur sehr irreguläres Verhalten des dem a-v Knoten direkt benachbarten Vorhofsgewebes. Je regulärer die Überleitung, desto wahrscheinlicher ist es, daß ein Teil des Vorhofs in einem regulären Grundrhythmus verblieben ist, der durch andere, irreguläre Teile des Vorhofs moduliert wird.

Wir können nun tatsächlich alle Extreme der Kammerschläge beobachten: regulär und frequent; regulär und bradykard; irregulär und frequent; irregulär und bradykard. Je bradykarder, desto besser arbeitet das Herz hämodynamisch, desto schlechter aber rein theoretisch die Prognose, daß ein solches Herz sich regularisiert, weil sich ein Gleichgewichtszustand eingestellt haben muß, der keine Rückentwicklung erwarten läßt. Freilich finde ich in der Literatur nichts über die Aussichten der Regularisierung bradykarder und tachykarder Formen, eine ähnliche Bemerkung von WENCKEBACH und WINTERBERG ausgenommen[2]. Allerdings ist auch bei fortbestehendem Fibrillieren bei Bradykardie die Prognose hämodynamisch so gut, daß der Faktor der größeren Konstanz des Zustandes dadurch wettgemacht wird.

Abb. 274 gibt Beispiele für die extremen klinischen Zustandsbilder. Wir werden solche Bilder so beurteilen können: je rechtstypischer das EKG, je frequenter der Herzschlag, je mehr polytope Kammerextrasystolen eingestreut, desto schlechter vermutlich der klinische Zustand. Rechtstypisch (Abb. 274b)

---

[1] JONES u. SCHLAPP: J. of Physiol. (Brit.) **104**, 23 P (1945).

[2] WENCKEBACH u. WINTERBERG: Die unregelmäßige Herztätigkeit, S. 467.

bedeutet nach SCHLOMKA zugleich Neigung zur Insuffizienz (S. 114); frequent
bedeutet hämodynamisch schlecht wirksam; Extrasystolen bedeuten Reize auch
der Kammer und daher vermutlich eine universell angreifende Noxe. — Bei der
Beurteilung des EKG ergeben sich folgende technische Schwierigkeiten: T ist
meist nicht sicher zu analysieren, da es von Flimmerwellen überlagert ist; QRS-
Abweichungen können bei engem RR-Abstand auf Refraktärität beruhen, die
Differentialdiagnose gegen Extrasystolen aus dem RLS ist aber oft nicht möglich.

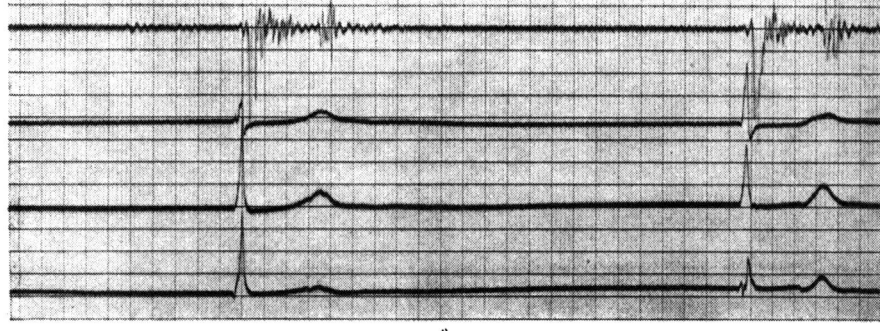

a

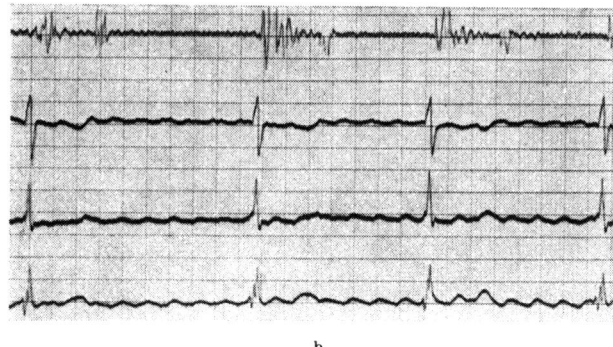

b

Abb. 275a u. b. a Absolute Arrhythmie, sehr bradykarde, schwach arrhythmische Reizbildung aus wechselnden Teilen des Reizleitungssystems. (Derselbe Fall wie Abb. 249d.) P ist dem aufsteigenden Teil von T überlagert, beim zweiten Schlag früher als beim ersten (Reizzentrum liegt mehr vorhofwärts). Die RR-Intervalle betrugen im ganzen, hier nicht abgebildeten EKG der Reihe nach: 1,77—2,70,—2,94—2,28—2,53 sec.
b Derselbe Patient, 19 Tage später. Regelrechte Flimmerarrhythmie.

Oft wechseln lange Pausen der Kammer mit sehr frequenten Perioden ab
(Abb. 274b). Man glaubt zu sehen, wie sich ein Reizprozeß von der a-v Region
wegbewegt und wieder zu ihr hinwandert. Werden die Reizperioden sehr lang,
in denen der Vorhof die Kammer nicht erregt, so kann auch einmal eine Ersatzsystole aus dem Überleitungsgewebe oder der Kammer auftreten. Immer aber
ist, solange der Vorhof schlägt, das EKG der Kammer absolut arrhythmisch.
Arbeitet die Kammer regelmäßig und bradykard, so steht entweder der Vorhof
still (Abb. 275a) und zeigt ein rückläufig erregtes P, falls die a-v Überleitung
noch intakt ist, oder der Vorhof schlägt irregulär und die Kammer folgt einem
regulären Knotenrhythmus, weil eine Überleitung vom Vorhof auf die Kammer
nicht mehr erfolgt (Abb. 276). Es kann endlich ein Vorhof kaum oder gar nicht
mehr sichtbar sein, weil zu kleine Teile absolut desynchronisiert flimmern oder

weil er in einer zu großen Unruhe der Abszisse versteckt ist. Nur die Arrhythmie zeigt, daß er noch in Tätigkeit sein muß (Abb. 277).

Zur klinischen Beurteilung des EKG ist, nur vom Standpunkt des elektrischen Bildes, zu sagen, daß die Kammerarrhythmie mit ihren hämodynamischen Störungen das einzig Bedrohliche darstellt, falls nicht die Form von QRS und T auf die früher erläuterten myokardialen Erkrankungen schließen läßt. ∟QT

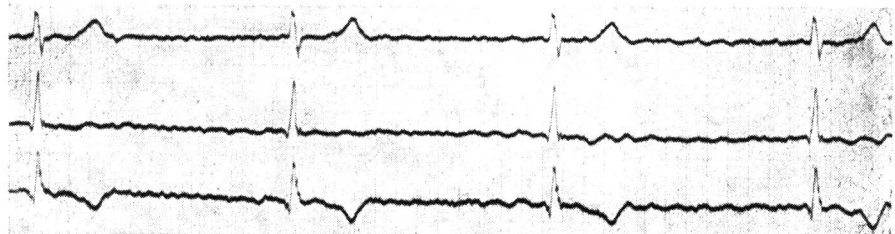

Abb. 276. Vorhofflimmern mit absolutem a-v Block, kenntlich an dem ganz regelmäßigen Knotenrhythmus.

ist nicht verlängert[1], es liegt also keine energetische Insuffizienz vor; die Systolendauer (Q bis 2. Ton) folgt den bekannten Gesetzen: sie ist um so länger, je länger die voraufgehende Herzpause[2]. Je frequenter also die Kammer, desto schlechter der Kreislauf, desto eher Insuffizienz und Ischämie, desto leichter Myokardschädigung mit erhöhter Flimmerbereitschaft (S. 416). — Auch jahrelang

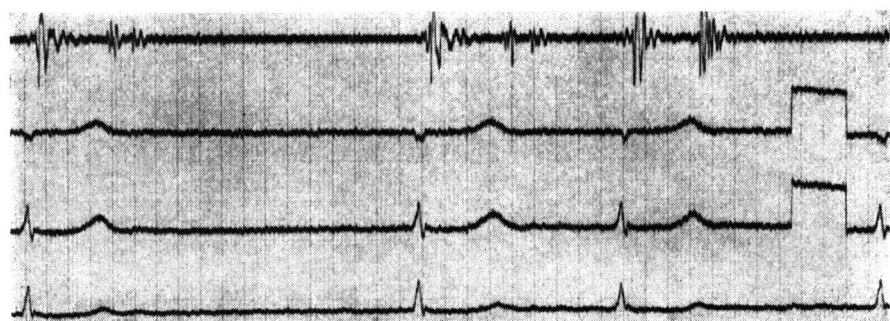

Abb. 277. Absolute Arrhythmie mit Vorhofflimmern bei fast vollständig fehlenden Flimmerwellen. Bradykarde Form, leichter Rechtstyp.

bestehendes Flimmern kann sich wieder regularisieren, allerdings selten[3]. Diese Tatsache ist für die bestehenden Theorien eine harte Nuß. Der häufige Zusammenhang zwischen WPW-Syndrom und Flimmern, den Åkesson und Öhnell[4] beschrieben und gedeutet haben, ist hingegen leicht verständlich und soll unten erläutert werden. Bilder dieser Art sind deshalb oft schwer zu deuten, weil das WPW-Syndrom bei Vorhofflimmern sein einziges eindeutiges Kriterium verliert: die verkürzte PQ-Zeit. Findet man also bei Vorhofflimmern ein verbreitertes

---

[1] Bayer u. Wasmuht: Arch. Kreislaufforschg 7, 309 (1940).
[2] Blumberger: Dtsch. Arch. klin. Med. 187, 1 (1940).
[3] Kossmann u. Connor: Amer. Heart J. 24, 215 (1942). — Fogel: Amer. Heart J. 25, 700 (1943).
[4] Åkesson: Acta med. Scand. 120, 1 (1945). — Öhnell: Acta med. Scand. 129, 264 (1947).

QRS von einem Aussehen, wie es oben typisch für WPW-Syndrom gefunden wurde, so wird die Diagnose des Flimmerns plus WPW-Syndrom wahrscheinlich sein. Die Differentialdiagnose gegen Extrasystolen bleibt meist unmöglich; je typischer freilich das normale Bild des Syndroms, mit verzögertem Anstieg und normtypischer QRS-Verbreiterung (positiv in allen Ableitungen), desto wahrscheinlicher die Diagnose.

b) Theorie des Flimmerns.

Wohl kaum ein Kapitel des EKG ist theoretisch so umstritten wie die Genese des Flimmerns. Man kann nicht sagen, daß sich die Sache geklärt hätte. Der Streit ist ruhig geworden, aber es scheint, daß die Theorie der „kreisenden Erregung in Etappen" DE BOERS nur mangels kampffähiger Gegner übrigblieb. Wir wollen die Standpunkte kurz erörtern und dartun, daß alle Theorien wohl irgendwie recht haben.

Das Flimmern entsteht nicht in jedem Herzen. Bedingung ist offenbar, daß die Refraktärzeit des Vorhofs relativ kurz und die Leitungsgeschwindigkeit relativ langsam ist[1]. Selbst wenn diese Bedingung erfüllt ist, bedarf es einer *Auslösung*. Diese besteht in der Regel in sehr frequenter Reizung durch einen Schrittmacher. Sie kann aber auch darin bestehen, daß ein Extrareiz sehr früh einfällt, gerade eben in das Ende der absoluten und den Beginn der relativen Refraktärzeit. Unter diesen Umständen erregt auch ein *einzelner* Reiz Flimmern, das aber ist nur kurze Zeit anhält (DE BOER, SELVINI[2]).

Zur Erklärung des Phänomens sind, soweit ich sehe, drei Standpunkte eingenommen worden. Es ist falsch, wenn man einen dieser Standpunkte als den einzig richtigen verteidigt. Es ist vielmehr richtig, daß jeder dieser Standpunkte zur Theorie des Flimmerns Wesentliches beiträgt.

1. *Die Ortstheorie des Flimmerns.* Man nennt diese Theorie meist die *Dissoziationstheorie*. Sie besagt, daß die verschiedenen Teile des Vorhofs funktionell auseinandergefallen sind. Will man damit sagen, daß sie *unabhängig* voneinander schlagen, so ist man im Unrecht. Der Vorhof ist wie die Kammer ein Syncytium, in dem es Unabhängigkeit eines Teiles nicht geben kann. Will man aber sagen, daß alle Teile des Vorhofs zwar scheinbar irregulär, in Wahrheit aber in einer in sich gesetzmäßig geschlossenen Kreisbewegung erregt werden, so ist auch das falsch: die Zahl der reagierenden Elemente und möglichen Wege ist so groß, daß eine praktisch unendliche Mannigfaltigkeit von Erregungskombinationen möglich ist. Die Teile sind funktionell dissoziiert; die Fasern schließen sich zu synchron erregten Arealen zusammen. Es hängt von den zufälligen Bedingungen der Refraktärzeit, Reizfrequenz eines Schrittmachers, Erregbarkeit und Leitungsgeschwindigkeit ab, *wie* groß die Areale sind (s. unten). LEWIS hat in einer

---

[1] DE BOER: Erg. Physiol. **21**, 1 (1923). — Die normalen Werte der Refraktärzeit des Hundevorhofs schwanken zwischen 0,09 und 0,12 sec [ANDRUS u. CARTER: Amer. J. Physiol. **90**, 265 (1929)], gehen nach LEWIS, DRURY und BULGER [Heart **8**, 83 (1921)] sogar bis 0,03 herunter. Die Leitungsgeschwindigkeit war bislang nicht sicher bekannt. Die relativ zuverlässigsten Messungen von LEWIS, FEIL und STROUD [Heart **7**, 247 (1920)] geben Werte zwischen 0,5 und 0,9 m/sec. Die Werte gleichen sehr den genauen Werten, die wir inzwischen mit Mikroelektroden am Hundevorhof fanden: 0,8 m/sec im Mittel. (BRENDEL, RAULE u. TRAUTWEIN: Pflügers Arch., im Druck.)

[2] SELVINI: Fol. Cardiol. (Ital.) **5**, Nr 1 (1946).

seiner meisterhaften experimentellen Untersuchungen[1] von einer „funktionellen Fragmentation" gesprochen. Es war nun die Frage, ob diese Dissoziation oder Fragmentation durch multiple lokale Reizprozesse bedingt sei, analog der These HERINGs[2], daß das Flimmern ein Extrem heterotoper Reizbildung sei. Diese Annahme ist äußerst unwahrscheinlich und findet sich beim Vorhofflimmern der Schildkröte nach RIJLANT äußerst selten. Man kann sich kaum vorstellen, welche Prozesse zur Bildung so polytoper **und** frequenter Reize führen sollten. Auch die Annahme, daß es das a-v Bündel ist, das die Reize bildet, ist zu einseitig. ROTHBERGER[3] fand zwar, daß man von diesem Bündel durch Reiz Vorhofflimmern auslösen kann, doch ist das **eine** Möglichkeit. Es ist bewiesen, daß diese Möglichkeit ebensowohl für andere Orte des Vorhofs zutrifft. *Es gibt keinen spezifischen Ort der Auslösung. Der Vorhof zerfällt in kleine Areale, die synchron reagieren; aber diese Areale sind nicht fixiert: sie lösen sich nach kürzester Zeit wieder auf zugunsten anderer.*

2. Die Frequenztheorie. Ohne Zweifel spielt die Frequenz eines anstoßenden Reizzentrums beim Flimmern eine große Rolle. In der Klinik sehen wir oft genug, wie sich bei steigenden Sinusfrequenzen erst Tachykardie, dann Flattern, dann Flimmern entwickelt; die spontane Genese des Flimmerns ist sehr häufig einer akuten Arbeit und der damit bedingten Tachykardie zuzuschreiben usf. Flimmern, Flattern und Tachykardie sind Stufen des gleichen Vorgangs. Von dieser Grundthese geht die Theorie der *Tachysystolie* von ROTHBERGER und WINTERBERG aus[4]. **Wo** dieser tachykarde Reiz entsteht, ist gleichgültig. Es ist dabei zu bedenken, daß eine frühzeitig einfallende Extrasystole ja auch eine, auf 2 Schläge beschränkte Tachykardie darstellt. Daß hochfrequente Reize eine wesentliche Rolle beim Flimmern spielen, ist ohne Frage richtig. Noch in letzter Zeit hat RIJLANT[5] diese hohen Frequenzen am Schrittmacher mit lokalen Elektroden nachgewiesen, und lokale Applikation von Aconitin löst ebenfalls Flimmern aus, das durch lokale Kühlung des schnellschlagenden, mit Aconitin behandelten Areals wieder verschwindet (SCHERF u. Mitarb.[6]). Doch führt meines Erachtens die Theorie, daß Tachysystolie an der Wurzel des Flimmerns, als *Auslösung*, steht, nicht auch zum Verständnis des Flimmerns selbst.

3. Die Funktionstheorie. Um das Flimmern zu verstehen, muß man vielmehr annehmen, daß die Erregungswelle, unabhängig vom Orte ihrer Auslösung und der Frequenz des Schrittmachers, eine besondere Form habe. Nun haben zahlreiche Forscher (GARREY, MINES, LEWIS, DE BOER[7]) eine im Prinzip gleichartige Annahme gemacht: daß nämlich die Erregungswelle in einem „Kreise" laufe: sie verläßt einen Punkt, schreitet auf Umwegen weiter und kehrt zu diesem selben

---

[1] LEWIS u. Mitarb.: Heart Bd. 7 u. 8 (1920/21).

[2] HERING: Pflügers Arch. **82**, 1 (1900).

[3] Zit. nach WINTERBERG: Herzflimmern und Herzflattern, in BETHE-BERGMANN, Handbuch der Physiologie VII/1, S. 663.

[4] ROTHBERGER u. WINTERBERG: Z. exper. Med. **4**, 407 (1916).

[5] RIJLANT: Cardiologia **9**, 241 (1945); **10**, 84, 193 (1946). — Arch. internat. Pharmacodyn. **70**, 139 (1945).

[6] SCHERF, ROMANO, TERRANOVA: Amer. Heart J. **36**, 241 (1948).

[7] GARREY: Amer. J. Physiol. **33**, 397 (1914). — MINES: J. Physiol. (Brit.) **46**, 349 (1913). — LEWIS u. Mitarb.: Heart **7** u. **8**. — DE BOER: Erg. Physiol. **21**, 1 (1923).

Punkt auf Umwegen zurück, trifft ihn aber nicht mehr refraktär und erregt ihn von neuem, das Spiel da capo wiederholend. Diese Annahme hat eine allgemeine Form: wenn in einem allseits verflochtenen Syncytium eine Erregungswelle startet, so breitet sie sich nach allen Seiten aus. Die Bedingung dafür, daß sie an denselben Ort zurückkehren kann, ist dann gegeben, wenn ein *kürzester* Weg der Erregungswelle denkbar ist, längs desselben die Leitungszeit t_L länger ist als die Refraktärzeit t_R am Ausgangspunkt. Unter „kürzestem Weg" soll hierbei derjenige verstanden sein, den die Erregungswelle de facto durchmißt. Es gibt vielleicht Wege, die *denkbar* sind und nach der Berechnung in kürzerer Zeit durchlaufen werden könnten. Aber diese Wege stehen aus irgend welchen Gründen nicht zur Verfügung (Abbildung 278). Unsere (rein formale und absolut untheoretische) Bedingung lautet nun so: $t_L > t_R$; es ist aber die Leitungsgeschwindigkeit v gleich der Länge l eines Weges dividiert durch die dazu gebrauchte Zeit t_L; also $v = l/t_L$ und also $t_L = l/v > t_R$. Der Quotient aus „kürzestem" Weg und Leitungsgeschwindigkeit muß größer als die Refraktärzeit sein. Diese Bedingung trifft um so eher zu, je kleiner v und je kleiner t_R ist. Kleines v und kleines t_R aber

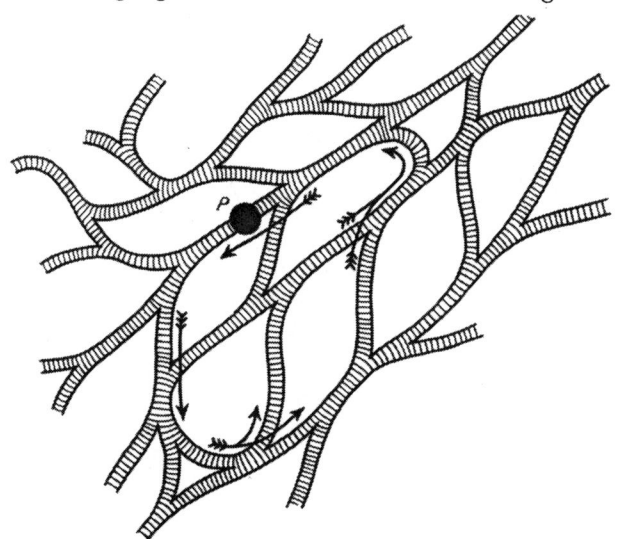

Abb. 278. *Analogieschema zur Genese des Vorhofflimmerns.* Netz von Vorhofsmyokardfasern. P sei Ausgangspunkt einer Erregungswelle, die den durch Pfeile bezeichneten „kürzesten" Weg beschreitet. Kürzere Wege sind nicht begehbar, da angenommen wird, daß die Erregungswelle nicht im stumpfen Winkel nach halb rückwärts in eine syncytiale Verzweigung auslaufen kann, ohne eine erhebliche Latenz zu erhalten. Das Schema ist ein Modell, ohne Anspruch auf strikte Gültigkeit gerade dieses Mechanismus einer „Blockade anatomisch kürzerer Wege" (vgl. Text).

sind, wie wir sahen, die *Bedingungen* für das Eintreten des Flimmerns. Es gibt keine bessere Erklärung dieser zwei Tatsachen als die Funktionstheorie der kreisenden Erregung.

Was sagt uns die Funktionstheorie quantitativ? Wenn im normalen Vorhof $v = 0,9$ m/sec und $t_R = 0,09$ sec ist, so muß also $l > v \cdot t_R > 81$ mm sein. Ein solcher „kürzester" Weg ist nicht denkbar. Die Erregungswelle, an einem Punkte startend, hat mit anderen Worten den ganzen Vorhof bis in den fernsten Winkel erregt, ehe die Refraktärzeit am Sinus vorüber ist: der Vorhof reagiert praktisch synchron. Ist aber z. B. v nur 0,09 m/sec und $t_R = 0,03$ sec, so ist der notwendige Weg $l > 2,7$ mm. Ein solcher Weg ist vorstellbar. Abb. 278 gibt ein Schema, das keinen Anspruch auf kausale Richtigkeit erhebt, sondern (nach meiner Nomenklatur) ein *Analogiemodell* sein will. Der Ausdruck „kürzester" Weg bedeutet, daß die Erregungswelle außerstande sein muß, einen anderen Weg als den besprochenen in kürzerer Zeit zurückzulegen. Es muß ihr z. B. unmöglich sein, falls die Bahn eine „kreisförmige" ist, von dem Ausgangspunkt des Kreises radial durch den Mittelpunkt auf die andere Seite zu gelangen, also mit der kürzesten Sehne den längeren Kreisumfang abzukürzen. In solchem Falle würde ja die Erregungswelle, die auf dem Kreisumfang wandert, nach Durchmessung des halben Umfangs auf ein bereits erregtes Gebiet stoßen und nicht weiter wandern können. Damit wäre die quantitative Bedingung des Flimmerns, die wir oben aufstellten, nicht mehr erfüllt. Da es schwer vorstellbar ist daß im Syncytium des Vorhofs Wege von einigen Millimetern Länge kreisförmig zurückgelegt werden können, ohne daß dieser Kreis von *anatomisch* kürzeren Fasern durchkreuzt würde, muß also dieser *anatomisch* kürzere Weg *funktionell* länger sein, d. h. er muß Leitungslatenzen aufweisen.

In Abb. 278 sind diese Leitungslatenzen dadurch modellmäßig dargestellt. daß angenommen wird, die Erregung könne aus einer Myokardfaser nur im spitzen Winkel geradeaus, nicht aber im stumpfen Winkel rückwärts laufen. Dies Prinzip des stumpfen Winkels ist an Nerven experimentell gefunden worden und diente uns bereits zur Analyse der Erregungsausbreitung im Myokard (Schaefer und Trautwein[1]); es ist jedoch hypothetisch, ob solche Verhältnisse, wie sie Abb. 278 darstellt, tatsächlich im Vorhofmyokard vorliegen. Daß aber die Blockaden. welche den anatomisch kürzesten Weg verhindern, *morphologisch* faßbar sind. möchten wir glauben; wir kennen nur die feinere, funktionell bedeutsame Histologie des Myokards zu wenig.

Mit dem Schema der Abb. 278 ist ein Modell des Flimmerns gewonnen worden. das den Vorgang also folgendermaßen darstellt und die drei Theorien, in Bestandteilen wenigstens, miteinander vereinigt: Es möge eine Erregungswelle von irgendwoher in eine Myokardfaser eingetreten sein. (Eine Herkunft ist notwendig: Die Ortstheorie sagt, daß die Welle in einem bestimmten Reizort entstehe.) Die Welle befinde sich im Punkt P, in Pfeilrichtung wandernd. Es gibt einen Weg, durch Pfeile markiert, dessen Länge so groß ist, daß die Refraktärität von P beendet ist, wenn die Welle diesen Weg zurückgelegt hat. Die Welle kann also in diesem Weg „kreisen". Sie kreist in ihm nicht ungestört und dauernd. da jede Erregungswelle aus der Nachbarschaft den Kreis unterbricht: die Kreise sind nicht konstant. Der Kreislauf ist also „funktionell", zwar für den Augenblick selbständig (dissoziiert), doch kann er durch Wechselwirkung mit der Nachbarschaft jederzeit aufgehoben werden.

Die *Grundbedingungen*, nämlich kurze Refraktärzeit und langsame Leitungsgeschwindigkeit, werden wie folgt erzeugt: Die absolute Refraktärzeit ist verkürzt in der relativen Refraktärzeit einer vorhergehenden Erregung: eine kurz nach einer voraufgehenden Erregung ausgelöste Erregung zeigt einen stark verkürzten Aktionsstrom, der bis zu einem kurzen lokalen Strom mit starkem Dekrement abnehmen kann. („Aktionsphänomene" nach Lueken und Schütz[2].) Die Leitungsgeschwindigkeit aber ist in der relativen Refraktärzeit enorm verlangsamt. Tritt also eine Erregung in der relativen Refraktärzeit der vorhergehenden auf, so erzeugt sie sich die beiden Flimmerbedingungen selbst. In die relative Refraktärzeit fällt die Erregung, wenn sie so hochfrequent ist, daß das Intervall eben größer ist als die absolute Refraktärzeit; es muß also *hohe Reizfrequenz* vorliegen (Theorie der Tachysystolie). Trotzdem ist es schwierig, nur

[1] Schaefer u. Trautwein: Pflügers Arch. **251**, 417 (1949).
[2] Lueken u. Schütz: Z. Biol. **99**, 338 (1939).

durch Refraktärität die beiden Flimmerbedingungen zu erzielen. Jede Schädigung des Herzens, vor allem die durch Anoxie und Asphyxie erzielbaren Stoffwechselabweichungen, machen aber erfahrungsgemäß die Refraktärzeit (d. h. den monophasischen Aktionsstrom) kürzer[1] und die Leitung langsamer (Stoffwechseltheorie DE BOERs). So sahen wir selbst in zahlreichen Versuchen, daß Flimmern auftritt, sobald die Leitungsgeschwindigkeit im Myokard unter einen kritischen Wert (etwa 0,12 m/sec) sinkt (TRAUTWEIN[2]). Wird kein Schrittmacher mehr das Syncytium erregen, so muß sich, durch die Wechselwirkung mit der Nachbarschaft, auf die Dauer jedes derartige System erschöpfen. Beispiele von einer ad libitum weiterkreisenden Erregungswelle kennen wir nur von anatomisch ringförmigen Präparaten, also von wirklich gegen die Nachbarschaft isolierten Erregungsbahnen: dem Vorhofsring GARREYs[3] und dem Ring des Medusenmuskels (VETOCHIN[4]). Es ist schwer vorstellbar, daß sich analoge morphologische oder funktionelle ringförmige Abgrenzungen im Vorhof herstellen. Die Existenz des Flimmerns ist also an die Existenz des frequenten Schrittmachers gebunden. Das auf Einzelreiz (durch frühe Extrasystole) erzeugte Flimmern DE BOERs[5] hat ein sehr rasch einsetzendes Dekrement und geht nach *postundulatorischer Pause* in Normalrhythmus über, und selbst dieses kurze Flimmern erfolgt nur in einem ganz bestimmten, für das Flimmern optimalen Schädigungsgrad des frisch entbluteten Herzens. Es ist endlich das Flimmern kein einheitlicher Zustand: je nach den quantitativen Daten sind größere und kleinere Wege der Kreiserregung bzw. Areale der Dissoziation möglich: mit fortschreitendem Absinken der Leitungsgeschwindigkeit fällt das Herz in immer kleinere funktionelle Teilgebiete auseinander; es wird nacheinander das durchlaufen, was wir mit WIGGERS[6] undulatorisches, konvulsives, tremuloses und atonisches Stadium nennen können. Diese Stadien sind nach unserer Ansicht dadurch bedingt, daß wegen der absinkenden Leitungsgeschwindigkeit die Einflußnahme der Nachbarschaft immer schwieriger wird: hohe Geschwindigkeit gestattet die Synchronisation größerer Flimmerbezirke, kleine nur mehr eine solche kleinster Areale. Wollen wir umgekehrt dann ein Herz *defibrillieren*, was durch Wechselstrom gelingen kann (WIGGERS), so ist es notwendig, die unabhängig voneinander schlagenden Areale zur gleichen Zeit refraktär und also auch zur gleichen Zeit wieder erregbar zu machen und dann zur gleichen Zeit in die Kammer einen wirksamen Reiz zu senden.

Nach dieser Anschauung ist das Flimmern also ein ständig seine Erregungsbahnen wechselnder Prozeß. Man kann das sehr schön an denjenigen Fällen beobachten, wo die Möglichkeit doppelter Erregungsleitung vom Vorhof auf die Kammer besteht: beim WPW-Syndrom (KENTschem Bündel). Ein hoher Prozentsatz von Flimmern weist WPW-Schläge auf und umgekehrt. Man darf schließen, daß die Erregung einmal vor dem Abgang des KENTschen Bündels kreist und hier überträgt, einmal vor dem *a-v Knoten* und dort erregt. Vielleicht bildet auch der Kreis von Vorhof — *a-v*-Knoten — RLS — KENTschem Bündel —

---

[1] SCHÜTZ: Verh. dtsch. Ges. Kreislaufforsch **1939**, 15. — HEGGLIN u. NOBILE: Verh. dtsch. Ges. Kreislaufforschg **1939**, 136. — ERK u. SCHAEFER: Pflügers Arch. **248**, 515 (1944).

[2] TRAUTWEIN: Pflügers Arch. **252**, 573 (1950).

[3] GARREY W. E.: Amer. J. Physiol. **33**, 397 (1914).

[4] VETOCHIN: Fiziol. Ž. **12**, 85 (1929).

[5] DE BOER: Cardiologia **3**, 213 (1939).

[6] WIGGERS: Amer. Heart J. **20**, 398, 413 (1940).

Vorhof einen Kreislauf nach Abb. 278, der flimmerfähig ist und die Disposition von Trägern eines KENTschen Bündels zu Vorhofflimmern erklärt.

Die theoretische und praktische Suche nach Faktoren, welche Fimmern begünstigen, ergibt folgende, jetzt recht verständlich gewordene Dinge:

1. **Auslösend** wirkt frühe *Extrasystolie* oder *hohe Schrittmacherfrequenz* (z. B. Arbeitstachykardie; Aufregung).

2. **Fördernd** wirkt *Acceleransreiz und Adrenalin*, da beide die Schrittmacherfrequenz steigern. Beide haben jedoch eine hemmende Komponente, da die Refraktärzeit verlängert wird und die Leitungsgeschwindigkeit steigt.

Kalium fördert (DE BOER), da es die Reizstärken erhöht, also indirekt alle Frequenzen steigert (vgl. Abb. 220).

Vagusreiz, Acetylcholin und *Vagomimetica* (Doryl, Mecholyl[1]) fördern, da die Leitung verlangsamt und die Refraktärzeit verkürzt wird[2]. Hierbei tritt eine antagonistische Komponente auf: Vagus und Vagomimetica senken die Schrittmacherfrequenz. Es ist von den zufälligen Verhältnissen abhängig, welche der Wirkungen überwiegt. Digitalis wirkt analog, vielleicht aber über den Umweg des Vagustonus.

Asphyxie und Anoxie senken die Leitungsgeschwindigkeit und Verkürzen den Aktionsstrom, wenn auch nicht viel[3] und damit aller Wahrscheinlichkeit nach auch die Refraktärzeit; zu Mecholyl wirkt Anoxie synergistisch[4]. Übrigens muß das *Myokard* selbst asphyktisch sein, nicht das Reizleitungssystem, wenn die Kammer flimmern soll; das ist ein Beweis dafür, daß Kammerflimmern nicht vom RLS ausgeht[5].

Auch ist das *Flimmern* sein eigener Synergist, da es, einmal eingetreten, die Hämodynamik und damit die Durchblutung verschlechtert und Asphyxie macht, in einem echten Circulus vitiosus.

Endlich ist akute *Dehnung des Vorhofs*, besonders wenn sie von Tachykardie begleitet ist, ein Synergist des Flimmerns und ein auslösender Faktor: nicht umsonst flimmern so viele dilatierte Vorhöfe bei der Mitralstenose. Der Dehnungsreiz *allein* freilich reicht nicht zur Auslösung des Flimmerns (WENCKEBACH und WINTERSTEIN[6]); es muß eine weitere Belastung hinzutreten; vielleicht genügt Tachykardie. Da durch einen intramuralen Prozeß (Axonreflex?) nach TIITSO[7] der gedehnte Vorhof immer auch tachykard wird, ist die Dehnung genügenden Ausmaßes stark flimmerfördernd. Tritt Aufregung und damit Acceleransreiz hinzu, so kommt selbst bei gesunden Herzen gelegentlich Flimmern zustande, wenn eine schwere akute Arbeit das Schlagvolumen steigert. Es ist sehr schwer zu sagen, *was* an der Dehnung das Flimmern begünstigt. Es ist kaum anzunehmen, daß es eine Myokardschädigung mit Herabsetzung der Leitungsgeschwindigkeit ist. Wir müssen gestehen, daß wir es nicht wissen.

---

[1] IGLAUER, DAVIS u. ALTSCHULE: Amer. Heart J. **22**, 47 (1941).
[2] LEWIS u. Mitarb.: Heart **7**, 8 (1920/21), mehrere Arbeiten. — ANDRUS u. CARTER: Amer. J. Physiol. **90**, 265 (1929).
[3] ERK u. SCHAEFER: s. S. 415. — SCHÜTZ, Verh. dtsch. Ges. Kreislaufforschg. **1939**, 34.
[4] SMITH u. WILSON: Amer. Heart J. **27**, 176 (1944).
[5] KAHN: Zit. nach DE BOER, Erg. Physiol. **21**, 46 (1923).
[6] WENCKEBACH u. WINTERSTEIN: Die unregelmäßige Herztätigkeit, S. 463.
[7] TIITSO: Pflügers Arch. **238**, 738 (1937); **242**, 685 (1939).

3. **Antagonisten** des Flimmerns, und damit therapeutisch verwertbar, sind alle Stoffe, welche die Leitungsgeschwindigkeit beschleunigen, die Refraktärzeit verlängern oder die Erregbarkeit senken; ferner alle Eingriffe, welche alle Teile des Vorhofs synchronisierend zur Erregung bringen, wie eine hinreichend starke und relativ kurzdauernde elektrische Durchströmung, sowohl mit Gleich- wie mit Wechselstrom[1], was an sich eine altbekannte Tatsache ist. Auch Massage ist wirksam (ROTHBERGER und WINTERBERG). Die Therapie des Flimmerns mit Pharmaka ist nicht Gegenstand dieses Buches, denn der Autor fühlt sich nicht kompetent. Es ist jedoch anzumerken, daß viele Heilmittel zwei antagonistische Wirkungen entfalten, so daß ihr Effekt immer zweifelhaft bleibt: so das Chinidin, das zwar die Refraktärzeit verlängert, aber die Leitungsgeschwindigkeit kritisch herabsetzt, wie wir selbst kürzlich noch einmal genau gemessen haben. Die Zurückhaltung vieler Kliniker gegenüber dem Chinidin hat also sehr exakte Gründe. Es sei auch erwähnt, daß SCHERF[2] soeben ein sehr wirksames Prinzip, das Fagarin, aus Fagara coco, als Heilmittel des Flimmerns angibt, das die schädigenden Wirkungen des Chinidins nicht besitzen soll.

Übrigens soll an dieser Stelle auf eine mögliche Kompensationsleistung des Flimmerns hingewiesen werden. Der Kliniker macht häufig die Erfahrung, daß eine Regularisierung des Vorhofs die Kranken in ein subjektiv schlechteres Befinden hineinbringt. Die Hämodynamik zeigt nun, daß ein flimmernder Vorhof eine ständig und allseitig erhöhte Wandspannung aufweisen muß, analog einem „flimmernden" Muskel bei tonisch-tetanischen Muskelinnervationen, dem sog. reflektorischen Muskeltonus[3]. Diese erhöhte Wandspannung muß ceteris paribus zu einer Erhöhung der venösen Füllungsdrucke führen, da die Vorhofswand bei der Auffüllung während der Kammersystole und in der Diastole weniger dehnbar ist. Wo also nach den FRANK-REICHEL-Diagrammen[4] die venöse Druckzunahme kompensatorisch notwendig ist, muß das Flimmern eine hämodynamisch günstige Komponente enthalten. Freilich entbehrt der Vorhof dabei der Kammerfüllung durch die Vorhofsystole, die aber bei muskelschwachem Vorhof quantitativ weniger wirksam sein könnte als das Flimmern. Mir sind allerdings keine Messungen bekannt, die diese Hypothese stützen könnten. So ist sie zunächst nur als Anregung für klinische Forschung gedacht.

Zusammenfassung.

1. Vorhofflimmern liegt vor, sobald die Vorhofsfrequenz so hoch ansteigt, daß die für Flattern typischen, regelmäßigen, monophasisch deformierten Wellen nicht mehr zu sehen sind. Zwischenstadien werden Flimmerflattern (fibrilloflutter) genannt. Die Kammer schlägt bei Vorhofflimmern in der Regel absolut arrhythmisch.

2. Die Frequenz des Kammerschlages hängt normalerweise davon ab, wie oft im Mittel ein übertragungsfähiger Reiz vom Vorhof her ins RLS gelangt. Sehr irregulärer Kammerschlag bedeutet sehr irreguläre Erregung des dem a-v Knoten direkt vorgelagerten Vorhofteils. Die Kammerfrequenz sagt nichts über den Zustand der Kammer selbst.

3. Formal läßt sich eine bradykarde und tachykarde Arrhythmie als Extremfall abgrenzen.

4. Klinisch bedeutungsvoll ist die absolute Arrhythmie nur durch ihre hämodynamischen Folgen, falls QRS und T normal sind. Es wird auf eine möglicherweise kompensatorische Rolle des Flimmerns hingewiesen.

---

[1] WIGGERS: Amer. Heart J. **20**, 413 (1940).

[2] SCHERF: Proc. Soc. exper. Biol. a. Med. **67**, 59 (1948).

[3] SCHAEFER: Ärztl. Forschg **1949**, 185.

[4] Vgl. REICHEL: Klin. Wschr. **1946**, 1. — Ärztl. Forschg **1950**, 172.

5. Die verschiedenen Theorien der Genese des Flimmerns werden zu einer neuen Auffassung zusammengefaßt. Danach würde Flimmern entstehen, wenn ein frequentes Reizzentrum Erregungswellen auslöst, welche auf einem funktionell kürzesten Weg in einer Zeit zum Ausgangspunkt zurückkehren, welche etwas länger als die absolute Refraktärzeit ist (Abb. 278). Die kreisenden Erregungswellen haben jedoch keine festen Bahnen, sondern variieren von Moment zu Moment. Zur Auslösung des Flimmerns müssen also der frequente Schrittmacher, eine geschädigte, verlangsamte Erregungsleitung und (oder) abgekürzte Refraktärzeit zusammenwirken.

56. Kammerflimmern, Kammerparoxysmen.

a) Kammerflimmern.

Die oben skizzierte Theorie des Vorhofflimmerns gilt ohne Einschränkung für das Kammerflimmern auch. Nur kann man an der Kammer noch schöner

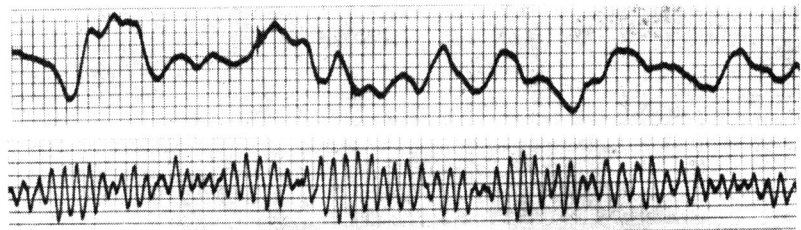

Abb. 279. *Kammer-Wogen und -Flimmern.* Hund. Das Wogen und Flimmern ist durch Einatmung von 75% CO_2 in 25% O_2 hervorgerufen. Abl. II. Oben: grobwelliges Wogen. Unten: Flimmern mit an- und abschwellender Intensität, offenbar durch eine „schwebende" Interferenz von Muskelpartien, deren Spannungsvektoren sich abwechselnd verstärken und aufheben.

als am Vorhof sehen, daß das Flimmern bei Unterschreiten einer kritischen Leitungsgeschwindigkeit einsetzt und dann über die oben schon zitierten Stadien (undulatorisch, konvulsiv, tremulos, atonisch) in den Herzstillstand überleitet. Speziell an der Kammer kommt es dabei zu Zustandsbildern, als *Herzwogen* bekannt, welche bei der Inspektion im Tierversuch darin bestehen, daß eine nur wenige Millimeter lange Erregungswelle in sehr breiter Front ganz langsam über das Herz läuft. Das sieht dann so aus, als werde an einer Stelle, und zwar immer am „Quellpunkt", eine Wellenfront erregt, die sich sehr langsam radiär ausbreitet. Dies „Wogen" ist nach unserer Meinung grundsätzlich vom Flimmern abzutrennen als ein Zustand, bei dem die Koordination der ganzen Kammer oder doch sehr großer Teile derselben erhalten ist. Das echte Flimmern ist dann auch nach unseren Versuchen elektrisch ganz anders: es besteht aus völlig desynchronisierten, schnellen, spitzen Wellen, ungeordneten polytopen R-Zacken vergleichbar, und an der Faser selbst finden wir außerordentlich kurze Ströme analog Abb. 280, welche einen praktisch normalen Ausbreitungsvorgang in der Einzelfaser voraussetzen. Herzwogen ist also ein Zustand der Koordination der Teile bei schwer geschädigter Erregungsleitung; es wird von Schrittmachern im RLS kommandiert. Flimmern ist ein Zustand der Dissoziation bei erhaltener Beeinflußbarkeit von der Nachbarschaft her. *Herzwogen* finden wir beim sterbenden Herzen (Abb. 279); Herzflimmern ist ein reversibler Vorgang, zwar dramatisch wegen der bedrohlichen subjektiven und hämodynamischen Begleiterscheinungen,

aber doch, von der Myokardfaser her gesehen, ein gutartiger Prozeß, wenn nicht
der Circulus vitiosus der schlechten Herzleistung, mit Asphyxie des Myokards
und dadurch erhöhter Flimmerbereitschaft, das Herz doch zum Erliegen bringt
oder eine deleatäre Ursache wie schwerer Infarkt vorliegt. Fälle von echtem
Kammerflimmern sind selten und dürften nur in stationärer Behandlung beobachtet werden. Abb. 280 gibt einen Begriff davon, wie solche Kurven aussehen,
wenngleich dies Beispiel am Tier gewonnen ist. Die häufigste Ursache dieses
echten Kammerflimmerns dürfte der elektrische Unfall sein. Im Tierversuch
fanden wir in unserem Laboratorium, daß die Kammern des Hundeherzens
anfangen zu flimmern, wenn die myokardiale Leitungsgeschwindigkeit durch

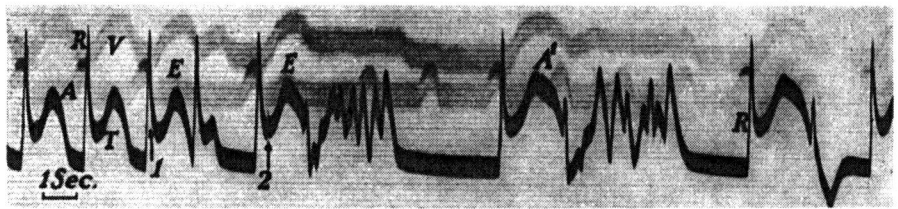

Abb. 280. Echtes Kammerflimmern, am Hund durch sehr frühzeitig einfallende sehr starke elektrische Extrareize erzeugt. Ein Reiz bei 1 erzeugt eine Extrasystole nur der Vorhöfe, bei 2 Vorhofsextrasystole mit an-
schließendem Kammerflimmern. Neben dem EKG (unten) ist das Mechanogramm des Vorhofs (Mitte) und der
Kammer (oben) geschrieben (durch Suspension an einem Hebel). [Aus DE BOER: Cardiologia 3, 214 (1939).]

toxische Prozesse unter 0,12 m/sec absinkt. Hierbei kommt es dann offenbar
zur Dissoziation der mehr oder weniger großen Kammerteile: das Syncytium
zerfällt in funktionell selbständige Areale (TRAUTWEIN, vgl. S. 415).

Die Areale des Kammerflimmerns können sehr viel größer sein als die des Vorhofs, da
durch die rasche Leitung im RLS und dessen viele Anastomosen sehr viel leichter „funktionell kürzeste Wege" nach Abb. 278 entstehen können. Auch geht das Flimmern fließend
in Flattern und Tachykardie über, was aus den schönen Kurven von ROTHBERGER und
WINTERBERG[1] abzulesen ist.

b) Paroxysmale und konstante Kammertachykardie.

Für die Kammer gilt ebenso wie für den Vorhof die Reihenfolge der EKG-
Abnormitäten bei steigender Schrittmacherfrequenz: zunächst lokale Refraktäritätserscheinungen, die sich aber seltsamerweise *nie* in Form monophasischer
Deformierungen zeigen wie beim Vorhof, sondern in Form reversibler Schenkelblockbilder; erst bei noch höheren Frequenzen kommt es zu echtem Flimmern.
Wie ist die Eigentümlichkeit der Kammer, nicht monophasisch zu reagieren,
zu erklären? Offenbar so, daß das Myokard eine kürzere absolute Refraktärzeit
hat als das RLS. Es liegen keine Messungen hierüber vor; sie wären auch extrem
schwierig anzustellen. Aber die Tatsachen sprechen für sich. Da andererseits
gerade bei der Kammer das „Triebwerk" des Myokards sehr wenig erregbar ist
und selten Sitz sehr frequenter Reizzentren sein dürfte, liegt bei der Kammer
der vom Vorhof gänzlich abweichende Fall vor, daß der Reizort zwar frequent
reagiert, weil er sehr erregbar ist, daß er aber eine lange Refraktärzeit hat, so
daß der Übergang auf das Myokard aus dem RLS-Zentrum bei Überschreiten
einer kritischen Grenzfrequenz dort am besten gelingt, wo die kürzesten Leitungs-

[1] ROTHBERGER u. WINTERBERG: Z. exper. Med. 4, 407 (1916).

wege im RLS vorliegen bzw. wo ein Ast des RLS die kürzeste Refraktärzeit besitzt. Da das Myokard selbst nach einer Erregung rascher leitfähig wird, leitet es dann_ *myokardial* die Erregung weiter: es kommt also zum funktionellen Schenkelblock durch Refraktärität.

Tachykarde Reize können nun die Kammer treffen: 1. aus dem Vorhof, 2. aus dem RLS der Kammer selbst. Sie können dauernd oder doch lange Zeit konstant frequent sein oder anfallsweise (paroxysmal) mit mehr oder weniger

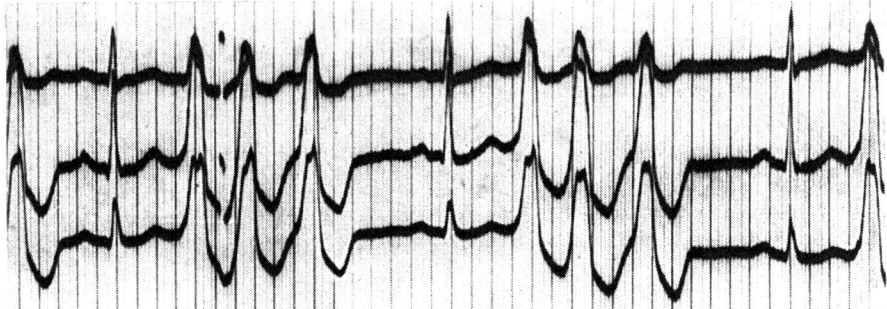

Abb. 281. Tetrageminie oder Serie von drei gekuppelten Extrasystolen aus der Kammer vom Basistyp, mit kompensatorischer Pause. Solche Serien sind der Vorläufer echter Paroxysmen (abortiver Paroxysmus). (Konitzkystift Bad Nauheim.)

Tabelle 8. *Einteilung ventrikulärer Tachykardien und Paroxysmen.*

	Dauerzustand (langsam einsetzend und schwindend)	Paroxysmus mit kurzer Periodik (plötzlich einsetzend und schwindend)	
	Sinustachykardie	Sinuserregte Paroxysmen (vorwiegend psychogen)	
Schrittmacher supraventrikulär ohne partiellen Block	Aurikuläre paroxysmale Tachykardie; Kammerflattern mit Vorhofsflattern (Abb. 270a)	Vorhoferregte Kammerparoxysmen (extra-) systolisch	kurzdauernd: MORGAGNI-ADAM-STOKES mit LUCIANI-Perioden (Abb. 283, 284)
			langdauernd: extrasystolische paroxysmale Vorhof-Kammertachykardie
Schrittmacher in der Kammer	Extrasystolische Tachykardie (sehr selten)		sehr kurzdauernd: gekuppelte Kettenextrasystolie (abortiver ADAM-STOKES) (Abb. 281)
			kurzdauernd: Extrasystolische Periodik (MORGAGNI-ADAM-STOKES), kammererregt (Abb.282)
			länger dauernd: Extrasystolische paroxysmale Kammertachykardie

kurzer *Periodik* auftreten. Sie können endlich, falls der Reiz im Vorhof entsteht, die Kammer zu einer gleichfrequenten Tachykardie anregen oder die Kammer durch einen partiellen Block gegen die Vorhofstachykardie abschirmen. Entsprechend allen möglichen Kombinationen dieser Erscheinungen haben wir eine Reihe von Zustandsbildern, über deren Nomenklatur die Tabelle unterrichtet.

Die Unterscheidung, ob eine Kammertachykardie vom Vorhof angestoßen ist oder in der Kammer selbst, durch ein Extrareizzentrum, also als Extrasystole, entsteht, ist sehr schwierig, wenn nicht QRS normal und die Vorhofsgenese durch deutliches P sicher ist.

Da aber bei starken Tachykardien P auf T reitet, so ist oft sehr schwer entscheidbar, ob nicht sogar P doppelt so schnell schlägt wie die Kammer, also ein 2:1-Block mit Vorhofflattern vorliegt. Die 1. Flatterwelle steckt dann in Q—S. Gegen Vorhofflattern spricht dann nur der klinisch gute Zustand, jugendliches Alter, Kürze der Anfälle[1]. Ist QRS zudem breit, so entsteht die schwierige Differentialdiagnose zum echten Schenkelblock, da breites QRS ebenso auch durch Refraktärität und funktionell-reversiblen Schenkelblock erzeugt werden kann (Abb. 281). Die Abgrenzung der ventrikulären gegen die vorhofserregte Tachykardie wird dann meist ganz unmöglich. Je regelmäßiger, desto wahrscheinlicher ist die Tachykardie durch Extrasystolie der Kammer erzeugt; auch pflegt Bulbusdruck oder Carotissinusdruck die Kammerextrareize nicht zu verlangsamen (BUTTERWORTH und POINDEXTER[2]).

α) **Echte Kammertachykardien** sind ihrem Mechanismus nach immer einfach zu verstehen. Sind sie Sinustachykardien, welche ohne partiellen Block auf die Kammer übergeleitet werden, so wundern wir uns nur darüber, daß RLS und Kammer gelegentlich so hohen Frequenzen folgen. Der Mechanismus der Auslösung ist der altbekannte (Abb. 270a). Sind sie Tachykardien durch Extrareize aus der Kammer, so müssen wir theoretisch ein extrem starkes Reizbildungszentrum in der Kammer voraussetzen. Dies Zentrum wird dann auf Grund der Stärke seines Reizes Schrittmacher.

β) **Paroxysmale Tachykardien** wollen wir, in Anlehnung an den sonstigen klinischen Sprachgebrauch, *Anfälle* von Tachykardien nennen, welche über das sonst übliche Maß an tachykarder Tätigkeit „hinausgehen" (παρά). Wir müssen uns dabei klar sein, daß eine solche Abgrenzung außerordentlich willkürlich ist. Die Beschreibung eines tachykarden Zustandes als „Paroxysmus" wird also wohl das anfallsartige in den Vordergrund stellen und von der Annahme ausgehen, daß ein im Bereich normaler Regulationen zu suchender Grund für diesen Grad der Tachykardie nicht vorhanden ist.

Die Abgrenzung zur „echten" Tachykardie ist leichter, wenn wir uns darüber einigen könnten, von welchen Zeitdauern der Tachykardie ab dieselbe als „konstant" bzw. „echt" angesehen werden soll. Bei einer Myokarditis z. B. kann tagelang, ja wochenlang eine extrem hohe Herzfrequenz bestehen. Bei einer Herzneurose kann ein tachykarder Anfall in wenigen Sekunden beendet sein. Ersteres wäre eine „echte", letzteres eine „paroxysmale" Tachykardie. Doch jeder Schreck erhöht die Herzfrequenz. Wir können ein so normales Ereignis natürlich nicht „Paroxysmus" bezeichnen. Am einfachsten setzen wir auch hier als Grenze zwischen normal und krankhaft denjenigen Punkt fest, an welchem der Träger solcher Tachykardien anfängt unter ihnen zu „leiden", sei es objektiv oder subjektiv. Auch diese Grenze ist fließend und individuell verschieden wie jede Grenze zwischen gesund und krank; aber sie ist in der Praxis wohl meist zu ziehen. *Jedenfalls sollte ein „Paroxysmus" immer nur ein Ereignis sein, bei dem als abnorm empfundene Tachykardien* **plötzlich** *auftreten und verschwinden, bei normalem Rhythmus vorher und hinterher, und ohne daß man für diese Tachykardie eine adäquate Ursache findet.*

Man hat die Paroxysmen eingeteilt in solche, die „essentiell" sind (Typ BOUVERET-HOFFMANN) und solche, die „extrasystolisch" sind (Typ GALLAVARDIN). Bei ersteren sollte also eine normale Reiztopographie, aber eine abnorme Frequenz des nomotopen Schrittmachers vorliegen. Diese Klassifizierung entspricht nicht der ursprünglichen und in der Literatur üblichen; doch ist jede andere Klassifizierung, wie sich zeigen wird, ganz unsinnig. Wir

---

[1] EVANS: Brit. Heart J. 6, 221 (1944). — CAMPBELL: Brit. Heart J. 7, 183 (1945).
[2] BUTTERWORTH u. POINDEXTER: Amer. Heart J. 24, 588 (1942).

wollen daher eine etwas abweichende, neue Nomenklatur vorschlagen, und die GALLAVARDIN-Typen und BOUVERET-HOFFMANN-Typen nicht mehr als solche bezeichnen. Wir wollen uns vielmehr streng an den Ort der Reizentstehung bei unserer Klassifizierung halten. Mit dieser Einteilung ist nichts über die *Genese* gesagt. Aber man kann nicht einmal nach der Topographie des Reizortes, einmal nach der Genese einteilen. Ohne Zweifel können auch heterotope Reizorte psychogen zur Tachysystolie angeregt werden, während natürlich psychische Einflüsse in der Regel eine anfallsweise Sinustachykardie erzeugen werden. Das, was das klassische Bild des Paroxysmus ausmacht, ist ein Anfall, der vielleicht psychogen ausgelöst wird, dessen Einsatz mit seiner Plötzlichkeit aber anzeigt, daß ein Reizprozeß im Herzen zu spielen beginnt, der mit einer langsam einsetzenden und schwindenden Sinustachykardie, selbst wenn sie extrem sein sollte, nichts zu tun hat (Abb. 283).

Die *Genese der Paroxysmen* ist sicher eine sehr vielgestaltige. Die Arbeiten GALLAVARDINS[1] gingen von Zuständen aus, die aller Wahrscheinlichkeit extrasystolische heterotope Reizzentren aufwiesen. Eine solche Tachykardie kann ein isoliertes Ereignis sein, sie kann sich einem auch sonst schon rhythmisch schwer geschädigten Herzen aufpfropfen. In allen Fällen stehen wir vor der bemerkenswerten Tatsache, daß ein hochfrequenter Schrittmacher *plötzlich* losjagt *(„Herzjagen")*, scheinbar ohne Vorankündigung, und es bleibt zu erklären, wie so etwas entsteht. Dieser Mechanismus des Ausklinkens einer Tachysystolie ist nun leider vollkommen dunkel; wahrscheinlich gibt es sogar mehrere derartige Mechanismen. DE BOER[2] hat an eine Genese analog dem Vorhofflimmern gedacht; insbesondere könnte eine kreisende Erregung im Ventrikel immer wieder neu erregen. Eine solche kreisende Erregungsbahn ist in der Kammer sehr viel leichter anzunehmen als im Vorhof; z. B. kann ein KENTsches Bündel eine solche Bahn abgeben. Man müßte nur annehmen, daß die Erregung in die Kammer auf dem normalen Weg des HISschen Bündels läuft, dann das KENTsche Bündel rückwärts erregt, von hier wieder den Vorhof. Die Erregung würde nach der Laufzeit, die in diesem Weg verbraucht wird, den Vorhof rückwärts erregen können, falls er nicht mehr refraktär ist. Bei einer Tachysystolie von rund 240/min würde die Kreiserregung in $1/4$ sec einmal umlaufen; die Wege, die zurückzulegen sind, sind jedoch nicht sehr lang, höchstens 10 cm. Das würde eine mittlere Leitungsgeschwindigkeit von 10 cm/0,25 sec oder 0,4 m/sec bedeuten, also Werte, die bei partiell geschädigter Leitungsbahn sehr wohl denkbar sind. Wird zudem Zeit in lokalen Synapsen mit Latenz verbraucht, so kann die myokardiale Leitungsgeschwindigkeit sogar fast normal sein. Allerdings setzt diese Hypothese voraus, daß der abnorme Weg über das KENTsche Bündel nur in Richtung von der Kammer zum Vorhof passierbar ist. Diese Annahme ist schwer zu begründen, aber schließlich nicht undenkbar. Die Hypothese erklärt immerhin auf der anderen Seite die oben schon erwähnte altbekannte Tatsache, daß Träger des WPW-Syndroms so auffallend oft zu Paroxysmen neigen[3].

Während diese DE BOERsche Hypothese die Kontinuität zwischen Paroxysmen und Kammerflimmern deutlich macht, zeigt die andere Hypothese Analogien zur Extrasystolie. Man kann schwer einsehen, warum man die alleinige Gültigkeit einer der beiden Hypothesen vertreten sollte, wo es doch kreisende Erregungen einerseits, Extrasystolen andererseits mit ziemlicher Sicherheit gibt. Die *Extrasystolietheorie* der Paroxysmen entwickelt sich am besten aus der Lehre der gekuppelten Extrasystolen. Abb. 281 zeigt eine Serie von drei gekuppelten Extrasystolen, ein Bild, das aus Abb. 262b hervorgeht und dessen Entstehung also auch nach den oben erläuterten Prinzipien verstanden werden kann. Diese Theorie der Entstehung von Extrasystolenserien aus der übererregbaren Phase, das auch neuerdings von SEGERS[4] aufgestellt wurde, bereitet uns trotz-

---

[1] GALLAVARDIN: Arch. Mal. Coeur **1920**, 207, 210; **1922**, 1. — GALLAVARDIN, GRAVIER u. VEIL: Arch. Mal. Coeur **1924**, 500.

[2] DE BOER: Arch. Mal. Coeur **20**, 281 (1927).

[3] ÖHNELL: Acta med. Scand. Suppl. **152** (1944).

[4] SEGERS, LEQUIME u. DENOLIN: Presse méd. **1945**, 242. — Acta med. Scand. **122**, 193, 281 (1945).

dem erhebliche Schwierigkeiten und ist nicht ohne Hilfshypothesen anwendbar. Es muß ja angenommen werden, daß eine normale Systole durch ihre übererregbare Phase einen bislang latenten Extrareiz über die Schwelle hebt, daß dieser Extrareiz wiederum eine starke übernormale Phase auslöst und so fort; daß aber diese Fähigkeit zur Auslösung übernormaler Phasen endlich geringer wird und erlischt, so daß der autogen angekuppelte Prozeß fortwährender Selbsterregung durch die übernormale Phase der vorhergehenden Extrasystole schließlich aufhört. Wir kennen Analoga zu solchem Verhalten vom Nerven und Muskel. Wir können das Verhalten als die Interferenz zweier chemischer Prozesse mit verschiedener Anfangsgeschwindigkeit erklären: der erste (erregende) setzt rasch ein, bleibt dann zwar relativ konstant wirksam, wird aber schließlich von seinem Antagonisten, einem hemmenden Prozeß, eingeholt und in einem kritischen Augenblick, dem Ende des Paroxysmus, überboten. Starke Reize, momentan von außen gesetzt, können eine langanhaltende innere Störung machen, die langsam abklingt und Salven von Extrasystolen mit wachsenden Intervallen auslöst (GASKELL-MUNKsches Phänomen[1]). Ob es intra vitam so anhaltende Reize gibt, mag bezweifelt werden, doch gibt es die gleichen wachsenden Reizintervalle von Extrasystolenketten. Antagonistische *hemmende Prozesse* mag es viele geben; bei künstlicher Reizung mit entsprechend massiven „äußeren" Reizen kommt es vielleicht einfach zur Erschöpfung. Doch sind auch andere Prozesse denkbar, und beim Menschen intra vitam kommt es wohl nicht zu erschöpften langdauernden Herzstillständen, so wie es das Froschherz oder der Medusenmuskel in den bekannten *Luciani-Perioden* zeigt[2]. Wir können trotzdem auch hier jede Periodik, welche auf zwei sich langsam nacheinander einspielende antagonistische Prozesse hinweist, eine *Luciani-Periodik* benennen. Wir können sogar relativ einfache elektrische Modelle für sie konstruieren[3].

Wenn ein Extrareizzentrum an einer Stelle wirksam ist, von wo aus ein leicht blockierbarer Leitungsweg zur übrigen Kammer beschritten werden muß, ehe die Erregung sich allgemein ausbreitet, kann es zu seltsamen Periodenbildungen nach Art WENCKEBACHscher Perioden, sogar zu partiellem Block zwischen Extrareiz und Kammer kommen. Solche „*Extrasystolen in Gruppen*" hat SCHERF[4] beschrieben.

Wir wissen nicht, ob nicht noch andere Entstehungsarten der Paroxysmen denkbar sind oder ob diese beiden tatsächlich existieren. Doch scheint uns ein Umstand darauf hinzuweisen, daß es mindestens zwei verschiedene Genesen der Paroxysmen gibt, welche sehr wohl den beiden skizzierten Mechanismen entsprechen könnten. Wir finden nämlich *primär arrhythmische Formen des Paroxysmus* (Abb. 282). Solche Formen können nur auf Grund primär arrhythmischer Reizprozesse entstehen und diese sind hinwiederum, bei sehr gleichartiger Form der Einzelschläge, nur durch Beeinflussungen des Reizprozesses durch nicht übersehbare, weil sehr zahlreiche Nebenprozesse denkbar, die ihrer Zahl wegen so unübersehbar viele Variationen der Erregungsbahn erlauben, daß der Vorgang statistisch, d. h. absolut irregulär wird. Es handelt sich, mit anderen Worten, um das Analogon zum Vorhofflimmern, um eine Art Kammerflattern bei noch

---

[1] Vgl. ROTHBERGER: In BETHE-BERGMANNS Handbuch der Physiologie, Bd. VII/1, S. 535.
[2] BETHE: Z. vergl. Physiol. **24**, 613 (1937).
[3] BETHE: Pflügers Arch. **246**, 485 (1943).
[4] SCHERF: Amer. Heart J. **35**, 81 (1948).

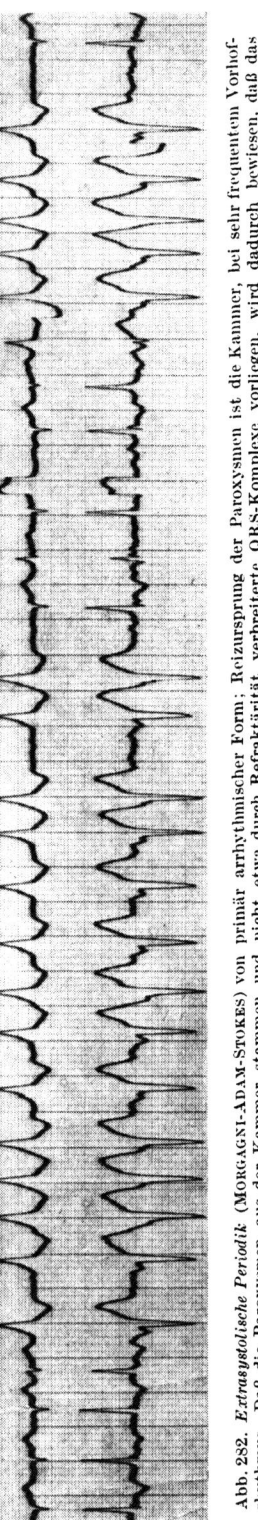

Abb. 282. *Extrasystolische Periodik* (MORGAGNI-ADAM-STOKES) von primär arrhythmischer Form; Reizursprung der Paroxysmen ist die Kammer, bei sehr frequentem Vorhof-rhythmus. Daß die Paroxysmen aus der Kammer stammen und nicht etwa durch Refraktärität verbreiterte QRS-Komplexe vorliegen, wird dadurch bewiesen, daß das Intervall vor einem normalen QRS kürzer sein kann als vor einem breiten, extrasystolischen QRS. Letzterem geht ein negatives P kurz voraus, in festem Abstand, was im gleichen Sinn einer Reizentstehung im tiefen RLS entspricht. Rechtsventrikuläre Form der extrasystolischen Schläge. Während der normalen QRS-Schläge besteht anscheinend zeitweise partielles Vorhofflimmern. Der 7. QRS-Komplex von hinten ist eine Kombinationssystole (Fusion beat) durch gleichzeitige Erregung der Kammer vom Sinus und vom Pararzizzentrum. Oben Ableitung I, darunter Ableitung II.

erhaltener Koordination aller Teile. Diese Paroxysmen entstehen also gemäß der Theorie DE BOERS.

Daneben gibt es *primär regelmäßige Formen des Paroxysmus*. Die hochfrequenten Schläge können hier zwar auch eine scheinbare Unregelmäßigkeit zeigen, doch ist diese irgendwie durch interkurrierende Faktoren begründet, welche sich analysieren lassen (Abb. 283). In anderen Fällen gibt es überhaupt fast regelmäßige Intervalle des Paroxysmus oder doch Intervalle, welche anfangs der Serie abnehmen, gegen Ende zunehmen. und zwar mit einer kontinuierlich wachsenden oder abnehmenden Intervallgröße (Abb. 284). Solche Paroxysmen entstehen offenbar durch langsam an- und abschwellende Reiz- und Hemmungsprozesse, so wie es die Theorie der Übererregbarkeit voraussetzt. Diese Theorie ist zwar nicht imstande. Arrhythmien nach Art der Abb. 282 zu erklären. Doch findet sie sich glänzend in der Analyse der Abb. 283 bestätigt: nach dem Paroxysmus sind auch die normalen RR-Intervalle hoch: ein Zeichen, daß auch am normalen Schrittmacher eine Senkung der Erregbarkeit eingetreten ist. Im Lauf der Zeit sinkt, als Zeichen der Erholung, das RR-Intervall ab, und wenn die Erregbarkeit des Sinus so hoch ist, daß das Schlagintervall wieder ziemlich kurz wird, dann beginnt auch der Paroxysmus von neuem. Dieser ist dann ziemlich regelmäßig, bis auf die in ihn eingestreuten Extrasystolen (vgl. Legende zu Abb. 283).

Jede der beiden Grundformen von Paroxysmus muß nun nach ihrem Reizursprung und nach der Dauer des Paroxysmus eingruppiert werden. Wir können nicht für jede dieser Formen Bilder als Belege beifügen; die Analyse ist ja nach dem Gesagten leicht, falls eben der Aktionsstrom des Vorhofs erkennbar ist oder ein Reizursprung in der Kammer an der Art der QRS-Bildung erkannt werden kann. Freilich erfordert jedes EKG eine außerordentlich eingehende Betrachtung, wenn man Fehler in der Diagnose vermeiden will. Abb. 282 zeigt einen Paroxysmus, dessen Reizursprung in der Kammer liegt. Der Reiz in Abb. 283 stammt, wie das tief negative P bei relativ

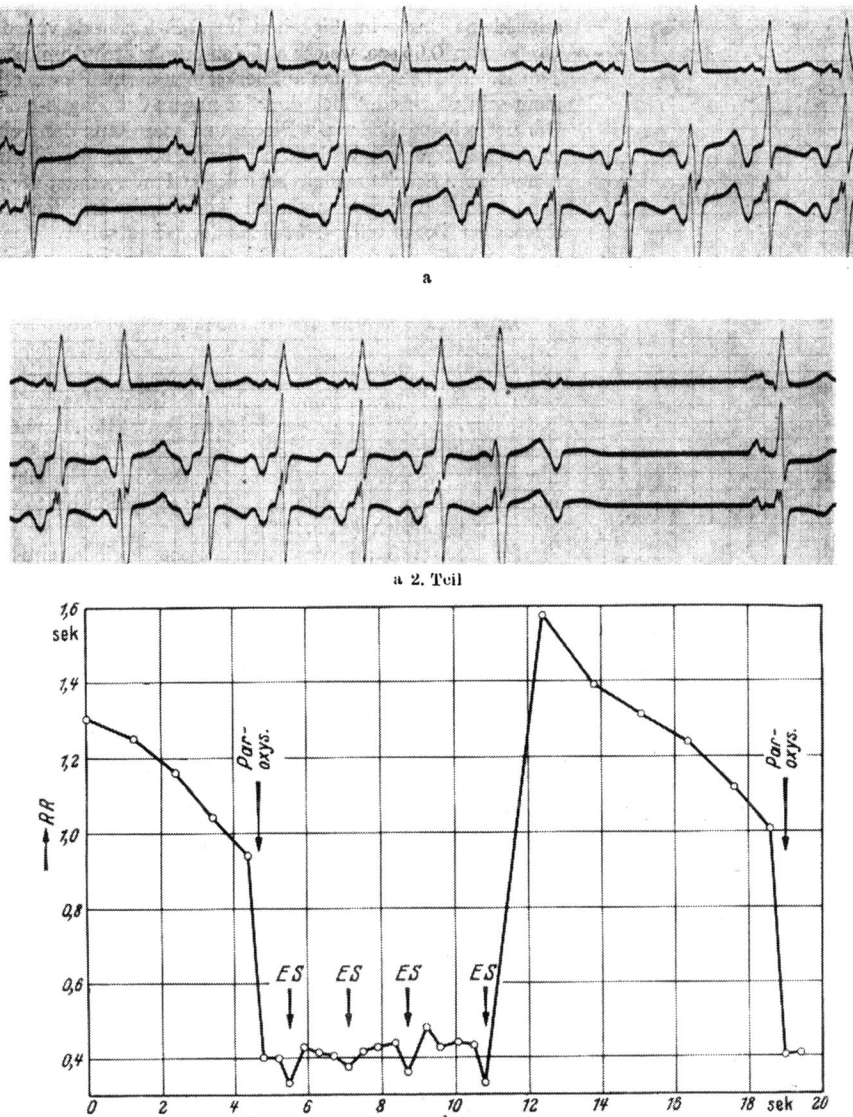

Abb. 283 a u. b. Paroxysmale Tachykardie primär regelmäßiger Form aus dem Vorhof. Der Paroxysmus beginnt, nachdem das RR-Intervall ein Minimum von rund 1 sec unterschritten hat (vgl. Bild b). Ursprungsort der Erregung der untere Vorhof: P negativ in Ableitung II und III. Am Ende des Paroxysmus ist ein P mit Ta (letzteres positiv, doch zum negativen P diskordant!) zu sehen. Mit ES sind einige eingestreute Extrasystolen aus dem RLS während des Paroxysmus bezeichnet. Sie fallen etwas früher ein als die anderen tachykarden Schläge; ihnen geht kein oder ein abgekürztes P voraus. Über die abwegige Form der Normalschläge vgl. S. 292. b Analyse der Intervalle aus a, auch der in der Abbildung nicht mit dargestellten Teile der Serie. Man sieht, wie vor jedem Paroxysmus die RR-Intervalle der Normalschläge absinken. Die RR-Intervalle im Paroxysmus sind ziemlich regelmäßig bis auf die eingestreuten, zu früh einfallenden Extrasystolen.

langem PQ zeigt, aus ventrikelnahen Teilen des Vorhofs, Abb. 284 zeigt einen sinusnahen Reizursprung. Aurikuläre Tachykardien stellen das größte Kontingent aller Paroxysmen (GALLAVARDIN, s. S. 422), und gerade bei ihnen kann die Frage nach dem Mechanismus schwierig sein, wenn P nicht deutlich ist. So beschreiben BARKER, JOHNSTON u. WILSON[1]

---

[1] BARKER, JOHNSTON u. WILSON: Amer. Heart J. **25**, 799 (1943).

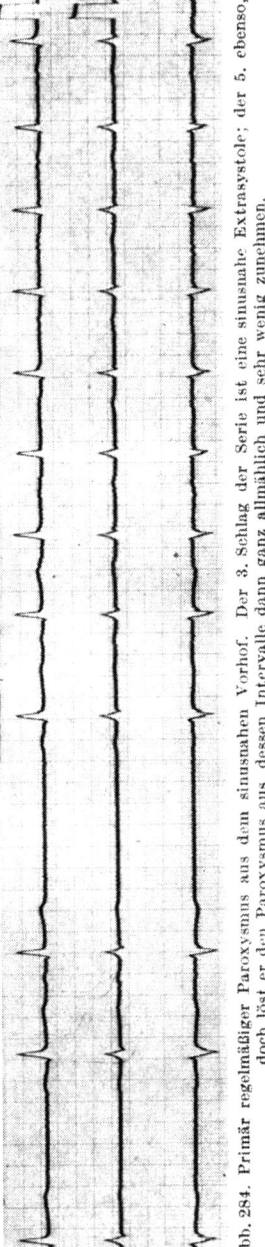

Abb. 284. Primär regelmäßiger Paroxysmus aus dem sinusnahen Vorhof. Der 3. Schlag der Serie ist eine sinusnahe Extrasystole; der 5. ebenso, doch löst er den Paroxysmus aus, dessen Intervalle dann ganz allmählich und sehr wenig zunehmen.

sehr kleine Unregelmäßigkeiten im R-R-Abstand, von der Größe von 0,05 sec, welche auf den primär arrhythmischen Typ solcher Tachykardien aufmerksam machen. P kann sehr klein sein und findet sich deutlich nur im Ösophagus-EKG. Oft herrscht partieller a-v Block, und man kann dann eine solche paroxysmale Vorhoftachykardie bei kleinem P ganz übersehen[1]. Schrittmacher bei solchen Paroxysmen, die an ganz gesunden Herzen auftreten können, ist meistens ein sinusnaher Vorhofteil, wenn nicht der Sinus selbst. Kennzeichnend hierfür ist die übliche Beeinflußbarkeit auch der Tachykardie durch Vagusreiz und Arbeit[2].

Bei Paroxysmen kommt es nicht selten vor, daß in die Serie relativ gleichartiger QRS-Formen abweichende, sog. *aberrierende Schläge* eingestreut sind. Es gibt vielerlei Ursachen solcher Erscheinungen: leichte Schwankungen der RR-Intervalle führen zu wechselnden Refraktäritätsphänomenen; eingestreute Extrasystolen, wie in Abb. 283, aus nur wenig verschobenen Reizorten, haben leicht abweichende Erregungsausbreitung zur Folge; Fusion beats entstehen gelegentlich (Abb. 282).

Im Anschluß an die paroxystische Periode entsteht meist eine Pause, die *postundulatorische* oder *präautomatische Pause* (letzteres, weil nach dem Paroxysmus die automatische nomotope Reizbildung wieder beginnt). Ruft man Paroxysmen durch künstliche Reize hervor, so kann diese Pause sehr lang sein und ein Mehrfaches des normalen Sinusintervalls betragen (KISCH[3]). KISCH hat diese Pause daher mit Recht als Erschöpfung gedeutet und *postacceleratische Pause* genannt. Ob es eine solche Erschöpfungspause auch beim Menschen gibt, möchten wir dahin gestellt sein lassen. GROEDEL und KISCH[4] fanden z. B. eine Pause, die merklich länger war (0,8 gegen 0,65) als das normale P-P-Intervall. Nun ist auch in Abb. 283 eine sehr schöne präautomatische Pause zu sehen. Da auch das retrograd erregte P zu sehen ist, und zwar sehr spät im Anschluß an den Paroxysmus, ist leicht festzustellen, daß hier das lange RR-Intervall darauf beruht, daß der Sinus sehr spät nach dem letzten Paroxysmusschlag retrograd erregt ist. In den Abbildungen von GROEDEL und KISCH ist P nicht sicher zu lokalisieren und daher der Moment des retrograden Sinusreizes kaum abzuschätzen; doch scheint uns wahrscheinlich, daß auch hier ein einfaches PP-Intervall seit dem letzten Sinusreiz verstrichen ist. Erschöpfung kommt wohl unter reversiblen Bedingungen intra vitam nicht vor; man kann sie wahrscheinlich nur durch die sehr unphysiologischen Reize des Laboratoriums erzeugen oder an sterbenden Herzen sehen.

γ) **Klinische Begleiterscheinungen der Paroxysmen** sind allein schon deshalb zu erwarten, weil aus hämodynamischen Gründen das Herz leer schlägt und der

[1] BARKER, WILSON, JOHNSTON u. WISHART: Amer. Heart J. 25, 764 (1943). — DECHERD, HERRMANN u. SCHWAB: Amer. Heart J. 25, 446 (1943).
[2] BARKER, WILSON u. JOHNSTON: Amer. Heart J. 25, 435 (1943).
[3] KISCH: Pflügers Arch. 235, 700 (1935).
[4] GROEDEL u. KISCH: Cardiologia 3, 301 (1939).

Blutdruck immer erheblich absinkt. Es kommt zur Ohnmacht, zur Ischämie, zu Krämpfen. Solche Anfälle können epileptiform wirken, haben aber mit der Epilepsie nur die theoretische Grundlage gemeinsam, die Entstehung frequenter Erregungen an abnormen Reizorten. (Ein Epilepsie-Elektroencephalogramm ist in vielen Punkten ähnlich zu deuten wie ein Herzparoxysmus!) Wir nennen solche Anfälle MORGAGNI-ADAM-STOKESsches Syndrom. Das Syndrom tritt bei allen Formen der ventrikulären Tachykardie durch Flimmern, bei LUCIANI-Perioden, bei schneller Bigeminie oder Extrasystolie auf, bei der die Herzleistung und der Blutdruck sinken (DE BOER[1]). GROEDEL und KISCH[2] haben daher alle neurologischen Begleiterscheinungen des Anfalls als Folgen der Ischämie des Gehirns gedeutet. Es erscheint durchaus fraglich, ob es echte neurogene Anfälle dieser Art überhaupt gibt[3]. Wir denken oft viel zu wenig an die dramatischen Ereignisse, die ein Herzversagen auslöst. Wir denken auch nicht daran, daß ein leerschlagendes Herz vom Endokard her stark gereizt wird und einen reflektorischen Kollaps durch den BEZOLD-JARISCH-Reflex erleidet, also eine starke *Vaguserregung* auslöst. Diese kann unter Umständen den Paroxysmus ebenso beenden, wie hohe Dosen Acetylcholin ihn offenbar beenden können, durch Senkung aller Erregbarkeiten[4]; denn der effektorische Vagus greift offenbar auch auf die Kammern über und dämpft alle dort ablaufenden Extrareize.

Als Kuriosum sei erwähnt, daß im Anschluß an Paroxysmen ein infarktähnliches EKG auftreten kann, ohne daß Infarkt vorliegt. Das Bild kann Wochen dauern, hat aber gute Prognose (GEIGER[5]). Wir können uns keine Vorstellung vom Mechanismus dieser Erscheinung machen. Vielleicht ist die Form der Normalschläge in Abb. 283 so zu deuten.

Zusammenfassung.

1. Kammerflattern und -flimmern ist an frequenten, hochgespannten und meist sehr unregelmäßig gestalteten Potentialen im EKG erkennbar.

2. Die Kammer beginnt im Tierversuch zu flimmern, wenn die myokardiale Leitungsgeschwindigkeit unter etwa 0,12 m/sec absinkt. Dieses Flimmern ist reversibel.

3. Als Kammerwogen wird ein prämortaler Vorgang bezeichnet, bei dem bei herabgesetzter myokardialer Leitungsgeschwindigkeit die Kammer einheitlich von einem Schrittmacher im RLS erregt wird, wobei aber noch relativ große Areale der Kammer im Verband schlagen.

4. Unter Paroxysmen werden Serien tachykarder Schläge verstanden, die plötzlich auftreten und verschwinden, ohne daß man für die Tachykardie eine adäquate Ursache findet. Genese und Einteilung der Paroxysmen werden erläutert (Tab. 8). Es gibt primär rhythmische und primär arhythmische Paroxysmen. Letztere entstehen, wenn zahlreiche voneinander mehr oder weniger unabhängige Elemente im Myokard zugleich erregt sind (Dissoziationstheorie).

5. Im Anschluß an einen Paroxysmus findet sich meist eine postundulatorische Pause. Sie ist dadurch bewirkt, daß der letzte Kammerreiz der Paroxysmenserie

---

[1] DE BOER: Cardiologia **1**, 253 (1937).
[2] GROEDEL u. KISCH: Cardiologia **6**, 43 (1942). — SCHNUR: Amer. Heart J. **35**, 298 (1948).
[3] WENCKEBACH u. WINTERBERG: Die unregelmäßige Herztätigkeit, S. 389.
[4] SEGERS, LEQUIME u. DENOLIN, s. S. 422.
[5] GEIGER: Amer. Heart J. **26**, 555 (1943).

*den Sinus retrograd erregt, mit der entsprechenden Latenz. Es handelt sich also um
eine Art ,,kompensatorische" Pause analog manchen Extrasystolen (Abb. 283).*
    *6. Die klinischen Begleiterscheinungen des Paroxysmus (Morgagni-Adam-
Stokes-Syndrom) sind durch das hämodynamische Versagen der Kammer bedingt.*

57. Die atrioventrikuläre Überleitung.

a) Funktionelle Überlegungen.

Wir haben die Problematik der atrioventrikulären Überleitung schon mehrfach erörtert und wollen hier an die Erläuterung der Abb. 246 anknüpfen. Die
Eigentümlichkeit dieser Überleitung beruht nämlich in zweierlei: daß sie un-
gebührlich viel Zeit beansprucht und daß sie offenbar der empfindlichste Punkt
des ganzen Leitungssystems ist, an welchem Blockaden am ehesten einsetzen.
Es ist zu vermuten, daß beide Eigentümlichkeiten einen inneren Zusammenhang
haben: lange Leitungszeiten bedeuten entweder sehr langsame Leitungsgeschwindigkeiten oder hohe lokale Latenzen, also Zeiten, in denen die Erregungswelle
vor einem Hindernis steckenbleibt. Beides aber bedeutet: kleine Energie der
Erregungsübertragung, also leichte Vernichtbarkeit derselben durch Prozesse,
welche diese Energie nur um ein weniges mindern und dadurch unter die Schwelle
der Leitfähigkeit herunterdrückt.

Vor jeder Theorie wollen wir uns noch einmal die quantitativen Daten vergegenwärtigen. Die Überleitungszeit ist in ihrer Länge von der Herzfrequenz
abhängig[1] (Abb. 285a). Ebenso ist aber auch die Zeit von Ende P bis Anfang Q,
die wir der Einfachheit halber PQ-Zeit nennen wollen, frequenzabhängig, allerdings scheinbar in sehr einfacher, linearer Funktion (Abb. 285b). Für eine
mittlere Herzfrequenz von 60/min beträgt die PQ-Zeit z. B. 0,085 sec. Wie
wir auf S. 373 schon berechneten, muß diese Zeit kürzer sein als die tatsächliche
Leitungszeit vom Ende Vorhof bis zum ersten Kammermuskel, da der a-v Knoten
schon während des Ablaufs der P-Zacke erreicht wird. Die ,,wahre mittlere
Überleitungszeit" vom Vorhof zur Kammer wird also rund 0,1 sec betragen.
Von dieser Zeit werden (s. oben) höchstens 0,035, mindestens 0,02 sec für die
Leitung im RLS gebraucht. (Würden wir annehmen, daß die Leitung im RLS
nicht schneller wäre als im Myokard, nämlich 1 m/sec, so wären allerdings 0,07 sec
für diese Leitung nötig!) Auf dem rund 7 cm betragenden Weg vom Vorhof zum
Myokard der Kammer gehen also mindestens 0,03 sec, wahrscheinlich 0,065 und
höchstens 0,08 sec auf unerklärliche Weise verloren. Es darf als ziemlich sicher
gelten, daß dieser Verlust in Form einer Verzögerung am a-v Knoten auftritt.
Dieses Gebilde besteht aus sehr dünnen Fasern, die geflechtartig miteinander
verknüpft sind und die sich zunächst in ebenfalls sehr dünne Fasern des Crus
commune des Hisschen Bündels fortsetzen[2]. Es ist zu vermuten, daß in diesem

---

[1] Die Messung der Überleitungszeit kann kleinen Fehlern unterworfen sein, wenn P
oder Q nicht in allen Ableitungen streng gleichzeitig beginnen. Man nehme immer den frühesten Einsatz von P und von Q als richtig, gleich in welcher Ableitung er sich befindet!
Ableitung III gibt meist die sichersten Werte [WHITE, LEACH u. FOOTE: Amer. Heart J.
22, 321 (1942)].

[2] MAHAIM: Les maladies organiques du faisceau de HIS-TAWARA, S. 22. Paris 1931. —
BENNINGHOFF: In v. MÖLLENDORFS Handbuch der mikroskopischen Anatomie des Menschen,
Bd. VI/1, S. 200f. — D. J. u. A. T. A. GLOMSET: Amer. Heart J. **20**, 389, 677 (1940).

ganzen dünnfaserigen Teil, dessen Länge an sich nicht beträchtlich ist, die Leitung extrem langsam erfolgt. Erst nach der Aufteilung in seine Zweige werden
die Fasern des spezifischen
Systems dick und leiten dann
auch rasch. Diese Teilung in
einen langsam leitenden Kopf
und einen rasch leitenden
Verzweigungsteil hat offenbar physiologische Gründe.
Die Gründe für die schnelle
Leitung des peripheren Teils
sind verständlich: es soll den
verschiedenen Abschnitten
des Myokards trotz sehr verschieden weiter Entfernungen
vom a-v Knoten die Erregung
so gleichzeitig wie möglich
zugeleitet werden. Dies Ziel
wird erreicht, wenn vom
Teilungspunkt an die Leitung
im erregenden RLS so rasch
wie möglich erfolgt. Ob die
Leitung bis zum Teilungspunkt rasch oder langsam
erfolgt, hat auf die Synchronisierung der Myokardabschnitte keinen Einfluß: es
werden bis zu diesem Teilungspunkt alle Leitungs-

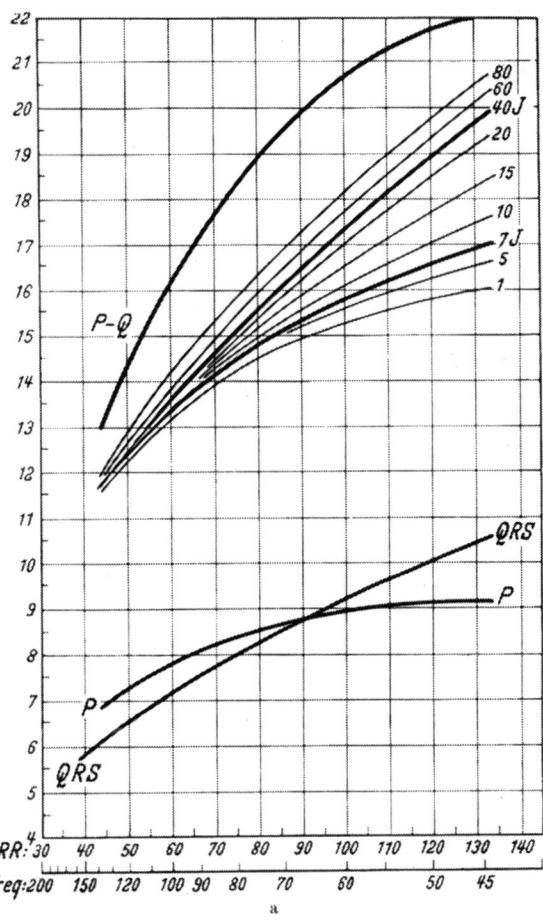

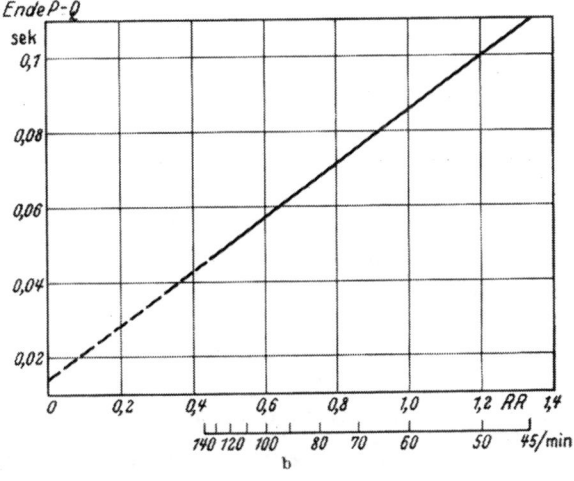

Abb. 285 a u. b. Abhängigkeit der Überleitungszeit (P—Q) von Anfang P bis Anfang Q von der Herzfrequenz. Zugleich ist die Abhängigkeit der Dauer QRS und der Dauer von P von der Frequenz dargestellt. Bei PQ stellt die oberste dicke Kurve die Grenze normaler Werte nach BENEDETTI und nach V. D. WETH dar. Die anderen Werte, in altersabhängigen Kurvenscharen, nach ALBERS. (Aus LEPESCHKIN, Das EKG, 2. Aufl., Abb. 44.) b Abhängigkeit der Zeit von Ende P bis Anfang Q (PQ-Zeit) von der Herzfrequenz bzw. dem RR-Intervall. Ausgezogen der Bereich, der durch Messungen bestätigt ist; gestrichelt der extrapolierte Verlauf ohne Messungen. Die Kurve folgt der Gleichung PQ-Zeit = 0,0713 · $\overline{RR}$ + 1,4, wobei $\overline{RR}$ den Abstand von R zu R der voraufgehenden Systole in $^1/_{100}$ sec bedeutet. Der Wert ist noch mit einem Altersfaktor zu korrigieren, der in $^1/_{100}$ sec den Wert $y = 0,02246 · x — 1,0$ hat, wobei x die Zahl der Jahre ist. (Nach ALBERS und SCHEER.)

latenzen in allen Myokardabschnitten gleich groß, also alle Teile der Kammer gleich verspätet erregt sein. Nehmen wir den schmalfaserigen Bezirk zu 10 mm Länge, so würde in ihm eine mittlere Leitungsgeschwindigkeit herrschen, welche in den Grenzen von $^1/_3$—$^1/_8$ m/sec liegen müßte. Diese langsame Leitung im Kopfteil des Überleitungssystems hat nun möglicherweise dieselbe Rolle, die wir der motorischen Endplatte des quergestreiften Muskels zugeschrieben haben: sie ist ein Frequenzsieb und schützt das nachgeschaltete Organ vor zu frequenten Erregungen. Diese Funktion wird durch die relativ lange Strecke aus dünnen Fasern und mit langsamer und rasch ermüdbarer Erregungsleitung bewerkstelligt.

Welche Folgen hat die langsame Erregungsleitung? Zunächst ist, entsprechend der allgemeinen Eigenschaft aller langsam leitenden Organe, die Refraktärzeit relativ lang[1]. Eine lange Refraktärzeit aber bedeutet niedrige Maximalfrequenz, welche die Strecke bei rhythmischer Tätigkeit zu übertragen vermag. Nun ist der Vorhof Reizbildner und Schrittmacher und auf Grund dieser seiner Eigenschaft notwendigerweise sehr erregbar und neigt zu hohen Frequenzen, falls starke Reize ihn treffen. Die Kammer aber reagiert auf hohe Reizfrequenzen mit hämodynamisch äußerst ungünstiger Tachykardie, ja endlich mit partieller Asystolie, da ja die große zu bewegende Blutmasse eine natürliche Trägheit des Systems erfordert. So ist das a-v Gewebe mit seiner niedrigen Höchstfrequenz der natürliche Anpasser des reizbildenden Systems an das arbeitende. Es verhindert trotz der leicht möglichen und oft auftretenden ungünstigen Tachykardie des Vorhofs die hämodynamische Insuffizienz der Kammer. indem es nur eine kleine Frequenz passieren läßt, höhere Frequenzen aber *partiell blockiert*.

b) Der Mechanismus der Wenckebachschen Perioden.

α) **Die Theorie der Refraktärität.** Da das Überleitungsgewebe eine relativ lange absolute Refraktärzeit hat, ist natürlich auch die relative Refraktärzeit ziemlich lang, und damit kommt also bei etwas rascherem Vorhofsschlag leicht zustande, daß jeder Reiz in die relative Refraktärzeit des vorigen fällt. Der Ausdruck „relative Refraktärzeit" bedeutet hierbei nur soviel, als daß die Erholungsprozesse innerhalb dieser Zeit noch keinen Endzustand erreicht haben. sondern sich von Zeitmoment zu Zeitmoment relativ stark ändern. Man kann nun die Erscheinungen, die wir in solchen Fällen an der a-v Überleitung sehen. unter zwei theoretischen Bildern beschreiben, welche beide ihre Analoga in der Physiologie der Nerven und Muskeln haben: es kann nämlich durch die relative Refraktärität sowohl die Schwelle für eine Erregung erhöht sein; es kann ebensowohl auch die Leitungsgeschwindigkeit verlangsamt sein. Die Theorie der refraktären Schwellensteigerung habe ich vor Jahren schon veröffentlicht; sie soll hier zunächst geschildert werden. Wir wollen ihr heute eine so allgemeine Form geben, daß bezüglich des Mechanismus der Erregungsentstehung keinerlei spezielle Voraussetzungen gemacht werden.

Nehmen wir (Abb. 286) an, jede Erregung vermehre einen Ermüdungsstoff. der Refraktärität verursacht, oder vermehre oder vermindere ein elektrisches oder sonstiges Potential um einen konstanten Betrag. Ferner möge der Stoff oder das Potential dem Ruhestand (d. h. dem endgültigen Gleichgewicht) mit

[1] Vgl. Schaefer: Elektrophysiologie, I. Bd., S. 352.

einer Geschwindigkeit zustreben, die von der jeweiligen Höhe der Stoffkonzentration oder der Potentialstärke abhänge. Es zeigt sich dann folgendes: Sobald die Refraktärprozesse relativ langsam verschwinden, sind sie innerhalb eines normalen Schlagintervalls noch nicht beendet. Nehmen wir nun z. B. an (Abb. 286a), daß aus irgendwelchen Gründen, z. B. durch eine kompensatorische Pause nach einer Extrasystole, ein ausnahmsweise langes Intervall vor einer Erregung verstrichen sei. Die Erholung sei dadurch vollständig oder fast vollständig geworden. Nun

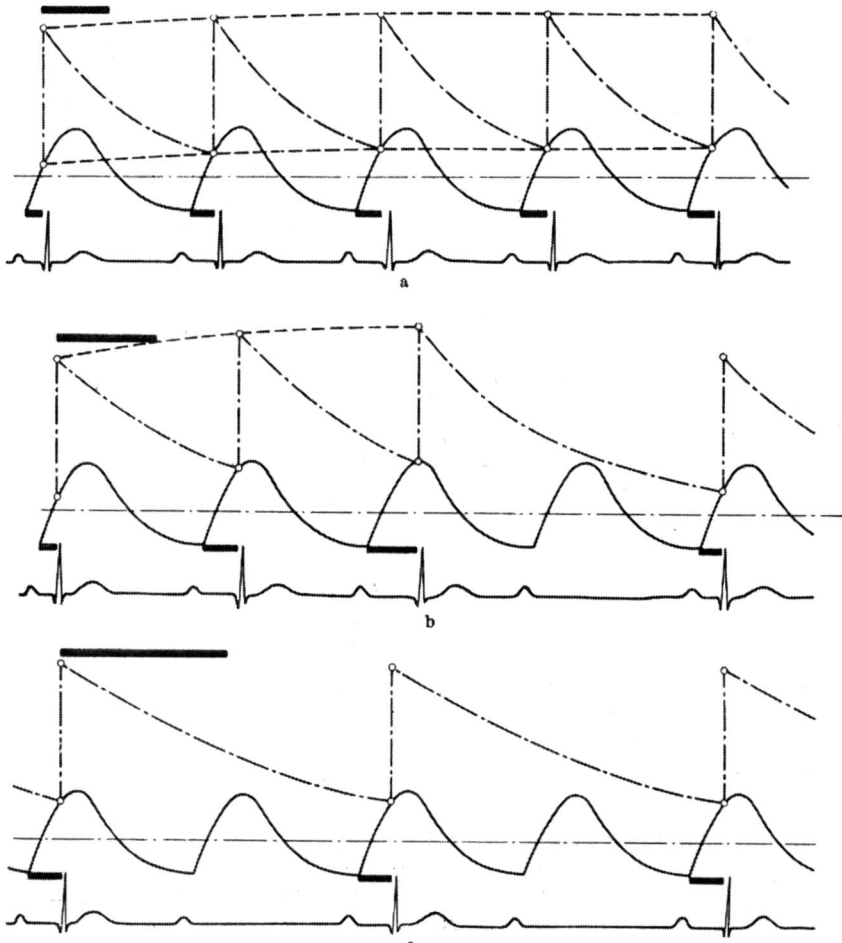

Abb. 286 a—c. *Schematische Darstellung der latenten und manifesten* WENCKEBACHschen *Periodik*. a Vorgang der Bildung eines Gleichgewichtes einer kompensierten Überleitungsstörung. Die Schwelle des a-v Gewebes sinkt nach jeder Erregung durch langsame Rückbildung der Refraktärität ab (obere Kurve, strichpunktiert). Die Halbwertszeit dieses Absinkens ist oben durch schwarzen Balken markiert. Da eine lange Pause dem ersten abgebildeten Schlag vorausging, startet diese auf einem gut erholten Niveau, mit wenig Ermüdungsstoff und niedriger Schwelle. Die Vorhofserregung wächst langsam an und sinkt noch langsamer ab (ausgezogene Kurve) und erregt das a-v Gewebe mit um so längerer Latenz (markiert durch schwarzen Strich unten), je höher die Schwelle ist. Diese startet mit jeder Erregung auf einem höheren Niveau, bis beim 3. Schlag ein Gleichgewicht erreicht ist. Die Ausgangs- und Endpunkte der refraktären Schwellenänderung sind gestrichelt miteinander verbunden, um ihre Einstellung auf das Gleichgewicht zu zeigen. Unten das dazugehörige EKG. Analogon: Abb. 287. „Latenter WENCKEBACH." b Wie a, nur bei langsamer abfallender Refraktärität. Der 4. Vorhofsreiz erreicht dadurch nicht mehr die Schwelle: 4:3-Block, WENCKEBACHsche Periodik. c Wie a, doch 2:1-Block. Die Refraktärität sinkt noch langsamer ab, kenntlich an der langen Halbwertszeit (oberer schwarzer Balken).

wird „Ermüdungsstoff" gebildet. Der Stoff ist bis zum nächsten Sinusreiz im RLS nicht vollständig entfernt. Die am a-v Knoten ankommende Vorhofs-erregung wachse langsam auf einen Maximalwert an. Je mehr Ermüdungsstoff, desto schwerer erregbar ist das Organ. (Die Erregbarkeit sei der Menge des Ermüdungsstoffs umgekehrt proportional.) Der Vorhofsreiz muß also auf größere Höhen der Reizintensität anwachsen, ehe er erregt. Das braucht zunächst *längere Zeit*: die PQ-Zeit steigt an. Dann aber erfolgt die neue Erregung zu einer Zeit, wo noch relativ viel Ermüdungsstoff vorhanden ist, dem sich nun der normale Betrag neuen Ermüdungsstoffes hinzuaddiert. Hierdurch beginnt der neue Erholungsprozeß auf einem Niveau stärkerer Ermüdung (oberste Spitzen in Abb. 286a). Zwar schreitet diese Erholung, da sie ja mit der Menge des Ermüdungsstoffes schneller wird, rascher fort, kann aber trotzdem in einer bestimmten, für das Organ und seine Atmungsfermente charakteristischen Halbwertszeit immer nur gerade die Hälfte dieser Stoffmenge wieder entfernen. Das Ergebnis ist, daß der 3. Vorhofsreiz bei seinem Eintreffen am a-v Knoten noch mehr Ermüdungsstoff vorfindet als sein Vorgänger. Er muß also noch einmal weiter mit seiner Reizstärke in die Höhe klettern. Schließlich aber erfolgt der Abbau der vermehrten Ermüdungsstoffe doch rasch genug, um jedesmal bei Eintreffen des neuen Vorhofsreizes auf ein gewisses, gegen die Norm zwar erhöhtes Niveau abgesunken zu sein, auf dem der Vorhof dann erregt. Es hat sich zwischen dem Anwachsen des Ermüdungs-stoffes, seiner dadurch automatisch schnelleren Beseitigung und dem Erreichen der höheren Reizschwelle durch den Vorhofsreiz ein neues *Gleichgewicht* aus-gebildet. Dies Gleichgewicht tritt nach außen nur dadurch in Erscheinung, daß seit der langen Erholungspause die PQ-Zeit langsam auf einen neuen, konstanten Wert angewachsen ist. Zu einem Block kommt es nicht. Wir wollen solche Verlängerungen der Refraktärität *kompensierte Überleitungsstörungen* nennen. Sie sind durch Anwachsen von PQ nach einer längeren Erholungspause, bis zum Erreichen eines neuen Gleichgewichtswertes, gekennzeichnet. Abb. 287 zeigt ein Beispiel.

Ist die Erholung schneller, so wird (und das ist die Regel) von Sinusreiz zu Sinusreiz die Erregbarkeit des a-v Knotens wieder absolut normal geworden sein: die Ermüdungsstoffe sind total beseitigt, jede Herzrevolution findet die Anfangs-bedingungen vor. Es ist dann PQ von der Herzfrequenz praktisch unabhängig. Ist im Gegenteil sogar eine *übernormale Phase* vorhanden, so findet die nächste Erregungswelle des Vorhofs bei ihrer Ankunft am a-v Knoten eine um so *höhere* Erregbarkeit vor, je früher sie kommt. Je früher sie einsetzt, desto stärker ist noch die Übererregbarkeit von der voraufgehenden Erregung: PQ wird dadurch ebenfalls kürzer, da der Vorhofsreiz weniger hoch anzusteigen braucht, also auch weniger Zeit braucht. Das ist offenbar das übliche Verhalten, so wie es Abb. 285b darstellt.

Ist aber die Erholung langsamer als in Abb. 286a dargestellt und fehlt also auch jede Spur einer übererregbaren Phase, dann gelingt es nicht, ein Gleich-gewicht zwischen Vorhofsreiz und Abbau der Ermüdungsstoffe zu erreichen (Abb. 286b). Dadurch, daß der Vorhofsreiz im a-v Knoten noch erhebliche Mengen Ermüdungsstoff vorfindet und zu dieser Menge sein neu gebildetes Quantum hinzufügt, wird die Gesamtmenge dieses Stoffes über die Norm sehr stark erhöht. Ihr Abbau ist zu Beginn des nächsten Vorhofsreizes noch weniger fortgeschritten als beim vorigen Reiz; es besteht also ein noch höherer Rückstand, dem sich der neugebildete Ermüdungsstoff zu noch größerer Gesamtmenge addiert usf. Endlich kommt es dazu, daß der 4. Vorhofsreiz soviel Ermüdungsstoff und damit eine so hohe Schwelle antrifft, daß er nicht mehr erregt. Da nun eine sehr lange Pause entsteht, wird in ihr der Ermüdungsstoff weiter abgebaut, und der nächste, 5. Vorhofsreiz trifft wieder ein fast normal erholtes a-v Gewebe und das Spiel beginnt von neuem.

Ist die Erholung noch stärker verzögert (Abb. 286c), so wird das a-v Gewebe vom Vorhof her nur bei jedem zweiten oder dritten Schlag erregt werden können. Hierbei wird sich in der Regel ein Gleichgewicht zwischen Vorhofsreiz und Refraktärität ausgebildet haben, demzufolge die Erregung des Vorhofs jedesmal, wenn sie überhaupt erregt, gleich lange Zeit zu dieser Erregung braucht: PQ ist konstant, aber immer sehr lang.

Die voraufgehenden Erläuterungen sind der Versuch, exakte mathematische Verhältnisse in „unexakter" beschreibender Darstellungsweise auszudrücken. Eine mathematische Formulierung liegt freilich noch nicht vor und soll später an anderem Ort versucht werden. Trotz der nicht strengen Darstellung dieser Schwellentheorie refraktärer Überleitungsstörungen geht aus der exakten Darstellung der Abb. 286 hervor, daß folgende am EKG zu findenden Tatsachen erklärt werden: Es gibt trotz gestörter (erschwerter) Überleitung Fälle, wo die Störung nur deutlich wird, wenn eine lange Pause durch Zufall entsteht (Abb. 287). Diese latenten kompensierten Überleitungsstörungen leiten zunächst über in den 4:3- oder 3:2- oder 2:1-Block. (Auch höhere Übersetzungsverhältnisse sind nach demselben Schema konstruierbar.) Welcher Block vorliegt, hängt von den relativen quantitativen Verhältnissen folgender Größen ab: der Reizstärke des Vorhofreizes; der Zeitkonstanten (Halbwertszeit) der Erholung (d. i. der Beseitigung eines „Ermüdungsstoffes"); der absoluten Schwelle des nicht ermüdeten

Schaefer, Elektrokardiogramm.

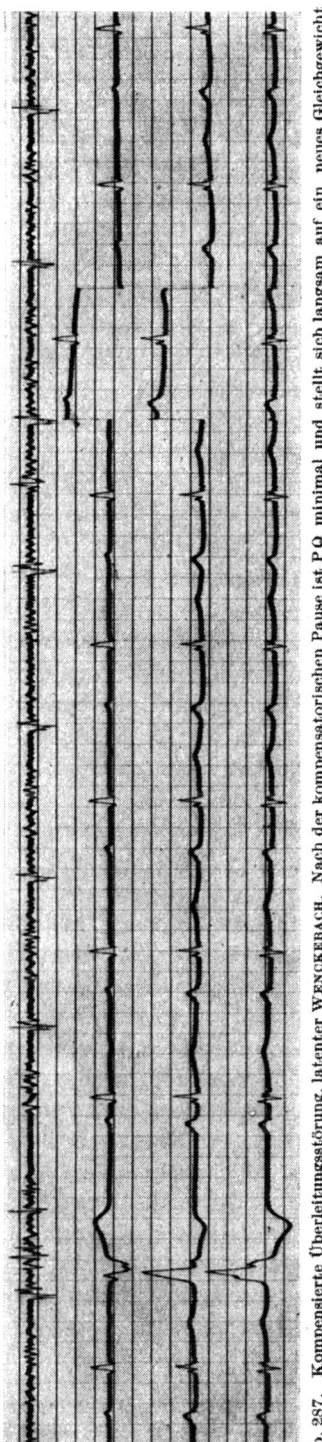

Abb. 287. Kompensierte Überleitungsstörung, latenter Wenckebach. Nach der kompensatorischen Pause ist PQ minimal und stellt sich langsam auf ein neues Gleichgewicht mit längerer PQ-Zeit ein.

a-v Gewebes; der Größe des bei jeder Erregung freigesetzten Zuwachses an „Ermüdung". Durch Variation dieser 4 Größen läßt sich jede erdenkliche Variation folgender Größen konstruieren: des Blockverhältnisses 2:1, 3:2, 4:3 usw.; der Größe der Verzögerung der PQ-Zeit; der Art und Weise, ob diese PQ-Zeit am Anfang oder am Ende der Periode stärker anwächst[1]. Niemals läßt sich ein Block erzielen, bei dem 2 Schläge hintereinander nicht übertragen werden, wenn vor dem Block mehr als 1 Schlag hintereinander übertragen wurde. (Schema: ⊥ ⊹ — — — ⊹ ⊹ — — und ähnlich). Doch kommen diese Störungen in der Tat nicht vor. Hingegen erklärt die gleiche Theorie auch den 3:1- und 4:1-Block, z. B. in Abb. 270 und 272. In diesen Fällen stellt sich die Erregbarkeit des Überleitungsgewebes erst nach drei oder vier Vorhofschlägen wieder soweit her, daß eine Überleitung erfolgen kann. Es kann dabei zu verwickelten Periodenbildungen kommen (*untersetzten Wenckebach-Perioden*, S. 402, 441), da sich in diesen Fällen ein steady state, ein Gleichgewicht, durchaus nicht auf ein bestimmtes Untersetzungsverhältnis der partiellen Blockierung einstellen muß. Vielmehr kann die Erholung nach 2 Vorhofsschlägen zwar relativ gut, doch noch nicht absolut vollständig sein, so daß nach diesem 2:1-Block das Überleitungsgewebe jetzt 3 Vorhofsintervalle Zeit braucht, um sich zu erholen (Abb. 270). Es wechselt also ein 2:1- und ein 3:1-Block ab. Ähnlich können auch alle möglichen anderen Bilder, alternierende 3:1- und 4:1-Blöcke z. B., erklärt werden.

Die Theorie begreift also alle Überleitungsstörungen als die Folge normaler Gleichgewichte zwischen Reizfrequenz und Erholung bei *verzögerter Erholungszeit* ein. In der schematischen Darstellung haben wir dabei angenommen, daß die Ermüdung nur die Schwellen erhöht hat. Wir können aber statt dessen ebensowohl annehmen, daß die Ermüdung die Leitung direkt verlangsamt, wie das von der Refraktärzeit auch wirklich bekannt ist[2]. In diesem Fall können wir zwar den Mechanismus der Leitungsverlangsamung graphisch nicht so schön darstellen; es würde genügen, wie in Abb. 286 die Leitungslatenzen immer länger anzugeben, weil die Leitungsgeschwindigkeit in einem (bislang unbekannten) mathematischen Gesetz mit der Anhäufung unseres hypothetischen Ermüdungsstoffes abnimmt. Im Grunde aber ist diese These mit der der Schwellenerhöhung aller Wahrscheinlichkeit nach identisch, weil wir uns nicht vorstellen können, daß die Erregungsleitung anders als durch lokal erhöhte Schwellen verlangsamt wird: denn die Leitungsgeschwindigkeit resultiert ja daraus, daß ein lokaler Prozeß durch Erreichen einer Schwellenenergie die noch unerregte Nachbarschaft gleichfalls erregt. Je schwerer diese zu erregen ist, desto mehr Zeit braucht jener von Punkt zu Punkt der Faser, um diese Erregung und damit die Erregungsfortleitung zu bewerkstelligen. Dieser von SCHELLONG[3] sehr klar abgeleitete Zusammenhang hat sich durch die Elektrophysiologie auf Schritt und Tritt bestätigt.

Betonen wir nochmals, daß unser „Ermüdungsstoff" hypothetisch ist, ebenso die *speziellen* Annahmen der Abb. 286, z. B. deren absolute Zeitwerte usf. Die allgemeine Annahme einer „Refraktärität", welche die Schwellen erhöht und die Leitung verlangsamt, ist dagegen experimentell erhärtet. Unsere Theorie ist

---

[1] Schwanken die Größen der Ermüdungsstoffkonzentrationen stark, so wachsen die PQ-Zeiten anfangs stark, kurz vor dem Block wenig.

[2] LEWIS, DRURY u. BULGER: Heart 8, 83 (1921).

[3] SCHELLONG: Z. Biol. 82, 174, 435 (1925). — Dtsch. med. Wschr. 1926, 862.

unabhängig von den Stoffen oder Potentialen, welche die Wirkung machen; sie setzt nur diese Wirkungen voraus, die experimentell gemessen werden.

β) **Der Einfluß der Herznerven.** Wir haben im vorhergehenden die Refraktärität als ein von außen unbeeinflußbares Geschehen betrachtet. Das ist nun aber nicht der Fall. Der Einfluß der Herznerven auf Refraktärität, Schwellen und Reizstärken ist außerordentlich groß, und zwar setzt der Vagus zwar die Refraktärzeiten herab, vermindert aber zugleich die Reizintensitäten der natürlichen Herzreize (indem er deren elektrische Spannung herabsetzt?) und erhöht die Schwellen. Dadurch erschwert er die Erregungsleitung sehr stark. Nun haben ÖHNELL und ANDERSSON[1] kürzlich die WENCKEBACH-Perioden synchron mit der Atmung registriert und finden eine vollkommene Parallelität zwischen Atmung und Periodik derart, daß dem tiefen Inspirium die kürzesten PP-Intervalle parallel gehen, der a-v Block mit dem Beginn der Exspiration eintritt, zugleich mit Abnahme der PP-Intervalle, also im Augenblick, wo die respiratorische Arrhythmie das Einsetzen des Vagustonus ankündigt. Dieser Befund ist nun wohl keinesfalls so auszulegen, daß die WENCKEBACHsche Periode in der Regel nur durch einen wechselnd starken Vagustonus ausgelöst wird. Sie scheint mir das nicht einmal in diesem Fall zu sein, an dem die Erscheinung beschrieben wird. Vielmehr wird die a-v Überleitung nur durch die wechselnd starken Vagusimpulse gesteuert. Die Inspiration hat die Frequenz erhöht und vertieft dadurch sehr rasch die Refraktärität. Der Einsatz der Exspiration bringt den Vagustonus zurück und verschlechtert die a-v Leitung (erhöht die Schwellen, vermindert die Überträgerpotentiale) gerade in dem Augenblick, in welchem auch die Refraktärität ein Maximum erreicht hat. Der an sich schon sehr labile Prozeß der Periodik wird so durch den Frequenzeinfluß einerseits, den Einfluß auf die a-v Leitung andererseits, vermittels der respiratorischen Vagusimpulse moduliert. Dieser Befund erinnert uns wiederum daran, wie stark der Einfluß der Herznerven auf die Überleitung ist und wie sprunghaft er wechselt. Nicht umsonst ist ja das Überleitungsgewebe so dicht mit Nerven versorgt, so daß der Vagus hier fast stärkere Wirkungen entfalten kann als am Sinus! Diese Einflüsse erschweren natürlich die Beurteilung der PQ-Zeit ein wenig (REINDELL und KLEPZIG[2]), doch wird eine sorgfältige Beachtung der sonstigen vegetativen Innervationslage (Herzfrequenz, Pupille, Hautdurchblutung, Schweißbildung usf.) wohl immer zur richtigen Einordnung einer PQ-Verlängerung führen. Abb. 290 gibt ein hierher gehöriges Beispiel einer vermutlich respiratorisch-vagal schwankenden PQ-Zeit mit wechselndem partiellem Block.

c) Das EKG der Überleitungsstörungen.

α) **Die Länge von PQ.** Wir haben in Abb. 286a und 287 gesehen, daß die Größe der PQ-Zeit das Ergebnis eines Stoffwechselgleichgewichtes und des Vagustonus ist. Es ist selbstverständlich, daß ein normales Herz niemals im Zustand der Refraktärität arbeitet, auch nicht an seinem a-v Gewebe: Die Frequenz ist in der Regel so niedrig, die relative Refraktärzeit so früh beendet, daß PQ eine konstante Länge hat und sich auch bei Zunahme der Frequenz

---

[1] ÖHNELL u. ANDERSSON: Cardiologia **12**, 316 (1947).
[2] REINDELL u. KLEPZIG: Klin. Wschr. **1949**, 655.

nicht verlängert, ehe nicht sehr hohe Frequenzen auftreten. Trotzdem ist ein Gleichgewicht vorhanden: Der Begriff sagt uns ja nur, daß alle Abweichungen der PQ-Zeit nur Grenzfälle des normalen Verhaltens sind und daß fließende Übergänge bestehen; daß die quantitativen Daten der PQ-Zeit von dem quantitativen Verhalten der Schwellen, Reizstärken und Refraktärzeiten an der a-v Überleitung abhängen. Bedenkt man die große Variationsmöglichkeit dieser Größen, so ist man über die Buntheit der klinischen Bilder nicht erstaunt.

Wir haben einen Faktor der Überleitung schon eben erwähnt: es ist der nervöse Einfluß. Wir wissen, daß aus Vagus und Sympathicus massive Nervenstränge auf das Herz übertreten, mit einer besonders großen Zahl dünner, schwach markhaltiger oder markloser Fasern. Nur diese dünnen Fasern gehen auch auf die a-v Grenze und die Kammer über, während die dicken Fasern mit wenigen Ausnahmen im Vorhof steckenbleiben. Diese Fasern haben die Aufgabe, das Myokard an seine wechselnden Aufgaben anzupassen. Sie sind acceleratorisch oder inhibitorisch wirksam und speziell am a-v Knoten wirken sie positiv oder negativ dromotrop. Verzögerungen, welche der Vagus am Überleitungsgewebe macht, haben also *nichts* mit Refraktärität zu tun! Im Gegenteil verkürzt der Vagus, wie wir oben sahen, die Refraktärzeiten, aber er verschlechtert die a-v Überleitung trotzdem, indem er entweder die Schwellen herauf- oder die Erregungsintensitäten herabsetzt oder (wahrscheinlich) beides zugleich tut. Wir kennen den Mechanismus dieser Wirkung nicht. Wir wissen nur, daß es Herzen mit sehr langen PQ-Zeiten gibt, die nicht krank sind. Das Sportherz z. B. kann Überleitungszeiten von 0,3 und mehr bis 0,52 sec aufweisen[1] (Abb. 288b). Diese Zeiten verkürzen sich bei Arbeit sofort, wir nehmen an, durch einen gesteigerten Acceleranstonus; doch meine ich, daß es vernünftiger ist anzunehmen, daß der Vagustonus in der Arbeit sicher auch geringer wird. Das Herz des Menschen steht immer unter einer sehr erheblichen kontinuierlichen Tonisierung des Vagus. Würde man bei einem Sportherzen mit langem PQ beide Vagi durchtrennen, so würde PQ aller Wahrscheinlichkeit nach momentan kurz werden.

Der Vaguseinfluß ist nicht die einzige Quelle einer PQ-Verlängerung. Was der Vagus funktionell tut, kann eine Noxe irreversibel-morphologisch tun: durch Störungen der Gewebsstruktur kann die Leitungsgeschwindigkeit im Überleitungsgewebe erheblich gesenkt werden. Neben der Nachwirkung von Infekten kann offenbar auch Ischämie solche Schäden machen. MOLL[2] hat z. B. beobachtet, daß Linksschenkelblock besonders oft mit verlängertem PQ einhergeht, was er auf die gemeinsame Gefäßversorgung des a-v Bündels und des linken Schenkels aus der rechten, erkrankten Coronararterie zurückführt. (Der Beweis ist freilich anfechtbar; auch bestätigt sich die Beziehung an unserem chronischen Material nicht [HARMENING, in Vorbereitung].) Durch solche Störungen der Gewebsfunktion wird PQ lang, doch bleibt es auch bei Arbeit lang. Das Belastungs-EKG ist also der Prüfstein, ob es sich um regulatorische oder morphologisch-pathologische Verlängerung der PQ-Zeit handelt[3]. In der Ruhe sind freilich beide

---

[1] REINDELL u. DELIUS: Klin. Wschr. 1941, 497. — REINDELL: Dtsch. Arch. klin. Med. 181, 485 (1937).

[2] MOLL: Z. Kreislaufforschg 1948, 553.

[3] KIENLE: Das Belastungs-EKG, S. 122. — REINDELL: Dtsch. Arch. klin. Med. 182, 506 (1938).

an der P Q-Zeit selbst nicht zu unterscheiden, doch gibt es auch hier ein untrügliches Kriterium: die Herzfrequenz selbst. Eine funktionelle vagale P Q-Verlängerung muß immer auch mit Bradykardie einhergehen, denn ein so hoher Vagustonus kann nicht allein am a-v Knoten herrschen, ohne daß der Sinusschrittmacher beeinflußt wird. Da bei der Bradykardie auch bei langem PQ das voraufgehende QT beendet zu sein pflegt, ehe das neue P beginnt, haben wir bei funktionellen

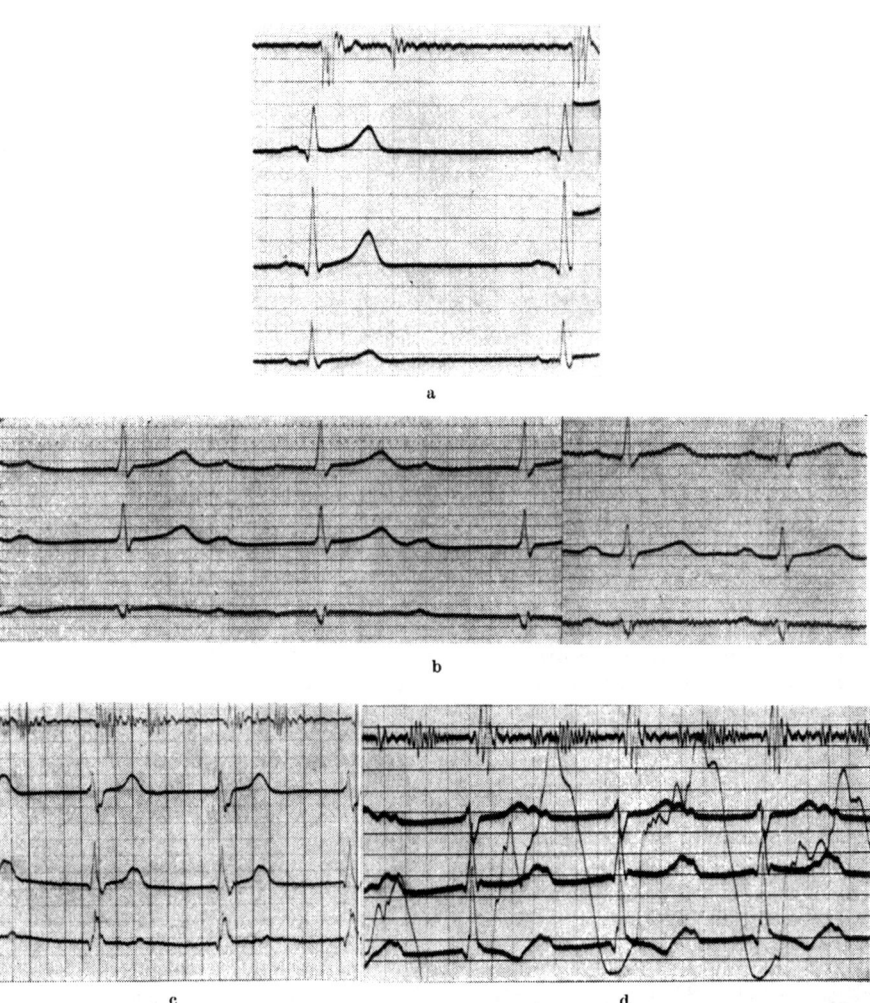

Abb. 288 a—d. Abnorme Länge von P Q. a Beispiel eines sehr kurzen P Q, das nicht pathologisch sein muß. PQ = 0,09 trotz relativ langsamer Herzfrequenz von 61/min. b Langes vagales PQ bei Bradykardie und erhöhter vagischer Tonisierung. Funktionelle (vagale) P Q-Verlängerung. Überleitungsgewebe normal. 30jähriger Sportler. Die P Q-Verlängerung wurde in geringerem Ausmaß schon vor 4 Jahren festgestellt. Links EKG vor, rechts nach Belastung: Normalisierung der P Q-Zeit. (Original von Prof. REINDELL.) c Langes toxisch- morphologisches PQ mit Vorhofpfropfung. P liegt auf dem Gipfel von T und ist daher nur an der leichten, sonst ganz unerklärlichen Zackenbildung von T zu erkennen. PQ-Dauer nicht ablesbar, höher als 0,46. Rechts- typ durch geringe Rechtsverspätung (Rechtsdilatation). d Langes, toxisch- morphologisch bedingtes PQ mit Vorhofpfropfung bei Mitralstenose. Überleitungsgewebe geschädigt. P mitrale- doppelgipflig, dem Abfall von T überlagert. PQ = 0,38. Rechtstyp von QRS als Zeichen der Rechtsüber- lastung. Beachte den 3. Herzton, der, ein mesodiastolisches Geräusch, nach P kommt und durch die Anfüllung der Kammer bedingt ist, wie aus der Gleichzeitigkeit zum Abfall des Venendrucks hervorgeht. (Konitzky- Stift, Bad Nauheim.)

Störungen nie die typische Pfropfung von P auf T (,,*Vorhofpfropfung*"), welche für die gestörte a-v Leitung aus pathologischer Ursache so charakteristisch ist. Solche Störungen sind also eine dritte Form sui generis, welche neben die vagalen (normalen, funktionellen) und refraktären Formen als *toxisch-morphologische Überleitungsstörung* tritt. Wir müssen uns vorstellen, daß die Leitungsgeschwindigkeit durch Defekte in der Leitungsbahn allgemein herabgesetzt ist, und zwar *unabhängig* von jedem Zustand der Refraktärität: daher ist die PQ-Zeit in diesen Fällen zwar lang, doch ganz (oder fast ganz) unabhängig von der voraufgehenden Erholungsphase. Als Regel ergibt sich also:

> *Beim normalen Herzen ist PQ um so länger, je länger das vorausgehende Herzintervall, je kleiner also die Herzfrequenz ist (vagales PQ) (Abb. 288b). Beim geschädigten Herzen kann die Schädigung in abnorm langer relativer Refraktärzeit bestehen: PQ ist um so länger, je kürzer das voraufgehende Herzintervall (refraktäres PQ) (Abb. 287). Bei Schädigungen der Leitungsbahn durch konstante Veränderungen ist PQ lang, d. h. die Leitungsgeschwindigkeit auch im Zustand voller Erholung verzögert. PQ ist unabhängig vom voraufgehenden Intervall konstant verlängert (toxisch-morphologisch verändertes PQ)* (Abb. 288 c, d).

Das *normale* Verhalten drückt sich in den Angaben der Abb. 285 aus, deren extreme Werte freilich beim Sportherzen oder anderen starken ,,Vagotonikern" noch erheblich überboten werden können. Ein Hinweis auf das *abnorme* Verhalten ist dann gegeben, wenn neben der PQ-Verlängerung bei relativer Tachykardie und Vorhofspfropfung auch andere Teile des Herzens eine verzögerte Erregungsleitung aufweisen, wenn also z. B. QRS verbreitert ist (Abb. 288 c). Eine solche PQ-Verlängerung wiegt dann besonders schwer.

Bekanntlich verlängert *Digitalis* die PQ-Zeit. Es handelt sich hierbei höchstwahrscheinlich zum Teil um eine erhöhte Tonisierung des Vagus (vgl. S. 255[1]). Eine solche Verlängerung überlagert sich also häufig einer pathologischen und verstärkt sie. Doch setzt Digitalis die Erregungsleitung auch in Teilen des Herzens herab, welche vagal sehr wenig inerviert sind (vgl. die Theorie der ST-Senkung nach Digitalis, S. 289 f.). Auch ist die PQ-Verlängerung bekanntlich durch Atropin und nach Versuchen van Dellens und Mitarbeiter[2] auch durch Pentobarbital nur unvollständig aufzuheben. Endlich weist nach Groedels[3] Beobachtung ein Digitalisherz durch Arbeit mäßigen Grades weitere PQ-Verlängerung oder sogar Wenckebachsche Perioden auf, während gleiche Arbeit normalerweise PQ verkürzt und selbst an toxisch verlängerten PQ-Zeiten niemals eine Verlängerung von PQ bei derselben mäßigen Arbeit auftritt. Alle Beobachtungen zeigen, daß Digitalis noch eine direkte Wirkung auf die Überleitung hat, deren Natur uns nicht bekannt ist. PQ-Verlängerungen nach Digitalis sind daher immer günstiger als andere zu beurteilen.

β) **Senkungen der PQ-Strecke** sollen nur kurz erwähnt werden. Sie sind als *echte* Senkungen möglich bei Vorhofsinfarkten, durch monophasische Beimischungen des Vorhofsaktionsstroms, und sind in kleinem Ausmaß immer durch die diskordante T-Zacke des Vorhofs vorhanden (Abb. 47). Je nach Lage des Infarktes kann PQ natürlich auch gehoben sein. Auch kann eine isolierte Perikarditis im Vorhofgebiet PQ senken (vgl. Kap. 53). Meist aber ist eine PQ-Senkung scheinbar, bedingt durch eine U-Welle oder negative Nachpotentiale. Die Nullinie ist am sichersten wohl meistens durch PQ zu ziehen, falls PQ deutlich gerade verläuft und hinreichend lang ist.

γ) **Partieller a-v Block.** Wir müssen Störungen der a-v Überleitung durch bloß verlangsamte Erregungsleitung strenge von solchen durch Refraktärität unterscheiden. Erstere können natürlich auch zu einem a-v Block führen, aber es ist dann immer ein totaler a-v Block, bei dem Vorhof und Kammer keine

---

[1] Lendle: Verh. dtsch. Ges. Kreislaufforschg **1950**, 54.

[2] van Dellen, Roberts u. Miller: Amer. Heart J. **23**, 772 (1942).

[3] Groedel: Exper. Med. a. Surg. **1**, 380 (1943).

Verbindung und Wechselwirkung mehr miteinander haben. Jeder partielle a-v Block aber, bei dem alternierende Überleitung vorliegt, *muß* ein solcher durch Refraktärität sein, denn nur hierdurch, also durch ein Schema der Abb. 286, ist das Alternieren verständlich zu machen. Als einzige Ausnahme ist der Einfluß eines stark wechselnden Vagustonus zu erwähnen, der aber mindestens ebenso starke Schwankungen des Sinusrhythmus macht und der hierdurch als Ursache der veränderten Überleitung immer leicht zu erkennen ist (vgl. S. 343). Freilich gibt es sehr wohl Kombinationen beider, doch sind solche Kombinationen nicht sehr häufig, da die meisten partiellen a-v Blocks im Stadium kompletter Erholung normale P Q-Zeiten zu haben pflegen. Da wir nicht wissen, wodurch in Fällen von partiellem Block die Refraktärzeit verlängert wird, können wir aus der Differentialdiagnose der refraktären Überleitungsstörung und der Überleitungsstörung durch toxische oder degenerative Prozesse keine besonderen Schlüsse ziehen. Dennoch ist es wesentlich, die beiden Formen streng auseinanderzuhalten.

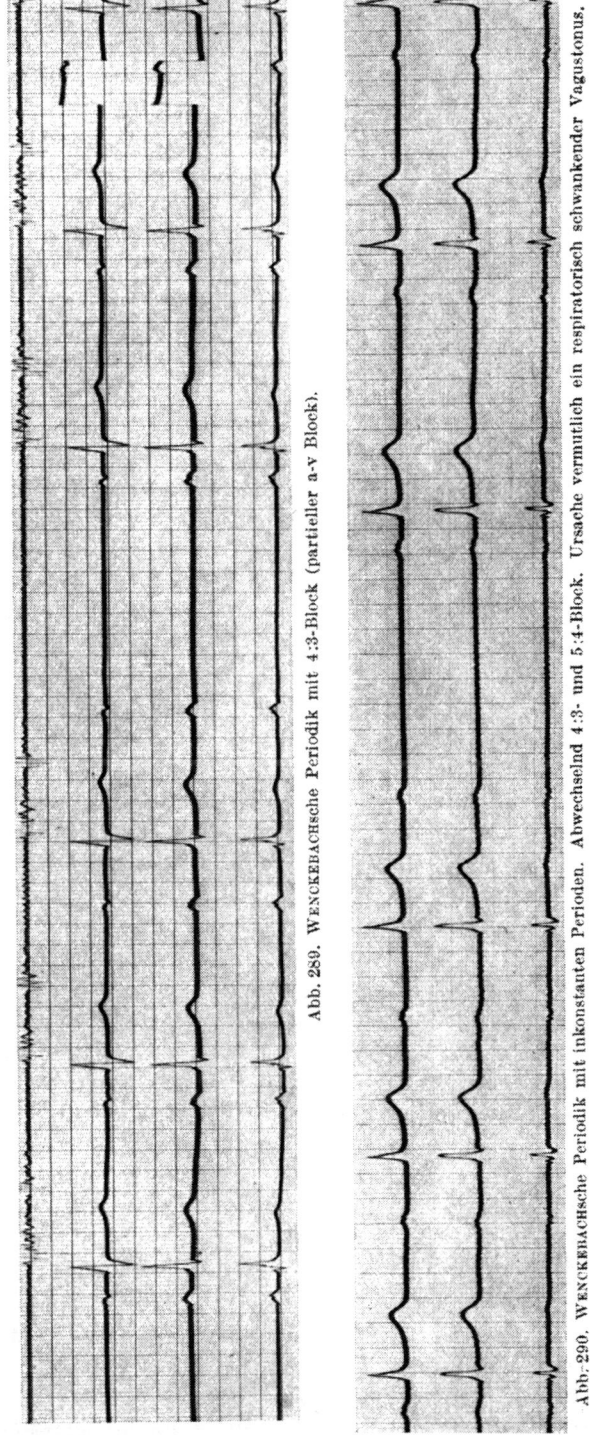

Abb. 289. WENCKEBACHsche Periodik mit 4:3-Block (partieller a-v Block).

Abb. 290. WENCKEBACHsche Periodik mit inkonstanten Perioden. Abwechselnd 4:3- und 5:4-Block. Ursache vermutlich ein respiratorisch schwankender Vagustonus.

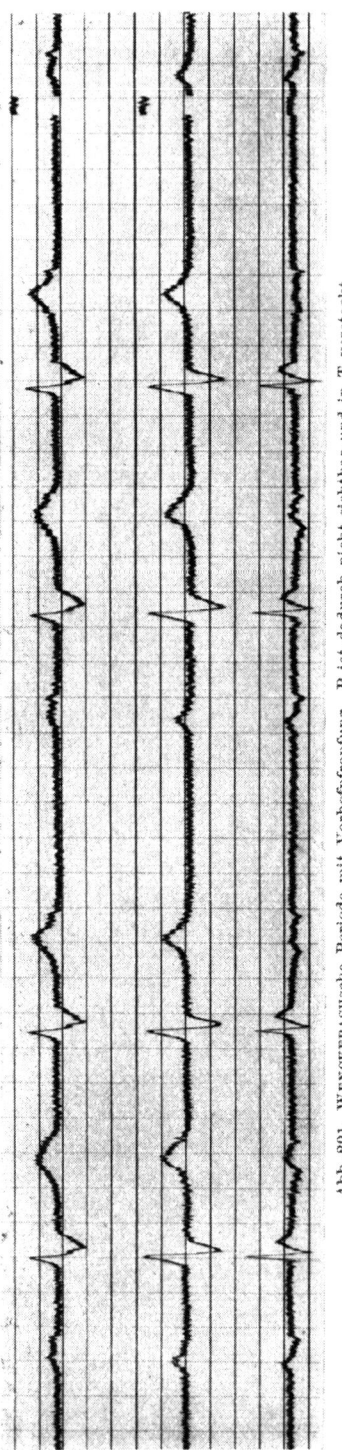

Abb. 291. WENCKEBACHsche Periode mit Vorhofspfropfung. P ist dadurch nicht sichtbar und in T versteckt.

Das klassisch normale Bild der refraktären Überleitungsstörung ist die WENCKEBACHsche Periode (Abb. 289). In ihr pflegen die gleichen PQ-Abstände, periodisch an- und abschwellend, wiederzukehren, als Zeichen eines vollständig eingespielten Gleichgewichtes zwischen Refraktärvorgängen und Erregungsfrequenz. Da der Vagus sowohl die Refraktärzeiten verkürzt als auch die Frequenz erniedrigt, wirkt er jeder derartigen refraktären Überleitungsstörung zunächst entgegen. Jedoch hat der Vagus eine spezifisch negativ dromotrope Wirkung, die sich besonders stark am a-v System entfaltet und die Leitungsgeschwindigkeit oder lokale Erregbarkeit so stark herabsetzt, daß er alle Grade der Überleitungsstörung bis zum absoluten a-v Block macht. Wechselnde Tonisierung des Vagus führt also zu wechselnden Größen der PQ-Zeiten und zu wechselnden Bildern der partiellen Blockierung: die Perioden sind nicht mehr konstant. In Abb. 290 ist sehr schön. zu sehen, wie ein (vermutlich respiratorisch) schwankender Vagustonus die Schlagfrequenz von Vorhof und Kammer im Verlauf des Bildes herabsetzt. Je langsamer der Vorhof schlägt, desto kürzer ist PQ, desto später tritt der partielle Block auf. Da andererseits der Vagus die a-v Leitung verzögert, wirkt er zugleich auch synergistisch-blockierend auf die refraktäre a-v Störung. Es hängt von zufälligen Faktoren ab, ob seine synergistische, ob seine antagonistische Funktion überwiegt.

Bei der Vielzahl der Faktoren, welche die WENCKEBACHsche Periodik bestimmen, und ihrer verschieden starken Beeinflußbarkeit durch Vagus und Sympathicus[1] ist es nicht überraschend, daß wir selten absolut konstante WENCKEBACHsche Perioden sehen. Meist wechselt das Bild von Moment zu Moment, von Inspiration zu Exspiration (S. 435), mindestens bezüglich der PQ-Längen. Das ist ein Zeichen für die *Labilität* des Zustandes: Die relative Refraktärität

[1] Es ist fraglich, wieweit der Sympathicus durch Fortfall vagaler Hemmungen wirkt.

verändert sich ja mit großer Steilheit, im Anschluß an die Systole: sie führt beim normalen Herzen innerhalb weniger Millisekunden aus der absoluten Unerregbarkeit in die Übererregbarkeit. Ist ihr Verlauf abgeflacht und verlängert wie im Falle einer WENCKEBACH-Periode, so fällt die nächste Systole noch in den sich relativ steil ändernden Abfall der Refraktärität, und kleine Änderungen des Vagustonus und der Schlagfrequenz machen bedeutende Änderungen an der PQ-Zeit oder gar einen partiellen Block, wie das Abb. 286 und 290 zeigen. GROEDEL

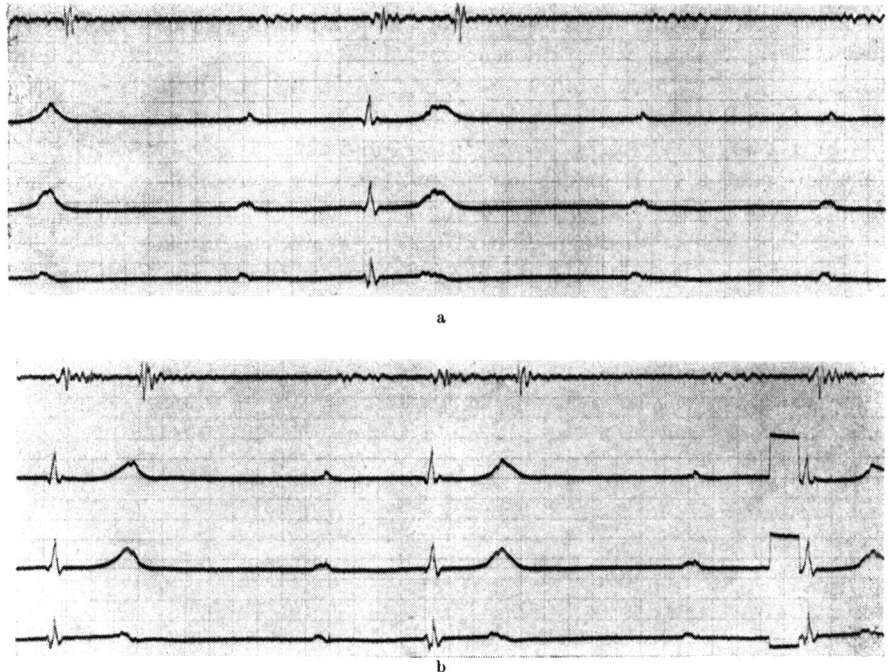

a

b

Abb. 292. WENCKEBACHsche Periodik bei partiellem a-v Block mit wechselndem Untersetzungsverhältnis von 2:1 und 3:1. P liegt auf T. Beachte die PP-Intervalle!

und KISCH[1] haben daher mit Recht darauf hingewiesen, daß kleine Schwankungen der PQ-Zeit zur Erkennung latenter Schäden der Überleitung so wichtig sind: ist PQ lang nach kurzem RR, so ist das a-v Gewebe nicht in Ordnung. DECHERD und RUSKIN haben solche Beziehungen ausführlich dargestellt[2].

Tritt, wie in Abb. 288c und d, eine Vorhofpfropfung auf, so kann eine WENCKE-BACHsche Periode schwer zu erkennen sein (Abb. 291). Besteht daneben noch ein Wechsel des Untersetzungsverhältnisses, so gibt es recht eigenartige Bilder (Abb. 292). Das *Untersetzungsverhältnis* der WENCKEBACHschen Periode zeigt dabei aber immer bestimmte Eigentümlichkeiten. Oft findet sich ein 4:3-Block, d. h., nach jedem 3. Kammerschlag setzt einmal die Überleitung aus. Fast ebenso häufig ist der 3:2-Block: jedes 3. P bleibt ohne QRS. Je langsamer die Refraktärität verschwindet, desto mehr Blocks relativ zu den geleiteten Schlägen treten auf. Es kommt zum 2:1-Block (Abb. 292), der sogar zeitweise in einen 3:1-Block

[1] GROEDEL u. KISCH: Cardiologia 3, 365 (1939).
[2] DECHERD u. RUSKIN: Brit. Heart J. 8, 6 (1946).

oder noch höhere Übersetzungsverhältnisse übergehen kann, wie wir sie bereits beim Vorhofflattern kennenlernten. Daß die Übersetzungsverhältnisse nicht konstant sind, erklärt sich ohne weiteres nach dem Schema der Abb. 286 dann, wenn in der langen Pause der „Ermüdungsstoff" nicht vollständig abgebaut wird; es kommt unter Umständen zu einer sehr komplizierten *Periodik höherer Ordnung.* Freilich möchte ich glauben, daß bei solcher Periodik nur „benachbarte" Übersetzungsverhältnisse alternieren können: ein 3:2-Block wechselt mit einem 4:3-Block oder einem 2:1-Block ab. Daß, wie Abb. 293 zeigen wird, ein 2:1-Block über 3:2 in 4:3 wechselt, scheint mir nach dem Schema der Abb. 286 nicht erklärbar. Doch fehlen die sehr umständlichen Berechnungen, und diese Meinung entspringt einer groben Schätzung. Abb. 293 ist jedenfalls auch aus anderen Gründen nicht als reine WENCKEBACH-Periodik anzusprechen.

Über die *untersetzten Wenckebach-Perioden* und den 2:1- bzw. 3:1-, 4:1-Block vgl. S. 402 und 434. Es findet nur jeder 2., 3. oder 4. Vorhofsreiz eine Überleitung. Eine solche Überleitungsstörung ist wahrscheinlich immer durch verlängerte Refraktärität bedingt (Abb. 270, 272). Freilich kann auch jede andere Verlängerung der Refraktärzeit die gleiche „*partielle Blockierung*" machen, nur ist dann die Überleitungzeit unabhängig von der Erholungszeit und das Blockierungsverhältnis praktisch konstant, während es bei einer refraktären Blockade bekanntlich in Perioden wechseln kann.

δ) **Abweichungen vom klassischen Bild der WENCKEBACH-Perioden** finden sich natürlich häufig dadurch, daß neben dem Einfluß der Refraktärität auch andere Ereignisse am Herzen eine Rolle spielen: die *Automatie der Kammer,* insbesondere des a-v Knotens, und die *Rückwirkung der Kammer auf den Sinusreiz.* Fällt eine Überleitung aus, so hat das a-v Gewebe reichlich Zeit, sich zu erholen, da ja der nächste Sinusreiz bei normaler Frequenz fast 1 sec auf sich warten läßt. In dieser Zeit kann nun der a-v Knoten eine automatische Erregung zeigen: es kommt zu einer *Ersatzsystole.* Abb. 293 zeigt einen solchen Zustand. Die 1. und 7. QRS-Gruppe sind Ersatzsystolen, kenntlich an der sehr kleinen PQ-Zeit. Danach setzt eine WENCKEBACHsche Periodik ein, welche zwischen einem 2:1- und 4:3-Block schwankt. Das ganze Bild gewinnt durch die *Ersatzsystolen* ein merkwürdiges Aussehen: es kommt zu den Periodenbildungen 3:2, 4:3, 2:1, 3:2, und wahrscheinlich (nicht mehr registriert) 4:3. Eine solche *Periodik höherer Ordnung* ist recht schwer zu analysieren. Da diese Dinge sowohl selten als ohne klinische Bedeutung sind, dürfen wir dies allzu langwierige Thema wohl auslassen. — Die *Rückwirkung der Kammer auf den Sinus* ist ein ebenfalls theoretisch recht schwieriges Kapitel. Es ist schon schwierig festzustellen, in welcher Weise diese Rückwirkung erfolgt, ob z. B. P durch den Ablauf der Kammererregung beschleunigt oder verzögert wird. Eine solche Rückwirkung findet sich, wie wir sehen werden, auch beim absoluten a-v Block. Wir wollen uns an Hand unserer Abbildungen ein paar Tatsachen ansehen, um die (nicht sicher bekannte) Natur dieser Rückwirkung zu diskutieren. Wie auch HOLZMANN bemerkt, ist das PP-Intervall, in welchem kein QRST liegt, meist (nicht immer!) besonders lang. Abb. 292 zeigt das deutlich, leider jedoch mit Ausnahme desjenigen PP. bei dem auch die vorhergehende PP-Strecke ohne QRS ist, bei dem also besonders lange Erholungszeit der Kammer vorliegt. Dies, offenbar ohne jede Einwirkung der Kammer entstandene PP ist sogar genau so kurz wie diejenigen Intervalle, die ein QRST enthalten. Das würde im Fall der Abb. 292 zu der Auffassung führen, daß die an ein QRST *anschließenden* Intervalle von PP verlängert sind. In Abb. 289 ist PP konstant, bis auf das PP ohne QRS. das allein länger ist. In Abb. 290 wächst PP erst und sinkt dann ab, offenbar durch eine respiratorische Arrhythmie; doch ist auch hier das PP ohne QRST maximal. In Abb. 293 ist das QRS-freie PP immer wenigstens länger als seine Nachbarn. Wäre nicht der Befund von Abb. 292, so würde man sagen können, daß eine Kammererregung das PP-Intervall verkürzt. Man kann sich sogar vorstellen wie das geschieht: durch den Aktionsstrom der Kammer könnte der Vorhof ebenso in seiner Erregbarkeit gesteigert werden, wie eine Nervenfaser durch den Aktionsstrom der Nachbarfaser erregbarer, ja gelegentlich sogar wirklich

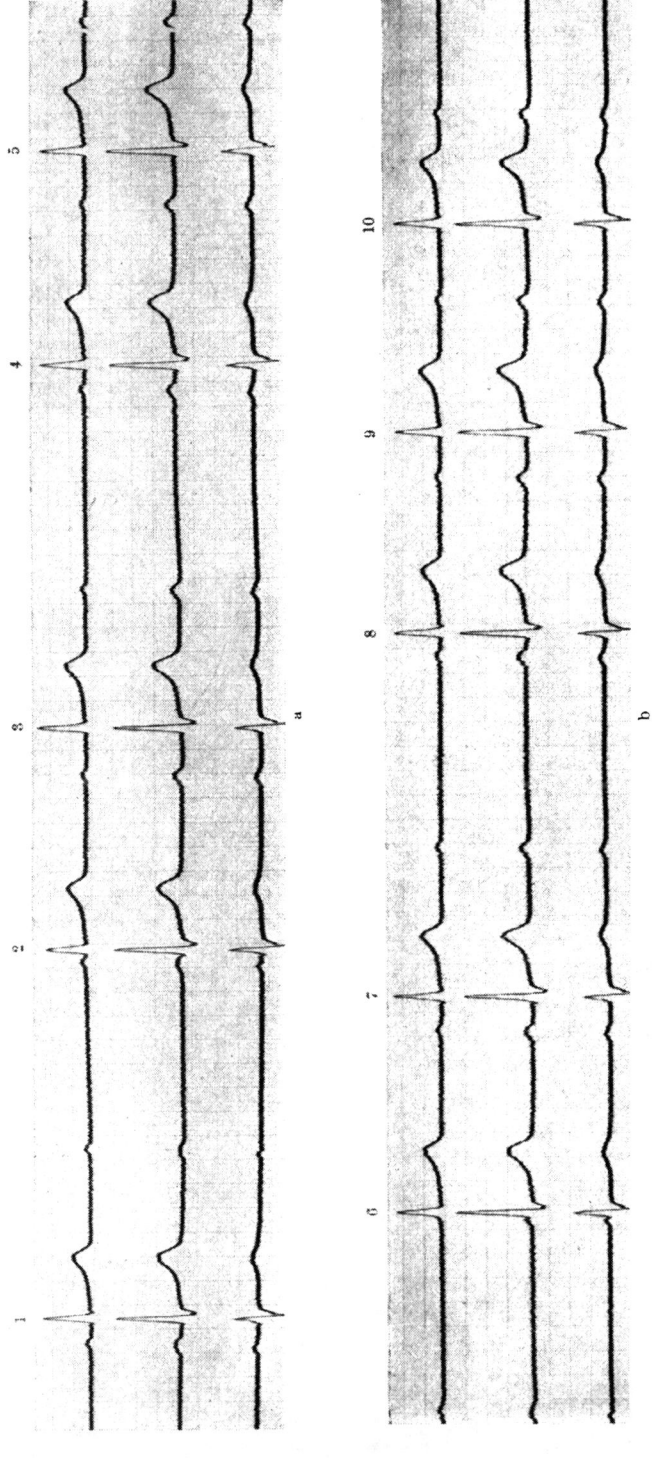

Abb. 293 a u. b. Durch Ersatzsystolen komplizierte WENCKEBACH-Periodik. Die 1. und 7. QRS-Gruppe entstammt einer *Ersatzsystole* aus dem a-v Knoten, da ein Sinusreiz lange Zeit nicht eintraf. (PQ abnorm kurz!) Danach Entwicklung einer WENCKEBACH-Periodik höherer Ordnung.

erregt wird[1]. Auch eine Beeinflussung des Vorhofs durch Erhöhung des Vorhofdrucks während der Kammersystole ist denkbar (PARSONNET und MILLER[2]). Mir selbst scheint freilich eine reflektorisch-nervöse Erklärung noch wahrscheinlicher: Jeder Herzschlag löst ja eine Salve zentripetaler Impulse in Herznerven, Carotissinus und Depressor aus, welche den Sinus reflektorisch beeinflussen. Da diese Wirkung eine gewisse Verzögerung hat, kann der hierdurch reflektorisch erhöhte Vagustonus sehr wohl das auf QRST folgende PP-Intervall verlängern, was dann auch Abb. 292 erklärt. Es bedarf wohl erst einer gründlichen statistischen Untersuchung an großem Material, ehe wir das Wesen solcher Rückwirkungen von der Kammer auf den Sinusrhythmus sicher deuten können.

Ein *scheinbarer Wenckebach* soll endlich noch, um die Schwierigkeiten der Diagnose zu beleuchten, in Abb. 294 wiedergegeben werden. Ein fast konstantes PQ springt plötzlich (im 3. Schlag) auf einen sehr hohen Wert und ist von einer langen Pause gefolgt. Die genaue Betrachtung des 3. QRS aber zeigt, daß ein negatives P der ST-Strecke überlagert ist. Die Erklärung muß also die sein, daß nach dem 3. P die a-v Überleitung plötzlich versagt hat.

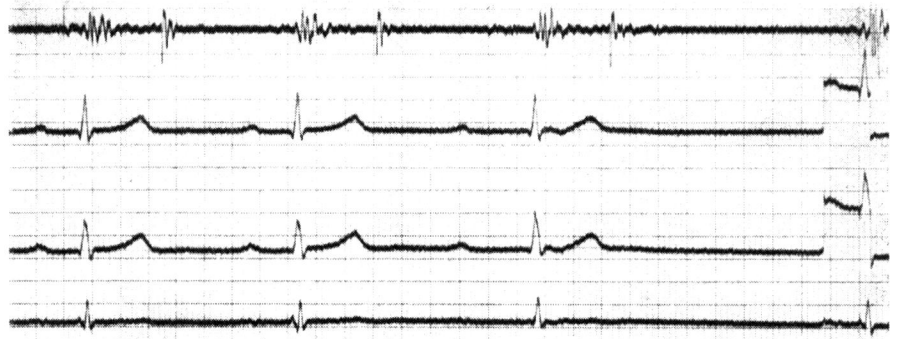

Abb. 294. Scheinbare WENCKEBACH-Periode. Tatsächlich ist der 3. Kammerschlag eine Ersatzsystole nach a-v Block mit retrograder a-v Leitung, letztere wahrscheinlich dadurch möglich, daß die retrograde Erregungs-welle auf eine vom blockierten P übererregbare a-v Grenze stößt.

Ob das ein WENCKEBACH ist, mag dahingestellt sein, da das 2. PQ *etwas* länger ist als das erste. Das 3. QRS aber ist eine Ersatzsystole mit rückläufiger Vorhofserregung und einer teilweise kompensierenden Pause. Letztere ist gerade so lang, um nach Abb. 234 erklärt zu werden: die retrograde Leitung ist wohl durch Übererregbarkeit der voraufgehenden blockierten Vorhofserregung bedingt (vgl. S. 447).

ε) **Der totale (komplette) a-v Block** ist die stärkste der möglichen Schädigungen der a-v Leitung: es findet keinerlei Beeinflussung mehr vom Vorhof auf die Kammer statt. Der Satz ist, wie wir sahen, nicht umkehrbar: die Kammer übt auch beim kompletten Block noch Rückwirkungen aus. Diese bestehen zunächst darin, daß diejenigen PP-Intervalle, in denen ein QRST liegt, kürzer sind als die anderen. Doch ist sogar ein Fall beschrieben worden, wo bei komplettem a-v Block die sinu-aurikuläre Leitung oder der Sinusschlag selbst durch die Kammererregung retrograd unterdrückt wurden (KISCH und ZUCKER[3]). Wir halten auch beim kompletten Block die soeben gegebene Erklärung für die wahrscheinlichste: daß ein reflektorischer Vagustonus, der vom Herzschlag selbst gesteuert ist, die Sinusfrequenz verändert. Wir stellen uns meist die reflektorischen Einflüsse dieser Art zu konstant vor. Wenn man aber sieht, wie die Vagusimpulse rhythmisch mit Herzschlag, Atmung oder noch größerer Periodik

[1] Literatur bei SCHAEFER: Elektrophysiol. I. Bd., S. 471.
[2] PARSONNET u. MILLER: Amer. Heart J. 27, 676 (1944).
[3] KISCH u. ZUCKER: Amer. Heart J. 23, 269 (1942).

schwanken, wird man sehr akute Frequenzänderungen, gleichsam von Herzschlag
zu Herzschlag sich wandelnd, für etwas Verständliches halten (SCHAEFER und
MARGUTH[1]).

Abb. 295 zeigt einen typischen absoluten a-v Block, bei dem das relativ
hohe P die Störung sehr schön erkennen läßt. Der Vorhof schlägt schneller als

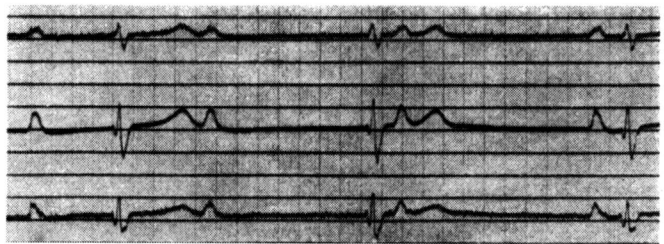

Abb. 295. Absoluter a-v Block mit kompletter a-v Dissoziation. P pulmonale.

die Kammer, welche typischen *Knotenrhythmus* aufweist. Dieser Zerfall in zwei
sich nicht beeinflussende Zentren nennen wir auch *a-v Dissoziation*. Sie ist nicht
immer so einfach zu erkennen wie in Abb. 295, vor allem dann nicht, wenn die

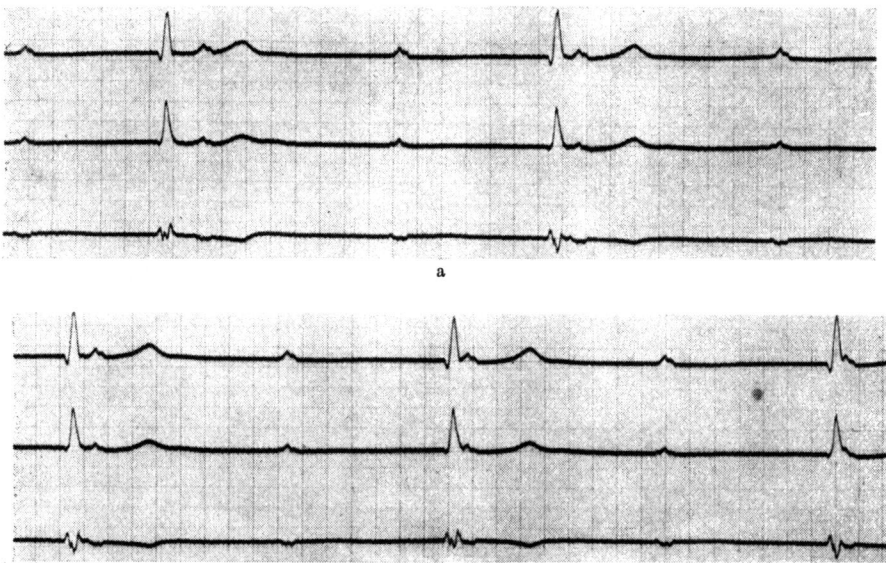

a

b

Abb. 296a u. b. Absoluter a-v Block; Verhältnis des Sinusreizes zum Kammerreiz fast genau 2:1. Trotzdem
sind Vorhof und Kammer völlig unabhängig.

Frequenzen von Vorhof und Kammer trotz der totalen Dissoziation ungefähr
(und zufällig) gleich groß sind oder im Verhältnis 1:2 zueinander stehen. Abb. 296
ist z. B. nicht etwa ein 2:1-Block, also ein partieller a-v Block mit sehr langer
PQ-Zeit, sondern ein totaler a-v Block. Man erkennt das nur daran, daß P im
Laufe des EKG-Streifens sich langsam gegen QRS verschiebt: vor allem bei dem

[1] SCHAEFER u. MARGUTH: Erg. Physiol. **46**, 71 (1950).

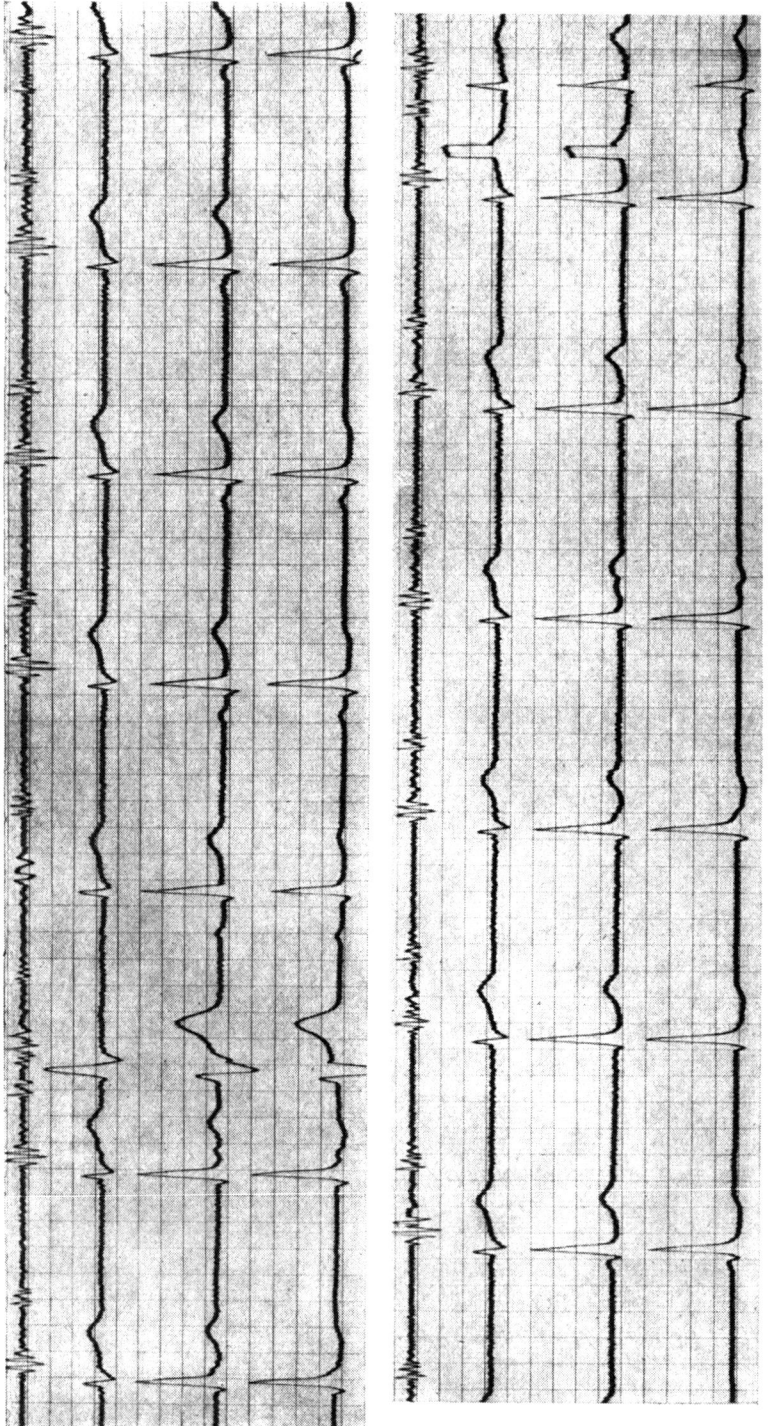

Abb. 297. Absoluter a-v Block mit Reiz im a-v Knoten bei fast gleicher Frequenz von Sinus und Kammer. Beachte die Phasenversetzung des Kammerrhythmus durch die anfängliche Extrasystole! Der 2. Abbildungsteil schließt sich unmittelbar an den ersten an.

in die ST-Strecke fallenden P ist das deutlich. Da diese Verschiebung keinerlei Periodik zeigt, ist anzunehmen, daß sie im gleichen Sinn ad infinitum fortschreitet, wobei dann die vollkommene Dissoziation sehr bald unwiderlegbar deutlich würde. Ein ähnliches Bild, doch bei fast gleicher Frequenz von Vorhof und Kammer, gibt Abb. 297, wo durch eine Kammerextrasystole der Kammerschrittmacher etwas phasenversetzt wird, der Sinus aber ganz unbeeinflußt bleibt.

Es kommt gelegentlich vor, daß eine a-v Überleitung praktisch blockiert ist; nur gelegentlich springt ein Vorhofsreiz auf die Kammer über, kenntlich daran, daß die Kammer gegen ihren Eigenrhythmus in diesem Schlage etwas früher erregt wird. Man spricht mit WENCKEBACH von einem „*Ventricular capture*" im Gegensatz zu dem „*Ventricular escape*" der Ersatzsystole, bei dem die Kammer einmal dem Sinusreiz mit einem eigenen Reiz entkommt. Die Sache ist so zu verstehen, daß jede blockierte a-v Leitung den a-v Knoten eine Strecke weit in einen Zustand der Übererregbarkeit versetzt. Wir kennen diese Zustände sehr genau als Addition latente vom Nerven, wo sie im Detail bekannt sind (KATZ[1]). Dieser momentane Zustand der Übererregbarkeit kann dem automatischen Knotenreiz so kurze Zeit vorhergehen, daß letzterer schon fast Schwelle hat und durch den Vorhofsreiz überschwellig summiert wird. Es ist sogar an 6 Fällen beobachtet worden, daß gelegentlich bei komplettem a-v Block eine retrograde Erregung des Vorhofs, mit negativem P nach QRS, von der Kammer einsetzt (WINTERNITZ und LANGENDORF[2]), vielleicht diesmal gebahnt durch eine übererregbare Phase der voraufgehenden Vorhoferregung (vgl. Abb. 294). Übrigens ist auch ein kompletter a-v Block beschrieben, der mit normalem Sinusrhythmus alternierte und bei dem wahrscheinlich starke Vagusreize eine Rolle spielen, da der Wechsel des Blocks mit ADAM-STOKES-Anfällen parallel ging (HUTCHESON und REED[3]).

ξ) **Die Interferenzdissoziation.** Zum Abschluß soll eine Form der Interferenz von Sinus und Kammer beschrieben werden, welche an sich sehr leicht zu deuten ist, falls man eine etwas gewagte theoretische Annahme macht. Wenn nämlich die Kammer (z. B. ein Zentrum im a-v Knoten) schneller schlägt als der Sinus, wird die Kammer in der Regel zum Schrittmacher. Wir besprachen nun oben (S. 352) schon, was dann geschieht: es wird der Sinus in der Regel, da er „innerer" Reiz ist, ausgelöscht. Ist aber der Sinusreiz ein „äußerer" Reiz, d. h. nimmt er aus irgendwelchen Gründen nicht an der vom Knoten erregten Rhythmik teil, so gibt es eine echte Interferenz zwischen dem schnellen Kammerrhythmus und dem langsamen Sinusrhythmus. Auf den ersten Blick sieht das nach einer Dissoziation von Vorhof und Kammer aus. Da wir gewohnt sind, die Kammer nach dem Vorhof schlagen zu sehen, fällt es uns schwer, die Dinge umgekehrt zu betrachten. Man hat daher, da sowohl eine scheinbare Dissoziation als auch eine Interferenz vorliegt (zwei sich im Begriff widersprechende Dinge!) das Ganze nicht sehr glücklich *Interferenzdissoziation* genannt (MOBITZ[4]). Bilder dieser Art sind dann mehrfach beschrieben worden[5]. Ein Beispiel gibt Abb. 298.

Die Erkennung einer echten Interferenzdissoziation ist an sich nicht so schwierig, wenngleich das Bild dieser Störung recht bunt sein kann: Wir finden einen Kammerrhythmus, der schneller ist als der Vorhofrhythmus, und der ab und zu von verfrüht einfallenden Schlägen unterbrochen ist. Diese verfrühten Schläge entstehen durch eine Überleitung vom Vorhof dann, wenn der Vorhofsschlag einmal (was nicht allzu oft vorkommen kann) in die kurze

---

[1] KATZ: Electric excitation of nerve. London 1939.

[2] WINTERNITZ u. LANGENDORF: Amer. Heart J. **27**, 301 (1944).

[3] HUTCHESON u. REED: Amer. Heart J. **24**, 113 (1942).

[4] MOBITZ: Dtsch. Arch. klin. Med. **141**, 257 (1923).

[5] DRESSLER: Z. klin. Med. **111**, 23 (1929). — KORTH u. SCHRUMPF: Dtsch. Arch. klin. Med. **179**, 321 (1936). — SCHERF: Wien. Arch. inn. Med. **12**, 327 (1926). — WINTERNITZ: Wien. Arch. inn. Med. **22**, 445 (1932). (Zit. nach KORTH.)

nicht refraktäre Zeit der Diastole hineinfällt. Da die Kammer laut Definition tachykard schlägt, ist diese Zeit so klein, daß der Vorhof nicht oft hierzu eine Chance findet. Da der Reiz des Kammerrhythmus die natürliche Automatie des a-v Knotens ist, also einen inneren Reiz darstellt, wird er auch durch die übergeleiteten Sinusschläge mit erregt und nach Abb. 228 phasenversetzt: er beginnt mit jedem Kammerschlag, auch dem verfrüht einfallenden, von vorn mit der Reizbildung und hat daher nach dem frühen Schlag ein normales Intervall und keine kompensatorische Pause. Der Vorhof bleibt ohne Reizeffekt, so oft er in die Refraktär-zeit der Kammer fällt.

Da nun die Variationsmöglichkeiten der Frequenz- und Überleitungsbedingungen sehr groß ist, ist es schwer, alle hier denkbaren Fälle abzuhandeln. Mit Recht betonen daher KORTH und SCHRUMPF bei ihrer Darstellung, daß jeder einzelne Fall sorgfältig überlegt sein will. Liegt z. B. eine absolute Sinusarrhythmie vor, die sehr bradykard ist, so wird es schwer, den Vergleich von Sinus- und Kammerfrequenz anzustellen und man muß jeden Schlag einzeln deuten. GROEDEL und KISCH haben einen solchen Fall beschrieben[1]. Bei ihm zeigte sich übrigens, daß Arbeit und Schwangerschaft mit Steigerung und Normalisierung

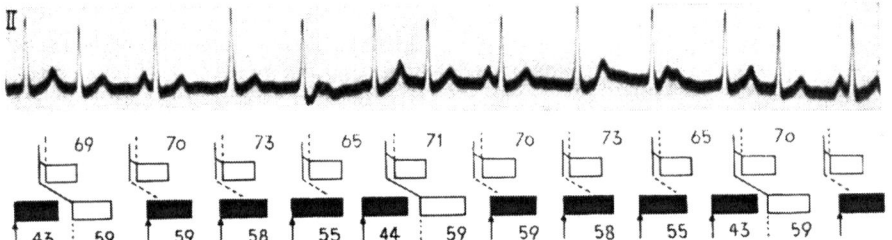

Abb. 298. Interferenzdissoziation, unter Digitalis. Sinusfrequenz 82—92, a-v Frequenz 102. Die von den Vor-höfen her ausgelösten Kammererregungen zeigen eine Überleitungszeit von 0,22 sec. Sie sehen, analog der Abb. 230, wie Extrasystolen aus. Schema: obere Zahlenreihe PP-Intervalle, unten Kammerintervalle. Sinus-erregungen weiß, a-v Erregungen schwarze Rechtecke. Obere Reihe Vorhofserregung, untere Kammererregung. Rechtecke: Dauer der Refraktärzeit. Die vom Vorhof auf die Kammer übergeleiteten Erregungen sind durch einen ausgezogenen Strich zwischen oberer und unterer Reihe der Rechtecke verbunden. Gestrichelt ist diese Verbindung, wenn der Vorhofsreiz auf eine durch Kammererregung refraktäre Kammer trifft. (Aus HOLZMANN, Klinische Elektrokardiographie, Abb. 269.)

der Sinusfrequenz zu einem ganz normalen EKG führten, ein Zeichen dafür, wie falsch die Bezeichnung „Dissoziation" für solche Bilder ist. Oder es tritt zu dem schnellen Rhythmus der Kammer als zufälliger zweiter Befund eine Überleitungsstörung mit langem PQ oder gar eine WENCKEBACH-Periodik hinzu; es kann dann zu extrem verzwickt aussehenden Bildern kommen. Die Analyse ergibt freilich, wenn man sie in Ruhe vornimmt, sofort die Auf-klärung: man muß nur von den regelmäßig wiederkehrenden Normalintervallen ausgehen, die man an Vorhof und Kammer findet.

Die Störung ist nur denkbar, wenn der Sinus ein „äußerer" Reiz ist. Sie ist ja im Grunde nichts anderes als eine Sinusextrasystolie bei regelmäßigem Knotenrhythmus (Abb. 228). Wodurch der Sinus Sitz eines „äußeren" Reizes wird, ist schwierig zu sagen. KORTH[2] hat eine Variation als „unvollständige Interferenzdissoziation" beschrieben, bei der sich Sinus-welle und Erregungswelle aus der Kammer im a-v Gewebe begegnen und auslöschen. Wenn die a-v Leitung verzögert ist, erfolgt diese wechselseitige Auslöschung dort natürlich besonders leicht und oft. Ist allerdings die Überleitung normal schnell, so wird es nur selten zur Aus-löschung im a-v Knoten oder Vorhof kommen können. Wir kennen in diesen Fällen den Mechanismus der „Schutzblockierung" nicht und es scheint mir sinnlos, komplizierte Hypo-thesen zu ersinnen, die doch nichts erklären. Die einzige Hypothese, die wenigstens eine Analogie bei anderen Fällen hätte, ist die eines retrograden a-v Blocks oder wenigstens einer sehr starken ventrikuloatriären Leitungsverzögerung für die antidrome Leitung.

Eine interessante Variation bei der Interferenzdissoziation liegt dann vor, wenn die a-v Leitung sehr verzögert ist und im a-v Knoten ein Reizzentrum liegt, das schneller als der Vorhof schlagend von der ankommenden Vorhofserregung übererregbar gemacht und dadurch

[1] GROEDEL u. KISCH: Exper. Med. a. Surg. 2, 56 (1944).
[2] KORTH: Dtsch. Arch. klin. Med. 188, 185 (1942).

vorzeitig zur Erregung gebracht wird. Das kann auch dann erfolgen, wenn an sich ein absoluter a-v Block vorliegt, also ohne den schon vorhandenen a-v Reiz die Überleitung vom Vorhof her im a-v Gewebe steckenbliebe. Dann kann der Vorhofsreiz nur in ganz bestimmten Phasen wirksam werden: wenn nämlich der Knotenreiz kurz vor seiner Entladung steht. Der Mechanismus dieser latenten Addition wurde oben besprochen (S. 447). Die EKG-Diagnose ergibt sich daraus, daß P nur in einem ganz bestimmten engen Intervall ein QRS vorzeitig auslöst, während es sonst nie überleitet, auch nicht unter Bedingungen, welche ein Fortbestehen der Refraktärzeit äußerst unwahrscheinlich erscheinen lassen.

Die im vorstehenden Abschnitt behandelten Rhythmusstörungen sind, wie sich gezeigt hat, von recht komplizierter Art und durch so viele variable Größen beeinflußbar, daß eine Analyse nicht immer gelingt. Vieles bleibt solange Hypothese, als wir nicht genauere Kenntnis vom Auslösungsvorgang der Erregung haben. Vor allem die Unterscheidung von „inneren" und „äußeren" Reizen bedarf der theoretischen Erforschung. Diese Dinge werden freilich nur in mühseligen Tierexperimenten und durch sehr subtile Mikromethodik geklärt werden können. Was fast immer gelingen sollte, ist die Reduktion einer Rhythmusstörung auf die heute bekannten Elemente: Die Unterscheidung des Anteils von fehlortiger Reizbildung und Leitungsstörungen. Gerade die Interferenz beider kann ja zu sehr verwickelten Bildern führen, und nach der Natur toxischer oder entzündlicher Schäden ist ein gleichzeitiges Auftreten beider ja auch nicht selten zu erwarten. In allen Fällen aber verhilft nur ein sehr liebevolles Versenken in die Kurven, die auch lang genug geschrieben sein müssen, zur richtigen Diagnose. Es ist traurig zu sehen, wie oberflächlich solche Diagnosen in der Praxis gestellt werden; selbst bekannte Lehrbücher bleiben nicht immer frei von Fehlurteilen, weil man (hier doch wohl bei einiger Sorgfalt) etwas übersah, was die Diagnose ändert. Man möge daher gerade in diesem Kapitel beherzigen, daß eine gründliche Diagnostik nicht aus dem Vergleich einer Kurve mit einer ähnlich aussehenden in irgendeinem Lehrbuch bestehen darf: man muß die Kurven selbst eingehend analysieren und auf ihre Elemente zurückführen. Nur dann wird man statt des immer mißlichen Vergleichs mit einem Parallelfall gründliche Arbeit tun. Dann aber wird es auch nicht mehr so wichtig sein, wenn einige der hundert möglichen Variationen der klassischen Rhythmusstörungen einmal nicht abgebildet sind: man kann mit Fleiß und etwas Kenntnis eigentlich jede Diagnose auf diesem Gebiet auch selber finden.

VI. Die Theorie der Brustwandableitungen.

58. Allgemeine Vorbemerkungen.

Eine Darstellung des EKG kann nicht mehr modern sein, wenn sie die Brustwandableitungen nicht berücksichtigt. Die Bearbeitung dieses Kapitels erschien dem Verfasser daher unerläßlich, obgleich wir auf diesem Gebiet fast alle Kurven entlehnen müssen und keine eigene klinische Erfahrung besitzen. Dieser Mangel wird in etwa durch die Tatsache ausgeglichen, daß der Versuch unternommen werden konnte, eine auf eigene experimentelle Arbeit gegründete Theorie der Brustwandableitungen vorzulegen, welche eine klinische Beurteilung leichter macht und als Basis für kommende klinische Untersuchungen willkommen sein wird. Es wird dabei mit größter Dankbarkeit anerkannt werden müssen, daß

DUCHOSAL und SULZER[1] in einem wirklichen Standardwerk die physikalischen und physiologischen Grundlagen solcher Ableitungen dargelegt haben. Ohne dies Buch wäre unsere eigene Darstellung sehr viel lückenhafter geblieben.

Vor jeder speziellen Erörterung sei eine kurze allgemeine Bemerkung darüber erlaubt, was wir von der Brustwandableitung allgemein erwarten. Es ist dreierlei: Als erster hat GROEDEL[2] in einem ebenfalls fundamentalen Buch die Brustwandableitung gefordert mit der Begründung, daß eine Ableitung nahe vom Herzen die Möglichkeit gebe, Potentiale bestimmter Herzabschnitte bevorzugt abzugreifen, also *Teile* des Herzens elektrisch zu beobachten. Wir sprechen mit GROEDEL seitdem vom *Partial-EKG*, vom *Links-EKG* und *Rechts-EKG* insbesondere. Diese Lehre ist seitdem oft angegriffen worden; auch der Verfasser sprach sich gegen sie aus, unter dem Eindruck von Berechnungen, die auf Daten der Literatur aufgebaut waren und die sich durch eigene Experimente als falsch erwiesen haben. Wir werden im folgenden die Möglichkeit haben, den Streit exakt, d. h. durch Rechnung, zu schlichten. Wie auch immer die Gegner argumentiert haben mochten: die Praxis der Handhabung hat GROEDEL mindestens teilweise recht gegeben. In aller Welt geht man heute bei der Lokalisation von Infarkten oder gar bei der Suche nach „stummen" Infarkten mit Brustwandableitungen vor, und zwar deshalb, weil sich eben die Potentiale bestimmter Abschnitte des Herzens mit ganz bestimmten Ableitepunkten besonders gut darstellen lassen. Insofern also ist eine partielle Abgriffmöglichkeit heute nicht mehr zu leugnen.

Die zweite Anwendung des Brustwand-EKG leitet sich aus der Theorie WILSONs[3] her, daß man aus dem Potentialbild von QRS bestimmen könne, wann die Erregung den Herzbezirk erreicht habe, der unmittelbar unter der Brustwand liegt. Man hoffte also auf diese Weise eine Art Zeitbestimmung der Erregungsausbreitung im Herzen durch die Brustwand hindurch durchführen zu können. Der Anteil Wahrheit, der sich nach unseren Versuchen von dieser Lehre halten läßt, wird unten gebührend erörtert werden. Im allgemeinen hat sich nach unserer Meinung diese Lehre als nur eingeschränkt gültig herausgestellt.

Das dritte Anliegen der Brustwandableitungen (dem man bei klinischen Erörterungen selten begegnet) ist die Möglichkeit, über die Projektion der Vektoren in der Frontalebene, wie sie das EINTHOVENsche Dreieck liefert, hieraus etwas über den *räumlichen* Verlauf der Vektoren zu erfahren: wir haben die Sagittalebene mit im Spiel der Abgriffbedingungen. Leider sind die mathematischen Verhältnisse hier außerordentlich verwickelt, so daß wir nicht hoffen dürfen, sehr bald exakte Methoden zu einer räumlichen Vektordiagraphie zu haben, solange wir auf dem Prinzip der Brustwandableitungen nach bisherigem Schema beharren.

Wir wollen nun zunächst die allgemeine Theorie des Abgriffs erörtern, und dann die praktischen Schlußfolgerungen zu ziehen versuchen. Wir bitten bei der Schwierigkeit der Theorie um Geduld; doch müssen wir aus dem Sumpfland der Empirie auf das Festland klarer Grundlagen gelangen, wenn je wir hoffen wollen, daß unser Beginnen ein Stück echter Wissenschaft werden soll.

---

[1] DUCHOSAL u. SULZER: La Vectocardiographie. Basel u. New York. 1949.
[2] GROEDEL: Das Elektrokardiogramm. Dresden u. Leipzig 1934.
[3] WILSON, HILL u. JOHNSTON: Amer. Heart J. **10**, 176 (1934).

59. Erweiterte Theorie des Feldabgriffs.

a) Der Abgriff des Potentials der Einzelfaser.

Wir haben auf S. 42ff. bereits die physikalischen Grundlagen abgehandelt, aus denen sich eine exakte Theorie der Brustwandableitungen herleiten läßt. Wir wollen die Allgemeingültigkeit dieser Ableitung auch für spezielle Fälle beweisen. In Abb. 302 sind einige solche Fälle modellmäßig dargestellt. Das elektrische Feld, welches ein physikalischer Dipol erzeugt, wird durch folgende Gleichung dargestellt, in welcher V_P das Potential auf der Oberfläche einer homogen leitfähigen Kugel an einem beliebigen Punkt P, s den Radius der beiden (als gleich groß und kugelförmig gedachten) Elektroden, d den Abstand der beiden Elektrodenmittelpunkte und ϑ den Winkel darstellt, den die Verbindungslinie der beiden Pole des Dipols (Dipolachse) mit der Ableitelinie bildet. R ist dabei der Kugelradius bzw. der Abstand vom Dipol zum Ableitepunkt:

$$V_P = 3\, V_0 \cdot s \cdot d \cdot \frac{\cos\vartheta}{R^2}. \quad (1)$$

V_0 ist dabei die Spannung an den beiden Polen des Dipols. Diese Gleichung ist insofern für unsere Verhältnisse noch nicht brauchbar, als die erregte Faser mit ihrem längs einer Strecke von 1 mm fast linear abfallenden Membranpotential kein einfacher Dipol ist. Diese Tatsache ist deshalb wichtig zu betonen, weil besonders in der anglikanischen Literatur allzu selbstverständlich

Abb. 299 a u. b. Vergleich des interpolaren Spannungsabfalls bei einem freien Dipol (a) und einem erzwungenen Dipol (b). Gestrichelt sind Teile der Isopotentiallinien, welche die Pole — und + umgeben, mit Angabe der Spannung, die auf ihnen herrscht. Dargestellt ist nur die Strecke *zwischen* den beiden Polen. Wird, wie in a, die Spannung nur an 2 streng umschriebenen Punkten (Quelle + und Senke —) zugeführt, so fällt die Spannung intrapolar besonders steil in der Nachbarschaft der Pole ab, wo sich also die Potentiallinien zusammendrängen. Das intrapolare Feld einer Myokardfaser (Bild b) sieht aber ganz anders aus! [Aus SCHAEFER u. TRAUTWEIN: Arch. Psychiatr. **183**, 176 (1949).]

die Physik des Dipols auf die Verhältnisse am Herzen übertragen wird. Messen wir nämlich das Potential einer einzelnen Herzmuskelfaser mit Mikroelektroden aus und bestimmen wir die Verteilung der Potentiale längs der Faseroberfläche, also diejenigen Potentiale, welche beim physikalischen Dipol zwischen den Elektroden nach Abb. 299 abfallen, so ergibt sich folgendes: Nach Abb. 299b verteilt sich das Potential eines Membrandipols längs der Erregungswelle so, daß der größte Spannungsabfall je Längeneinheit (also der größte *Spannungsgradient*) in der Mitte des Dipols liegt. Der physikalische Dipol dagegen zeigt aus Gründen, die wir auf S. 41 und in Abb. 29 erläutert haben, den größten Spannungsabfall in der Nähe der Pole (Abb. 299a). Dieser intrapolare Spannungsabfall ist offenbar durch Prozesse an der Membran in der Längsrichtung der Faser, also durch die Natur der Erregungswelle, *erzwungen* (SCHAEFER und TRAUTWEIN[1]). Wir bezeichnen solche Dipole, deren interpolarer Spannungsverlauf durch die Art der Spannungsentstehung bestimmt ist (z.B. Abfall längs eines OHMschen Widerstandes, Differenzen einer Membranspannung, von Punkt zu Punkt durch den Erregungsprozeß erzwungen) als „*erzwungene Dipole*". Alle Spannungen in Muskelfasern gehören zu ihnen. Die Felder, welche solche erzwungenen Dipole

---

[1] SCHAEFER u. TRAUTWEIN: Arch. Psychiatr. **183**, 175 (1949).

erzeugen, sind jedoch, wie wir fanden, in einer geringen Entfernung vom Dipol
bereits gleich denjenigen sog. „*freier Dipole*", welche nach Art der Abb. 299
gebaut sind (SCHAEFER und TRAUTWEIN[1]).

Wir können ferner bei einem derartigen erzwungenen Dipol nicht mehr von
der Größe s, dem Radius der Elektroden, sprechen. Wir können aber die Verhältnisse an der Myokardfaser dann auch mathematisch exakt fassen[2], wenn
wir einige mit ziemlicher Sicherheit statthafte vereinfachende Annahmen machen.
Denken wir uns nämlich die Potentialänderung, welche den Vektor P_{a_1} in Abb. 18
erzeugt, sprunghaft an 2 Stellen lokalisiert (Abb. 300). Wir können uns das so
vorstellen, daß eine Potentialfläche von der Größe des Faserquerschnitts q die

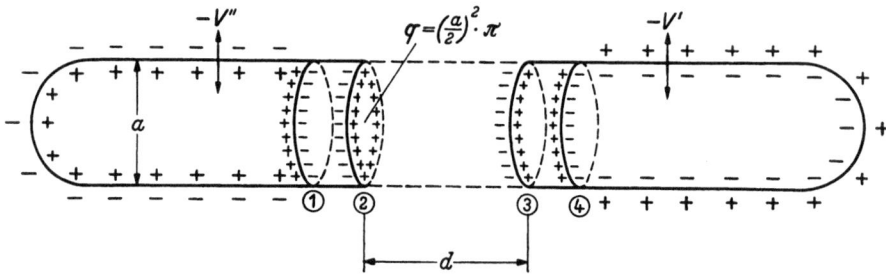

Abb. 300. Modell zum Abgriff einer Erregungswelle im Feld. d sei die Länge des Pfeiles P_{a_1} nach Abb. 18,
rechts der ruhende, links der schon maximal erregte Teil der Myokardfaser. V' sei das Membranpotential
der ruhenden Membran, V'' das der erregten, die nach Abb. 8 umgepolt erscheint. Man nimmt nun an, daß
die Faser zu einem mittleren Bezirk hin „offen" sei, d. h. kein Potential habe. Damit soll angedeutet
werden, daß die Mitte des erregten Bezirkes überhaupt kein Membranpotential entwickelt. Die elektromotorische Wirksamkeit im Feld kann daher durch ein Ersatzschema ermittelt werden: Denkt man sich
die beiden Faserflächen zunächst durch die Flächen 1 bzw. 4 derart abgeschlossen, daß diese Flächen das
gleiche Potential wie der Rest der Faserhälften haben, so sind nach Abb. 154 diese beiden Faserhälften
elektromotorisch vollkommen inaktiv. (Vgl. S. 194.) Der tatsächlich vorhandene Zustand kann nun dadurch
entstanden gedacht werden, daß die Flächen 2 bzw. 3 die Flächen 1 bzw. 4 gerade eben neutralisieren, da
sie umgekehrt geladen sind wie jene. Da 1 und 4 mit dem Rest des Membranpotentials unwirksam sind,
sind nunmehr nur die Flächen 2 und 3 elektromotorisch wirksam. Sie sind das Ersatzpotential für diejenige Spannung, welche de facto die Aktionsströme fließen läßt, P_{a_1} entwickelt und das Feld erzeugt. Für
2 derartige parallele Flächen gleichgerichteten Potentials der Spannung V' bzw. V'' ist dann die im Text
angeführte Ableitung gültig.

noch total ruhende Faser gegen den erregten Bezirk hin abschließt. Diese Potentialfläche 3 hat die Spannung V', welche gleich der Spannung zwischen Faserinnerem und Außenleiter der ruhenden Faser ist; doch ist die Potentialfläche so
gepolt, daß sie dem Innern des ruhenden Faserteils ihre positive Seite zukehrt.
Sie schließt damit sozusagen die Faser an einem virtuellen Querschnitt ab. Die
zweite sprunghafte Lokalisation des Potentials sei an der Stelle lokalisiert, wo
der schon total erregte Bezirk beginnt. Auch hier sei eine Potentialfläche 2
gedacht, welche eine Spannung V'' aufweist. V'' ist das Potential, das zwischen
Faserinnerem und Außenleiter besteht und das bekanntlich gegen V' umgekehrt
gepolt, d. h. nach außen negativ ist. Diese Potentialfläche kehrt dem Innern
des *erregten* Faserteils ihre negative, dem noch ruhenden Faserteil also ebenfalls
ihre positive Seite zu. Zwischen diesen beiden Potentialflächen liegt derjenige

[1] SCHAEFER u. TRAUTWEIN: Arch. Psychiatr. 183, 175 (1949).

[2] Die folgende Argumentation ist in Zusammenarbeit mit dem Institut für theoretische
Physik der Universität Heidelberg, insbesondere seinem Direktor, Prof. Dr. JENSEN, entstanden.

Teil der Myokardfaser, längs dessen sich das Membranpotential verändert, d. h. die ganze Länge des Vektors P_{a_1}, also genau 1 mm Faser.

Die Theorie zeigt nun, daß das Potential P im Feld an einem Punkt im Abstand R von der Mitte des Vektors P_{a_1} und unter der Bedingung, daß R mehrfach größer als die Länge P_{a_1} ist ($\gtrless$ 5 mm genügt bereits), durch die Gleichung gegeben wird:

$$P = \frac{V' + V''}{2} \cdot \frac{q/2\pi}{R^2} \cos \vartheta, \tag{1a}$$

worin q den Querschnitt der Myokardfaser bedeutet. Wird q durch den Durchmesser a der Myokardfaser ersetzt, und setzen wir $V' + V'' = V_0$, wobei V_0 die Bedeutung der früheren Gleichungen hat und gleich dem Potential des nach Abb. 8 registrierten monophasischen Potentials ist, so ist

$$P = \frac{V_0}{2} \cdot \frac{q/2\pi}{R^2} \cos \vartheta = \frac{V_0 \cdot a^2}{16} \cdot \frac{1}{R^2} \cos \vartheta. \tag{1b}$$

Da nach den Messungen von WEIDMANN[1] $V_0 = 80$ mV und der Wert von $a = 16 \cdot 10^{-4}$ cm, ist damit Gl. (1) durch lauter genau bekannte Werte ersetzt und die Potentialgrößen im Feld sind damit berechenbar. Es ist übrigens bemerkenswert, daß das Potential an einem beliebigen Feldpunkt nur vom *Querschnitt* der Faser abhängt, *nicht* aber von der Länge des Vektors P_{a_1}, die in die Formel überhaupt nicht eingeht. Daß das Potential dagegen dem Querschnitt direkt proportional ist, haben wir ja oben mehrfach erörtert und experimentell bestätigt gefunden.

Diese Gl. (1b) gilt nun für das unendlich große, homogene Feld. Auf der Oberfläche eines homogenen kugelförmigen Feldes ist diese Gleichung mit dem früher (S. 44) abgeleiteten Faktor 3 zu multiplizieren, und auch in Gl. (2) auf S. 43 ist einfach statt $s \cdot d$ der Faktor $a^2/16$ oder $q/4\pi$ einzusetzen, um auch für das Innere eines Kugelleiters gültige Werte zu ergeben. Auf der Brustwand wäre also

$$P = V_0 \frac{3a^2}{16} \cdot \frac{1}{R^2} \cos \vartheta. \tag{1c}$$

Es ist nun an Hand dieser Formel eine sehr einfache Rechnung durchzuführen, welche wohl eine der glänzendsten Bestätigungen der Dipoltheorie des EKG darstellt, welche überhaupt gegeben werden kann. Wir wollen dabei auf die Formel zurückgreifen, welche schon auf S. 45 abgeleitet wurde, und welche das Potential bei bipolarer Extremitätenableitung wiedergibt. Mit den neuen, für die Myokardfaser sinnvollen Konstanten $a^2/16$ statt $s \cdot d$ lautet die Gleichung für das Potential P zwischen 2 Ableitungen

$$P = V_0 \frac{3a^2}{16} \cdot \frac{1}{R^2} \cdot \cos \alpha \cdot 2 \sin \delta/2. \tag{2}$$

α und δ ist nach Abb. 31 zu deuten: α ist der EINTHOVEN-Winkel des Vektors[2], δ ist $= 120°$ im EINTHOVENschen Dreieck und daher $\sin \delta/2 = 0,86$. Wir können nun folgende Über-

---

[1] CORABOEUF u. WEIDMANN: C. r. Soc. Biol. Paris **143**, 1329, 1360 (1949).

[2] In Ableitung I ist $\alpha = 0°$, wenn der Vektor parallel der Horizontalen läuft. In Ableitung II und III ist nach der obigen Darstellung $\alpha = 0°$, wenn der Vektor parallel den Verbindungslinien der Ableitepunkte läuft. Berücksichtigt man allerdings, daß diese 60° bzw. 120° gegen die Horizontale geneigt sind und mißt man α immer gegen die *Horizontale*, so muß α_{II} und α_{III} um 60° bzw. 120° vergrößert werden. Wir wollen hier immer so tun, als handele es sich um Ableitung I. Die anderen Ableitungen folgen natürlich denselben Gesetzen.

legung anstellen. In einem normalen EKG sind alle Fasern so divergent von der Erregungs-welle durchlaufen, daß eine sehr starke wechselseitige Kompensation der Faserpotentiale, nach Abb. 78, zustande kommt. Es gibt hiervon jedoch Ausnahmen: die Kammerextrasystolen. Hier kommt es vor, daß alle Fasern vom Reizursprung aus fast geradlinig von der Erregung durchlaufen werden. Sie werden einen um so geradlinigeren Verlauf nehmen, je größer die Fläche von QRS und je breiter QRS ist, bei normalem QRS der normalen Schläge. Die Fläche QRS sagt ja nur etwas über die Gesamtspannungsproduktion, die Breite etwas darüber aus, ob die Erregung möglichst kleine Strecken des muskulären Weges benutzt. Es ist bei der Extrasystole nicht zu erwarten, daß die Erregungswelle in Teile des Myokards so vorzeitig geleitet wird, daß sie einen Teil des Weges *rückwärts* zurücklegt, und so eine Kompensation von einigen Faserpotentialen erzeugt, deren Erregungswellen diametral entgegengesetzt laufen (Abb. 138). Suchen wir uns die breitesten QRS-Komplexe heraus, so finden wir eine QRS-Fläche, die gegen 300 μVsec besitzt, bei rund 150 msec Gesamtdauer von QRS[1]. Wesentlich höhere Werte dürften nicht vorkommen. Nehmen wir ferner an, daß diese Fläche rechtwinklig, also die Spannung von R von Anfang bis zu Ende konstant sei; das bedeutet also, daß wir die *mittleren* Vorgänge der Erregungsausbreitung betrachten. Diese Fläche betrage also $P \cdot t = 300$ μVsec (Abb. 301). Diese Fläche ist nun nichts anderes als das Integral aller derjenigen Potential-Zeitflächen, welche von jeder einzelnen Faser geliefert werden. Diese Fläche des Aktionsstroms der individuellen Faser, F_i genannt, ist gleich der Zeitdauer, welche das Aktionspotential (d. h. der Pfeil P_{a_1} nach Abb. 18) auf der Faser verweilt, multipliziert mit demjenigen Bruchteil des wahren Faserpotentials, der an den Ableitepunkten abgreifbar ist. Nennen wir das wahre Potential V_0, und sei y der Faktor, um den das abgreif-bare Potential P_i der individuellen Faser kleiner ist als V_0 ($V_0 = y \cdot P_i$), und bestehe dies Potential die Zeitdauer t_i, so gilt:

$$P \cdot t = \sum F_i = \sum (V_0 \cdot y \cdot t_i), \qquad (3)$$

da nämlich $V_0 \cdot y$ das an den Extremitäten abgreifbare Potential einer Einzelfaser ist. Die Frage ist nun, wieviele solcher Einzelfasern es gibt. Das RLS verteilt die Erregung bekanntlich mit wechselnder Verspätung auf wechselnd dicke Myokardquerschnitte. Uns interessieren aber nur die *Mittelwerte*. Nennen wir die Strecke, welche von der Erregung geradlinig auf der gleichen Muskelfaser durchlaufen wird, x, und sei v die Leitungsgeschwindigkeit im Myokard, so ist t_i, also die Verweildauer des Erregungspfeils P_{a_1} auf der Faser:

$$t_i = \frac{x}{v} . \qquad (4)$$

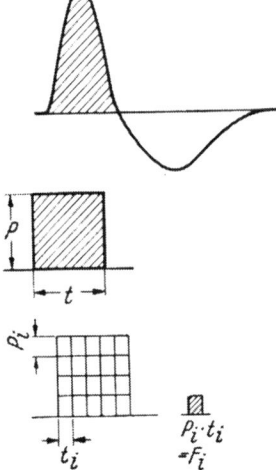

Abb. 301. Schematische Darstellung der Flächenintegration von R einer Extrasystole. Oben das EKG, dar-unter die gleiche Fläche, von glei-cher Breite wie die R-Dauer, *t*. Die Höhe ist P, das mittlere Potential von R. Unten die Zerlegung dieser Fläche in eine Summe von kleinen Potentialflächen F_i der einzelnen Fasern, schematisch und mit viel zu wenig Einzelflächen. (Es ist angenommen, daß nur 4 Fasern gleichzeitig reagieren und die Ge-samtdauer von R nur 5mal so lang ist wie die Verweildauer t_i der Er-regung auf der freien Weglänge. Vgl. Text.

Die Gesamtzahl Z der Fasern mit der Länge x, welche im Herzen vorhanden sind, läßt sich nun leicht aus anatomischen Überlegungen berechnen. Ist G das Gewicht der reinen Mus-kulatur der beiden Kammern, in Gramm, und also bei dem spezifischen Gewicht von an-nähernd 1 auch das Volumen in Kubikzentimeter, und ist m der Radius der Myokardfaser, so ist das Gewicht g_i einer Faser von x cm Länge (also von der Länge der „freien Weglänge")

$$g_i = m^2 \pi \cdot x \qquad (5)$$

und also die Gesamtzahl solcher Fasern:

$$Z = \frac{G}{m^2 \pi \cdot x} . \qquad (6)$$

---

[1] GÄRTNER u. SCHAEFER: noch unveröffentlicht.

Für ein normales Herz von 300 g Gesamtgewicht dürfte G der Kammermuskulatur rund 200 g sein, und bei einem mittleren Faserdurchmesser von 15 μ ist $m = 7,5 \cdot 10^{-4}$ cm, der Querschnitt $m^2 \pi = 176 \cdot 10^{-8}$ cm^2 und also Z rund $2,3 \cdot 10^8$, falls wir $x = 0,5$ cm setzen. Dieser Wert für x entspricht den wahrscheinlichsten Ergebnissen unserer Messungen an großen Hundeherzen. (Übrigens geht x in das endgültige Resultat, wie sich zeigen wird, nicht ein.)

Wir haben also rund $2 \cdot 10^8$ voneinander unabhängig reagierende Myokardfasern von 5 mm Länge im Herzen. Diese sind aber nicht alle gleichzeitig aktiv. Vielmehr besteht das gesamte Flächenintegral der Abb. 301 ja aus einzelnen Abschnitten von der Dauer t_i, der Verweildauer der Erregung auf der individuellen Faser von der „freien Weglänge". *Gleichzeitig* ist also nur ein Bruchteil erregt, nämlich der Bruchteil t_i/t. Die Zahl gleichzeitig erregter Fasern z sinkt daher auf den Wert

$$z = Z \cdot \frac{t_i}{t}. \tag{7}$$

Für den Fall, daß $v = 1$ m/sec (was mindestens der Größenordnung nach stimmt) und die freie Weglänge $x = 0,5$ cm ist, ist $t_i = 5$ msec; bei $t = 150$ msec (s. oben) ist also

$$z = Z \cdot \frac{5}{150} = 7,6 \cdot 10^6 \text{ Fasern},$$

was mit den Werten auf S. 57, die auf ganz andere Weise gewonnen wurden, deshalb nicht übereinstimmt, weil unser QRS ja bei der Extrasystole so stark verbreitert ist! Der Wert z ist bei der Normalsystole etwa 3mal so hoch, da QRS nur $^1/_3$ so lang ist.

Formen wir nun die Summengleichung (3) um, so wird

$$P t = V_0 \cdot y \cdot Z \cdot t_i, \tag{8}$$

woraus sich y leicht errechnen läßt. Da t_i nach (4) der Größe x direkt proportional ist, $x \cdot Z$ aber nach (6) eine Konstante ist, die nur vom Herzgewicht abhängt, ist der Wert y also von der Art unserer Rechnung vollkommen unabhängig; er beträgt für das Herzgewicht von 200 g, $P \cdot t = 300$ μVsec und eine wahre Membranspannung $V_0 = 80$ mV $3,75 \cdot 10^{-9}$. Die Felder der Herzaktionsströme wurden also in unserem speziellen Fall nur mit dem Faktor $3,75 \cdot 10^{-9}$ an den Extremitäten abgreifbar.

Was ist dieser Faktor y? Er läßt sich nun nach unserer exakten theoretischen Feldgleichung ebenfalls errechnen. Nach (2) ist nämlich für die bipolare Ableitung, der unsere Extrasystolenoberfläche entstammt,

$$y = \frac{3\,a^2}{16} \cdot \frac{1}{R^2}\, 2 \sin \delta/2 = \frac{3\,a^2}{16} \cdot 1,72 \cdot \frac{1}{R^2}.$$

Da a, der Durchmesser der Faser, oben im Mittel mit 15 μ angegeben war, wird $y = 73 \cdot 10^{-8}/R^2$. Setzen wir dies theoretisch errechnete y mit dem experimentell aus der Extrasystole gefundenen gleich, so ergibt sich

$$73 \cdot 10^{-8}/R^2 = 3,75 \cdot 10^{-9}, \quad \text{oder} \quad R = 14 \text{ cm}.$$

Das heißt also: wenn der Herzmittelpunkt 14 cm von den Extremitätenwurzeln entfernt läge, würde das Herz vom Gewicht $G = 200$ g reiner Muskelmasse eine maximale Potentialfläche von 300 μVsec erzeugen, falls dieses Herz Fasern von einem mittleren Durchmesser a von 15 μ enthält. Alle diese Werte schwanken individuell ein wenig. In der Tat ist R meist etwas größer (bis 20 cm), G auch etwas größer und die Potentialfläche der Extrasystole etwas kleiner. Auch ist der Thorax kein homogenes kugelförmiges Feld. *Alle diese Faktoren sind jedoch so wenig von der theoretischen Annahme abweichend, daß bis auf einen Faktor von $\pm$ 50% die absolute Spannung des EKG einer Extrasystole richtig berechnet werden kann.* Wir dürfen also sagen, daß von der einzelnen Myokardfaser ein Potentialanteil an eine bipolare Ableitung nach EINTHOVEN herangebracht wird, der um den Faktor

$$y = 73 \cdot 10^{-8} \cdot \frac{1}{R^2} \cdot \cos \alpha \tag{9}$$

verkleinert ist. Bei einem $R = 20$ cm zwischen Herz und Extremitätenansatz ist also das Potential jeder Faser um mindestens rund $1,8 \cdot 10^{-9}$ vermindert, falls der Vektor der Verbindung der Elektroden parallel läuft ($\alpha = 0$). Bezeichnen wir, um von den wechselnden Werten für R loszukommen, das Potential einer Faser im Abstand $R = 1$ mit K, so ist dies (für $\alpha = 0$)

$$K = 80 \cdot 10^{-3} \cdot 73 \cdot 10^{-8} = 5{,}8 \cdot 10^{-8} \text{ Volt}. \qquad (10)$$

Dieser Wert K kann als ein zuverlässiger Wert für alle Rechnungen auch bei Brustwandableitungen gelten. K/R^2 ist dann das Potential *einer* Faser (für $\alpha = 0$) im Abstand R. Reagieren z Fasern gleichzeitig, so entsteht das Potential $P = z \cdot K/R^2$. *Damit ist praktisch jedes Potential zu berechnen, falls nur die Lage der Fasern und ihre Richtung bekannt sind!* Da die Meßgrenze unserer Verstärker derzeit etwa 10 μV beträgt, läßt sich nun auch leicht berechnen, daß zur Meßbarkeit einer Erregung in Teilen des Myokards, z. B. im RLS, selbst bei nur 5 cm Elektrodenabstand, also bei präkordialer Ableitung, mindestens 4000 Fasern gleichzeitig aktiv sein müssen. Bei einer Extremitätenableitung müssen es schon rund 60000 sein! Das schmale Bündel des RLS *muß* also unmeßbar bleiben!

b) Die Überlagerung mehrerer Fasern.

α) **Die relative Lage der Dipole.** Es ist für die Theorie der Brustwandableitungen entscheidend wichtig, wie sich die Potentiale mehrerer Dipole überlagern. Als Lehrsatz, dessen Ableitung sogleich gegeben werden soll, stellen wir voran:

Jedes Potential, gleich in welcher Lage, trägt seinen eigenen Anteil zum Abgriff bei, unabhängig von der Anwesenheit anderer, gleichzeitig ablaufender Potentiale. Die Felder der Dipole verhalten sich in jeder Lage additiv.

Liegen also 2 Fasern, die gleichzeitig erregt werden, neben- oder hintereinander im Feld, so ist das abgreifbare Potential gleich der Summe derjenigen Potentiale, welche die beiden Fasern einzeln erzeugen würden. Dieses Gesetz der Addition der Potentiale im Feld ist ganz unabhängig von der Spannung, welche die Dipole haben. Liegen z. B. zwei Dipole von 20 mV nebeneinander, so ist das Potential im „Feld" so groß, als sei die Spannung eines Dipols mit 40 mV gemessen worden. Es ist also Verdoppelung der Zahl der Dipole nicht von einer Verdoppelung der Spannung der vorhandenen Dipole zu unterscheiden.

Diese für den Mediziner etwas überraschende Tatsache wollen wir erläutern. Denken wir uns nach Abb. 302a zwei gleichartige und gleichgespannte Dipole nebeneinander. Das Potential im Feld berechnet sich nach Gl. (1) des vorigen Kapitels, falls wir „unipolar" ableiten. Durch Verdoppelung des Dipols ändert sich nur die *Oberfläche* der Elektroden: die Größe s muß verdoppelt werden, da wir nunmehr die doppelte Ladung $Q = V_0 \cdot s$ haben wie vorher, als nur ein Elektrodenpaar vorhanden war. Sind die Elektroden der beiden Dipole nicht gleich, so verdoppelt sich das Potential nicht, sondern es addieren sich zwei nach Gl. (1) zu berechnende Potentiale. Liegen 2 gleiche Dipole nach Abb. 302b hintereinander, mit dem Abstand x zwischen den einander zugekehrten Elektroden, so müssen wir bedenken, daß im „Feld", anders als bei den uns geläufigen elektrischen Schaltungen, der Nullpunkt immer identisch ist mit dem Potential des Feldrandes in der Entfernung ∞ (laut Definition). Die beiden Dipole wirken daher tatsächlich so, als sei in die Mitte eines großen Dipols vom Abstand $2d + \overset{\bullet}{x}$ ein neuer Dipol gleicher Spannung, doch umgekehrter Polung eingeschaltet, dessen Poldistanz gleich x ist (Abb. 302c). Für diesen Dipol können wir die

Gesetze der Parallelschaltung anwenden: die Felder beider summieren sich nach Abb. 3C2a. Es wird also

$$V_P = 3\,V_0 \cdot s\,(2\,d + x) \cdot \frac{\cos\vartheta}{R^2} - 3\,V_0 \cdot s \cdot x\,\frac{\cos\vartheta}{R^2}\,,$$

also

$$V_P = 3\,V_0 \cdot s \cdot 2\,d \cdot \frac{\cos\vartheta}{R^2}\,. \tag{11}$$

Auch hier ist also die Resultante doppelt so groß wie die Potentiale der beiden Dipole einzeln sind.

Liegen 2 Dipole *verschiedener* Spannung, V_0'

Abb. 302 a—c. *Schema zur Überlagerung mehrerer Dipolfelder.* a Parallelschaltung zweier Dipole, von gleicher Spannung V_0. Beide Dipole liegen in einem sie allseits unendlich weit umgebenden räumlichen Feld. b Hintereinanderschaltung zweier Dipole. Die beiden mittleren Elektroden wirken wie ein (gestrichelter) neuer Dipol vom Polabstand x. Der Polabstand der Spannung V_0 (von $-V_0/_2$ bis $+V_0/_2$) beträgt $2\,d + x$. c Statt des tatsächlich vorhandenen Bildes b kann dies Schaltbild gedacht werden: es hätte gleiche Wirkungen ein sehr langer Dipol $2\,d + x$ überlagert sich einem entgegengesetzt gepolten vom Polabstand x. Vgl. Text.

und V_0'', neben- oder hintereinander, so läßt sich ganz analog beweisen, daß auch deren Felder sich rein additiv verhalten. Im Gegensatz zu OHMschen Leiterkreisen wirken also zwei gleiche Spannungen, parallel geschaltet, genau so wie hintereinandergeschaltet, additiv. Der Grund hierfür ist, wie gesagt, die andere Definition des Nullpunktes. *(Gesetz der Addition der Feldspannungen.)* Die gleichen Überlegungen gelten für die erzwurgenen Dipole der Muskelfaser nach Abb. 299b u. 300, bei denen $s \cdot d$ durch $a^2/16$ nach Gl. (1b) ersetzt ist.

Erzeugen also mehrere Potentialvektoren im Herzen gleichzeitig oder nacheinander Felder, so verhalten sich alle Potentiale additiv. Registrieren wir den Zeitverlauf dieser Felder, so ist die Summenkurve mit ihrem Zeit-Spannungsintegral, also die *Fläche*, gleich der algebraischen Summe aller derjenigen Einzelflächen, welche bei isolierter Registrierung die einzelnen Vektoren allein ergeben würden. Verändere ich also die Art der zeitlichen Aufeinanderfolge der

individuellen Potentialabläufe in den Einzelfasern (ihre wechselseitige Verspätung),
so kann sich niemals die *Gesamtfläche* ändern, welche bei der Registrierung aller
Vektoren entsteht. Hierbei ist natürlich das Vorzeichen der Fläche zu berücksichtigen. Versehe ich also alle Ausschläge nach oben, z. B. in QRS das R, mit
positivem, alle nach unten (Q, S) mit negativem Vorzeichen, so ist die Fläche
von QRS absolut unabhängig von der Art der zeitlichen Aufeinanderfolge der
einzelnen Fasererregungen. Eine „Verspätung" im Sinne WEBERs kann also
immer nur QRS verbreitern und die Amplitude gleichzeitig so verkleinern, daß
die Fläche konstant bleibt. Wird die Fläche größer, so müssen sekundäre Faktoren im Spiel sein!

Damit verhalten sich also die Dipole im Feld ganz analog den Spannungsquellen mit hohem inneren Widerstand, bei denen ebenfalls Parallel- und Serien-
schaltung gleichermaßen zu einer Erhöhung der Klemmenspannung führt. Diese
Tatsache darf uns jedoch nicht dazu verführen, anzunehmen, als sei die Verdoppelung des Feldpotentials bei der synchronen Erregung zweier Fasern ein
Effekt der Halbierung des inneren Widerstandes. Die Größe des Potentials
hängt nur von dem Potential des Aktionsstroms an der Membran nach Abb. 8
und vom Querschnitt der Faser ab. Letzterer freilich ist dem inneren Widerstand der Faser direkt proportional, wie überhaupt in Gl. (1a) der Faktor V_0
auch durch das Produkt aus der Stromstärke i und dem Widerstand von Faser
und Feld ausgedrückt werden kann, freilich auf eine nicht annähernd so einfache Weise. Je dicker die Faser, desto größer *daher* die Feldspannung! Doch
wirkt die Vergrößerung der Faserzahl genau so wie die quantitativ gleich große
Herabsetzung des Innenwiderstandes, was ROTHSCHUH[1] experimentell belegt
hat. Dies Verhalten ist nach dem oben Gesagten verständlich.

β) **Der prozentuale Abgriff zweier Fasern.** Aus den oben abgeleiteten Prinzipien läßt sich nun sehr leicht berechnen, wie groß die Spannungen sind, welche
zwei verschiedene Fasern an einem Punkt erzeugen, auch wenn die vereinfachenden Bedingungen, die wir bislang voraussetzten, nicht erfüllt sind. Bislang gingen
wir ja immer von der Annahme aus, daß die Entfernung der ableitenden Elektrode von den Dipolen sehr groß sei. Der Abgriff geschah sozusagen für beide
Dipole unter gleichen quantitativen Bedingungen, d. h. die Größe y (der Reduktionsfaktor) und nach Gl. (9) vor allem $1/R^2$, also der reziproke Abstand der
Elektrode vom Dipol, waren für beide Dipole als gleich angenommen worden. Das
Prinzip der Addition der Felder gestattet uns nun aber eine generelle Erweiterung.
Leiten wir z. B. „unipolar" ab, bestimmen wir also nach Abb. 28 und 29
die Spannung eines Punktes im Feld gegen den Nullpunkt (die Mitte) des Dipols,
so erzeugen zwei Dipole zwei Potentiale, welche sich einfach addieren. Nehmen
wir z. B. zwei Dipole mit den Potentialvektoren V_1 und V_2 (Abb. 303). Beide
Vektoren mögen die Länge d haben. Nennen wir die Entfernung zwischen den
Mittelpunkten der Vektoren den *Vektorabstand* VA und die Entfernung von der
Elektrode zum nächstliegenden Vektor den Elektrodenabstand EA, so können
wir uns eine Reihe einfacher Formeln ableiten, analog den Verhältnissen der
Abb. 32. Wir wählen, der Einfachheit halber, unsere Vektoren so, wie es Abb. 303
zeigt: sie mögen in gleicher Richtung liegen und beide genau auf die Elektrode

---

[1] ROTHSCHUH: Pflügers Arch. **251**, 275 (1949).

zeigen. Tun sie das nicht, so kann ich beide Vektoren in 2 Komponenten zerlegen, deren eine auf die Elektrode zeigt, deren andere senkrecht zur *Ableitelinie*, d. i. zur Verbindungslinie des Vektors mit der Elektrode, verläuft. Die zweite Komponente erzeugt kein Potential, da die Elektrode naturgemäß in der Symmetrieebene dieser Komponente liegt. Diese gedankliche Zerlegung ist identisch mit der mathematischen Aussage, daß der Vektor nur mit dem Faktor $\cos \vartheta$ [Abb. 32, Gl. (1, 2)] wirksam wird, denn die eben konstruierte Komponente in Richtung der Elektrode ist ja gleich $V \cdot \cos \vartheta$.

Nennen wir die beiden Teilpotentiale, die die Vektoren V_1 und V_2 am Elektrodenpunkt erzeugen, P_1 und P_2, so ist das Feldpotential P am Elektrodenpunkt, unipolar abgeleitet nach Gl. (1 b) und Abb. 32 und unter der Voraussetzung daß die Länge d des Vektors klein ist gegen die Größen VA und EA:

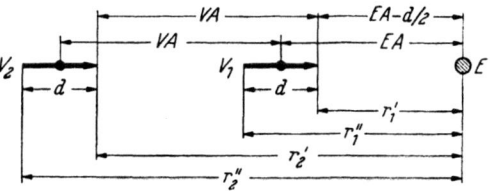

$$P = P_1 + P_2 = V_0 \frac{a^2}{16}\left(\frac{1}{R_1^2} + \frac{1}{R_2^2}\right). \quad (12)$$

Wir wissen nun aus unseren Experimenten, daß d keinesfalls größer als 1 mm ist. Bleiben wir also mit unseren Messungen in Abständen vom Herzen, welche groß gegen

Abb. 303. Erläuterung im Text. Die verschieden indizierten r sind die Abstände der +- und — -Pole der Dipole V_1 und V_2 von der Elektrode. [Aus SCHAEFER u. TRAUTWEIN: Arch. Psychiatr. **183**, 175 (1949).]

1 mm sind, so ist unsere Vereinfachung gerechtfertigt. Brustwandableitungen können wegen der Dicke der Brustwand niemals näher als etwa 40 mm an das Herz heran; damit bleibt unsere Vereinfachung statthaft.

Wir haben bislang von einem Reduktionsfaktor y gesprochen (S. 455), welcher das an der Einzelfaser bestehende wahre Aktionspotential auf einen sehr viel kleineren Wert an der Ableitelektrode reduziert. Dieser Faktor ist nach Gl. (9) als das Produkt aller derjenigen Größen aufzufassen, mit denen V_0, das Aktionspotential auf der Faseroberfläche, multipliziert werden muß, um das Potential am Feldpunkt zu ergeben. Leiten wir nicht in der Achse des Vektors (analog Abb. 303), sondern im Winkel ϑ ab, so kommt $\cos \vartheta$ dazu (Gl. 2); leiten wir bipolar ab, so ist noch mit dem Ausdruck $2 \sin \delta/2$ zu multiplizieren, wie das S. 45 erläutert wurde. Alle diese Faktoren sind für eine gegebene Ableitungsart und -richtung konstant, wenn wir nach Art der Abb. 303 zwei Vektoren oder deren Komponenten betrachten, die beide in gleicher Linie liegen und auf die Elektrode weisen. Wir wollen sie daher alle in der Konstanten K der Gl. (10) zusammenfassen und sagen daher:

$$P_1 = \frac{K}{R_1^2}; \qquad P_2 = \frac{K}{R_2^2}. \quad (13)$$

Der Zweck unserer Überlegung ist festzustellen, wie hoch die Feldpotentiale der beiden Vektoren, P_1 und P_2, *relativ zueinander* sind. Es ergibt sich nun einfach

$$\frac{P_1}{P_2} = \frac{R_2^2}{R_1^2}. \quad (14)$$

Die Potentiale im Feld, die von zwei Fasern unter gleichen Bedingungen, nur bei verschiedenem Abstand R von der Elektrode, registriert werden, verhalten sich demnach umgekehrt proportional dem Quadrat der Abstände von der Faser zur Elektrode.

Mit dieser Regel ist die Theorie des *Partialabgriffs* abgeleitet. Es ist also selbstverständlich, daß bei einer herznahen unipolaren Elektrode die der Elektrode näher liegenden Fasern ein höheres Potential abgeben als die ferner liegenden. Es handelt sich jedoch um ein *quantitatives* Problem. Wir müssen uns darüber einigen, wann wir von einem wirklichen *Partial-EKG* sprechen wollen. Wir möchten vorschlagen, einen vernünftigen Mittelweg zu gehen und ein *Partial-EKG anzunehmen, wenn eine definierte Region des Herzens dreimal mehr Potential an eine unipolare Elektrode gibt als der Rest des Herzmuskels.* Wir können diese Forderung noch nicht rechnerisch übersehen, ehe nicht andere Tatsachen erörtert

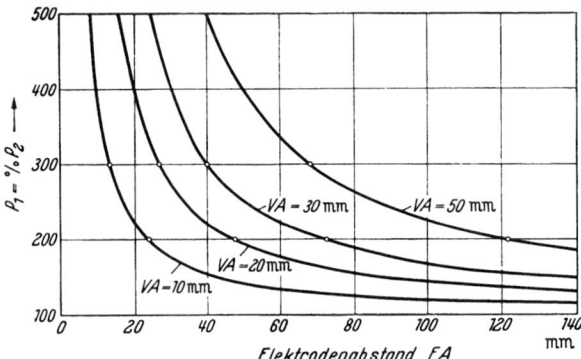

sind. Wir wollen jedoch hier schon erörtern, unter welchen Bedingungen für nur zwei einzelne Fasern ein Partialabgriff vorliegt: wenn $P_1 = 3 P_2$. Das ist aber nach Gl. (14) der Fall, wenn $\dfrac{P_1}{P_2} = \dfrac{R_2^2}{R_1^2} = 3$, d. h. wenn $R_2 = R_1 \cdot \sqrt{3}$. Nun kann ich nach Abb. 303 definitionsgemäß R_1 und R_2 in Vektorabstände VA und Elektrodenabstände EA umrechnen, wobei höchst einfach $R_1 = \text{EA}$; $R_2 = \text{EA} + \text{VA}$ wird (falls d hinreichend klein ist). Mit anderen

Abb. 304. Partialabgriff zweier Dipole bei wechselndem Elektrodenabstand. Zwei Dipole, deren Mittelpunkte um den Vektorabstand VA voneinander entfernt sind, werden, falls sie nach Abb. 303 hintereinander und gleichgerichtet liegen, bei wechselndem Abstand EA der Elektrode vom vordersten Dipol so abgegriffen, daß das Potential P_1 des vorderen Dipols einen bestimmten Prozentsatz des Potentials des hinteren Dipols ausmacht. Dieser Prozentsatz ist Ordinate. Zur Veranschaulichung von VA und EA vgl. auch Abb. 305! [Aus SCHAEFER u. TRAUTWEIN: Arch. Psychiatr. **183**, 175 (1949).]

Worten ist die Frage des Partial-EKG eine quantitative Frage des Verhältnisses des Vektorabstandes zum Elektrodenabstand:

$$\frac{P_1}{P_2} = \frac{(\overline{EA} + \overline{VA})^2}{\overline{EA}^2}. \tag{15}$$

Ich kann daher zunächst nach Gl. (15) ausrechnen, wieviel Prozent von P_2 das höhere Potential P_1 des näheren Vektors V_1 ausmacht, wenn die Elektroden von V_1 einen wechselnd großen Abstand haben. Natürlich ist die Kurve dieser Abhängigkeit wiederum auch abhängig von der Größe des Vektorabstandes. Wie Abb. 304 als Resultat dieser Rechnung zeigt, muß für einen Abstand zwischen den Vektoren von 10 mm der Abstand zwischen nahem Vektor und Elektrode kleiner als 13 mm sein, falls das nahe Potential *partial*, d. i. 3mal stärker registriert werden soll als das ferne. Ist der Vektorabstand 50 mm, so kann der Elektrodenabstand natürlich sehr viel größer, nämlich 68 mm, sein. Ist $VA = EA$, ist also die eine Faser doppelt so weit von der Elektrode entfernt wie die andere, so ist nach (15) das Verhältnis von $P_1/P_2 = 4$. In Abb. 305 sind die Beziehungen zwischen Elektrodenabstand und Vektorabstand angegeben, falls ein Partialabgriff von mindestens 300 oder 200% verlangt wird. Soll also z. B. eine Faser *mindestens* 3mal so stark abgegriffen werden wie eine andere, so darf bei einem

Abstand der beiden Fasern VA von 20 mm der Elektrodenabstand von der näheren Faser höchstens 27 mm betragen. Ist er kleiner, so ist der Partialeffekt besser, ist er größer, so ist er schlechter (d. h. P_1 ist weniger als 300% von P_2!).

Diese Verhältnisse des Partialabgriffs zweier Fasern beziehen sich auf Ableitungen von beliebigen Stellen des Körpers mit bipolaren oder unipolaren Elektroden. Wir werden unten ein Verfahren von FATTORUSSO kennenlernen, das wesentlich bessere partielle Abgriffe gestattet. Da das Verfahren zur Theorie und Technik des Partial-EKG gehört, wollen wir es dort behandeln (vgl. S. 494).

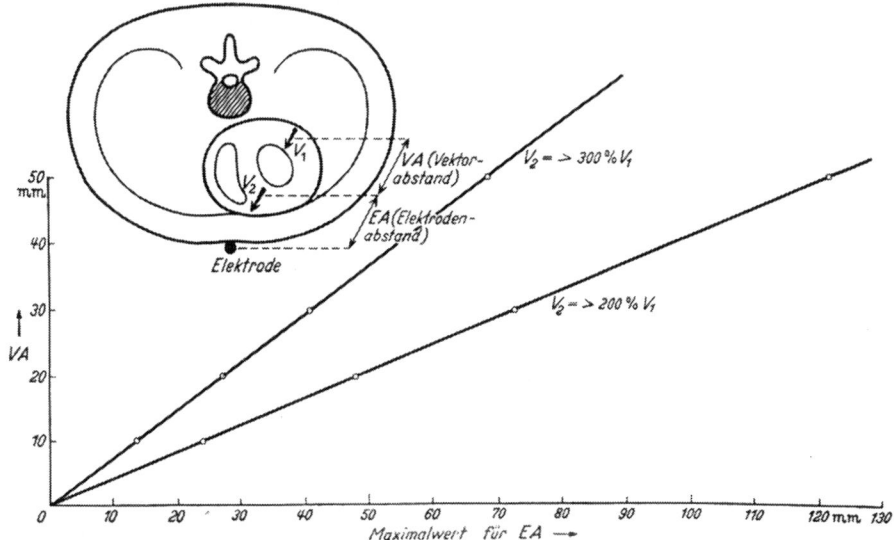

Abb. 305. Umzeichnung der Werte aus Abb. 304. Die Abszisse gibt an, welcher Elektrodenabstand nötig ist, um bei einem bestimmten Vektorabstand (Ordinate) einen partiellen Abgriff zu erzielen, bei dem das Potential P_1 des vorderen Dipols 200 bzw. 300% vom Potential des hinteren Dipols beträgt.

c) Die Verhältnisse bei großen Muskelmassen.
(Gemeinsam mit H. GÖPFERT.)

Das im vorigen Abschnitt behandelte Prinzip des prozentualen Abgriffs zweier Fasern gestattet in der Regel keine Anwendung auf größere Fasermassen, wie sie doch beim Herzen vorliegen. Wir können nun an Hand einer einfachen Überlegung auch über solche Abgriffe etwas aussagen. Wir müssen uns zu diesem Zweck nur folgende Hilfsvorstellung machen. Nehmen wir an, eine Elektrode befände sich auf der Oberfläche einer größeren Muskelmasse, die sich relativ weit in den Raum hinein und allseits gleichmäßig von Muskelfasern erfüllt erstrecken möge. Nehmen wir weiter an, die Muskelfasern seien in der ganzen Masse gleichartig verteilt; sie brauchen nicht parallel zu liegen und auch ihre Richtung kann sehr verschieden sein. Nur soll ihre Lage keine Raumrichtung bevorzugen: es soll ein echtes „Knäuel" von Fasern sein, das wirr und statistisch ganz gleichmäßig in allen Richtungen durcheinanderläuft. Von jeder einzelnen Faser berücksichtigen wir nur diejenige Spannungskomponente, welche auf unsere Elektrode hinweist. Alle anderen Spannungskomponenten kommen dann ja gar nicht zum Abgriff. Wir hätten also definitionsgemäß eine im Raum gleichmäßig verteilte

Summe von Potentialvektoren vor uns, welche alle in Richtung auf die Elektrode zeigen. Stellen wir uns weiter einen kegelförmigen Raumausschnitt aus der Muskelmasse vor, wobei die Spitze des Kegels die Elektrode ist (Abb. 306). Diesen Kegel denken wir uns in Kugelschalen, d. h. in kugelförmig gekrümmte Scheiben zerschnitten. Dann ergibt sich die einfache Beziehung, daß jede derartige Scheibe gleicher Dicke, unabhängig von ihrem Abstand von der Elektrode, ein gleich großes elektrisches Feld an die Elektrode bringt.

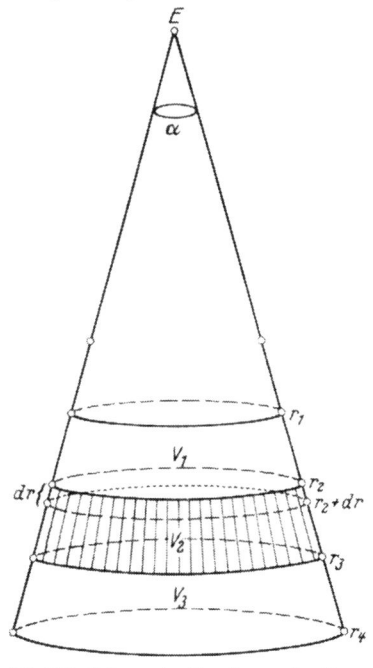

Abb. 306. Schema der Berechnung des Potentialabgriffs großer Massen. Erläuterung im Text.

Der Beweis ist einfach. Er gründet sich darauf, daß das Feld eines jeden einzelnen Dipols P_i dem Quadrat des Abstandes r_i von der Elektrode umgekehrt proportional ist, nach Gl. (1) des vorigen Abschnitts; daß aber der Rauminhalt einer jeden Scheibe bei gleichem Raumwinkel der Kegelspitze dem Quadrat des Radius r direkt proportional ist: *Je weiter die Fasern fortliegen, desto mehr werden sie an Zahl.* Mathematisch exakt lautet die Rechnung so: Es sei

$V_i = a \cdot q$ das Volumen der individuellen Faser von der freien Weglänge a und dem Querschnitt q (Normalwert rund $0,5 \cdot 2 \cdot 10^{-6} = 10^{-6}$ cm^3).

V_n das Volumen einer Schale des Kugelausschnitts zwischen 2 Kugelflächen mit den Radien r_n und r_{n+1} (V_2 liegt z. B. zwischen r_2 und r_3).

P_i das Potential, das eine individuelle Faser an der Elektrode erzeugt.

K eine Konstante, bestehend aus dem Produkt des Potentials der Faser selbst (rund 50 mV) und des Reduktionsfaktors y [nach Gl. (3)]: $K = P_0 \cdot y$. Die Konstante gibt also das Potential des Feldes in der Entfernung 1 cm an, welches die individuelle Faser mit ihrer Spannung P_0 erzeugt.

M sei die Summe aller Potentiale einer Volumscheibe V_n, die an der Elektrode auftritt.

b die Zahl der individuellen Muskelfasern in dem Volumen V_n: $b = f(r)$, ist also nicht etwa konstant!

r_i der Abstand einer individuellen Faser von der Elektrode E.

r_n sei der Abstand der Scheibenflächen von der Elektrode E ($n = 1, 2, 3 \ldots$).

α sei der Raumwinkel an der Kegelspitze bei E, dessen Größe mit dem in einer ebenen Produktion darstellbaren Flächenwinkel α' nach der Gleichung zusammenhängt:

$$\alpha = 4\,\pi \sin^2 \frac{\alpha'}{4} \;\dagger.$$

z sei die Zahl der im cm^3 gleichzeitig tätigen Fasern.

$d = (r_{n+1} - r_n)$ sei die Dicke der Scheiben.

Es ist dann

$$V_n = V_i \cdot b = \frac{\alpha}{4\,\pi} \cdot \frac{4}{3}\,\pi \left(r_{n+1}^3 - r_n^3 \right), \tag{16}$$

$$M = \sum_{i=1}^{b} P_i, \tag{17}$$

$$P_i = \frac{K}{r_i^2}. \tag{18}$$

† SIRK: Mathematik für Naturwissenschaftler und Chemiker. 5. Aufl. Dresden u. Leipzig 1947. S. 263.

Betrachten wir nun nicht gleich den ganzen Voluminhalt einer Scheibe V_n, z.B. der speziellen Scheibe V_2 in Abb. 306, sondern einen schmalen Teil von der Dicke dr, wobei dr sehr klein gegen r sei, so ist das Volumen dieser schmalen Teilscheibe *angenähert* gleich der Fläche der Kugelkalotte, multipliziert mit der Dicke dr. Die Fläche F der Kalotte aber ist:

$$F = \frac{\alpha}{4\pi} \cdot 4r^2\pi = \alpha r^2, \tag{19}$$

der Inhalt der Teilscheibe also

$$\Delta V = \alpha \cdot r^2 \cdot dr. \tag{20}$$

Wenn z die Anzahl der gleichzeitig tätigen Fasern in der Volumeinheit, also je cm³, ist, so ist das Gesamtpotential P_{dr}, das die dünne Scheibe an die Elektrode E liefert:

$$P_{dr} = \frac{K}{r^2} \cdot z \cdot \alpha r^2 \cdot dr = K \cdot z \cdot \alpha \cdot dr, \tag{21}$$

wobei K/r^2 das Potential jeder individuellen Faser, P_i, darstellt, $\alpha r^2 \cdot dr$ aber das Volumen angibt.

Dieses Potential wird nun von allen Scheiben dr der Scheibe V_2 geliefert. Um die Gesamtsumme zu finden, muß ich P_{dr} in Gl. (21) über die ganze Dicke von r_2 nach r_3 integrieren:

$$M = \sum_{i=1}^{b} P_i = \int_{r_2}^{r_3} P_{dr} \cdot dr = K \cdot \alpha \cdot z \int_{r_2}^{r_3} dr,$$

$$\underline{M = K \cdot z \cdot \alpha (r_3 - r_2) = K \cdot z \cdot \alpha \cdot d} \dagger. \tag{22}$$

Wir wollen dies Ergebnis in eine anschauliche Sprache kleiden: Das von einer Muskelscheibe nach Art der Abb. 306 an eine Elektrode E gelieferte Potential hängt in seiner Größe nur von der Dicke dieser Scheibe und dem Raumwinkel ab, in welchem die Scheibe Platz hat. K selbst und z sind Konstanten, die für verschiedene Herzen mindestens der Größenordnung nach gleich sind. Liegen in einem Raumkegel nach Abb. 306 mehrere Scheiben hintereinander, so ist ihr Potentialbeitrag gleich groß, wenn sie gleich dick sind. Sind sie nicht gleich dick, so ist ihr Potentialbeitrag ihren Dicken proportional. Will ich das Potential, was eine Muskelmasse an eine Elektrode gibt, in absoluten oder relativen Größen berechnen, so kann ich also von dem obigen Gesetz Gebrauch machen.

Es wird nicht immer in befriedigender Weise möglich sein, die Muskelmassen des Herzens in kegelförmige Ausschnitte aus Kugelschalen aufzulösen. Wir wollen daher zwei Erweiterungen des Gesetzes versuchen, welche eine bessere Anwendung ermöglichen. Zunächst kann ich Hohlräume als ausgesparte Ausschnitte auffassen, ihren Inhalt berechnen und vom Inhalt der gesamten Schale abziehen. Dies Verfahren wird in Abb. 324 demonstriert werden. Es bleibt mathematisch exakt. Ich kann ferner aber auch jede beliebig geformte Schale konstanter Dicke in unendlich viele kegelförmige Kugelschalenabschnitte zerlegt denken. Übrigens gilt das obige Gesetz auch für Pyramidenausschnitte, wenn nur die Schichten Kugelschalen sind, wobei also die Pyramidenspitze im Kugelmittelpunkt liegen muß. Beim Übergang zur Zerlegung jeder Schale in unendlich viele Schalen wird klar, daß die Größe α für unregelmäßig gebildete Schalenstücke ausgedrückt werden kann durch die Größe dieser Schalenstücke, wie sie vom Kugelmittelpunkt, d.h. von der Elektrode aus, in 1 cm Entfernung erscheinen.

$\dagger$ Die Größen haben folgende Dimensionen: $K = $ Volt $\cdot$ cm²; $z = 1/$cm³; $d = $ cm. Ein vermutlich relativ treffender Wert für K ist nach S. 456 $6 \cdot 10^{-8}$ Volt $\cdot$ cm². Dieser Wert berücksichtigt jedoch nicht die Niederspannung durch divergente Faserrichtung und auch nicht den Winkel ϑ, der zu $0°$ angenommen ist.

Berechne ich oder planimetriere ich also die Projektion F der auszumessenden Muskelschicht auf eine Kugeloberfläche mit dem Radius 1 cm, so ist der Raumwinkel α identisch mit dem Quotienten $F/4\pi$. (4π ist die Oberfläche der Einheitskugel.)

In praxi wird man, wenn man das obige Gesetz anwenden will, freilich Schwierigkeiten haben, das Herz in Abschnitte von Kugelschalen aufzulösen. Man müßte z. B. bei der anatomischen Zergliederung das Herz in schalenförmig gekrümmte Scheiben zerschneiden. Nun sind die absoluten Werte der Raumwinkel, unter denen das Herz erscheint, wohl immer relativ klein, und man kann in erster Annäherung statt der Oberfläche einer gekrümmten Kugelschale die Oberfläche F eines ebenen Schnittes als Maß des Raumwinkels setzen. Ist freilich die Elektrode sehr herznah, so kann es zweckmäßig sein, das gesamte Herz in 4 Sektoren zu zerlegen, durch 2 Ebenen, welche senkrecht zueinander stehen und deren Schnittlinie durch die Elektrode geht. Für jeden Sektor macht man dann eine eigene Schichtenzerlegung. Hierdurch wird der Fehler der vernachlässigten Krümmung erheblich kleiner. Das so definierte F' ist also sehr einfach zu erhalten, und hat dieselbe Bedeutung wie das F der Kugelschalenzerlegung oben.

Zerschneide ich also das Herz in Kugelschalen (oder annäherungsweise in ebene Scheiben) von der Dicke d, wobei die Elektrode im Mittelpunkt der Schale liegt, und projiziere ich die so erhaltenen Muskelstücke auf die Oberfläche einer Kugel (angenähert auf eine Ebene) in der Entfernung 1 cm, so ist die so erhaltene Fläche F (F') ein genaues (angenähertes) Maß des Öffnungswinkels $\alpha = F/4\pi$. Dadurch nimmt unser Gesetz von Gl. (22) die Form an:

$$M = K \cdot z \cdot d \cdot F \quad (\cong K \cdot z \cdot d \cdot F'). \tag{22a}$$

Die im vorstehenden gegebene Analyse, die unten praktisch durchgeführt wird, erlaubt also die Formulierung folgender allgemeiner Gesetze:

1. Das Potential einer Muskelmasse ist, unbeschadet des Einflusses der Faserrichtung in dieser Masse, dem **Raumwinkel** *proportional, unter dem die Masse von der Elektrode aus erscheint. Es ist ferner proportional der Dicke, in der die Masse von der Elektrode aus erscheint. Sein numerischer Wert ist gleich einer Konstanten mal dem Produkt aus Raumwinkel und Dicke.*

2. Zwei Massen tragen gleich viel Potential an eine Elektrode, wenn das Produkt aus dem Raumwinkel, unter dem sie von der Elektrode aus erscheinen, und ihrer Dicke konstant ist.

3. Satz 1 und 2 gelten nur, falls die Dichte der gleichzeitig tätigen Fasern je Volumeinheit gleich ist. Ist sie verschieden, so ist das Potential außerdem noch dieser Dichte direkt proportional. Sie setzen ferner voraus, daß die Erregungswellen in den Muskelmassen im statistischen Mittel gleiche Richtung haben.

4. Jede größere und beliebig geformte Muskelmasse kann in Scheiben zerlegt werden, welche Teile von Kugelschalen sind, deren Mittelpunkt die Elektrode ist. Die Summe aller Scheiben ergibt eine einfache Größe zur Berechnung des Potentials.

5. Sind die kugelschalenförmigen Schichten, in die das Herz zerlegt gedacht wird, unregelmäßig begrenzt, so kann der Wert für den Raumwinkel aus der **Fläche** *der Einheitskugel berechnet werden, welche sich, von der Elektrode gesehen, mit der*

Fläche der Muskelschale deckt. Der Raumwinkel ist, mit anderen Worten, durch die Projektion der Muskelmasse auf eine Kugelschale in der Entfernung 1 cm von der Elektrode ersetzbar.

6. In erster Annäherung kann, bei **kleinen Winkelgrößen,** *statt einer Zerlegung in Kugelschalen und Projektion auf eine Einheitskugel, auch die Zerlegung in* **ebene Scheiben** *und Projektion deren Grenzen durch ein Strahlenbündel von der Elektrode aus auf eine ebene Fläche in der Entfernung 1 cm erfolgen.*

Ist übrigens die Entfernung nicht 1 cm, so muß die Fläche, die dann erhalten wird, durch das Quadrat des Abstandes der Fläche von der Elektrode dividiert werden, falls man *absolute* Werte zu haben wünscht. Wünscht man nur *relative* Vergleiche der verschiedenen Muskelmassen zueinander, so ist es sogar ganz gleichgültig, in welcher Entfernung die Fläche sich befindet. Man muß nur *alle* Muskelscheiben auf *dieselbe* Fläche projizieren.

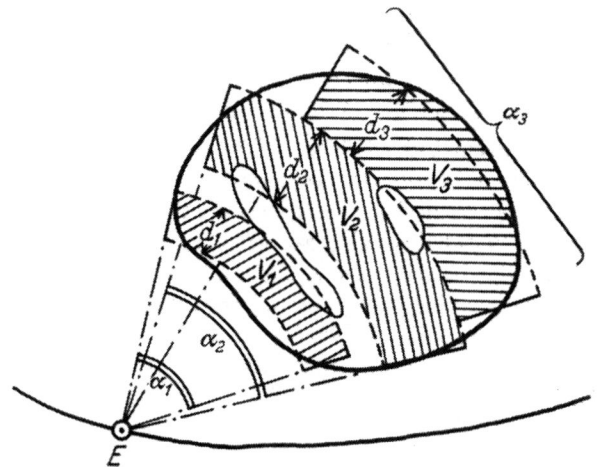

Abb. 307. *Grobe Analyse des Anteils verschiedener Herzregionen am Gesamtpotential.* V_1 vorwiegend rechte Kammer, V_2 vorwiegend Septum, V_3 vorwiegend linke Kammerwand. d_1—d_3 und α_1—α_3 sind die Dicken bzw. die *Raumwinkel* der Kugelschalen, in die das Herz zerlegt gedacht ist. Die relativen Potentiale berechnen sich jetzt nach Gl. (23). Beachte, daß der Raumwinkel α nicht identisch ist mit dem Winkel, der auf der Papierebene steht. Dieser, der α' genannt sei, gestattet den Raumwinkel zu berechnen: $\alpha = 4\pi \sin^2 \frac{\alpha'}{4}$.

Ein praktisches Beispiel sei folgendermaßen gegeben: In Abb. 307 ist das Herz in 3 Kugelschalen grob zerlegt. Die Berechnung soll nur einen Überschlag geben. Soll sie feiner sein, so muß die Zerlegung in mehr Kugelschalen erfolgen. Die drei Partialpotentiale der Massen V_1, V_2 und V_3 verhalten sich nun nach Gl. (22):

$$\left. \begin{array}{l} M_1 : M_2 : M_3 \\ = \alpha_1 \cdot d_1 : \alpha_2 \cdot d_2 : \alpha_3 \cdot d_3. \end{array} \right\} \quad (23)$$

Im speziellen Fall unserer Abbildung brauche ich also nur die Raumwinkel α und die Dicken d zu messen, um die *relativen* Potentiale zu bestimmen. Freilich nehme ich der Einfachheit halber an, daß die Form des Herzens räumlich gesehen einer Rotation des in Abb. 307 gezeichneten Schnittes entspräche. Die Verhältnisse sind de facto etwas verwickelter. Um aber eine Überschlagsrechnung zu machen, welche auf einige 10% genau ist, wird die Methode auch ohne Zerlegung des Herzens in allzu viele einzelne Scheiben genügen. Soll genauer gemessen werden, so ist nur eine hinreichend große Zahl von Scheiben herzustellen. Hierbei wird man zweckmäßigerweise von der oben erläuterten Tatsache Gebrauch machen, daß statt des Raumwinkels α auch die (zu planimetrierende) Fläche gesetzt werden kann, mit der sich eine unregelmäßig begrenzte Herzscheibe auf die Einheitskugel mit der Elektrode als Mittelpunkt projiziert. Das Potential ist dann durch das Produkt aus dieser Fläche und der Dicke der Scheibe bestimmt.

Mit diesem Prinzip der Kugelschalenanalyse ist grundsätzlich jede Frage nach dem Partialabgriff bestimmter Herzteile quantitativ lösbar geworden.

d) Die spezielle Beschaffenheit des Feldes.

Alle unsere bisherigen Annahmen und Formeln gründeten sich auf die Gültigkeit der Gl. (1) auf S. 451. Diese Gleichung aber gilt nur in einem homogenen Felde und unter der Bedingung, daß der Dipol in der Mitte einer Kugel liegt, auf deren Oberfläche die Elektrode ableitet. Diese Bedingungen sind sämtlich nur mit Annäherung gültig. In Wirklichkeit liegt der Dipol exzentrisch und das Feld ist inhomogen.

Der Einfluß der Feldform ist relativ leicht zu prüfen. In Modellversuchen fanden wir, daß eine *zylinderförmige Verzerrung* des Kugelfeldes einen sehr geringen Einfluß auf die Potentiale hat, wenn man in der Höhe des Dipols ableitet, also an einer Stelle, wo Zylinder und Kugel den gleichen Querschnitt aufweisen. Die oben angegebenen Gleichungen blieben exakt gültig, innerhalb der üblichen Meßfehler. Anders, falls der Dipol *exzentrische Lage* hat.

α) **Exzentrische Felder.** Die Gesetze der Spannung auf der Oberfläche des Körpers, d. h. am Rande eines begrenzten Feldes, bei exzentrischer Lage des Dipols erweisen sich dann experimentell als relativ einfach, wenn man an demjenigen Punkt des Feldrandes mißt, welcher dem Dipol am nächsten liegt (P in Abb. 308). Es zeigt sich zunächst, daß auf der Verbindungslinie MP die gleichen Gesetze wie bei zentrischen Dipolen gelten. Auch ist die Symmetrieebene nicht verzerrt, wenn die Dipollinie mit der Linie MP identisch ist, der Dipolvektor also auf den nächstliegenden Punkt des Feldrandes hinweist[1]. Wie Abb. 309 zeigt, ist jedoch die Spannung in einem solchen Punkt P des exzentrischen Feldes etwas kleiner als sie sein würde, wenn das Feld zentrisch wäre. Hätte z. B. ein Dipol bei M_1 seine zentrische Lage, bei M_2 seine exzentrische, so würde M_2 ja auch zentrisch in einem kleineren Felde vom Radius R' sein. Ist der Radius des Feldes tatsächlich R, so berechnet sich die prozentuale Exzentrizität zu $\dfrac{R-R'}{R} \cdot 100$. Das Potential P wird nun zwar auch formal

$$P = 3 V_0 \cdot \frac{a^2}{16} \cdot \frac{1}{R'^2} \cdot \cos \alpha \,,$$

aber die Konstante V_0 ist nicht die wahre Dipolspannung. Ersetzen wir $3 V_0 a^2/16$ wieder durch eine Konstante, so wollen wir sie K für die zentrische Dipollage nennen, K' für die exzentrische. Ein zentrisches Feld vom kleinen Radius R' um den Dipol M_2 würde in P ein Potential erzeugen

$$P = K \cdot \frac{1}{R'^2} \cdot \cos \alpha \,,$$

wobei K für diesen Dipol ebenso groß wäre wie für die Dipollage M_1 (zentrisch im großen Feld). Bei exzentrischer Lage M_2 im großen Feld aber ist

$$K' = A \cdot K < K \qquad (A < 1) \,,$$

weil ein Teil der Stromlinien in den in Abb. 308 schraffierten Raum a ausweicht. Dadurch wird das Potential

$$P = K' \cdot \frac{1}{R'^2} \cdot \cos \alpha = \frac{K \cdot A}{R'^2} \cdot \cos \alpha \,.$$

---

[1] Das wird meistens falsch dargestellt, so bei LEPESCHKIN, § 26, dessen Messungen wir in diesem Punkt nicht bestätigen können.

Das bedeutet praktisch, daß ich zur absoluten Berechnung der auf P abgreifbaren Spannung einen höheren Radius R' annehmen muß als es dem Abstand
vom Dipol entspricht. Und zwar muß das theoretische $R_{th} = R'/\sqrt{A}$ sein. In
Abb. 309 ist als Ordinate der Wert A für verschieden starke prozentische
Exzentrizitäten eingetragen. Bei einer 25%igen Exzentrizität, wie sie beim
Herzen ungefähr vorliegt, ist dann z. B. $A = 0,81$; $\sqrt{A} = 0,9$ und also $R_{th} =
1,11 \cdot R'$. Wir müssen also ein um 11% größeres R annehmen als es dem Abstand
von der Elektrode zum Dipol tatsächlich entspricht.

Das in Abb. 309 dargestellte lineare Gesetz der Abhängigkeit der Feldspannung von der Exzentrizität erklärt sich in einfacher Weise so, daß das Verhältnis

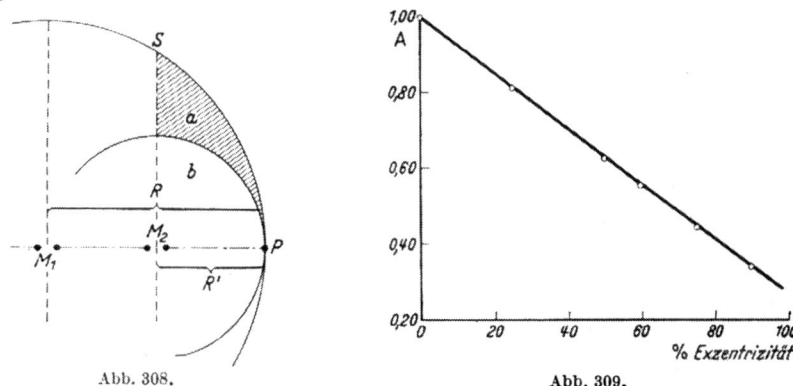

Abb. 308.   Abb. 309.

Abb. 308. Schema der Lage eines exzentrischen Dipols. Vgl. Text. M_1 die zentrische Lage, M_2 die exzentrische.
Der kleine Kreis gibt das Feld an, das einer zentrischen Lage des Dipols M_2 entspräche. Die schraffierte
Fläche a ist derjenige Teil des halben Kreisabschnitts b, welcher über den Raum des kleinen Feldes um den
Dipol M_1 hinausgeht. b sei die Fläche des Kreisabschnitts, der von der Symmetrieebene $M_2 S$ des Dipols einerseits und der Linie $M_1 P$ andererseits von dem großen Feld ausgeschnitten wird. (Nach Messungen von TRAUTWEIN.)

Abb. 309. Abhängigkeit des Potentials im Punkt P der Abb. 308 von der Größe der Exzentrizität. Abszisse
ist $\dfrac{R - R'}{R} \cdot 100$, Ordinate der Faktor A (vgl. Text). (Nach TRAUTWEIN.)

der Flächen a und b in Abb. 308, nämlich $\dfrac{a + b}{b}$, gleich dem Faktor A in
Abb. 309 ist. Je mehr Stromlinien in den Raum a entweichen können, desto
kleiner wird das Potential am Rand des Feldes.

Je exzentrischer der Dipol, desto größer ist die notwendige Korrektur, desto
kleiner also das Potential, das auf der Oberfläche des Feldes abgegriffen wird.
Dadurch wird z. B. in erheblichem Ausmaß der wechselnde Abstand der verschiedenen Herzteile für den Abgriff auf der Brustwand kompensiert. Ein Dipol,
der in einem Feld von 15 cm Durchmesser zentrisch liegt, und dessen $K =
3V_0 \, a^2/16 = 100$ mV sei, wird mit 0,45 mV abgegriffen; bei 33% Exzentrizität, also
10 cm von der Oberfläche entfernt, wäre bei zentrischem Dipol die Spannung
1,0 mV, bei exzentrischem ist sie nur 0,75 mV, und bei 66% Exzentrizität sinkt
die Oberflächenspannung von 4 mV des zentrischen Pols auf 2 mV herab. Bei
den oben abgeleiteten Theorien ist die Exzentrizität des Dipols nicht berücksichtigt. Sie erklärt uns jedoch die Tatsache, daß Brustwandableitungen meist
etwas kleinere Potentiale zu haben pflegen, als es dem Abstand, also dem Faktor
$1/R'^2$, entsprechen würde.

*Bei exzentrischen Feldern gilt also die Abhängigkeit des örtlichen Potentials
vom Quadrat der Entfernung des Dipols ebenso wie bei zentrischen Feldern, doch*

30 *

erscheinen die Potentiale um einen Prozentsatz vermindert, der der Exzentrizität proportional ist. Diese Tatsache bewirkt, daß bei Brustwandableitungen nahe an der Elektrode gelegene Herzteile sich nicht so stark den fernen Teilen bezüglich ihres Potentialabgriffs überlegen zeigen, als das aus den relativen Entfernungen von der Elektrode erwartet werden sollte.

β) **Die Leitfähigkeit des Feldes** spielt eine erhebliche Rolle beim Abgriff der Potentiale dann, wenn sie nicht im ganzen Feld gleich groß ist. Solange das Feld *homogen* ist, ist es gleichgültig, wie groß die spezifische Leitfähigkeit des Leiters ist. Die Potentiale sind gleich groß, wenn man einen Dipol in 1%ige oder 10%ige Kochsalzlösung taucht: Die absoluten Werte im Feld bleiben vollkommen unverändert, entgegen falschen älteren Behauptungen[1]. Das ist auch theoretisch leicht einzusehen, da die *relativen* Widerstandswerte ja nur von den Entfernungen der Feldpunkte abhängen und es auf absolute Werte dabei nicht ankommt. Eine Stromlinie nach Abb. 29 erzeugt immer den gleichen Abfall: ist das Feld leitfähiger, so fließt zwar ein höherer Strom aus dem Dipol, aber er findet einen kleineren Widerstand, und das Produkt beider, der Spannungsabfall längs jedes Stückes *dr* einer Stromlinie (Abb. 29) bleibt konstant. Anders, wenn das Feld Teile mit hoher und Teile mit geringer Leitfähigkeit aufweist. Es werden dann mehr Stromlinien in den Teil mit hoher Leitfähigkeit gezogen und es bleibt entsprechend weniger Strom und also auch Spannungsabfall für die Teile mit kleiner Leitfähigkeit übrig.

Die wenigen exakten Untersuchungen, die über die Verzerrungen des Potentialfeldes durch die Inhomogenitäten des Feldes angestellt wurden, geben nun in der Tat zu einigen Befürchtungen Anlaß. Es scheint fast, so geht aus den Messungen von GROEDEL und BORCHARDT[2] hervor, daß innerhalb der Lunge, nach deren partiellem Kollaps, sich die Potentiale bei schrittweiser Entfernung vom Herzen nur wenig vermindern und in der Kurvenform kaum verändern. Hieraus ist der Schluß zu ziehen, daß im schlecht leitenden Lungengewebe Stromlinien kaum entwickelt werden. Die Potentialtopographie innerhalb des Brustkorbs muß also mindestens in den Feinheiten sehr kompliziert sein. Es scheint fast, als sei die ganze Mühe der Ableitung exakter Grundlagen für die Brustwandableitungen umsonst. So berichtet auch HINRICHS[3], daß Einführung einer Metallfolie auf die Herzoberfläche das EKG praktisch nur an wenigen Stellen verändert. Abschirmung aller Stromlinien durch Gummi[4] wirkt ebenfalls kaum, wenn nur die Lungenoberfläche abgeschirmt ist: die Lunge wirkt fast wie ein Nichtleiter. Es kommt also sehr darauf an, ob wir eine Elektrode so anlegen, daß sie in gut leitender Verbindung, z. B. durch das Mediastinum, mit dem Herzen steht oder nicht.

Exakte Messungen über die Verzerrungen des Potentialfeldes beim Menschen sind bislang nicht gemacht worden, einige quantitativ nicht sehr ergiebige Modellversuche von KATZ[5] und LEPESCHKIN[6] ausgenommen. Doch wird unsere mit Recht erwachte Skepsis merklich

---

[1] Versuche von SCHAEFER und TRAUTWEIN, welche die neue und richtige Theorie im Buche von DUCHOSAL und SULZER, La vectocardiographie, Basel 1949, bestätigen.

[2] GROEDEL u. BORCHARDT: Direct electrocardiography of the human heart. New York 1948.

[3] HINRICHS: Dtsch. Arch. klin. Med. **176**, 391 (1934).

[4] LINDNER u. KATZ: Amer. J. Physiol. **125**, 625 (1939).

[5] Katz u. Mitarb.: Amer. Heart J. **13**, 17 (1937).

[6] LEPESCHKIN: Das EKG. Abb. 10. 2. Aufl. 1947.

durch die Untersuchungen von DUCHOSAL und SULZER[1] beruhigt, welche fanden, daß man aus Brustwandableitungen und Extremitätenableitungen doch sehr ähnliche Vektoren erhält und sich sogar Kurven der Brustwandableitungen konstruktiv herstellen könne, welche den tatsächlich registrierten Kurven weitgehend gleichen[2]. Wenn man bestimmte Regionen der Brustwand vermeidet, scheint daher eine quantitativ-rechnerische Behandlung der Vektoren sehr wohl möglich. Die Fehlerbreite solcher Rechnungen ist noch Gegenstand unserer Prüfung.

Insgesamt ergibt sich, daß Ableitungen über der Lunge, die relativ weit von den Lungenrändern weg mitten über den Lungenlappen liegen, relativ viel zu kleine Potentiale liefern. Das zeigt sich besonders wieder in den Versuchen von GROEDEL und BORCHARDT[3], welche intrathorakal beim Menschen von der teilweise kollabierten Lunge ableiteten, und aus deren Kurven ersichtlich ist, wie von relativ herzfernen Teilen der Lungenoberfläche nur noch äußerst schwache Potentiale abzuleiten sind.

60. Theorie der unipolaren Ableitung; ihr Vergleich mit der bipolaren.

Auch bei der Brustwandableitung ist grundsätzlich sowohl eine bipolare als eine unipolare Ableitung möglich. Die Theorie der bipolaren Ableitungen wurde oben schon entwickelt (S. 45) und soll hier nur insofern erweitert werden, als wir den Übergang von bipolaren Extremitätenableitungen nach EINTHOVEN auf bipolare Brustwandableitungen erörtern wollen. Letztere sind mehrfach vorgeschlagen worden: Ableitepunkte, welche im Kreis um das Herz herum liegen (TRENDELENBURG)[4], Ableitepunkte in Form eines schiefen Dreiecks (NEHB)[5] und Punkte, welche untereinander rechtwinklige Koordinaten herstellen, so wie sie SCHELLONG[6] für seine Vektordiagraphie vorschlug (Abb. 106a) und wie sie DUCHOSAL[7] und SULZER konsequent weiterentwickelt haben. Alle diese Ableitungen stehen natürlich untereinander in festen mathematischen Beziehungen; trotzdem sind in praxi die Ergebnisse sehr schwer ineinander konvertierbar, weil erstens die Inhomogenität der Felder eine beliebige Umrechnung nicht gestattet: die Verzerrungen des Feldes sind so unübersehbar, daß man nicht ohne weiteres Vergleiche selbst bei rechtwinkligen Koordinaten ziehen kann. Daneben aber ist ein Vergleich der Ergebnisse mit dem NEHBschen Dreieck oder dem TRENDELENBURGschen Brustkreis deshalb auch mathematisch schwierig, weil diese Ableitungen schiefwinklige Koordinatensysteme haben, deren Umrechnung in die Werte der rechtwinkligen Koordinaten, z.B. des EINTHOVENschen Dreiecks, eine zwar mathematisch leichte, doch äußerst umständliche Prozedur ist.

Um das schwierige Kapitel der exakten Umrechnung aller Ableitemethoden ineinander überhaupt faßlich darstellen zu können, wollen wir noch einmal kurz alle Ableitemethoden nacheinander besprechen und ihre Formeln hinschreiben. Wir müssen, um überhaupt zu brauchbaren Ergebnissen zu kommen, dabei eine Reihe von Vereinfachungen machen, die strenggenommen nicht gültig sind. Es sind die folgenden:

---

[1] DUCHOSAL u. SULZER: La Vectocardiographie. Basel 1949.
[2] Soeben bestätigt durch MILOVANOVICH: Arch. Mal. Coeur 42, 547 (1949).
[3] GROEDEL u. BORCHARDT: s. S. 468 und Exper. Med. a. Surg. 6, 245 (1948).
[4] TRENDELENBURG: Z. exper. Med. 94, 133, 140 (1934).
[5] NEHB: Verh. dtsch. Ges. Kreislaufforschg 1939, 177.
[6] SCHELLONG: Grundzüge einer klinischen Vektordiagraphie des Herzens. Berlin 1939.
[7] DUCHOSAL u. SULZER: La vectocardiographie. Basel 1949.

1. Das Feld ist homogen. (Der Einfluß der Lunge wird also vernachlässigt.)
2. Der Vektor liegt zentrisch. (Es wird also angenommen, daß das Herz praktisch klein ist gegen die Elektrodenentfernung und man sich alle Vektoren in einen Punkt vereinigt denken kann; die exzentrische Lage des Herzens wird vernachlässigt.)
3. Der Abgriff erfolgt auf der Oberfläche einer Kugel, in deren Mitte das Herz liegt. (Der Zylinder, dem der Thorax eher ähnlich ist, gibt zu komplizierte Formeln.)
4. Das EINTHOVENsche Dreiecksschema ist gültig. (Das Herz soll also in der Mitte eines gleichschenkligen Dreiecks liegen; die Extremitätenansätze und das Herz liegen in einer Ebene; die gegen die Extremitäten leicht ventrale Lage des Herzens wird vernachlässigt.)

Alle Vektoren verlaufen im *Raum*. Mit einer bestimmten Ableitung aber erfassen wir immer nur die Projektion des Vektors auf eine *Fläche*. Trotzdem müssen wir vom Raumvektor ausgehen, wenn wir konvertierbare Formeln ableiten wollen. Wir wollen die Ebene, welche durch den Herzmittelpunkt und 2 Elektroden gebildet wird, die *Ableiteebene* nennen. Leiten wir unipolar ab, so haben wir freilich nur eine Projektion des Vektors auf die Verbindungslinie zwischen Elektrode und Herzmitte, die *Ableitelinie*. Wir nennen den Winkel des Raumvektors mit der Ableiteebene den *Ableitewinkel* ξ; analog kann ich auch von einem Ableitewinkel ϑ mit einer Ableitelinie sprechen. Ich vereinfache ferner den Potentialwert des Vektors, indem ich aus Gl. (1 c) auf S. 453 das Produkt $V_0 \cdot 3\,a^2/16$ durch die Konstante K ersetzt denke. K ist dasjenige Potential, das ein Vektor von der Spannung V_0 auf der Oberfläche einer Kugel vom Radius 1 cm an derjenigen Stelle hervorruft, auf die der Vektor, der im Kugelmittelpunkt liegt, hinzeigt. Der absolute Wert von K liegt nach S. 456 bei $6 \cdot 10^{-8}$ Volt $\cdot$ cm^2 für die *einzelne Faser* von normalem Querschnitt. Beobachten wir das ganze Herz, so multipliziert sich der oben angegebene Wert einfach mit der Zahl der gleichzeitig tätigen Fasern, falls sie alle in derselben Richtung laufen. Tun sie das nicht (physiologische Niederspannung durch wechselseitige Kompensation nach Abb. 78), so ist K für den Integralvektor nicht zu berechnen und kann dann nur aus anderen Beobachtungen abgeleitet werden.

Wir wollen das K der einzelnen Faser, das allein also eindeutig ist und den Wert des Potentials im Feld einer Einzelfaser in 1 cm Entfernung darstellt, K_i nennen (K des Individuums). Wir werden nun oft gezwungen, den Wert eines Vektors auf die Entfernung 1 cm zu reduzieren, dessen Potential von *zahlreichen* Individuen geliefert wird, der also einen Integralvektor darstellt. Wir nennen den auf $R = 1$ cm reduzierten Wert eines Integralvektors deshalb K_I. Sind alle Fasern parallel und gleichzeitig und in gleicher Richtung von der Erregung durchflossen, so ist $K_\mathrm{I} = x \cdot K_i$, wenn x die Zahl der Fasern darstellt. Wir können beide Werte, K_i und K_I, genau so behandeln wie die wirklich registrierten Potentiale. Sie werden daher auch denselben Rechenoperationen bei Projektionen oder Zerlegung in Komponenten unterworfen. Wenn ich offen lassen will, ob eine Einzelfaser oder ein Integralvektor abgeleitet wird, schreibe ich einfach K statt K_i oder K_I. Alle Indizes bei K haben dieselbe Bedeutung wie diejenigen bei V, der *gemessenen* Spannung.

α) **Unipolare Ableitung.** Wie uns die Feldtheorie lehrte, wird bei unipolarer Ableitung die Projektion des Vektors auf die Ableitelinie, d. h. die Verbindung zwischen Herz und Elektrode, abgegriffen. Die 2. Elektrode liegt dabei im unendlich fernen Feldrand. Wie diese Bedingung einer echten indifferenten

Nullelektrode praktisch zu bewältigen ist, wird später auf S. 484 erörtert. Die Projektion aber berechnet sich nach der fundamentalen Gleichung

$$V_i = K_i \frac{\cos \vartheta}{R^2}, \tag{1}$$

wobei K_i das Potential einer Faser auf der Oberfläche einer Kugel von 1 cm Radius ist, und zwar unipolar abgeleitet mit einer Elektrode, die in der Verlängerung des Dipols liegt ($\cos \vartheta = 1$). Leite ich x Fasern dieser Art gleichzeitig ab, so ist das Potential xmal so hoch. R ist die Entfernung der Elektrode von der Faser.

Dies einfache Gesetz ist auf *alle* Brustwandableitungen anwendbar und besagt: *Das Potential, das vom Integralvektor des Herzens erzeugt wird, wird von der Brustwand mit einem Teil abgegriffen, welcher dem Quadrat der Entfernung vom Herzen umgekehrt proportional ist. (Die Möglichkeit eines Partialabgriffs ist hierbei außer acht gelassen[1].)*

Bei der Anwendung dieses Gesetzes entsteht oft die Schwierigkeit, daß der Winkel ϑ der Gl. (1a) nicht ohne weiteres aus den rechtwinkligen Projektionen auf Frontal-, Sagittal- und Horizontalebene abzulesen ist. Wir werden einen speziellen Fall dieser Art später erörtern (S. 473). Wir wollen an dieser Stelle nur betonen, daß ϑ den Winkel des Vektors mit der Ableitelinie darstellt, also einen Winkel, der im allgemeinen in einer schiefen Ebene im Raum liegt. Läßt sich die Schwierigkeit seiner Bestimmung meistern, so ist die Theorie der aus diesen Ableitungen zu deutenden EKG sehr einfach.

Ein Spezialfall, bei dem ϑ einfach bestimmbar wird, liegt dann vor, wenn die Ableitelinie in einer der drei Hauptebenen des Raums, z. B. in der *Frontalebene* liegt. Jeder beliebige Vektor wird dann nur mit demjenigen Anteil wirksam, welcher seiner Projektion[2] auf diese Ebene entspricht. Ist K der Absolutbetrag des Vektors, ξ der Winkel, den K mit der Ableite-(Frontal-)ebene einschließt, so ist der wirksame Betrag K' (Abb. 310) in der Frontalebene

$$K' = K \cdot \cos \xi. \tag{2}$$

Man kann nun insbesondere auch *unipolare Ableitungen von den Extremitäten* vornehmen. Es handelt sich dabei um eine Ableitung von einer der 3 Extremitäten, die beim EKG benutzt werden, gegen einen praktisch unendlich fernen bzw. potentialfreien Punkt. Letzterer steht uns, wie wir noch lesen werden, in der Zentral-Terminalelektrode WILSONs zur Verfügung. Da Herz und Wurzeln der Extremitäten annähernd in der Frontalebene liegen, ist also diese unipolare Ableitung leicht zu deuten. Sie gibt die Projektion des Vektors auf die jeweilige Linie *OR*, *OL* oder *OF* wieder, wenn O der Mittelpunkt des Vektors ist (Abb. 311). Mit diesen 3 unipolaren Ableitungen wird also die Reihe der Projektionen im EINTHOVENschen Dreieck glücklich ergänzt. Dabei müssen wir allerdings bedenken, daß bei bipolarer Ableitung die Projektion auf die Verbindungslinie der beiden Elektroden erfolgt. So wird z. B. Ableitung I der Vektorrichtung

---

[1] Es ist hier auch der Einfluß der Exzentrizität vernachlässigt! Vgl. S. 467.

[2] Es handelt sich um eine *Projektion*, nicht um eine Komponente! Im 2. Fall wären die Rechenoperationen wesentlich einfacher, da der Satz vom Parallelogramm der Kräfte gelten würde.

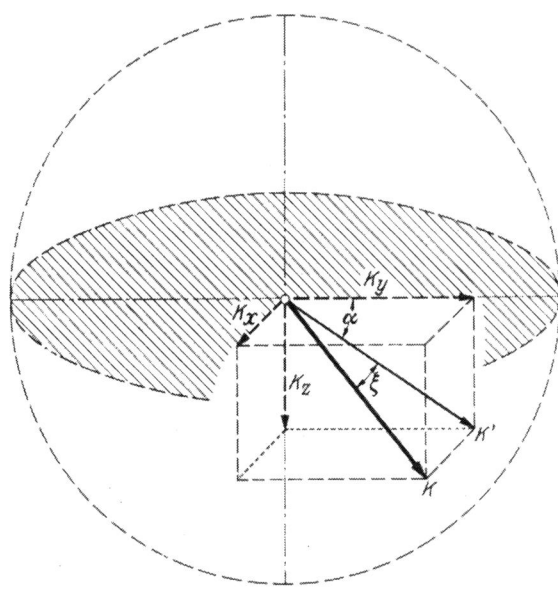

Abb. 310. Stereoskopische Darstellung eines Raumvektors K und seiner Projektion in die Frontalebene K'. ξ ist der Winkel zwischen K und K'. K_x, K_y und K_z sind die Komponenten des Vektors K bei Zerlegung in die drei Hauptachsen des Raumes. Die Horizontalebene ist schraffiert und zur ungestörten Darstellung des Raumwürfels um den Vektor K unterbrochen gedacht. α ist der EINTHOVEN-Winkel. Statt K und K' könnten wir in dieser Darstellung ebensowohl V und V' setzen, da sich diese Größen direkt proportional sind.

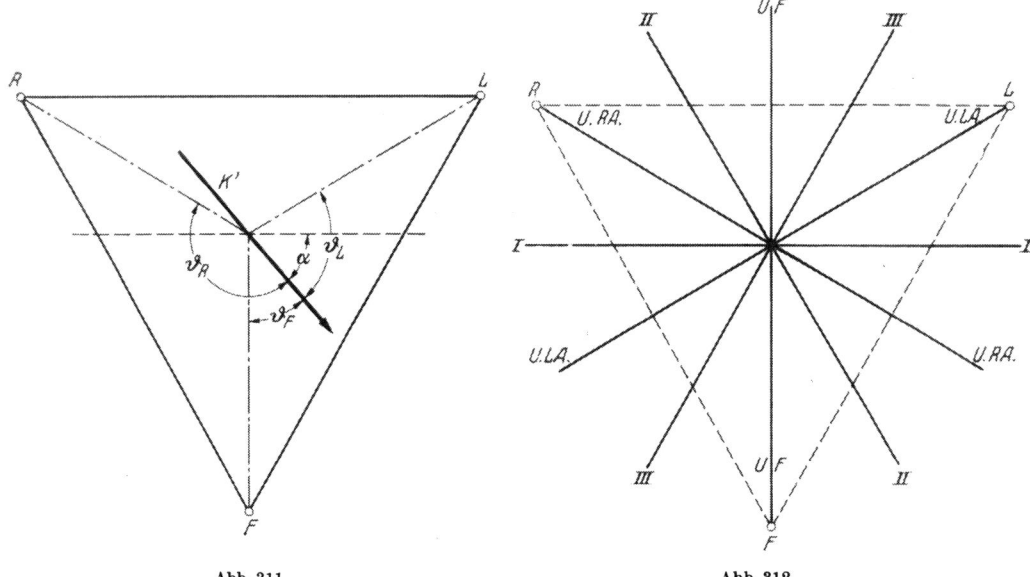

Abb. 311.   Abb. 312.

Abb. 311. Darstellung der Winkelbeziehungen beim Abgriff der Frontalprojektion K' des Vektors K aus Abb. 310 EINTHOVENS Dreieck. Vgl. Text.

Abb. 312. Die 6 Ableitelinien, auf die sich der Frontalvektor K' projizieren kann, bei Ableitung I bis III und den 3 unipolaren Extremitätenableitungen $U.R.A.$ (zum rechten Arm), $U.L.A.$ (zum linken Arm) und $U.F$ (zum linken Bein). Die Fläche ist durch diese 6 Ableitungen in Winkel von 30° aufgeteilt. Die 6 Ableitungen geben also eine sehr feine Analyse der Flächenlage des Vektors.

nach (bis auf einen konstanten Faktor der absoluten Vektorgröße von 1,72) identisch sein mit einer unipolaren Ableitung, welche parallel zur oberen Kante des EINTHOVEN-Dreiecks laufen würde, bei der die Brustwandelektrode also z. B. in Herzhöhe in einer der Axillarlinien liegt (V_6). Abb. 312 gibt den Kranz der Ableitungsrichtungen wieder.

Da nur die Projektion $K' = K \cdot \cos \xi$ wirksam ist, ist der Betrag des Abgriffs leicht angebbar: wir können alle Verhältnisse in der Papier-(Frontal-)ebene zur Darstellung bringen. Der Winkel ϑ im Raum wird durch den Winkel ϑ' zwischen der Frontalprojektion K' und der Ableitelinie ersetzt.

Es gibt 3 Ableitepunkte für die unipolare Extremitäten-Ableitung: die beiden Arme, R und L genannt, und den Fuß F. Entsprechend habe ich 3 Winkel ϑ'_L, ϑ'_R, ϑ'_F (Abb. 311). Diese Winkel lassen sich sehr einfach in ein festes Verhältnis zu α setzen. Der $\cos \vartheta$, der in Gl. (1) steht, kann daher als eine Funktion von α geschrieben werden. Für die drei unipolaren Ableitungen ist dann

$$\vartheta'_R = \alpha + 150° \text{ (für } R\text{)},$$
$$\vartheta'_L = \alpha + 30° \text{ (für } L\text{)},$$
$$\vartheta'_F = \alpha - 90° \text{ (für } F\text{)}.$$

Hierbei muß α mit dem Vorzeichen eingesetzt werden, das ihm nach EINTHOVEN zukommt: Winkel von der Horizontalen nach oben haben negatives α!

Die Potentiale sind dann:

$$\left.\begin{aligned} V_R &= K' \frac{1}{R^2} \cos(\alpha + 150°) \quad \text{(Ableitung } VR) \\[2mm] V_L &= K' \frac{1}{R^2} \cos(\alpha + 30°) \quad \text{(Ableitung } VL) \\[2mm] V_F &= K' \frac{1}{R^2} \cdot \cos(\alpha - 90°) \quad \text{(Ableitung } VF) \end{aligned}\right\} \tag{3}$$

(K' ist die Projektion von K auf die Ableiteebene: $K' = K \cdot \cos \xi$).

Diese unipolaren Ableitungen der Extremitäten haben einen wohldefinierten Sinn: sie sind gleichsam Brustwandableitungen aus der größeren Entfernung der Armwurzeln bzw. Beinwurzeln. R ist in allen Ableitungen der (als gleich angesetzte) Abstand zwischen dem Ansatzpunkt der betreffenden Extremität und der Herzmitte. (Ist R verschieden, wie z. B. beim Fuß, wo es sicher größer ist, so gelten die Formeln mit dem größeren, richtigen R doch auch angenähert.)

Aus Gl. (3) ergibt sich übrigens, daß

$$V_R + V_L + V_F = 0, \tag{3a}$$

da sich die Summe der cos-Ausdrücke in die Form bringen läßt: $\cos \varphi + \cos(\varphi + 120°) + \cos(\varphi + 240°)$, was bekanntlich gleich Null wird. Die Tatsache, daß die Summe aller unipolaren Extremitätenableitungen gleich Null ist, ist die exakte Grundlegung der sog. WILSON-Central-Terminalelektrode. Sie gilt natürlich nur insoweit exakt, als das EINTHOVEN-sche Dreiecksschema gilt.

β) **Bipolare Ableitung.** Leiten wir nunmehr bipolar ab, so werden die Potentiale der beiden Punkte einfach gleich der Differenz ihrer unipolar abgeleiteten. Wir betrachten zunächst nur Ableitungen in der *Frontalebene*. Das Potential V_{PQ} in Abb. 313 ist

$$V_{PQ} = V_P - V_Q = K' \frac{1}{R^2} (\cos \vartheta'_P - \cos \vartheta'_Q). \tag{4}$$

Die Winkel ϑ'_P und ϑ'_Q sind etwas umständlich zu bestimmen. Doch ist nach Abb. 313 folgende Ableitung anderer Art leicht verständlich. (Sie stammt von DUCHOSAL und SULZER[1].)

Der Vektor V' läßt sich in seine zwei rechtwinkligen Komponenten (und zugleich Projektionen) auf die y- und z-Achse der Abb. 310 zerlegen. V_z muß unwirksam sein, da Vektoren, die zur Verbindungslinie der Elektroden (die wir *Elektrodenlinie* nennen) senkrecht stehen, keine Potentialdifferenz an den Elektroden erzeugen. Der Vektor V_y aber wird von P her unter dem Projektionswinkel γ abgegriffen. Von Q her wird er um den gleichen, doch negativen Betrag $V_Q = - V_P$ registriert. Ihre Differenz ist

$$V_{PQ} = V_P - V_Q = 2\,V_P = 2 \cdot V_y \cdot \cos\gamma\,. \tag{5}$$

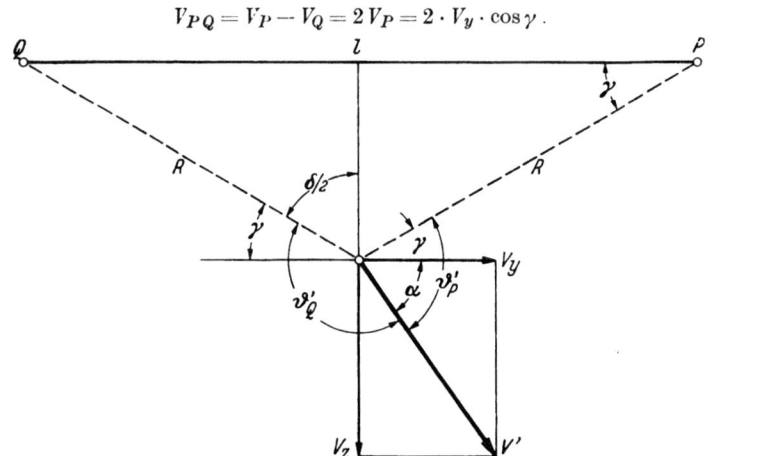

Abb. 313. Die Winkel bei bipolarer Ableitung von den Punkten P und Q beim Abgriff der Frontalprojektion eines Vektors V' (der auch K' heißen könnte). V_y und V_z wie in Abb. 310: Komponenten des Raumvektors in der Vertikal- und Horizontalachse. Vgl. Text.

Nun ist aber $V_y = V' \cdot \cos\alpha$ und $\cos\gamma = \dfrac{l/2}{R}$, daher

$$V_{PQ} = V' \cdot \frac{l}{R} \cdot \cos\alpha = K' \frac{l}{R^3} \cos\alpha \tag{6}$$

(α der EINTHOVEN-Winkel). Die Formel gilt für jede bipolare Ableitung, bei der beide Elektroden gleichen Abstand vom Herzen haben. An die Stelle von V' kann in Gl. (6) K'/R^2 gesetzt werden, da K' die auf die Entfernung 1 cm reduzierte Projektion des Spannungsvektors ist, V' aber in der Entfernung R abgegriffen wird. V' ist in diesem Fall die Projektion des Raumvektors auf die Ableiteebene (d.i. die Ebene durch das Herz und die beiden Elektroden).

Die Gl. (6) kann nach CABRERA in die oben schon erwähnte Form gebracht werden, wenn man einige sehr einfache Umformungen vornimmt:

$$V_{PQ} = K' \cdot \frac{1}{R^2} \cos\alpha\, 2 \sin\frac{\delta}{2}\,\dagger. \tag{7}$$

---

[1] DUCHOSAL u. SULZER: La Vectocardiographie. Basel 1949.

† Kurze Ableitung:

$$V_{PQ} = K \cdot \frac{1}{R^2} \cdot (\cos\vartheta'_P - \cos\vartheta'_Q) \quad \text{(s. oben)}\,.$$

$$\vartheta'_P = \gamma + \alpha; \qquad \vartheta'_Q = R + \gamma + R - \alpha = 2R + (\gamma - \alpha)$$

$$(\cos\vartheta'_P - \cos\vartheta'_Q) = \cos(\gamma + \alpha) + \cos(\gamma - \alpha) = 2\cos\gamma\cos\alpha\,.$$

Da $\cos\gamma = \sin\delta/2$, ist also

$$\cos\vartheta'_P - \cos\vartheta'_Q = \cos\alpha \cdot 2 \cdot \sin\delta/2\,.$$

Die Gleichung gilt für bipolare Ableitungen mit gleichem Abstand Elektrode—Herz. Hierbei ist δ der Winkel zwischen den Ableitelinien der beiden Elektroden (Abb. 313). Für alle Gleichungen gilt, daß x Fasern ein Potential erzeugen, das $x$mal so groß ist wie es die Gleichungen angeben.

Für den speziellen Fall der EINTHOVEN-Ableitung ist in Abb. 313 $\gamma = 30°$, $\delta/2 = 60°$, da der Vektor ja definitionsgemäß im Mittelpunkt eines gleichseitigen Dreiecks liegt. In diesem Fall wird also Gl. (7) zu der einfacheren Form, da $2 \sin \delta/2 = 2 \sin 60°$:

$$V_{\text{Abl. I}} = K' \cdot \frac{1}{R^2} \, 1{,}72 \cos \alpha \, . \tag{8}$$

Diese Gleichung gilt für Ableitung I. Für die beiden anderen Ableitungen ist statt α der Wert $(\alpha - 60°)$ in Ableitung II, $(\alpha - 120°)$ in Ableitung III zu wählen. Wie der Vergleich mit Gl. (3) zeigt, verhalten sich die bipolaren Ableitungen, unter Berücksichtigung des anderen Neigungswinkels zwischen Vektor und Projektionslinie, einfach so, daß sie 1,72mal größer sind als die unipolaren.

Von GOLDBERGER[1] wurden sog. *„augmented unipolar extremity leads"* eingeführt, welche ein höheres Potential der unipolaren Ableitung dadurch schaffen, daß die indifferente Elektrode nur mit 2 Extremitäten verbunden wird. Die unipolare Ableitung rechter Arm erfolgt also von dort gegen eine zusammengeschlossene Ableitung von linkem Arm und Fuß und entsprechend vice versa. Dabei ist aber die „indifferente" Elektrode eben *nicht* mehr indifferent, wie KISCH[2] experimentell nachwies und wie die Rechnung in Übereinstimmung damit zeigt. Es ist nicht einzusehen, was man bei solchen Ableitungen theoretisch gewinnen soll.

γ) **Darstellung des Vektors im Raum**[3]. Wir haben schon auf S. 118ff. die Darstellung des Vektors in seinem zeitlichen Verlauf besprochen. Wir erinnern uns, daß alle bislang betrachteten Vektoren in der Frontalebene lagen. *Wir sprachen also bislang immer nur von der Projektion des Integralvektors auf diese Ebene.* Der wahre Vektor im Raum ist uns unzugänglich, wenn wir nicht auch die

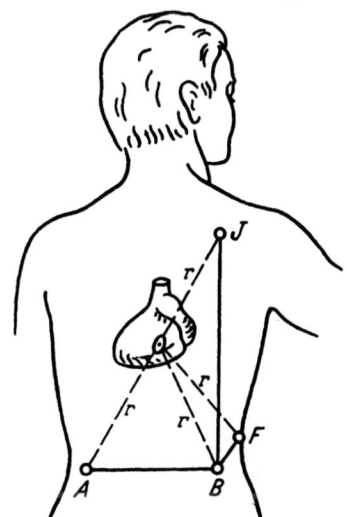

Abb. 314. Lage der unipolaren und bipolaren Ableitepunkte nach DUCHOSAL, bei symmetrischer Lage des Herzens zu den Elektroden. Alle Abstände zum Herzen sind gleich r.

Potentialvektoren in der Horizontal- oder Sagittalebene betrachten. Ein einfaches Verfahren hierzu hat schon SCHELLONG[4] angegeben; es wurde in Abb. 106 dargestellt. Wir können nun ganz analog zu SCHELLONG Kurven aufnehmen und zu berechnen versuchen, in welchen quantitativen Beziehungen sie zu den anderen Ableitungsarten stehen. Wir betreten allerdings mit diesem Kapitel ein Gebiet, bei dem die bislang so einfache flächenhafte Darstellung durch eine räumlich-stereoskopische ersetzt werden muß, was das an sich schon etwas kniffelige Thema nicht gerade leichter macht.

Wir legen 3 oder 4 Elektroden so an den Brustkorb an, daß die Verbindungslinien der Elektroden alle im rechten Winkel aufeinander stehen. Außerdem achten wir darauf, daß der Herzmittelpunkt von je 2 dieser Elektroden gleich weit entfernt ist (Abb. 314). Es entstehen dadurch drei gleichschenklige Dreiecke:

[1] GOLDBERGER: Unipolar lead electrocardiography. Philadelphia 1947.
[2] KISCH: Exper. Med. a. Surg. **6**, 1 (1948).
[3] Gemeinsam mit Doz. Dr. M. P. GEPPERT.
[4] SCHELLONG: Grundzüge einer klinischen Vektordiagraphie des Herzens. Berlin 1939.

ABO, *BFO* und *BJO*. Die 4. Elektrode *J* ist bei unipolarer Ableitung über-
zählig, kann aber auch hier wertvoll als Kontrolle unserer Ergebnisse sein. Leite
ich mit jeder dieser Elektroden *unipolar* ab, so erhalte ich 4 Projektionen des
Raumvektors auf die 4 Ableitelinien *OA*, *OB*, *OF* und *OJ*. Wir wollen vorerst
nur die ersten 3 benutzen. Man bemerke, daß *O*, der Herzmittelpunkt, in Körpermitte liegend gedacht ist. Die Ebene *ABO* ist daher ebenso wie diejenige von *BFO*
geneigt. Es wird ferner die Wahl der Ableitepunkte am Thorax so eingerichtet,
daß die Abstände *OA*, *OB*, *OF* und *OJ* alle gleich sind: ihr Wert sei *r* cm.

Wir führen folgende Bezeichnungen ein (Abb. 315):

V sei der Raumvektor: $V = K/r^2$ (d. h. die Spannung des wahren Vektors in der Entfernung der Elektroden, r).

V' sei die Projektion von V auf die Ebene *ABJ*, also die Frontalebene.

V'' sei die Projektion auf die Ebene *JBF*, also die Sagittalebene.

V''' sei die Projektion auf die Ebene *ABF*, also die Horizontalebene.

V_x sei die Komponente des Raumvektors V in der x-Achse (Sagittalachse), zugleich die
Projektion von V'' und V''' auf diese Achse.

V_y sei die Komponente des Raumvektors V in der y-Achse (Horizontalachse), zugleich
die Projektion von V' und V''' auf diese.

V_z die Komponente von V in der z-Achse (Vertikalachse), zugleich die Projektion von
V und V'' auf diese.

ξ sei der Winkel, den der Vektor V mit der Frontalebene bildet.

ξ' sei der Winkel, den die Projektion V''' mit der y-Achse bildet.

ω_x sei der Winkel, den der Vektor V mit der Richtung *BF* (der Sagittalachse) bildet.

ω_y sei der Winkel, den V mit *BA*, der Horizontalachse, bildet.

ω_z sei der Winkel, den V mit *BJ*, der Vertikalachse, bildet.

V_A sei das an der unipolaren Elektrode *A* registrierte Potential. (V_A ist gleich der Projektion von V auf *OA*.)

V_B sei analog das unipolare Potential von *B*.

V_F das unipolare Potential von *F*.

V_J das unipolare Potential von *J*.

$r = OA = OB = OF = OJ = \frac{1}{2}\sqrt{\overline{AB}^2 + \overline{BF}^2 + \overline{BJ}^2}$.

α der EINTHOVEN-Winkel, den die frontale Projektion von V, also V', mit der Horizontalachse bildet.

K und alle indizierten Größen K sind identisch mit den in der Entfernung 1 cm abgreifbaren Spannungen des Potentialvektors V mit dem gleichen Index. Die Größe K
ist also unabhängig vom Elektrodenabstand, eine virtuelle Größe („reduzierter
Vektor") und deshalb notwendig, um einen vergleichbaren Wert für den Integralvektor zu haben. Das wahre Potential der Einzelfaser V_0 ist beim Vektor des ganzen
Herzens nicht brauchbar, da der Integralvektor des Herzens die Resultante sehr
zahlreicher und divergent laufender Fasern unbekannter Richtung ist. Dieser Integralvektor ist daher selbst nicht zu ermitteln. Berechenbar ist vielmehr nur sein
auf die Entfernung 1 reduzierter Wert K.

In diesen Ableitungen sind mir also gegeben: die anatomischen Abmessungen *AB*, *BF*,
BJ, die Potentiale V_A, V_B, V_F, V_J (positiv, wenn *A*, *B*, *F* u. *J* positiv gegen die WILSON-
Elektrode sind). Ich wünsche zu kennen: in erster Linie V sowie die Größe seiner Projek-
tionen und Komponenten $V_{x,y,z}$ und V', V'', V''' und den Winkel α.

Es lassen sich auf einem Wege, der an anderem Orte angegeben werden soll[1], folgende
einfache Gleichungen zur Berechnung dieser Größen aufstellen.

1.
$$V = r \sqrt{\frac{(V_F - V_B)^2}{\overline{BF}^2} + \frac{(V_A - V_B)^2}{\overline{AB}^2} + \frac{(V_A + V_F)^2}{\overline{BJ}^2}}$$

2.
$$\cos \omega_x = \frac{r}{V \cdot \overline{BF}} \cdot (V_F - V_B)$$

$$\cos \omega_y = \frac{r}{V \cdot \overline{AB}} \cdot (V_A - V_B) \qquad \cos \omega_z = \frac{r}{V \cdot \overline{BJ}} (V_A + V_F)$$

---

[1] GEPPERT, GLADEWITZ und SCHAEFER.

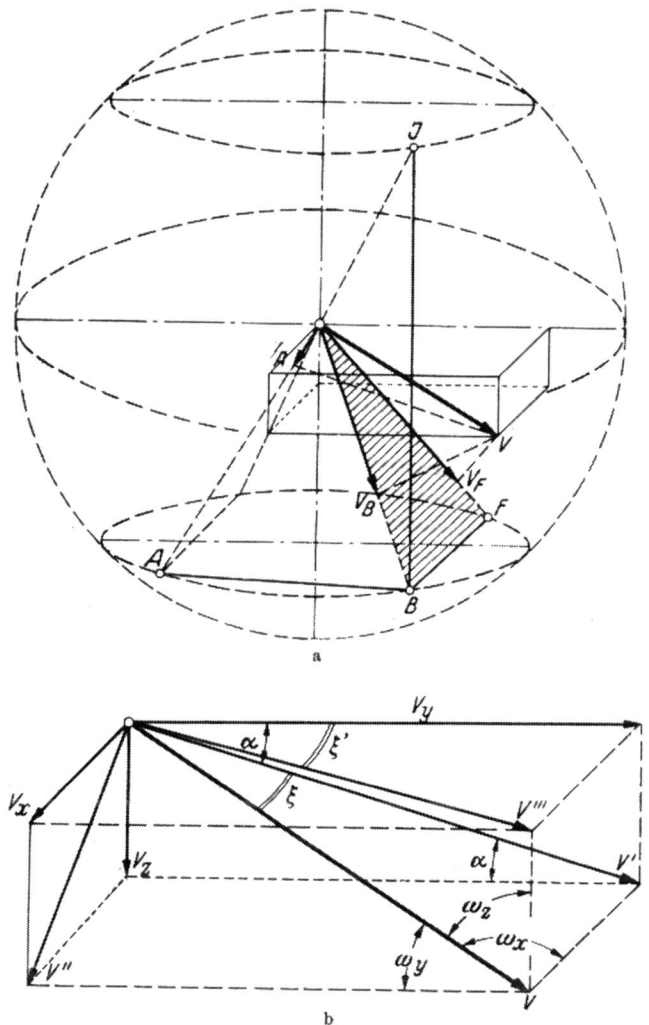

Abb. 315a u. b. a Schema der Raumbeziehungen des Vektors V zu den räumlich angeordneten Elektrodenpunkten A, B, F, J und dem Herzmittelpunkt O nach Abb. 314. Es ist angenommen, daß alle Elektroden
auf einer Kugel um den Herzmittelpunkt liegen. V_B, V_F und V_A die Projektionen von V auf die Ableitelinien.
(Die Projektion auf OJ ist fortgelassen!) b Der um den Vektor im Bild a konstruierte Quader in stärkerer
Vergrößerung. Bedeutung der im Text gebrauchten Symbole. V kann in allen Fällen auch durch die Größe K
ersetzt werden ($K = V \cdot R^2$). In a ist V nach hinten gerichtet. Die Gleichungen sind jedoch so geformt, daß bei
normaler Lage von V die Winkel ω positiv werden; es ist also ω_x positiv, wenn V nach vorn, ω_y wenn V nach
links, ω_z wenn V nach unten weist. (Alle Richtungen am Patienten.) Bild b ist also gegen a um die z-Achse um
180° gedreht, so daß α den üblichen Sinn behält.

3. $$V' = V \cdot \sin \omega_x = r \cdot \sqrt{\frac{(V_A - V_B)^2}{\overline{AB}^2} + \frac{(V_A + V_F)^2}{\overline{BJ}^2}}$$

4. $$V'' = V \cdot \sin \omega_y = r \cdot \sqrt{\frac{(V_F - V_B)^2}{\overline{BF}^2} + \frac{(V_A + V_F)^2}{\overline{BJ}^2}}$$

5. $$V''' = V \cdot \sin \omega_z = r \cdot \sqrt{\frac{(V_F - V_B)^2}{\overline{BF}^2} + \frac{(V_A - V_B)^2}{\overline{AB}^2}}$$

6. $$\xi = R - \omega_x$$

7.
$$\operatorname{tg} \alpha = \frac{\cos \omega_z}{\cos \omega_y} = \frac{\overline{AB}(V_A + V_F)}{\overline{BJ}(V_A - V_B)} = \frac{\overline{AB}(V_A + V_F)}{\overline{BJ}(V_F + V_J)}$$

8.
$$\cos \xi' = \frac{V_y}{V \cdot \sin \omega_z} = \frac{\sin \omega_x \cdot \cos \alpha}{\sin \omega_z} = \frac{\cos \omega_y}{\sin \omega_z}$$

9.
$$V_x = \frac{r}{\overline{BF}}(V_F - V_B)$$

$$V_y = \frac{r}{\overline{AB}}(V_A - V_B)$$

$$V_z = \frac{r}{\overline{BJ}}(V_A + V_F).$$

Benutzen wir statt der Elektrode F die Elektrode J, so können wir einen ganz analogen Satz von Gleichungen aufstellen, aus denen sich dieselben Größen, nur mit anderen Ausgangswerten, errechnen lassen. Theoretisch müßten beide Resultate genau übereinstimmen. Praktisch tun sie das nicht: abgesehen von unvermeidlichen Ungenauigkeiten der Messung selbst, vor allem der anatomischen Abstände, haben wir ja die vereinfachende Annahme einer zentrischen Lage des Herzens gemacht und eine homogene Leitfähigkeit des Feldes sowie kugelförmige Beschaffenheit der Thoraxoberfläche vorausgesetzt. Die Unterschiede in den Resultaten beider Rechnungsarten sind also ein Maß für die Fehlerbreite aller Rechenoperationen dieser Art und für die Zulässigkeit unserer Vereinfachungen. Versuche haben uns gezeigt, daß die Vereinfachungen wahrscheinlich statthaft sind, und die Fehler haben sich als relativ klein herausgestellt.

Die Gleichungen für die Elektrode J lauten wie folgt:

1a.
$$V = r\sqrt{\frac{(V_A + V_J)^2}{\overline{BF}^2} + \frac{(V_F + V_J)^2}{\overline{AB}^2} + \frac{(V_A + V_F)^2}{\overline{BJ}^2}}$$

$$= r\sqrt{\frac{(V_A + V_J)^2}{\overline{BF}^2} + \frac{(V_A - V_B)^2}{\overline{AB}^2} + \frac{(V_B - V_J)^2}{\overline{BJ}^2}}$$

2a.
$$\cos \omega_x = -\frac{r}{V \cdot \overline{BF}} \cdot (V_A + V_J)$$

$$\cos \omega_y = -\frac{r}{V \cdot \overline{AB}}(V_F + V_J) = \frac{r}{V \cdot \overline{AB}} \cdot (V_A - V_B)$$

$$\cos \omega_z = -\frac{r}{V\,\overline{BJ}} \cdot (V_A + V_F) = \frac{r}{V \cdot \overline{BJ}} \cdot (V_B - V_J)$$

3a.
$$V' = r\sqrt{\frac{(V_F + V_J)^2}{\overline{AB}^2} + \frac{(V_A + V_F)^2}{\overline{BJ}^2}} = V \cdot \sin \omega_x$$

$$= r\sqrt{\frac{(V_A - V_B)^2}{\overline{AB}^2} + \frac{(V_B - V_J)^2}{\overline{BJ}^2}}$$

4a. bis 8a. wie 4—8.

7a.
$$\operatorname{tg} \alpha = \frac{\cos \omega_z}{\cos \omega_y} = \frac{\overline{AB} \cdot (V_B - V_J)}{\overline{BJ} \cdot (V_A - V_B)}$$

9a.
$$V_x = -\frac{r}{\overline{BF}}(V_A + V_J)$$

$$V_y = -\frac{r}{\overline{AB}}(V_F + V_J) = \frac{r}{\overline{AB}} \cdot (V_A - V_B)$$

$$V_z = -\frac{r}{\overline{BJ}}(V_A + V_F) = \frac{r}{\overline{BJ}} \cdot (V_B - V_J).$$

δ) Der Vergleich sterischer Ableitungen mit den Extremitätenableitungen. Wie uns die obigen Formeln zeigen, ergeben sich aus unipolaren Brustwandableitungen, falls sie den anatomischen Bedingungen der Abb. 314 entsprechen, die Werte des Winkels α nach EINTHOVEN sowie die Projektion des Vektors auf die Horizontale, also ein der Ableitung I entsprechender Wert. Freilich ist die Umrechnung in den Absolutbetrag der Ableitung I noch mit einer Korrektur zu versehen, welche der Tatsache des verschiedenen Elektrodenabstandes vom Herzen Rechnung trägt. Doch bleibt die Umrechnung trotzdem einfach. In der Frontalebene wird ja vom Raumvektor V nur die Größe $V' = V \cdot \cos \xi$ wirksam, also seine Projektion in die Frontalebene. Das wird sofort klar, wenn man bedenkt, daß in Abb. 315b der Vektor in 3 rechtwinklige Komponenten V_x, V_y und V_z zerlegt ist, von denen V_x senkrecht auf der Frontalebene steht, also unwirksam ist. V_y und V_z aber haben die Resultante V'. Nun ist V aus unipolaren Ableitungen mit dem Abstand r berechnet. Alle in obigen Gleichungen enthaltenen Werte für Spannungen sind aber Abkömmlinge dieser Vektorspannung V, die gleich K/r^2 ist, wobei K die wahre Spannung des Vektors (3 $V_0 s d$ nach der Dipolgleichung bzw. $V_0 \cdot 3 \, \dfrac{a^2}{16}$ nach Gl. [1 b] auf S. 453) in der Entfernung 1 cm darstellt und r aus Abb. 314 hervorgeht. Die Extremitätenelektroden liegen weiter vom Herzen entfernt. Nennen wir ihren Abstand[1] R, so ist nach Gl. (8) auf S. 475

$$V_{\text{Abl. I}} = K' \cdot \frac{1}{R^2} \cdot 1{,}72 \cdot \cos \alpha \,.$$

In dieser Gleichung ist K' aus den obigen Brustwandableitungen durch $K \cdot \cos \xi$ zu ersetzen, da ja K' der Projektion des wahren Vektors in die Frontalebene entspricht und also aus K ebenso hervorgeht wie V' aus V. Da $\xi = R - \omega_x$ ist, wird demnach

$$K' = K \cdot \sin \omega_x \,.$$

Nun ist $V = K/r^2$, definitionsgemäß, und also $K = r^2 \cdot V$. Dadurch formt sich die Gleichung um zu

$$V_{\text{Abl. I}} = V \cdot \frac{r^2}{R^2} \cdot \sin \omega_x \cdot 1{,}72 \cdot \cos \alpha \,.$$

Da in dieser Gleichung alle Werte aus Brustwandableitungen berechenbar bzw. meßbar sind, kann Ableitung I ebenfalls berechnet und mit der direkt gemessenen Größe verglichen werden. Der Vergleich dient dazu, festzustellen, inwieweit die Extremitätenableitungen tatsächlich mit Brustwandableitungen vergleichbar sind, wieweit also die Voraussetzungen des EINTHOVENschen Dreiecks gültig sind oder nicht. Freilich ist zu beachten, daß solche Vergleiche immer nur mit solchen Potentialen der Ableitung I bzw. der unipolaren Brustwandableitungen angestellt werden dürfen, welche streng synchron sind: nur bei solcher Synchronisierung handelt es sich ja um den gleichen *Momentanvektor*, da sich die Lage und Größe von V ja ständig mit der Zeit verändert.

---

[1] Der Abstand ist zugleich die Entfernung bis zur Mitte des EINTHOVENschen Dreiecks (Abb. 313) und wird vom Ansatz der Extremität bis zum Herzmittelpunkt gemessen. Da er für die 3 Extremitäten verschieden ist, muß man sich mit dem arithmetischen Mittel der drei begnügen.

ε) **Übergang zur unipolaren Brustwandableitung.** Bei allen unipolaren Brustwandableitungen ist die Hauptschwierigkeit einer exakten Auswertung, daß die
Ableitelinien absolut schiefwinklig zu allen Hauptebenen des Körpers laufen. Die
Auswertung derartig schiefwinkliger Ableitungen ist äußerst mühsam; die mathematische Formulierung ist noch nirgends gegeben worden. Nun haben die klassisch gewordenen präkordialen Ableitungen V_{1-6} allen anderen Brustwandableitungen gegenüber den Vorzug, wenigstens annähernd auf der gleichen Höhe,
und zwar in Herzhöhe zu liegen, so daß sie also mit dem Herzen annähernd in
eine Horizontalebene fallen. Unter der vereinfachenden Annahme, daß Herz
und Brustwandableitungen in der Horizontalebene liegen, wird ihr Potential
mathematisch einfach behandelbar.

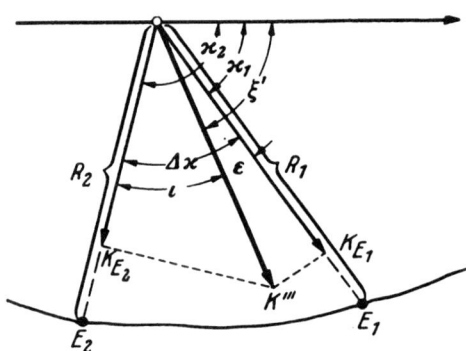

Das ist der wesentliche theoretische
Vorzug dieser Ableitungen gegenüber
etwa dem TRENDELENBURGschen
Brustkreis oder dem NEHBschen
Dreieck, deren Registrierungen allein
aus diesem Grunde vorerst Empirie
bleiben und wissenschaftlich exakt
nicht deutbar sind.

Wir wollen die Theorie dieser
„*Brustwandableitungen in Herzhöhe*",
wie wir sie klassifizieren wollen, kurz
erörtern. Aus ihr wird hervorgehen,
daß diese Ableitungen die eine der
oben bezeichneten Aufgaben wenigstens angenähert lösen: die Darstellung sagittaler Potentialkomponenten.

Abb. 316. Konstruktion der Horizontalprojektion K'''
des Raumvektors K (nach Abb. 315b). Es sei K_{E_1} und
K_{E_2} die Größe des von den beiden Brustwandelektroden
E_1 und E_2 abgegriffenen Potentials V_E (V_{E_1} und V_{E_2}),
multipliziert mit R_1^2 bzw. R_2^2 (Potential in der Entfernung
1 cm!). Die Projektion K''' konstruiert sich durch die
Senkrechten. Bezeichnung der Winkel wie im Text. Der
Herzmittelpunkt 0 ist oben als Kreis bezeichnet.

Abb. 316 gibt eine Aufsicht auf die Vektoren von oben. In der Sagittalebene
wird nur die Projektion V''' mit den Komponenten V_x und V_y wirksam (Abb. 315b).
Folgende Bezeichnungen gelten (Abb. 316):

V_E das unipolare Potential der Elektrode E (V_{E_1} von E_1 usw.).

$\varkappa$ der Winkel, den die Ableitelinie OE mit der Frontalachse (y) einschließt ($\varkappa_1$, $\varkappa_2$
für E_1, E_2). Er kann nur anatomisch festgestellt werden.

ε und ι der Winkel zwischen Vektor und Ableitelinie (ε für E_1, ι für E_2) $\varepsilon = \varkappa - \xi'$.

ξ' nach Abb. 315b und den Gleichungen des vorigen Abschnitts. ξ' wird aus Ableitungen nach Abb. 314 gewonnen. Es kann aber auch berechnet werden: siehe unten!

Die theoretische Schwierigkeit liegt darin, den Nullpunkt 0 zu bestimmen.
Er sollte im Mittelpunkt des Integralvektors liegen. Aber der Integralvektor
ist eine fiktive Größe. Es ist nicht möglich, für ihn einen Ort anzugeben. Die
Möglichkeit des Partialabgriffs verbietet es zudem erst recht, eine solche Vereinfachung als exakt hinzunehmen. Wir machen also unsere Ableitung von
vornherein mit dem Vorbehalt, daß sie die Massenausdehnung des Herzens und
die Tatsache des Partialabgriffs *nicht* berücksichtigt. Wir werden jedoch zu
unserer Ableitung durch die Feststellung von DUCHOSAL und SULZER ermutigt,
daß beide Einflüsse nicht allzu groß sind. Die Chance, etwas über die sagittalen
Potentiale zu erfahren, ist also vielleicht doch nicht so gering. Wir selbst haben
freilich versucht, exakte Analysen nach dem Schema der Abb. 316 durchzuführen,

und müssen gestehen, daß die Resultate nicht sehr gut sind. Es scheint· z. B. fast unmöglich, einen definierten Massenmittelpunkt im Herzen zu konstruieren, der für alle Brustwandableitungen gültig wäre. Finden wir diesen aber nicht, so sind auch die Ableitelinien von der Elektrode zum Herzen und damit die Richtungen der Projektionen nicht eindeutig zu ermitteln. Wir möchten daher die Sache noch nicht allzu definitiv geklärt darstellen (BÖCKH[1]).

Bessere Resultate sind zu gewinnen, wenn man Brustwandableitungen direkt mit einem Vektordiagramm vergleicht, das nach Art der Abb. 106 und mit den Elektroden A, B und F der Abb. 314 aufgenommen wird. Solch ein Vektordiagramm der Horizontalebene ist ja die Projektion des wahren Vektors K auf diese Ebene, und da die präkordialen Ableitungen alle in dieser Ebene liegen, läßt sich ihr Sollwert ohne weiteres aus diesem Vektordiagramm ermitteln und mit dem gemessenen Wert vergleichen: für jeden momentanen Wert von K''' (Abb. 316) lassen sich die Werte der Ableitungen (K_{E_1}, K_{E_2} usw.) durch Projektion bestimmen, falls man vernünftige Richtungen für die Verbindungslinie der Elektrode mit dem Herzmittelpunkt annimmt. DUCHOSAL und SULZER[2] haben solche Konstruktionen gemacht und erstaunlich kleine Abweichungen gefunden. Ein Beispiel solcher Konstruktionen gibt Abb. 321 und 322. Man kann, wie DUCHOSAL und GROSGURIN[3] weiter fanden, auch aus einem Vektordiagramm in der Frontalebene mit den Elektroden A, B und J nach Abb. 314 die Form und Größe von Ableitungen aus den Venen und Vorhöfen des Herzens, die bei unipolarer Ableitung mit einem Herzkatheter gewonnen wurden, ziemlich richtig voraussagen. Beide Ergebnisse zeigen, daß doch schon in recht kleinem Abstand vom Herzen Form und Größe des EKG in den wesentlichen Zügen von dem Integralvektor des ganzen Herzens bestimmt werden und Partialabgriffe dabei keine erhebliche Rolle spielen.

Eine gewisse Chance zur Prüfung gestattet der Vergleich von Brustwandableitungen mit den Ableitungen nach Abb. 314. Dort war

$$V''' = V \cdot \sin \omega_z = \frac{K}{r^2} \sin \omega_z.$$

Da in diesen Ableitungen r ziemlich groß war, d.h. die Elektroden relativ herzfern lagen, sind Partialabgriffe hier nicht zu befürchten. Die Umrechnung auf „präkordiale" Brustwandableitungen *herznah* gestattet also den Einfluß des Partialabgriffs, der als Fehlerquelle der Umrechnung auftritt, abzugrenzen.

V_E bei unipolarer Ableitung nach Abb. 316 ist mit einem anderen Elektrodenabstand, nämlich R, gewonnen. Daher ist V_E nicht einfach gleich der Projektion von V''' auf OE. Auch V_E, d. h. das wirklich von E mit dem Abstand R abgegriffene Potential, muß auf die Größe K''' zurückgeführt werden, wobei K''' die Projektion des reduzierten Potentials K auf die Horizontalebene darstellt und K das Potential des wahren Vektors in 1 cm Entfernung darstellt. Daher ist

$$V_E = \frac{K'''}{R^2} \cdot \cos \varepsilon$$

[1] BÖCKH: noch unveröffentlichte Mitteilung.

[2] DUCHOSAL u. SULZER: La Vectocardiographie, S. 135.   Basel 1949. — DUCHOSAL, GROSGURIN u. SULZER: Acta Cardiol. (Belg.) **3**, 273 (1948).

[3] DUCHOSAL u. GROSGURIN: Acta Cardiol. (Belg.) **4**, 425 (1949).

und daher, da $V''' = K'''/r^2$

$$V_E = V''' \cdot \frac{r^2}{R^2} \cos \varepsilon = V \frac{r^2}{R^2} \cdot \sin \omega_z \cos \varepsilon.$$

Mit dieser Gleichung läßt sich also die unipolare präkordiale Ableitung V_E auf die Messungen mit rechtwinkligen Ableitelinien V'''' nach Abb. 314 zurückführen.

ζ) **Berechnung aus präkordialen Ableitungen allein.** In der Regel wird uns in der Klinik eine Registrierung nach Abb. 314 nicht zur Verfügung stehen. Wir müssen also versuchen, was wir aus 2 präkordialen Ableitungen direkt schließen können. Die Lösung ist konstruktiv so einfach, daß man sie der zwar auch nicht sehr komplizierten rechnerischen Lösung vorziehen wird. Ich muß in jedem Fall die Projektionen des „wahren" Vektors K auf die Ableitelinien ermitteln und daher bei den tatsächlich gemessenen Potentialen den Abstand der Elektrode vom Herzen berücksichtigen. Nenne ich diesen R_1 für OE_1 und R_2 für OE_2 (Abb. 316), so ist das gemessene Potential $V_{E_1} = \dfrac{K_{E_1}}{R_1^2}$; $V_{E_2} = \dfrac{K_{E_2}}{R_2^2}$. Die Werte der Projektion des wahren Vektors K auf die Ableitelinien (K_{E_1}, K_{E_2}) ergeben sich dadurch, daß ich V_{E_1} und V_{E_2} mit den Quadraten des Elektrodenabstandes multipliziere. Als R_1 und R_2 nehme ich approximativ den Abstand der Elektrode von Herzmitte, so gut er mir aus der Anatomie bekannt ist. Besitze ich durch diese Rechnung die auf die Entfernung 1 cm reduzierten Potentiale beider Elektroden, K_{E_1} und K_{E_2}, so kann ich sagen: der geometrische Ort für die Spitze des Vektors K''', also der Projektion des wahren Vektors K auf die Sagittalebene, sind die Senkrechten, die ich im Endpunkt von K_{E_1} und K_{E_2} auf den Ableitelinien OE_1 und OE_2 errichte. Ihr Schnittpunkt gibt nur die Spitze von K''' an. Damit ist die Lage und Größe von K''', also der horizontalen Projektion, gegeben.

K''' kann ich jetzt wieder, analog V''', in die beiden Komponenten in der sagittalen und frontalen Achse zerlegen. Ich erhalte dann 2 Werte K_x und K_y, welche gleich $V_x \cdot r^2$ und $V_y \cdot r^2$ der Abb. 315b sind. Insbesondere K_y ist dadurch wichtig, daß es mir den für Ableitung I nach EINTHOVEN wesentlichen Vektor angibt. Es ist nämlich $K_y = K' \cos \alpha$, wie aus Abb. 315b und der Tatsache klar ist, daß K sich wie V verhält. Es wird daher aus den Brustwandableitungen auch Ableitung I berechenbar: indem ich K' mit dem aus den Extremitätenableitungen bekannten α in die Gleichung auf S. 479 einsetze. Über die Grenzen, die solchen Rechnungen durch den Partialabgriff gesetzt sind, haben wir allerdings soeben schon einige Skepsis geäußert (S. 480).

Der Weg der Rechnung ist wesentlich umständlicher. Benennen wir die Winkel nach S. 480, so ist nach Abb. 316:

$$K_{E_1} = K''' \cdot \cos (\varkappa_1 - \xi') = K''' \cos \varepsilon$$
$$K_{E_2} = K''' \cos (\varkappa_2 - \xi') = K''' \cos \iota$$
$$\varepsilon = \varkappa_1 - \xi'; \quad \iota = \varkappa_2 - \xi'$$
$$\varkappa_2 - \varkappa_1 = \varDelta \varkappa = \iota - \varepsilon.$$

Dabei sind die Winkel ι und ε von K''' aus im Uhrzeigersinn positiv, $\varkappa$ ist von der Frontalachse (y) aus im Uhrzeigersinn gemessen positiv. Es wird dann, in großen Sprüngen abgeleitet:

$$\frac{K_{E_2}}{K_{E_1}} = \frac{\cos \varDelta \varkappa \cdot \cos \varepsilon + \sin \varDelta \varkappa \cdot \sin \varepsilon}{\cos \varepsilon}$$

$$= \cos \varDelta \varkappa + \sin \varDelta \varkappa \cdot \operatorname{tg} \varepsilon,$$

$$\operatorname{tg} \varepsilon = \frac{K_{E_2}}{K_{E_1} \cdot \sin \varDelta \varkappa} - \operatorname{ctg} \varDelta \varkappa,$$

$$\xi' = \varkappa_1 - \varepsilon.$$

Da $\varkappa_1$ anatomisch gegeben ist, wenn auch in grober Annäherung, ist der Winkel der horizontalen Vektorkomponente K''' bestimmt.

Die Größe von K''' berechnet sich so:

$$K''' = \frac{K_{E_1}}{\cos \varepsilon} = \frac{V_{E_1} \cdot R_1^2}{\cos \varepsilon}$$

Der Übergang auf Ableitung I erfolgt so:

$$V_{\text{Abl. I}} = \frac{K_y}{R_1^2},$$

wobei R_I die Entfernung zwischen Herzmittelpunkt und Armansatz ist. Da nach Abb. 315b

$$K_y = K''' \cos \xi'$$

ist, ist demnach

$$V_{\text{Abl. I}} = \frac{K''' \cdot \cos \xi'}{R_1^2} = V_{E_1} \frac{R_1^2}{R_1^2} \cdot \frac{\cos \xi'}{\cos \varepsilon}.$$

In dieser Gleichung sind rechts alle Werte bekannt, so daß sich also aus präkordialen Ableitungen ein *Sollwert* der Ableitung I errechnen läßt, der als Test der Gültigkeit unserer vereinfachenden Annahmen dienen kann.

Wir haben damit eine Aufstellung einiger Rechenoperationen gegeben, welche nun zur Prüfung der Bedingungen der Brustwandableitungen angewandt werden müßten. Wir sind uns klar darüber, daß diese Prüfung nicht einmal begonnen hat. Doch soll diese Ableitung die Anregung geben, klinisches Material in größerem Umfang daraufhin auszuwerten, ob und inwieweit das Dreiecksschema gültig ist, die präkordialen Ableitungen einen Partialabgriff enthalten, der die obigen Ableitungen grob fehlerhaft macht, die T-Zacke sich anders verhält als QRS und so fort. Die Skepsis, die aus dem großen Lehrbuch von Katz[1] spricht, ist nicht unwidersprochen geblieben. Die Arbeiten Duchosals und Wilsons zeigen, daß die Inhomogenitäten der Felder nicht so belangvoll sind wie wir oft geglaubt haben. Vielleicht (ich möchte sagen: wahrscheinlich) ist eine quantitative Beherrschung aller Ableitungen des EKG in einem Umfang möglich, daß man zu einer Theorie des EKG nicht mehr so weit hat, und die leidige Empirie allmählich eine wirkliche Deutung findet.

61. Technik der Brustwandableitung.

Während die vorstehenden Ableitungen für die praktische Auswertung des Brustwand-EKG zunächst noch nicht von sehr großer Bedeutung sind, müssen wir jetzt versuchen, welche praktischen Anwendungen die Theorie gestattet. Wir wollen dabei zunächst die Technik solcher Ableitungen erörtern. In der *Technik der Brustwandableitungen* unterscheiden wir also die *unipolare* und die *bipolare* Ableitung. Es wird oft, manchmal sogar unter Zitierung meiner eigenen Worte, die „unipolare" Ableitung als eine „multipolare" abgelehnt[2]. Das ist absolut richtig, wenn man unter einer unipolaren Ableitung eine solche versteht, welche das Potential der Muskelmembran monophasisch ableitet, also gleichsam eine statische Potentialmessung der Membranoberfläche vornimmt. Das ist nicht möglich. Die Vektordarstellung hat jedoch auf die Einbeziehung monophasischer Potentialänderungen *grundsätzlich* verzichtet, da solche Änderungen intra vitam ja nicht meßbar sind. Sie behauptet nicht, daß es sie nicht gibt. Sie behauptet nur, daß wir praktisch mit einer Reduktion auf monophasische Potentiale nichts

---

[1] Katz: Electrocardiography. Philadelphia 1946.
[2] Vgl. Rothschuh: Klin. Wschr. 1947, 673.

anfangen können. (Trotzdem könnten wir natürlich jedes Potential nach Abb. 26 als das Ergebnis der Interferenz zweier monophasischer Aktionspotentiale, nämlich desjenigen vom Anfang und vom Ende der „freien Weglänge", betrachten. Machen wir hinreichend viele Differenzkonstruktionen dieser Art, so gelangen wir ja zum elementaren R und T! Freilich ist der apicobasale Erregungsrückgang *nicht* auf gleiche Weise analysierbar!) Unipolar ist also die Elektrode nur insofern, als sie uns das Potential im Felde eines Dipols gegen *Dipolmitte* angibt. Aber diese Ableitung ist für jeden Dipol sozusagen eine bipolare in nuce: es liegt nämlich die 2. (indifferente) Elektrode immer in der Mitte des Dipols! Da hierdurch viele Verhältnisse mathematisch leichter werden, hat die „unipolare" Ableitung rechnerische Vorzüge. Im Grunde aber ist sie eine bipolare wie die anderen bipolaren Ableitungen auch. Nur in diesem technischen Sinn ist also die Bezeichnung gemeint.

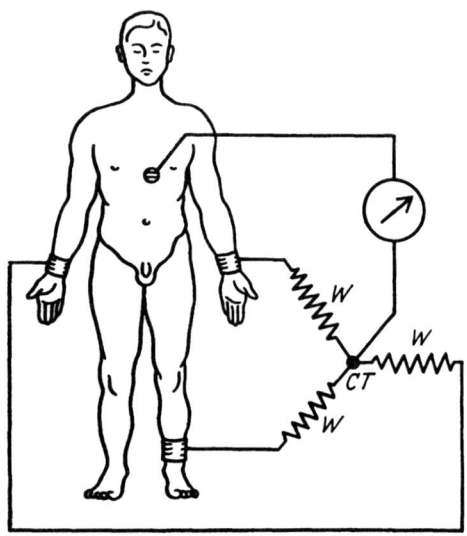

Abb. 317. Schema der Central-Terminal-Elektrode WIL-SONS. Die 3 gleichen Widerstände *W* müssen größer als 5000 Ω sein. *CT* der Ableitepunkt zum Verstärker.

Während die bipolare Ableitung in der Wahl ihrer Elektroden keine Schwierigkeiten hat, es sei denn, mathematisch einigermaßen leicht zu behandelnde Ableitepunkte zu finden, ist das bei der unipolaren Ableitung nicht so. Die Bedingung, daß nämlich die indifferente Elektrode im unendlich fernen Feld liegt und dadurch automatisch potentialgleich mit der Dipolmitte wird, ist ja *praktisch* am Körper nicht durchführbar. Außerdem liegt ja beim Körper ein begrenztes und kein unendliches Feld vor. Die Nullebene weitet sich hier also niemals zu einer praktisch potentialfreien Fläche aus (Abb. 28). Man müßte vielmehr das Potential mehrerer Randpunkte so addieren, daß die Summe dieser Potentiale dem Nullpotential entspricht. Die kleinste Zahl von Punkten, deren Summe zu Null werden kann, ist in einem homogenen Felde 3. Setzen wir den Körper wieder angenähert als Kugel, so wird also die Frontalebene aus der Kugel eine kreisförmige Begrenzung herausschneiden, auf der die 3 Extremitätenelektroden liegen. Da laut Definition des EINTHOVENschen Dreiecks diese 3 Elektroden um 120° auseinanderliegen, der Abgriff aber vom cos des Winkels abhängt, den der Vektor mit der Ableitelinie zu der betreffenden Elektrode bildet, haben wir denselben Fall vor uns, der auch beim Dreiphasendrehstrom vorliegt: jeder Vektor projiziert sich mit 3 Phasen, deren Summe Null sein muß. Das ist die exakte Begründung der experimentell genialen Idee WILSONs[1], eine angenähert auf unendlich fernem Potential liegende Elektrode dadurch zu schaffen, daß er alle 3 Elektroden der Extremitäten untereinander verband (Abb. 317). Der Punkt, an dem diese 3 Elektroden zusammenlaufen, ist die „central terminal"-

[1] WILSON, JOHNSTON, MACLEOD, BARKER: Amer. Heart J. 9, 447 (1934).

Elektrode (CT). Dieser Punkt wird jedoch über Widerstände *W* von *mindestens* 5000 Ω mit den Extremitäten verbunden, aus 2 Gründen: Erstens würde das elektrische Feld des Herzdipols sehr stark verzerrt werden, wenn seine Ränder miteinander absolut kurzgeschlossen, d. h. also auf gleiches Potential gebracht würden. Ferner aber ist der Widerstand der Elektroden selbst eine Fehlerquelle. Wie nämlich GROEDEL[1] fand, sind die CT-Elektroden nicht immer auf Nullpotential, und KERT und BRYANT[2] haben gezeigt, daß das daher kommt, daß die Haut unter den Elektroden einen verschiedenen Widerstand hat. Dadurch wird das Potential derjenigen Stelle, die den höheren Widerstand hat, weniger stark an die CT herangeführt und die CT erhält gegen diese Hautstelle Spannung. Es empfiehlt sich daher sorgfältige Anlegung der Elektroden und eine Größe der Widerstände W, die möglichst hoch ist. Der Wert von 5000 Ω stellt ein *Minimum* dar!

Leiten wir herznah ab, so kann jeder im Vergleich zu dieser Elektrode weit vom Herzen entfernte Punkt als am Rande des Feldes, also als *praktisch* unendlich weit entfernt, gelten. Dieser Annäherung entspricht jede Extremität einigermaßen, am besten allerdings, wie aus Abb. 30 hervorgeht, der *linke* Arm: er liegt bei normalem Typ fast in der Nullebene (Symmetrieebene) des Feldes. Am *größten* werden allerdings die Potentialdifferenzen, wenn wir der indifferenten Elektrode ein möglichst *hohes* eigenes Potential erteilen (d. h. sie möglichst wenig indifferent machen) und das ist ersichtlicherweise (Abb. 30) der *rechte* Arm, den dann auch GROEDEL[3] gewählt hat. Nun ist allerdings weder die Größe des Potentials noch die Lage in der Nullebene ein eindeutiger Vorteil. Die Größe ist im Zeitalter fast beliebiger Verstärkungen belanglos, die Nullebene dagegen besonders empfindlich gegen leichte Schwankungen der Vektorlage, da das Potential, das von der indifferenten Elektrode beigetragen wird, ja hier von + nach — schwankt. HECHT[4] sowie GROEDEL finden, daß die Elektrode am rechten Arm die kleineren Abweichungen zeigt, was sie denn letzten Endes als die beste Ableiteelektrode erscheinen läßt, so wie es GROEDEL fordert. Eine sichere Vektordiagnose erlaubt trotzdem nur die WILSON-Elektrode; nur sie kann als praktisch potentialfrei im Sinn der Vektoranalyse angesprochen werden. Aus den Tabellen GROEDELs geht z. B. klar hervor, daß sie die besten Beziehungen zum Mittelwert aus *CR*, *CL* und *CF* hat. Die Differenzen zwischen diesen 3 Ableitungen müssen im übrigen ja schon aus physikalischen Gründen die Größe der Ableitungen I, II und III haben, was WOLFERTH und WOOD[5] auch nachwiesen. Die beste „unipolare" (d. h. praktisch potentialfreie Elektrode wäre übrigens nach WOLFERTH und LIVEZEY[6] ein Punkt an der Spitze der rechten Scapula, was aber auch nur im relativen Sinn richtig sein kann; mit der WILSON-CT-Elektrode kann eine solche Ableitung grundsätzlich nicht konkurrieren. Will man überhaupt eine andere als die WILSON-Elektrode benützen, so wird man bedenken müssen, bei welcher Ableitung sich Vektoren in der Frontalebene, vor allem die Vektoren der Ableitung II und III am wenigsten projizieren; denn diese

---

[1] GROEDEL: Exper. Med. a. Surg. **5**, 75 (1947).

[2] KERT u. BRYANT: Amer. Heart J. **37**, 1035 (1949).

[3] GROEDEL: Das EKG. Dresden u. Leipzig 1934. — Cardiologia **3**, 23, 37, 49 (1939).

[4] HECHT, H. H.: Amer. Heart J. **24**, 529 (1942).

[5] WOLFERTH u. WOOD: Amer. Heart J. **20**, 12 (1940).

[6] WOLFERTH u. LIVEZEY: Amer. Heart J. **27**, 764 (1944).

Vektoren hat man ja bereits in den Extremitätenableitungen. Ein Blick auf die Anatomie zeigt, daß eine Ableitung zum Bein die beste wäre. Das wurde z. B. beim Infarkt von MORTENSEN und WARBURG[1] bestätigt: nur bei CF fehlt R über dem infarzierten Bezirk, nicht bei CR oder CL. Das wird sofort eingesehen, wenn man die von MORTENSEN und WARBURG abgeleiteten Beziehungen bedenkt, die auch aus unseren Gleichungen hervorgehen, daß

$$CF - CR = \text{Ableitung II, also } CR = CF + \text{Ableitung II.}[2]$$

In CR muß sich also immer das R der Ableitung II überlagern! CF-Ableitungen hingegen haben minimale Komponenten aus den üblichen Extremitätenableitungen.

Man hat sich übrigens größte Mühe gegeben nachzuweisen, welche indifferente Elektrode keinerlei „Potentialschwankungen" mehr besitzt. Hierbei ging man meist allzu naiv vor.

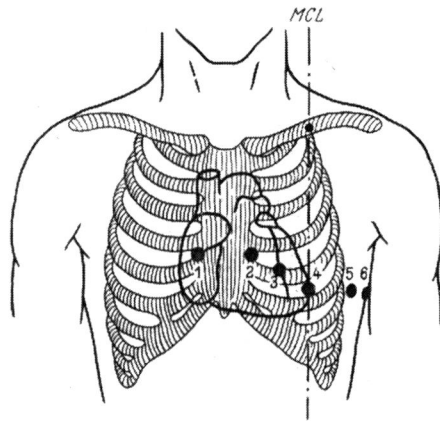

Jeder Punkt im Feld hat Potentialschwankungen, wenn man nur genügend empfindlich registriert, solange man nicht ins Unendliche wandert. Die Eintauchung des ganzen Körpers in eine Wanne und Drahtgeflechte um den Körper (MOLZ, ECKEY und FRÖHLICH[3]) bringen zwar Verbesserungen, die aber technisch nicht durchführbar sind. Wir glauben nicht, daß selbst nach Anwendung der in diesem Buch gegebenen Prinzipien das EKG eine Mikromethode ist. Man sollte diese wahrhaft unbedeutenden Fehler der CT-Elektrode in Kauf nehmen.

Die *Lage* der Brustwandelektroden sollte eigentlich in Zukunft den sowohl von der American Heart Association als auch der deutschen Gesellschaft für Kreislaufforschung gegebenen Richtlinien entsprechen[4]. Danach sind Standardableitungen die Ableitungen,

Abb. 318. Die Lage der 6 Standard-Brustwand-Elektroden $V_{1\ 6}$. MCL Medioclavicularlinie.

welche mit V und einer Reihe von Ziffern bezeichnet werden. Abb. 323 gibt die Lage im Horizontalschnitt an. In der Frontalansicht liegen die Elektroden so, wie es die Tabelle angibt. Einzelheiten der Nomenklatur entnehme man dem Anhang (S. 539), der die Richtlinien der deutschen Gesellschaft für Kreislaufforschung wiedergibt. Die Lage der routinemäßigen Ableitestellen gibt Abb. 318 wieder.

Zur *Nomenklatur*: Alle unipolaren Ableitungen (nur solche haben eine fixe Nomenklatur) werden gegen die CT abgeleitet, wenn nicht eine andere indifferente Elektrode ausdrücklich genannt ist. V_{1-6} sind also Brustwandableitungen aus dem 4. und 5. Intercostalraum gegen die CT. Wird die Ableitung C mit einem 2. Buchstaben benannt, so bedeutet das, daß eine andere als die CT-Elektrode benutzt wurde. CR heißt: Ableitung Brustwand gegen rechten Arm; CL: gegen linken Arm, CF gegen linken Fuß. Die Nummern beziehen sich auf die Brustwandelektrode und bedeuten dasselbe wie bei den V-Ableitungen (vgl. Tabelle). Außer den in der Tabelle angegebenen Lagen findet man speziell in der älteren Literatur die Lage IV (= Ableitung IV); hierbei liegt die differente Elektrode auf dem Außenrand des Herzspitzenstoßes. Da die Lagen der Tabelle nicht auf den Spitzenstoß bezogen sind, kann die Ableitung IV zwischen V_3 und V_4 schwanken.

[1] MORTENSEN, V., u. E. WARBURG: Acta med. Scand. **140**, 429 (1943).

[2] Analog $CR - CL = $ Ableitung I; $CL - CF = $ Ableitung III.

[3] MOLZ: Z. Kreislaufforsch **1937**, 361. — ECKEY u. FRÖHLICH: Arch. Kreislaufforschg **2**, 349 (1938).

[4] SCHAEFER: Z. Kreislaufforschg **1950**, 65. — Klin. Wschr. **1950**, 590.

Tabelle der Bezeichnung der Brustwandableitungen (zum Teil nach GREVIN, *Acta med. scand.,*
Suppl. **209**).

Lage der differenten Elektrode		Lage der indifferenten Elektrode				
		Central Terminal	Rechter Arm	Linker Arm	Linker Fuß	Rücken
Hintere Axillarlinie rechts . .	in Höhe von Vr_4	Vr_7	CRr_7	CLr_7	CFr_7	CBr_7
Mittlere Axillarlinie rechts . .	in Höhe von Vr_4	Vr_6	CRr_6	CLr_6	CFr_6	CBr_6
Vordere Axillarlinie rechts . .	in Höhe von Vr_4	Vr_5	CRr_5	CLr_5	CFr_5	CBr_5
MCL rechts	5. ICR	Vr_4	CRr_4	CLr_4	CFr_4	CBr_4
Zwischen MCL und Sternal- rand rechts	5. Rippe	Vr_3	CRr_3	CLr_3	CFr_3	CBr_3
Sternalrand rechts	4. ICR	$V_1 (CT_1)$	CR_1	CL_1	CF_1	CB_1
Sternalrand links	4. ICR	$V_2 (CT_2)$	CR_2	CL_2	CF_2	CB_2
Zwischen Sternalrand und MCL links	5. Rippe	$V_3 (CT_3)$	CR_3	CL_3	CF_3	CB_3
MCL links	5. ICR	$V_4 (CT_4)$	CR_4	CL_4	CF_4	CB_4
Vordere Axillarlinie links. . .	in Höhe von V_4	$V_5 (CT_5)$	CR_5	CL_5	CF_5	CB_5
Mittlere Axillarlinie links. . .	in Höhe von V_4	$V_6 (CT_6)$	CR_6	CL_6	CF_6	CB_6
Hintere Axillarlinie links . .	in Höhe von V_4	$V_7 (CT_7)$	CR_7	CL_7	CF_7	CB_7
Rücken, direkt medial vom Angulus scapulae		$\begin{cases} V_8 (CT_8) \\ V_B (CT_B) \end{cases}$	$\begin{cases} CR_8 \\ CR_B \end{cases}$	$\begin{cases} CL_8 \\ CL_B \end{cases}$	$\begin{cases} CF_8 \\ CF_B \end{cases}$	— —

Man kann auch eine Extremität unipolar ableiten, wenn man sie gegen die
CT ableitet. Man bestimmt dann gleichsam unipolar die Schwankungen an der
Wurzel der Extremität (Abb. 312). Das Verfahren hat viele rechnerische Vorteile.

Die *Schaltung* geschieht heute immer so, daß eine Positivierung der Brustwandelektrode einen Ausschlag nach *oben* gibt. Das entspricht also einer Schaltung, bei der die CT-Elektrode an das Kabel des rechten Arms, die Brustwandelektrode an das des linken Arms oder linken Beins gelegt wird. Auch 2 Ableitungen gleichzeitig sind hierbei möglich.

62. Die anschauliche Deutung einer Brustwandableitung.

Abb. 318 gibt die Anordnung der Ableitepunkte, so wie sie routinemäßig heute
geübt werden, wieder. Abb. 320 zeigt die mit diesen Elektroden sowie mit den
Punkten der Abb. 314 gewonnenen Kurven. Wir ersehen aus ihnen, daß bei
normalem Ablauf der Erregung im Herzen über dem rechten Herzen ein kleiner
Ausschlag nach oben (R) und ein tiefer Ausschlag nach unten (S) entsteht. Die
Gesamtamplitude ist trotzdem relativ klein. Wir können diesen Typ RS der
Brustwandableitung mit GROEDEL Rechtspotential bezeichnen, müssen allerdings hinzufügen, daß dies Wort nach unseren Ergebnissen nur den Typ bei
dieser Lage der Elektroden bezeichnen kann, ohne damit auszudrücken, daß das
Potential nur im rechten Herzen entsteht. Je mehr wir von rechts nach links
wandern, desto höher wird R. Anfangs nimmt auch S an Tiefe zu, d. h. beide
Potentiale, R und S, werden einfach gleichmäßig größer (Linkspotential); doch
schließlich nimmt S ab und es bleibt in der linken Axillarlinie fast ein reines R
mit sehr kleinem S übrig. Was sagen uns diese Tatsachen anschaulich ?

Die mathematische Analyse, die sich in den Abb. 310—315 widerspiegelt, zeigte uns, daß bei unipolarer Ableitung die Projektion des Vektors auf die Ableitelinie abgegriffen wird. Da unsere Polung nach Übereinkunft so gewählt ist, daß ein Ausschlag nach oben Positivität der Brustwandelektrode bedeutet, heißt das zugleich, daß ein Ausschlag nach oben von einem Vektor erzeugt wird, dessen + Pol näher an der Brustwandelektrode liegt als dessen − Pol. Übertragen wir das auf die Einzelfaser, so heißt das: die diesen Dipol erzeugende Faser hat eine Erregungswelle, *welche auf die Brustwandelektrode zuläuft.* Sie kann sehr wohl im schiefen Winkel zur Ableitelinie laufen, aber der Winkel muß *spitz* sein. Wäre er ein rechter, so gäbe es gar kein Potential (die Elektrode läge in der Symmetrieebene des Feldes), wäre er stumpf, so wäre das Potential umgekehrt.

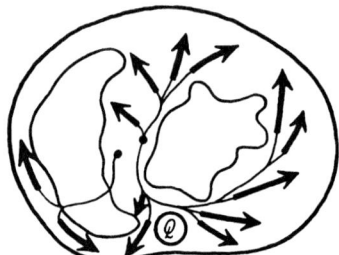

Abb. 319. Schematische und hypothetische Darstellung des Vektorverlaufs im Horizontalschnitt, analog der Abb. 78. Q der Quellpunkt der Erregung. Rechter und linker Ast des Hisschen Bündels im Querschnitt innerhalb des Septums angedeutet und als Ausgangspunkt der Erregungsverteilung genommen.

Nun ist der Ausschlag im EKG die algebraische Summe des Potentials aller einzelnen Fasern. Diese sind zudem verschieden weit entfernt. Doch können wir uns das Herz in elektromotorisch äquivalente Massenwürfel zerlegt denken. In kleinen Entfernungen sind diese Würfel klein, in großen groß, entsprechend dem Gesetz auf S. 462ff. Unsere Aussage nimmt nun eine *statistische* Form an:

Ein Ausschlag nach oben im Brustwand-EKG bedeutet, daß die Mehrzahl aller äquivalenten Masseneinheiten vorwiegend solche Erregungswellen enthält, welche auf die Elektrode zulaufen.

Liegen also größere Fasermassen, deren Potentiale auf die Elektrode zulaufen, sehr nahe, andere, an Zahl absolut vielleicht sogar überwiegenden Fasern aber ferne, so herrscht trotzdem positives Potential vor; umgekehrt kann ein negativer Ausschlag sehr wohl von fernen Potentialen erzwungen werden, welche trotz ihrer größeren Entfernung ein höheres Massenäquivalent nach Gl. (22, 22a) auf S. 463f. besitzen. Ein Urteil darüber, ob ein R oder S auf ferne oder nahe Massen zurückzuführen ist, ist also nur aus der Kenntnis der Massenverteilung des Herzens einschließlich einer Kenntnis des Erregungsablaufs in diesen Massen zu gewinnen. Ersteres ist eine Frage des Partialabgriffs, wie es Abb. 306 und 307 zu schildern versuchen; letzteres ließe sich aus Analysen des Erregungsablaufs entnehmen, wie er in Abb. 78, 80 und 319 schematisiert bzw. experimentell dargestellt wurde.

Fehlt also in einer Ableitung das R (wie über einem infarzierten Bezirk), so ist zu schließen, daß in jedem Augenblick die von der Elektrode wegweisenden Fasern das Übergewicht haben. Da auf alle Elektroden normalerweise irgend wann einmal auch nahe Fasern zulaufen müssen, ist ein solches Ereignis nur dann denkbar, wenn *entweder* diese nahen Fasern in umgekehrter Richtung durchlaufen werden, wie z. B. beim Schenkelblock (vgl. Abb. 146). Oder es fallen die nahen, zur Elektrode hinweisenden Fasern ganz aus (durch Infarkt, toxische Prozesse mit Nekrosen oder lokalen Blockaden), so daß nur mehr die von der Elektrode wegweisenden Fasern Felder entwickeln und ein S erzeugen. Die Differentialdiagnose zwischen beiden Möglichkeiten ist oft recht schwierig und nur indirekt zu stellen.

Um eine Deutung des Brustwand-EKG aus den individuellen Vektoren vornehmen zu können, müssen wir vorerst einen Blick auf Abb. 319 werfen. Es wird in ihr, ähnlich schematisiert wie in Abb. 78, eine Darstellung der mittleren, statistischen Ausbreitungsrichtung der Erregungswelle und damit der Vektorrichtungen versucht. Auch hier finden wir die dominierende Rolle des Quellpunktes: er gibt an, von wo ab die Erregungen auseinanderlaufen. Leiten wir gerade über dem Quellpunkt ab, so ist die QRS-Fläche minimal und besteht aus R und S von fast gleicher Größe. Rückt

die Elektrode nach links zur Herzspitze, so nehmen die auf die Elektrode *zulaufenden* Fasern zu, also R wächst, nach rechts hin aber nimmt R ab, da die fortweisenden Fasern die Überhand behalten, und S steigt also.

Versuchen wir an Hand dieser Überlegungen eine vorläufige Deutung der Normalbilder der Abb. 320. Wie die Ableitungen I—III zeigen, handelt es sich um ein etwas steil gestelltes, normtypisches Herz. Der Vektor läuft, wenn seine Richtung mit dem „Negativitätsgefälle" identisch erklärt wird, also auch mit der Richtung der Erregungswelle übereinstimmend von — nach + weist, von oben rechts nach unten und etwas nach links. In den 3 bipolaren Brustwandableitungen ist B so gepolt, daß es in BJ und BF an der rechten Armelektrode liegt; in BA liegt es an der linken Armelektrode[1]. (Eigentlich hätte es genau umgekehrt sein sollen, was wir zu entschuldigen bitten!) Der Vektor läuft also in BJ ebenfalls von oben nach

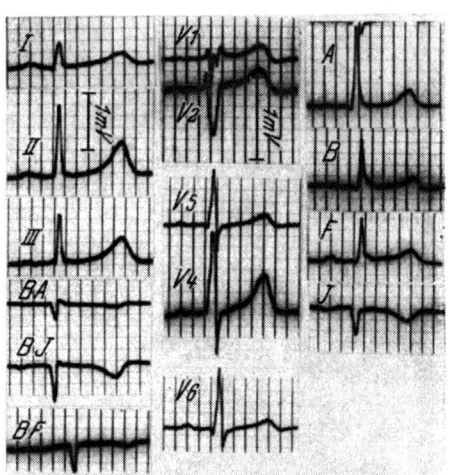

Abb. 320. Beispiele einer Brustwandableitung mit den Standardelektroden V_1, V_2, V_4, V_5, V_6 sowie unipolar und bipolar mit den DUCHOSAL-Ableitungen nach Abb. 314. *I—III* die Extremitätenableitungen. *BA*, *BJ* und *BF* bipolar, *A*, *B*, *F*, *J* unipolar gegen die „Central Terminal". Eichung: alle Brustwandableitungen gleich, ebenso Ableitung I—III. Der Ventrikelgradient beträgt in $V_1 = 9\ \mu\text{Vsec}$, $V_2 = 4,5\ \mu\text{Vsec}$. $V_4 = 51\ \mu\text{Vsec}$.

unten: da der Ausschlag nach unten geht, ist nämlich die rechte Armelektrode positiv, also B! Er läuft in AB von rechts nach links, und zwar ebenso stark wie in Ableitung I (wenn man die verschiedenen Empfindlichkeiten von I und AB berücksichtigt.) Er läuft in BF von vorn nach hinten, da B positiv gegen F ist. In den unipolaren Ableitungen zeigt sich das gleiche: hier liegt die Brustwandelektrode immer an der linken Armelektrode: V_1 und V_2 sind vorwiegend negativ: der Vektor läuft vorwiegend von ihnen fort, d. h. er weist von vorn rechts nach hinten links. In der unipolaren Ableitung von J weist der Vektor von der Elektrode fort nach unten; auf A weist er ziemlich direkt: A hat den größten Ausschlag. B und F sind fast gleich stark, da der Vektor vorwiegend nach unten weist, also noch sehr stark auf die Linie OB und OF projiziert wird.

Eine Analyse eines solchen Bildes wie Abb. 320 zeigt also bereits im groben, daß alle Ableitungen, unipolare, bipolare und EINTHOVEN-Ableitungen, aus dem Verlauf des Integralvektors befriedigend abgeleitet werden können. Wie wir jedoch schon mehrfach erwähnten, sind sehr exakte Analysen dieser Art von DUCHOSAL und SULZER[2] vorgelegt worden. Aus ihnen geht mit ziemlicher Sicherheit folgendes hervor: Bei unipolarer Ableitung von Brustwandstellen, die vom Herzen aus gesehen sich genau entgegengesetzt gegenüber liegen, werden EKG erhalten, welche spiegelbildlich gleich sind. Der Vektor projiziert sich auf die

---

[1] Ausschlag nach unten heißt also: B ist in BF und BJ positiv, der Vektor läuft vorwiegend auf B zu; B ist in AB negativ, der Vektor läuft mehr auf A zu.

[2] DUCHOSAL u. SULZER: La vectocardiographie. Basel 1949.

eine Ableitelinie in positiver, auf die um 180° entgegengesetzte um den gleichen Betrag in negativer Richtung. Auch die Größen solcher Ableitungen sind gleich, wenn man die Schreibempfindlichkeit des Oszillographen dem Quadrat des Abstandes vom Herzen reziprok setzt. Abb. 321 zeigt eine solche Registrierung.

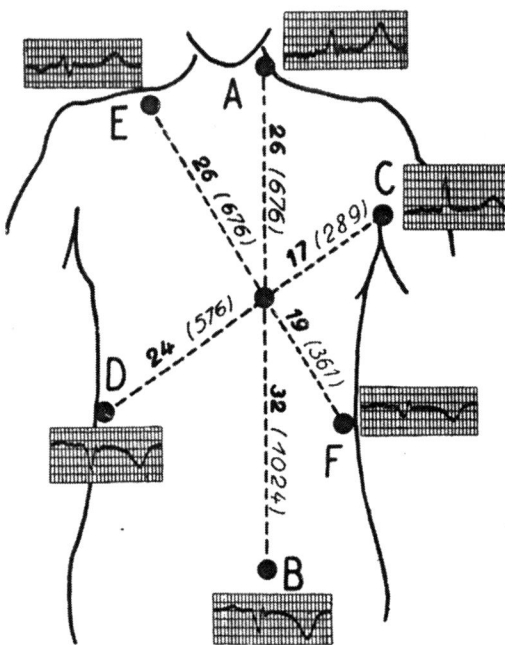

Abb. 321. Darstellung unipolarer Brustwandableitungen von genau entgegengesetzten Punkten verschiedener Entfernung vom Herzen. Die Verbindungslinie von *A* und *B* geht ebenso durch den Herzmittelpunkt wie die von *CD* und *EF*. Die EKG je zweier gegenüberliegender Punkte wurden gleichzeitig aufgenommen und nach dem Augenmaß auf gleiche Größe eingestellt und registriert. *Danach* erst wurde die Eichung gemacht. Es zeigt sich, daß die Kurvenform der Elektrodenpaare fast exakt spiegelbildlich gleich ist; die Eichausschläge je zweier Ableitungen entsprechen ungefähr (freilich durchaus nicht exakt!) dem Quadrat der Entfernung vom Herzmuskelmittelpunkt. (Entfernung in Zentimeter, Quadrat in Klammern angegeben.) Die Eichwerte sind, bezogen auf unsere Reproduktion, für die EKG der 6 Ableitepunkte, je 1 mV in mm: *A* = 8,5 mm, *B* = 8,2; *C* = 6,2; *D* = 8,2; *E* = 8,9 *F* = 4,7 mm. (Aus DUCHOSAL u. SULZER. La vectocardiographie. Basel 1949. Abb. 27.)

Es geht weiter aus den Versuchen DUCHOSALs, ebenso wie aus der Arbeit von WOLFERTH und Mitarbeitern[1], hervor, daß beim normalen Herzen V_6 im Kurvenverlauf praktisch identisch ist mit Ableitung I. Auch das ist leicht einzusehen, wenn wir uns die Lage der Ableitelinie von V_6 nach Abb. 323 vergegenwärtigen: sie läuft fast in der Frontalebene horizontal vom Herzen nach links. Die Ableitung I hat im EINTHOVENschen Dreieck genau dieselbe Projektionslinie. Ein „Partial-EKG" ist von V_6 nicht zu erwarten. (Auf diesen Ableitepunkt kann man also meines Erachtens am ehesten verzichten.) Es ist drittens nach DUCHOSAL und SULZER die Ableitung der präkordialen Standard-EKG V_1—V_6 aus dem Vektordiagramm in der Horizontalebene mit befriedigender Genauigkeit ableitbar (Abb. 322).

63. Das Partial-EKG.

Die Auswertung des Brustwand-EKG ist in erster Linie von der Frage abhängig, wieweit ein Partialabgriff bestimmter Herzteile möglich ist oder nicht. Man hat die Frage des partiellen Abgriffs bislang wohl etwas zu einseitig nur in dem Sinn behandelt, ob bei herznahen Ableitungen sich die der Elektrode nächstliegenden Herzteile stärker ableiten lassen als die anderen. Dies Problem, ein alter Streitpunkt, ist durch die oben entwickelte Theorie gelöst: es ist eine quantitative Frage, über die man in Zukunft nicht mehr wird streiten können. Ein Partialabgriff ist möglich; fraglich bleibt nur, wie groß er quantitativ ist und ob er einer so strengen Bedingung wie der oben aufgestellten genügen kann, daß der partiell registrierte Herzteil mehr als 2mal so stark abgegriffen wird wie der Rest. Dieser Frage des *Partialabgriffs durch verschiedene Entfernungen* treten

[1] WOLFERTH, LIVEZEY u. WOOD: Amer. Heart J. **21**, 215 (1941).

nun aber zwei andere Möglichkeiten zur Seite: es können bestimmte Fasermassen im Gegensatz zum übrigen Konvolut der Herzmasse so einseitig gerade auf eine Elektrode hingerichtet verlaufen, daß diese Elektrode für diese Fasern ein maximales Potential ableitet: für sie wird $\vartheta = 0$ und daher $\cos \vartheta = 1$. Ein solcher

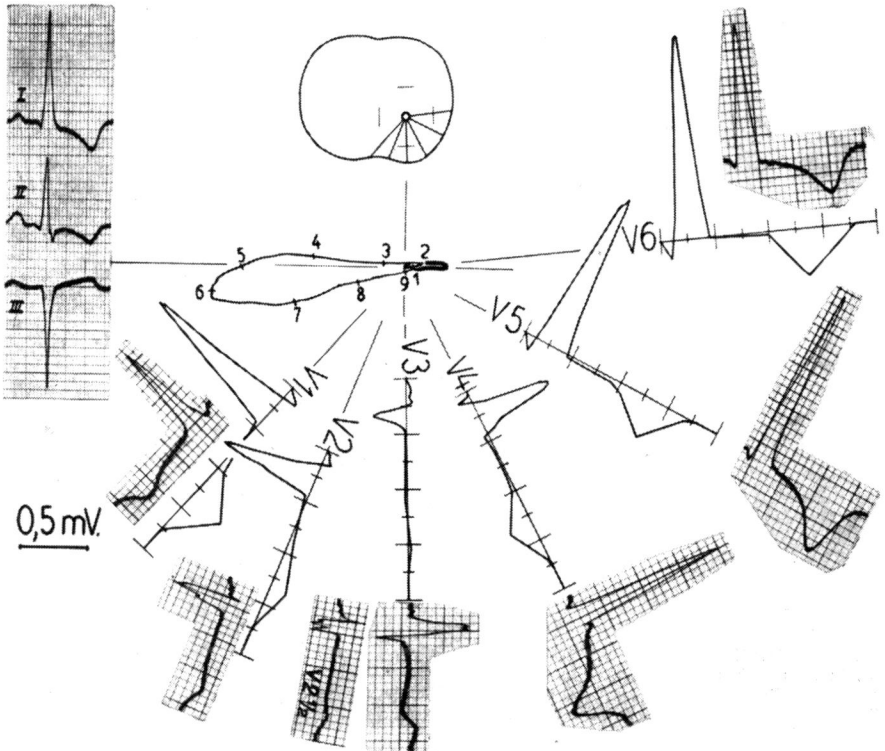

Abb. 322. Vergleich berechneter und gemessener Brustwandableitungen V_{1-6} aus einem Vektordiagramm, das mit den Ableitepunkten A, B und F der Abb. 314 gewonnen wurde. Das Vektordiagramm wird auf die verschiedenen Ableitelinien der Brustwandelektroden projiziert und, da es Zeitmarken enthält, der Verlauf von QRS und T zeitlich rekonstruiert. Diese Rekonstruktionen stimmen, trotz ganz anderer Lage der Elektroden genau mit den präkordialen Ableitungen überein. Da der Vektor relativ weit vom Herzen registriert wurde sind Abweichungen gegen das Brustwand-EKG auf Feldverzerrungen oder Partialabgriff zu beziehen. V_1, V_2, V_5 und V_6 stimmen sehr gut mit der Rekonstruktion überein. In V_3 und V_4 sind Abweichungen da, doch machen gerade hier kleinste Änderungen der Elektrodenlage ($V_{2\,1/2}$!) sehr viel aus. Auffallend scheint mir das zu hohe Potential über V_4, das wohl ein Partialabgriff ist. (Aus Duchosal und Sulzer, s. S. 489, Abb. 56.)

Partialabgriff durch Orientierung partieller Teile wird endlich ergänzt durch einen Partialabgriff derart, daß ein Potentialvektor bestimmter Fasern das Potential aller anderen überdauert. Das ist z. B. mit den Fasern des rechten Ventrikels beim Wilson-Block der Fall; es trifft ebenfalls für die ST-Senkungen zu, wenn wir unsere Theorie der Asystolie annehmen. Einige Fasern erzeugen also ein Potential zu einer Zeit, wo sonst das Herz stromlos ist: *Partialabgriff durch Zeitversetzung.*

a) Der Partialabgriff durch verschiedene Entfernung.

Zur Entscheidung unserer Fragen müssen wir versuchen, die oben und in Abb. 305—307 dargelegten Prinzipien auf das Herz quantitativ anzuwenden Ein solcher Versuch kann freilich nur durch neue, systematische anatomische

Untersuchungen an der Leiche wirklich glücken: man muß ein Herz in Kugelschalen nach Art der Abb. 307 zerschneiden. In Abb. 323 und 324 sind zwei Analysen für besonders beliebte Brustwandableitungen unternommen, von denen ich glaube, daß sie uns wenigstens die groben Verhältnisse richtig wiedergeben. Eine solche Analyse z. B. von V_2 zeigt uns, übrigens mit fast demselben Ergebnis wie die Analyse von V_1, die wir nach gleichen Grundsätzen durchführten,

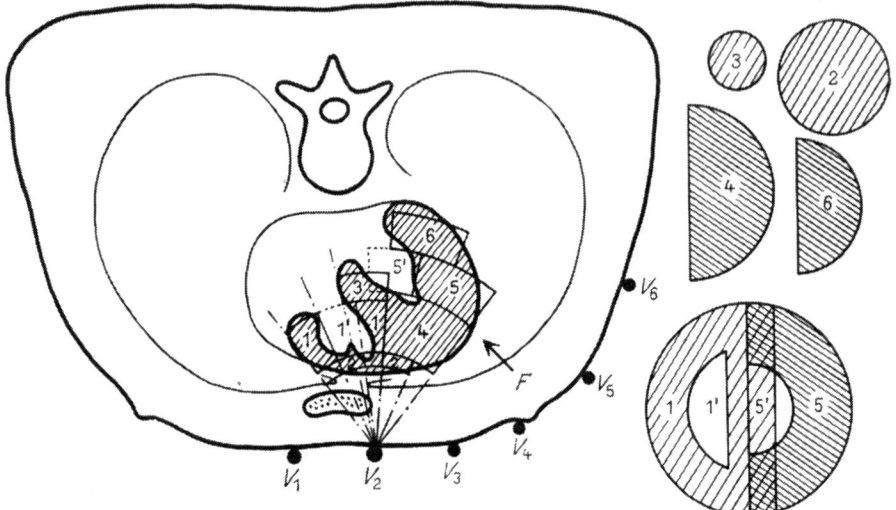

Abb. 323. Versuch einer Analyse der Potentialbeiträge des linken und rechten Herzens zur Ableitung V_2. Querschnitt durch den Brustkorb in Herzmitte, maßstabgerecht nach der Natur. (Aus CORNING, Topographische Anatomie.) Das Herz ist in Scheiben eingeteilt, deren Projektion auf die Kugelschale F seitwärts schematisiert ist. In den seitlichen Flächen sind solche des rechten Herzens weit, solche des linken Herzens eng und entgegengesetzt schraffiert. Feld 1 und 5 überlappen sich in der Projektion. Die Tabelle gibt das Schema der Auswertung. Die Hohlräume 1′ und 5′ sind im Querschnitt 1 und 5 ausgespart. Zum linken Ventrikel zählen die Areale 4, 5 und 6.

Tabelle.

Nr. des Sektors	Dicke d in mm	Fläche F in cm²	$d \cdot F$	L/R
1	10	6,05	60,5	
2	2,2	3,14	6,9	$R = 71,0$
3	4,5	0,79	3,6	$= 54\%$
4	11	3,77	4,2	
5	8	4,87	38,8	$L = 58,9$
6	7	2,26	15,9	$= 46\%$
Statistisches Wirkungsintegral:			129,9	

daß im besten Fall vom gesamten rechten Ventrikel 54% des Potentials geliefert werden, während der linke Ventrikel trotz seiner größeren Entfernung auf Grund seiner größeren Masse fast denselben Potentialanteil beisteuert. Leiten wir von einer Elektrode ab, die wie V_5 nahe dem Apex des linken Ventrikels liegt, so ist der Anteil des rechten Ventrikels mit etwa $^1/_4$ zu veranschlagen[1]. Hier wird also ein deutlicher Partialabgriff möglich. Bedenken wir, daß die Gesamtmassen der beiden Ventrikel sich wie 1:2 verhalten, so ist das Ergebnis immerhin nicht

---

[1] Durch die Exzentrizität werden die Partialabgriffe sogar noch etwas ungünstiger (vgl. S. 466 ff.).

schlecht: Während im Integralvektor des ganzen Herzens das rechte Herz mit 33% vertreten ist, läßt sich sein Anteil im Partial-EKG immerhin auf stark 50% steigern.

Diese Werte sind, wie gesagt, vorläufige Werte, die immerhin nicht ganz falsch sein können. Sie zeigen vor allem eins: Das Herz ist so weit von der Brustwandoberfläche entfernt, daß ein Partialabgriff mit unipolaren Ableitungen nicht

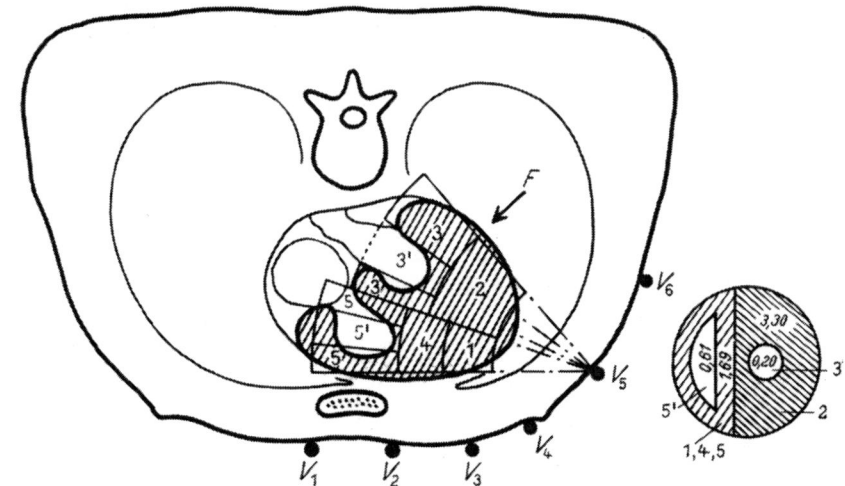

Abb. 324. Wie Abb. 323, doch Analyse des Abgriffs von V_5. Rechts die Projektion auf die Fläche F. Zum linken Ventrikel zählen die Arcale 1, 2 und 3.

Abb. 325.

Auswertungstabelle.

	d	F	$d \cdot F$	L/R
1	9	2,3	20,7	
2	13,5	3,5	47,3	$L = 117,5$
3	15	3,3	49,5	$= 72\%$
4	8,5	2,3	19,6	$R = 44,9$
5	15	1,69	25,3	$= 28\%$
		Summa	162,4	

allzu gute Chancen hat. Wesentlich, wenn nicht entscheidend bessere Resultate sind freilich von den direkten Ableitungen von der Herzoberfläche durch die Brustwand hindurch zu erwarten, wie sie GROEDEL und BORCHARDT durchgeführt haben[1].

Weitere Auswertungen müßten vor allem die Größe der Schnittflächen besser bestimmen. Wir wollen einige praktische Winke geben, die eine anatomische Studie vorerst einmal ersetzen müssen. Wir denken uns nämlich das Herz in Kegelscheiben oder polygonale Raumsektoren der Kugel zerlegt, welche die Hohlräume der Ventrikel mit enthalten. Man kann Querschnitte wie in Abb. 323 übrigens exakt berechnen. Es ist ja der Kegel, in dem das Herz liegt, einfach in einen rechten und linken Kammerteil gespalten. Der Flächeninhalt eines solchen Kreissegmentes berechnet sich nach Abb. 325 so, daß die schraffierte Fläche F die Größe hat

$$F = r^2 \cdot \left(\frac{\omega}{180} \pi - \frac{\sin 2\omega}{2} \right) = r^2 \frac{\omega}{180} \pi - h \sqrt{r^2 - h^2}.$$

Mit dieser Formel lassen sich die Flächen, unter denen die Herzmassen in der Projektion von der Ableiteelektrode aus erscheinen, oft ganz gut berechnen. Einfacher ist freilich die

---

[1] GROEDEL u. BORCHARDT: Direct electrocardiography of the human heart. New York 1948.

Planimetrierung auf Millimeterpapier. Will man relative Werte, so ist das Produkt aus der Fläche F eines jeden Herzteils und der Dicke des Schnittes ein genaues Maß für die Spannungsproduktion im Feld.

Die Auswertungen der Abb. 323 und 324 zeigen, daß eine strenge Forderung für den Partialabgriff großer Massen nicht erfüllt werden kann. Zwar wäre nach Abb. 305 der Abgriff bei *einzelnen* Fasern durchaus partiell zu gestalten, wenn man etwa nur die Vorderwand des rechten Herzens vor sich hätte und alle anderen Massen des Herzens verglichen mit ihr nicht erheblich größer wären. Solange wir aber ganze Massen im QRS-Komplex fassen, ist eine Analyse einzelner Fasern daraus ja nicht möglich. Abb. 305 hat also nur für Sonderfälle Interesse.

b) Partialabgriff nach FATTORUSSO und TILMANT.

Ein technisch außerordentlich elegantes Verfahren, das an Partialabgriffen aus der Brustwandableitung herauszuholen, was herauszuholen ist, verdanken wir neuesten Arbeiten von FATTORUSSO und Mitarbeitern[1]. Der Grundgedanke dieser Ableitung ist folgender: Ein Dipol erzeugt ein Feld mit Isopotentiallinien nach Art der Abb. 28. Geht man in ein solches Feld mit einer Elektrode hinein, welche aus einer zentralen Platte und einem gegen diese isolierten Ring besteht (Abb. 326a), so wird zwischen Ring und Zentrum ein um so höheres Potential herrschen, je gekrümmter die Feldlinien sind. Liegt der felderzeugende Dipol also weit fort, so wird er an der konzentrischen Ringelektrode nur eine kleine Potentialdifferenz entwickeln; liegt er nah, so entwickelt er eine große (Abb. 326b). Abb. 326c gibt ein Beispiel von Registrierungen mit einer solchen Elektrode, aus der man erkennt, wie sehr viel kürzer der so gewonnene QRS-Komplex und auch das T sind als bei unipolarer Ableitung.

Wir wollen im folgenden eine kurze Berechnung des Abgriffs mit dieser Methode geben. Es sei nach Abb. 326b der Abstand der Elektrode von zwei Dipolen R_{A_1}, R_{A_2}, R_{I_1}, R_{I_2}. Die Potentiale der Dipole an der Elektrode lassen sich nun sehr leicht in allgemeiner Form bestimmen. Es sei:

V_A das Potential (unipolar) am Außenring der Elektrode.

V_I das Potential (unipolar) am Innenring der Elektrode.

ΔV das Potential zwischen A und I der konzentrischen Elektrode, das also registriert wird.

Der Index 1, 2 bezeichne die respektiven Potentiale und sonstigen Größen der Dipole 1, 2.

b sei der Abstand des äußeren Elektrodenkreises von der Innenplatte. (Er wird später der einfachen Rechnung wegen $= 1$ gesetzt: alle Abstände werden in Vielfachen dieses Abstandes gezählt!)

R_A ist der Abstand vom Dipol zur Außenelektrode.

R_I ist der Abstand zur Innenplatte

Dann ist:

$$V_A = \frac{K}{R_A^2} \cdot \cos \vartheta_A , \tag{1}$$

$$V_I = \frac{K}{R_I^2} \cdot (\vartheta_I = 0° !), \tag{2}$$

$$\sin \vartheta_A = \frac{b}{R_A} ; \qquad \cos \vartheta_A = \sqrt{1 - \sin^2 \vartheta_A} = \sqrt{1 - \frac{b^2}{R_A^2}} .$$

$$\Delta V = V_I - V_A = K \left(\frac{1}{R_I^2} - \frac{1}{R_A^2} \cdot \cos \vartheta_A \right). \tag{3}$$

---

[1] FATTORUSSO, V., M. THAON u. J. TILMANT: Acta Cardiol. 4, 464 (1949). — FATTORUSSO u. TILMANT: Arch. Mal. Coeur 42, 452 (1949).

Ich kann nun in erster Annäherung $R_A = R_I = R$ setzen, falls der Elektrodendurchmesser b klein gegen R_A ist. Ferner setze ich $b = 1$, wie oben angedeutet. Dann wird:

$$\Delta V = \frac{K}{R^2}\left(1 - \sqrt{1 - \frac{1}{R^2}}\right). \tag{4}$$

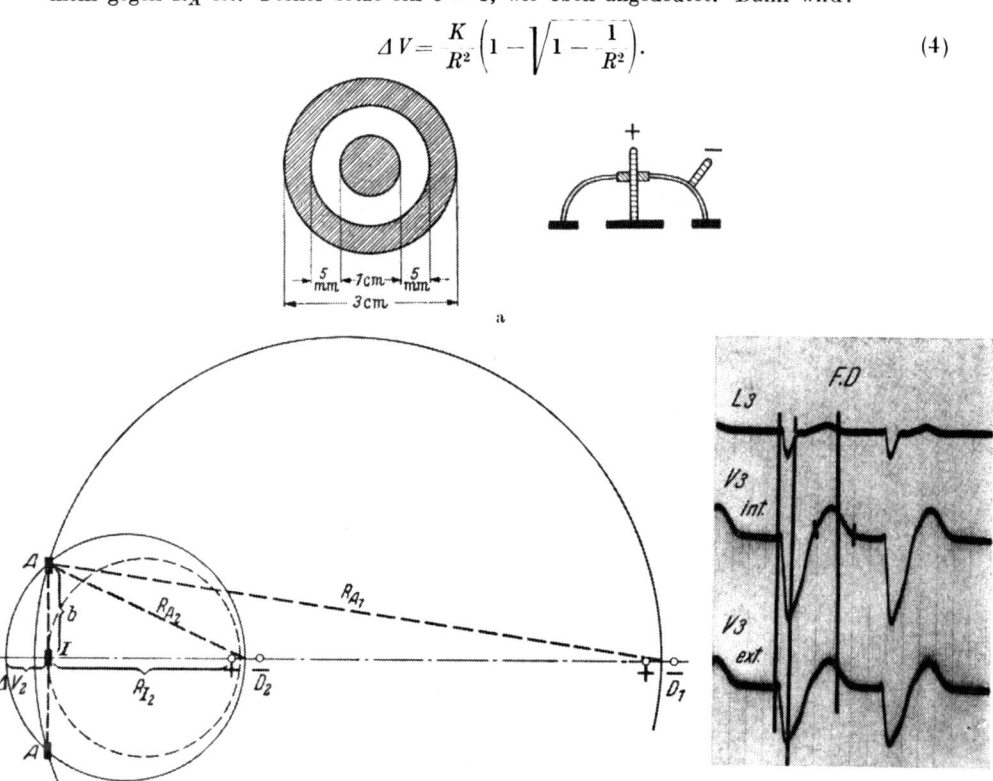

Abb. 326a—c. Partialabgriff nach Fattorusso. a Fattorusso-Elektrode: eine konzentrische Elektrode mit einem Ring und einer Zentralscheibe, die gegeneinander isoliert sind und als die beiden Elektroden dienen. b Schema des Abgriffs mit dieser Elektrode. Ein naher Dipol D_2 erzeugt an der Elektrode sehr stark gekrümmte Feldlinien, so daß die äußere Scheibe A gegen die innere I eine Differenz ΔV aufweist, da beide auf zwei sehr verschiedenen Isopotentiallinien liegen, von denen die innere gestrichelt, die äußere ausgezogen ist. Der ferne Dipol D_1 erzeugt hingegen nur eine sehr viel kleinere Differenz ΔV_1 (nicht gezeichnet), da seine Potentiallinien an der Elektrode sehr viel flacher verlaufen. c Registrierung (Original von Fattorusso) mit der neuen Elektrode (oben) und zum Vergleich unipolar von dem äußeren Elektrodenrand (unten) und dem inneren Elektrodenrand (Mitte) gegen die Central Terminal Wilsons. Eichung: die obere Kurve ist 6mal so empfindlich wie die untere (1 mV = 3 cm). Zeit $^1/_{10}$ sec. Ableitepunkt V_3 nach Abb. 318, 323.

Nun interessiert mich der Differentialabgriff: das ist das Verhältnis zweier ΔV für 2 verschieden weit entfernte Dipole.

$$\frac{\Delta V_1}{\Delta V_2} = \frac{R_2^2\left(1 - \sqrt{1 - \frac{1}{R_1^2}}\right)}{R_1^2\left(1 - \sqrt{1 - \frac{1}{R_2^2}}\right)} = \frac{R_2^2\left(1 - \frac{1}{R_1}\sqrt{R_1^2 - 1}\right)}{R_1^2\left(1 - \frac{1}{R_2^2}\sqrt{R_2^2 - 1}\right)},$$

$$\frac{\Delta V_1}{\Delta V_2} = \frac{R_2^3\left(R_1 - \sqrt{R_1^2 - 1}\right)}{R_1^3\left(R_2 - \sqrt{R_2^2 - 1}\right)} \sim \frac{R_2^4}{R_1^4}, \tag{5}$$

Beweis: es ist $a - \sqrt{a^2 - 1} \simeq \dfrac{1}{2\,a}$; diese angenäherte Beziehung gilt fast exakt für alle Werte von $a \gg 1$. Also wird analog

$$\frac{R_1 - \sqrt{R_1^2 - 1}}{R_2 - \sqrt{R_2^2 - 1}} = \frac{2\,R_2}{2\,R_1} = \frac{R_2}{R_1}\,!$$

Es zeigt sich also das überraschende Ergebnis, das sich übrigens bei Durchrechnung auch nach der noch nicht vereinfachten Gl. (3) ergibt, daß sich die Potentiale an einer solchen *Fattorusso-Elektrode* umgekehrt wie die **vierten Wurzeln der Massenabstände** verhalten, während bekanntlich die unipolaren Ableitungen nach Gl. (14) S. 459 sich nur umgekehrt wie die *Quadrate* der Entfernungen verhalten! Freilich sind die absoluten Werte extrem klein, wie Gl. (4) zeigt, da der Klammerausdruck ein von Null nur wenig verschiedener Wert ist! Bei 4 cm Abstand von der Elektrode erzeugt eine subepikardial liegende Muskelfaser nur rund $^1/_{30}$ der Spannung einer unipolaren Ableitung, wenn der Abstand der Elektrodenringe exakt 1 cm beträgt! Man kann jedoch diese Schwierigkeit überwinden, d.h. man muß das EKG mit mindestens der 30fachen Empfindlichkeit schreiben wie bisher, was eine Schreibempfindlichkeit von 1 mV = 60 cm oder 10 μV = 6 mm bedeutet. Das ist zwar die Grenze des heute Möglichen, erlaubt dann aber Partialabgriffe von erstaunlicher Güte. *Ich halte dies Verfahren für einen der bedeutendsten Fortschritte, welche die praktische Elektrokardiographie seit Jahren erfahren hat.*

c) Partialabgriff durch die Orientierung bestimmter Fasern.

Bei einem Infarkt fehlt R über dem infarzierten Bezirk, besonders deutlich bei Infarkten der Spitze über V_{4-5}. Obgleich nach Abb. 324 z. B. der Bezirk 2 der Abbildung nicht $^1/_3$ der Gesamtfasermasse darstellt (und ein Spitzeninfarkt bringt meist sogar kleinere prozentuale Ausfälle!), verändert der Ausfall dieser Masse QRS ganz gewaltig. Das kommt daher, daß beim Brustwand-EKG ebenso wie beim Extremitäten-EKG die wechselseitige Kompensation der Fasern enorm groß ist. Fällt in dieser Gesamtmasse ein Teil aus, so überwiegen die andern. Wenn die Orientierung der Fasern in allen Volumeinheiten des Herzens gleich, z. B. vollkommen regellos oder gleichsinnig ausgerichtet wäre, würde der Ausfall das Potential nicht verkleinern. Aber die Fasern oder besser die Richtungen der Erregungswellen sind spezifisch orientiert. Abb. 80 zeigte den Verlauf der Erregungswellen auf der Oberfläche mit dem Quellpunkt. Fallen in Abb. 324 z.B. die Massen des Areals 2 aus, so sind das gerade diejenigen Fasern, welche vom Quellpunkt aus nach *unten* von der Erregung durchlaufen werden. Dadurch ist das Überwiegen der anderen Fasern zugleich mit einem spezifischen Effekt verknüpft: mit dem Überwiegen derjenigen Fasern, die nach oben und nach rechts hinten laufen. Diese Fasern aber weisen von der V_5-Elektrode *fort*. Nach der Theorie des Abgriffs erzeugen sie also Potentiale, welche das Schreibsystem des EKG nach unten ablenken. R fehlt also nicht, weil es keine auf die Elektrode zulaufenden Fasern mehr gäbe, sondern weil sie im *statistischen Wirkungsintegral*[1] in die Minderzahl gekommen sind und von den wegweisenden Fasern überwogen werden. Dieser statistischen Bedeutung der QRS-Veränderungen auch bei der Brustwandableitung müssen wir stets eingedenk bleiben.

Speziell beim Infarkt ist es nun so, daß durch die Verteilung des RLS die Erregungswelle die Herzwand von innen nach außen durchsetzt, was durch

---

[1] Unter dem *statistischen Wirkungsintegral* wollen wir die Summe der äquivalenten Potentialwirkungen aller Muskelmassen des Herzens verstehen, so wie es die Tabellen der Abb. 323 und 324 angeben.

(freilich theoretisch nicht ganz einwandfreie) Messungen auch erwiesen ist[1]. Hierdurch fallen also bei jedem Infarkt der Außenwand spezifisch gerichtete Fasern aus, wodurch QRS sich so typisch verändert. Diese Ausfälle sind im Brustwand-EKG dann deshalb so viel besser zu diagnostizieren als im Extremitäten-EKG, weil es bei Ableitung *über* dem Infarkt selbst eben immer auf die Elektrode *zulaufende*, also spezifisch orientierte Fasern sind, welche ausfallen. Ist der Infarkt so gelagert, daß Fasern sehr heterogener Verlaufsrichtung ausfallen, so ist der Infarkt stumm, jedenfalls in QRS. (In ST ist er es auch, wie wir sehen werden, aus dem gleichen Grunde.) Natürlich ist der Infarkt nur ein Beispiel für das gleichsinnige Verhalten *aller* groben Myokardausfälle.

Es ist übrigens eine weitere Form des Partialabgriffs selbst von einer Extremität aus denkbar: wenn nämlich ganze Schichten des Myokards eine gleichmäßige Faserrichtung besitzen, so erzeugt ihr Ausfall oder ihre Schädigung eine Änderung des EKG vorwiegend in derjenigen Ableitung, auf welche sich die Vektoren dieser Fasern besonders groß projizieren. Daß die ST-Senkungen eines Infarktes in einer Ableitung optimal groß sind, besprachen wir früher. Ebenso könnten sich die Innenschichten anders als die Außenschichten projizieren. Doch scheint mir eine zuverlässige Analyse anatomischer Art zu fehlen.

d) Partialabgriff durch partielles Überdauern einzelner Faserpotentiale.

Das hier zu Sagende ist in den früheren Abschnitten des Buches bereits enthalten. Wenn das ganze Herz bis auf einige wenige Stellen isoelektrisch ist, werden die Potentiale dieser Stellen noch relativ deutlich zum Vorschein kommen, selbst wenn sie an absoluter Größe nicht bedeutend sind. Die ST-Senkungen und Verspätungen schwacher Teile des Myokards, wie z.B. beim WILSON-Block, sind hier aufzuführen. Freilich wird auch hierbei nie die Flächenintegralregel (S. 149) durchbrochen: daß nämlich *reine* Verspätung die Summe der Flächen von Q, R und S, unter Berücksichtigung des Vorzeichens, nicht verändern kann. Haben aber diese Fasern zudem alle denselben Verlauf, kompensieren sich also ihre Potentiale *nicht* gegenseitig durch divergente Richtung, so sind sie auch bei kleinen Fasermengen *relativ* hoch. Für die ST-Senkungen wurde das früher ausführlich erörtert. Wir führen diese uns schon bekannten Verhältnisse nur der Vollständigkeit wegen hier an.

ST-Senkungen bilden übrigens relativ große Spannungs-Zeitintegrale, da ja die monophasische Spannungskomponente nicht nur einige Millisekunden lang, wie das R der Einzelfaser, sondern die lange Zeit der Systole bestehen bleibt (vgl. S. 277).

Damit scheint eine lückenlose Theorie des Partialabgriffs gewonnen; was uns fehlt, ist noch der quantitative Ausbau an der menschlichen Leiche. Doch können wir zusammenfassend jetzt schon sagen:

1. Es gibt Partialabgriffe durch den Einfluß verschiedener Entfernungen der Muskelmassen von der Elektrode, durch spezifische Orientierung bestimmter Fasermassen und durch Überdauern der Erregung bestimmter Muskelteile. Nur der erste der 3 Fälle ist an die Brustwandableitungen gebunden.

2. Die Rechnung zeigt, daß über V_1 und V_2 im günstigsten Fall etwas über 50% des abgegriffenen Potentials aus Teilen des rechten Herzens stammt, wobei die Muskulatur des Septums zum Teil zum rechten Ventrikel gerechnet wird. Dagegen gelingt es, von V_{5-6} über $3/4$ des abgegriffenen Potentials nur von Fasern des linken Ventrikels zu erhalten.

---

[1] Vgl. S. 100.

3. Wertvoll ergänzt wird diese Art des Partialabgriffs dadurch, daß in der Außen-
wand und Spitze des Herzens die Erregung immer von innen und außen läuft. Ein
Ausfall solcher lokaler Fasermassen bedingt daher, daß die von der Elektrode weg-
weisenden Fasern das Übergewicht erhalten, wenn die Elektrode direkt über dem
ausgefallenen Bezirk liegt. Das ist der Grund, warum R über Infarkten fehlt.

4. Alle Aussagen, die aus Veränderungen von QRS gewonnen werden, haben nur
statistischen Charakter; so z. B. den, daß bei fehlendem R die Mehrzahl elektrisch
äquivalenter Muskelmassen von der explorierenden Elektrode wegweist.

64. Aussagen über den Beginn der lokalen Erregung. Ableitungen von der Oberfläche des Herzens.

Es war im Verlauf der letzten Jahre häufig ein Problem festzustellen, was von
der Oberfläche des Herzens selbst registriert wird. Kann man mit einer unipolaren
Elektrode, welche dem Herzen direkt aufliegt, vorwiegend lokale Potentiale
messen oder nicht? Wenn ja, so ist die unipolare Methode diejenige der Wahl,
um über den Beginn der Erregung unter dieser Elektrode Aufschluß zu erhalten.
Ist das aber möglich, so kann eine Zeittopographie des Erregungsbeginns auf der
Oberfläche (und bei intrakardialer Ableitung auf der Innenfläche) des Herzens
gewonnen werden, welche die Erregungsausbreitung unmittelbar nachweist.
Fast alle Versuche der früheren Jahre, den Prozeß der Erregungsausbreitung
zeitlich festzulegen, basieren auf der Annahme, daß diese Festlegung durch unipolare Ableitungen möglich sei. Mir sind als Ausnahmen von dieser Regel nur
die Versuche von HARRIS[1] bekanntgeworden, der wie wir selbst mit kleinen
bipolaren Elektroden unabhängig von der Gültigkeit aller Annahmen über die
Natur der unipolaren Ableitung gemessen hat. Insbesondere die Versuche, am
Menschen lokale Verspätungen aus Brustwandableitungen zu diagnostizieren,
stehen und fallen mit dem quantitativen Ergebnis unserer Überlegung.

a) Intrinsic und extrinsic deflection.

Ohne Frage muß sich auch bei Ableitung von der Herzoberfläche selbst der
Einfluß ferner Muskelmassen bemerkbar machen. Wir nennen Ausschläge auf
dem Oszillographen, welche von ihnen herrühren, und die sich dem Potential
der nahen Fasermassen überlagern, „*extrinsic deflections*"; die Ausschläge dagegen, welche nur auf „nahe" Fasern zu beziehen sind, werden nach LEWIS
„*intrinsic deflections*" genannt. Im deutschen Schrifttum hat sich der Ausdruck
Fern- bzw. Nahpotential eingebürgert (ROTHSCHUH[2]). Die Frage ist nun, in
welchem quantitativen Verhältnis beide zueinander stehen. Das Problem beginnt
bereits damit, wann denn eine Faser „fern", wann „nah" an der Elektrode liegt.
Der vollkommen fließende Übergang in der mehr oder weniger homogenen Muskelmasse läßt höchstens für eine willkürliche Definition Raum, die einen gewalt-
samen Schnitt um die Elektrode zieht. Bei der Grobheit der Elektroden kann
man z. B. wohl nie (nicht einmal bei unseren Mikroelektroden) von der Ableitung
einzelner Fasern sprechen.

Nun könnte die Antwort unter Umständen quantitativ möglich sein, wenn
man vergleicht, wie starke Potentiale ferne Muskelmassen in die *unipolare Ab-*

---

[1] HARRIS: Amer. J. Physiol. **134**, 319 (1941).
[2] ROTHSCHUH: Z. exper. Med. **110**, 154—214 (1942).

leitung entsenden. Die hierzu notwendige Gleichung wurde auf S. 464 gegeben. Stellen wir uns analog Abb. 324 eine Elektrode unmittelbar auf das Herz gesetzt vor. Das Potential, das eine Scheibe Muskulatur von 1 cm Dicke rings um die Elektrode erzeugt, ist dann $M = K \cdot z \cdot \alpha \cdot d$, worin K das Potential einer einzelnen Muskelfaser ist, das diese bei unipolarer Ableitung in 1 cm Entfernung und unter der Bedingung erzeugt, daß die Faser geradewegs auf die Elektrode zulaufe. z ist die Zahl *gleichzeitig* tätiger Fasern je Volumeinheit (also hier je Kubikzentimeter), α der Raumwinkel, unter welchem die Muskelscheibe von der Elektrode aus erscheint. $\alpha = 4\pi \sin^2 \alpha'/4$, wenn α' der Flächenwinkel ist, unter dem der Raumwinkel bei der Projektion erscheint. Wegen der Krümmung des Herzens kann dieser Winkel bei 1 cm Abstand der Muskelscheibe kaum je größer als 150° sein. (180° wäre er, wenn die Herzoberfläche auf einem Durchmesser von einigen Zentimetern praktisch eben wäre!) Danach wird also $\alpha = 4\pi \cdot 0{,}37$ = etwa 4,7. K ist nach S. 456 rund $6 \cdot 10^{-8}$ Volt/cm². d ist definitionsgemäß 1 cm. z aber ist nach S. 57 rund $2 \cdot 10^7$ beim ganzen Herzen von 200 g, also rund $2 \cdot 10^7/200 = 10^5$ je Kubikzentimeter. Daher wird

$$M = 6 \cdot 10^{-8} \text{ Volt} \cdot \text{cm}^2 \cdot 10^5 \cdot \text{cm}^{-3} \cdot 4{,}7 \cdot 1 \text{ cm} = 28{,}2 \text{ mV}.$$

Eine solche Scheibe produziert also fast 30 mV Spannung! Dies Ergebnis kann nicht sehr falsch sein, wenn wir es mit der Spannung von 80 mV vergleichen, welche eine Faser unter der Elektrode bei monophasischer Ableitung produziert. Eine Muskelscheibe von dem eben berechneten Ausmaß ist aber sicher immer vorhanden, wenn wir auf das linke Herz aufsetzen. Die hinter ihr liegenden Fasermassen können auch nicht unbeträchtlich sein, so daß der Schluß unabweisbar ist:

Bei jeder Ableitung direkt von der Herzoberfläche mit einer unipolaren Elektrode stehen die Potentiale, welche von Fasern in mehr als 1 cm Entfernung geliefert werden, an Stärke dem unipolaren Potential der Faser unmittelbar unter der Elektrode nicht nach. Es gibt bei unipolarer Ableitung also keine intrinsic deflection, die nennenswert größer wäre als die extrinsic deflection.

Dies ist das Ergebnis der Rechnung. Wir können es durch das Experiment belegen. Abb. 327 zeigt Registrierungen direkt von der Oberfläche eines Hundeherzens. Sie zeigen bei unipolarer Ableitung von einer Verletzungsstelle ein maximales Potential von 75 mV (Abb. 327d), bei monophasischer Ableitung mit Mikroelektroden ein Potential von 38 mV (Abb. 327c). Die Kleinheit des letzteren rührt daher, daß bei bipolarer Ableitung nicht alle verletzten Fasern im Abgriff liegen: nämlich alle jene nicht, welche von der verletzten Region aus seitlich ziehen, entgegen der Richtung auf die zweite Ableiteelektrode. Bei unipolarer Ableitung hingegen liegen alle strahlenförmig um die verletzte Elektrode angeordneten verletzten Fasern im Abgriff, da ja die indifferente Elektrode unendlich fern liegt. Bei Ableitung von der unverletzten Stelle aber (Bild b) zeigt die unipolare Ableitung eine Dauer von 30 msec für RS, selbst wenn man nur die Zeit rechnet, in der wirklich deutliche Potentiale vorhanden sind und die kleinen Vorschwankungen und Ausläufer des Potentials nicht mitrechnet. Das ist, wie wir in anderem Zusammenhang feststellten, genau identisch mit der Dauer von QRS im Extremitäten-EKG des Hundes. Aus allen unipolaren

Ableitungen von der Herzoberfläche, insbesondere den Versuchen GROEDELs[1], geht hervor, daß RS = QRS der Extremitätenableitung ist. Der Vorgang am Ort der Elektrode selbst, mit Mikroelektroden beobachtet, dauert hier 5 msec und ist meist erheblich kürzer (Bild a). Wir schließen daher:

1. Der Prozeß des Erregungseintritts (bis zur vollen Erregung) dauert bipolar registriert an einem 0,2 mm langen Muskelstück 5 msec oder weniger.

2. Leitet man vom gleichen Punkt unipolar ab, so sind starke Potentiale fast die 6fache Zeit vorhanden.

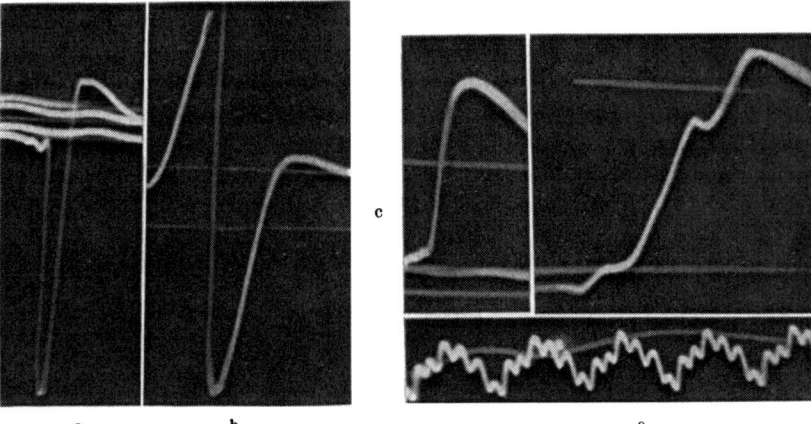

Abb. 327 a—e. Ableitung monophasischer und nicht monophasischer Aktionsströme bipolar mit Mikroelektroden und unipolar, zum Vergleich der Verhältnisse. Die Spannungen der Ausschläge sind in der Legende jeweils angegeben. Hund. a Bipolare Ableitung mit Mikroelektroden von etwa 0,5 mm Abstand. Der Ausschlag des elementaren R des kurzen Faserstücks ist nach unten ausschlagend gepolt. Amplitude von Spitze zu Spitze 26 mV. b Unipolare Ableitung von einer der beiden Mikroelektroden von Bild a, gegen das rechte Vorderbein abgeleitet. Beachte die viel größere Gesamtdauer des unipolaren gegen den rein lokalen Vorgang in a! Amplitude von Spitze zu Spitze 50 mV. c Monophasisch mit einer Mikroelektrode (Sog und differente Elektrode in etwa 1,5 mm Abstand). Rascher Anstieg des Aktionsstroms. Höhe des Ausschlags 38 mV. d Von der Sogelektrode aus Bild c, also der verletzten Region, wird gegen das rechte Vorderbein als unverletzte Elektrode abgeleitet. Der Anstieg dauert jetzt so lang wie QRS_{II} oder der unipolare Aktionsstrom aus Bild b. Höhe des Ausschlags 75 mV. e Zeiteichung für alle Bilder in 20 msec (grobe Wellenzüge).

3. Die Dauer dieser Potentiale ist absolut gleich mit der Dauer QRS des Extremitäten-EKG.

4. Also ist die Dauer RS der unipolaren Ableitung durch Fernpotentiale bestimmt, welche mit denen des Integralvektors vom ganzen Herzen zeitlich übereinstimmen.

5. Da diese Potentiale zu Beginn und Ende vom unipolaren RS sehr hoch sind, werden Fernpotentiale sehr stark und fast ebenso stark wie Nahpotentiale registriert, wenn wir unter Nahpotentialen Prozesse innerhalb eines Bereichs von 0,2 mm verstehen.

6. Also ist eine lokale (intrinsic) Ableitung unipolar praktisch nicht möglich.

Dasselbe bestätigen uns die bipolare und unipolare Ableitung von der verletzten Stelle: Der Anstieg des monophasischen Aktionsstroms bei unipolarer Ableitung ist stark verzögert. Er dauert ebenfalls (auch nach den Kurven von

---

[1] GROEDEL u. BORCHARDT: Direct electrocardiography of the human heart. New York 1948.

SCHÜTZ[1]) so lange wie QRS im Extremitäten-EKG. Subtrahieren wir aber von Bild d das Bild b, so erhalten wir den steilen Anstieg von Bild c! Auch hieraus ist zu schließen, daß Fernpotentiale von fast derselben Mächtigkeit wirksam sind wie die doch sicher streng unter der Elektrode lokalisierte Verletzungs-spannung[2].

Da die Abgrenzung eines intrinsic oder Nahpotentials von den extrinsic oder Fernpotentialen also weder praktisch noch theoretisch möglich ist, halte ich es nicht für vertretbar, diese Begriffe aufrechtzuerhalten. Sie sind auf das EKG nicht einmal bei Ableitung von der Herzoberfläche selbst anwendbar: sie haben keinen exakten physikalischen Sinn.

Da das auch bei Ableitung von der Herzoberfläche selbst zutrifft, trifft es erst recht bei Ableitung von der Brustwand zu. Hier ist ja das Verhältnis des Abgriffs oberflächlicher zu fern liegenden Fasern noch schlechter. Die einzig exakte Analyse ist die nach der Gl. (22a) auf S. 464 und nach Abb. 323 und 324 bzw. verbesserten, analogen Methoden.

Wir kommen damit auch zum Verständnis der Kurven, die GROEDEL (Abb. 329) von der Herzoberfläche selbst abgeleitet hat. GROEDEL bemerkt dazu, daß diese Kurven sehr stark denjenigen gleichen, welche von der Brustwand an analoger Stelle gewonnen werden und schließt, daß also auch auf der Brustwand vor-wiegend ein intrinsic Potential gewonnen werden könne. Wir meinen dagegen, daß die Gleichheit beider Kurven sich daher erklärt, daß auch von der Herz-oberfläche selbst der intrinsic Abgriff nicht definierbar ist und ,,Fernpotentiale`` eine fast ebenso große Rolle spielen wie auf der Brustwand auch. Brustwand- und direkte Herzableitung müssen also beide unter dem Gesichtspunkt einer Vektor-analyse betrachtet werden, welche den Einfluß der verschiedenen Herzabschnitte nach dem Äquivalenzprinzip der Muskelmassen betrachtet.

Man könnte übrigens fragen, warum denn bei bipolarer Ableitung sich keine Fern-potentiale bemerkbar machen: weil das Feld ferner Potentiale in 0,2 mm Abstand praktisch keine Potentialdifferenzen hervorruft (vgl. Abb. 29), während die unipolare Ableitung mit einer Elektrode de facto ,,fern`` liegt, also auch ferne Felder erfaßt. Auch aus diesem Grund ist der Name ,,unipolar`` nicht glücklich gewählt.

b) Der Beginn der lokalen Erregung und das unipolare EKG.

Mit der Unmöglichkeit einer Ableitung reiner ,,intrinsic potentials`` entfällt nun leider auch die Möglichkeit, mit unipolaren Ableitungen den Beginn der Erregung am Ort der differenten Elektrode festzustellen. Die alte LEWISsche Lehre, die dann besonders von WILSON[3] ausgebaut wurde, besagte, daß die Erregung unter der unipolaren Elektrode in dem Augenblick beginne, wo das Potential der Elektrode beginne negativer zu werden als bisher: also auf dem Gipfel der Positivität, auf dem Gipfel von R. Der scharfe Abstieg im Potential deute den Beginn der lokalen Erregung an. Nun sieht man in Abb. 327b ein Beispiel, wo diese Lehre zufällig einigermaßen stimmt. Sie stimmt jedoch in der Mehrzahl der Fälle keineswegs. Wir haben sehr umfangreiche und syste-matische Erfahrungen darüber gesammelt, wie der Beginn der lokalen Erregung zum Kurvenzug des unipolaren QRS liegt, wobei die lokale Erregung durch

[1] SCHÜTZ: Erg. Physiol. **38**, 493 (1936).
[2] SCHAEFER u. TRAUTWEIN: Pflügers Arch. **253**, 152 (1951).
[3] WILSON, HILL u. JOHNSTON: Amer. Heart J. **10**, 176 (1934).

Mikroelektroden zweifelsfrei festgelegt werden kann, und beide Ableitungen synchron mit trägheitslosen Kathodenstrahl-Oszillographen registriert werden. Es zeigt sich dabei, daß der Beginn der lokalen Erregung zu sehr verschiedenen Zeiten nach dem Gipfel von R einsetzen kann. Leitet man unmittelbar von der Herzoberfläche ab, so bildet sich der Beginn dieser lokalen Erregung allerdings immer ziemlich deutlich ab als ein Moment, in dem die Abwärtsbewegung in das S plötzlich scharf beschleunigt wird und selbst bei ziemlich schneller Zeitschreibung fast senkrecht, also mit großer Steilheit erfolgt. Abb. 328 zeigt ein sehr gutes Beispiel dieser Art. Es überlagert sich dem extrinsic nun plötzlich ein intrinsic potential und in diesem Moment des Einsatzes kann man in der Tat beide Potentiale zeitlich gegeneinander in dem Sinn abgrenzen, daß man den Beginn des Nahpotentials festlegen kann. Im weiteren Verlauf der Kurve wird allerdings jede Unterscheidung wieder illusorisch. Sobald man nun die differente Elektrode auch nur etwas vom Herzen entfernt, z. B. auf die Brustwand setzt, wird auch der Moment des Erregungsbeginns wieder verwischt. In einer Brustwandableitung ist der Augenblick eines lokalen Erregungsbeginns nicht mehr exakt anzugeben, allein schon deshalb, weil nicht festliegt, was denn eigentlich erregt werden muß, um einen Umschlag des positiven Ausschlags zu bewirken. Unsere Erfahrungen stimmen übrigens mit denen SELVINIs überein[1].

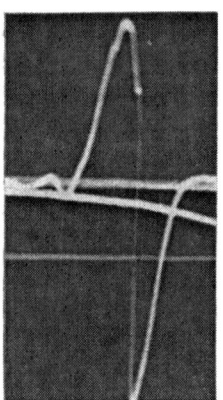

Abb. 328. Die Überlagerung von extrinsic und intrinsic Potentialen bei „unipolarer"Ableitung von der Oberfläche des Hundeherzens. Das intrinsic potential beginnt mit einer plötzlichen Versteilung im Abstieg der R-Zacke, also merkliche Zeit hinter dem Gipfel von R!

So skeptisch die Theorie also allen Versuchen gegenübersteht, lokale Verspätungen aus dem Brustwand-EKG exakt abzulesen, so ist trotzdem eine solche Verspätung aus Indizien zu erschließen. Wie so oft, ist die alte Lehre zwar nicht exakt richtig, aber auch nicht absolut falsch. Zum Beispiel kann sehr oft gesagt werden, daß die Erregung an dem der Elektrode nächstgelegenen Herzabschnitt irgendwann während des absteigenden Astes des R-S-Übergangs erfolgt. (Freilich hat auch diese Regel sogar sichere Ausnahmen!) Es kommt sehr darauf an, das normale Verhalten zu kennen und Abweichungen davon theoretisch vernünftig zu diskutieren.

c) Die Beziehungen zwischen Brustwand-EKG und Ableitungen von der Herzoberfläche.

Bevor wir den klinischen Teil beginnen, wollen wir einige Tatsachen kennenlernen, welche erst jüngst von GROEDEL entdeckt wurden. GROEDEL und BORCHARDT[2] haben in einer Reihe von Untersuchungen am gleichen Patienten nacheinander Ableitungen von der Brustwand und von der Herzoberfläche gemacht. Leider sind fast alle Ableitungen gegen den rechten Arm als indifferente Elektrode gemacht (nur gelegentlich dient statt dessen die Stirn als solche), wodurch die vektorielle Auswertung der Diagramme kompliziert wird. Es zeigt sich jedoch,

---

[1] SELVINI: Fol. Cardiologica 4, Nr 4 (1944).

[2] GROEDEL u. BORCHARDT: Direct electrocardiography of the human heart. New York 1948.

daß bei allen Ableitungen über den Ventrikeln die Brustwand-EKG mit den direkten Ableitungen von der Herzoberfläche gut übereinstimmen; das trifft insbesondere für Ableitungen über dem Zwerchfellansatz und von der Zwerchfelloberfläche intrathorakal zu. Bei Ableitungen vom Thorax der rechten Seite ist freilich die Abweichung erheblich, durch die indifferente Elektrode. Leider finde ich keine Untersuchung, aus welcher das normale EKG über der ganzen Brustwand abzulesen wäre. Alle Brustwandableitungen zeigen im übrigen eine wesentlich glattere Form als Ableitungen vom Herzen selbst, wo kleine Buckel, der scharfe Einsatz der „intrinsic deflection" (Abb. 328), und oft auch ein anderes Größenverhältnis von R und S zu sehen sind. Von einer Identität beider kann also nicht gesprochen werden, nur von einer Gleichsinnigkeit im allgemeinen Verlauf. Auch hier zeigt also die Kurvenanalyse, daß die Ableitung von der Brustwand die Eigenschaften einer partiellen Ableitung weniger hat als sie der direkten Ableitung vom Herzen zukommt, und schon hier war der partielle Abgriff quantitativ sehr wechselnd.

Eine Übersicht über die Brustwandableitungen zeigt uns dann, daß über dem Herzen selbst bei Normalfällen eine R-S-Form vorliegt, mit meist positivem T. Erst wenn wir nach rechts oder links vom Herzen abwandern, geht QRS in eine vorwiegend einsinnige Form über. Bei Wanderung nach rechts und unipolarer Ableitung gegen die CT-Elektrode nimmt QRS die Form der inversen Ableitung I an, nach links hin ist QRS mit Ableitung I identisch. Vr_6 und V_6 sind sich umgekehrt gleich, nur in der Höhe etwas verschieden. Über dem Herzen selbst haben wir niemals streng einsinnige QRS-Komplexe. Nur die äußerste Herzspitze selbst zeigt vorwiegend R mit sehr kleinem Q und S.

Bemerkenswert ist, daß sich sowohl im Brustwand-EKG als auch auf der Herzoberfläche der Quellpunkt der Erregung (nach Abb. 80 und 319) sehr deutlich ausgeprägt findet. Auf der Brustwand äußert er sich im Auftreten zweier Potentialmaxima, derart, daß der Spannungsunterschied zwischen der Spitze R gegen S über dem Zentrum des rechten Ventrikels und über der Herzspitze maximal wird; solche Potentialtopographien sind von GROEDEL und KOCH[1] aufgenommen worden. Über dem Herzen direkt äußert er sich darin, daß R ein Minimum unmittelbar über dem Quellpunkt durchmacht, wenn man die relative Größe zum Gesamtausschlag QRS in Betracht zieht (Abb. 329). Vor allem wenn man die *Fläche* von R und S planimetriert, ergeben sich sehr deutliche Ziffern, welche in der Tabelle 9 wiedergegeben sind. Sie besagen: über dem Quellpunkt ist R minimal, d. h. es laufen von hier aus praktisch alle Fasern fort; sie streben radiär auseinander. Ein solcher Punkt muß sich, wenngleich wesentlich weniger deutlich, in der senkrechten Projektion über der Brustwand ebenfalls ausprägen: Das minimale R zeigt an, daß sich alle Teilvektoren, welche sich zum Integralvektor zusammensetzen, auf diese Ableitelinie minimal oder negativ (d. h. als „fortlaufende" Vektoren) projizieren. Je weiter wir uns vom Herzen entfernen, desto mehr verschwindet allerdings diese Form eines partiellen Abgriffs.

Die T-Zacke verhält sich besonders interessant. Sie ist fast über dem ganzen Herzen positiv, doch wie sich zeigt fast immer nur deshalb, weil die QRS-Fläche

---

[1] GROEDEL u. KOCH: Z. Kreislaufforschg **1934**, 18.

Tabelle 9.

Auswertung von Abb. 329. R, S, T, Flächen der Zacken in Mikrovoltsekunden. G der Ventrikelgradient in Mikrovoltsekunden nach Ashman (vgl. S. 205). Die Prozentzahl gibt an, wie groß die Fläche von R in % der Gesamtfläche von R und S ist, wobei beide Teilflächen als positiv gerechnet und addiert werden. Die Zahl in der oberen rechten Ecke entspricht derjenigen von Abb. 329a.

(17) R + 15 S — 47 T + 43 G + 12, 25%	(18) R + 12 S — 12 T — 6 G — 6, 50%	(19) R + 12 S — 12 T — 3 G — 3, 50%	(20) R + 15 S — 6 T — 6 G + 3, 70%
(13) R + 19 S — 80 T + 37 G — 25, 19%	**(14)** R + 43 S — 90 T ? —, 32%	**(15)** R + 28 S — 93 T + 50 G — 15, 23%	**(16)** R + 28 S — 93 T + 37 G — 28, 23%
(9) R + 12 S — 43 T + 28 G — 3, 22%	**(10)** R + 37 S — 124 T + 75 G — 12, 23%	**(11)** R + 37 S — 120 T + 62 G — 19, 24%	**(12)** R + 37 S — 80 T ± 0 G — 43, 31%
(5) R + 6 S — 28 T — 12 G — 34, 18%	**(6)** R + 12 S — 37 T + 6 G — 19, 25%	**(7)** R + 19 S — 130 T + 130 G + 19, 12%	**(8)** R + 31 S — 90 T + 190 G + 134, 26%
(1) R + 12 S — 15 T + 6 G + 3, 22%	**(2)** R + 19 S — 12 T ? G —, 60%	**(3)** R + 28 S — 15 T + 37 G + 50, 70%	**(4)** Q — 1,5 R + 43 S — 1,5 T + 14 G + 112, 70%

vorwiegend negativ ist. Der Ventrikelgradient (S. 205) ist überall sehr klein, gelegentlich schwach negativ (was ein Meßfehler sein kann), meist nahe bei Null. Das heißt also: T verdankt seine Form einem reinen elementaren Erregungsrückgang! Nur über der Spitzenregion selbst nimmt der Ventrikelgradient hohe positive Werte an, welche in Abb. 329a, Bild 8, auf 134 µVsec anwachsen. Das heißt also: von einem apicobasalen Erregungsrückgang ist nur etwas in unmittelbarer Nähe der Spitze zu merken: nur die Spitzenregion selbst zeigt einen gegenüber dem Rest des Herzens beschleunigten Rückgang der elektrischen Negativität. Der größere Teil der Herzoberfläche verhält sich, elektrophysiologisch gesprochen, „normal": er hat ein rein diskordantes T. Auch das spiegelt sich in den Brustwandableitungen wieder, deren T ebenfalls vorwiegend rein diskordant ist, bis auf solche Ableitepunkte, welche nahe der Herzspitze liegen. Daß T *positiv* ist, widerspricht dem nicht und kommt daher, daß QRS eben vorwiegend negativ ist.

Soweit wir sehen, ist mit diesem Abschnitt die theoretische Grundlage gegeben, um das Brustwand-EKG praktisch zu deuten. Der Weg hierhin war schwierig

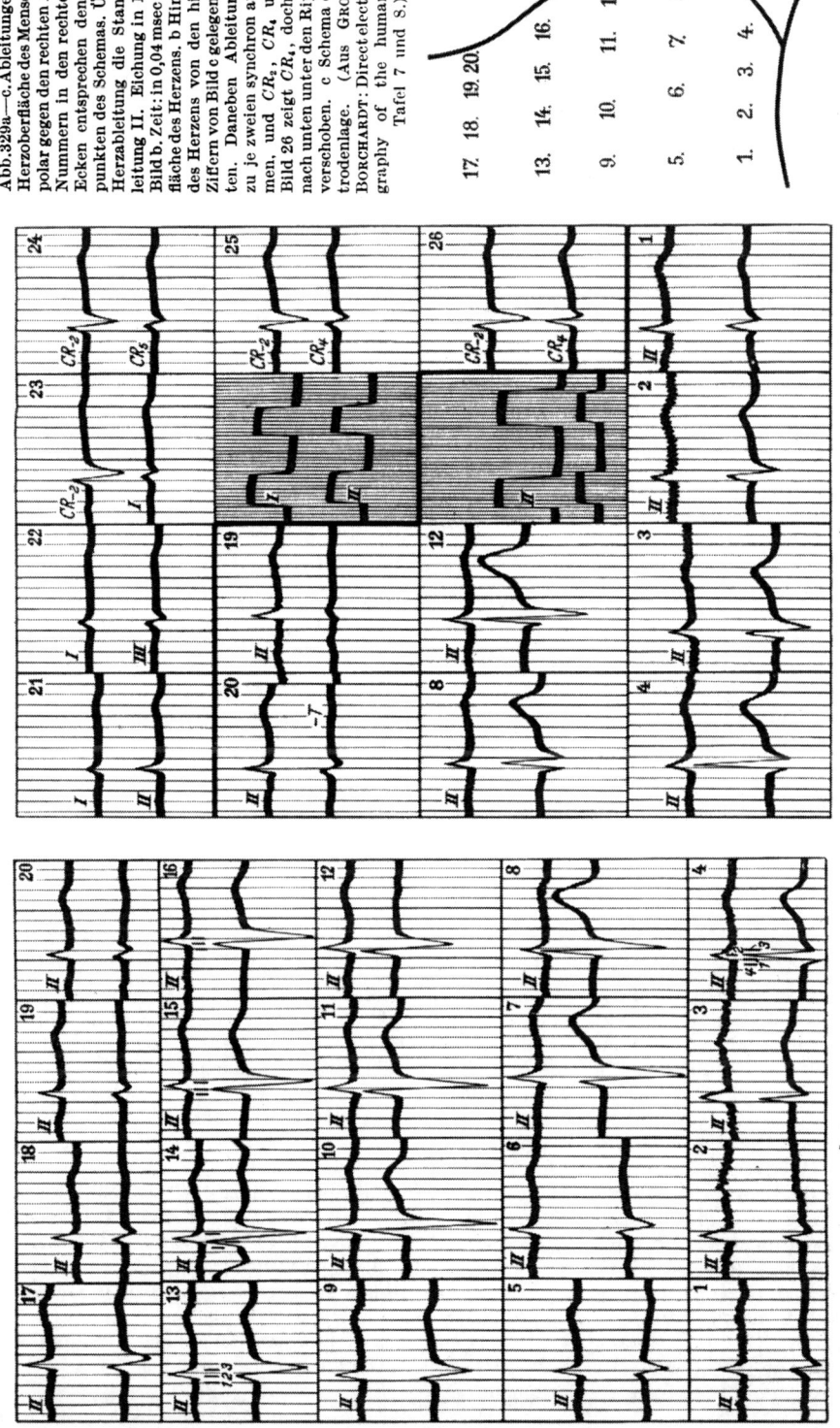

Abb. 329a—c. Ableitungen von der Herzoberfläche des Menschen, unipolar gegen den rechten Arm. Die Nummern in den rechten oberen Ecken entsprechen den Ableitepunkten des Schemas. Über jeder Herzableitung die Standard-Ableitung II. Eichung in 1 mV auf Bild b. Zeit: in 0,04 msec a Vorderfläche des Herzens. b Hinterfläche des Herzens von den hinter den Ziffern c gelegenen Punkten. Daneben Ableitung I—III zu je zweien synchron aufgenommen, und CR_2, CR_4, und CR_5. Bild 26 zeigt CR_4, doch vertikal nach unten unter den Rippenrand verschoben. c Schema der Elektrodenlage. (Aus GROEDEL u. BORCHARDT: Direct electrocardiography of the human heart, Tafel 7 und 8.)

und ist noch nicht überall als erstklassig gepflastert zu bezeichnen. An manchen Stellen muß noch die Rechnung und das Experiment nachhelfen, soweit es sich um die Quantitäten handelt. Die Theorie der Brustwandableitungen aber erscheint zunächst lückenlos, und es ist nun unsere Aufgabe, die Maschen des errichteten Gerüstes mit der lebendigen Beobachtung am gesunden und kranken Objekt zu füllen.

VII. Die Klinik der Brustwandableitungen.

Zu diesem letzten Abschnitt unseres Buches hat der Verfasser leider besonders wenig Eigenes zu sagen: er ist auf Material und Erfahrungen fremder Beobachter angewiesen und bittet um Verständnis dafür, daß er sich kurz faßt und Abbildungen vorwiegend entlehnt. Die Darlegungen können um so leichter kurz gehalten werden, als Literatur[1] über dies Gebiet reichlich existiert, während doch unsere Kenntnis von den exakten Grundlagen bislang sehr spärlich war. Unser Augenmerk soll also in erster Linie darauf gerichtet sein, vorzutragen, wo die bisherige Diagnostik auf Grund neuer theoretischer Einsichten eine klare Bestätigung erfährt oder umgearbeitet und korrigiert werden muß.

65. Normale Variationen.

Wir wollen bei der Besprechung der Normalfälle nur mehr die Ableitungen gegen die WILSON-CT-Elektrode zugrunde legen; es steht zu hoffen, daß in relativ kurzer Zeit andere indifferente Elektroden nicht mehr benutzt werden. Die Abweichungen sind ja im allgemeinen bei den Standard-Brustwandableitungen V_{1-6} nicht sehr groß und man kann sich mit etwas theoretischer Kenntnis wohl jederzeit ableiten, wie die CF, CR, CL-Ableitungen verändert sein müssen.

CR z. B. muß, statt einer unipolaren Ableitung des Vektors, eine Projektion des Vektors auf die Verbindung Brustwand — rechter Arm abgeben. Bei linksliegenden Ableitepunkten sind beide fast identisch, bei rechtsliegenden ist die Projektion CR überlagert von einem Abgriff, der Ableitung II ähnelt. Zieht man Ableitung II von CR ab, so hat man ungefähr die CT-Ableitung. Bei CL ist Ableitung III von den linksliegenden Ableitepunkten (V_{4-8}) abzuziehen. Bei CF ist die Ableitelinie nicht gegen das Herz gerichtet, sondern nach abwärts gesenkt; alle Vektoren, die von oben hinten nach unten vorn laufen, erscheinen daher zu klein. Eine einfache Umrechnung, die absolut exakt ist, ist natürlich möglich,

---

[1] Die wichtigsten Materialsammlungen der Literatur sind: BURGER: Cardiologia **3**, 56 (1939). — BURGER u. WUHRMANN: Cardiologia **3**, 139 (1939). — DUCHOSAL u. SULZER: La Vectocardiographie. Basel 1949. — FREUNDLICH u. LEPESCHKIN: Cardiologia **3**, 269 (1939). — GOLDBERGER: Unipolar lead electrocardiography. Philadelphia 1948. — GREVIN: Some supplementary leads in clinical electrocardiography. Acta med. Scand. Suppl. **209** (1948). — GROSSE: Arch. Kreislaufforschg **3**, 245 (1938). — GROEDEL: Das Elektrokardiogramm. Dresden u. Leipzig 1934 (hervorragender Atlasteil!). — GROEDEL u. BORCHARDT: Direct electrocardiography of the human heart. New York 1948. — HOLZMANN: Arch. Kreislaufforschg **1**, 2 (1937). Klinische Elektrokardiographie. Zürich 1945. — KATZ: Electrocardiography. Philadelphia 1946. — KIENLE: Arch. Kreislaufforschg **2**, 224 (1938). — Einführung in das „unipolare" Brustwand-EKG. Stuttgart 1948. — SKULASON u. LARSEN: Nord. med. (Stockh.) **1941**, 358. — Amer. Heart J. **22**, 645 (1941). — WILSON u. Mitarb.: Amer. Heart J. **27**, 19 (1944). — Das normale Brustwand-EKG: DEEDS u. BARNES: Amer. Heart J. **20**, 261 (1940). — SHANNO: Amer. Heart J. **19**, 713 (1940). — GROEDEL: Cardiologia **4**, 1 (1940). — Gutes Material findet sich auch in 2 soeben erschienenen Monographien: DONZELOT, MILOVANOVICH u. KAUFMANN: Études pratiques de vectographie. Paris 1950. — JOUVE u. BUISSON: La vectocardiographie en clinique. Paris 1950.

wenn die unipolare Extremitätenableitung der als indifferente Elektrode benutzten Extremität bekannt ist. Diese muß dann von der Brustwandableitung abgezogen werden, und man erhält die unipolare Brustwandableitung exakt. Zum Beispiel:

$$V_6 = CR_6 - \text{Unipol. } R.$$

Selbst von den unipolaren Brustwandableitungen mit der WILSON-Elektrode haben nur einige ein bedeutendes klinisches Interesse. Da, wie wir sahen, die in den Axillarlinien liegenden Ableitepunkte weitgehend mit Ableitung I

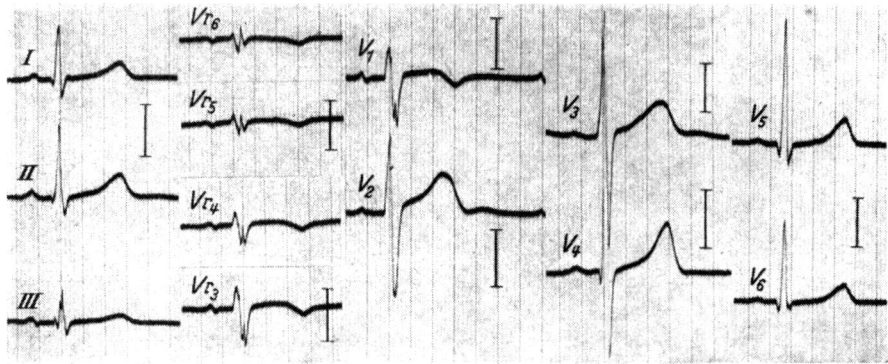

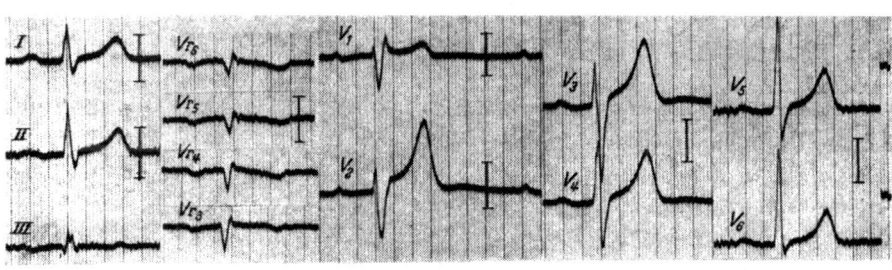

Abb. 330 a u. b. Zwei Normalfälle von Brustwandableitungen, zusammen mit den 3 Standard-Extremitätenableitungen, welche synchron aufgenommen sind. Brustwandableitungen von Vr_6 bis V_6. Eichungen neben den Ableitungen in 1 mV.

identisch sind, brauchen wir deren normale Variationen nicht zu besprechen, auch nicht auf der rechten Seite, welche einfach das Spiegelbild von Ableitung I ist. Erst die wirklich „präkordialen" Elektroden V_{1-5} enthalten erstens die starke sagittale Komponente des Raumvektors in wechselnd hohem Anteil, V_{1-3} am stärksten; sie sind herznahe Ableitungen, welche Partialabgriffe gestatten und sie sind daher mit Recht die in der Klinik einzig wirklich gebräuchlichen. Die normalen Bilder der anderen Brustwandableitungen müssen den Spezialabhandlungen entnommen werden (GREVIN, GROEDEL, NEHB, DUCHOSAL, TRENDELENBURG[1]).

Abb. 330 gibt weitere Normalfälle, welche den Fall der Abb. 320 ergänzen. Aus ihnen und der Tabelle 10 lassen sich folgende allgemeine Regeln ableiten:

---

[1] GREVIN: Some supplementary leads in clinical electrocardiography. Stockholm 1948 (Suppl. Acta med. Scand. Nr 209). — GROEDEL: Das Elektrokardiogramm. Dresden u. Leipzig 1934. — NEHB: Verh. dtsch. Ges. Kreislaufforschg 1939, 12. — DUCHOSAL u. SULZER: La Vectocardiographie. Basel 1949. — TRENDELENBURG: Z. exper. Med. 92, 1 (1933); 94, 133 (1934).

1. Bei der Wanderung der differenten Elektrode von rechts nach links wird S prozentual immer kleiner. R und S sind gleich groß etwa bei V_3—V_1, jedenfalls bei normtypischem QRS der Standardableitungen.

2. Bei V_1 und V_2 ist R sehr klein, sein Gipfel rasch erreicht (in etwa 0,02 sec), während der Gipfel von R in V_{5-6} viel später (in etwa 0,04 sec) erreicht wird. GROEDEL bezeichnet alle Kurven mit kleinem R, tiefem S und kurzer Zeit zwischen Beginn und Gipfel von R als *Dextrogramme*, die anderen als *Laevogramme*, eine Bezeichnung, die wir als deskriptive Bezeichnung beibehalten können. Wir müssen uns nur darüber klar sein, daß auch das sog. Dextrogramm keinesfalls nur die Potentiale des rechten Herzens wiedergibt. Wir sprechen am besten einfach von der *Rechts- und Linksform* des *Brustwand-EKG*.

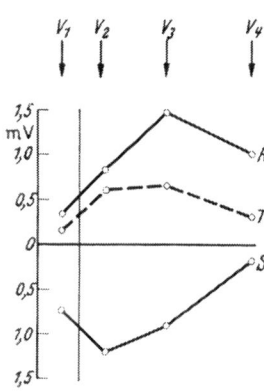

Abb. 331. Das Verhalten der Zackenhöhe des EKG in Millivolt bei den verschiedenen Positionen der Brustwandableitungen. Mittelwerte aus 100 normalen Personen. (Nach HOLZMANN: Klinische Elektrokardiographie, S. 103, Abb. 39.)

3. T ist im allgemeinen deutlich, in V_{3-6} sogar hoch positiv. Seine Fläche überragt in V_3—V_6 die Fläche von QRS derart, daß es zu einem sehr starken Ventrikelgradienten, also zum Abgriff eines sehr starken apicobasalen Erregungsrückgangs kommt.

4. ST ist selten isoelektrisch, doch geht es aus S meist flach ansteigend in das positive T über. Ist T flach, so ist ST isoelektrisch.

5. Über V_1 und oft auch über V_2 ist die absolute Größe aller Zacken klein und liegt in der Größenordnung der Standardableitungen.

6. In der Gegend der Herzspitze ist die Größe der Ausschläge entscheidend von der relativen Lage der Elektrode zur Herzspitze selbst abhängig. Kleine Änderungen dieser relativen Lage haben große Veränderungen des EKG zur Folge: extraapical steigt R relativ zu S (d. h. prozentual, nicht immer absolut!), intraapical steigt S relativ zu R. Da die Ableitepunkte nach fixen Punkten des Thorax (Medioclavicularlinie, Sternalrand) standardisiert sind, sind die Ableitungen V_3 bis V_5 extrem stark von der absoluten Herzlage abhängig. Es hat daher keinen Sinn, Abweichungen innerhalb dieser 3 Ableitungen stark zu bewerten, solange eine der 3 Ableitungen mit einem der Normalbilder übereinstimmt.

7. Extraapical sinkt die absolute Amplitude wegen steigender Entfernung zwischen Elektrode und Herz ab, ebenso vom Sternum ab nach links. Es ist zu vermuten, daß die Verminderung des Potentials in diesen lateralen Regionen des Thorax auch durch die schlechte Leitfähigkeit der Lunge bedingt ist.

Speziell T und ST zeigen also ein dem Extremitäten-EKG ganz konformes Verhalten: es gibt einen apicobasalen Erregungsrückgang und es gibt ST-Senkungen und ST-Hebungen nur in dem Ausmaß, wie wir sie auch sonst bei hoch positivem T kennen. Wir müssen dabei bedenken, daß präkordial überhaupt höhere Spannungen (durch kleineres R in den Gleichungen auf S. 453) entstehen. Denken wir uns die Brustwandableitungen mit reduzierter Empfindlichkeit so geschrieben, daß QRS die von den Standardableitungen gewohnte Amplitude hat, so dürfte ST und T vom gewohnten Bilde nicht abweichen.

Es ist übrigens zu vermuten, daß die Größe von T an der Herzspitze relativ viel stärker ist als es der Amplitudenvergrößerung entspricht, da der apicobasale Erregungsrückgang stärker partiell abgegriffen wird. Für ihn ist ja die Vektorlänge sehr viel größer (mindestens 1—2 cm!), so daß nach den Feldgleichungen auf der Brustwand ein starker Partialabgriff zu erwarten ist. Untersuchungen hierüber sind erst begonnen worden.

In Abb. 331 ist ein Diagramm von HOLZMANN wiedergegeben, aus dem das Verhalten der Zacken bei der Wanderung von rechts nach links im Mittel von 100 Fällen abzulesen ist. Die Grenzwerte gibt Tabelle 10 wieder.

66. Indikation für das Brustwand-EKG in der Diagnostik.

Bevor wir die Abweichungen von der Norm besprechen, wollen wir erörtern, was wir vom Brustwand-EKG zu erwarten haben. Nach dem Bericht des amerikanischen Standardisierungsausschusses[1] sind es vor allem 3 Gebiete, bei denen die Brustwandableitung dominiert: die Infarktdiagnose, der lokalisierbare Myokardschaden und die Differentialdiagnose der Rechts- und Linkshypertrophie. Wir möchten die Coronarinsuffizienz als 4. Indikation hinzunehmen. Die Gründe hierfür sind leicht einzusehen: Alle lokalisierbaren Schäden entwickeln Potentialvektoren oder Ausfälle solcher in bestimmten Richtungen. Für die Infarkte wurde das bezüglich der Frontalebene in Abb. 198—204 erläutert. Vektoren, welche sagittal verlaufen, bilden sich aber in den Extremitätenableitungen nicht ab: für sie ist die Brustwandableitung die einzige Entdeckungsmöglichkeit. Zudem registriert die herznahe Elektrode Partialabgriffe, wie wir oben erläuterten. Keinerlei Bedeutung dagegen hat die Brustwandableitung für die Diagnose der Rhythmusstörungen, wenn man davon absieht, daß man ein sonst nicht sichtbares P von der Brustwand her gelegentlich sichtbar machen kann.

Wir wollen unsere klinischen Ausführungen daher vorwiegend auf solche *lokalisierbaren* Schäden beschränken, denn sowohl die

[1] Amer. Heart J. 25, 528, 535 (1943).

Tabelle 10. *Minimal-, Mittel- und Maximalwerte normaler Brustwandableitungen mit der Wilson-Elektrode in Millivolt. (Nach DEEDS u. BARNES: Amer. Heart J. 20, 261 (1940), aus HOLZMANN.]* $a =$ Amplitude des gesamten Ausschlages (+ und —).

	V_1	V_2	V_3-V_6	V_6
P	—0,15 / a 0,12 / 0,25	—0,15 / a 0,12 / +0,25	+0,05 / +0,09 / +0,20	+0,05 / +0,08 / +0,20
Q	0	0	0 / 0,05 / 0,20	0 / 0,06 / 0,25
R	0,10 / 0,35 / 1,00	0,10 / 0,82 / 2,00	0,40 / 1,25 / 2,60	0,35 / 1,05 / 2,10
S	0,20 / 0,73 / 2,00	0,30 / 1,24 / 2,80	0,10 / 0,92 / 1,90	0 / 0,15 / 0,75
ST	0 / +0,04 / +0,20	0 / +0,11 / +0,25	—0,15 / —0,02 / +0,15	—0,05 / +0,01 / +0,10
T	—0,20 / +0,15 / +0,60	+0,10 / +0,61 / +1,45	+0,15 / +0,67 / +1,30	+0,10 / +0,31 / +0,60
U	0 / 0,02 / 0,15	0 / 0,11 / 0,25	0 / 0,08 / 0,15	0 / 0,01 / 0,05

Coronarinsuffizienz als auch die einseitige (rechte oder linke) Hypertrophie gehören zu solchen. Wenn wir trotzdem mit der Erörterung des Schenkelblocks beginnen, so nicht etwa, weil das Brustwand-EKG uns hier mehr sagt als die Extremitätenableitung, sondern um unseren Blick an einem pathologischen Zustand zu schulen, dessen Mechanismus uns einigermaßen gut bekannt ist. Auch werden wir sehen, daß uns das Brustwand-EKG neue Einblicke in die Art des Erregungsablaufs vermittelt.

67. Allgemeine Gesetze pathologischer Abweichungen.

Für jede Brustwandableitung gilt das oben schon für jede Extremitätenableitung gültig befundene Gesetz, daß bei unveränderten Leitungsbahnen und gleichbleibender myokardialer Leitungsgeschwindigkeit die von QRS eingenommene Fläche konstant sein muß. Hierbei wird natürlich jeder Ausschlag nach oben positiv, nach unten negativ gerechnet (vgl. S. 147). Eine reine *Verspätung durch Reizleitung* müßte sich also in einer Verbreiterung von QRS bei gleichem Summenbetrag der Flächen kennzeichnen. So etwas kommt ersichtlicherweise nur selten vor. Fast alle Verbreiterungen von QRS gehen mit Vergrößerungen der Flächen einher. Wir können bei solchen Fällen zwischen einem QRS gleichen und veränderten Typs unterscheiden, genau wie bei Ableitung I bis III. Gleicher Typ bedeutet Verbreiterung vorwiegend durch Verlangsamung der myokardialen Leitungsgeschwindigkeit: v sinkt, also bleibt der Vektor P_{a_1} in Abb. 17 u. 18 längere Zeit auf der gleichen Faser; er produziert längere Zeit seine volle Spannung, das Spannungs-Zeitintegral der Einzelfaser (also auch das der Summe aller Einzelfasern) steigt. Ändert sich der Typ, so kann die Veränderung des Flächeninhaltes in der Regel auf eine Änderung der Leitungsbahn bezogen werden: es laufen die Fasern nicht mehr so divergent wie bisher und heben sich mit ihren Potentialen nicht mehr so stark in der physiologischen Niederspannung auf: ein Aggregat von Fasern zieht vielmehr in einer Richtung, in der sich die Spannung zu anderer Fasern jetzt vektoriell addiert, statt sich von ihr zu subtrahieren. Dadurch sinkt die physiologische Niederspannung, die Fläche wird größer, und meist steigt auch der absolute Spannungsbetrag der Spitzen von R oder S. Ob R oder S größer wird, hängt davon ab, ob das in anderer Richtung von der Erregungswelle durchlaufene Faseraggregat auf die Elektrode zu oder von ihr weg durchlaufen wird. Aus gleicher Ursache kann natürlich die Fläche auch kleiner, die Niederspannung also verstärkt werden, wenn nämlich ein Faseraggregat seine Erregungsrichtung so und zu einer solchen Zeit ändert, daß es die wechselseitige Kompensation stärker macht. In beiden Fällen ist also die *Veränderung der Flächen* das entscheidende. Ist QRS zugleich verbreitert, so nehmen oft die Flächen von R oder S, einzeln betrachtet, zu. Ihre Summe aber (unter Berücksichtigung des negativen Vorzeichens von S!) nimmt trotzdem häufig ab. Es ist Zufall, ob Flächenabnahmen oder -zunahmen überwiegen: das wird durch die jeweiligen anatomischen Verhältnisse der abwegig erregten Fasern und den Zeitpunkt ihrer Erregung bestimmt.

Eine Änderung der Fläche wird, neben der partiellen Änderung der Erregungsrichtung, auch durch partiellen Ausfall einiger Fasern bewirkt. Je nach der anatomischen Lage kann die Fläche QRS dabei wachsen (ein R z. B verschwinden, das S konsekutiv zunehmen) oder kleiner werden (R wird kleiner und nähert sich der Größe von S an, die es vorher übertraf).

Es kann endlich T weniger konkordant werden, wenn der apicobasale oder irgendein anderer inhomogener Erregungsrückgang kleiner wird. Die Gründe hierfür sind genau dieselben wie bei den Extremitätenableitungen; es kann jedoch, abweichend von diesen, T sich dadurch stärker als in den Standardableitungen I—III ändern, daß *lokale* Schäden zu *lokalen* Inhomogenitäten des Erregungsrückganges führen, welche entweder wegen der Nähe der Elektroden partiell stärker abgegriffen werden (Partialabgriff durch Entfernung, S. 491); oder es entwickeln sich Vektoränderungen von T durch solche lokalen Inhomogenitäten nur in der Sagittalebene, werden also überhaupt nur in Brustwandableitungen abgreifbar.

In Lehrsätze zusammengefaßt, erhalten wir also folgendes Schema:

1. Verbreiterung von QRS ohne Typenwandel.
    a) Bei gleicher QRS-Fläche: die Herzabschnitte sind stärker desynchronisiert: Verspätung durch Reizleitung vergrößert.
    b) QRS-Fläche steigt: die Leitung auch im Myokard selbst ist verlangsamt.
2. Veränderung von QRS mit Typenwandel (*R/S*-Verhältnis geändert).
    a) Die Richtung der Erregungswelle ändert sich in einem Teil des Myokards. QRS-Fläche ändert sich:
        α) ohne Verbreiterung: Blocks ohne Vorliegen grober Verspätungen.
        β) QRS verbreitert: Blocks mit Verspätung, d. h. Erregung auf großen Umwegen oder gleichzeitiges Vorliegen verlangsamter myokardialer Leitung.
    b) Ausfall einiger Myokardbezirke: QRS nicht verbreitert, falls nicht zugleich Blocks entstehen. QRS-Fläche ändert sich. Infarkt, größere Nekrosen.
3. T weniger konkordant, Abnahme des Ventrikelgradienten.
    a) Abnahme des apicobasalen Erregungsrückgangs, falls Ableitung I—III dasselbe zeigt. Ursache: hämodynamisch (Vitien, Hypertonie), muskeldynamisch (Kontraktion der Spitze gestört).
    b) Lokale Schäden mit lokalen Änderungen des Erregungsrückganges
        α) Prozeß nur in der Sagittalebene: lokale Myokarditis im vorderen oder hinteren Herzteil; bestimmte Infarkte; Coronarinsuffizienz.
        β) Prozeß lokal und durch partiellen Abgriff erfaßt. (Nahe der Brustwand sitzende Infarkte, toxische Schäden.)

68. Der Schenkelblock.

Jede Form von Blockaden des RLS läßt Umkehrungen in Teilen der Erregungsbahn erwarten: man vergegenwärtige sich noch einmal Abb. 146. Das Brustwand-EKG des *Linksblocks* zeigt denn auch, daß die Erregung sich vorwiegend von unten rechts vorn nach oben links hinten ausbreitet (Abb. 332). Diese Tatsache ergibt sich aus einer Analyse des Vektors nach Art der Abb. 34 und 316.

Diese Richtung der Erregungsausbreitung ist verständlich, wenn wir bedenken, daß der ganze linke Ventrikel von rechts her erregt wird, der rechte Ventrikel aber, der seine Erregung ja rechtzeitig empfängt, rechts vorn und unten liegt. Die Erregungsausbreitung zeigt ferner die Eigentümlichkeit, relativ konstante Richtung zu haben. Darin gleicht sie vollkommen den Extrasystolen. Selbst die beiden in Abb. 332 erkennbaren Gipfel haben, wie die Vektoranalyse zeigt, fast die gleiche Vektorrichtung. Das bedeutet also, daß die Mehrzahl der Fasern relativ einheitlich und geradlinig in Richtung der Vektoren von der Erregung durchlaufen wird: der muskelstarke und also auch potentialstarke linke Ventrikel wird ziemlich gleichmäßig vom rechten Ventrikel her von der Erregungswelle durchsetzt. Daher auch die Hochspannung, die ganz analog derjenigen der Extrasystolen zustande kommt. Der Linksblock ist eine Art rechtsventrikulärer Extrasystole, wenn man will. Der muskelschwache rechte Ventrikel wird dabei zwar rechtläufig erregt; aber er trägt, nach Abb. 323, eben auch wenig zum Gesamtpotential bei.

Das beste Kennzeichen eines Linksblocks im Brustwand-EKG ist also: fast oder ganz reines S in den Ableitungen, deren Ableitelinie senkrecht oder fast sagittal steht (V_1, V_2); sehr kleines

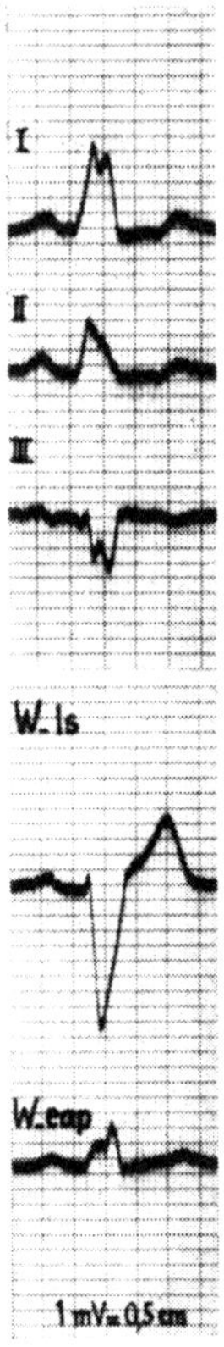

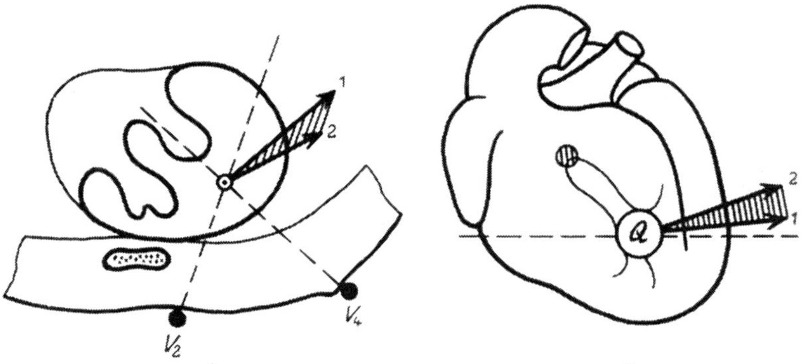

Abb. 332a—c. Brustwand-EKG beim Links-Schenkelblock. a EKG in Ableitung I—III und V_2 (= W-ls) und V_4 (W-eap). Linkssternal und extraapikal. Die Lage V_4 ist nicht genau gültig!) (Aus HOLZMANN: Klinische Elektrokardiographie, Abb. 72.) b Vektorkonstruktion in der Horizontalebene nach Abb. 316. 1 ist der Vektor des 1. Gipfels von R_I, 2 der des 2. Gipfels. Die schraffierte Fläche ist die Variation des Vektors im Laufe von R. c Dieselbe Vektorkonstruktion in der Frontalebene aus dem EINTHOVENschen Dreieck. Q der Quellpunkt der Erregung. Natürlich gehen die Erregungen nicht von hier aus; die Ursprünge der Integralvektoren sind nur schematisch nach hier verlegt, um die allgemeine Richtung der Erregungswelle zu kennzeichnen.

positives und einsinniges R in den seitlichen Ableitungen (V_4—V_6). In diesen Ableitungen liegt der Gipfel von R bzw. der Abfall sehr spät, weil diese Potentiale natürlich erst in dem Augenblick aufhören, wo der linke Herzrand von der Erregungswelle in breiter Front erreicht ist. Insofern hat also auch die alte Deutung WILSONs recht, daß mit dem Abfall von R die lokale Erregung an der der Elektrode zugewandten Seite beendet ist. Es gibt keine Fasern, die von V_6 weglaufend erregt werden, da die Erregung eben von der rechten Seite in toto nach links wandert. Im übrigen ist V_6 = Ableitung I!

Dies Bild ändert sich in den Brustwandableitungen sehr wenig, auch dann nicht, wenn Ableitung II von positiv nach negativ wechselt.

Der *Rechtsblock* muß deshalb ein wesentlich komplizierteres Kurvenbild zeigen, weil die große Muskelmasse des linken Ventrikels rechtläufig erregt wird und nur relativ muskelschwache Partien eine Umkehr der Erregungsrichtung zeigen. Diese sind freilich gerade auch diejenigen Herzteile, die in V_1 und V_2 bevorzugt abgegriffen werden und nach den Analysen von Abb. 323 über 50% des Potentials bestimmen. Da diese Muskelmassen zudem nun *nicht* mehr vom Quellpunkt aus sehr divergent erregt werden, sondern ebenfalls homogen von der Erregung durchsetzt werden, haben sie keine physiologische Niederspannung:

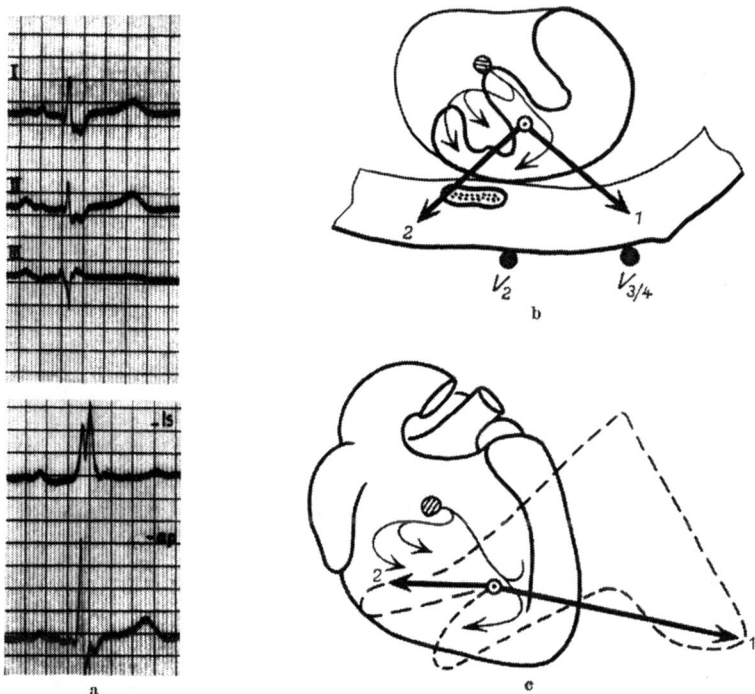

Abb. 333 a—c. a Brustwandableitung bei Rechts-Schenkelblock. (Erste Variante.) Typischer WILSON-Block im Extremitäten-EKG. *ls* = linkssternal = V_2, *ap* = V_{3-4}. (Aus HOLZMANN: Klinische Elektrokardiographie, Abb. 73.) b Vektoranalyse in der Horizontalebene. Vektor 1 synchron R_I, Vektor 2 synchron S_I. c Frontalvektoren. Gestrichelt das Vektordiagramm, das aus QRS konstruiert ist. Die kleinen Pfeile geben an, aus welchen Richtungen die Erregung in den rechten Ventrikel eindringt. Es überwiegt der zu Vektor 2 parallele Weg im Lauf der S_I-Zacke.

sie beherrschen also die Ableitungen V_1 und V_2. Dadurch wird die in V_1 und V_2 sonst immer sichtbare S-Zacke ganz unterdrückt und von starken positiven Potentialen überlagert.

Die Analyse der Vektoren ergibt nun folgendes Bild (Abb. 333). Die Erregung läuft beim ersten Gipfel von R in W-*ls*($= V_2$) von rechts nach links und etwas von oben nach unten: sie stimmt fast ganz mit der Erregung des linken Ventrikels in normalen Bildern überein. Die erste normale R-Zacke in den Ableitungen V_1 und V_2 ist also offenbar die Erregung der linken Muskelmassen, die trotz aller Partialabgriffe das ganze Bild beherrschen. Sie tun das auch deshalb, weil der rechte Ventrikel ja *verspätet* erregt wird und zu dieser frühen Zeit seine Hauptmasse sich noch in Ruhe befindet. In den rechten

Ventrikel dringt die Erregung von denjenigen Seiten her ein, die sich in Kontakt mit der linken Kammer befinden, was in den Schemata durch kleine Pfeile angedeutet ist. Schreitet die Erregung nun rechts weiter fort, so wird die immer schon relativ schwache S-Zacke in V_1 und V_2, die durch das Wegwandern der Erregungswelle im rechten *und* linken Ventrikel bedingt ist, dadurch ganz übertönt, daß nur noch im linken Ventrikel Erregungen von V_2 fortlaufen (wie im Normalfall auch), im rechten dagegen von allen Seiten die Erregung auf die Elektrode zuläuft, von links hinten unten nach rechts oben vorn, entsprechend der Lage der Hauptmassen des rechten Ventrikels, die also auch jetzt fast vom Quellpunkt her, nur nicht durch das RLS, sondern durch die syncytialen Brücken des Myokards, erregt werden.

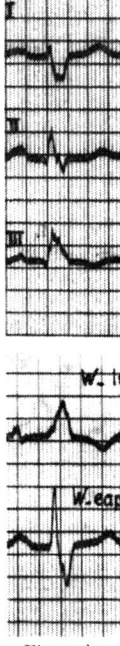

Abb. 334. Ein anderer Fall von Rechtsschenkelblock. (Zweite Variante.) R in V_2 ist breit, niedrig, bei absolut fehlendem S. Der Vektor 2 würde hier in der Horizontalprojektion noch mehr nach rechts, fast parallel der Frontalebene, verlaufen, während er in der Frontalebene selbst von oben links nach unten rechts läuft. Die Erregungswelle dringt also mehr von oben her in den rechten Ventrikel ein. (Andere Herzlage?) (Aus HOLZMANN: Klinische Elektrokardiographie, Abb. 73.)

Kennzeichnend für den Rechtsblock ist also: eine erste normale R-Phase in Ableitung I—III und in allen Brustwandableitungen; danach eine verspätete Umkehr der Erregung auf die über dem rechten Herzen liegenden Elektroden hin; hierdurch wird V_1 und V_2 weiter positiv, oft in Form einer zweiten Zacke, oft in Form einer sich steigernden, nicht sehr hohen, doch langdauernden Positivität. Zu dieser Zeit zeigen die linksseitigen Brustwandableitungen dasselbe Potential im Spiegelbild: eine schwache, von links nach rechts weglaufende Erregung, welche V_4—V_6 negativ macht. Abb. 334 zeigt einen anderen Typ der Brustwandableitung, welche für den Rechtsblock neben der aus Abb. 333 absolut charakteristisch ist.

Fassen wir nunmehr zusammen, was unter Beachtung der Leitsätze aus Kapitel 67 zu sagen ist: Rechts- und Linksblock zeigen Verbreiterungen von QRS in den Brustwandableitungen, welche durch Typenwandel, und zwar partielle Umkehr der Erregungsrichtung, bedingt sind. Der R-Verlust beim Linksblock ist hierdurch erklärt; er entstammt in diesem Fall nicht dem *Ausfall* von Fasern, welche auf die Ableiteelektrode zulaufen. T bleibt konkordant oder ist doch weniger negativ als es des verbreiterten R wegen bei rein elementarem Erregungsrückgang sein müßte: der Ventrikelgradient bleibt normal. Es ist also der normale apicobasale Erregungsrückgang, also die Herzperistaltik, nicht gestört.

69. Der Infarkt.

a) Vorderwandinfarkt.

Nach dieser anschaulichen Einleitung wollen wir das wichtigste Kapitel der Brustwandableitungen erörtern: den Infarkt. Bei ihm muß sich, wie wir bei den Extremitätenableitungen schon abhandelten, QRS im Typ verändern, daneben

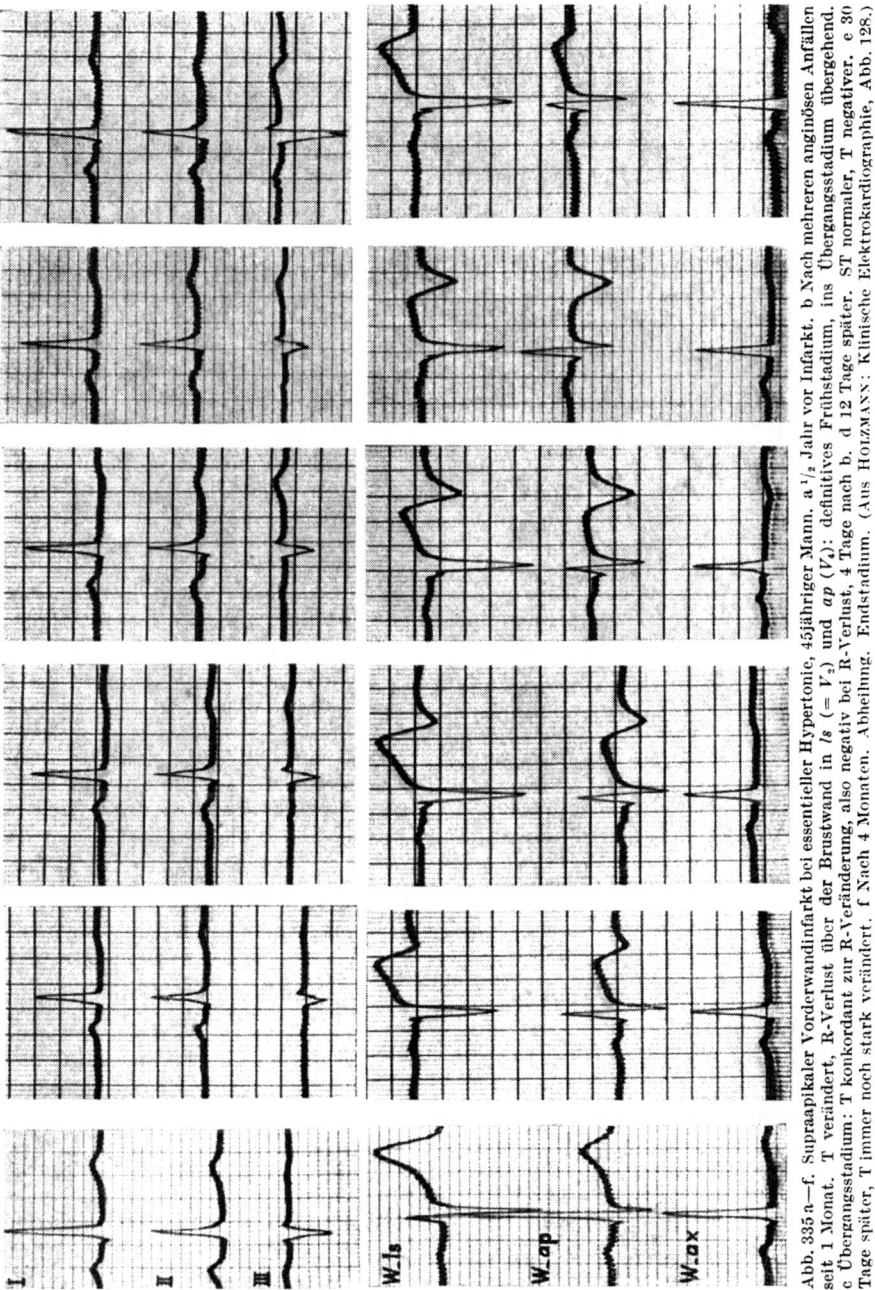

Abb. 335 a—f. Supraapikaler Vorderwandinfarkt bei essentieller Hypertonie, 45jähriger Mann. a ½ Jahr vor Infarkt. b Nach mehreren anginösen Anfällen seit 1 Monat. T verändert, R-Verlust über der Brustwand in Is $(= V_2)$ und ap (V_4): definitives Frühstadium, ins Übergangsstadium übergehend. c Übergangsstadium: T konkordant zur R-Veränderung, also negativ bei R-Verlust, 4 Tage nach b. d 12 Tage später. ST normaler, T negativer, e 30 Tage später, T immer noch stark verändert. f Nach 4 Monaten. Abheilung. Endstadium. (Aus HOLZMANN: Klinische Elektrokardiographie, Abb. 128.)

ST verlagern, solange die Verletzung noch unvernarbt ist, und T ändern, solange es eine Randzone des Infarktes gibt, welche einen anderen Erregungsrückgang aufweist als der Rest des Myokards. Wenn diese Veränderungen sich *nahe* der Brustwand abspielen, so muß in diesem Fall ein erheblicher Partialabgriff möglich sein, vor allem der ST-Strecke: denn die ST-Veränderungen erfolgen, wie wir

33*

in Abb. 185 und 200 nachsehen wollen, in *einer* Richtung: sie zeigen keine Niederspannung durch Kompensation divergenter Fasern. Eine solche Potentialfront nahe einer Elektrode muß nach den Feldgesetzen erhebliche Spannungen verursachen.

Die leichteste Diagnose des gesamten EKG überhaupt ist daher die Diagnose des Vorderwandinfarktes, gleich wo er sitzt, ob hoch oder tief, unter Einbeziehung der Spitze oder nicht. Um das in Abb. 335 dargestellte Verhalten verstehen zu können, müssen wir uns nur der in Abb. 200 erläuterten allgemeinen Gesetze erinnern, welche auf die Brustwandableitungen ohne weiteres ebenfalls zu übertragen sind: Die Verletzungsspannung fällt fort und macht die Brustwandelektrode während der Systole *scheinbar* positiv (in Wirklichkeit weniger negativ). Die Größe dieser ST-Verlagerung durch „monophasische Beimischung" hängt von der Zahl der verletzten Fasern und ihrer Entfernung ab und berechnet sich nach Gl. (1c) auf S. 453. Je größer der infarzierte Bezirk, desto größer die Spannung. Erforderlich ist hier wie bei den Extremitätenableitungen, daß der Infarkt randständig ist, da sonst eine Niederspannung nach Abb. 185c auftritt. Die Spannungen sind in der Brustwandableitung um so größer, je *sagittaler* der Vektor der Verletzungsspannung steht. Steht dieser stark sagittal, so kann, wie Abb. 335 zeigt, die ST-Senkung in den Extremitätenableitungen so klein werden, daß sie, vor allem auch durch die absolut kleineren Spannungen in Ableitung I—III, fast unmerklich wird. Sagittal steht der Vektor immer dann, wenn der Infarkt in der Frontalprojektion nicht oder nur wenig randständig ist, wie es Abb. 336 andeutet. Abb. 335 z. B. entstammt einem supraapikalen Vorderwandinfarkt, der ungefähr die Lage der Abb. 336 gehabt haben wird. Man kann aus der Diskrepanz zwischen starker präkordialer ST-Senkung und schwacher oder fehlender

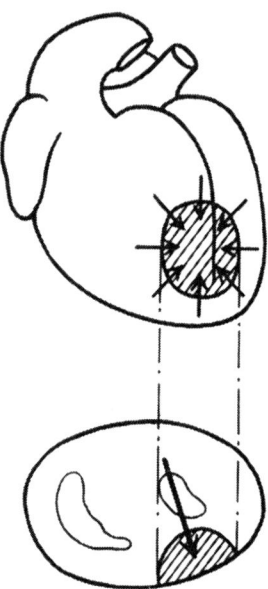

Abb. 336. Schema eines Infarktes, der in den Extremitätenableitungen keinen Vektor der ST-Verlagerung ausbildet, wohl aber in der Brustwandableitung. (Supraapikaler   Vorderwandinfarkt.) Oben: der Infarkt erscheint in der Frontalprojektion nirgends randständig, alle Verletzungsspannungen heben sich gegenseitig auf. Unten: In der Sagittalprojektion entsteht der eingezeichnete Integralvektor der Verletzungsspannung.

ST-Senkung in Ableitung I—III geradezu die Diagnose eines Infarktes stellen, der in frontaler Projektion nicht randständig ist (in horizontaler ist er es natürlich!).

Wie in Kap. 43 erläutert, und wie Abb. 208 und 336 zeigen, findet sich auch beim Brustwand-EKG notwendigerweise die gleiche Trias: die verletzte (infarzierte) Faser produziert kein R, sie hat an der Grenze zum Gesunden ein Überdauern der Negativität, so daß ein zu ST diskordantes T entsteht. Damit haben wir das einprägsame Bild: über dem Infarkt ist das Potential derjenigen Fasern, deren Erregung auf die Elektrode zu läuft, vermindert, es überwiegen also die fernen, fortweisenden Fasern: R ist vermindert oder aufgehoben (R-Verlust)[1].

_____

[1] WILSON, BARKER, MACLEOD u. KLOSTERMEYER: Proc. Soc. exper. Biol. a. Med. **29**, 1006 (1932).

Ist der Infarkt groß und greift er auf laterale oder septale Bezirke über, so können auch von der Elektrode fortweisende Fasern ergriffen sein: dann ist auch S vermindert, QRS insgesamt klein und oft sehr unregelmäßig (Abb. 337d). ST ist diskordant zur QRS-Veränderung, also in der Regel gehoben, T wird im Übergangsstadium konkordant zur R-Veränderung, also negativ. *R-Verlust, gehobenes ST und negatives T oder, im Übergangsstadium, R-Verlust und negatives T sind absolut typisch für den Infarkt der Vorderwand.* Das gilt allerdings nur für Ableitungen mit der WILSON-Elektrode oder für CF-Ableitungen. CR zeigt eine Überlagerung des R aus Ableitung II, was S. 486 schon erörtert wurde (MORTENSEN und WARBURG).

Insbesondere die T-Veränderung ist typisch. Ein konkordantes negatives T ist nicht anders als durch Infarkt oder eine dem Infarkt analoge Erkrankung (toxische Nekrose) zu denken, da es sich ja um einen inhomogenen Erregungsrückgang handelt, der den elementaren stark überspielt, der aber die Brustwand negativ macht. Das kann der apicobasale Erregungsrückgang *niemals* tun! Wissenschaftlich ausgedrückt: der sehr hohe *negative* Ventrikelgradient[1] ist typisch für frischen Vorderwandinfarkt. Wenn in späten Stadien der Ausheilung T fast normal erscheint, so bleibt es doch *abgeflacht*, da der apicobasale Erregungsrückgang immer mindestens geschädigt ist: der Ventrikelgradient liegt dann bei Null.

Die beschriebenen Veränderungen finden sich auf ausgedehnten Bezirken der Brustwand, z. B. von V_1 bis V_4. Der Bezirk, auf dem ein R-Verlust zu finden ist, ist um so größer, je größer auch der Infarkt ist (WILSON[2]); es kommt dabei zu der merkwürdigen Erscheinung, daß ein R-Verlust noch über Brustwandstellen rechts zu sehen ist, deren darunter gelegene Herzabschnitte *nicht* mehr infarziert sind. Diese durch Autopsien gesicherte Tatsache wird von KOSSMANN und DE LA CHAPELLE[3] dahin gedeutet, daß der Infarkt auch die Potentialentstehung im Gesunden mit verändert; das mag oft der Fall sein, wenn nämlich Zweige des RLS mit ergriffen sind. Meist wird sich wohl das Potentialbild aus den Veränderungen des Integralvektors erklären, d. h. durch den Ausfall der großen Fasermassen der linken Spitze, wodurch alle anderen Fasern überwiegen und den Integralvektor bestimmen. *Es kann also aus dem R-Verlust nicht mit Sicherheit geschlossen werden, daß gerade der unter der Elektrode liegende Herzbezirk infarziert ist. Vielmehr spielen alle Fasern nach Maßgabe ihrer Zahl, Richtung und Entfernung beim Zustandekommen des Vektors QRS eine Rolle, die im einzelnen oft sehr schwer zu überschauen ist.*

Gehen wir aus dem Infarktbezirk heraus seitwärts, so wird das Brustwand-EKG durchaus nicht normal: es übernehmen zwar immer mehr Fasern die Feldbildung, welche normal erregt sind, doch trägt ja, wie wir sahen, jeder Herzbezirk zum Potential jedes Ableitepunktes so viel bei, daß der Ausfall eines größeren Bezirks überall spürbar bleibt. Da insbesondere beim Vorderwandinfarkt gerade die frühest erregten Fasern, deren Vektoren als erste aus dem Quellpunkt auslaufen, vernichtet sind, überwiegen im integralen Bild mindestens *anfangs* immer wegweisende Fasern der hinteren inneren Myokardabschnitte, auch dort, wo der Infarktbezirk selbst seitwärts liegenbleibt, also in V_{1-2} und V_6. Hierdurch entsteht eine anfängliche Negativität der Brustwand, die man als Q-Zacke bezeichnen kann, wenngleich sie mit dem normalen Q nichts zu tun hat. Besonders wenn der Infarktbezirk klein ist, ist dies Q allein dominierend und geht in R, oft anschließend wieder in S über. [Ein kleines Q von etwa $^1/_{10}$ Größe des R oder S kann normal sein (MORTENSEN[4]).]

---

[1] Negativ, weil die Summe aller Flächen QRS und T nach unten weist, also negativ gezählt wird.

[2] WILSON: Zit. nach LEPESCHKIN, Das EKG, 2. Aufl., S. 389.

[3] KOSSMANN, DE LA CHAPELLE: Amer. Heart J. **15**, 700 (1938).

[4] MORTENSEN: Arch. Kreislaufforschg **10**, 28 (1942).

Wir sprechen von solchen QRS-Bildern nach der Nomenklatur WILSONS als von „*Randkurven*", da sie bei Ableitung direkt von der Oberfläche eines infarzierten Hundeherzens am Rand des Infarktes auftreten. Die Kurven mit totalem R-Verlust nennen wir „*Zentralkurven*", weil sie im Zentrum der Oberfläche des Infarktes gefunden werden. Wir geben in Abb. 337 einige schematische Bilder solcher präkordialer EKG wieder, die aus Randbezirken (oder auch aus dem Zentrum sehr *kleiner* Infarkte) stammen. Sie unterstreichen die Warnung MORTENSENS, nicht allzu gedankenlos vom *R-Verlust* zu sprechen. (Es scheint fast, als ob das ein Schlagwort gleich dem der ST-Senkung würde!) *Negativierung von QRS* ist der allen solchen Veränderungen gemeinsame Oberbegriff. Wie weit diese Negativierung geht, hängt von der Größe des Infarktes und der Ableitestelle, also vom Anteil normaler, auf die Elektrode zulaufender Fasern am Gesamtfeld, ab.

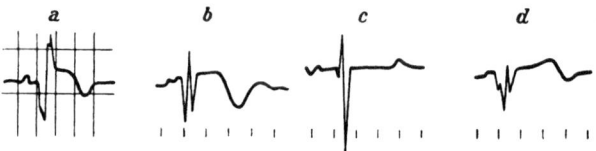

Abb. 337a—d. Beispiele von Randkurven aus einem dem Vorderwandzentrum eines Infarktes benachbarten Brustwandareal. Zeit in 0,1 sec [Aus MORTENSEN: Arch. Kreislaufforschg **10** (1942).] a 2 Tage nach dem Infarkt. CF_2. b 3 Tage nach dem Infarkt, CF_3, ein anderer Patient. c Endstadium von Bild b, nach 55 Tagen, CF_3. d 3$^1/_2$ Monate nach dem Infarkt, dritter Patient.

b) Hinterwandinfarkt.

Die bei Hinterwandinfarkten betroffene Schale des Myokards liegt relativ seitlich hinten, wie aus Abb. 202—204 hervorgeht. Der von solchen Infarkten entwickelte Vektor der Verletzungsspannung läuft daher nicht wie in Abb. 336 sagittal, sondern wesentlich mehr frontal. Er projiziert sich also schlecht auf die herznahen Ableitungen V_1—V_3. Außerdem liegt die Grenze zwischen gesund und infarziert mehr als doppelt so weit von der Brustwand entfernt als die des Vorderwandinfarktes. Nach den Feldgesetzen ($1/R^2$!) muß also der ST-Vektor der Verletzungsspannung beim Hinterwandinfarkt weniger als $^1/_4$ des Potentials liefern wie der Vorderwandinfarkt. Das gleiche gilt für den R-Ausfall und die T-Veränderung des Übergangsstadiums. Damit wird die Brustwandableitung nicht sehr ergiebig für die Diagnose des Hinterwandinfarktes und ist der Extremitätenableitung selten überlegen (MORTENSEN). Abgesehen von der Kleinheit der Effekte (die natürlich an Deutlichkeit nicht hinter den Extremitätenableitungen zurückstehen) ist der Ausschlagssinn aller Veränderungen jetzt dem des Vorderwandinfarktes entgegengesetzt: R wird höher, da die von der Elektrode *fortweisenden* Fasern der Hinterwand ausfallen; ST muß also gesenkt sein und T wird im Übergangsstadium in der Regel erhöht (WILSON, MACLEOD, BARKER, JOHNSTON und KLOSTERMEYER[1]). Freilich tritt zu diesem einfachen Schema, das in Abb. 206 zutrifft, eine Komplikation: der apicobasale Erregungsrückgang kann, durch den schweren Eingriff des Infarktes in die Hämodynamik, kleiner werden und damit die T-Erhöhung kompensieren. Das ist vor allem in denjenigen Ableitungen der Fall, welche normalerweise den apicobasalen Erregungsrückgang ableiten: V_4—V_6. Hier kann also T flach bleiben

---

[1] WILSON, MACLEOD, BARKER, JOHNSTON u. KLOSTERMEYER: Heart (Brit.) **16**, 155 (1933).

oder sogar flacher werden, der Ventrikelgradient also gegen Null sinken, während in V_1 und V_2 die Infarktänderung von T allein hervortritt und T erhöht, zugleich also auch den Ventrikelgradienten steigert. ST kann dabei in allen Ableitungen fast gleich stark oder sogar in V_{4-6} stärker gesenkt sein. Diese Diskongruenz von ST- und T-Änderung ist also eine Interferenz mit einem gestörten apicobasalen Erregungsrückgang.

Die Kennzeichen des Hinterwandinfarktes in der Brustwandableitung sind also: *ST gesenkt im Frühstadium, besonders stark über V_1—V_3; R erhöht gegen die Norm, S vermindert, was aber bei fehlender Vergleichsmöglichkeit mit der Zeit vor dem Infarkt nie feststellbar sein dürfte. T wechselnd, theoretisch erhöht, doch gleich oder vermindert dann, wenn zugleich der apicobasale Erregungsrückgang als hämodynamische Folge des Infarktes verändert ist. Alle Veränderungen sind meist nicht viel stärker ausgeprägt als bei den Extremitätenableitungen* (Abb. 206), doch ist ST auch in den Brustwandableitungen oft stark gesenkt, wenn es in Ableitung I stark gesenkt, in III gehoben ist, wie die Fälle von GOSSE[1] beweisen.

Leiten wir den Hinterwandinfarkt von der Hinterfläche des Herzens, also vom Ösophagus, ab, so liegen die gleichen Feldverhältnisse vor wie beim Vorderwandinfarkt und Ableitung vom Präkordium. *Bei unipolarer Ösophagusableitung zeigt also der Hinterwandinfarkt die gleichen Veränderungen, die der Vorderwandinfarkt in V_2—V_3 zeigt:* ST gehoben, R-Verlust und T negativ-konkordant. Dies aus der Theorie folgende Ergebnis ist praktisch bestätigt (NYBOER[2]), gilt natürlich nur für Ableitungen „en face" von der Höhe des Infarktes. Hier bleibt ein R-Verlust bestehen, selbst wenn alle anderen, auch präkordialen Ableitungen normal sind (SPANG[3]).

c) Atypische Infarkte.

Unter den atypischen Infarkten rangieren Doppelinfarkte (vorn und hinten), Lateralinfarkte und Septuminfarkte. Doppelinfarkte können natürlich ein sehr kompliziertes EKG-Bild machen, wobei GOSSE übrigens einen Fall beschreibt, der in den Brustwandableitungen außer einer Leitungsstörung nichts für Infarkt Typisches aufwies. In der Regel sollte der Vorderwandanteil wegen der Entfernung überwiegen. Der *Lateralinfarkt* bildet sich in der Brustwandableitung deshalb schlecht ab, weil auch seine Vektoren, ähnlich wie beim Hinterwandinfarkt, vorwiegend in der Frontalebene verlaufen. Sie lassen sich also auch nur durch frontale Ableitelinien, also V_1—V_6, bei der Brustwandableitung gut erfassen. In diesen Ableitungen müßte ST gehoben sein, falls der Infarkt spitzennah sitzt. ST muß gesenkt sein, wenn der Infarkt sehr basal sitzt und der Integralvektor der Verletzungsspannung den Verlauf wie in Abb. 211c aufweist. Die Brustwandableitung verhält sich ganz analog Ableitung I, wie auch die Kurven von WOOD, WOLFERTH und BELLET beweisen. Freilich können die ST-Änderungen in V_4—V_6 sehr viel deutlicher sein als in Ableitung I oder II. *Grundsätzlich* Neues dagegen werden die Brustwandableitungen nicht zeigen.

Der *Innenschichtinfarkt*, auf den HOLZMANN auf Grund einer freilich kleinen Erfahrung an eigenem Sektionsmaterial hinweist, der aber aus Sektionsbefunden

[1] GOSSE: Arch. Kreislaufforschg **3**, 245 (1938).

[2] NYBOER: Amer. Heart J. **22**, 469 (1941).

[3] SPANG: Klin. Wschr. **1946**, 111.

[4] WOOD, WOLFERTH, BELLET: Amer. Heart J. **16**, 389 (1938).

von KOSSMANN und DE LA CHAPELLE ebenfalls als existierend hervorgeht, macht nach HOLZMANN dieselben Veränderungen wie die Coronarinsuffizienz, vielleicht aus gleichen Mechanismen heraus. Der Integralvektor funktionsuntüchtiger Innenschichten ist nun leider sehr schwer zu bestimmen. Er wird im groben gesehen, da der Schaden gegen das Lumen des linken Ventrikels randständig ist, so verlaufen, daß eine Verletzungsgrenze, die vom Lumen weg in das Zentrum der Herzspitze weist, einen Potentialvektor erzeugt. Die nach den Seiten hin liegenden Grenzen der Schädigung dürften sich in ihren Verletzungspotentialen wechselseitig kompensieren. Der Vektor wird also in der Frontalebene von oben rechts hinten positiv, nach unten links vorn negativ sein. Ein Ausfall dieser Fasern muß sich maximal in V_3—V_5 bemerkbar machen und hier T erhöhen, ST senken. Es ist meines Wissens nichts Systematisches über derartige Infarkte bekanntgeworden. Die Verhältnisse gehen aus Abb. 346 hervor, welche für den Infarkt ebenso gilt wie für die Coronarinsuffizienz.

Auch für den *Septuminfarkt* sind mir keine anatomischen Unterlagen zugänglich, welche eine hinreichend zuverlässige Analyse des theoretisch zu erwartenden EKG erlauben. Wahrscheinlich hängt hier alles vom Sitz des Infarktes ab. Da er, wie früher schon erläutert, wohl immer mit partiellen Blockaden des RLS einhergeht, werden Verspätungen mit Erregungsumkehr, als Flächenzunahme von QRS, meist das Bild beherrschen. Nur die exakte Analyse der Ventrikelgradienten kann entscheiden, ob in der T-Änderung, bei vergrößerter QRS-Fläche, ein pathologischer inhomogener Erregungsrückgang steckt, der auf den Infarkt hinweist.

Der Sinn der Brustwandableitungen bei all diesen atypischen Infarkten kann *nicht* sein, die Diagnose zu stellen, sondern nur, sie zu erhärten. So zuverlässig das EKG nämlich auch bei der Erfassung der klassischen Vorder- und Hinterwandinfarkte ist (hier erlaubt es 100% richtige Diagnosen), so sehr sinkt seine Sicherheit bei atypischen Infarkten, auch unter Anwendung des Brustwand-EKG (FEIL, CUSHING und HARDESTY[1]). Hier hat im Grunde immer der Kliniker das Wort. Sein Verdacht, daß ein anginöser Anfall einen Infarkt bedeutet habe, wird dann gestützt durch einen Befund, in welchem in irgend einer Ableitung QRS verändert ist (z. B. R vermindert) und konkordant zur QRS-Veränderung T verändert (z. B. negativer geworden) ist. Ist zugleich ST entgegengesetzt verlagert, so ist die Diagnose sicher. Die Lokalisation wird sich durch Konstruktion des Vektors der T-Änderung immer mutmaßen lassen. Nirgends so sehr wie beim atypischen Infarkt ist aber konstruktives Geschick bei der Erfassung der Vektoren und plastisches Vorstellungsvermögen notwendig. Routinemäßig wird sich selten ein Erfolg einstellen. Wer demnach die Routine vorzieht, muß auf die reichhaltig illustrierten monographischen Artikel von GROEDEL, GREVIN, GROSSE, HOLZMANN und KIENLE verwiesen werden (zit. S. 506).

70. Myokardschäden und Hypertrophien.

α) **Abweichungen gegen das Verhalten in Ableitung I—III.** Außer den Infarkten können wir lokalisierte Myokardschäden ebenfalls dann in der Brustwandableitung besser erfassen, wenn der Integralvektor der betroffenen Fasermasse vorwiegend sagittal steht bzw. wenn dazu noch die betreffenden Fasern der

---

[1] FEIL, W., E. H. CUSHING, J. T. HARDESTY: Amer. Heart J. **15**, 721 (1938).

Brustwand nahe anliegen. Das bedeutet: im statistischen Mittel müssen die
Fasern des betroffenen Bezirks vorwiegend in der Richtung auf die Elektrode
laufen. Wie bei den Extremitätenableitungen ist auch hier in erster Linie T,
in zweiter ST verändert. Änderungen von QRS kommen selten und nur in dritter
Linie als diagnostischer Hinweis in Betracht. Die Theorie der Abweichungen, die
zu erwarten sind, ist banal einfach. Es kann nur entweder der apicobasale Erregungsrückgang verkleinert sein, der elementare also hervortreten, oder ein
neuer inhomogener Erregungsrückgang hinzukommen, der T abnorm konkordant
oder abnorm hoch diskordant macht, in jedem Fall also den *Ventrikelgradienten*
zu positiven oder negativen Werten hin von der Norm verschiebt. Betrachten
wir also, welche Besonderheiten auf der Brustwand hierbei zu beachten sind.

β) **Flaches T.** Zunächst ist QRS auf der Brustwand anders gestaltet: in den
wirklich herznahen Ableitungen ist S immer stark, oft überwiegend vertreten
(Abb. 330). Obgleich also T in allen Ableitungen V_1—V_6 positiv ist, ist in V_1—V_3
doch der elementare Erregungsrückgang normalerweise überwiegend, der Ventrikelgradient also sehr klein (in Abb. 320 z. B. 5—9 μVsec). Wollen wir daher
die T-Änderungen richtig beurteilen, so müssen wir Änderungen der QRS-Fläche
wohl beachten und dürfen eine Abflachung von T um so stärker bewerten, je
mehr S über R überwiegt. Ist T sogar so flach, daß der Ventrikelgradient negativ
wird, so bedeutet das, daß eine Form des inhomogenen Erregungsrückganges
auftritt, die nicht als apicobasaler Erregungsrückgang gedeutet werden kann:
denn er macht die Brustwand immer nur positiv! Es muß also ein vorn liegender
Teil des Herzens seine Erregung länger behalten als normal, d. h. er muß ähnlich
geschädigt sein, wie wir das von der Randzone des Infarktes annehmen müssen.
Eine solche Schädigung muß nicht *ursächlich* gleich, also nicht auf Asphyxie zu
beziehen sein. Aber sie muß in den Wirkungen ähnlich sein und eine *lokale
energetisch-dynamische Insuffizienz* bedeuten, so wie eine QT-Verlängerung des
ganzen Herzens nach HEGGLIN eine solche Insuffizienz des ganzen Herzens bedeutet.

γ) **Hohes T.** Ebenso wie eine Verkleinerung des positiven T bei Negativwerden des Ventrikelgradienten eine Schädigung vorn bedeuten *muß*, kann eine
Steigerung von T mit pathologisch hohen positiven Werten des Ventrikelgradienten
eine Schädigung *hinterer* Herzabschnitte, insbesondere zum Lumen des Ventrikels hin liegender Teile (der Innenschichten) oder basaler Abschnitte, bedeuten.
T kann ja theoretisch *erhöht* werden durch Zunahme des apicobasalen Erregungsrückganges oder Überlagerung eines inhomogenen Erregungsrückganges,
der in fast der gleichen Richtung T verändert, der also die Unterschiede in der
Erregungsdauer zwischen Spitze und Basis erhöht. Da eine Verkürzung der
Spitzenerregung im Zuge normaler Ereignisse wohl nur sehr selten (bei stark
vagisch tonisierten Herzen?) vorkommt, wird die Ursache eines erhöhten T
wohl in der Regel eine Verlängerung der Erregung an der Basis oder in Innenschichten sein. Eine Ausnahme machen die Kirchturm-T bei schwerer Anoxie,
die vermutlich auch eine Verkürzung der Spitzentätigkeit darstellen (vgl. S. 281).
Man sollte in solchen Fällen eine Konstruktion des T-Vektors nach Art der
Abb. 316 durchführen. Doch sind solche Konstruktionen deshalb wenig zuverlässig und oft überhaupt ganz undurchführbar, weil T insbesondere mit
seinem apicobasalen Anteil einen offenbar sehr viel stärkeren partiellen Abgriff

aufweist als QRS. Das kommt, wie wir oben auseinandersetzten, daher, daß der
Vektor von T räumlich so lang ist (mindestens einige Zentimeter), und daher die
Vereinfachungen, auf denen unsere Feldberechnungen beruhten, nicht mehr alle
gültig sind. Doch können wir in erster Annäherung die Richtung des Vektors T
dadurch bestimmen, daß wir ihn in die Ableitelinie derjenigen Elektrode ver-
legen, die das höchste T registriert. In Abb. 320 z. B. ist das offenbar V_4 und
wir dürfen schließen, daß der Vektor des apicobasalen Erregungsrückganges in
Richtung Herzmitte—Medioclavicularlinie verläuft. Im Interesse einer möglichst genauen Achsenbestimmung der T-Veränderung ist übrigens auch eine
lückenlose Anwendung der Ableitungen V_1—V_6 sehr erwünscht!

*Es ist also zur exakten Diagnose unerläßlich, die Ventrikelgradienten der Ab-
leitungen zu bestimmen und mit Normalwerten zu vergleichen. Leider sind mir
keine Normalwerte bekannt. Wir bemühen uns, sie zu erhalten. Solange sie fehlen,
sollte mindestens bekannt sein, welche Ableitung den höchsten Ventrikelgradienten
aufweist oder ob irgend eine Ableitung auffallend kleine oder gar negative Werte zeigt.*

δ) **Aufzählung aller Faktoren, die T beeinflussen.** Um eine Analyse der
klinischen Bedeutung aller T-Änderungen in Zusammenhang mit QRS-Änderungen des Brustwand-EKG vorzunehmen, müssen wir noch einmal aufzählen,
welche Faktoren T überhaupt ändern, denn bei Brustwandableitungen ist das
ebenso wie bei Extremitätenableitungen:

1. *Verspätung.* Wenn Teile des Myokards verspätet sind, ist QRS gedehnt,
doch seine Fläche unverändert. Ceteris paribus wird T etwas flacher, doch länger.
Seine Fläche bleibt. Verspätet sich allerdings die Spitze (Linksschenkelblock!),
so kann der apicobasale Erregungsrückgang durch Änderung der relativen Muskelmechanik verändert sein. Nach unserer Erfahrung bleibt jedoch der apicobasale Erregungsrückgang bzw. der Ventrikelgradient auch bei Blocks fast
normal oder wird sogar etwas größer.

2. *Änderung der Hämodynamik,* insbesondere bei Vitien und Hypertonie. Die
„Melkbewegung" ist gestört. T wird „elementar", d. h. diskordant. Der Ventrikelgradient geht gegen Null. Am auffallendsten ist diese Veränderung in
V_3—V_6, weil hier der apicobasale Erregungsrückgang stark abgegriffen wird.

3. Die *Erregungsform* des Elementes kann sich ändern („Plateauverlust"),
durch Störung des Stoffwechsels. T wird deformiert bei gleicher Fläche: ST
gesenkt, T meist auch flacher. Der Ventrikelgradient sinkt meist ab.

4. QRS zeigt *Hochspannung* durch Hypertrophie: T wird zu QRS diskordanter,
entsprechend der Flächenzunahme von QRS. Es gelten die gleichen Gesetze wie
bei den Extremitätenableitungen (vgl. S. 225ff.). Der Ventrikelgradient bleibt
bei normalem Myokard normal.

5. QRS zeigt *Niederspannung:* Der apicobasale Erregungsrückgang tritt
deutlicher hervor; T wird meist konkordanter, am stärksten in V_4—V_6. In der
Regel ist eine pathologische, d. h. myokardiale Niederspannung aber von Störungen des apicobasalen Erregungsrückgangs begleitet („Myokardschaden") und
T wird flach.

6. *Teile des Herzens zeigen Hoch- oder Niederspannung:* ST ist deutlich verlagert, ähnlich wie es Abb. 196 für Ableitung I—III zeigte. Der Vektor der ST-
Verlagerung deutet auf den Sitz der Störung: die weniger stark erregte Muskel-

partie erscheint positiv gegenüber dem Rest des Myokards. ST ist in V_2—V_6 gehoben, wenn die Vorderwand weniger stark erregt ist.

7. *Teile des Herzens zeigen verlängerte Erregungsdauer* (z. B. Abb. 341): Es entsteht ein inhomogener Erregungsrückgang. So kann eine lokale Schädigung der Innenschichten oder der Hinterwand diese Teile länger erregt lassen als den Rest: sie erscheinen negativ, T ist erhöht über der Herzspitze und Herzmitte *(Rechtscoronarinsuffizienz).* Eine Schädigung der von der A. coron. sin. versorgten Vorderwandgebiete läßt deren Erregung überdauern: die Brustwand erscheint negativ und T ist negativiert oder zumindest abgeflacht *(Linkscoronarinsuffizienz).*

8. Ein *Infarkt* ändert T zunächst konkordant zu QRS (vgl. S. 300f). Als *Dauerzustand* ist T diskordant zu QRS verändert, durch gleichzeitigen Ausfall des elementaren R und (diskordanten) T der infarzierten Fasern: Verkleinerung von R macht T positiver!

9. Teile des Herzens zeigen ein *Dekrement* der Erregungsleitung: ST ist stark verändert, je nach Lage des durch das Dekrement partiell asystolisch werdenden Bezirks.

Wir können in dieser Liste bekanntlich allgemeine und lokale Faktoren unterscheiden: allgemeine sind Nr. 1, 3, 4 und 5. Die anderen sind *lokale* Veränderungen. Wir unterscheiden endogene, d. h. im Myokard selbst wurzelnde Abweichungen (Nr. 1 und 3—9) und den exogenen Faktor der hämodynamischen Störung 2. Zu entscheiden, welcher der 9 Störungsfaktoren vorliegt, ist meist Sache der Klinik. Das EKG gibt nur bei Verspätungen in QRS, lokalem Überdauern in der sehr charakteristischen T-Form (Abb. 341), bei Hochspannung und Infarkt meist eindeutige Anhaltspunkte.

ε) **Verspätung.** Bei der *reinen* Verspätung ist QRS verbreitert, die Fläche aber fast gleich und der Typ erhalten. Da selten eine Verlangsamung der Erregungsleitung nur das RLS betrifft, wird in der Regel auch das Myokard von der Erregung langsamer durchlaufen, also die QRS-Fläche zunehmen (vgl. S. 148).

ζ) **Änderung der Hämodynamik.** Wie wir früher sahen, ist Hypertrophie allein nicht ausreichend zur Erklärung der ST- und T-Veränderung der sog. Hypertrophiekurven. Das finden KINKEL, SPANG und WELSCH auch klinisch[1]. Wie bei den Extremitätenableitungen ist auch bei den Brustwandableitungen anzunehmen, daß Störungen der „Melkbewegung" im Vordergrund der T-Veränderungen stehen. Dabei wird der apicobasale Erregungsrückgang abgebaut; T reduziert sich auf den elementaren Erregungsrückgang: T wird rein diskordant, d. h. seine Fläche wird entgegengesetzt gleich der Summe aller Flächen von QRS. Solange T rein diskordant ist oder gar noch ein kleiner, normal gerichteter positiver Ventrikelgradient besteht, ist die Diagnose eines Myokardschadens nicht zu stellen. *Der Wert der Brustwandableitung bei der Beurteilung hypertrophierender Herzen bei Vitien und Hypertonie liegt darin, daß in der Brustwandableitung ein inhomogener Erregungsrückgang durch lokale Muskelschäden sehr viel besser, oft allein hierdurch, erkannt und vom rein diskordanten T abgegrenzt werden kann.*

η) Die **reine Hypertrophie** ändert QRS und T nämlich immer nur im Ausmaß der QRS-Änderung. Der Ventrikelgradient bleibt konstant. (Eine klare

---

[1] KINKEL, SPANG u. WELSCH: Z. Kreislaufforschg **1948**, 522.

Beurteilung eines Brustwand-EKG bei Hypertrophie ist also unmöglich, solange
wir nicht die Normalwerte des Ventrikelgradienten für V_1—V_6 besitzen!) Die
QRS-Änderungen ergeben sich dabei aus den Änderungen der Fasermassen. Die
größere Masse „überwiegt", weil die in ihr laufenden Erregungswellen das elektrische Feld besonders stark beeinflussen. Da das Feld, das die einzelne Faser
erzeugt, vom *Querschnitt* der Faser abhängt, fällt die hypertrophierte Faser bei der
Potentialbildung mehr ins Gewicht als die normale: ihr Potential P nach Gl. (1b)
auf S. 453 ist größer! T ändert sich dann diskordant zu QRS, da jeder Potentialerhöhung von R eine solche des diskordanten elementaren T gleicher *Fläche*,
also gleichen Spannungs-Zeitintegrals, entsprechen muß. Je höher also R, desto
weniger positiv bzw. desto negativer T, je tiefer S, desto positiver T. Im einzelnen
sind die Verhältnisse wie folgt:

ϑ) **Bei Linkshypertrophie** überwiegen die in der Spitze und in der linken
Seitenwand verlaufenden Fasern: diese weisen von V_1—V_2 fort, auf V_4—V_6 hin
(Abb. 319). V_3 nimmt eine Mittelstellung ein. Die früh erregten linken Fasermassen bestimmen durch ihr Überwiegen von vornherein das Potentialfeld. Die
rechten Fasern können trotz kleinerer Entfernung dies Feld nicht überkompen-
sieren: R verschwindet über V_1 und V_2 durch die von links ausstrahlende Negativität. Über V_{4-6} ist R dagegen erhöht (Abb. 338). Entsprechend ist T über
V_1 und V_2 etwas erhöht positiv, über V_{4-6} vermindert, bei sehr großen Flächenzunahmen von R sogar diphasisch oder leicht negativ. Tief negative T-Zacken
können richtig nur dann beurteilt werden, wenn ihre Fläche ausgemessen wird:
ist sie gleich groß wie die R-Fläche, so ist eine vollkommene Aufhebung des
apicobasalen Erregungsrückganges anzunehmen, also mindestens eine schwere
Störung der normalen Herzperistaltik. Ist die T-Fläche negativ und größer als
die R-Fläche, so darf eine Myokardschädigung angenommen werden, da Teile
des vorderen Myokards die Erregung länger behalten, also energetisch-insuffizient
(asphyktisch?) sind. Abb. 339 gibt ein Beispiel einer T-Zacke, welche gerade
eben einen negativen Ventrikelgradienten hat, bei der also in $W — eap$ (= V_5) T
etwas tiefer negativ ist als der Diskordanz entspricht. Man bemerke, wie groß T
erscheinen muß, ehe es bei hohem R wirklich objektiv vergrößert negativ ist!
Abb. 338 war eine vermutlich rein dynamisch bedingte Störung, bei der der
Muskelschaden nur aus einer klinischen Insuffizienz erschlossen werden kann.
Abb. 339 ist dagegen ein mit hoher Wahrscheinlichkeit auch muskelgeschädigtes,
und zwar *lokal* geschädigtes Herz. Die Störung muß nach Abb. 341b gedeutet
werden: sie sitzt *vorn*.

ι) Die **Rechtshypertrophie** macht, wenn sie allein auftritt, ein Überwiegen der
auf V_1 und V_2 zuweisenden Fasern, die im rechten Ventrikel vom Quellpunkt
nach vorne und unten laufen (Abb. 78 und 319). Entsprechend ist R in V_1
und V_2 erhöht. Diese Fasern weisen von V_5 und V_6 fort, dort tritt also eine
negative Komponente auf, welche R erniedrigt, S verstärkt und im Grenzfall
der Abb. 340 sogar zu einem rein negativen QRS in V_{5-6} führt. Wir weisen
anläßlich dieser Bilder der Links- und Rechtshypertrophie noch einmal eindringlich darauf hin, wie vieldeutig der sog. *R-Verlust* ist! Er entsteht ebenso
durch *Überwiegen* fortweisender wie durch *Ausfall* auf die Elektrode hinweisender
Fasern! T ist entsprechend den R-Veränderungen in V_{1-2} verkleinert oder
negativ, in V_{5-6} erhöht. Ist es wie in Abb. 340 stark negativ in V_{1-2}, nur

eben diskordant-positiv in V_{5-6}, so ist der apicobasale Erregungsrückgang zerstört, in Abb. 340 aller Voraussicht nach durch das schwere kongenitale Vitium.

ϰ) **Grenzfälle der Hypertrophie** sind in den Brustwandableitungen ebenso schwer zu beurteilen wie in den Extremitätenableitungen. Der Einfluß der

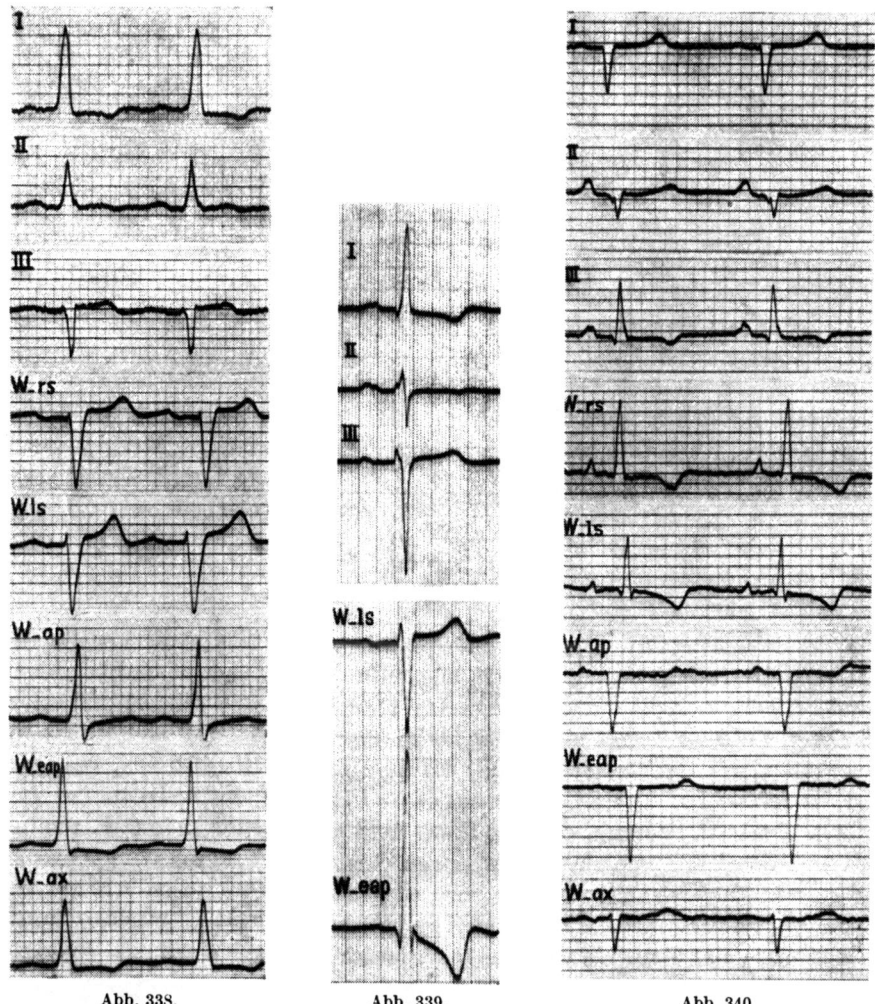

Abb. 338. Abb. 339. Abb. 340.

Abb. 338. Linkshypertrophie mit vorwiegend rein diskordantem T. (Ventrikelgradient fast Null.) Das Maximum von R liegt auf dem Thorax nach links, das von S nach rechts verschoben. Eine Myokardschädigung ist aus T nicht diagnostizierbar. Klinisch Hypertonie mit Myokardschädigung (Sektion). 73jährige Frau. Nur die verlängerte QT-Dauer ist pathognomonisch für den Myokardschaden. Ableitung gegen WILSON-Elektrode. $rs = V_1$, $ls = V_2$, ap etwa V_4, eap etwa V_5, $ax = V_6$. (Aus HOLZMANN: Klinische Elektrokardiographie, Abb. 99.)

Abb. 339. Linkshypertrophie vermutlich mit Myokardschädigung. T ist extraapikal stärker diskordant als der Fläche QRS entspricht. Das EKG muß daher analog Abb. 174 als Myokardschädigung gedeutet werden. Bezeichnungen wie Abb. 338. QRS etwas verbreitert (0,12). 56jähriger Mann, blasser Hochdruck (195/110) mit Linkshypertrophie, Kreislauf- und Niereninsuffizienz. (Tod nach 14 Monaten.) Nach einem Jahr war T in eap klein und diphasisch, die Vorderwandstörung hatte sich generalisiert und das ganze Herz ergriffen. (Aus HOLZMANN: Klinische Elektrokardiographie, Abb. 101.)

Abb. 340. Typische Rechtshypertrophie. R-Maximum auf der Brustwand weiter rechts, S-Maximum weiter links (apikal). FALLOTsche Tetralogie. 40jähriger Mann. (Aus HOLZMANN: Klinische Elektrokardiographie, Abb. 99.)

Herzlage ist zu bedenken; es bestehen nicht unbeträchtliche persönliche Variationen. Die Diagnose geht einigermaßen klar immer nur aus folgenden Überlegungen hervor:

1. Gibt es innerhalb V_1—V_2 ein deutliches R **und** S mit schwach positivem T? Wenn ja, ist diese Ableitung normal.

2. Gibt es innerhalb V_4—V_6 ein deutliches positives R mit positivem (konkordantem) T? Wenn ja: normal.

3. Ist T positiver als es der Diskordanz zu QRS, also dem überwiegenden S, entspricht? Nur dann ist T normal.

4. Ist R (*oder* S) vergrößert, so muß T verkleinert (*oder* vergrößert) sein. Solange der Ventrikelgradient positiv ist, spricht aus der T-Änderung nichts als eine Folge der sich in QRS ausdrückenden Hypertrophie.

5. Rechtshypertrophie vergrößert R in V_{1-2}, verkleinert R in V_{4-6} gegen die Norm. Linkshypertrophie tut dasselbe mit S.

6. Bei reiner Hypertrophie tritt kein abnorm hohes Q auf.

Um einen raschen Überblick über die Verhältnisse zu bekommen, empfiehlt es sich sehr, nach dem Vorgehen HOLZMANNs[1] den Potentialquerschnitt der Brustwand für den betreffenden Fall zu zeichnen, so wie das Abb. 331 für die Norm angab. Ist eine erhebliche Verschiebung der relativen Maxima von R und S derart festzustellen, daß der Gipfel für R nach links, der für S nach rechts wandert, so liegt Rechtshypertrophie vor. Wandert R nach rechts, S nach links, so liegt Linkshypertrophie vor. Normalerweise liegt der S-Gipfel etwas links von R. (Links und rechts sind hier im Diagramm der Papierebene, nicht am Thorax gemeint!)

λ) **Erkrankungen des Myokards** müssen wir vom Standpunkt der Elektrokardiographie in lokal begrenzte und allgemeine einteilen, und darüber hinaus in solche, bei denen die elementaren elektrischen Prozesse verändert und solche, bei denen sie unverändert sind. *Allgemeine Störungen* können sich direkt und indirekt äußern: direkt dadurch, daß die Erregungsdauer, also QT, verlängert oder verkürzt ist: energetisch-dynamische Herzinsuffizienz HEGGLINS (vgl. S. 329). Indirekt dadurch, daß das Herz muskulär insuffizient, d. h. dilatiert wird und dabei die normalen Bedingungen der Herzperistaltik verlorengehen: der apicobasale Erregungsrückgang wird abgeschwächt und T nähert sich der reinen Diskordanz. Dieses Ereignis bildet sich in den Brustwandableitungen deshalb nicht sehr stark ab, weil ein diskordantes T (wegen des in QRS vorherrschenden S!) positiv ist, jedenfalls in der Regel in V_1—V_4. Nur eine Verkleinerung des konkordant-positiven T in V_5 und V_6 kann also als Indicator für einen gestörten apicobasalen Erregungsrückgang dienen!

Lokale Störungen werden in der Regel zu abnormen inhomogenen Erregungsrückgängen, d. h. abnormen Vektoren von T, führen, sofern eben die lokalen elektrischen Prozesse verändert sind. (Sind sie unverändert, so sind Myokardschäden im EKG immer unerkennbar, wenn sie sich nicht indirekt über Dilatation und damit Verlust der Herzperistaltik äußern.) Lokale Myokardveränderungen mit lokalen Veränderungen der Erregungsdauer müssen den verlängert erregten Bezirk länger negativ erscheinen lassen. Ein solches Potential tritt nur zur Zeit

---

[1] HOLZMANN: Arch. Kreislaufforschg **1**, 2 (1937).

der T-Zacke auf und macht T höher oder kleiner, je nach Lage der Schädigung wechselnd stark in den verschiedenen Ableitungen.

Die Homogenität des Herzens bei einer *allgemeinen* Schädigung erklärt die außerordentlich geringen EKG-Zeichen solcher Schäden. Wird also eine zunächst lokale Myokardschädigung generalisiert, so pflegt sich das EKG zu *normalisieren*. Das hat KIENLE besonders scharf gesehen und an klinischem Material bewiesen: er nennt es bekanntlich den *Neutralisationsmechanismus*. An der *Brustwand* aber kann durch Partialabgriffe die allgemeine Störung auch keine Effekte machen, wenn sie wirklich homogen generalisiert auftritt. Liegen aber *zwei* Störungszentren vor, so kann die Brustwand das eine der beiden partiell abgreifen und Effekte machen, während sich in den Extremitätenableitungen die beiden Effekte (z. B. eine Vorderwand- **und** Hinterwandschädigung) gegenseitig total aufheben können. Solche Beispiele gibt KIENLE[1] wieder.

Bei der Besprechung der *Hypertrophie* haben wir in Abb. 339 eine so tiefe T-Negativität kennengelernt, daß es nicht möglich war, sie als reine Diskordanzform zu deuten. Wir müssen also folgerichtigerweise einen *inhomogenen Erregungsrückgang* für dieses T annehmen. Da der apicobasale Erregungsrückgang als normale Form eines solchen inhomogenen Erregungsrückganges hier nicht in Frage kommt, da er die Brustwand immer nur *positiv* macht, muß also in solchen Fällen ein Teil des Herzens die Erregung länger behalten, der nicht an der Basis liegt. Solche lokal begrenzten abnorm langen Negativierungen sind aller Wahrscheinlichkeit nach nur ein lokalisierter, begrenzter Fall der oben behandelten energetisch-dynamischen Muskelinsuffizienz, also einer Stoffwechselstörung, welche das Plateau des monophasischen Aktionsstroms verlängert (vgl. S. 325ff.). Ihre Genese ist natürlich niemals aus dem EKG abzulesen: sie festzustellen ist Sache der Anamnese und der Klinik. Wir kennen sie vom Infarkt als abweichendes Verhalten der Randzone. Gleiche Abweichungen verursachen vermutlich lokale Asphyxie und toxische Myokardschäden. Zur Lokalisation müssen wir versuchen, die abweichende T-Form dadurch auszuwerten, daß wir den Vektor von T graphisch darstellen.

Um einen Anhalt für die Art einer heute schon möglichen Analyse zu geben, wollen wir Abb. 341 betrachten. In Bild a ist der Vektor von T aus dem EKG konstruiert, dessen Negativitätsgefälle von unten hinten links nach oben vorne rechts weist. Der schraffierte Bezirk ist offenbar länger negativ als der Rest des Myokards. Wenn wir die lokale Negativitätsverlängerung auf eine lokale Schädigung beziehen, so muß diese also dort sitzen, wo sonst Hinterwandinfarkte nach Abb. 202c aufzutreten pflegen. Bei Bild b ergibt die Analyse eine Schädigung im Bereich der üblichen supraapikalen Vorderwandinfarkte. Im 1. Fall ist T abnorm hoch positiv und diskordant, im 2. Fall konkordant und sehr tief negativ. Die Abweichung von der Norm ist bei b größer als bei a, was daraus erhellt, daß b dem normalen T entgegen, a ihm gleich gerichtet ist! Aber das ist allein dadurch erklärt, daß der Vorderwandprozeß stärker partiell abgegriffen wird.

Wir dürfen aus diesem extremen Bilde schließen: jede lokalisierte Schädigung der Vorderwand macht, *solange sie die Negativität lokal* verlängert, ein tief negatives T über der Brustwand; der Ventrikelgradient ist stark negativ. Jede

---

[1] KIENLE: Einführung in das unipolare Brustwand-EKG. Stuttgart 1948.

analoge Schädigung der Hinterwand macht ein erhöht positives T: der Ventrikelgradient ist abnorm hoch positiv.

μ) **Schwierigkeiten der Diagnostik.** So einleuchtend die bislang gegebenen
Schemata sind, so wenig zuverlässig sind sie im Grunde. Wir wollen ein Wort
gegen die eigene Dogmatik sagen. Wir müssen die Augen offen halten gegenüber
allen Schwierigkeiten der Sache. Folgende Einwände müssen bei allen Überlegungen berücksichtigt werden, welche leider wieder einmal jedes schematische,

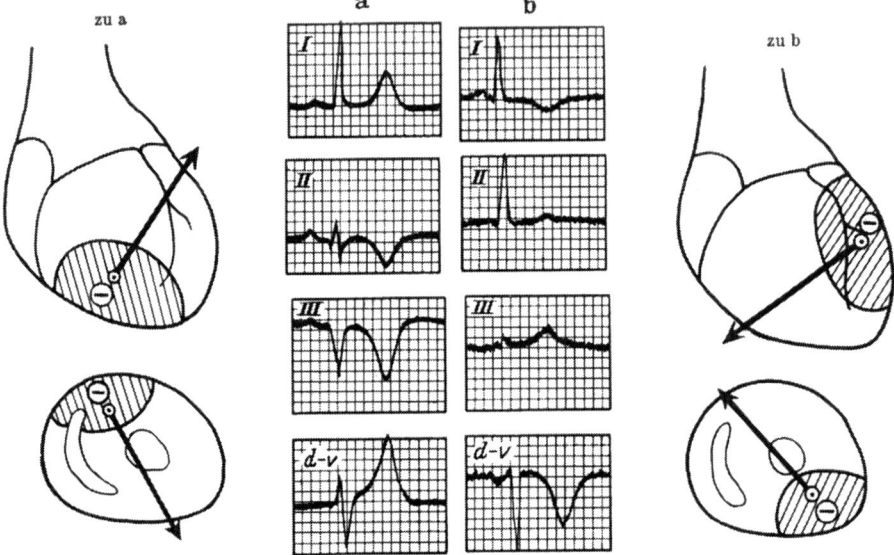

Abb. 341a u. b. Zwei Beispiele entgegengesetzt lokalisierter Myokardschäden, die vermutlich zu lokalem Überdauern der Negativität geführt und dadurch T abnorm hoch gemacht haben. Zu jedem Bild ist eine Vektoranalyse angestellt, bei der die absolute Länge des Vektors willkürlich angenommen, doch der Winkel α in
der Frontalprojektion exakt berechnet wurde. Der Winkel in der Horizontalprojektion unten ist allerdings
auch nach der Wahrscheinlichkeit eingezeichnet, da nur eine Brustwandableitung vorlag und daher der Hori-
zontalvektor nicht exakt bestimmt werden konnte. Die Seitenabweichung liegt jedoch durch Ableitung I
fest, die Polung von vorn nach hinten ist durch die Brustwandableitung gegeben. a Schaden der Hinterwand.
T in V_2 hoch positiv-diskordant. α T = — 55°. b Schaden der Vorderwand. T in V_2 tief negativ konkordant.
α T = + 145°. [EKG aus HOLZMANN: Arch. Kreislaufforschg 1, 78 (1937).] Die Richtung der Pfeile meist
vom Orte größerer Negativität zu dem geringerer („Negativitätsgefälle").

gedankenlose Verallgemeinern von Kurvenbildern verbieten. Das EKG ist vieldeutig, wie wir oft betonten, und wer das nicht bedenkt, macht dauernd Fehldiagnosen.

1. Es ist nicht sicher, ob eine lokale Myokardschädigung immer eine *Verlängerung* der Negativität (d. h. des monophasischen Aktionsstroms) macht.
Bei einer Anoxämie wird z. B. die Negativität *verkürzt*[1]. Eine sichere Verlängerung kennen wir eigentlich nur aus dem Randbezirk des Infarktes, wo eine andere
Deutung schlechterdings unmöglich ist, und aus der Verlängerung der QT-Dauer
bei der energetisch-dynamischen Insuffizienz HEGGLINs. Eine Verkürzung kennen
wir sicher aus dem Tierexperiment, z. B. als Folge der Halogenessigsäurever-
giftung[2]. (Aus der Klinik scheint eine *QT-Verkürzung* freilich fast nur bei Anoxie

[1] ERK u. SCHAEFER: Pflügers Arch. 248, 515 (1944).
[2] Lit. bei LEPESCHKIN, § 444.

bekannt zu sein, wenn wir von Digitalis absehen. HEGGLIN[1].) Jede Verkürzung hinten muß aber elektrisch genau so wirken wie eine Verlängerung vorne, da ja nur die relativen Prozesse elektrisch ablesbar sind. Allerdings müßte im Falle der Verlängerung QT insgesamt verlängert, im Fall der Verkürzung hinten QT mindestens normal sein. Die Kombination der QT-Dauer mit der T-Veränderung ergibt also wenigstens einen Anhalt für die Diagnose, die so lautet:

Ist QT normal lang und T abnorm hoch, so spricht das für abnorme Verkürzung der Vorderwanderregung (verstärkter apicobasaler Erregungsrückgang: Cor nervosum, „acceleriertes" Herz Jugendlicher, Basedow).

Ist QT normal lang oder kurz und T negativ oder klein, so spricht das für abnorme Verkürzung der Hinterwanderregung. (Ursache?)

Ist QT verlängert und T abnorm hoch, so spricht das für abnorme Verlängerung der Hinterwanderregung [lokale Asphyxie oder Schädigung durch Toxine (Abb. 341 a)].

Ist QT verlängert und T abnorm niedrig oder negativ, so spricht das für abnorme Verlängerung der Vorderwanderregung [lokale Asphyxie, toxisch (Abb. 341 b)].

Diese 4 Fälle sind Schemata. Es bleibt abzuwarten, wieweit sie sich in der Klinik bewähren und bei der Autopsie bestätigen. Sie sind ein Versuch, die Forschung anzuregen.

2. Nur *lokale* Schäden sind diagnostizierbar. Ist ein Schaden generalisiert, so macht er keine deutlichen Veränderungen mehr, auch nicht bei Brustwandableitungen. Höchstens kann, wenn das Plateau *stark* abgeflacht ist, ST etwas gesenkt sein (Abb. 158). Nur ein Schaden, der allgemeine Leitungsverzögerungen macht, ist an der Verbreiterung von QRS bei gleichbleibender QRS-Fläche faßbar.

3. Lokale Verkürzungen der Erregung hinten und eine Vernichtung des apicobasalen Erregungsrückganges durch Vitien oder Hypertonie heben sich gegenseitig auf. Eine Verkleinerung von T in der Brustwandableitung ist daher vieldeutig! Man kann eine Myokardschädigung also aus dem EKG bei T-Verkleinerung zwar nicht ausschließen, man kann sie aber auch nicht daraus herleiten! Die *statistische* Erfahrung spricht *gegen* den Myokardschaden als unbedingte Ursache des diskordanten T (DOERNER[2]).

4. KIENLES Neutralisationsmechanismus ist zu beachten: Generalisierung des Schadens *normalisiert* das EKG, Besserung bei nicht gleichmäßiger Rückbildung der Schäden „verschlechtert" das EKG bei steigender Herzleistung!

5. Der *R-Verlust* ist keinesfalls eindeutig: er findet sich durch Ausfall von Fasern, sowohl beim Infarkt als bei toxischen Nekrosen (Diphtherie!); er findet sich ebenso bei Hypertrophie an der zum hypertrophierten Herzteil entfernten Elektrode und bei Blockaden des linken oder rechten Schenkels, besonders ausgeprägt beim Linksblock (Abb. 332).

71. Einige Fälle von Myokardschädigung.

Zur Erläuterung wollen wir einige Fälle von Myokardschäden besprechen. In Abb. 218 hatten wir zwei Fälle von energetisch-dynamischer Insuffizienz wiedergegeben, zugleich mit den Ableitungen V_2 und V_4. Schlagen wir diese

---

[1] HEGGLIN: Die Klinik der energetisch-dynamischen Herzinsuffizienz. Basel 1947.
[2] DOERNER: Diss. Marburg 1949.

Bilder nach, so sehen wir in Abb. 218a in V_4 ein träges, fast rein negativ-diskordantes T, in V_2 ein doppelgipflig-positives T. Der eine Gipfel dürfte dem
normalen apicobasalen Erregungsrückgang, der 2. Gipfel aber einer lokalen
Negativitätsverlängerung der Rückwand entsprechen. Da T in Ableitung II
und III zu dieser Zeit deutlich positiv ist, muß der verlängerte Bezirk zugleich

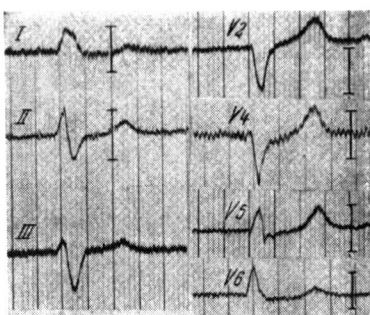

oben liegen. Da T_I fast isoelektrisch ist, liegt
er zudem ziemlich mittelständig. Er ist offenbar durch Exsiccose bzw. Hypochlorämie
bedingt. Abb. 218b dagegen zeigt in V_2 ein
vorwiegend konkordantes flaches T, in V_4 ein
fast rein diskordantes T. Die QT-Verlängerung
spräche also nach unseren obigen Leitsätzen
für eine Verlängerung der Vorderwanderregung, die freilich nicht den ganzen
apicobasalen Erregungsrückgang aufhebt, da
in Ableitung I—III T noch positiv bleibt.
Das Bild ist also gut zu beurteilen, es ist ein
nicht geschädigtes Herz bei Hypocalcämie, in
Übereinstimmung von EKG und klinischem
Befund.

Abb. 342. Verspätung mit Linkstyp, vermutlich durch diffuse Myokardschädigung, und
mit verzögerter Erregungsleitung im Myokard;
wahrscheinlich partielle Blockierungen im
linken Schenkel des RLS. 80jähriger Mann,
Pneumonie. (Krankenhaus Mannheim.)
Eichungen in 1 mV.

Abb. 342 zeigt eine Verbreiterung von
QRS in Ableitung I—III, die nicht so sehr
durch die absolute Dauer (0,12) als durch die plumpe Form von R und S her-
vorragt. Bei kurzer Dauer würde die gleiche Form wie Abb. 137a aussehen,
d. h. im EKG ohne Befund sein. Über V_2 und V_4 findet sich fast vollständiger

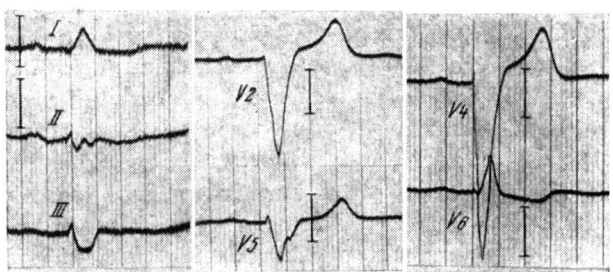

Abb. 343. Schwere Störung der Erregungsleitung, Niederspannung in Ableitung I—III. Verspätung oder
Block der linken Spitzenfasern. 72jähriger Mann. Herzinsuffizienz. Herz beiderseits stark vergrößert.
(Krankenhaus Mannheim.) Eichungen in 1 mV.

R-Verlust, T ist in V_2 und V_4 positiv-diskordant, in V_5 und V_6 positiv-konkordant.
Klinisch Pneumonie; kein Anhalt für Infarkt; Herz mäßig vergrößert. Es handelt
sich sicher um eine Störung der Erregungsleitung, also eine diffuse Myokardschädigung. Der R-Verlust über V_1 und V_2 könnte einen alten Vorderwandinfarkt bedeuten. Auch ist R in V_5 und V_6 klein, aber breit. Man wird sich schwer
zu der Diagnose „alter Infarkt" in einem so akuten Krankheitsstadium entschließen. Der R-Verlust kann ja auch durch lokale Blocks, analog Abb. 332,
bedingt sein. Bei dieser Störung der Erregungsleitung ist also der (wohl nicht
allzu umfassende) partielle Linksschenkelblock die wahrscheinliche Diagnose.

Abb. 343 zeigt eine noch schwerere Störung der Erregungsleitung, sicher diffus, doch mit der Wirkung einer starken Linksverspätung wie beim richtigen Linksblock. Daher R-Verlust in V_2 durch Umkehr der Erregungsrichtung in den vom Quellpunkt in die linke Spitze weisenden Fasern. Nur in V_6 ist R positiv. Also: praktisch fast reiner Linksschenkelblock bei allgemeiner Leitungsstörung.

Abb. 344 zeigt *Niederspannung* in den Ableitungen I—III. Eine solche Niederspannung *kann* physiologisch sein. Erst wenn sie **auch** in den Brustwandableitungen auftritt, ist sie meist pathologisch, so z.B. in allen 20 Fällen von BELLET und KERSHBAUM[1], wenngleich von LEACH, REED und WHITE[2] an 300 Fällen bei nur der Hälfte der Niederspannungen auch in einer Brustwandableitung (*L I V*) eine Niederspannung gefunden wurde.

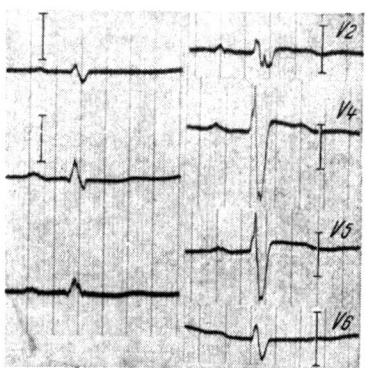

Abb. 344. Niederspannung nur in Ableitung I—III. QRS in der Brustwandableitung normal. T zeigt abnormen Erregungsrückgang an, wahrscheinlich als Folge einer veränderten Myomechanik: alte Hypertonie mit Insuffizienz. RR 140/85. Herz links vergrößert. (Krankenhaus Mannheim.) Eichungen in 1 mV.

Betrachten wir zunächst die Theorie. Wie uns Tabelle 3 auf S. 70 anzeigt, werden Niederspannungen zunächst durch Kurzschlüsse (außen gut leitende Flüssigkeiten, inaktives Gewebe, große Blutfüllung) erzeugt. Alle diese Faktoren betreffen gleichermaßen auch die Brustwandableitungen, wenngleich nicht quantitativ gleich stark: Blutfüllung z. B. wird den Partialabgriff der Herzspitze kaum vermindern. Ein *Hydroperikard* hingegen wirkt sich besonders *stark* in den Brustwandableitungen aus. Differentialdiagnosen sind nur aus dem klinischen Befund zu stellen. Bei Pneumothorax ist die Brustwandableitung normal hoch; eine besonders starke physiologische Niederspannung durch starke synchrone Erregung exakt divergierender Fasermassen hingegen macht trotz starker Niederspannung in Ableitung I—III die Brustwand wohl nie so potentialarm: Der Partialabgriff ist sicher immer stark genug, um ein hohes Brustwandpotential zu erzeugen. Nur wenn ein pathologisches Verhalten durch *Ausfall* von Fasern vorliegt, wird auch die Brustwandableitung klein sein können (nicht immer müssen!). Störungen sei es der Erregungsleitung, sei es des Stoffwechsels oder der Membranstruktur hingegen treffen die Brustwandableitung ebenso stark wie Ableitung I—III.

Freilich können wir von Niederspannung erst sprechen, wenn die größte Amplitude nach oben **oder** unten 0,65 mV unterschreitet: die Brustwand hat ja immer durch die Herznähe ein höheres Potential. Abb. 344 zeigt eine solche Niederspannung in den Brustwandableitungen *nicht*. Der Integralvektor steht also *sagittal*. Die Form von QRS ist sogar fast normal, S etwas auffällig gesplittert. Nur das flache, fast eine Spur negative T zeigt eine Schädigung an. Hier handelt es sich um eine muskuläre Insuffizienz mit Linksdilatation. Das abnorme T ist pathognomonisch, die Niederspannung nicht allzu kennzeichnend.

[1] BELLET, S., u. A. KERSHBAUM: Amer. Heart J. **22**, 195 (1941).
[2] LEACH, C. E., W. C. REED u. P. D. WHITE: Amer. Heart J. **21**, 551 (1941).

Abb. 345 dagegen zeigt eine Niederspannung auch in den Brustwandableitungen. Hier wird man eine diffuse *echte Myokardschädigung* mit echter myokardialer Niederspannung annehmen dürfen. V_2 zeigt zwar *R*-Verlust, doch wahrscheinlich nicht durch Infarkt. Das Bild macht nach dem EKG einen pathologischen Eindruck. Dieser wird durch das fast isoelektrische T verstärkt.

In der Differentialdiagnose der Niederspannung ist also die Brustwandableitung eigentlich nur in einem Fall entscheidend: bei zufälliger sagittaler Stellung eines sonst normalen Integralvektors. Sonst bleiben uns auch bei der Brustwandableitung dieselben diagnostischen Überlegungen nicht erspart, welche wir früher anstellen mußten.

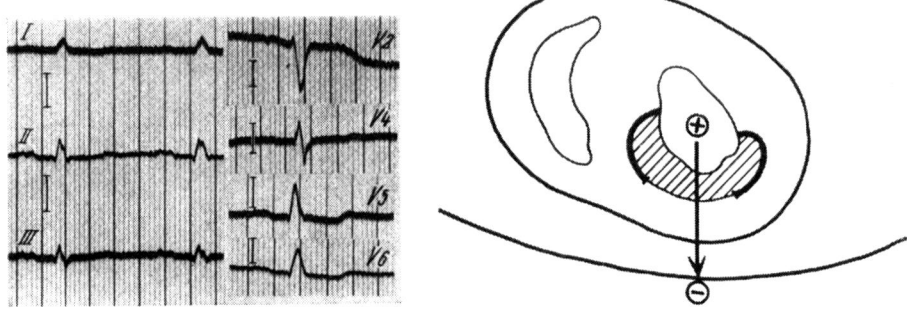

Abb. 345.   Abb. 346.

Abb. 345. Niederspannung in allen Ableitungen. Myokardschädigung. Asthma. 71jährige Frau. Myodegeneratio cordis. RR 155/85. Eichungen in 1 mV.

Abb. 346. Schema eines Potentialvektors für die ST-Senkung einer „Innenschichtschädigung" in der Horizontalebene. Der schraffierte Teil sei verletzt. Er negativiert sich also, da er schon in der Diastole negativ war, weniger als der Rest des Myokards und *erscheint* positiv, analog Abb. 198, für die Dauer des monophasischen Aktionsstromes. Während der Systole erscheint die Brustwand vorn negativ. Die Richtung des Vektors resultiert daher, daß sich die dick ausgezogenen Demarkationsflächen wechselseitig kompensieren. Nur die dem Lumen gegenüberliegende Fläche ist unkompensiert und entwickelt außen abgreifbare Spannung.

72. Coronarinsuffizienz, Perikarditis.

a) Typische Coronarinsuffizienz.

Den Abschluß unserer sehr gedrängten Übersicht sollen 2 Erkrankungen bilden, die manche gemeinsame Punkte haben und eine gewisse Sonderstellung einnehmen, da sie hauptsächlich ST verändern. Die oben angeschnittene Polemik über den Mechanismus der Coronarinsuffizienz läßt sich vom Brustwand-EKG her ebensowenig entscheiden wie aus den Ableitungen I—III: ein Vektor der ST-Senkung, der nach Abb. 185b basal liegt und durch partielle Asystolie der Basis bedingt ist, liegt im Brustwand-EKG mit dem negativen Pol nach vorn, senkt also ST über der Brustwand. Das gleiche würde auch eine lokale Schädigung tun, welche nach dem Schema der Abb. 346 lokalisiert wäre. Wenn also HOLZMANN von Coronarinsuffizienzen vom „Innenschichttyp" spricht, so hat er die pathologische Anatomie mit lokalen Nekrosen gerade dieser Region auf seiner Seite, den allgemeinen Zusammenhang mit den ST-Senkungen anderer Noxen, insbesondere der Digitalis, gegen sich. Wahrscheinlich gibt es beides: sowohl den Innenschichtschaden HOLZMANNs als auch die allgemeine Leitungsstörung entsprechend unserer Theorie.

Ein typisches, wenngleich extrem starkes Verhalten gibt Abb. 347 wieder, wo ein in der Ruhe fast normales Brustwand-EKG nach Belastung massive

ST-Senkungen und stark negatives T über der ganzen vorderen Brustwand zeigt. Sehen wir zunächst von den T-Änderungen ab, so deutet die ST-Senkung an, daß die Brustwand in der Systole negativ erscheint, daß also Teile des Myokards, welche von der Brustwand fortliegen, sich weniger tief negativieren, so wie es Abb. 346 andeutet. Das EKG wird also von HOLZMANN als *Coronarinsuffizienz der Innenschichten* gedeutet, und wir können gegen diese Diagnose nur das einwenden, daß sie wahrscheinlich, aber nicht unbedingt zutreffen wird. Ein relativ

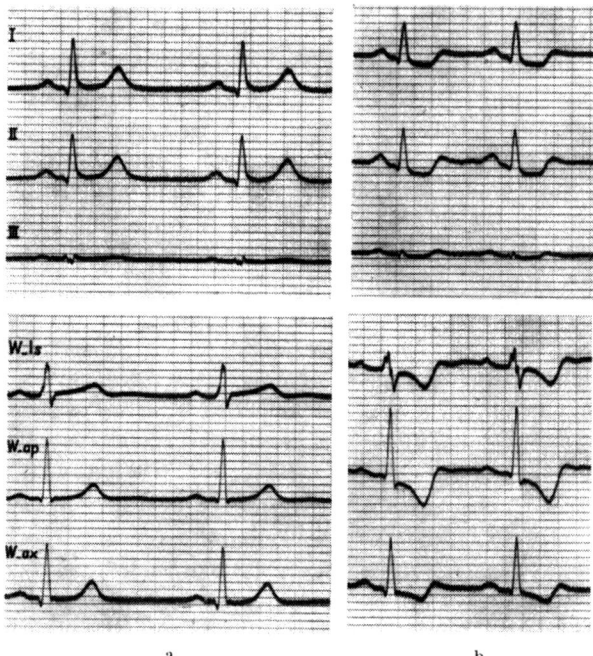

a   b

Abb. 347a u. b. Extrem stark ausgeprägte Coronarinsuffizienz bei Angina pectoris, vermutlich mit besonderer Schädigung der Innenschichten. Diese Schichten zeigen zusätzlich abgekürzte Erregungsdauer mit konkordanten ST- und T-Veränderungen. a In Ruhe, b nach Ersteigen von 12 Stockwerken. 37jähriger Mann. (Aus HOLZMANN: Klinische Elektrokardiographie, Abb. 149.)

weiter hinten liegender Myokardbezirk, analog dem Hinterwandinfarkt der Abb. 202c und 203c, würde ähnliche Veränderungen machen, wenngleich vielleicht nicht mit ganz dem gleichen Vektor von ST.

Die allgemeine Typologie der Coronarinsuffizienzen bei Brustwandableitungen kann man vielleicht am besten nach KATZ so geben: ist die *Vorderwand* geschädigt, so muß ST gehoben erscheinen, denn der geschädigte Bezirk negativiert sich weniger stark, da er entweder schon immer etwas negativ oder lokal asystolisch ist. So erscheint die Brustwand positiv. Ist dagegen die Vorderwand nur etwas geschädigt, so wird sie ihre Erregung *länger* behalten als sonst, also noch negativ erscheinen, wenn das übrige Myokard schon repositiviert ist: T erscheint auf der Brustwand tief negativ, so wie das schon in Abb. 341b schematisiert wurde.

Ist die *Hinterwand* geschädigt, so ist auf der Brustwand ST, allerdings wegen des größeren Abstandes weniger stark, gesenkt. Ist die Schädigung geringer, so wird ST unverändert sein, da eine abnorme Negativierung in Ruhe nicht besteht, aber T erscheint hoch positiv, da die hinteren Myokardabschnitte die Erregung länger behalten. Die Coronarinsuffizienz der Innenschichten würde am meisten der der Hinterwand gleichen.

Es zeigt sich, daß entweder ST oder T verändert sind und daß beide Änderungen diskordant zueinander verlaufen.

b) Konkordante ST- und T-Änderungen bei Coronarinsuffizienz.

In Abb. 347 ist nun ebenso wie in Abb. 192 eine ST-Senkung zu bemerken, welche in allen Ableitungen, auch den Brustwandableitungen, von einer *konkordanten T-Änderung* begleitet ist: T nimmt bei ST-Senkung ab oder wird gar negativ. Ein solches Verhalten steht in betontem Gegensatz zu den Bildern beim Infarkt, bei denen wir ja gerade die Diskordanz von ST- und T-Änderung darauf zurückführten, daß die nicht infarzierte Randzone ihre Erregung langsamer zurückbildet, also eine lokale Q—T-Verlängerung nach Art einer energetisch-dynamischen Insuffizienz HEGGLINs aufweist. Eine solche Erklärung ist für die hier beobachtete Konkordanz von ST- und T-Änderung offenbar unmöglich.

Die Durchsicht der Literatur zeigt, daß diese Konkordanz keineswegs zum Regelfall einer Coronarinsuffizienz gehört; meist ist vielmehr, wie das auch Abb. 191 zeigte, T unbeeinflußt. Es muß also etwas Besonderes in diesen Fällen eingetreten sein, das sich aus Brustwandableitungen relativ einfach ableiten läßt. Ist nämlich die T-Änderung zur ST-Änderung konkordant, so würde, wie in Abb. 347, eine ST-Senkung eine Ischämie der *Hinterwand* andeuten, zugleich aber bedeuten, daß sich die nach *vorn* liegenden Teile des Myokards langsamer repositivieren als die hinteren. Wie wir schon auf S. 528 ausführten, ist das EKG doppeldeutig. Es ergeben sich daher für diesen Fall der konkordanten ST- und T-Änderung folgende Erklärungsmöglichkeiten:

1. Die ST- und T-Änderungen entstehen am *gleichen* Ort. Sie können dann nur so zustande kommen, daß sich die geschädigte Partie weniger stark negativiert, entweder weil sie schon immer etwas negativ (verletzt) war, oder weil sie partiell asystolisch bleibt; daß sich dieselbe Partie aber trotzdem rascher repositiviert, daß also der monophasische Aktionsstrom ihrer Fasern zugleich kleiner und *abgekürzt* ist. Asphyxie kann diesen Effekt durchaus bewirken (vgl. S. 242). QT des Gesamt-EKG kann nicht verlängert sein. Wir halten diesen Fall für den Normalfall, der in Abb. 192 und 347 vorliegt.

2. Die ST- und T-Änderungen entstehen in *verschiedenen* Regionen des Myokards derart, daß die *nicht* verletzte Region ein verlängertes QT hat, während die „verletzte", d. h. lokal besonders ischämische Region eine normale QT-Dauer aufweist. Im Grunde ist das dieselbe Erklärung wie Fall 1, nur daß QT des Gesamt-EKG verlängert sein muß, weil die übrigen, nicht so schwer ischämischen Teile des Myokards eine energetisch-dynamische Insuffizienz aufweisen, die der ischämische Bezirk als Folge größerer Schädigung *nicht* mehr hat!

Fall 1 und 2 gehen gemeinsam von der Hypothese aus, daß es eine Stufenleiter der Schädigung gibt und daß die relativ schwerer geschädigte Myokardstelle eine *verkürzte* lokale *QT-Dauer* besitzt, daß möglicherweise also die fortschreitende Schädigung zunächst zu Verlängerung, dann zu Verkürzung der lokalen Dauer des monophasischen Aktionsstroms und der QT-Zeit führt.

3. Es kann neben der ischämischen Region eine von ihr *unabhängig* entstandene Region existieren, die bei kritischer Kreisauflage, z. B. bei Belastung des

Herzens, ebenfalls abnorm reagiert. Existiert z. B. neben einer Region mit insuffizienter Coronardurchblutung eine alte Infarktnarbe mit einer labilen Randzone, so kann letztere möglicherweise eine lokale Verlängerung ihrer Erregungsdauer bei Belastung erhalten, während die ischämische Region nur eine ST-Senkung entwickelt. Das bedeutet allerdings eine Unabhängigkeit zwischen der ST- und der T-Änderung: beide entwickeln sich z. B. in verschiedenen Ableitungen verschieden stark. KIENLE hat solche Bilder bei der Belastung alter Infarkte erzielt[1]. Die Konkordanz von ST- und T-Änderung ist scheinbar und zufällig superponiert.

Fall 3 wird nur bei alten Infarkten möglich sein und ist an der Unabhängigkeit der ST- und T-Änderungen in verschiedenen Ableitungen zu erkennen. Fall 1 wird, wie wir glauben, die richtige Erklärung für die meisten, streng konkordanten ST- und T-Änderungen sein, die also damit einen besonders tiefen Grad einer lokalen ischämischen Schädigung andeuten. Nehmen wir die Erklärung von Fall 1 an, so bedeutet das freilich eine vollkommen andere Lokalisation als es das Schema der Abb. 341 gab: negatives T über der Brustwand galt dort als lokale Schädigung vorderer Myokardpartien; hier gälte es als Schädigung *hinterer* Teile bzw. der Innenschichten. Wir wollen daher betonen, daß diese Lokalisation aller Wahrscheinlichkeit nach nur für das *gleichzeitige* und *konkordante* Auftreten von ST- und T-Änderungen gilt.

c) Perikarditis.

Während ST bei Coronarinsuffizienz fast immer gesenkt wird, ist *Perikarditis* meist durch eine *Hebung* von ST in allen Ableitungen ausgezeichnet. Daneben findet sich Niederspannung und Änderung von T. Der Mechanismus der Niederspannung ist dabei am leichtesten zu erklären: sie entsteht durch das Hydroperikard und immer nur in dem Umfang, in welchem ein solches vorliegt; es ist eine Niederspannung durch Kurzschluß (Tabelle 3), die sich an der Brustwand auch noch dadurch verstärkt, daß das Herz von der Brustwand abgedrängt wird, sich also der *Abstand* der Elektrode vom Dipol vergrößert. Aber die Niederspannungen sind nicht sehr groß — sie sind sogar erstaunlich gering selbst bei riesigen Ergüssen. Andere Änderungen als Niederspannung machen die Ergüsse *allein* nicht (GROEDEL und REICHERT[2]).

Der Mechanismus der ST-Hebung ist ohne Beteiligung mindestens oberflächlicher Schichten des Myokards nicht zu erklären; dann aber ist er leicht deutbar und trifft gleichermaßen für Brustwand- und Extremitätenableitungen zu. In der Brustwandableitung sind es die durch subepikardiale Verletzungen gesetzten Potentiale der Vorderwand, welche partiell stärker abgegriffen werden als alle anderen. Im statistischen Mittel stehen die Vektoren der Fasern, welche aus der Tiefe des Myokards gegen das Epikard streben, auf diesem senkrecht oder treffen doch mit einem erheblichen Winkel auf. Wird ihr oberflächlicher Teil verletzt, so bildet sich ein Verletzungspotential gleicher Richtung aus. Da der der Elektrode nächstliegende Teil am stärksten abgegriffen wird, wird also ein ständiges Verletzungspotential registriert, das die Herzoberfläche in *Ruhe* negativ macht. Dies Verletzungspotential verschwindet während der

---

[1] KIENLE: Das Belastungs-EKG, Abb. 363. Leipzig 1946.
[2] GROEDEL u. REICHERT: Cardiologia 5, 4 (1941).

Systole (Abb. 348), und es entsteht eine *scheinbare* Positivität der Brustwand als monophasische Deformierung (Abb. 349). In den Extremitätenableitungen ist der nach oben rechts weisende Teil der kugelig gedachten Herzoberfläche perikardfrei und nicht entzündet. Es überwiegt daher der Vektor der Verletzungspotentiale, die senkrecht auf die Spitzenregion weisen. Dadurch ist diese Region scheinbar positiv gegen die anderen, der Integralvektor hat dieselbe Polung wie ein normales R: in Ableitung I—III positiv.

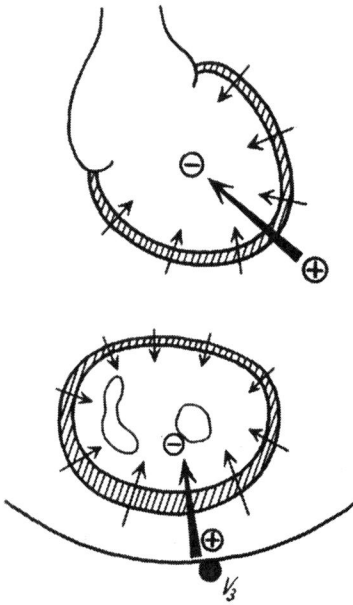

Diese sehr einfachen schematischen Verhältnisse komplizieren sich sehr, wenn die Perikarditis einseitig auftritt oder das Herz starke Lageänderungen aufweist. Da hilft nur die Berücksichtigung dieser Faktoren. Die Diagnose ist also auch hier nur in Zusammenarbeit mit der Klinik und nicht aus dem EKG allein zu stellen. Es würde den Rahmen dieses Werkes überschreiten, hier klinische Kasuistik zu bringen. Wir müssen auf die meist sehr guten Darstellungen der Lehrbücher, insbesondere auf GROEDEL und REICHERT[1], HOLZMANN[2], sowie auf neuere Arbeiten von KORTH und WIRKUS[3], SARRE und WESTERMANN[4], WINTERNITZ und LANGENDORF[5] und vor allem die sehr gründlichen neuen Monographien COELHOS[6] verweisen. Die Schwierigkeiten sind darin zu suchen, daß jede *fortschreitende* Perikarditis das Myokard mit ergreift und dann ganz ähnliche Bilder sich überlagern, wie wir sie von den lokalen Muskelerkrankungen kennen. Es hängt jetzt ganz davon ab, wo die Erkrankung am tiefsten ins Myokard eindringt. Das bedingt die enorme Variabilität der Endzustände, die es sich kaum lohnt, hier theoretisch zu besprechen,

Abb. 348. Schema der Potentialentstehung bei Perikarditis. Die schraffierte Schale sei verletzt. Senkrecht zu ihrer Fläche entwickeln sich Komponenten von Vektoren, deren Integralvektor dick ausgezogen ist. Unteres Bild: Dasselbe im Horizontalschnitt. Von V_3 werden die *vorderen* Potentiale nur wegen der geringeren Entfernung stärker abgeleitet, was durch größere Dicke der Schicht und längere Vektoren symbolisiert ist. Dick der Integralvektor.

so wichtig sie klinisch sind: man wird sich die Erklärungen nach dem hier Gesagten wohl immer selber ableiten können.

Der Kausalmechanismus der perikarditischen Potentialproduktion ist ohne Zweifel ein sehr oberflächlicher Prozeß. Da die Potentiale ziemlich stark sind, kann es meines Erachtens nicht eine Verletzungsspannung im Perikard selbst sein, wie COELHO annimmt. Es ist ein klein wenig Streit um des Kaisers Bart, ob man vom Perikard allein oder von Mitbeteiligung des Myokards spricht: keine

[1] GROEDEL u. REICHERT: Cardiologia 5, 4 (1941).
[2] HOLZMANN: Z. klin. Med. 128, 731 (1935).
[3] KORTH u. WIRKUS: Dtsch. Arch. klin. Med. 190, 498 (1943).
[4] SARRE u. WESTERMANN: Z. Kreislaufforschg 1943, 316.
[5] WINTERNITZ u. LANGENDORF: Acta med. scand. (Stockh.) 94, 141, 274 (1938).
[6] COELHO: La pathogenie des alterations electrocardiographiques de la pericardite. Zürich 1947. — Estudo de pericardite experimental. Lisboa 1946.

Entzündung bleibt, wie uns die Histologie lehrt, so oberflächlich, daß nicht das Myokard, wenn auch in dünner Schicht, mit ergriffen wäre. Freilich die eigentliche myokardiale Mitbeteiligung wird man bei den unkomplizierten Fällen ablehnen können: sie ist erst anzunehmen, wenn sich auch T, vor allem in der Brustwandableitung, negativiert. Eine reine Perikarderkrankung könnte übrigens auch keine ST-Senkung machen: sie würde ein Dauerpotential entwickeln, das sich der Registrierung überhaupt entzöge. — Abb. 349 gibt ein Beispiel der typischen, reinen Perikarditis wieder. Liegt eine *traumatische Perikarditis* vor (und fast alle Traumen machen nach WARBURG[1] eine solche), so kann das Myo-

kard mitergriffen sein und das Bild durch T-Änderungen komplizieren. Differentialdiagnostisch ist in
Fällen, wo T verändert ist, und die sich auch bei benigner
Perikarditis finden, der Infarkt oft schwierig auszuschließen[2].

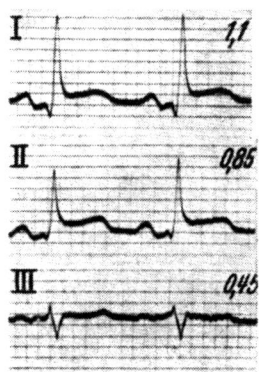

Abb. 349. Beispiel einer reinen Perikarditis ohne Mitbeteiligung größerer Myokardteile. Pleuraempyem nach Grippepneumonie; 13 Tage nach Beginn der Perikarditis. (Tödlicher Ausgang.) (Aus HOLZMANN: KlinischeElektrokardiographie, Abb. 163.)

Ein Wort über die *T-Veränderungen.* Sie hängen von Anomalien des Stoffwechsels im Myokard ab; es ist daher sehr wesentlich, wie die Perikarditis ätiologisch zustande kommt und pathologisch-anatomisch aussieht. Je nach der Natur des Krankheitsprozesses kann z. B. die Myokarditis *vor* der Perikarditis und also die T-Änderung auch *vor* der ST-Hebung auftreten; das geht aus den Beobachtungen von GROEDEL und REICHERT hervor. Ist die Myokarditis stark, so können alle T-Wellen invertiert werden. Die ST-Senkung ist wirklich eine Angelegenheit einer Verletzungs*grenzfläche* und auch an die Begrenzung des Schadens gegen die Oberfläche gebunden. Reine intramurale Schäden machen nach Abb. 185 c keine Verletzungsspannungen!

Ehe also nicht die *Oberfläche* vom Prozeß ergriffen und praktisch leit- und funktionsuntüchtig gemacht wird, wenn auch in noch so dünner Schicht, ist eine ST-Veränderung nicht zu erwarten. Ihr Vektor und ihre Stärke geben Sitz und Stärke des oberflächlichen Zellunterganges oder der Zellschädigung an. (Die Schädigung kann dabei durchaus reversibel sein.)

Anhang.

Da so viele Lehrbücher gute Darstellungen der Technik haben, auch kein im Handel befindliches Gerät derzeit Anlaß zu Beanstandungen gibt und jedem Gerät gute Anleitungen beiliegen, kann eine Besprechung technischer Dinge wegbleiben. Es soll nur der Einfluß der Verwechslung von Elektroden und einiges zur Nomenklatur nachgetragen werden.

Verwechslung von Elektroden[3] kann leicht zu ernsthaften Fehldiagnosen führen, kenntlich fast immer daran, daß EKG und klinischer Befund auseinanderfallen. Die Tabelle 11 gibt

---

[1] WARBURG: Subacute and chronic pericardial and myocardial lesions due to non-penetrating traumatic injuries. Copenhagen 1938.
[2] BARNES u. BURCHELL: Amer. Heart J. **23**, 247 (1942).
[3] Hierzu NORDENFELT: Acta med. scand. (Stockh.) **110**, 322 (1942).

Tabelle 11. *Wirkung der Vertauschung von Extremitäten-Elektroden. Die Lage der Elektroden ist jeweils über jedem Stab angegeben, Normallage: RL für die Ecken des EINTHOVENschen Dreiecks. F*

Art der Vertauschung	Beide Armelektroden — LR F	Rechter Arm und linkes Bein — FL R	Linker Arm und rechtes Bein — RF L	Kreisförmig gegen Uhrzeiger — LF R	Kreisförmig im Uhrzeigersinn — FR L
Was schreiben die Soll-Ableitungen I_s — III_s für eine wirkliche Ist-Ableitung?	$I_s = -I_i$ $II_s = III_i$ $III_s = II_i$	$I_s = -III_i$ $II_s = -II_i$ $III_s = -I_i$	$I_s = II_i$ $II_s = I_i$ $III_s = -III_i$	$I_s = -II_i$ $II_s = -III_i$ $III_s = I_i$	$I_s = III_i$ $II_s = -I_i$ $III_s = -II_i$
In Abb. 96 gehen folgende Typen ineinander über	$a \to e$ $b \to d$ $d = b$ $e \to a$	$f \to h$ $h \to f$	$b \to h$ $c \to g$ $d \to f$ $f = d$ $g \to c$ $h \to b$	$e \to a$ $f \to b$ $g \to c$ $h \to d$ b bis d → überdrehte Typen	$a \to e$ $b \to f$ $c \to g$ $d \to h$ e, f, g → überdrehte Typen
In Abb. 96 bleibt unbeeinflußt	c (Steiltyp)	a (extremer Rechtstyp) g (extremer Linkstyp)	e (Linkslage)	—	—
Allgemeine Kennzeichen der QRS-Fehlschreibung	Rechts- und Linkstypen sind vertauscht	Mäßige Linkstypen werden überdreht, Normtypen erhalten unmögliche Rechtslagen (R_{II} tief negativ, R_I negativ oder Null)	Starke Linkstypen werden zu Normtypen und umgekehrt	Alle Vektoren scheinen um 120° im Uhrzeigersinn gedreht, also stark rechtsverdreht	Alle Vektoren scheinen um 120° gegen den Uhrzeigersinn gedreht, also stark linksverdreht
Welches Kriterium deutet am leichtesten auf den Fehler?	Starke Diskongruenz zwischen EKG-Typ und Herzlage. Bei scheinbarem Rechtstyp P_I negativ und nicht hoch positiv	Extreme Typologie bei relativ normalen Herzen. $P_{I,II}$ meist negativ	Verwechslung schwer bemerkbar bei quergestellten Herzen, sonst falsche Typologie. P fast normal! Nur P_{III} negativiert!	Normale Herzen haben überdrehten Rechtstyp ($R_{I,II}$ negativ), linkstypische erscheinen rechtstypisch	Schon normale Herzen zeigen überdrehten Linkstyp ($R_{II,III}$ negativ), linkstypische haben negative R_{I-III}

die Folgen einer solchen Verwechslung wieder. Alle Vektoren erscheinen entweder zu einer Linie spiegelbildlich verkehrt, welche auf der Mitte derjenigen Verbindungslinie senkrecht steht, welche die vertauschten Elektroden miteinander verbindet oder (wenn alle 3 Elektroden vertauscht sind) um 120° gedreht. Die Schalterstellung bzw. die Linie (bei Mehrfachschreibern), welche bislang eine Sollableitung I, II oder III schrieb, schreibt jetzt tatsächlich eine andere Ist-Ableitung. An Hand von Abb. 96 kann man sich mit Tabelle 11 sehr leicht die Fehler klarmachen und die auffälligsten Anhaltspunkte für den Fehler feststellen. Ergibt eine Korrektur nach Art der Tabelle 11 ein normales EKG, so sollte in jedem Fall die Aufnahme wiederholt werden! Man sollte einen Fehler dieser Art bei allen extremen Typen bedenken, bei denen der klinische Befund mit dem EKG nicht übereinstimmt.

Die Nomenklatur, die wir für richtig halten, findet sich im Text; hier seien nur einige Hinweise gegeben: Man kürzt die 3 Standard-Elektroden an rechtem und linkem Arm und linkem Bein auch mit R, L und F ab. Im EKG sprechen wir von den *Zacken* P, Q, R, S, T und U; auch sprechen wir von der *QRS-Gruppe*. Von „Wellen" oder Schwankungen sollte man nicht sprechen, die U-Welle ausgenommen, auf die mir der Ausdruck „Zacke" nun doch gar nicht zu passen scheint. Zacken sind positiv, wenn sie nach oben, negativ, wenn sie nach unten gerichtet sind. Bei P und T können wir von *wechselsinnigen* Zacken (+ — bzw. — +) sprechen. Schwierig ist, ob ein vorwiegend negativer Ausschlag in QRS, z. B. in Ableitung III, als S oder als negatives R bezeichnet werden soll. Da nach der Gleichung $I - II + III = 0$ ein negatives R_{III} daran erkennbar ist, daß $R_I \gg R_{II}$, ist meines Erachtens die Bezeichnung negatives R_{III} berechtigt und korrekter als S_{III}. Man achte, zu wem diese negative Zacke synchron liegt. Hat man keine synchrone Mehrfachschreibung, so verfahre man nach der Regel, daß kleines R_{II} bei großem R_I ein negatives R_{III} anzeigt. Ebenso berechtigt ist dann, von positivem Q und S zu sprechen. Die Bezeichnungen q, r und s für kleine Zacken (z. B. qRs bei hohem R, aber kleinem Q und S), die KATZ anwendet, haben sich wohl nicht eingebürgert.

Vorschläge für die Anwendung von Brustwandableitungen des Elektrokardiogramms.

(Aus Z. Kreislaufforschg **1950**, 65.)

Die im Kerckhoff-Institut Bad Nauheim am 26. November 1949 zusammengetretene Kommission der unten genannten Fachgenossen hat über folgende Punkte bezüglich der Technik und Anwendung von Brustwandableitungen Einmütigkeit erzielt und gibt den Kollegen, unter Berücksichtigung der in der Zeitschrift für Kreislaufforschung niedergelegten Diskussionen, ihre Empfehlungen hiermit bekannt.

1. Allgemeine Begriffsbestimmungen. Die Brustwandableitungen erfolgen mit einer differenten (herznahen) und einer indifferenten (herzfernen) Elektrode. Indifferent ist letztere deshalb, weil Ortsverschiebungen bei ihr keinen oder einen nur geringfügigen Einfluß auf die Kurvenform haben. Die Bezeichnung „unipolar" für die differente Elektrode ist in dem Sinn zu verstehen, wie es die Vektorlehre eines Dipols bestimmt: die indifferente Elektrode liegt, richtige Technik vorausgesetzt, auf dem als Nullpotential definierten Potential zwischen Minimum und Maximum des an der Herzmuskelfaser entstehenden Spannungsabfalls. Die Ableitung heißt präkordial, wenn sie in der Nähe des Herzens (V_1–V_5) stattfindet, auch dann, wenn die differente Elektrode nicht im eigentlichen Sinn „vor" dem Herzen liegt. Bei dem gegenwärtigen Stand der Kenntnis wird empfohlen, bei der praktischen Ausdeutung von EKG den Ausdruck „Partial-EKG" zu vermeiden. Das gleiche gilt von den Ausdrücken „Links- und Rechts-EKG" oder Dextro- und Lävogramm.

Halbunipolar ist eine Ableitung zu bezeichnen, die nicht gegen die WILSONsche „Central Terminal" als indifferente Elektrode abgeleitet ist.

2. Lage der differenten Standardableitepunkte. Es wird grundsätzlich vorgeschlagen, die von der American Heart Association gewählten Ableitepunkte ebenso wie die dort übliche Bezeichnung ohne Änderung zu übernehmen. Diese Ableitepunkte liegen, mit den entsprechenden Ziffern:

1. im 4. Intercostalraum (ICR) am rechten Sternalrand,
2. im 4. ICR am linken Sternalrand,
3. auf der 5. Rippe zwischen 2 und 4,
4. im 5. ICR auf der Medioclavicularlinie (MCL),
5. zwischen 4 und 6 in der vorderen Axillarlinie,
6. in der Höhe von 4 in der mittleren Axillarlinie.

Diese Ableitepunkte gelten als Standardpunkte. Außerhalb eines Standardprogramms können zur Diagnostik in bestimmten Einzelfällen auch andere Ableitungsmethoden nötig sein, wie z. B. eine herzbezogene Ableitung nach HOLZMANN, Ableitungen auf der rechten Thoraxseite oder aus dem Epigastrium, im 3. ICR, vom Ösophagus, in der hinteren Axillarlinie auf der Höhe von V_{4-6} ($= V_7$), vom Rücken, das NEHBsche Dreieck und Ableitungen nach GOLDBERGER. Diese Ableitungen haben jedoch einen Wert nur in der Hand erfahrener Diagnostiker.

Die Anwendung rechtwinkliger Koordinaten bei der Brustwandableitung erscheint noch zu problematisch, um als Bestandteil eines klinischen Standardprogramms empfohlen werden zu können.

3. Die indifferente Elektrode. Es besteht vollständige Einmütigkeit darin, daß alle speziellen indifferenten Elektroden zugunsten WILSONs Central Terminal aufzugeben sind. Andere herzferne Elektroden, wie Fuß-, Arm- oder Rückenplatte, können von Nutzen sein, gehören aber ebenfalls in die Hand des erfahrenen Fachmanns.

Beschaffenheit der differenten Elektrode: Es wird eine Saugelektrode nach BURGER mit einem maximalen wirksamen Durchmesser von 3 cm als beste Elektrode vorgeschlagen. Weniger bequem, aber in der Praxis ebenso ausreichend, sind Metallplättchen mit oder ohne Stiel von 3 cm Durchmesser.

Die Schaltung der Wilson-Elektrode soll so erfolgen, daß von den 3 Extremitäten ein Widerstand von *mindestens* 5000 Ohm (möglichst mehr!) an einen gemeinsamen Punkt geht, der mit dem Kabel für den rechten Arm verbunden wird. Die differenten Elektroden werden an die Kabel für den linken Arm oder (und) das linke Bein gelegt. Ein Ausschlag nach oben bedeutet also Positivität der Brustwandelektrode.

4. Die Nomenklatur soll sich im wesentlichen der von der American Heart Association vorgeschlagenen angleichen. Brustwandableitungen von den 6 Standardpunkten (Ziffer 2) gegen die WILSON-Elektrode tragen die Kennzeichnung V_1-V_6[1]. Werden Ableitungen von der rechten Seite über V_1 hinaus gemacht, so sollen sie den Zusatz r und dieselbe Nummer tragen, welche auf der linken Seite an symmetrischer Stelle Verwendung fände. Es gäbe also Vr_3 ($=$ 5. Rippe rechts zwischen V_1 und Vr_4); Vr_4 ($=$ 5. ICR rechts in der MCL) usf.

---

[1] V = Volt.

Bei halbunipolaren Ableitungen ist neben dem Buchstaben C (= chest) der Buchstabe R, L, F für rechten, linken Arm und linken Fuß (d. h. linken Unterschenkel) zu setzen.

CF_4 ist z. B. eine Ableitung vom 5. ICR auf der MCL gegen das linke Bein.

CB_{1-6} sind halbunipolare Ableitungen, deren indifferente Elektrode im Rücken (back) in Herzhöhe auf der Wirbelsäule liegt.

Werden andere Intercostalräume gewählt, als sie die Standardisierung unter Ziffer 2 vorsieht, so wird die gleiche Ziffer wie bisher zur Bezeichnung des Seitenabstandes gewählt und der Zusatz c_n oder c_{m-n} hinzugefügt[1], wobei n eine Zahl ist, welche die Höhe der gewählten Rippe angibt, $m-n$ die beiden Rippen sind, zwischen denen die Elektrode liegt.

$V_{5\,c4}$ ist also eine Ableitung gegen die WILSON-Elektrode von der MCL in Höhe der 4. Rippe (statt dem 5. ICR) links.

$CL_{r6\,c3}$ ist eine halbunipolare Ableitung aus der mittleren Axillarlinie *rechts* über der 3. Rippe gegen den linken Arm.

CF_{2c2-3} ist eine halbunipolare Ableitung links neben dem Sternum aus dem 2. ICR gegen das linke Bein.

Ösophagusableitungen werden mit den Buchstaben Oe hinter der Bezeichnung der indifferenten Elektroden bezeichnet. Es wird danach in Zentimeter der Abstand von der unteren Zahnreihe zur Elektrodenmitte angegeben.

$V_{Oe\,30}$: Ösophagusableitung gegen WILSON-Elektrode, 30 cm hinter der unteren Zahnreihe.

Analog: R_{Oe}, L_{Oe}, F_{Oe}.

Die Bezeichnung der Zacken im EKG erfolgt wie üblich: P, Q, R, S, T, U[2]. Ein Ausschlag nach unten, der dem größten Ausschlag nach oben *voraus* geht, heißt Q; der ihm folgt heißt S. In strittigen Fällen (R-Verlust) empfiehlt sich statt mißverständlicher Buchstaben die kurze Beschreibung (QRS rein negativ, R-Verlust usw.).

5. Indikation. Die Deutung von Brustwand-EKG gehört zu den schwierigsten Kapiteln der ärztlichen Kunst und kann nur von wirklich erfahrenen, in der speziellen Methode ausgebildeten Ärzten richtig gehandhabt werden. Es wird daher dringend empfohlen, daß nur besonders ausgebildete Ärzte sich mit der Deutung des Brustwand-EKG befassen. Zu einer wirklich gründlichen elektrokardiographischen Untersuchung gehören jedoch neben den Extremitätenableitungen die bekannten 6 Ableitungen der Brustwand. Nur in speziellen Fällen sind diese durch andere Ableitungsarten zu erweitern. Die Anfertigung eines Brustwand-EKG ist besonders dann zu empfehlen, wenn das Extremitäten-EKG einen normalen oder unklaren Befund ergeben hat und der Verdacht auf eine Myokarderkrankung oder Coronarerkrankung besteht. In erster Linie hat sich das Brustwand-EKG als besonders aufschlußreich zur Infarktdiagnose erwiesen.

Mitglieder der Kommission:

R. ALTMANN, O. BAYER, H. HEINRICH, F. HILDEBRANDT, M. HOLZMANN, F. KIENLE, K. MATTHES, H. REINDELL, H. SCHAEFER, K. SPANG, A. WEBER, E. WOLLHEIM.

---

[1] c = costa.

[2] Vgl. hierzu die Vorschläge EB. KOCHS, im Namen der Deutschen Gesellschaft für Kreislaufforschung, in Z. Kreislaufforschg **31**, 814 (1939).

Monographien über das EKG in Buchform.

ASHMAN, R., and E. HULL: Essentials of electrocardiography. New York 1947.
BAINTON and BURSTEIN: Illustrative electrocardiography. London 1935. — BODEN, E.:
Elektrokardiographie für die ärztliche Praxis. Dresden u. Leipzig 1939. — BURCH, G. E.,
and T. WINSOR: A primer of electrocardiography. London 1949.
CABRERA, E.: Bases électrophysiologiques de l'électrocardiographie. Paris 1948. —
CRAIB, W. H.: The electrocardiogram. Med. Res. Council. London 1930.
DOUMER, E.: Les principes de l'électrocardiographie. Paris 1950. — DONZELOT, E.,
J. B. MILOVANOVICH et H. KAUFMANN: Études pratiques de vectographie. Paris 1950. —
DRESSLER, W., and H. ROESLER: An Atlas of electrocardiography. Springfield (Ill.) 1949. —
DUCHOSAL, P., u. R. SULZER: La Vectocardiographie. Basel 1948. — DUNGERN, M. Frhr. v.:
EKG-Atlas für den praktischen Arzt. Dresden u. Leipzig 1942.
EINTHOVEN, W.: Die Aktionsströme des Herzens. In Handbuch der Physiologie,
Bd. VIII/2. 1928.
FATTORUSSO, V., et O. RITTER: Atlas d'électrocardiographie. Paris 1950.
GOLDBERGER, E.: Unipolar lead electrocardiography. Philadelphia 1948. — GROEDEL, TH.:
Untersuchungen zur Durchschnittsform des Elektrokardiogramms. Frankfurt 1920. —
GROEDEL, F. M.: Das Extremitäten-, Thorax- und Partialelektrokardiogramm des Menschen.
Dresden u. Leipzig 1934. — GROEDEL, F. M., and P. R. BORCHARDT: Direct electrocardio-
graphy of the human heart. New York 1948.
HOLZER, W.: Physikalische Medizin in Diagnostik und Therapie. Wien 1940. — HOLZER, W.,
u. K. POLZER: Ärztliche Elektrokardiographie, 2 Bde. Berlin 1941. — HOLZMANN, M.: Kli-
nische Elektrokardiographie. Zürich 1945. — HUTTMANN, A.: Hilfstafeln zur elektrokardiographischen Diagnostik. Darmstadt 1950.
JANSEN, W., u. HANS HAAS: Schule und Atlas der Elektrokardiographie für die Praxis.
München 1943. — JOUVE, A., et P. BUISSON: La vectocardiographie en clinique. Paris 1950.
KATZ, L. N.: Electrocardiography. London 1946. — KIENLE, F.: Das Belastungs-Elektro-
kardiogramm und das Steh-Elektrokardiogramm. Leipzig 1946. — Vergleichende Herz-
diagnostik. Leipzig 1948. — Lehrbuch der praktischen Elektrokardiographie. Stuttgart
1949. — KOCH, EB.: Allgemeine Elektrokardiographie. Dresden u. Leipzig 1937, 1943. —
KORTH, C.: Klinische Elektrokardiographie. Berlin u. Wien 1941. — Atlas der klinischen
Elektrokardiographie. Berlin u. München 1949.
LEPESCHKIN, E.: Das Elektrokardiogramm. Dresden u. Leipzig 1941 u. 1947. — Prak-
tisches Hilfsbuch zur systematischen Analyse des Elektrokardiogramms. Stuttgart 1947.
PARDEE, H. E. B.: Clinical aspects of the electrocardiogram. New York 1948. — PEIN,
H. v.: Grundriß der Elektrokardiographie. Freiburg 1943.
SCHAEFER, H.: Das EKG in „Elektrophysiologie", Bd. 2. Wien 1942. — SCHELLONG, F.:
Grundzüge einer klinischen Vektordiagnostik. Berlin 1939. — SCHERF, D.: Lehrbuch der
Elektrokardiographie. 1937. — SOMER, E. DE: Electrocardiographie expérimentale. Paris
1938.
UHLENBRUCK, P.: Die Herzkrankheiten, Klinik, Röntgenbild und Elektrokardiogramm.
Leipzig 1949.
WEBER, A.: Die Elektrokardiographie, 4. Aufl. Berlin-Göttingen-Heidelberg: Springer
1948.— WENDT, L.: Die physikalische Analyse des Elektrokardiogramms vom gesunden und
kranken Herzen Leipzig 1946. — WOLFF, L.: Electrocardiography. Fundamentals and
clinical application. Philadelphia u. London 1950.

Namenverzeichnis.

Sachverzeichnis für Text und Abbildungen.

CPSIA information can be obtained at www.ICGtesting.com
Printed in the USA
LVOW11s1939131113

361177LV00025B/1203/P